U0559331

脑干手术学
Surgery of the Brainstem

主　编　（美）罗伯特·F. 斯佩茨勒（Robert F. Spetzler）

Emeritus President and CEO

Barrow Neurological Institute

Phoenix, Arizona

（美）M. 亚沙尔·S. 卡拉尼（M. Yashar S. Kalani）

Vice Chair and Associate Professor

Director of Skull Base and Neurovascular Surgery

Departments of Neurosurgery and Neuroscience

University of Virginia School of Medicine

Charlottesville, Virginia

（美）迈克尔·T. 劳顿（Michael T. Lawton）

President and CEO

Department of Neurosurgery Chair

Barrow Neurological Institute

Phoenix, Arizona

主　审　毛　颖
主　译　侯立军　康德智　朱　巍
副主译　宋剑平　徐　涛

北方联合出版传媒（集团）股份有限公司
辽宁科学技术出版社
·沈　阳·

Copyright © 2020 of the original English language edition by Thieme Medical Publishers, Inc., New York, USA.
Original title:
Surgery of the Brainstem
by Robert F. Spetzler / M. Yashar S. Kalani / Michael T. Lawton

© 2021 辽宁科学技术出版社
著作权合同登记号：第 06-2020-170 号。

版权所有·翻印必究

图书在版编目（CIP）数据

脑干手术学 /（美）罗伯特·F. 斯佩茨勒（Robert F. Spetzler），（美）M. 亚沙尔·S. 卡拉尼（M. Yashar S. Kalani），（美）迈克尔·T. 劳顿（Michael T. Lawton）主编；侯立军，康德智，朱巍主译. — 沈阳：辽宁科学技术出版社，2022.1
ISBN 978-7-5591-2015-1

Ⅰ.①脑… Ⅱ.①罗… ②M… ③迈… ④侯… ⑤康… ⑥朱… Ⅲ.①脑干—脑外科手术 Ⅳ.①R651.1

中国版本图书馆CIP数据核字（2021）第058547号

出版发行：辽宁科学技术出版社
　　　　　（地址：沈阳市和平区十一纬路25号　邮编：110003）
印 刷 者：辽宁新华印务有限公司
经 销 者：各地新华书店
幅面尺寸：210mm × 285mm
印　　张：29.5
插　　页：4
字　　数：700千字
出版时间：2022年1月第1版
印刷时间：2022年1月第1次印刷
责任编辑：吴兰兰
封面设计：顾　娜
版式设计：袁　舒
责任校对：王春茹

书　　号：ISBN 978-7-5591-2015-1
定　　价：398.00元

投稿热线：024-23284363
邮购热线：024-23284357
E-mail:13194200992@126.com
http://www.lnkj.com.cn

译者名单

主　审

毛　颖　复旦大学附属华山医院神经外科

主　译

侯立军　海军军医大学附属长征医院神经外科

康德智　福建医科大学附属第一医院神经外科

朱　巍　复旦大学附属华山医院神经外科

副主译

宋剑平　复旦大学附属华山医院神经外科

徐　涛　海军军医大学附属长征医院神经外科

译　者（按照姓氏笔画排序）

王洪祥　海军军医大学附属长海医院神经外科

王潇文　复旦大学附属华山医院神经外科

龙　浩　南方医科大学南方医院神经外科

卢成寅　海军军医大学附属长征医院神经外科

田凯兵　首都医科大学附属北京天坛医院神经外科

冯政哲　海军军医大学附属长海医院脑血管病中心

朱　卿　苏州大学附属第二医院神经外科

朱羽苑　上海华山医院附属静安区中心医院放射科

全　凯　复旦大学附属华山医院神经外科

刘　芳　南京医科大学附属常州市第二人民医院神经外科

刘潘潘　山东大学附属威海市立医院神经外科

李　达　首都医科大学附属北京天坛医院神经外科

李亚楠　海军军医大学附属长海医院神经外科

李培良　复旦大学附属华山医院神经外科

杨　阳　首都医科大学附属北京天坛医院神经外科

杨紫潇　复旦大学附属华山医院神经外科

吴一娜　海军军医大学附属长海医院脑血管病中心

吴泽玉　青岛大学附属医院神经外科

邱天明　复旦大学附属华山医院神经外科

邹　翔　复旦大学附属华山医院神经外科

沈李奎　上海交通大学医学院附属苏州九龙医院神经外科

张　南　复旦大学附属华山医院神经外科

张　新　复旦大学附属华山医院神经外科

陈　宏　复旦大学附属华山医院病理科

陈　超　海军军医大学附属长海医院神经外科

陈良鹏　首都医科大学附属北京天坛医院神经外科

岳　琪　复旦大学附属华山医院神经外科

赵　帆　复旦大学附属华山医院神经外科

侯　坤　吉林大学第一医院神经外科

翁建聪　首都医科大学附属北京天坛医院神经外科

唐寅达　上海交通大学医学院附属新华医院神经外科

黄　艳　广东省人民医院耳鼻咽喉头颈外科

主审简介

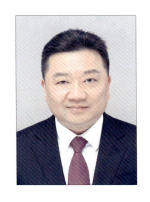

毛 颖

复旦大学附属华山医院院长，教育部特聘长江学者，华山医院神经外科主任医师，教授，博士研究生导师，华山医院神经外科常务副主任。

主要学术任职：现担任中华医学会神经外科学分会候任主任委员，中国医师协会神经外科学分会副会长，上海市医师协会神经外科分会会长。上海市神经科学学会副理事长，主持国家杰出青年科学基金（优秀结题）。入选国家"万人计划"科技创新领军人才。荣获上海市"医学发展杰出贡献奖"、上海市首届"青年科技杰出贡献奖"、吴阶平"医学创新奖"。先后获"卫生部有突出贡献中青年专家""全国优秀科技工作者"、教育部直属高校"国家百千万人才工程"、上海市"领军人才""十大科技精英"等荣誉称号。以第一、第二和第三完成人获国家科技进步二等奖 3 项。

主译简介

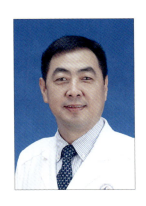

侯立军

教授，博士生导师。现任上海长征医院神经外科主任，上海市神经外科研究所和全军神经外科研究所所长。被评为百千万人才工程"国家级人选""国家有突出贡献中青年专家"，享受国务院特殊津贴；上海市领军人才、上海市优秀学科带头人、上海市"新百人计划"，军队领军拔尖人才、总后科技银星。第一完成人获国家科技进步一等奖、国家科技进步二等奖各 1 项，军队科技进步一等奖，军队医疗成果一等奖 1 项。荣立个人一等功 1 次、二等功 2 次、三等功 3 次。专业擅长：颅脑创伤、内镜颅底外科、脑血管外科、颅脑肿瘤。

主要学术任职：中华医学会创伤学分会副主任委员；中华医学会神经外科分会委员兼创伤学组组长；中国医师协会创伤学分会候任会长；中国医师协会颅底创伤专家委员会主任委员；中国医师协会神经内镜专业副主任委员；全军战创伤专业委员会副主任委员；上海市医师协会神经外科分会副主任委员；曾任上海医学会创伤学分会主任委员兼颅脑创伤学组组长；曾任上海医学会神经外科分会副主任委员兼脊髓脊柱学组组长。

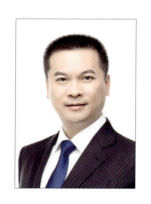

康德智

神经外科主任医师、教授、博士研究生导师，享受国务院政府特殊津贴，国家卫生计生突出贡献中青年专家。现任福建医科大学附属第一医院党委副书记、院长，福建省神经医学中心主任。发表论文近200篇，其中 SCI 论文 60 余篇；主编、副主编、参编专著及教材 19 部，主译专著 3 部；承担国家自然科学基金及各类省部级科研项目 18 项；获省部级科技进步一等奖、二等奖各 1 项、三等奖 2 项，获专利 8 项。

主要学术任职：中国医师协会神经外科医师分会副会长；国家卫健委脑防委出血性卒中外科专业委员会主委；中华医学会神经外科学分会常委、副秘书长、脑血管外科学组组长；中国抗癌协会脑胶质瘤专业委员会副主委等。兼任《Chinese Neurosurgical Journal》等 6 本专业杂志副主编。

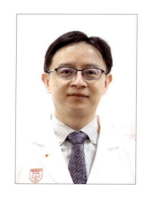

朱　巍

医学博士，神经外科教授，博士研究生导师，目前担任复旦大学附属华山医院神经外科总院执行主任，神经外科第二党支部书记。作为项目负责人，他先后承担了国家自然科学基金 4 项、上海市级科研项目 6 项以及国际合作科研项目 1 项。以第一或通讯作者身份发表 SCI 论文 46 篇，先后荣获国家科技进步二等奖、上海市科技进步一等奖、教育部科学技术进步一等奖、上海市卫生系统最高奖"银蛇奖"一等奖；先后入选上海市卫生系统"百人计划""新优青计划""上海市科技启明星计划""上海市科技启明星跟踪计划"等。

主要学术任职：上海医学会神经外科分会副主任委员及脑血管外科学组组长；中华医学会神经外科分会脑血管外科专业组副组长；中国卒中学会脑血管外科副主任委员等。

译者序

对于神经外科医生而言，脑干是如同珠穆朗玛峰般的存在。在方寸空间内切除病变，需要如拆弹专家般的精巧，也需要如激光制导武器般精确。虽然复杂凶险，充满挑战，却又极具魅力，是一门不可言喻的精妙艺术。几个世纪以来，一代又一代的神经外科前辈对这一原本认为的手术禁区展开了探索与攻坚，并取得了卓越的成就。

来自美国凤凰城的 Barrow Neurological Institute 是全球著名的神经外科中心，其前任主任 Robert Spetzler 和现任主任 Michael Lawton 的师徒之情名满天下，两位神经外科大家也分别在脑干手术领域留下了各自的印记。Spetzler 教授领衔发表了脑干手术的安全区相关解剖研究，Lawton 教授发表了经动眼神经 – 天幕三角切除脑干海绵状血管瘤、后循环搭桥等相关的多篇论著。

由两位教授牵头完成的《脑干手术学》，汇集了全球多个顶级神经外科团队的思想精华，从相关历史，到解剖发育，再到手术入路与不同病种，均有详细的阐述和独到的见解，对于中国同道而言，是很有意义的参考资料。我们邀请了国内知名神经外科中心的年轻医生，将本书翻译成中文，旨在推动脑干病变手术策略与技巧的传播与交流，促进广大同道开拓视野、积累经验、提升手术水平，最终让更多患者获益。

在翻译过程中，感谢神经外科专业的新媒体平台"脑医汇 – 神外资讯"协助完成统筹工作，也感谢"一者科技"提供在线协同翻译平台，使此次翻译工作能够顺利完成。

因译者能力所限，书中错误或不妥之处在所难免。希望读者给予批评指正。

主　审：毛　颖
主　译：侯立军　康德智　朱　巍

前言

长期以来，脑干一直被认为是无法企及的禁区，没有人会选择在脑干内部及周围进行手术。然而，随着影像、麻醉、监护、外科技术，以及器械、术后护理和康复方面的最新进展，脑干病变的手术确定性提高，预后也更好。

尽管如此，对脑干病变患者的治疗决定仍不应草率，需考虑众多因素方可决定。医生必须与患者进行诚实、坦率的沟通，只有当手术有可能改善疾病的自然病程，并权衡了疾病性质、患者意愿、患者年龄、医疗条件、外科医生经验和预期结果等因素后，才应建议进行手术治疗。

脑干内部及周围的手术后常常伴随着暂时性或永久性的并发症。与患者讨论预期可能发生并发症的特点和持续时间是医生最重要的职责之一。并非所有脑干内部及周围的病变都需要手术。因此，谨慎选择患者、磨练手术技巧、积累手术经验才是成功治疗的关键。

Robert F. Spetzler, MD
M. Yashar S. Kalani, MD, PhD
Michael T. Lawton, MD

致谢

首先要感谢参与编写的外科医生与内科医生，在繁忙的工作中抽出时间来分享他们的专业知识，他们撰写的章节使本书得以成型。我们也要感谢巴罗神经学研究所（BNI）的神经科学出版人员、编辑和插画家，他们在编辑、图像和艺术呈现方面做出了巨大的努力和贡献，特别是医学插图画家克里斯汀·拉森·凯尔（Kristen Larson Keil）、彼得·M.劳伦斯（Peter M.Lawrence）和马克·肖尔纳克（Mark Schornak），医学编辑玛丽·安·克里夫特（Mary Ann Clifft）、宝拉·希金森（Paula Higginson）、约瑟夫·米尔斯（Joseph Mills）、道恩·穆奇勒（Dawn Mutchler）和琳达·奥雷斯卡宁（Lynda Orescanin），编辑协调员罗吉娜·莱克（Rogena Lake）和萨曼莎·索托（Samantha Soto），制作编辑卡桑德拉·托德（Cassandra Todd）和制作助理辛迪·吉尔贾姆斯（Cindy Giljames）。我们也要感谢与我们合作过的 Thieme Medical 出版商的工作人员，包括从一开始就看到了这本书的潜力的 Tim Hiscock，以及监督这本书出版的莎拉·兰迪斯（Sarah Landis）。最后，也是最重要的，我们要感谢我们的患者和他们的家人将他们的生命托付给我们，并给予我们照顾他们的荣誉。

编者名单

Ksenia A. Aaron, MD
T32 Neurotology Fellow
Department of Otolaryngology-Head and Neck Surgery
Stanford University
Stanford, California

Muhammad M. Abd-El-Barr, MD, PhD
Assistant Professor
Department of Neurosurgery
Duke University Medical Center
Durham, North Carolina

Siviero Agazzi, MD, MBA, FACS
Professor and Director
Division of Cranial Surgery
Department of Neurosurgery
University of South Florida
Tampa, Florida

Abdulrazag M. Ajlan, MD, MSc, FRCSC, UCNS(D)
Assistant Professor & Neurosurgery Consultant
Surgery Department
King Saud University
Riyadh, Kingdom of Saudi Arabia
Adjunct Assistant Professor, Neurosurgery Department
Stanford University
Palo Alto, California

Ossama Al-Mefty, MD, FACS
Director of Skull Base Surgery
Department of Neurosurgery
Brigham and Women's Hospital
Harvard Medical School
Boston, Massachusetts

Yazan J. Alderazi, MD
Assistant Professor
Director of Neurointerventional Service
Department of Neurology
Texas Tech University Health Sciences Center,
    School of Medicine
Lubbock, Texas

Saira Alli, MBBS, MRCS, MRCP
Neurosurgery Resident
Division of Neurosurgery, Department of Surgery
University of Toronto
Toronto, Ontario, Canada

Hugo Andrade-Barazarte, MD, PhD
Department of Neurosurgery
Helsinki University Hospital &
University of Helsinki
Helsinki, Finland

Omar Arnaout, MD
Member of the Faculty, Harvard Medical School
Department of Neurological Surgery
Brigham and Women's Hospital
Boston, Massachusetts

Rouzbeh Banan, MD
Resident of Neuropathology
Department of Neuropathology
Institute of Pathology
Hanover Medical School
Hanover, Germany

Kenneth Bastin, MD, MBA
Director of Radiosurgery
St. Luke's Medical Center, Aurora Health Care
Milwaukee, Wisconsin

Hansjörg Bäzner, MD, Prof. Dr. med.
Neurological Clinic
Neurozentrum, Klinikum Stuttgart
Stuttgart, Germany

Andre Beer-Furlan, MD
Clinical Instructor
Department of Neurological Surgery
The Ohio State University
Columbus, Ohio

Helmut Bertalanffy, MD, PhD
Professor of Neurosurgery
Director of Vascular Neurosurgery
International Neuroscience Institute
Hannover, Germany

Pervinder Bhogal, BSc (Hons), MBBS, MRCS, FRCR
Consultant Interventional Neuroradiologist
Neuroradiological Clinic
Neurocenter
Klinikum Stuttgart
Stuttgart, Germany
Department of Interventional Neuroradiology
The Royal London Hospital
London, United Kingdom

George Bobustuc, MD
Neuro-Oncology Department
Aurora Neuroscience Innovation Institute
Aurora Cancer Care
Milwaukee, Wisconsin

Stephen G. Bowden, MD
Department of Neurological Surgery
Columbia University Irving Medical Center
Neurological Institute of New York
New York, New York

Harley Brito da Silva, MD
Visiting Professor
Department of Neurological Surgery
University of Washington
Seattle, Washington

Jeffrey N. Bruce, MD
Edgar M. Housepian Professor
Department of Neurological Surgery
Columbia University College of Physicians and Surgeons
New York, New York

Alessandro Carotenuto, BA
Medical Student
College of Medicine-Phoenix
University of Arizona
Phoenix, Arizona

Daniel D. Cavalcanti, MD, PhD
Director of Cerebrovascular Surgery
Department of Neurosurgery
Paulo Niemeyer State Brain Institute
Rio de Janeiro, Brazil

Ricardo L. Carrau, MD
Professor and Lynne Shepard Jones Chair in
    Head & Neck Oncology
Department of Otolaryngology-Head & Neck Surgery
Department of Neurological Surgery
Director of the Comprehensive Skull Base Surgery Program
The Ohio State University Wexner Medical Center
Columbus, Ohio

Juanita M. Celix, MD, MPH
Neurosurgeon
Aurora Neuroscience Innovation Institute
Aurora St. Luke's Medical Center
Milwaukee, Wisconsin

Srikant S. Chakravarthi, MD, MSc
Neurosurgery Research Fellow
Department of Neurosurgery
Aurora Neuroscience Innovation Institute
Aurora St. Luke's Medical Center
Milwaukee, Wisconsin

E. Antonio Chiocca, MD, PhD, FAANS
Harvey W. Cushing Professor of Neurosurgery,
    Harvard Medical School
Established by the Daniel E. Ponton Fund
Neurosurgeon-in-Chief and Chairman,
    Department of Neurosurgery
Brigham and Women's Hospital
Boston, Massachusetts

Alan R. Cohen, MD, FACS, FAAP
Professor of Neurosurgery, Oncology and Pediatrics
Chief of Pediatric Neurosurgery
The Johns Hopkins University School of Medicine
Baltimore, Maryland

Or Cohen-Inbar, MD, PhD
Assistant Professor
Department of Neurological Surgery,
Rambam Maimonides Health Care Center
Technion Israel Institute of Technology
Haifa, Israel
Assistant Professor
Department of Neurological Surgery and Gamma Knife Center
University of Virginia Health Care Campus
Charlottesville Virginia

Jason Davies, MD, PhD
Cerebrovascular and Skullbase Neurosurgery
Departments of Neurosurgery and Biomedical Informatics
Director of Cerebrovascular Microsurgery
Director of Endoscopy, Kaleida Health
Research Director, Jacobs Institute
State University of New York, Buffalo
Buffalo, New York

Gabriel N. Friedman, MD
Resident
Department of Neurosurgery
Massachusetts General Hospital
Boston, Massachusetts

Rick A. Friedman, MD, PhD
Professor of Otolaryngology and Neurosurgery
Director of the Acoustic Neuroma Center
UC San Diego Health
La Jolla, California

Melanie Brown Fukui, MD
Director of Neuroradiology
Aurora Neuroscience Innovation Institute
Aurora St. Luke's Medical Center
Milwaukee, Wisconsin

Takanori Fukushima, MD, DMSc
Consulting Professor
Department of Neurosurgery
Duke University Medical Center
Durham, North Carolina

Nicholas T. Gamboa, MD
Resident
Department of Neurosurgery
University of Utah School of Medicine
Salt Lake City, Utah

Oliver Ganslandt, MD, PhD
Professor of Neurosurgery
Department of Neurosurgery
Klinikum Stuttgart
Stuttgart, Germany

Felix Goehre, MD, PhD
Adjunct Professor of Neurosurgery
Department of Neurosurgery
Bergmannstrost Hospital Halle
Halle, Germany

Elina Henkes, MD
Neuroradiological Clinic
Neurozentrum, Klinikum Stuttgart
Stuttgart, Germany

Hans Henkes, MD, Prof. Dr. med. Dr. h.c.
Neuroradiological Clinic
Neurozentrum, Klinikum Stuttgart
Stuttgart, Germany

Juha Hernesniemi, MD, PhD
Department of Neurosurgery
Helsinki University Hospital &
University of Helsinki
Helsinki, Finland

Ferzat Hijazy, MD
Neurovascular Fellow
Department of Neurosurgery
Helsinki University Hospital
Helsinki, Finland

Nikolai J. Hopf, MD, PhD
Director
NeuroChirurgicum
Center for Endoscopic & Minimally Invasive Neurosurgery
Stuttgart, Germany

Jeremy N. Hughes, MD
Assistant Professor, Department of Neuroradiology
Barrow Neurological Institute
St. Joseph's Hospital and Medical Center
Phoenix, Arizona

Tarik F. Ibrahim, MD[†]
Department of Neurosurgery
Loyola University Medical Center
Maywood, Illinois

Semra Isik, MD
Assistant Professor
Department of Neurosurgery
Baskent University
Istanbul, Turkey

Pascal Jabbour, MD
Professor of Neurological Surgery
Chief, Division of Neurovascular Surgery and Endovascular
    Neurosurgery
Thomas Jefferson University Hospital
Philadelphia, Pennsylvania

Behnam Rezai Jahromi, MD
Department of Neurosurgery
Helsinki University Hospital &
University of Helsinki
Helsinki, Finland

Jonathan E. Jennings, MD
Chief of Neuroradiology
Aurora St. Luke's Medical Center
Milwaukee, Wisconsin

M. Yashar S. Kalani, MD, PhD
Vice Chair and Associate Professor
Director of Skull Base and Neurovascular Surgery
Departments of Neurosurgery and Neuroscience
University of Virginia School of Medicine
Charlottesville, Virginia

Souvik Kar, PhD
Postdoctoral Research Fellow
Department of Neurosurgery
International Neuroscience Institute
Hannover, Germany

Elina Kari, MD
Assistant Professor
Otolaryngology - Otology & Neurotology
University of California, San Diego
La Jolla, California

John P. Karis, MD
Director, MRI and Brain Imaging
Professor, Department of Neuroradiology
Barrow Neurological Institute
St. Joseph's Hospital and Medical Center
Phoenix, Arizona

Amin B. Kassam, MD
Vice President, Department of Neurosciences
Chairman, Department of Neurological Surgery
Aurora Neuroscience Innovation Institute
Aurora St. Luke's Medical Center
Milwaukee, Wisconsin

Douglas Kondziolka, MD, MSc, FRCSC, FACS
Gray Family Professor of Neurosurgery
Vice-Chair, Clinical Research (Neurosurgery)
Professor of Radiation Oncology
Director, Center for Advanced Radiosurgery
NYU Langone Medical Center
New York, New York

Danil A. Kozyrev, MD
Junior Researcher
Department of Pediatric Neurology and
    Neurosurgery
North-Western State Medical University
St. Petersburg, Russia

Bornali Kundu, MD, PhD
Resident
Department of Neurosurgery
University of Utah
Salt Lake City, Utah

Michael T. Lawton, MD
President and CEO
Department of Neurosurgery Chair
Barrow Neurological Institute
Phoenix, Arizona

Hanna Lehto, MD, PhD
Associate Professor
Department of Neurosurgery
Helsinki University Hospital
Helsinki, Finland

Michael R. Levitt, MD
Assistant Professor
Departments of Neurological Surgery, Radiology,
　and Mechanical Engineering
University of Washington
Seattle, Washington

Elad I. Levy, MD, MBA, FACS, FAHA
Professor and Chair and L. Nelson Hopkins MD
　Professor Endowed Chair
Department of Neurosurgery
Professor
Department of Radiology
Jacobs School of Medicine and Biomedical Sciences
　at the University at Buffalo
Medical Director, Department of Neuroendovascular Services
Co-Director, Gates Stroke Center
Kaleida Health
Buffalo, New York

Da Li, MD
Lecturer
Department of Neurosurgery
Beijing Tiantan Hospital, Capital Medical University
Beijing, China

Shannon M. MacDonald, MD
Associate Professor
Harvard Medical School
Massachusetts General Hospital
Boston, Massachusetts

Nikolay L. Martirosyan, MD, PhD
Resident
Department of Neurosurgery
University of Arizona
Phoenix, Arizona

Susan G. R. McDuff, MD, PhD
Harvard Radiation Oncology Program
Department of Radiation Oncology
The Massachusetts General Hospital
Boston, Massachusetts

Lynn B. McGrath Jr, MD
Resident
Department of Neurological Surgery
University of Washington
Seattle, Washington

Alaa S. Montaser, MD
Assistant Lecturer
Neurosurgery Department
Ain Shams University
Cairo, Egypt
Research Fellow
Neurosurgery Department
The Ohio State University Wexner Medical Center
Columbus, Ohio

Ziev B. Moses, MD
Resident
Department of Neurosurgery
Brigham and Women's Hospital
Harvard Medical School
Boston, Massachusetts

Stephan A. Munich, MD
Neuroendovascular Fellow
Department of Neurosurgery
SUNY at Buffalo
Buffalo, New York

Christian Musahl, MD
Vice Chairman
Department of Neurosurgery
Helios Dr. Horst Schmidt Klinik
Wiesbaden, Germany

Kevin S. Oh, MD
Assistant Professor
Department of Radiation Oncology
The Massachusetts General Hospital
Harvard Medical School
Boston, Massachusetts

Bradley A. Otto, MD
Assistant Professor
Department of Otolaryngology - Head and Neck Surgery
The Ohio State University Wexner Medical Center
Columbus, Ohio

Anoop P. Patel, MD
Assistant Professor
Department of Neurosurgery
University of Washington
Seattle, Washington

Arpan A. Patel, BS
Medical Student
College of Medicine - Phoenix
University of Arizona
Phoenix, Arizona

Marta Aguilar Pérez, MD
Senior Consultant
Department of Neuroradiology
Klinikum Stuttgart
Stuttgart, Germany

Mark C. Preul, MD
Newsome Chair of Neurosurgery Research
Director of Neurosurgery Research and the Neurosurgery
　Research Laboratory
Professor of Neurosurgery and Neuroscience
Department of Neurosurgery
Barrow Neurological Institute
Dignity Health St. Joseph's Hospital and Medical Center
Phoenix, Arizona
Clinical Professor of Neuroscience
Interdisciplinary Graduate Program in Neuroscience
Arizona State University
Tempe, Arizona

Daniel M. Prevedello, MD
Professor
Department of Neurosurgery
The Ohio State University
Columbus, Ohio

Lawrence D. Recht, MD
Professor
Department of Neurology & Clinical Neurosciences
Stanford University School of Medicine
Palo Alto, California

Roberta Rehder, MD, PhD
Research Associate
Department of Neurosurgery
The Johns Hopkins University School of Medicine
Baltimore, Maryland

Albert L. Rhoton Jr, MD†
Professor
Department of Neurological Surgery
University of Florida
Gainesville, Florida

Richard A. Rovin, MD
Department of Neurosurgery
Aurora Neuroscience Innovation Institute
Aurora St. Luke's Medical Center
Milwaukee, Wisconsin

James T. Rutka, MD, PhD, FRCSC
Professor and RS McLaughlin Chair
Division of Neurosurgery
Department of Surgery
University of Toronto
Toronto, Canada

Caleb Rutledge, MD
Resident
Department of Neurological Surgery
University of California San Francisco
San Francisco, California

Jayson Sack, MD
Assistant Professor
Department of Neurosurgery and Brain Repair
University of South Florida
Tampa, Florida

Fadi Al-Saiegh, MD
Resident Physician
Department of Neurological Surgery
Thomas Jefferson University Hospital
Philadelphia, Pennsylvania

Laligam N. Sekhar, MD, FACS, FAANS
Professor and Vice Chairman
Director of Cerebrovascular and Skull Base Surgery
Department of Neurological Surgery
University of Washington
Seattle, Washington

Hussain Shallwani, MBBS
Endovascular Research Fellow
Department of Neurosurgery
State University of New York at Buffalo
Buffalo, New York

Jason P. Sheehan, MD, PhD
Professor of Neurological Surgery
Department of Neurosurgery
University of Virginia
Charlottesville, Virginia

Robert F. Spetzler, MD
Emeritus President and CEO
Barrow Neurological Institute
Phoenix, Arizona

Adam M. Sonabend, MD
Assistant Professor
Department of Neurosurgery
Northwestern University Feinberg School of Medicine
Chicago, Illinois

Rokuya Tanikawa, MD
Director
Department of Neurosurgery
Stroke Center
Sapporo Teishinkai Hospital
Sapporo, Japan

Mohamed S. Teleb, MD
Medical Director of Neurosciences, Banner Desert Medical Center
Department of Neuroscience
Banner Health
Phoenix, Arizona

Yoshihito Tsuji, MD, PhD
Guest Doctor
Director of Vascular Neurosurgery
International Neuroscience Institute
Hannover, Germany

Harry van Loveren, MD
David W. Cahill Professor and Chair
Department of Neurosurgery and Brain Repair
Institution Morsani College of Medicine
University of South Florida
Tampa, Florida

Hannes Vogel, MD
Professor
Department of Pathology
Stanford University
Palo Alto, California

Amparo Wolf, MD, PhD
Department of Clinical Neurological Sciences
University of Western Ontario
London, Canada

Zhen Wu, MD, PhD
Professor
Dapartment of Neurosurgery
Beijing Tiantan Hospital, Capital Medical University
Beijing, China

Kaan Yağmurlu, MD
Neurosurgery Research Fellow
Department of Neurosurgery
Barrow Neurological Institute
St. Joseph's Hospital and Medical Center
Phoenix, Arizona

Jun-Ting Zhang, MD
Professor
Dapartment of Neurosurgery
Beijing Tiantan Hospital, Capital Medical University
Beijing, China

[†] Deceased

目录

第一部分
脑干手术的历史

第一章 脑干手术的历史

Nikolay L. Martirosyan, Alessandro Carotenuto, Arpan A. Patel, Mark C. Preul

摘要

因为脑干手术与神经解剖学密切相关，一直到 Andreas Vesalius 的 *Fabrica* 和 Thomas Willis 的 *Cerebri Anatome* 发表前，脑干手术在神经外科手术史上几乎是未曾被探索过的领域。但是，我们可以追溯到公元 2 世纪的神经解剖学家 Galen，他已经能够识别脑干的结构，但仅是将这些结构与大脑中已知的部分联系到一起。为了更清楚地了解脑干手术的历史，我们将它分为 3 个不同的阶段：前现代阶段（1879年之前）、孕育阶段（1879—1919 年）和现代阶段（1919 年之后）。前现代阶段完全由 Galen 和 Franz Joseph Gall 等在内的全球第一批神经解剖学家组成，他们提出了解剖大脑并观察其结构的新观点。组织保存和解剖等突破性技术开创了显微神经解剖学的新时代。这些新技术与新型外科手术技术相结合，成为创建神经外科手术的基础。甚至在孕育阶段开始之后，该阶段以在脑内进行普外科手术操作为主。在后颅窝内进行手术，尤其是对脑干病变的手术仍落后于在脑内其他区域进行的手术。到 20 世纪初的末期，诸如 Fedor Krause、Harvey Cushing 和 Walter Dandy 等彻底改变了后颅窝手术，成功地完成了既往神经外科医生称为"手术禁区"的脑干部位手术。在整个 20 世纪，脑干手术领域借助计算机断层扫描、磁共振成像和外科技术的发展，取得了重大进展。

关键词：脑干，达·芬奇，神经外科历史，神经解剖学，神经外科，Andreas Vesalius, Thomas Willis

■ 引言

在讲述神经外科历史的教科书和文章中，小脑和脊髓之间结构的基本理解存在很多空白。甚至主要的神经解剖学史学工作者似乎也忘记了编写有关脑干的章节。仔细观察，并不是很多学者忘记解剖结构脑干及其组成部分，而是将这些组成部分隐藏在专门讨论大脑其他区域的章节之间。然而，对似乎被遗忘的脑干医学史进行更深层次的考虑后才清楚地理解为什么作者可能会明确排除关于脑干的一章。这是因为脑干曾经被视为其周围结构——小脑、间脑和脊髓的一部分。Thomas Willis（1621—1675

年）在 *Cerebri Anatome* 中描述了中脑、脑桥和延髓的总体结构。尽管他认为脑干是小脑的一部分，并将这些结构统称为"小脑"，但 Willis 被认为是第一个准确描述脑干的一般功能并识别脑干各个区域的人，所以，Willis 被认为是第一个发现脑干的第一人。

本章作为脑干手术第一个专门史目的是引导人们认识脑干手术发展过程。在本章中，我们将记录脑干的历史，正如最早的神经解剖学先驱者所看到的。我们记录了几个世纪的时间轴，从 Galen 到现代外科手术，并基于相关手术技术和新技术绘制了脑干手术的发展过程图谱。通过这种方式，我们将神经科学的各个时期划分开来，从公元 2 世纪的宏观解剖学开始，到进入 21 世纪的微观解剖学结束。本章将以类似的方式讨论脑干手术的发展。

将脑干手术的历史置于整个神经解剖学和外科手术的历史背景下，可以最清楚地理解脑干手术的历史，这可以分为 3 个不同的阶段：前现代阶段（1879年之前）、孕育阶段（1879—1919 年）和现代阶段（1919 年之后）。从前现代过渡到孕育阶段的特点是引入了临床大脑定位、抗菌或无菌技术以及麻醉的使用。神经外科手术诞生的动力主要来自著名的神经外科先驱者 William Macewen（1848—1924 年）和 Joseph Lister（1827—1912 年）[1]。当在脑实质内进行手术变得越来越普遍，以 Victor Horsley（1857—1916 年）、Fedor Krause（1857—1937 年）、Harvey Cushing（1869—1939 年）、Dandy（1886—1946 年）、Ernest Sachs（1879—1958 年）和 Charles Frazier（1870—1936 年）作为主要的代表人物，他们坚持不懈地致力于将神经外科手术作为自己的专长 [2]。当 Cushing 在 1919 年美国外科医生学院会议上发表演讲后，William J. Mayo 表示："先生，今天我们见证了一个新的专业的诞生——神经外科" [3]。这一重大时刻标志着从孕育阶段到现代神经外科时代的过渡。

现代神经外科发展过程中的几个关键发现已经彻底改变了它的实践，包括计算机断层扫描（computed tomography，CT）、磁共振成像（magnetic resonance imaging，MRI）和外科显微镜的引入 [4]。本章的内容侧重于讨论 20 世纪 70 年代引入手术显微镜脑干手术的诞生和进展。

■ 从 Galen 到 Gall

为了正确地分析与神经解剖学特别是与脑干有关的发现，我们必须将研究对象的范围扩大，包括随后促进神经解剖学发展的那些事件。这些标志性事件包括巨大的社会事件，例如在 15 世纪取消对解剖的禁令 [5]，和 16 世纪简单的颠倒大脑后观察大脑结构的建议。尽管最早的"神经外科"手术是在公元前 2000 年的古埃及发生的，但有人可能会认为，当时的这些做法仅仅是一种防腐方法，而不是一种治愈或诊断的医学 [6]。直到 Herophilus（公元前 335—前 280 年）在公元前 300 年进入亚历山大港，神经解剖医学的发展才真正开始。作为解剖学的发源地，亚历山大被 Elhadi 等描述为"具备充分的能力来支持医学教育" [6]，其中 Herophilus 和 Erasasistratus（公元前 310—前 250 年）作为两个最重要的贡献者。埃及法老 Ptolemy 一世（公元前 366—前 282 年）和 Ptolemy 二世（公元前 308—前 246 年）颁布法令，允许对被判刑的罪犯进行活体解剖，因此 Herophilus 公开地进行大量活体解剖。尽管 Herophilus 和 Erasistratus 积累了相当多的大脑和小脑解剖学知识，并且讨论了脑室系统的重要性，但脑干的历史始于 Pergamum 的 Galen 宏观解剖学研究（129—216 年），因为他是第一个记录脑干的人 [7-10]。Galen 生活在亚历山大，但此时不再允许人体解剖。因此，Galen 只能在动物身上进行神经解剖的研究 [8]。根据早期的资料，直到 17 世纪 Galen 和其他许多人都认为，大脑是人类灵魂的所在地，而脑室是动物精神的导管。Galen 通过对第四脑室进行压迫会明显降低动物行为的实验支持了这一理论。

就本章而言，理解这一点很重要：这些早期的解剖学家如何处理大脑，揭示了他们认为重要的事物以及如何利用它来构建理论。要了解 Galen 为什么对脑室如此着迷，必须通过从上而下的方法了解他如何看待大脑。在翻译 Galen 的文章 *Anatomical Procedures* 时，他解释到根据脑自身的划分将大脑分为两个大脑半球和小脑 [12]。当然，从这种性质的解剖中可以推断出他遇到的第一个结构是透明隔和脑室系统。值得注意的是，这种方法使 Galen 能够探索大脑的其他部位，例如四叠体、小脑蚓部和小脑脚 [11-13]。这些都作为 Galen 寻求证明其脑室导管理论的一部分，他推测动物精神可以在脑室生成，并储存在脑室中，直到在大脑中起作用为止 [8, 14]。Galen 用解剖方法揭示了脑室系统以外的其他大脑深层结构，包括基底节 [11]。Avicenna（980—1037 年）和 Mondino de Luzzi（1275—1326 年）在内的著名学者孜孜不倦地维护

Galen 在文艺复兴之前的地位 [13]。因此，Galen 的发现持续了 1500 年，直到 1664 年，Thomas Willis 对脑室系统的功能做出最准确的推理。

因为教会仍然禁止人类解剖，Galen 的死使得神经解剖学发展在整个黑暗时代处于休眠状态。但是，教皇 Sixtus 四世（1414—1484 年）在 1482 年解除了对人类解剖的禁令，允许对死刑犯的尸体进行解剖。莱昂纳多·达·芬奇（1452—1519 年）是最早利用教皇法令的人之一，以前曾秘密解剖过尸体 [9]。人们认为，达·芬奇是 Galen 以来最早进行解剖的人之一，当时的解剖学家聘用了未经训练的理发师或屠夫。尽管达·芬奇不是立即也不是在所有方面都偏离了 Galen 的学说 [15]，他坚信脑室系统承载着"人类"的精神，并且他的大部分工作都依赖于 Galen 的著作。因为达·芬奇不知道 Galen 的作品是基于动物的，所以他的早期插图是不准确的。直到达·芬奇开始说明他是从尸体的第一手经验中学到的解剖知识，而不是参考既往的报道，他的工作更准确地描绘了人类。他对物理和力学的长期兴趣帮助他阐明了颅鼻窦。然而，更令人印象深刻的是，他使用了熔蜡注射来创建脑室系统模型，从而首次对人体中的这些结构进行了精确的描绘 [15, 16]。因为达·芬奇的合伙人和可能合作的出版商去世，他的大部分作品并未发表。但他的作品确实为佛兰德解剖学家和物理学家 Andreas Vesalius（1514—1564 年）的"解剖学复兴"的开始铺平了道路。

在这个时代，人们普遍沉迷于身体，甚至记录着身体的外观和各种身体机能 [17]。这也是寻求改善艺术手段以真正代表人体的开端。对自然的探索旨在了解现实，而线性透视的引入和演示以及其数学基础的交流则极大地影响了解剖结构的绘图，尤其是对大脑的绘图。

Vesalius 在坚持旧的学说的同时，也重塑了神经解剖学（图 1.1）。正如 Vesalius 的传记 *Brain Renaissance* 所述：Vesalius 建立了医学知识的新范式：一种革命性的归纳方法，寻求直接的证据来解释人类形态的奇迹。Vesalius 并未将解剖表上未明确显示的人体构造视为理所当然。他的解剖仅基于直接观察所得的知识，这使他发现了动物与人之间的重大差异 [18]。

尽管 Vesalius 的作品内容没有被认为是具有开创性的表达，但他的插图却被认为具有革命性意义 [11]。他 1543 年编写的 *De humani corporis fabrica* 作品被认为是当时和整个科学领域最具影响力的图形作品之一，并且绘画仍然非常接近现代的大脑插图 [19]。实际上，*Fabrica* 的对开出版物（如 *Epitome*）包含简短

的文字并集中于插图，在学生中变得越来越受欢迎。像 Galen 一样，Vesalius 在大脑上的大部分工作都致力于脑室系统 [9, 13, 16]，但这就是相似之处的终结。实际上，Vesalius 可以说是 Galen 的第一个反对者。

在博洛尼亚大学做外科高级讲师期间，Vesalius 意识到 Galen 作为一名解剖学家的短板 [8, 9]。Vesalius 困惑于这样充斥着错误的文本如何经得起 1300 年的考验，最终意识到 Galen 并不是在指人类 [8, 10]。这种认识激发了他创造第一个人类神经解剖学的杰作 *Fabrica* 的动力 [8, 11]。*Fabrica* 的独特重要性是第一次将科学（解剖学检查方法和技术）和艺术结合在一起，产生了一个有凝聚力的包含图解的解剖学出版物。对于这项创新，Vesalius 被认为是全美最杰出的解剖学家。

Vesalius 像 Galen 一样，从上到下观察大脑。但是，正是由于 Vesalius 解剖技术的改变，他才能够更好地理解脑室系统，甚至可以更好地可视化诸如神经节的深层结构。在大多数情况下，Vesalius 的技术涉及从上到下的水平切片，而大脑仍附着在颅骨中 [18]。这种态度使他能够真实地描绘出前所未有的大脑，从而绘制出更深层次的大脑。尤其是侧脑室和基底神经节，比 Galen 更为详细。但不利的一面是这种技术限制了他理解各种结构之间关系的能力 [13]。

Vesalius 不是他的著作的插图画家，人们对艺术家的身份认同仍然存在争议 [20]。他与 Titian 的 Bottega 有着密切的联系，特别是与 Titian 的学生和侄子 Jan Stefan van Calcar。为了与 Vesalius 的开创性方法保持一致，他将复杂的科学方法与他所能找到的最好的插图能力相结合，以使艺术家更熟悉地参与解剖学工作 [17]。

总体而言，Vesalius 能够在他的文本中阐明的解剖学范围远远大于他可以标记或描述的范围 [11]。在 *Fabrica* 中，他确实提到了脑干，他称其为"背脊髓"，并且他描述了它通过小脑脚与小脑相连，并与小脑共享第四脑室 [21]。Vesalius 认为，通过抬高并向前倾斜大脑，可以清楚地显示后颅窝小脑和脑干后

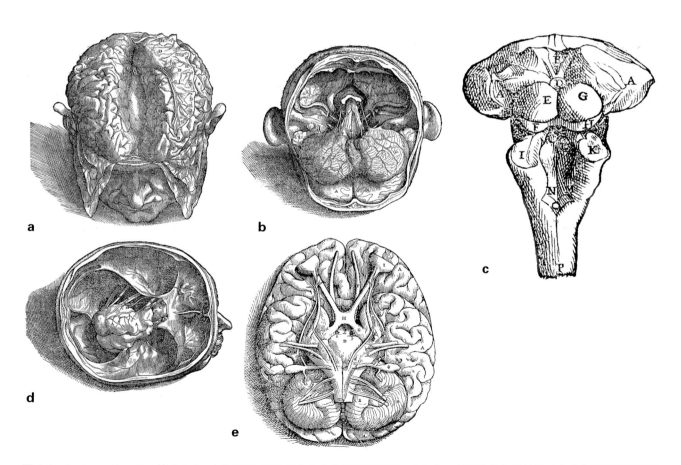

图 1.1 Andreas Vesalius 的 *Fabrica*（出版于 1543 年）是人体解剖学的第一本杰作。尽管他的作品缺乏对大脑的下表面的暴露，但提供了从未见过的大脑和颅骨的新视角。（a）锯掉颅骨顶部后，他去除了硬脑膜和蛛网膜并分离了大脑半球。（b）然后，他取下皮层的后半部分，然后向前牵开小脑，以观察小脑的下叶和脑干的后面。（c）他将脊髓背侧和小脑脚及第四脑室分开。（d）在他去掉大脑皮质和小脑后，他保留了一部分的脑子和完整的脊髓背侧结构以便于观察脑神经。（e）Vesalius 发表了一些脑下表面的插图，如上所示。他在插图中也很少标记脑干，可能是因为他对脑干的解剖结构和功能缺乏了解

侧的详细图示并命名第四脑室、小脑脚和 3 对脑神经（Cranial Nerves, CNs）等结构[7, 18]。他甚至还提供了该区域正确的可视化插图[18]。

在取出小脑后，他详细描述了四叠体（基于其与男性生殖器的相似性）和小脑脚[18]。之前他对此描述甚少，除了视神经外，背侧脊髓没有标签。*Fabrica* 中的进一步描述使读者相信 Vesalius 认为小脑和背索是两个独立的大脑结构，但在 21 世纪 Thomas Willis 对此观点提出反对意见[18]。30 年后，Vesalius 的同胞 Costanzo Varolio（1543—1575 年），进一步阐明了脑干。

当说到 Pons Varolii 时，人们应该熟悉 Costanzo Varolio 这个名字，称为 Constantius Varolius 更为恰当。当 Varolio 确定了第一个脑干段时，他只是做了一个简单地改变：他将大脑从底部向上而不是从顶部向下对其进行检查[13, 22, 23]。在他短暂的一生中，Varolio 完成了很多工作。他是解剖学家 Giulio Cesare Aranzio（1527—1589 年）的学生，而后者是 Vesalius 的学生，他成为博洛尼亚大学和罗马萨皮恩扎大学的外科解剖学教授，后来成为教皇的私人医生[23]。相信大脑的重要部分位于其底部（图1.2a），因此 Varolio 决定移出大脑，使用自下而上

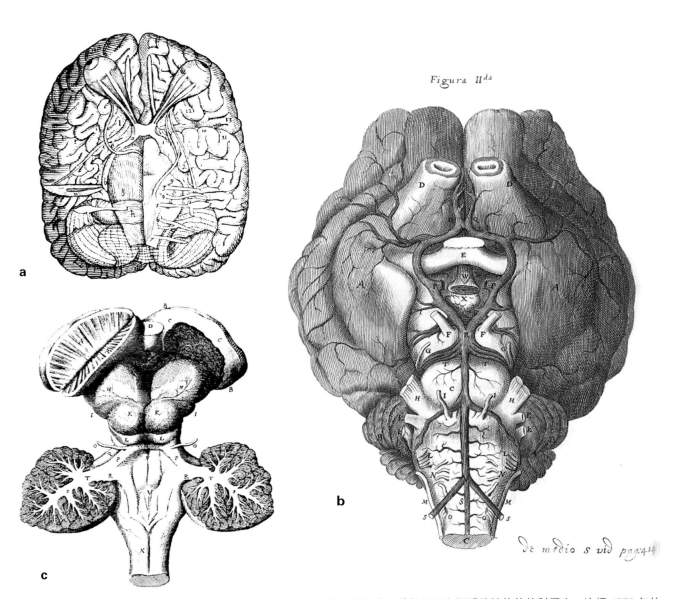

图 1.2 （a）Costanzo Varolio 是第一个通过背索将大脑与颅骨解剖分离，并从下至上阐明脑结构的外科医生。这幅 1573 年的雕刻插图来自 *De nervis opticis nonnullisque aliis, praeter communem opinionem in humano capite observatis, epistolae*，是他最早期的插图之一。（b）Willis 环并非 Thomas Willis 真正发现的，但他发现了 Willis 环正确的功能，并于 1664 年发表在 *Cerebri Anatome*。此详细插图描绘了围绕脑干的脉管系统。（c）Willis 于 1664 年在 *Cerebri Anatome* 中描述了小脑通过小脑脚与脑干相连接

的方法对其进行检查。这样做还可以更好地了解前脑干和中枢神经系统的起源，但 Vesalius 并没有完成这一功绩[24]。

在 1573 年发表的著作 *De nervis opticis nonnullisque aliis, praeter communem opinionem in humano capite observatis, epistolae* 中，Varolio 说："当膜被切除后，马上就会发现，脊髓（脑干）并非源于此。最初附着的位置，而是向上和向前进一步上升"[25]。"脑干首次起源的位置"最有可能是 Vesalius 图示所指的部位，它位于枕叶的底部，大脑和小脑脚与脑干在此相遇。正如他所说的那样，可能还包括了下丘脑的最下表面，因为他指出垂体柄和垂体与脑干或"脊髓"附着在相同的膜上。在切除覆盖脊髓的血管和膜后，Varolio 将其描述为"一系列肿胀的横向纤维"，这是脊髓的一部分，他称其为听觉神经起源的桥梁[25]。鉴于这种新的解剖学描述，Varolio 准确地指出小脑必然在运动中发挥一定的作用，正如 Galen 在 1300 年前提出的那样[18]。Varolio 随后解释了视神经和其他脑神经可以起源于脑干[25]。最后，Varolio 首次尝试提出了将贯穿脑干的管道描述为两个前感觉前束和两个小脑功能后束。这些神经束将在 300 年后得到更正和更详细的描述，但是 Varolio 的想法为 17 世纪 Willis 和 19 世纪初的德国"自然哲学家"奠定了基础。

在 Varolio 和 Willis 两人对于脑干或小脑的贡献相对较少。Willis 的职业生涯标志着"医学生理学"的开端，即人们对临床经验比对旧文献更感兴趣[8]。Willis 认为，位置和大脑进化状态之间存在关联，因此大脑的上半部是最近进化的，也是最"人性化的"，下半部则是那些控制原始或本能的结构[8, 13, 26, 27]。这就是他对小脑支配非自愿性功能的准确解释。但是，如今看来，如果没有他对小脑的理解，他的主张将被认为是不正确的。Willis 在他的文章中表明，他了解小脑包括中脑和脑桥，因为它们通过小脑脚相互联系。

延髓的结构不同于脑干的其余部分，Willis 认识到它是脊髓的延续，它在脑桥下移动并终止于大脑深部[28, 29]。Willis 也认为延髓是非自愿性功能的控制中枢的一部分[27]。Willis 实际上并不是第一个发现 Willis 环的人，但他是第一个正确记录其冗余性质以及在发生阻塞时提供侧支循环血流的人[18, 30]。

Willis 被视为"神经病学之父"，并且是第一个使用他的著作 *Cerebri Anatome* 中描述的大脑功能性解剖进行系统化治疗的医生。他通过精心设计的方法来进行大脑解剖学探索，将经过专业培训的人员集结在一起，在牛津大学建立了医学研究和教学机构的

模型。这些插图主要是由 Christopher Wren（1632—1723 年）完成的，尤其是绵羊和人的脑干，其准确性、角度、线条和客观性均无与伦比。Willis 让他的朋友和他精通建筑学、生理学和解剖学的搭档 Wren，绘制出巧妙的大脑插图[17]。

Willis（图 1.2b，c）和他的同代人 Raymond de Vieussens（1641—1715 年）都研究了延髓（图 1.3a）。Vieussens 标记了延髓的锥体束和橄榄核[29]，他的 *Neurographia Universalis* 包含了他对脑干的图示的详细汇编[31]。17 世纪末，Domenico Mistichelli（1675—1715 年）率先提出了脑干锥体束交叉这一观点[22, 32, 33]（图 1.3b）。用他的话说，延髓就像是女人的辫子，因为锥体束交叉像是编织在一起的头发[32]。然而，人们可能会好奇 Mistichelli 理论认为这些纤维被交叉了多少次？因为与辫子状头发不同（辫子状头发可能交叉多次），锥体束只交叉一次。因此，可以推断出他的类比不是从字面上看，而是作为一种理解延髓前方两侧锥体束交叉概念的方式。几年后的 18 世纪初，François Pourfour du Petit（1664—1741 年）临床上遇到一个病例可以补充 Mistichelli 的未经验证的理论。在注意到患有脑脓肿的法国士兵中出现对侧运动麻痹之后，Pourfour du Petit 验证了锥体束交叉到对侧的想法（图 1.3c）[22, 33, 34]。

18 世纪将被证明是当今世界的一个平稳时期。除了上述两位科学家的想法外，整个 18 世纪在脑干的探索史上平淡无奇。之所以出现停滞期，是因为在这些解剖学家试图观察的水平上，很难对新鲜的大脑和脊髓组织进行分析[13]。17 世纪中期，Willis 想出了第一种使用酒精和墨水进行固定的方法[13, 17, 19, 35]。可能是他的插画师 Christopher Wren 向 Willis 和 Richard Lower（1631—1691 年）分别介绍了用于保存的固定剂和静脉注射方法。就是这个创新，促使 Willis 可以提出大脑脉管系统的冗余和环形的性质。Marcello Marpighi（1628—1694 年）在水中煮沸了他的标本，而 Vieussens 在油中煮沸了他的标本[13, 19, 29]。然而，这些技术还不足以在纤维束水平上可视化脑干，这是神经解剖学在 17 世纪后期发展的方向。在下一次具有里程碑意义的发展发生之前，已经有 100 多年的历史了，这将使神经解剖学发展到微观水平。

19 世纪的神经科学

在 18 世纪，在 Willis 和他的同时代人的工作之后，脑干神经解剖学的发展速度超过了技术发展的速度。因此，像 Pourfour du Petit 和 Mistichelli 这样的

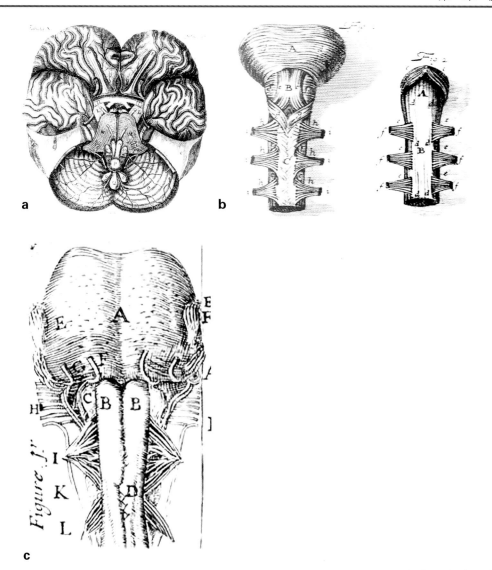

图 1.3 （a）Raymond de Vieussens 阐述了在 1716 年出版的 *Neurographia Universalis* 书中他对大脑下表面的理解。（b）Domenico Mistichelli 在 1709 年描绘了锥体束交叉。（c）François Pourfour du Petit 在 1710 年描绘了脑干的内容，包括脑神经、脑桥、延髓和橄榄核

解剖学家只能推测他们的理论，这些理论后来被证明是正确的。随着 19 世纪大量的科学、技术和理论的发展，神经学研究引来高速发展期。19 世纪是神经解剖学专业从意大利转移到德国的开端。在那里，一群叫作"自然哲学家"的科学家开创了神经解剖学研究的先河。这些人包括 Franz Joseph Gall（1758—1828 年）和 Johann Gaspar Spurzheim（1776—1832 年）（图 1.4），Johann Christian Reil（1759—1813 年）和 Karl Friedrich Burdach（1776—1847 年）[8, 11, 13]。通过使用精细解剖技术，这些解剖学家通过分析在脑干中传导的纤维，在理解脑干的作用上取得了长足的进步。在 17 世纪，Marpighi 和 Vieussens 最初指出，白质是由脑干到大脑皮层的纤维组成的[7, 29]。

这个想法肯定是超前的，因为直到 19 世纪才再次提出相同的想法。1809 年，Reil 开发了第一种固定方法，这标志着神经解剖学的复兴。Reil 发现，酒精、钾盐和氨水的连续洗涤使组织更适合于精细解剖和分析结构中的传导束[7, 36, 37]。

这段时间的解剖学家了解了 Pourfour du Petit 的锥体束交叉理论，并希望进一步阐明脑干神经纤维的传导路径。1809 年，Gall 和 Spurzheim 因发展出所谓的颅相学而闻名，颅相学详细描述了大脑中性格和心理能力的局限性[7, 11, 13]。此外，他们对中枢神经系统起源的信息收集做出了非常大的贡献。他们是最早通过精细解剖在脑实质中分析纤维束和脑神经的学者，并且他们是发现橄榄核到中脑的

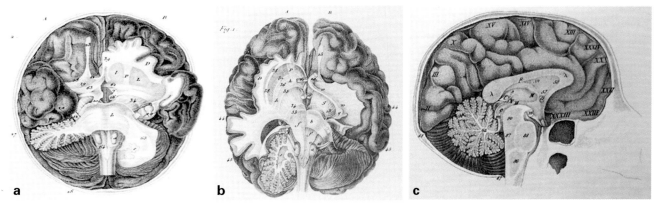

图 1.4 Franz Joseph Gall 和 Johann Spurzheim 在其插图中详细说明了皮质表面的卷积（a，b），并画出了轮廓（c）。*The Anatomy of the Brain with a General view of the Nervous System* 书中描绘了脑干和小脑的结构，并于 1826 年出版

传导通路的先驱者。然而，同年 Reil 提出了这条途径的第一个现实想法 [11, 38, 39]。在描述了脑干被大脑脚和被盖分成两部分后，Reil 认识到橄榄束是灰色脊髓的延续 [36]。他追踪了从橄榄核到丘脑的通路，分为两个部分：一个是越过下四叠体的外部来源，而在膝状体下方进入丘脑，甚至可能进入了放射状冠。另一个向内弯曲，形成导水管的顶部，与对侧导水管相交，并可能参与构成后连合。这种新近分类的 Reil's ribbon 最有可能包含今天称为内侧和外侧丘系路径的纤维。因此，Reil 被认为是该传导通路的最早发现者。

1812 年，Burdach 认可 Reil 的工作，并强调该传导通路是灰色脊髓的延续，因为尚未描述髓鞘。在 1819 年至 1826 年之间，Burdach 追踪神经束（纤维束），它们从脊髓进入了延髓和脑桥 [40, 41]。他还发现一部分锥体束未交叉，因此推测了皮质脊髓侧束的路径。在之后的 60 年，这些传导通路被进行进一步的改进。Theodor Meynert（1833—1892 年）通过命名"上丘系"和"下丘系"来改良 Reil 的想法，而后被 Wladimir von Bechterew 进一步改进（1857—1927 年）。Bechterew 被认为是正确地发现丘系传导途径的学者，他正确地标记了内侧和外侧，分别对应于 Meynert 的命名法 [42, 43]。Meynert 和 Auguste Forel（1848—1931 年）认为外侧丘系无法追踪到四叠体以上。但是，Bechterew 坚持认为没有必要进行外侧丘系跟踪。相反，他建议，可以将下丘追溯至上橄榄复合体、斜方体，进而通过外侧丘系追溯到前庭蜗神经（CNs Ⅷ），然后再传播以下观点：外侧丘系途径将耳蜗信号传递至下丘，可能通过丘脑进入皮层 [43]。

分析这个时代的发现提出了一个重要的问题。是什么造成了 19 世纪上半叶与后半叶的解剖学家之间如此巨大的差异？此外，是什么促使后半叶的解剖学家提出相反的想法？可能的原因在于这段时间技术和神经解剖学并行发展。尽管 19 世纪初标志着基于神经传导束的神经解剖学的出现，但距显微术的开始还需要 20~30 年。

尽管自然哲学家的研究能力有限，但他们提出了绝妙的想法。随着 19 世纪 20 年代复合显微镜的改进，在此后 20 年，Benedict Stilling（1810—1879 年）发明了系列切片机，我们看到了从宏观解剖学（以 Burdach 作为其最后一个门徒）到微观神经解剖学出现的转变 [8, 11, 13]。显微神经解剖学的时代是随着新技术的进步进一步细分。在 19 世纪 40 年代，解剖学家可通过 Stilling 的切片机连续切片来分析内外脑干 [44]。同样在 19 世纪 40 年代，Adolph Hannover（1814—1894 年）的铬酸替代了 Reil 的酒精和钾固定剂。随后由 Ferdinand Blum（1865—1959 年）在 1895 年使用甲醛（Hannover 原文发表于 1840 年 [45]；Blum 原文发表于 1893 年 [46]）取代了铬酸。Vladimir Betz（1843—1894 年）认识到，较早的固定方法无法穿透大脑最深处。他设计了含碘的乙醇溶液，再加上重铬酸钾，使他能够更好地检查大脑的白质区，并切开比任何前任者都薄的部分 [47, 48]。他的技术也使他发现深层皮质中锥体细胞，并开始研究组织学、脑功能和脑定位的联系 [48]。

尽管有这些改进，解剖学家仍不确定他们许多观察的有效性。1877 年，Forel 聪明地指出：必须坦率地承认，我们几乎不知道这些纤维的起源和终止情况。这些纤维的总体方向最好在连续的矢状断面中进行研究。因为与神经细胞的直接连接只能追踪很短的距离，单个纤维束的真实走向无法获得确切的信息 [11]。

Forel 还描述了脑干中的纤维很少沿纵向直线传导，因此它们"似乎以锐角相互连接，形成网络……，它们似乎主要是前、外侧（脊髓）束的延续。通过灰质的介入而变得松动"。框架已经铺设好了，但是从字面上看，直到组织学染色的发展，才可以追踪纤维束的起止点。

组织学染色始于 19 世纪 50 年代，Joseph von Gerlach（1820—1896 年）使用胭脂红染料将小脑灰质染成红色，而保留白质。但是，显微学家无法通过此方法看到轴突和树突[49]。1873 年，Camillo Golgi（1843—1926 年）研制了硝酸银染色剂，使神经元结构形成了鲜明对比的图像[50]。20 世纪初，Santiago Ramóny Cajal（1852—1934 年）完善了高尔基氏染色法，这使他们都获得了 Cajal 神经元理论的诺贝尔奖[13]。在 19 世纪下半叶，道迹追踪技术也在不断发展。使用 Vittorio Marchi（1851—1908 年）变性髓磷脂的染色剂，Ludwig Türck（1810—1868 年）和 Bernhard von Gudden（1824—1886 年）能够通过诱发变性和染色情况来分别追踪脊髓神经束和脑内神经束[51-53]。Paul Flechsig（1847—1929 年）做出了类似的壮举，但是他开发了一种研究髓鞘生成而不是变性的染色方法[18, 54]。

如果有人将组织学发展的时间线叠加到 19 世纪神经解剖学发现的时间线上，人们就会明白为什么 Bechterew 直到 1885 年才正确地绘制了丘系。此外，从这个角度来看，这些组织学发展与 Bechterew 对其他脑干的实验发现束和核之间存在着很强的相关性。实际上，Bechterew 和 Flechsig 在 19 世纪 80 年代的重大发现中是相对应的[11]。Türck 和 Flechsig 的作品不仅适用于丘系，而且适用于锥体束和其他神经束。在 19 世纪 50 年代，在 Burdach 宏观上推测了锥体束和未交叉的锥体束存在之后，Türck 率先在微观水平上检查并确认了这些结构[52]。Flechsig 在他 1877 年的工作中描述了锥体束从皮质直到延髓，但只有在声明之后，"直到现在，还没有关于脑桥、大脑脚或内囊等锥体束的横截面有多大的确切报道"[55]。他描述了每位解剖学家在使用他的技术之前所经历的斗争，这些斗争最终引领了 Bechterew 的发现。Flechsig 为这项工作提供了第一个准确的锥体束描述信息[55]。他的技术在纤维识别领域引起了淘金热，包括小脑脚和三叉神经丘系[11]。

20 世纪初，光纤跟踪技术取得了更大的进步。Josef Klingler（1888—1963 年）是这一发展时代的贡献者，他开发了保存、解剖和三维建模方法，这些方法将成为未来立体定向神经外科手术的基础（图 1.5）[56]。尽管他的工作包括脑干纤维示踪，但绝大部分涉及边缘系统、岛状、丘脑和基底神经节。他的固定方法包括用 5% 福尔马林浸泡 2~3 个月，然后在 –10° C 冷冻 8~10 天，然后在室温下用 5% 福尔马林解冻。他用蜡和石膏铸模对解剖进行建模，其细致的描图技术受到了全国的关注。1949 年，Klingler 开始培养著名的神经外科医生 M.Gazi Yaşargil（1925— ）。

■ 脑干手术

在完全认识到脑干的功能及其位置之前，解剖学家就开始进行脑干手术。由于缺乏关于脑干功能及其解剖上难以接近的知识，该位置很少进行手术。脑干的研究和手术受到高致残率的困扰，因此落后于神经外科其他领域爆发式增长的知识[22]。了解脑干的外科技能和知识如何发展，首先必须先了解神经外科的发展情况。

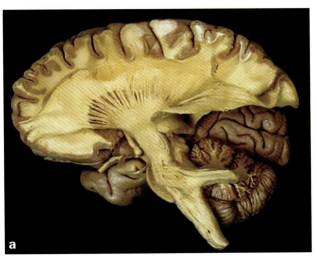

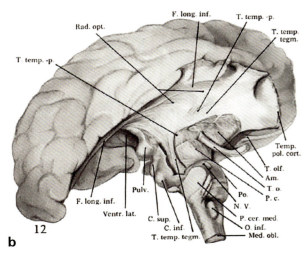

图 1.5 Josef Klingler 以保存完好的组织样本而闻名。他的技术可以跟踪神经纤维束传播途径。Klingler 的先进保存技术在显示矢状切面的大组织样本（a）和随后的插图（b）中都有描述。1956 年 Klingler 在 *Atlas Cerebri Humani* 上发表了这些发现

神经外科手术的第一阶段，即前现代阶段（1879年之前），对于麻醉、抗菌和无菌技术以及脑定位的发展至关重要[1]。这 3 个具有里程碑意义的发现中的第一个是麻醉的应用。尽管牙医 William TG Morton（1819—1868 年）并不是第一个使用乙醚麻醉的人，但他还是说服外科手术主任 John Collins Warren（1778—1856 年）允许他在 1846 年将其用途引入麻省总医院的临床实践中。Morton 和 Warren 努力传播麻醉的使用方法，这导致所进行的手术数量急剧增加[57]。然而，这种成功是短暂的，因为手术医生很快意识到即使使用麻醉剂也是如此，他们的患者术后感染的风险仍然很高[58]。

到 Joseph Lister（1827—1912 年）在 19 世纪 60年代提出无菌技术后，细菌学理论和抗菌技术才进入手术室。Lister 了解了 Louis Paseur（1822—1895 年）在空气中细菌方面的工作，将巴斯德的理论应用于手术伤口。尽管 Lister 能够亲自证明他的 "Lister 敷料" 方法（纱布浸泡于苯酚）的功效，但使用他的方法的外科医生却没有获得同样的成功。Lister 继续研究其杀菌技术，并在他的手、仪器和患者身上消毒。在手术前，他甚至喷洒了苯酚来对空气进行消毒。尽管 Lister 做出了努力，但其他外科医生仍不愿接受他的技术，他继续自己的操作方式直到 19 世纪70 年代[57, 58]。

1875 年，慕尼黑大学杰出的教授 Johann Nussbaum（1829—1890 年）报道，由于采用 Lister 手术和伤口处理技术后术后感染率显著下降，总体术后死亡率降低了[58]。在接下来的几年中，无数微生物学领域的发现支持 Lister 的抗菌方法。其中之一是 Robert Koch（1843—1910 年）的工作，他于 1876 年研究了炭疽的发病机制。Koch 研究了炭疽芽孢杆菌的生命周期，并提供了证据表明它是引起炭疽的病原体，也被称为脾热。在随后的几年中，Koch 在细菌学和医学上取得了长足的进步，包括确定链球菌和葡萄球菌是伤口感染的最常见原因[59]。即使在麻醉和感染控制方面迅速发展，在神经外科手术诞生之前，最后一个重要的关键点是需要对大脑进行定位研究。

神经系统的手术主要限于创伤病例，因为外科医生缺乏对大脑局部功能的了解。然而，在 19 世纪60 年代，脑定位领域取得重大进展。诸如 Pierre Paul Broca（1824—1880 年）、David Ferrier（1843—1928 年）、Eduard Hitzig（1838—1907 年）和 Gustav Fritsch（1838—1927 年）等先驱者研究了脑功能及其具体部位。他们使用包括消融和电刺激方法在内的一系列技术进行了研究，用于了解大脑的各个区域功能。然而，后颅窝进行定位研究的缺乏是值得注意的。尽管诸如 Gall 和 FélixVicq-d'Azyr（1748—1794 年）这样的解剖学家的工作揭示了脑干的某些一般功能，但对脑干的知识仍然非常受限。对脑干的研究和发现仍然被大脑其他部位的迅速进展所掩盖。直到 19 世纪 80 年代，脑干的解剖结构的发现取得了长足的进步，并且有人对该区域进行了定位研究。这一领域的进步既要归功于外科医生，也要归功于 Wladimer von Bechterew（1857—1927年）、Robert Henry Clarke（1850—1926 年）、Victor Horsley（1857—1916 年）、Ludwig Pick（1868—1944年）和 Adolf Wallenberg（1862—1949 年）等解剖学家[22, 57]。

1879 年，William Macewen（1848—1924 年）将抗菌技术、麻醉和脑部定位的知识应用到了小儿脑肿瘤病例中，在该病例中，他成功地切除了患者右眼上方的骨膜肿瘤。在神经内科医生的帮助下以及局灶性运动癫痫的存在下，Macewen 能够准确地预测肿瘤的位置[60]。他使用了无菌的钻孔技术成功地去除了病灶。这位 14 岁的患者在手术后存活了 8年，直到最后死于 Bright 病（现称为急性或慢性肾小球肾炎）[57]。

1879 年标志着神经外科手术从前现代阶段过渡到孕育阶段（1879—1919 年），因为神经外科手术诞生在 19 世纪 80 年代。有史以来第一次，普通外科医生在神经科医生的指导下进行脑部手术以清除肿瘤和脓肿。在这个时代，神经外科领域的先驱者包括 Macewen、Horsley、Krause 和 Rickman Godlee（1849—1925 年）[57, 60]。Macewen 和 Horsley 以第一个切除脑肿瘤和脊髓的肿瘤而闻名[61]。尽管 Macewen 是最早从事神经外科手术的外科医生之一，但他的专业兴趣和精力却在其他地方。因此，他不被视为第一个 "现代" 神经外科医生。这项荣誉属于 Horsley，他于 1886 年被任命为伦敦 National Hospital for the Paralysed and Epileptic 医院的外科医生，并被 Cushing 称为神经外科之父。Horsley 的独特之处在于，他是第一位将整个执业生涯奉献给神经系统的外科医生[1]。

在 19 世纪 80 年代，各种外科医生编写的报告总结了他们在脑外科手术中取得的成功。1888 年，Macewen 向英国医学协会报告了其在神经外科手术中的成功：他已为 21 名患者进行了手术，仅 3 例死亡[62]。这些惊人的数字提供了证据，证明使用无菌术和脑定位技术可以取得巨大成功[1]。1890 年，Horsley 报告说，他手术治疗了 43 例脑肿瘤，仅导致10 例死亡，这一比率在当时被广泛认为是极为成功的。尽管在 19 世纪脑外科手术取得了成功，但由于脑干的位置难以到达和较为敏感脆弱的性质[22]，人们对它的理解仍处于未知状态。像大脑的外科手术史一样，脑干外科手术的历史始于外科手术方法的发现和试验。通常情况下，在该区域进行外科手术的最初经验仅限于创伤，然后发展为清除异常脑肿块，如脓肿和肿瘤。不出所料，最复杂的操作在时间轴的后面开展。

■ 进入后颅窝

关于后颅窝手术成功最早是由 Hermann Schwartze（1837—1910 年）于 1887 年所报道的。Schwartze 使用后颅窝的环钻术引流小脑脓肿[63]。1893 年，以 McBurney 点和 McBurney 体征（用于诊断阑尾炎）而闻名的 Charles McBurney（1845—1913 年），成为第一个成功切除小脑肿瘤的外科医生[22]。外科医生在后颅窝手术时喜好不一。Horsley 和 Krause 都更喜欢被称为普通外科医生，但他们可能是当时最熟练的神经外科医生，他们做后颅窝手术时倾向于让患者保持侧卧位，然而，Cushing 和 Frazier 等外科医生更喜欢让患者保持俯卧位[57]。直到 1913 年，由于 Thierry de Martel（1876—1940 年）手术椅的发明（图 1.6a）[22]，大多数外科医生倾向于将患者保持在坐姿（图 1.6b）。外科医生对患者的体位以及他们选择进行的开颅手术类型的偏好有所不同。Krause 是后颅窝手术的先驱者（图 1.7），他在基础外科手术中描述并举例说明了高度复杂的手术，包括针对脑干周围肿瘤的骨质开颅手术。由于其困难性，这种接近后颅窝的方法在其他外科医生中并不普遍，也许使用该手术的唯一其他外科医生是法国外科医生 Antony Chipault（1866—1920 年）。其他外科医生喜欢进行枕下颅骨切除术，但使用的皮肤切口类型有所不同。Horsley 使用了乳突到乳突的皮肤切口，而 Frazier 选择使用自己的方法，即中线"无血"切口。Cushing 的方法是独特的，他使用了一种原始的方法，

他称之为"十字弓"切口[22, 57]。尽管有多种方法可通过外科手术接近后颅窝，但大多数努力与尝试仅限于小脑，甚至枕下入路无法暴露脑干。

■ 脑干肿瘤

后颅窝手术被认为是最大的挑战之一，但也是外科医生最危险的挑战之一。Charles Bell 是最早描述桥小脑角肿瘤的医生，他详细介绍了患者舌头有烧灼感并最终发展为听力丧失的患者的临床病史。由于担心干预的徒劳性，因此对患者进行了非手术治疗。尸检时，他指出第 VII 对脑神经是"完全累及并在肿瘤中消失的"（图 1.8）。然而，与小脑脑桥角肿瘤和小脑肿瘤相比，更危险的是与脑干实质相关的病变。最早证实脑干损伤的证据之一是由 Richard Bright（1789—1858 年）在他的医学案例系列报告 *Reports of Medical Cases, Selected with a View of Illustrating the Symptoms and Cure of Diseases by a Reference to Morbid Anatomy* 的第二卷的第一部分中提出的。Bright 描述了一个年轻女孩（6.5 岁）的案例，该女孩于 1828 年 12 月 10 日出现许多神经系统症状，包括全身麻痹，但意识和智力却完整无缺。他怀疑大脑底部附近有一个肿瘤并且"担心无法提供任何有效的帮助"。实际上，这名女孩在两个月后死亡。进行尸检时，Bright 举例说明并详细描述了似乎是造成"滑车神经（CNs IV）、三叉神经（CNs V）、外展神经（CNs VI）和面神经（CNs VII）的"脑桥肿瘤"[64]。随着 19 世纪医学的发展和对大脑解剖结构更深入的认识，医生变得更加熟练地识别脑干胶质瘤的存在。到 19 世纪 90 年代，外科医生通常通过尸检来识别脑干胶质瘤，尽管这些报告仅限于事后分析。

到 19 世纪初，外科医生已经习惯于在脑干周围进行手术，尽管关于外科医生有意进入脑干实质手术的报道极为罕见。经常提到 Krause，是因为他证明可以通过使用新技术来进行这种可行的操作。他是最早使用放射线照片进行诊断定位的医生之一（在 1895 年后期首次描述 X 射线的 2 个月内获得了 X 射线单元），并且他无疑是第一位使用 X 射线的神经外科医生。

1909 年，Theodore Weisenburg（1876—1934 年）提供了最早的外科手术方法来治疗疑似小脑起源的脑干肿瘤，尽管后来发现该肿瘤已渗入脑干的多个结构。患者是一名 46 岁的男子，有头痛、恶心、呕吐、全身无力、失眠和神经过敏的病史。在小脑区域进行减压手术后，患者表现出轻微改善，但 6 个月后死亡。尸检表明，该肿瘤并非孤立存在于小脑区域，

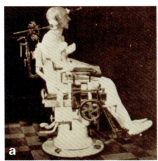
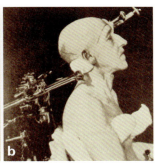

图 1.6 Thierry de Martel 发明了手术椅，在 1913 年首次将其引入，并提倡在后颅窝手术中患者保持坐位姿势

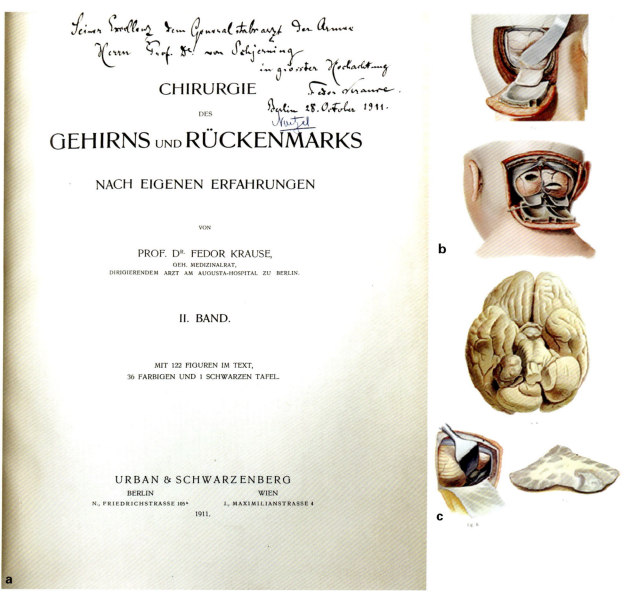

图 1.7 （a）Fedor Krause 的神经外科专著 *Surgery of the Brain and Spinal Cord* 于 1910 年出版。（b）在书中，他描述了单侧和双侧骨成形性开颅手术的技术以及处理桥小脑角肿瘤的技术（c）

而是与髓质、脑桥和大脑脚有显著关系[65]。1910 年，Cushing 报告了一个 15 岁女孩的病例，该女孩表现出复杂性。包括瘫痪、眼球震颤和 Babinski 反射在内的既往病史。Cushing 怀疑小脑肿瘤累及脊髓，因此决定进行枕下探查和减压手术。当 Cushing 无法找到肿瘤时，他说："该肿瘤实际上可能是脑桥肿瘤，由于小脑上脚受累而出现小脑症状。"手术的第二天，患者昏迷了，手术后的第二天，她死于"呼吸衰竭"。尸检表明，肿瘤已经浸润了脑桥和黑质的很大一部分。此类病例极为罕见，约翰·霍普金斯医院在 1896 年至 1912 年间仅报告了 1 例小儿脑干胶质瘤[66]。

Cushing 是 1908 年首次提出姑息性枕下外科手术的神经外科医生。对于大多数后颅窝复杂肿瘤，包括桥小脑角肿瘤、髓母细胞瘤和室管膜瘤，Cushing 和他的助手 Percival Bailey（1892—1973 年）建议进行枕下颅骨切除减压术。Cushing 和 Bailey 一起成为神经病理学和后颅窝肿瘤研究的先驱者，致力于对不同类型的神经胶质瘤及其临床表现进行分类。在 1925 年，他们首次对髓母细胞瘤进行了详细描述，并提出通过外科手术切除肿瘤是非常危险的[67, 68]。1926 年，他们发表了关于神经系统神经胶质瘤组织学的全面指南[69]。他们还创造了一个术语，即血管母细胞瘤[70]。在他们对后颅窝肿瘤进行的开创性工作后

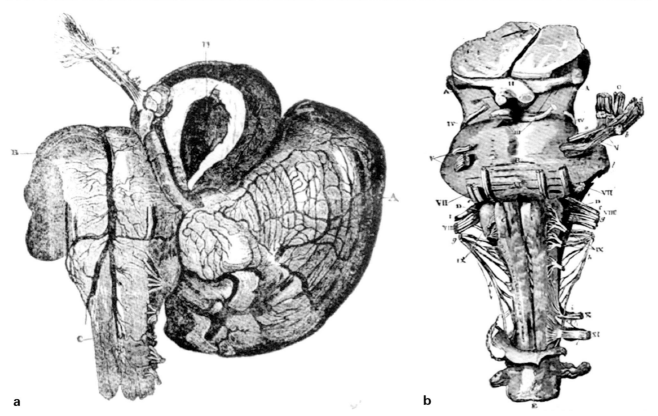

a   b

图 1.8 Charles Bell 的详细插图描绘了桥小脑角肿瘤（a）、脑干和脑神经（b）。他在 1830 年将这些发现发表在 *The nervous system of the human body* 论文（交付给皇家学会的有关神经问题的论文）中

的短短几年，Cushing 在 1932 年退休了。Cushing 完成了 2000 多次脑肿瘤手术，并在他的 *Intracranial Tumours* 一书中提出了在一系列与此相关的 2000 例已证实的外科手术死亡率，并总结了他的知识和建议[71]。Cushing 的努力被他的学生约翰·霍普金斯大学的 Walter Dandy 效仿[57]。

Dandy 对后颅窝手术的早期努力产生最有影响力的贡献也许是他在 1919 年发现了脑室造影或气脑造影术。Dandy 创建了一种影像学方法，包括从脑室中排出脑脊液，用空气代替体积，并拍摄颅骨的 X 线片[72]。这些方法是最早，也是唯一的脑影像学方法，并且帮助 Dandy 的同时代人增强了诊断能力。从气脑造影术中收集的信息使得后颅窝的各种病变的特征标准化，包括室管膜瘤、脑干神经胶质瘤和脊髓鞘瘤[22]。1919 年之所以重要，还有另一个原因：它标志着神经外科从孕育阶段过渡到现代阶段。这种转变发生在 1919 年美国外科医师学会会议上的一天，当时 William J.Mayo（1861—1939 年）宣布神经外科为外科专业。第二年，神经外科被正式认可为外科专业，并成立了神经外科医师学会[1]。

Dandy 在后颅窝广泛展开工作，同时他也是比

Cushing 更积极的外科医生。例如，Dandy 描述了一种分开小脑蚓部以进入第四脑室的术式，这表明只要外科医生不损伤齿状核，该程序就可以安全地进行。Dandy 和 Krause 一样，都认为技术可以改善手术。他的头灯配有结实的裸露灯泡，可以照亮脑干周围其他黑暗的通道和凹处，这让他的助手感到恼火，而他的助手们在此期间几乎被"老板"蒙蔽了双眼（"老板"是他们对 Dandy 表示敬意和亲切的昵称）。外科技术和方法的差异导致了 Dandy 和 Cushing 之间产生痛苦和仇恨[57]。Dandy–Cushing 的仇恨成为公众的问题，并在神经外科界内部造成了政治分歧。两人都有忠实的追随者，无论医疗条件如何，他们都将对方的工作拒之门外[73]。在 Dandy 的职业生涯结束时，他仅后颅窝就完成了 2000 多例手术。这个数字与 Cushing 在大脑上进行的外科手术总数相当[57]。Dandy 被认为是最有技术天赋的神经外科医生之一。随着放射治疗和外科手术方法的改善，脑干病变患者的长期生存率略有增加，但是预后仍然相当悲观[22]。1947年，Gerard Guiot（1912—1998 年）报告了一种新的脑干术式。他提出颞下入路为脑干提供了最好的进入途径，他在中脑切开术中广泛使用了这种入路[74]。

尽管各个外科中心都没有对肿瘤使用这种方法，但他们还是采用了该技术来治疗中脑病变[57]。1960年，加拿大著名的神经外科医生 Charles Drake（1920—1998年）采用这种方法，通过外科手术治疗了基底动脉瘤[75]。

MRI 在 20 世纪 80 年代的发明使外科医生能够在手术前可视化肿瘤并潜在地识别病理过程。在使用高度详细的成像方式之前，外科医生倾向于将所有脑干神经胶质瘤归为一类[76]。在 20 世纪 80 年代初，脑干神经胶质瘤手术领域的先驱者 Fred Epstein（1937—2006年）报告了一些使用手术干预的积极结果。他是最早报道脑干神经胶质瘤异质性的外科医生之一，他将其归类为弥漫性、局灶性、囊性和颈髓。从 1980 年到 1986 年，Epstein 对 66 例脑干肿瘤患者进行了手术，向神经外科界证明脑干神经胶质瘤不再是无法手术的病变[76]。

■ 中脑脊髓丘脑束切开术

1942 年，Arthur Earl Walker（1907—1995年）可能以识别 Dandy-Walker 综合征而闻名，他报告说他使用中脑脊髓丘脑束切开术来治疗复杂的疼痛综合征[77]。他辩称，由于存在呼吸衰竭的风险，高位颈髓运用这种手术方式不安全，而这种手术更适合用于中脑。Walker 首先在动物身上实施了此手术，然后在 1942 年的报告中描述了在两名患者身上使用了此手术方案。首例患者接受了左中脑切开术，以治愈右侧身体和面部疼痛。Walker 进行了左侧颞枕骨瓣的开颅手术，并从"外侧沟至下丘缘较低边缘"切开了一个 2mm 深的切口。手术后第二天，患者进入昏迷状态，在手术后 26h 内死于脑水肿。第二名患者的颈部和面部出现右侧疼痛。Walker 进行了后颞皮瓣开颅手术，并从分支机构到下丘的唇缘切开了一个 6mm 的切口。患者从手术中醒来，完全缓解了右侧疼痛，但一个月后因支气管肺炎死亡。尽管手术达到了预期目标，但并发症发生率很高。Walker 还同意外科医生 Achille Mario Dogliotti（1897—1966年）的建议，他认为，切除脑桥吻侧外侧丘系对患有手臂、颈部和面部疼痛的患者是理想的选择。Dogliotti 对 4 名患者进行了此手术，但从未发表过病例报告[77]。

■ 延髓脊髓丘脑束切开术

1940 年，Henry G. Schwartz（1909—1998）和 James L. O'Leary（1904—1975）成为首批进行中脑脊髓丘脑束切开术的神经外科医生。他们在同年 4 月的神经外科医生学会会议上介绍了他们的发现[78]。Schwartz 和 O'Leary 对两名患者进行了这项手术。第一名患者患有晚期恶性肿瘤，第二名患者患有乳腺癌[78, 79]。乳腺癌患者通过枕下开颅手术进行手术，然后小脑叶向上回缩以暴露延髓侧壁，在迷走神经（CNs X）的根和下橄榄之间切成 5mm 深的切口。神经系统检查表明该患者疼痛减轻，但触觉和位置感觉完好无损。该患者在 10 天后出院，术后过着无痛的生活直到她 1 个月后去世[79]。Schwartz 和 O'Leary 在另一名患者中也取得了类似的成功，尽管该患者在手术后几天因晚期疾病而死亡[80]。这种手术方法并不常见，由于其相关的风险仅由几名外科医生进行。1941 年，James C. White（1895—1981年）报告说，对患有慢性疼痛和雷诺病的 29 岁妇女进行了类似的手术。White 进行了枕骨颅骨切除术，并从头尾到迷走神经根到下橄榄的位置深达 4mm，形成了一个病变，几乎完全复制了 Schwartz 和 O'Leary 所做的事情[78, 79]。在手术过程中患者保持清醒，立即感到右臂疼痛得到缓解；术后立即恢复平稳，缓解了最初的症状。White、Schwartz 和 O'Leary 对这一术式充满信心，并努力改进他们的技术，同时特别注意延髓病变所涉及的风险[78-80]。

■ 脑干血肿和血管畸形

1905 年，Rudolph Finkelnburg（1870—1950年）首次发表了对脑干血肿进行手术干预的详细记录。该患者是一个 14 岁的男孩，有头痛和眩晕的病史[81]。大约 30 年后，Dandy 是第一个能够准确诊断并成功手术切除血肿的神经外科医生[82]。1988 年，John R. Mangiardi（1950—）和 Fred Epstein 发表了对所有已记录的脑干血肿病例的全面综述。自 1905 年 Finkelnberg 首次进行外科手术以来，共有 55 例新病例。自从 1932 年 Dandy 报道的案例以来，只有 5 例患者的结果为阴性。4 例死亡，1 例严重功能障碍。这些结果为手术干预提供了积极的启示。他们的研究表明，手术干预患者中有 85% 的患者术后症状正常或轻度，而保守治疗患者中只有 30% 的患者症状正常，尽管这种差异在统计学上没有意义[83]。

1851 年，Rudolf Virchow（1821—1902年）发表了有关脑桥血管瘤的第一份报告[84]。尽管此后已报道了许多血管瘤，但直到 1934 年，才由 Dandy 首次成功开展了针对脑干海绵状畸形的手术。Dandy 是一位多产的血管外科医生，在血管神经外科领域取得了许多"第一"的成就[85, 86]。1953 年，Karl Teilmann（1915—1956年）对自 1851 年 Virchow 撰写以来所报道的脑桥血管瘤进行了详尽的文献综述。他在脑桥中记录了总共 45 例血管瘤。超过一半为毛细血管扩张，1/3 为海绵状血管瘤。由于诊断错误，对 45 例中的 4 例进行了手术，通常是在血管瘤被误诊为小脑肿瘤时发生的。4 名患者中的 3 名接受外科手术的患者在手术后不久就死亡，这表明在 20 世纪 20 年代，血管畸形的外科手术干预仍处于发展的早期阶段 [87]。到 1975 年，外科医生似乎更加满意接受手术治疗的脑干动静脉畸形。Drake 描述了使用颞下和枕下方法相结合的 4 例成功的动静脉畸形清除案例 [88]。

脑干血管外科

20 世纪 50 年代标志着对脑干脉管系统进行外科手术治疗的开始。Dandy 在 1944 年发表有关颅内出血的工作后，Derake 在 1960 年提供了 4 例基底动脉瘤手术治疗的病例。使用颞下入路，Drake 牵开颞叶并暴露出一条通过脚间池显露基底动脉的路径。在去除血凝块并用肌肉强化动脉瘤的过程中，每隔 5min 便临时阻断局部循环 [75]。Drake 使用了影像学技术，例如椎 – 基底动脉血管造影术，以提高诊断准确性和对该区域的可视化。这些影像学方法的出现降低了手术的复杂性并改善了结果 [89]。除了手术修复动脉瘤外，血管神经外科医生还进行了血管搭桥手术。Yaşargil 是第一个发表浅表颞动脉大脑中动脉吻合术的人 [90]，这种发展为其他神经外科医生，特别

是 Robert Spetzler（1944—）提供了思路，他开始为其他各种脑干吻合术设计技术 [91]，其中就有一项关于枕动脉 – 小脑后下动脉搭桥术治疗椎 – 基底动脉缺血的具体报告。在该患者俯卧并固定在 Mayfield 头架，从颈部中线切开一个曲棍球棒样切口，向吻合部位横向弯曲。14 例报道病例中有 12 例成功，这表明血管吻合术是纠正脑干缺血的有效方法 [92]。

脑干的立体定向手术

立体定向神经外科手术将微创技术与三维脑部成像和功能定位相结合。在今天可以进行立体定向手术之前，神经科医生必须收集有关脑功能和定位的信息。因此，功能性神经外科产生了立体定向神经外科。功能性神经外科手术最早是在 19 世纪末由瑞士精神科医生 Gottlieb Burckhardt（1836—1907 年）进行的。他对心理状况的外科治疗感兴趣，导致他切除了皮层的一小部分，试图打断经皮层的连接。Burckhardt 精心计划了手术，战略性地切除部分大脑以获得理想的结果。他的工作被认为是心理外科的首次尝试，这导致了功能性神经外科的诞生。随着立体定向框架的出现，外科手术和定位技术的结合演变成现代的立体定向外科手术概念。

现代立体定向手术始于 1908 年，当时 Horsley 和 Clarke 发明了 Horsley–Clarke 立体定向支架（图 1.9）。

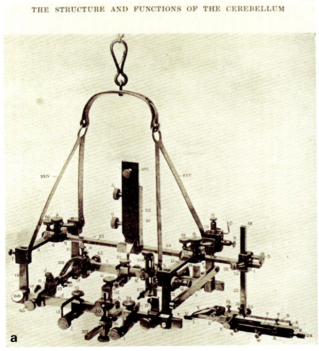
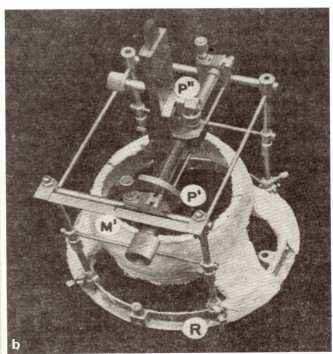

图 1.9 （a）Victor Horsley 和 Robert Henry Clarke 于 1908 年发明了立体定向支架。（b）随后，Ernest A. Spiegel 和 Henry T. Wycis 于 1947 年使用该支架进行了神经外科手术

他们为灵长类动物的小脑以及后来的大脑的研究实验搭建了框架，但从未在人类中使用过[57]。大约 50 年后的 1947 年，Ernest Spiegel（1895—1985 年）和 Henry Wycis（1911—1972 年）成为最早使用小脑的神经外科医生。他们具有里程碑意义的出版物阐明了立体定向支架，并描述了其在各种手术中的应用，包括脊丘脑切开术[56, 94]。立体定向针的使用在涉及注入液体或热凝的病变形成手术中很普遍[22, 94]。几年过去了，外科医生开始制作人脑的立体定位图集。这些图集是全面的指南，涉及数学和解剖学的交集。1977 年，Georges Schaltenbrand（1897—1979 年）和 Waldemar Wahren 发表了现世仍然使用的有关立体定向手术的综合指南。他们的 *Atlas for Stereotaxy of the Human Brain* 被认为是最重要的立体定向教科书之一[95]。1978 年，Farhad Afshar 出版了详细的脑干和其他后颅窝立体定位图集[96]。

随着外科显微镜的出现，尤其是 MRI 的发明使神经外科尤其是脑干的立体定向手术发生了革命性的变化。MRI 与立体定向手术相结合，显著提高了外科医生对脑干病变进行活检的能力。1989 年，Chad Abernathey 发表了一份报告，详细介绍了 26 例病例，其中他使用了经 MRI 和 CT 告知的小脑立体定向方法对脑桥病变进行活检。尽管 Abernathey 穿过了小脑中段，但仍未报告有并发症或死亡[97]。

进入脑干以及应用于解剖学的外科技术的研究和评估对神经外科医生和学员仍然至关重要。在大脑的任何其他区域，都无法以如此精确的速度进行操作，并且只考虑最小的运动。学员必须对他们应对中脑至延髓周围和内部的血管病变、肿瘤和其他病理的能力充满信心。在微创介入的时代，技术与解剖学知识的结合越来越紧密。学员必须非常熟悉大脑的门户区域，即实现我们赖以生存的功能的出口。数十年来，这种神经解剖学知识、经验和实践主要都来自"显微神经外科之父"Albert Rhoton（1932—2016 年）的神经外科神经解剖学实验室及其门徒 Mark Preul（1958—）。在他们的指导下，来自世界各地的神经外科医生探索了大脑，研究并描述了解剖学细节，尝试了进入脑干区域的新途径，评估并挑战了已建立的手术理论，并进行了数百项研究。

■ 结论

要了解和欣赏脑干的手术史，首先必须探索其解剖结构的历史。本章概述了从公元 200 年到 20 世纪 70 年代发生的神经解剖学和外科历史的主要里程碑和发展。20 世纪 70 年代后，CT、MRI 和大功率手术显微镜的出现彻底改变了神经外科的实践，从而产生了现在称为显微神经外科的新技术。然而即使有了这些技术进步，脑干手术仍然是一个值得挑战的领域，并且是神经外科医生的个人挑战。

参考文献

[1] Greenblatt SH. The historiography of neurosurgery: Organizing themes and methodological issues. A History of Neurosurgery. In its scientific and professional context. Park Ridge (Illinois): The American Association of Neurological Surgeons; 1997:1–26.

[2] Alexander E, Jr. A perspective of the 1940s. Surg Neurol 1987; 28(4):319–320.

[3] Sachs E. Fifty Years of Neurosurgery: A Personal Story. New York: Vintage Press; 1958.

[4] Afifi A, Bergman R. Functional Neuroanatomy. New York: McGraw-Hill; 1998.

[5] Gomes MdaM, Moscovici M, Engelhardt E. Andreas Vesalius as a renaissance innovative neuroanatomist: his 5th centenary of birth. Arq Neuropsiquiatr 2015;73(2):155–158.

[6] Elhadi AM, Kalb S, Perez-Orribo L, Little AS, Spetzler RF, Preul MC. The journey of discovering skull base anatomy in ancient Egypt and the special influence of Alexandria. Neurosurg Focus 2012;33(2):E2.

[7] Preul MC. A history of neuroscience from Galen to Gall. Park Ridge: AANS Publications Committee; 1997.

[8] Finger S. Minds Behind the Brain: A History of the Pioneers and Their Discoveries. Oxford University Press; 2000.

[9] Finger S. Origins of Neuroscience: A History of Explorations into Brain Function. Oxford University Press; 2001.

[10] Pearce JM. Fragments of Neurological History. World Scientific; 2003.

[11] Meyer A. Historical Aspects of Cerebral Anatomy. Oxford University Press; 1971.

[12] Causey G, Singer C. Galen on Anatomical Procedures. Oxford University Press; 1957.

[13] Clarke E, O'Malley CD. The Human Brain and Spinal Cord: A Historical Study Illustrated by Writings from Antiquity to the Twentieth Century. Norman Publishing; 1996.

[14] Rocca J. Galen and the ventricular system. J Hist Neurosci 1997;6(3):227–239.

[15] Pevsner J. Leonardo da Vinci's contributions to neuroscience. Trends Neurosci 2002;25(4):217–220.

[16] Gross CG. Leonardo da vinci on the brain and eye. Neuroscientist 1997; 3(5):347–355.

[17] Cavalcanti DD, Feindel W, Goodrich JT, Dagi TF, Prestigiacomo CJ, Preul MC. Anatomy, technology, art, and culture: toward a realistic perspective of the brain. Neurosurg Focus 2009;27(3):E2.

[18] Catani M, Sandrone S. Brain Renaissance: From Vesalius to Modern Neuroscience. Oxford University Press; 2015.

[19] Scatliff JH, Johnston S. Andreas Vesalius and Thomas Willis: their anatomic brain illustrations and illustrators. AJNR Am J Neuroradiol 2014;35(1):19–22.

[20] Cushing H, Fulton JF. A Bio-Bibliography of Andreas Vesalius. New York: Schuman's; 1943.

[21] Vesalius A, Singer C. Vesalius on the Human Brain [Being a Translation of a Section of His Fabrica of 1543]. London; New York: Published for the Wellcome Historical Medical Museum by Oxford University Press; 1952.

[22] Morcos JJ, Haines SJ. History of brain stem surgery. Neurosurg Clin N Am 1993;4(3):357–365.

[23] Tubbs RS, Loukas M, Shoja MM, et al. Costanzo Varolio (Constantius Varolius 1543–1575) and the Pons Varolli. Neurosurgery 2008;62 (3):734–737, discussion 734–737.

[24] O'Malley CD. Costanzo Varolio. In: Gillispie CC, ed. Dictionary of Scientific Biography. Vol 13. New York: Charles Scribner's Sons; 1980: 587–588.

[25] Varolio C. Varolii of Constantius, of Bologna, the philosophers, and physicians, the anatomy of the human or of the dissolution of the body of the book 4: With copious list. Francofurti: Wechel [u.a.]. 1591.

[26] Grand W. The anatomy of the brain, by Thomas Willis. Neurosurgery 1999;45(5):1234–1236, 1236–1237.

[27] Molnár Z. Thomas Willis (1621–1675), the founder of clinical neuroscience. Nat Rev Neurosci 2004;5(4):329–335.

[28] Willis T. The Anatomy of the Brain and the Nerves. Montreal: McGill Univ; 1965.

[29] Vergani F, Morris CM, Mitchell P, Duffau H. Raymond de

Vieussens and his contribution to the study of white matter anatomy: historical vignette. J Neurosurg 2012;117(6):1070–1075.

[30] Hughes J. Eponymists in medicine: Thomas Willis 1621–1675, His Life and Work. Royal Society of Medicine Press Ltd; 1991.

[31] Vieussens R. Neurographia universalis: 30 Tab. Fol. Lugduni; 1716.

[32] Mistichelli D. A treatment of apoplexy in which with new anatomical observations, and physical reflections, all the causes and spices of that evil are sought, and a new, effective remedy is revealed among the others. Roma: A spese di Antonio de' Rossi; 1709.

[33] Pearce JM. Burdach's column. Eur Neurol 2006;55(3):179–180.

[34] Pourfour du Petit F, Albert CG. Letters from a doctor of the hospitals of the king, to another doctor of his friends. The first letter contains a new brain system. The second letter contains a dissertation on sentiment, and several experiments of chemistry contrary to the system of acids and alkalis. The third letter contains a review of the three chrysosplenium species of M. tournois institutes, three new kinds of plants and some new species. A Namur, chez Charles Gerard Albert, Imprimeur du Roy. 1710.

[35] Feindel W, Willis T. The Anatomy of the Brain and Nerves: Introduction to the Anatomy of the Brain and Nerves with a Note on Pordage's English Translation and a Bibliographic Survey of Cerebri Anatome Vol. 1. Vol 1. Montreal: McGill University Press; 1965.

[36] Reil JC. Investigations on the construction of the big brain in humans... fourth continuation. Arch Physiol 1809;9:136–146.

[37] York GK. Brain-cutting conferences in the Napoleonic era. Neurol Today 2004;4(9):59.

[38] Rawlings CE, III, Rossitch E, Jr. Franz Josef Gall and his contribution to neuroanatomy with emphasis on the brain stem. Surg Neurol 1994; 42(3):272–275.

[39] Spurzheim JG, Chenevix R. Examination of the Objections Made in Britain Against the Doctrines of Gall and Spurzheim. Marsh, Capen & Lyon; 1833.

[40] Meyer A. Karl Friedrich Burdach and his place in the history of neuroanatomy. J Neurol Neurosurg Psychiatry 1970;33(5):553–561.

[41] Burdach KF. Karl Friedrich Burdach of the construction and life of the brain. Leipzig: Dyk; 1819.

[42] Meynert T. Vom gehirne der säugethiere. From brains of mammals. Manual of the doctrine of the tissues of man and animals 1872;2:694–808.

[43] Bechterew W. About a previously unknown connection of the big olives with the cerebrum. Neurol Centralblatt 1885;4:194–196.

[44] Stilling B. Untersuchungen über die functionen des rückenmarks und der nerven. mit specieller beziehung auf die abhandlungen J. van deen's, zur physiologie des rüekenmarks... mit abbildungen. O. Wigand; 1842.

[45] Hannover A. Die chromsäure, ein vorzügliches mittel bei mikroskopischen untersuchungen. Arch Anat Physiol Wiss 1840;1.

[46] Blum F. Der formaldehyd als hartungsmittel. Z Wiss Mikrosk 1893; 10:314–315.

[47] Betz W. Memoirs: methods of investigating the central nervous system in man. J Cell Sci 1873;2(52):343–350.

[48] Kushchayev SV, Moskalenko VF, Wiener PC, et al. The discovery of the pyramidal neurons: Vladimir Betz and a new era of neuroscience. Brain 2012;135(Pt 1):285–300.

[49] von Gerlach J. Microscopic studies from the field of human morphology. Enke; 1858.

[50] Golgi C. On the fine structure of olfactory teeth. Reggio-Emilia: Tipografia di Stefano Calderini; 1875.

[51] Marchi V, Algeri G. On consecutive descending degenerations to experimental lesions in different areas of the cerebral cortex. Experimental Journal of Phrenology and Forensic Medicine Related to Anthropology and Legal and Social Sciences 1886;12.

[52] Türck L. About secondary disease of individual spinal cords and their sequelae to the brains. Fortsetzung. 1853.

[53] Gudden B. Experimental studies on the peripheral and central nervous system. Archive for Psychiatry Archive for Psychiatry and Nervous Diseases 1870;2(3):693–7233.

[54] Flechsig P. The pathways in the human brain and spinal cord, on the basis of developmental studies. Leipzig: Engelmann; 1876.

[55] Flechsig PE. About "systemic diseases" in the spinal cord (4th article). Leipzig: Druck von W. Wigand; 1878.

[56] Agrawal A, Kapfhammer JP, Kress A, et al. Josef Klingler's models of white matter tracts: influences on neuroanatomy, neurosurgery, and neuroimaging. Neurosurgery 2011;69(2):238–252, discussion 252–254.

[57] Goodrich JT. History of posterior fossa tumor surgery. Posterior fossa tumors in children. Springer; 2015:3–60.

[58] Smith DC. The evolution of modern surgery: A brief overview. In: Greenblatt SH, ed. A History of Neurosurgery. The American Association of Neurological Surgeons. Park Ridge; 1997:11–26.

[59] Sakula A. Robert Koch (1843–1910): founder of the science of bacteriology and discoverer of the tubercle bacillus. A study of his life and work. Br J Dis Chest 1979;73(4):389–394.

[60] Finger S, Boller F, Tyler K. A history of seizures and epilepsies: From the falling disease to dysrhythmias of the brain. 2009.

[61] Eadie MJ. Victor Horsley's contribution to Jacksonian epileptology. Epilepsia 2005;46(11):1836–1840.

[62] Goodrich J. Landmarks in the history of neurosurgery. Principles of Neurosurgery. London: Wolfe; 1994.

[63] Braun E. Successes of trepanation at otitic brain abscess. Eur Arch Otorhinolaryngol 1890;29(3):161–200.

[64] Bright R. Reports of medical cases selected with a view of illustrating the symptoms and cure of diseases by a reference to morbid anatomy. Vol 2. London: Longman; 1827.

[65] Weisenburg T. Extensive gliomatous tumor involving the cerebellum and the posterior portions of the medulla, pons and cerebral peduncle and the posterior limb of one internal capsule. J Am Med Assoc 1909; 53(25):2086–2091.

[66] Dmetrichuk JM, Pendleton C, Jallo GI, Quiñones-Hinojosa A. Father of neurosurgery: Harvey Cushing's early experience with a pediatric brainstem glioma at the Johns Hopkins Hospital. J Neurosurg Pediatr 2011; 8(4):337–341.

[67] Bailey P, Cushing H. Medulloblastoma cerebelli: a common type of midcerebellar glioma of childhood. Arch Neurol Psychiatry 1925; 14(2):192–224.

[68] Ingraham FD, Bailey OT, Barker WF. Medulloblastoma cerebelli; diagnosis, treatment and survivals, with a report of 56 cases. N Engl J Med 1948;238(6):171–174.

[69] Bailey P, Cushing H. A Classification of the Tumors of the Glioma Group on a Histogenetic Basis With a Correlated Study of Prognosis. Philadelphia: Lippincott; 1926.

[70] Cushing H, Bailey P. Hemangiomas of cerebellum and retina (Lindau's disease): with the report of a case. Trans Am Ophthalmol Soc 1928; 26:182–202.

[71] Cushing H. Intracranial Tumours: Notes upon a Series of Two Thousand Verified Cases with Surgical-mortality Percentages Pertaining Thereto. CC Thomas; 1932.

[72] Dandy WE. Rontgenography of the brain after the injection of air into the spinal canal. Ann Surg 1919;70(4):397–403.

[73] Pinkus RL. Innovation in neurosurgery: Walter Dandy in his day. Neurosurgery 1984;14(5):623–631.

[74] Guiot G, Forjaz S. Subtemporal mesencephalic tractotomy. Rev Neurol 1947;79(10):733–740.

[75] Drake CG. Bleeding aneurysms of the basilar artery. Direct surgical management in four cases. J Neurosurg 1961;18:230–238.

[76] Epstein F, Wisoff JH. Intrinsic brainstem tumors in childhood: surgical indications. J Neurooncol 1988;6(4):309–317.

[77] Walker AE. Mesencephalic tractotomy: a method for the relief of unilateral intractable pain. Arch Surg 1942;44(5):953–962.

[78] White JC. Spinothalamic tractotomy in the medulla oblongata: an operation for the relief of intractable neuralgias of the occiput, neck and shoulder. Arch Surg 1941;43(1):113–127.

[79] Schwartz HG, O'Leary JL. Section of the spinothalamic tract at the level of the inferior olive. Arch Neurol Psychiatry 1942;47(2):293–304.

[80] Schwartz HG, O'Leary JL. Section of the spinothalamic tract in the medulla with observations on the pathway for pain. Surgery 1941;9(2):183–193.

[81] Finkelnburg R. Differential diagnosis between cerebellum tumors and chronic hydrocephalus (also contributing to the knowledge of angiomas of the central nervous system). J Neurol 1905;29(1):135–151.

[82] Dandy W. Surgery of the brain: Lewis' practice of surgery. Hagerstown: WF Prior; 1945.

[83] Mangiardi JR, Epstein FJ. Brainstem haematomas: review of the literature and presentation of five new cases. J Neurol Neurosurg Psychiatry 1988;51(7):966–976.

[84] Virchow R. About the extension of smaller vessels. Virchows Arch. 1851; 3(3):427–462.

[85] Haque R, Kellner CP, Solomon RA. Cavernous malformations of the brainstem. Clin Neurosurg 2008;55:88–96.

[86] Kretzer RM, Coon AL, Tamargo RJ. Walter E. Dandy's contributions to vascular neurosurgery. J Neurosurg 2010;112(6):1182–1191.

[87] Teilmann K. Hemangiomas of the pons. AMA Arch Neurol Psychiatry 1953;69(2):208–223.

[88] Drake CG. Surgical removal at arteriovenous malformations from the brain stem and cerebellopontine angle. J Neurosurg

1975;43(6):661–670.

[89] Drake CG. Surgical treatment of ruptured aneurysms of the basilar artery. Experience with 14 cases. J Neurosurg 1965;23(5):457–473.

[90] Yasargil MG, Krayenbuhl HA, Jacobson JH, II. Microneurosurgical arterial reconstruction. Surgery 1970;67(1):221–233.

[91] Kalani MY, Rangel-Castilla L, Ramey W, et al. Indications and results of direct cerebral revascularization in the modern era. World Neurosurg 2015;83(3):345–350.

[92] Roski RA, Spetzler RF, Hopkins LN. Occipital artery to posterior inferior cerebellar artery bypass for vertebrobasilar ischemia. Neurosurgery 1982;10(1):44–49.

[93] Reis CV, Sankar T, Crusius M, et al. Comparative study of

cranial topographic procedures: Broca's legacy toward practical brain surgery. Neurosurgery 2008;62(2):294–310, discussion 310.

[94] Spiegel EA, Wycis HT, Marks M, Lee AJ. Stereotaxic apparatus for operations on the human brain. Science 1947;106(2754):349–350.

[95] Schaltenbrand G, Wahren W. Atlas for Stereotaxy of the Human Brain: With an Accompanying Guide. Thieme; 1977.

[96] Afshar F, Watkins ES, Yap JC. Stereotaxic Atlas of the Human Brainstem and Cerebellar Nuclei: A Variability Study. Raven Press; 1978.

[97] Abernathey CD, Camacho A, Kelly PJ. Stereotaxic suboccipital transcerebellar biopsy of pontine mass lesions. J Neurosurg 1989;70(2):195–200.

第二部分
脑干、丘脑和松果体区的解剖、发育和病理

第二章　脑干、丘脑、松果体区和脑神经的解剖

Kaan Yağmurlu, M. Yashar S. Kalani, Albert L. Rhoton Jr.

摘要

脑干、丘脑、松果体区和脑神经附近的病变很难到达并切除，因此神经外科医生应熟悉这些区域的解剖。松果体区和丘脑位于颅腔深处，并被重要的神经结构所包围。在与人的拇指大小类似的结构中，密集地分布着众多神经核团，因此切除脑干病变十分困难。选择手术入路通常基于到达病变的最短距离。但是由于需要穿越密布关键神经结构的区域，应遵循已阐明的脑干手术的安全区，包括位于中脑的动眼神经周围区，脚间区，中脑外侧沟，四叠体上、下区和丘间区；位于脑桥的三叉神经周围区、三叉神经上区、小脑中脚、面丘上和面丘下入路以及上凹三角；位于延髓的前外侧沟、橄榄后沟和延髓背侧沟。更好地理解这些区域的神经解剖有助于更好地制订手术策略，并取得更好的手术结果。

关键词：脑干，脑干手术，脑神经，显微外科解剖，松果体区，丘脑

显微外科解剖知识是术者所能拥有的最佳影像导航。

Albert L. Rhoton Jr.

■ 介绍

由于松果体区和丘脑位于颅腔的中央区域且被重要的神经血管结构包围，因此难以到达。同样，由于许多传导束和神经核团密布在微小的区域中，显露位于轴内的脑干病变十分具有挑战性和危险性。但是，不断精进的影像技术、电生理监测以及更精准的显微外科和内镜手术技术，已经降低了与脑干、丘脑和松果体区域病变（例如海绵状血管畸形和胶质瘤）手术相关的并发症率和死亡率。基于上述进展，切除脑干区域病变的手术数量也不断增加。对脑干安全区的定义也为手术开展提供了便利，便于根据病变的形态制定个体化的手术入路[1-8]。

■ 丘脑和松果体区

丘脑的显微外科解剖

丘脑位于脑干上端的侧脑室中央。它位于岛叶后半部、中央前回和中央后回下部的深处，以及颞上回周围结构的深部（图 2.1a~e）[9]。丘脑前部结节是丘脑前核的突出部，构成了室间孔的后缘。丘脑向后到达后联合水平，向下到达下丘脑沟。它的上缘构成侧脑室的底部。终纹和丘脑纹状体静脉沿着丘脑和尾状核的交界处的纹状丘脑沟走行。脉络丛附着于丘脑和穹隆之间的脉络裂。每一侧的侧脑室都包裹着丘脑的上、下和后表面[10]。丘脑后方的突出部，被称为丘脑枕核（Pulvinar），它参与构成了 3 个幕上结构的壁：丘脑枕核的后外侧构成了侧脑室房部（三角部）的前壁外侧；丘脑枕核的后内侧被穹隆脚所覆盖，位于穹隆内侧的部分构成了四叠体池的前壁；在膝状体区域的丘脑枕核的下外侧部构成环池的顶壁。丘脑的内侧部分形成第三脑室侧壁的上部[10]。

血液通过前外侧、外侧、后外侧、内侧和背侧动脉供入丘脑（图 2.1f，g）[11]。丘脑的前外侧供血动脉来自后交通动脉的乳头前分支，外侧供血动脉来自脉络膜前动脉，后外侧供血动脉起自丘脑膝状体动脉，而内侧供血动脉则来自丘脑穿通动脉。丘脑膝状体动脉和丘脑穿通动脉是大脑后动脉较大的两条穿支动脉。丘脑穿通动脉通过后穿质进入大脑，供应第三脑室底部和侧壁的结构，包括位于侧脑室体部以下的前 2/3 丘脑区域。它们还供应大脑脚、下丘脑、中脑和内囊。丘脑纹状体动脉起自环池，在膝状体区域进入脑内，然后发出分支供应丘脑的后外侧部分，包括膝状体和内囊的相邻部分。

丘脑静脉分为浅静脉和深静脉（图 2.1h，i）。某些丘脑静脉走行在脑室表面，另一些走行于基底池中[12, 13]。丘脑前静脉和丘脑上浅静脉穿过丘脑表面汇入大脑内静脉。丘脑浅组静脉沿着丘脑的脑室面走行在室管膜下，并汇入脑室、中间帆或基底池的

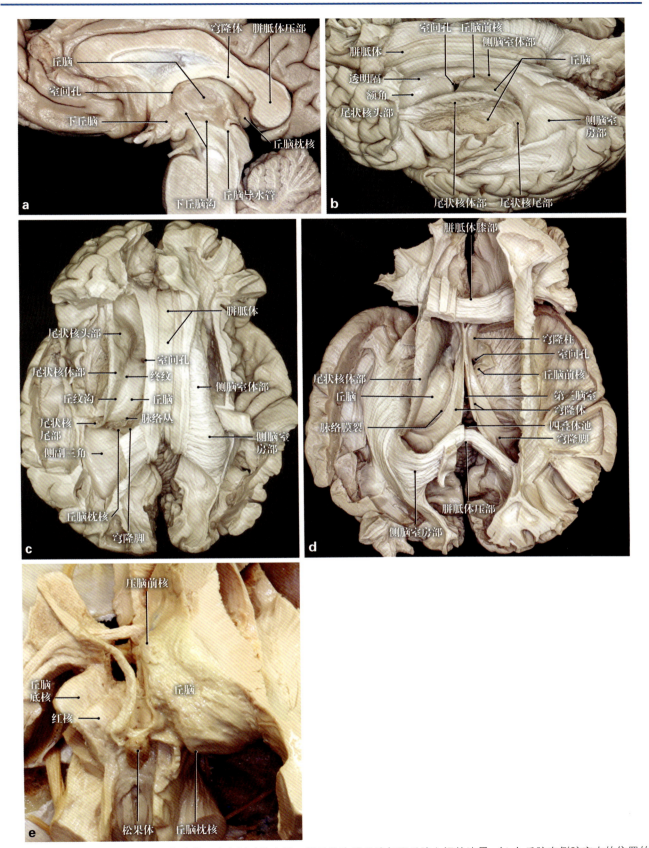

图 2.1 （a）丘脑内侧观。丘脑构成第三脑室侧壁的上部。下丘脑沟是丘脑与下丘脑之间的边界。（b）丘脑在侧脑室内的位置的前外侧视图。丘脑位于脑干上端的侧脑室中央。丘脑前核（结节）构成室间孔的后缘。（c）上方视图。丘脑上缘构成侧脑室底壁的外侧部。终纹和丘脑纹状体静脉沿纹状丘脑沟走行。（d）穹隆环绕丘脑内侧边缘，而尾状核环绕丘脑外侧边缘。（e）后外侧视图。去除左丘脑，露出丘脑底核和红核。丘脑枕核是丘脑的后外侧部分

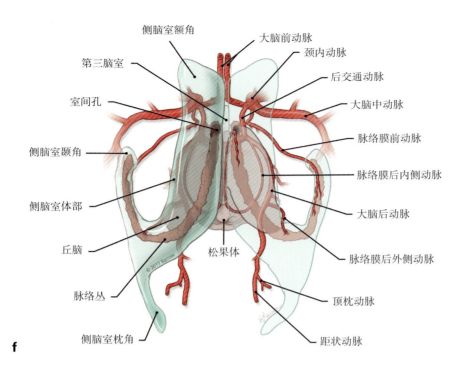

侧脑室额角
第三脑室
室间孔
侧脑室颞角
侧脑室体部
丘脑
脉络丛
侧脑室枕角

大脑前动脉
颈内动脉
后交通动脉
大脑中动脉
脉络膜前动脉
脉络膜后内侧动脉
大脑后动脉
脉络膜后外侧动脉
顶枕动脉
距状动脉

松果体

f

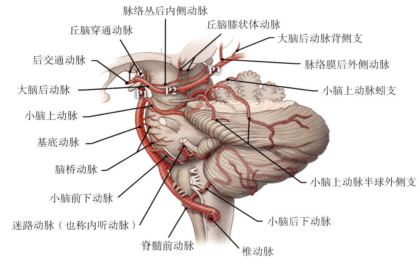

脉络丛后内侧动脉
丘脑穿通动脉
后交通动脉
大脑后动脉
小脑上动脉
基底动脉
脑桥动脉
小脑前下动脉
迷路动脉（也称内听动脉）
脊髓前动脉
椎动脉

丘脑膝状体动脉
大脑后动脉背侧支
脉络膜后外侧动脉
小脑上动脉蚓支
小脑上动脉半球外侧支
小脑后下动脉

P1 P2 P3

g

相邻静脉[14]。丘脑深部静脉分为丘脑前、丘脑上、丘脑下和丘脑后静脉。丘脑前静脉引流丘脑的前上部分，并终止于大脑内静脉、透明隔前静脉、丘状静脉、尾状核前静脉或其他该区域的小静脉。丘脑上静脉是最大的丘脑静脉。它起源自丘脑的中央上部，向内侧沿丘脑内表面靠近丘脑髓纹处延伸，再向后走行至中间帆内的大脑内静脉下方，最终止于大脑内静脉或大脑大静脉。丘脑下静脉起源自丘脑的前下部分，横穿过后穿质，汇入后交通静脉或大脑脚静脉。丘脑后静脉引流丘脑的后下部分，汇入基底静脉后方，或汇入中脑后外侧表面的静脉。

松果体区的显微外科解剖

松果体是位于轴外的结构，上方是胼胝体压部和大脑大静脉（Galen 静脉），前方是缰联合和后联合（图 2.2）。松果体从茎部向后延伸至四叠体池。大脑内静脉、Rosenthal 基底静脉、距状前静脉和上蚓静脉汇入大脑大静脉（Galen 静脉），再注入松果体上方的直窦。松果体的血供来自脉络膜内侧与外侧动脉的分支，并与缰周动脉、大脑后动脉、小脑上动脉和四叠体动脉之间有吻合支[15]。大脑镰后部的下缘沿胼胝体压部转向下行，在中线与小脑幕融合。

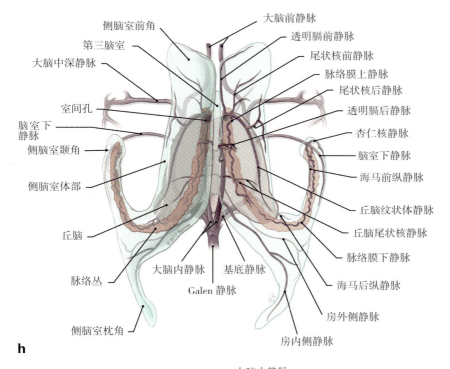

h

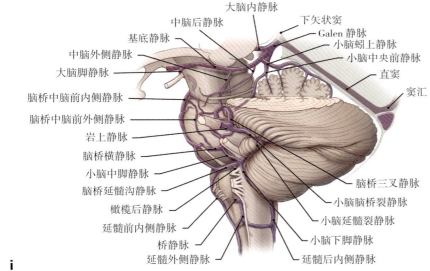

i

图 2.1（续）（h，i）丘脑静脉供血的俯视图和侧视图。脑室静脉分为内侧和外侧两组。脑室静脉引流入大脑内静脉、基底静脉以及大脑大静脉（Galen 静脉）。外侧组静脉包含位于侧脑室前角的尾状核前静脉、位于侧脑室体部的丘脑纹状体静脉、尾状核后静脉和丘脑尾状核静脉、位于侧脑室房部和枕角的房外侧静脉，以及位于颞角的脑室下静脉和杏仁核静脉。内侧组静脉包含位于侧脑室前角的透明膈前静脉、位于侧脑室体部的透明膈后静脉、位于侧脑室房部的房内侧静脉，以及位于颞角的海马横静脉（图中未显示）。海马横静脉汇入海马前纵静脉与海马后纵静脉。脉络膜上静脉汇入丘脑纹状体静脉和大脑内静脉，脉络膜下静脉汇入脑室下静脉。大脑大静脉（Galen 静脉）汇入直窦

　　直窦起源于胼胝体压部的下方，沿小脑幕的上表面走行至两侧小脑幕汇合并与大脑镰融合处[16]。

手术入路

　　根据病变在丘脑中的位置，可以从前纵裂经胼胝体入路（包括经脑室、经室间孔、经脉络膜或经穹隆等变化）或后纵裂半球间经胼胝体入路、顶枕经皮层经脑室入路或幕下小脑上入路（图 2.3）[3, 17]。

　　松果体区域可有多种不同类型的肿瘤，包括起源于松果体的肿瘤（松果体母细胞瘤 / 松果体细胞瘤、畸胎瘤和生殖细胞瘤）、起源于胼胝体压部的内生型胶质瘤、起源于中间帆的脑膜瘤或起源于穹隆的肿瘤[16]。选择到达松果体区域的手术入路取决于肿瘤与周围结构的复杂解剖关系、肿瘤的动脉血供位置、解剖变异与手术切除的目标。

　　文献已报道多种手术入路，可以针对目标病变的形态进行个体化改良。这些入路包括幕下小脑上入路、后纵裂经天幕入路、枕部纵裂入路、顶枕后半球间经胼胝体入路、经角回和侧脑室的后方经皮层入路、后颞下入路以及幕上下经静脉窦联合入路（图 2.3）[18-28]。

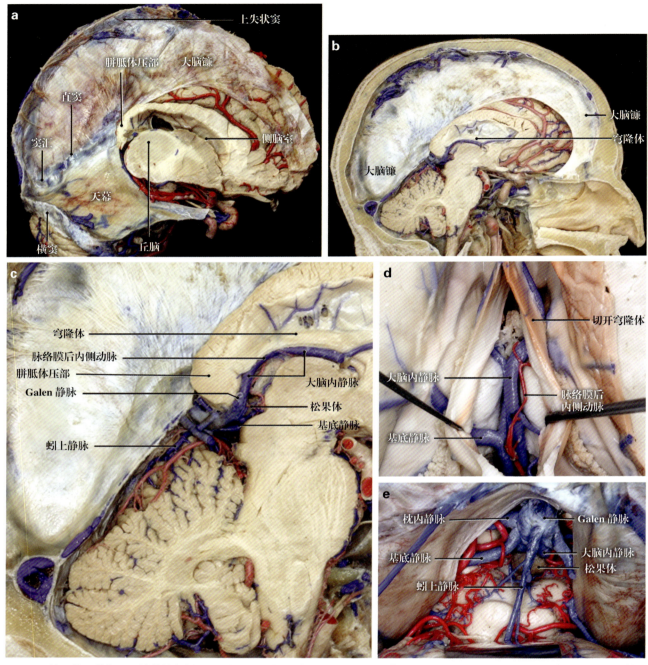

图 2.2 松果体区域与周围结构的解剖关系。（a）右侧大脑半球，显示了小脑幕、大脑镰与直窦的关系。（b）内侧视图，显示松果体区域和周围结构。（c）图 2.2b 的放大图。松果体位于大脑大静脉下方。大脑内静脉穿过中间帆，和 Rosenthal 基底静脉汇聚在一起，形成了胼胝体压部下方的大脑大静脉（Galen 静脉）。（d）上视图。穹隆体和海马连合已分开，以暴露大脑内静脉和位于中间帆内的脉络膜后内侧动脉。（e）后视图。松果体及其与深部静脉结构的关系

■ 脑干

脑干的血供

　　脑干由起自椎动脉的后循环动脉供血。两条椎动脉在中线汇聚在一起，形成基底动脉，最常见的

汇合位置是在脑桥延髓沟水平。此处可定义 3 组神经血管复合体：与小脑上动脉（SCA）相关的上复合体、与小脑前下动脉（AICA）相关的中复合体，以及与小脑后下动脉（PICA）相关的下复合体（图 2.4 和图 2.5）[29, 30]。上复合体包括小脑上动脉、中脑、小脑脑裂、小脑上脚、小脑的天幕面、动眼、滑车

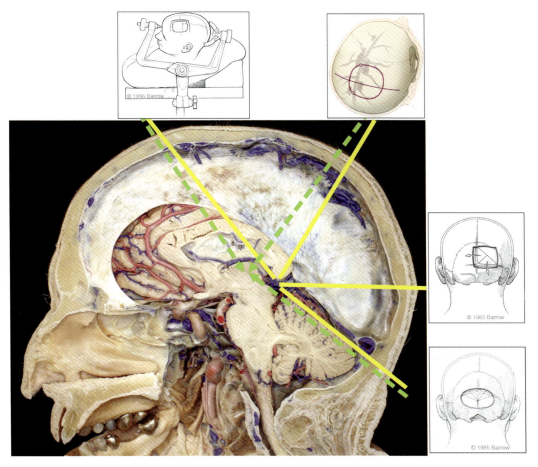

图 2.3 松果体区和丘脑的手术入路到松果体区域（黄色实线）或丘脑（绿色虚线箭头）的手术入路可分为上方、下方和侧方（皮层）。插图表示这 4 种手术入路的患者头位和开颅骨窗示意图

和三叉神经（第Ⅲ~Ⅴ对脑神经），SCA 起源于中脑前方，经过动眼神经和滑车神经下方、三叉神经上方，到达小脑中脑裂，走行在小脑上脚表面，发出终末支供应小脑的天幕面。中复合体包括小脑前下动脉、脑桥、小脑中脚、小脑脑桥裂、小脑岩骨面以及外展神经、面神经和前庭神经（第Ⅵ~Ⅷ对脑神经）。AICA 起源于脑桥水平，与外展神经、面神经和前庭蜗神经伴行，到达小脑中脚的表面，并沿着小脑脑桥裂，发出终末支供应小脑岩骨面。下复合体包含小脑后下动脉、延髓、小脑下脚、小脑延髓裂、小脑的枕下表面以及舌咽、迷走、副和舌下神经。PICA 在延髓水平发出，环绕延髓，经过舌咽、迷走、副神经和舌下神经，到达小脑下脚的表面，然后穿入小脑延髓裂，并发出终末支供应小脑的枕下表面[29]。

脑干的纤维长束

内侧丘系（ML）将脑干分为腹侧和背侧两部分（图 2.6a）[1, 31]。

内侧丘系

内侧丘系起源于薄束结节和楔束结节，上行时将脑干分为腹侧和背侧两部分，并终止于丘脑（图 2.6a）。在脑桥，内侧丘系在侧面观呈腹侧凹陷。在中脑，它上升到大脑脚的背侧，在此处其纤维与黑质融合[1]。

腹侧纤维束

腹侧中脑和脑桥包含皮质脊髓束、皮质核束和皮质脑桥束（图 2.6b）[1]。延髓尾端仅包含皮质脊髓束。在中脑，额桥纤维束走行在内侧，皮质脊髓束和皮质核束位于中部，顶枕颞桥束位于大脑脚的外侧部分[1, 5, 32-35]。在脑桥，皮质脊髓束走行在前内侧。皮质核束紧邻皮质脊髓束的背侧下行，与相关的脑神经核团连接。皮质脑桥纤维终止于散布在皮质脊髓束和皮质核束前后方的脑桥核团[1, 36]。

背侧纤维束

背侧纤维束包括内侧纵束（MLF）、被盖中央束（CTT）、三叉中脑束（TMT）和三叉脊髓束（TST）。

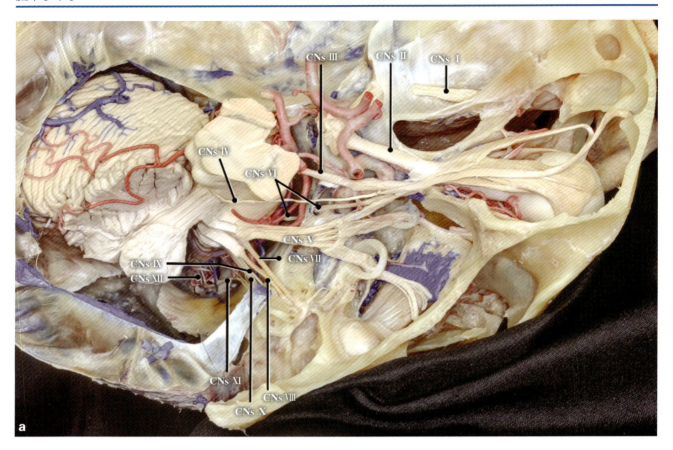

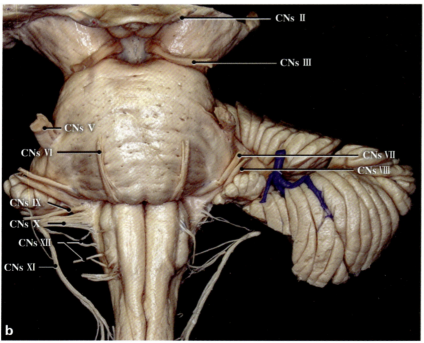

图 2.4 （a）脑神经上外侧观。显示脑神经（CNs）在颅底的走行，CNs Ⅲ～Ⅻ 在脑干中发出或离开脑干的位置。（b）脑干的前视图，显示了 CNs Ⅱ～Ⅻ 的起源（CNs Ⅳ 未显示）

MLF 从中脑延伸至上胸髓，将视觉中心、前庭中心与控制眼睛、头部和颈部运动的核团相连接[1]。MLF 终止于中脑导水管头端的间质核（图 2.6a，c，d）[35]。

在脑桥，MLF 在第四脑室底部中线附近走行[1]，在面丘下缘弯向腹侧，到达内侧丘系（ML），继续走行在舌下神经三角腹侧。它在薄束结节和楔束结节水平

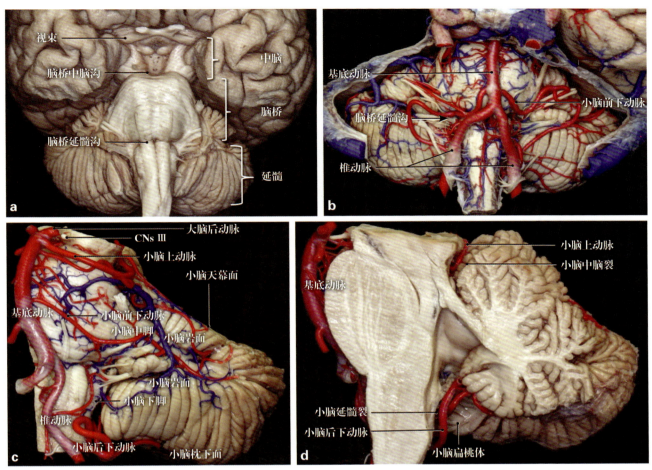

图 2.5　脑干的血液供应。(a) 没有血管的脑干的前视图。(b) 有血管的前视图。小脑后下动脉（PICA）在延髓水平自椎动脉（VA）发出，与舌咽神经 [脑神经（CNs Ⅸ）、迷走神经（CNs Ⅹ）、副神经（CNs Ⅺ）和舌下神经（CNs Ⅻ）伴行。两条椎动脉常在脑桥延髓沟水平汇聚形成基底动脉。基底动脉发出供应腹侧脑桥的穿支血管，并在外展神经（CNs Ⅵ）、面神经（CNs Ⅶ）和前庭蜗神经（CNs Ⅷ）的根部附近发出小脑前下动脉（AICA）。(c) 小脑上动脉（SCA）起源于中脑水平，并围绕着脑桥中脑交界处的脑干。SCA 的走行在动眼神经（CNs Ⅲ）和滑车神经（CNs Ⅳ）下方、三叉神经（CNs Ⅴ）上方。SCA 沿中、小脑中脑裂、小脑上脚和小脑的天幕面走行。AICA 靠近脑桥、小脑中脚、小脑脑桥裂和小脑岩骨面。PICA 紧邻延髓、小脑下脚、小脑延髓裂和小脑枕下表面。(d) 内侧视图。SCA 沿着第四脑室顶部的上半部分走行；PICA 沿着第四脑室顶部的下半部分走行；而 AICA 与外侧隐窝和卢斯卡（Luschka）孔密切相关

穿过 ML，并在脊髓的前索（腹索）内下行（图 2.6a）。三叉神经在脑桥的水平进入脑干。它穿过小脑中脚向第四脑室走行，到达三叉神经运动和主要感觉神经核，在此处分为三叉中脑束（TMT）和三叉脊髓束（TST）（图 2.6c）。三叉中脑束在第四脑室底部的上半部分深面，在以小脑上脚为外侧界、界沟为内侧界、CTT 为腹侧界的空间内上行。三叉脊髓束在三叉神经运动和感觉神经核的水平处转向尾端，并在以前庭蜗神经的脑桥段为背侧界，面、舌咽、迷走、副和舌下神经的脑桥段为腹侧界之间的空间内下行到达脊髓（图 2.6c）[1]。

CTT 是锥体外系的一部分，连接红核和下橄榄核（图 2.6d）[1]，在中脑水平，CTT 起源于红核的背内侧部，在同侧下行，向背侧穿过小脑上脚交叉，走行在 MLF 外侧[31]。在第四脑室底上半部的深面，CTT 走行在界沟外侧和小脑上脚内侧之间。CTT 位于 TMT 的深处，ML 的背侧。在面丘水平，CTT 在外侧的脑桥内段面神经和内侧的脑桥内段外展神经之间走行，并止于下橄榄核的背内侧[1]。

中脑

表面和内部解剖

中脑通过视束和大脑脚之间的脑沟与上方的间脑分开，通过脑桥中脑沟与下方的脑桥分开（图 2.7a）[1]。成对的大脑脚位于中脑腹侧面。脚间窝是大脑脚之间的楔形凹陷，其底部是后穿质[1, 37]。四

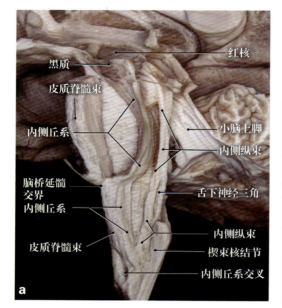

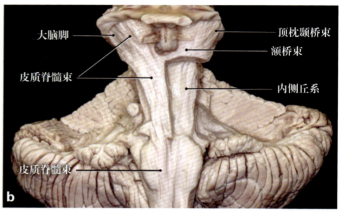

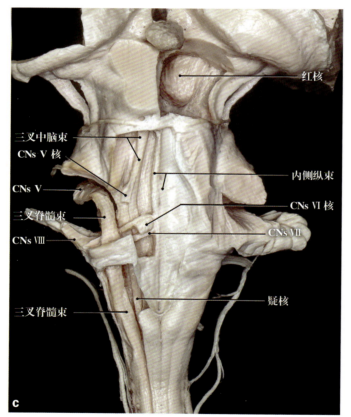

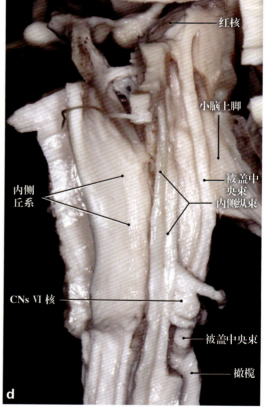

图 2.6 脑干的纤维长束。（a）侧视图。暴露了内侧丘系（ML）和内侧纵束（MLF）。ML 从薄束结节和楔束结节上升至丘脑。在中脑，它上升到大脑脚和黑质的背侧，在红核的腹外侧和丘脑底核的外侧，终止于丘脑。在延髓，MLF 位于由腹侧延髓下行的皮质脊髓束形成的锥体后方。MLF 在面丘下缘弯向腹侧，继续走行在舌下神经三角腹侧。它在薄束结节和楔束结节水平穿过 ML，并在脊髓的前索（腹索）下下行。橄榄位于 ML 的侧面。（b）前视图，显示了大脑脚、ML、皮质脊髓束在脑桥水平的位置关系。脑桥左半部分的腹侧纤维束已被去除以显露 ML。（c）背侧脑桥的后视图：MLF、三叉中脑束（TMT）和三叉脊髓束（TST）。MLF 走行在靠近第四脑室底部的中线附近，并从外展神经核和脑桥内段面神经内侧经过。三叉神经分为头端的三叉中脑束和尾端的三叉脊髓束。（d）后视图。部分背侧脑桥和中脑已被去除，留下了连接红核和橄榄核的右侧被盖中央束（CTT）。在中脑，CTT 起源于红核的背内侧部，沿侧小脑上脚为外侧界、MLF 为内侧界和 ML 为腹侧界之间的区域下行。在面丘的水平，CTT 在面神经脑桥内段的内侧，外展神经脑桥内段外侧的走行，止于橄榄核

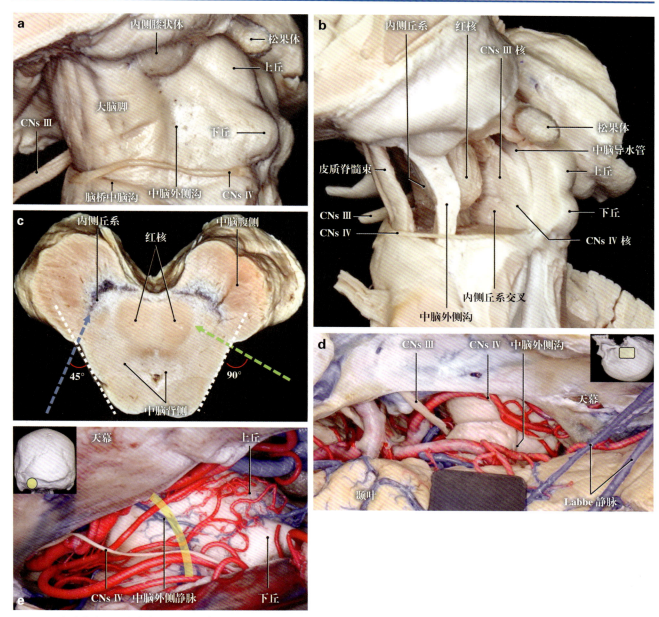

图 2.7 中脑的表面、内部解剖，手术安全区和手术显露。（a）左视图。中脑的上限和下限已暴露。（b）中脑的腹侧和背侧部分，内侧丘系（ML）和中脑外侧沟（LMS，粗黄线）已暴露。LMS 沿着 ML 的外侧边缘延伸。（c）中脑轴位切面。以与中脑顶盖表面（白虚线）成直角进入 LMS（绿色虚线）到达背侧中脑。向前倾斜 45°（蓝色虚线箭头）将到达 ML。黑质位于 ML 的前表面。（d）颞下视角显露 LMS。插图显示了开颅骨窗的位置（黄色矩形）。（e）侧方幕下小脑上入路显露 LMS。插图显示开颅骨窗的位置（黄色圆圈）

叠体板包含上、下丘，位于中脑背侧表面。内侧丘系（ML）将中脑分为腹侧和背侧部分。被盖（包括动眼神经核，滑车神经核和红核）和顶盖（包括四叠体板）位于背侧中脑，大脑脚位于腹侧中脑。被盖位于导水管的腹侧，而顶盖位于导水管的背侧。小脑上脚交叉和内侧纵束（MLF）也在背盖中走行（图 2.7b，c）。中脑包含动眼神经和滑车神经的核团及中脑内段。动眼神经核紧邻上丘的下半部和下丘的上半部之间的中线，背侧是中脑导水管，腹侧是

小脑上脚。动眼神经的中脑内段起源于动眼神经核，在红核内侧及内部穿行，并在脚间窝处离开脑干。滑车神经位于中脑的中线附近，下丘的下半部水平（图 2.7b）。与动眼神经核类似，它也位于背侧的中脑导水管与腹侧的小脑上脚之间[1]。

安全进入区和手术入路

中脑安全进入区是沿侧中脑外侧沟（LMS）、四叠体上区、四叠体下区和丘间区，以及动眼神经周

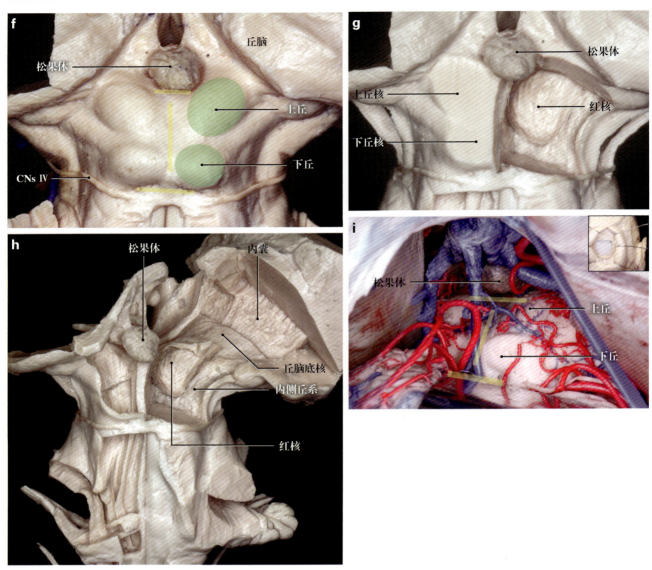

图 2.7（续）（f）顶盖及四叠体上区、四叠体下区和丘间区（黄线）的后视图。（g）后视图。进一步解剖顶盖。右侧的上、下丘已去除，显露出中脑导水管，这是经四叠体上、四叠体下和丘间入路的腹侧界限的重要标记物。显露右侧上丘和下丘的核团。（h）去除丘脑后的后视图。在中脑，ML 沿红核的腹外侧、丘脑底核的外侧上行，进入丘脑红核从下丘的中部延伸到第三脑室的侧壁。丘脑底核位于红核腹侧面，内囊的背内侧。（i）旁正中幕下小脑上入路到达背侧中脑和四叠体的安全区。黄色实线表示四叠体上、四叠体下和四叠体间 3 个安全进入区。插图显示了开颅骨窗和硬膜显露的位置

围区和大脑脚间区[1, 4, 37]。

中脑外侧沟

中脑外侧沟（LMS）走行在大脑脚和外侧丘系之间的中脑表面，下界是脑桥中脑沟，上方至内侧膝状体（图 2.7a~e）[1, 32]。它在腹侧和背侧中脑交界处，紧邻内侧丘系（ML）和黑质的腹侧面外侧。将 LMS 的切口 45°向前，将在腹侧和背侧中脑交界处到达 ML（图 2.7c）。沿 LMS 继续深入，可到达大脑脚。与顶盖表面成直角进入的切口将进一步指向后方进入背侧中脑（图 2.7c）。取决于切入点的水平，可能在切口内遇到以下结构，从外侧到内侧的顺序是：三叉中脑束

（TMT）和被盖中央束（CTT）位于小脑上脚交叉的背侧，红核位于下丘的上半部分的中线旁，并向上延伸直至第三脑室的侧壁；在下丘水平，小脑上脚交叉紧邻红核尾端，动眼神经核位于上丘的下半部分和下丘的上半部分，滑车神经核位于下丘下半部的水平[1]。LMS 可以经侧方幕下小脑上入路或颞下入路到达（图 2.7d, e）。

四叠体上区和四叠体下区

四叠体上区和四叠体下区是适合切除位于顶盖（四叠体板）、导水管背侧病变的安全进入区域（图 2.7f~i）。导水管是确定入路深度的重要中线标记物[1]。

对于四叠体上入路，在上丘的上缘上方做一横

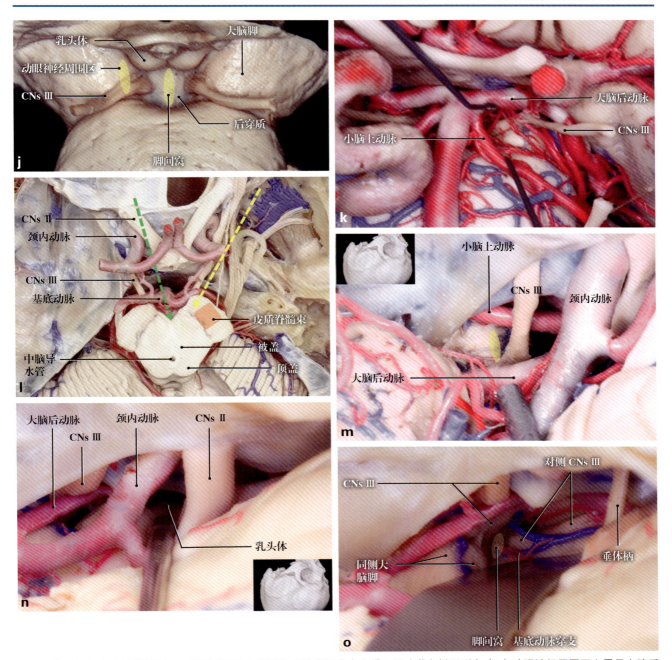

图 2.7（续） （j）中脑的前视图。显露动眼神经周围和大脑脚间窝安全进入区（黄色椭圆形）。（k）动眼神经周围区上界是大脑后动脉，下界是小脑上动脉。（l）上视图对侧眶颧入路（绿色虚线箭头）到达位于中脑中央内侧的病变（红色方块），同侧眶颧入路（黄色虚线箭头）到达动眼神经周围区的路径。（m）眶颧入路和迷你眶颧入路显露动眼神经周围区（黄色椭圆形）。插图指示开颅头位。（n）对侧入路到达大脑脚间区，需穿过视神经颈内动脉三角（插图表示头位）（o）穿过视神经颈内动脉三角后，在基底动脉尖与乳头体之间到达脚间窝

切口（图 2.7f）。比导水管更深的切口会损坏中脑内段的动眼神经和内侧纵束（MLF），两者都位于导水管腹侧的中线旁。当四叠体上切口从中线向外侧延伸时，它将依次到达缰核、三叉中脑束（TMT）、被盖中央束（CTT）和红核（图 2.7f~i）。

对于四叠体下入路，在滑车神经和下丘的下缘之间做一横切口。比导水管深的切口会从浅到深遇到滑车神经核、MLF 和小脑上脚交叉（图 2.7f~i）。

丘间区

丘间区是一个比四叠体上区和四叠体下区并发症发生率更低的脑干安全进入区。尽管上下丘参与视觉和听觉刺激过程，但是，丘间区域的纤维稀疏（图 2.7g）。在手术中很容易识别上下丘，它们是中脑背侧面的圆形隆起（图 2.7i）。

正中或旁正中的幕下小脑上入路可到达背侧中脑（图 2.7l）

动眼神经周围区

位于腹侧中央区的病变可通过动眼神经周围区到达，该区内侧是动眼神经出脑干处，外侧是皮层脊髓束和皮层核束，切开大脑脚即可进入（图2.6b和图2.7j~o）[1, 5, 33, 35]。该区的上界是大脑后动脉，下界是小脑上动脉（图2.7k）。动眼神经周围区的宽度是动眼神经出脑干点与皮质脊髓和皮质延髓束的内侧缘之间的距离，是一个紧邻动眼神经的狭窄区域，为大脑脚的内侧1/4~1/3[1, 5, 32-35]。但是，最好将入路限制在大脑脚的内侧1/4范围。大脑脚内紧邻动眼神经外侧走行的纤维是额桥束纤维（图2.6b）[1]。背侧中脑首先遇到的结构是红核和中脑内段动眼神经。红核位于ML及动眼神经出中脑处的背侧。必须注意避免损伤红核，中脑内段动眼神经以及位于大脑脚中1/3的皮质脊髓束和皮质延髓束。可以使用眶颧入路、迷你眶颧入路或颞前入路到达该安全区（图2.7l，m）。

大脑脚间区

切开脚间窝可以动眼神经内侧的中央内侧区病变[37]。该安全进入区利用乳头体和基底动脉顶部之间的空间进入中脑的中央内侧区（图2.7l，n，o）。最好使用对侧迷你眶颧入路到达该安全区。脑干的切口应垂直。

脑桥

表面和内部解剖

脑桥位于上方的脑桥中脑沟和下方的脑桥延髓沟之间[1]。ML将脑桥分为腹侧（基底）和背侧（被盖）部分（图2.8a）。脑桥包含三叉神经、外展神经、面神经和前庭蜗神经的脑桥内段及其各自的神经核。

三叉神经运动和主要感觉核位于脑桥中央的水平，第四脑室底部的外侧缘深部（图2.8b）。这些核团位于上三角凹的上外侧边缘和小脑上脚的内侧边缘的深处（图2.8m）。三叉神经具有3个感觉核：（1）主感觉核，紧邻运动核的外侧；（2）三叉神经中脑核，其纤维上行至中脑；（3）三叉神经脊束核，其纤维下行至上段脊髓（图2.8n）。

外展神经核位于第四脑室底部腹侧的旁正中位置。MLF和脑桥内段面神经走行在正中沟与外展神经核之间（图2.8k）。外展神经的脑桥内段起源于外展神经核的腹侧面，并沿腹侧穿过ML到达皮质脊髓束外侧，并在皮质脊髓束外侧边缘离开脑桥。

面神经核位于脑桥延髓交界处，ML的背侧，疑核的头侧，外展神经核的腹外侧，TST的腹内侧，并紧邻下橄榄核的最上缘的背内侧。面神经的脑桥内

段起源于面神经核，沿背内侧向第四脑室底部走行。它紧贴MLF的外侧，依次绕外展神经核的下缘，内侧缘和上缘走行。在经过TST内侧后，它在小脑脑桥角内离开脑桥（图2.8l）。

前庭蜗神经在脑桥延髓沟外缘进入脑干。该神经的前庭部分位于前上位，耳蜗部分位于后下位。耳蜗背核位于下小脑下脚的背面。形成一个平滑凸起的侧凹称为听结节（图2.8n）。腹侧耳蜗核位于小脑下脚的侧面[1]。

第四脑室底部

第四脑室的底部呈菱形（图2.8j）。头端的前2/3位于脑桥的后表面，而尾端的1/3位于延髓的后表面[1, 38]。中脑导水管开口在第四脑室顶点，尾端止于闩部[1]。连接外侧隐窝头端的连线标记了第四脑室脑桥段和延髓段的分界线。第四脑室底部分为三部分：位于脑桥的上部，位于脑桥延髓交界处的中间部分和位于延髓的下部。上部呈三角形：其顶点是导水管，其底部由外侧隐窝头端的连线构成。中部由在外侧隐窝的上边缘和下边缘之间的条带构成。下部也呈三角形，侧边是第四脑室底的下外侧缘，沿其附着有脉络带，最尾端是闩。从头端到尾端，第四脑室底被中间沟分为两个对称的两半。界沟是另一条纵向走行的沟，在中间沟外侧沿第四脑室底部延伸。中间隆起是中间沟与界沟之间的纵行突出。这是面丘的部位，凸起覆盖了舌下、迷走神经核以及最后区。这3对位于第四脑室底延髓段的三角形区域覆盖着舌下、迷走神经核和最后区，使该区域具有笔尖形的外观，因此，被称为"写翮"。界沟在两点处加深，形成凹窝。上凹位于面丘的外侧，下凹在舌下三角的外侧。下凹位于第四脑室底的延髓段，上方是前庭区，下方是迷走三角上边缘，紧邻舌下三角外侧。髓纹在外侧隐窝处穿过第四脑室底部。

上凹

上凹呈三角形，位于面丘外侧（图2.8m）[1]。三角形的上外侧边是小脑上脚，下外侧边是前庭区，内侧的底边是界沟。三角形的顶点位于第四脑室头端的最外侧点。上凹是估计面丘和深部的三叉神经运动核及主要感觉核位置的重要标记物。上凹三角的顶点指向外侧，与面丘上缘处在同一横向水平。三角形的上外侧边缘是估计三叉神经运动和主要感觉核的深层位置的标志。如果面丘的凸起不明显，则可以用上凹三角形的顶点来判断面丘上缘的横向水平。

面丘

面丘位于MLF与界沟之间的中线附近（图2.8k，l）。面丘的上缘由脑桥内面神经的上段形成，和上凹

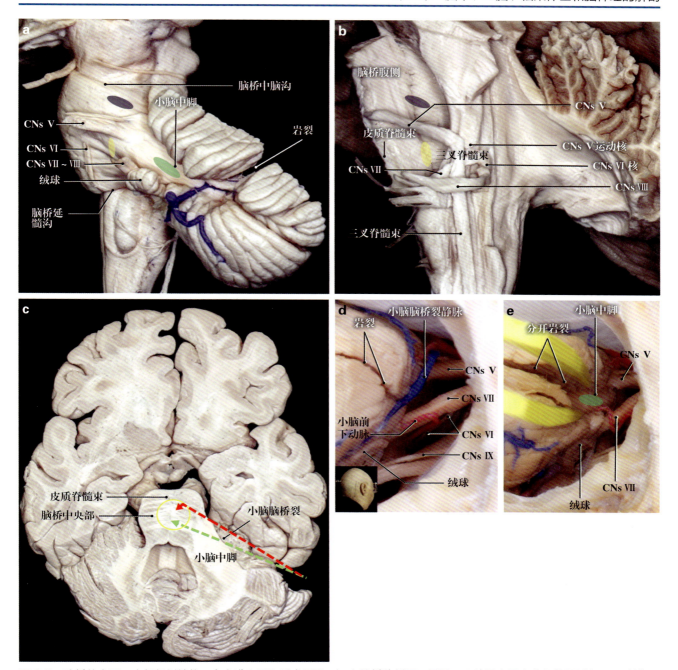

图 2.8 脑桥的表面、内部解剖结构，安全进入区和手术显露。（a）脑桥外侧面。图示三叉神经上区（蓝色椭圆形）、三叉神经周围区（黄色椭圆形）和小脑中脚区（绿色椭圆形）。（b）通过进一步解剖左腹侧脑桥，暴露三叉神经周围和三叉神经上安全进入区的关键结构。（c）脑桥轴向切面，通过分开小脑的岩裂（绿色箭头）以轻松到达小脑中脚区，切除脑桥中央的病变（黄色圆圈）。红色箭头表示通向脑桥中央的路线，如果不分开小脑岩裂，则需要进一步牵拉小脑。（d）当患者处于坐位时，右侧乙状窦后视图。插图显示头部位置，垂直线标记皮肤切口。（e）显示了分开小脑岩裂显露小脑中脚（绿色椭圆形）的技巧

三角的顶点在同一水平。它的下缘由脑桥内面神经的下段形成，位于外侧隐窝上缘的横连线水平。

安全进入区和手术入路

　　小脑中脚区

　　小脑中脚连接了脑桥与小脑，主要由脑桥横纤维组成，其纤维在三叉神经出脑干区的后方穿行

（图 2.8a，e）[39]。该安全区用于切除脑桥中央深部、脑桥外侧或外生性病变。乙状窦后入路开颅，将小脑的岩裂（水平裂）分开，可更好地显露小脑中脚，并减少对小脑的牵拉（图 2.8d，e）[39, 40]。

　　三叉神经周围区

　　经过三叉神经周围区切除脑桥腹侧的病变通常要在三叉神经和面神经之间做一纵向切口进入（图

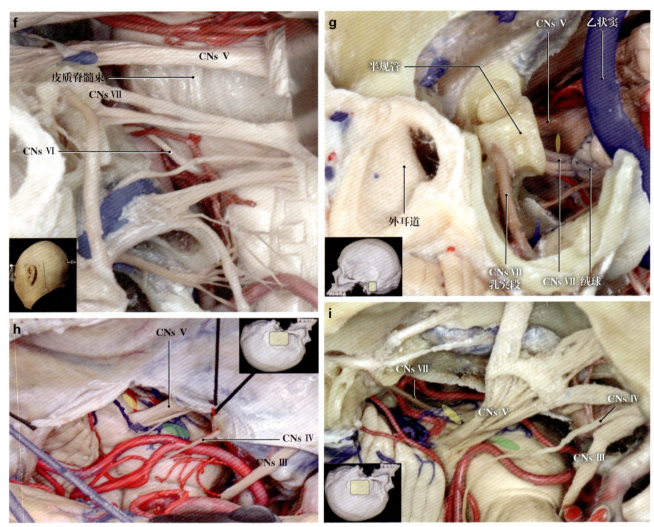

图 2.8（续）（f）当患者处于坐位时，左乙状窦后入路到达三叉神经周围区。插图显示头部位置，并标有开颅骨窗的皮肤切口。（g）左乙状窦前入路可用于暴露三叉神经周围区（黄色椭圆形）。插图显示头部位置和开颅范围（黄色矩形）。（h）左颞下经天幕入路用于暴露三叉神经上区（绿色椭圆形）和三叉神经周围（黄色椭圆形）区。插图显示头部位置和开颅范围（黄色矩形）。（i）左岩前入路（Kawase 入路），用于暴露三叉神经上区（绿色椭圆形）和三叉神经周围（黄色椭圆形）区。插图显示头部位置和开颅范围（黄色矩形）

2.8a）[2, 41, 42]。该区的关键神经结构是位于下方的脑桥内段外展神经和面神经，位于上方的脑桥内段三叉神经；位于前内侧的皮质脊髓束，和位于后内侧的三叉神经运动核和 TST（图 2.8b）[2, 42]。

三叉神经上区

三叉神经上区用于切除位于三叉神经出脑桥区正上方的病变。平行于脑桥横纤维的走向做一斜切口（图 2.8a，b）。除了三叉神经上区，腹侧脑桥的其他安全进入区还有小脑中脚与三叉神经周围区。岩前入路（Kawase）、颞下经天幕入路，乙状窦后或乙状窦前入路都可以用于到达这些安全区（图 2.8f~i）。

背侧脑桥的安全进入区是通过枕下正中开颅显露的上凹三角、面丘上和面丘下入路（图 2.8m~q）。

上凹三角入路

在上凹三角入路中，上凹三角的下半部可用于切除位于面丘水平的病变（图 2.8m）[43]。

面丘上入路

面丘上安全区头端边界是滑车神经穿过的系带，尾端边界是面丘上缘的脑桥内段面神经上部，内侧界是 MLF，外侧界是界沟（图 2.8n）[7]。该入路的切口不应向内侧延伸至 MLF 或向外侧至界沟，以免破坏位于蓝斑深处的 TMT 和 CTT，或上凹三角上外缘深部的三叉神经运动和主要感觉核 [1]。

面丘下入路

脑桥内段面神经的下部形成了面丘的下缘，也是面丘下入路的头端边界，大致位于外侧隐窝上缘

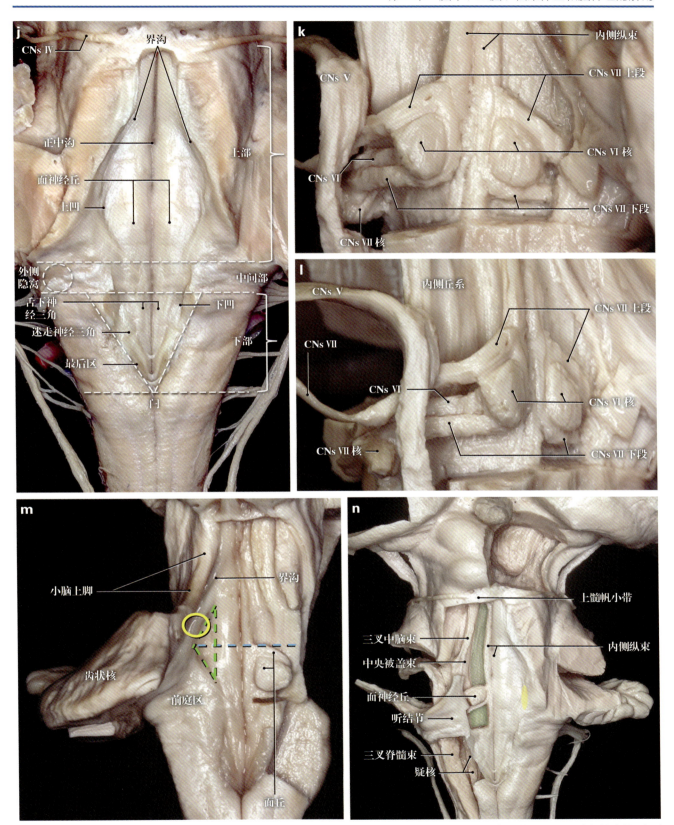

图 2.8（续）（j）背侧脑桥和第四脑室底。白色虚线圆圈表示外侧隐窝的范围。白色虚线 V 形表示第四脑室延髓段的边界。（k）面丘的后视图。（l）面丘的后外侧视图。面丘覆盖在外展神经核和脑桥内段面神经上方。（m）上凹三角。上凹三角的上外侧边缘是定位深部的三叉神经运动和主要感觉核（黄色圆圈）的标记物。上凹三角的顶点（绿色虚线三角形）位于与面丘上缘相同的横向水平线上（蓝色虚线）。可以切开上凹三角形的下半部分，切除位于面丘水平的病变。（n）示出了上凹三角（黄色椭圆形）和面丘上和面丘下入路（绿色区域）及其相对于面丘的位置

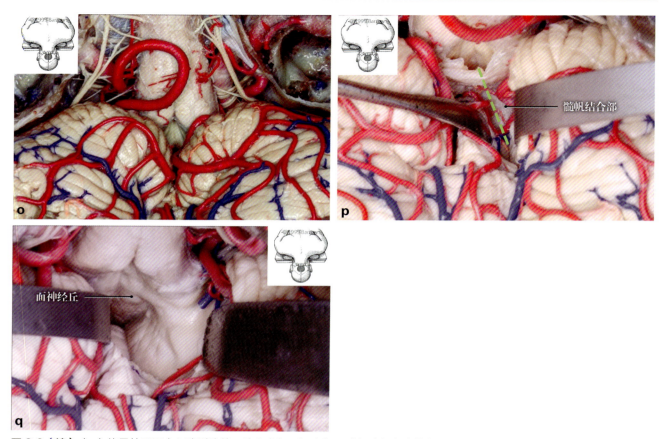

图2.8（续）（o）使用枕下正中入路到达第四脑室底部。（p）切开髓帆（绿色虚线）以露出第四脑室的底部。（q）第四脑室底部经常可见面丘的凸起。（o~q）插图显示患者的体位和开颅骨窗的位置

的连线水平（图2.8n）[1, 7]。尾端边界位于舌下三角的上缘，位于脉络带在外侧隐窝下缘的附着处[1]。面丘下安全区的头尾长度与外侧隐窝上下界之间的距离或第四脑室底的中间部分长度相同。MLF 形成内侧边界，从头端向尾端依次分布在四脑室底深部的面神经核和疑核形成外侧边界。面神经核和疑核紧靠脉络带与外侧隐窝下缘附着处最内侧点的外侧深面[1]。

延髓

表面和内部解剖

延髓的腹侧面由延髓锥体形成（图2.9）[1, 38]。前正中沟将延髓上部锥体从中分开，但在延髓下部锥体交叉水平消失，在锥体交叉下方再次出现，一直向尾端延伸，移行为脊髓的前正中沟[38]。延髓的侧面主要由下橄榄核形成，下橄榄核位于锥体的外侧，两者之间由前外侧（橄榄前）沟隔开。舌下神经根起自前外侧沟中。外侧表面后部是舌咽、迷走和副神经的神经根出脑干处，正好位于后外侧（橄榄后）沟的背侧，沿着橄榄的背侧缘持续下行，移行为脊髓的后外侧沟。延髓的背侧面分为上下两部分。上半部的中部是第四脑室下半部，侧面是小脑下脚。下半部分被后正中沟分成两半，每半部分由内侧的薄束和结节以及外侧的楔束和结节组成。延髓的后正中沟，在中线将成对的薄束分开，向上止于第四脑室的闩部，向下移行为脊髓的后正中沟。后中间沟将与薄束与楔束分开，向下移行为脊髓的后中间沟。延髓下段在 C1 神经根的水平上难以区别地融合到上段脊髓中[38]。

内侧丘系将延髓分为腹侧和背侧两部分

腹侧延髓由覆盖皮质脊髓束的锥体形成（图2.9a）[1]。橄榄核位于 ML 的外侧。橄榄前沟在锥体和橄榄核之间纵向走行。舌下神经的延髓内段出现在舌下三角深部的舌下核中，并在 MLF 和橄榄核之

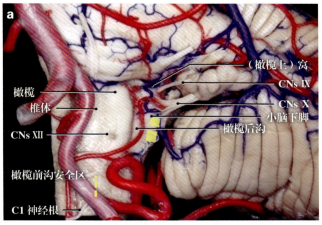
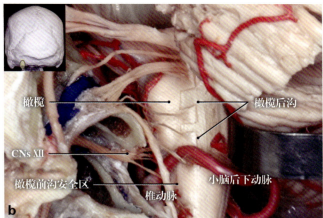
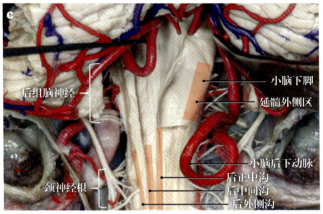

图 2.9 延髓的表面，内部解剖结构，安全进入区和外科手术显露。（a）前外侧沟安全进入区利用舌下神经和 C1 神经小根之间的皮质脊髓束的破坏作为进入点。同样，在延髓前外侧表面的橄榄核（黄色椭圆形）水平，有一安全区，以前外侧沟（黄色虚线）和锥体为内侧界，以后外侧沟为后界，可用于切除表面不可见的延髓深部病变。穿过小脑下脚的延髓外侧区（LMZ，黄色矩形）也是一个安全区。（b）左侧远外侧入路观察腹侧延髓的安全进入区。（c）延髓背侧沟和 LMZ（浅红色区域）作为安全进入区

间向腹侧延伸，沿橄榄前沟的尾端 2/3 走行并离开延髓。橄榄上凹窝是橄榄核头端的一个凹陷区域，是面神经和前庭蜗神经连接脑干的地方。橄榄后沟位于橄榄核和小脑下脚之间，紧邻舌咽、迷走和副神经出延髓区的腹侧。TST 在小脑下脚的腹内侧下行，而楔束沿小脑下脚的内侧上行。

疑核位于迷走神经三角的腹外侧，TST 的腹内侧，橄榄核的背侧，面部核的尾侧。舌咽、迷走和副神经从疑核外侧、TSV 腹侧穿过，到达橄榄后沟背侧，离开延髓。舌咽和迷走神经出延髓处恰在橄榄后沟的上段，而副神经根则沿着橄榄后沟的下段离开延髓[1]。

安全进入区和手术入路

延髓的安全进入区是沿前外侧（橄榄前）沟、橄榄后沟、延髓后沟以及后正中沟、后中间沟和后外侧沟（图 2.9b，c）[1, 44]。

前外侧（橄榄前）沟

前外侧（橄榄前）沟进入区位于舌下神经根尾端和 C1 神经根的头端之间的橄榄前沟。由于它非常靠近锥体束及其交叉，因此仅对于外生性病变才选用该进入区（图 2.9a）。利用远外侧入路或乙状窦后入路可到达橄榄前沟[6]。

橄榄后沟

在橄榄核和小脑下脚之间，舌咽和迷走神经根腹侧的橄榄后沟切开[45]。舌咽和迷走神经根在该沟上部的背侧汇入脑干。随着切口的加深，疑核距离表面的平均深度为 4mm。利用远外侧入路或乙状窦后入路可到达橄榄后沟。

延髓外侧区

延髓外侧区穿过小脑下脚（图 2.9b，c）[4]。后组脑神经与面神经 / 前庭蜗神经复合体之间接近小脑下脚。直接腹侧入路进入延髓具有挑战性，并给患者带来重大风险，我们的首选是使用乙状窦后入路或远外

侧开颅从侧方到达腹侧和腹外侧病变。

延髓背侧沟

延髓背侧的病变有 3 个安全进入区（图 2.9c）它们是位于中线位于闩部下方的后正中沟、位于中间的薄束和楔束之间的后中间沟，以及位于楔束外侧的后外侧沟。通过枕下正中入路可达到该区域[1, 5]。

■ 结论

中枢神经系统是一个异常美丽、复杂而精致的结构。系统掌握显微解剖学的目的是进行轻柔、精准和确切的神经外科手术，并能够在中枢神经系统和颅内空间中游刃有余地安全穿行。

文字说明

正文中解剖学描述的部分曾在下文发表，并获作者授权转载。YağmurluK，Rhoton AL Jr，Tanriover N，et al. Three-dimensional microsurgical anatomy and the safe entry zones of the brainstem. Neurosurgery 2014;10 Suppl 4:602–619, discussion 619–620.

参考文献

[1] Yağmurlu K, Rhoton AL Jr, Tanriover N, Bennett JA. Three-dimensional microsurgical anatomy and the safe entry zones of the brainstem. Neurosurgery 2014;10 Suppl 4:602–619, discussion 619–620.

[2] Cavalheiro S, Yağmurlu K, da Costa MD, et al. Surgical approaches for brainstem tumors in pediatric patients. Childs Nerv Syst 2015; 31(10):1815–1840.

[3] Rangel-Castilla L, Spetzler RF. The 6 thalamic regions: surgical approaches to thalamic cavernous malformations, operative results, and clinical outcomes. J Neurosurg 2015;123(3):676–685.

[4] Cavalcanti DD, Preul MC, Kalani MY, Spetzler RF. Microsurgical anatomy of safe entry zones to the brainstem. J Neurosurg 2016; 124(5):1359–1376.

[5] Bricolo A. Surgical management of intrinsic brain stem gliomas. Oper Tech Neurosurg 2000;3(2):137–154.

[6] Cantore G, Missori P, Santoro A. Cavernous angiomas of the brain stem. Intra-axial anatomical pitfalls and surgical strategies. Surg Neurol 1999; 52(1):84–93, discussion 93–94.

[7] Kyoshima K, Kobayashi S, Gibo H, Kuroyanagi T. A study of safe entry zones via the floor of the fourth ventricle for brain-stem lesions: report of three cases. J Neurosurg 1993;78(6):987–993.

[8] Bertalanffy H, Benes L, Miyazawa T, Alberti O, Siegel AM, Sure U. Cerebral cavernomas in the adult: review of the literature and analysis of 72 surgically treated patients. Neurosurg Rev 2002;25(1–2):1–53, discussion 54–55.

[9] Rhoton AL Jr. The lateral and third ventricles. Neurosurgery 2002;51(4) Suppl:S207–S271.

[10] Yağmurlu K, Rhoton AL Jr. Lateral and third ventricle. In: Torres-Corzo JG, Rangel-Castilla L, Nakaji P, eds. Neuroendoscopic Surgery. New York, NY: Thieme Medical Publishers; 2016:33–51.

[11] Yaşargil MG. Microneurosurgery. Vol 4A. Stuttgart, Germany: Thieme Medical Publishers; 1994.

[12] Ono M, Rhoton AL Jr, Peace D, Rodriguez RJ. Microsurgical anatomy of the deep venous system of the brain. Neurosurgery 1984;15(5):621–657.

[13] Mitsos AP. Endovascular Neurosurgery Through Clinical Cases. Milan, Italy: Springer-Verlag Italia; 2015.

[14] Rhoton AL Jr. The cerebral veins. Neurosurgery 2002;51(4, Suppl): S159–S205.

[15] Bruce JN. Pineal tumors. In: Winn HR, ed. Youmans neurological surgery. 6th ed. Philadelphia, PA: Saunders; 2011:1359–1372.

[16] Yağmurlu K, Zaidi HA, Kalani MYS, Rhoton AL Jr, Preul MC, Spetzler RF. Anterior interhemispheric transsplenial approach to pineal region tumors: anatomical study and illustrative case. J Neurosurg 2018; 128(1):182–192.

[17] Ozek MM, Türe U. Surgical approach to thalamic tumors. Childs Nerv Syst 2002;18(8):450–456.

[18] Araki C. Removal of the pineal tumor. Gekashinryo 1960;2:517–524.

[19] Dandy W. An operation for the removal of pineal tumors. Surg Gynecol Obstet 1921;33:113–119.

[20] Horrax G. Extirpation of a huge pinealoma from a patient with pubertas praecox: a new operative approach. Arch Neurol Psychiatry 1937; 37(2):385–397.

[21] Jamieson KG. Excision of pineal tumors. J Neurosurg 1971;35(5):550–553.

[22] Kunicki A. Operative experiences in 8 cases of pineal tumor. J Neurosurg 1960;17:815–823.

[23] Lazar ML, Clark K. Direct surgical management of masses in the region of the vein of Galen. Surg Neurol 1974;2(1):17–21.

[24] Little KM, Friedman AH, Fukushima T. Surgical approaches to pineal region tumors. J Neurooncol 2001;54(3):287–299.

[25] Poppen JL. The right occipital approach to a pinealoma. J Neurosurg 1966;25(6):706–710.

[26] Sekhar LN, Goel A. Combined supratentorial and infratentorial approach to large pineal-region meningioma. Surg Neurol 1992;37(3):197–201.

[27] Stein BM. The infratentorial supracerebellar approach to pineal lesions. J Neurosurg 1971;35(2):197–202.

[28] Van Wagenen WP. A surgical approach for the removal of certain pineal tumors: report of a case. Surg Gynecol Obstet 1931;53:216–220.

[29] Rhoton AL Jr. The cerebellar arteries. Neurosurgery 2000; 47(3) Suppl:S29–S68.

[30] Matsushima T, Rhoton AL Jr, Lenkey C. Microsurgery of the fourth ventricle: Part 1. Microsurgical anatomy. Neurosurgery 1982;11(5): 631–667.

[31] Nieuwenhuys R, Voogd J, Huijzen CV. The Human Central Nervous System: A Synopsis and Atlas. 4th ed. New York, NY: Springer-Verlag; 2008.

[32] Giliberto G, Lanzino DJ, Diehn FE, Factor D, Flemming KD, Lanzino G. Brainstem cavernous malformations: anatomical, clinical, and surgical considerations. Neurosurg Focus 2010;29(3):E9.

[33] Bricolo A, Turazzi S. Surgery for gliomas and other mass lesions of the brainstem. Adv Tech Stand Neurosurg 1995;22:261–341.

[34] Prats-Galino A, Soria G, de Notaris M, Puig J, Pedraza S. Functional anatomy of subcortical circuits issuing from or integrating at the human brainstem. Clin Neurophysiol 2012;123(1):4–12.

[35] Hendelman W. Atlas of Functional Neuroanatomy. 2nd ed. Boca Raton, FL: CRC Press; 2006.

[36] Williams PL, Warwick R. Gray's Anatomy. 36th ed. Edinburgh, Scotland: Churchill Livingstone; 1980.

[37] Kalani MYS, Yağmurlu K, Spetzler RF. The interpeduncular fossa approach for resection of ventromedial midbrain lesions. J Neurosurg 2018;128(3)):834–839.

[38] Rhoton AL Jr. Cerebellum and fourth ventricle. Neurosurgery 2000;47(3) Suppl:S7–S27.

[39] Russin J, Fusco DJ, Spetzler RF. Left retrosigmoid craniotomy for cavernous malformation of the middle cerebellar peduncle. Neurosurg Focus 2014;36(1, Suppl):1.

[40] Kalani MY, Yağmurlu K, Martirosyan NL, Spetzler RF. The retrosigmoid petrosal fissure transpeduncular approach to central pontine lesions. World Neurosurg 2016;87:235–241.

[41] Baghai P, Vries JK, Bechtel PC. Retromastoid approach for biopsy of brain stem tumors. Neurosurgery 1982;10(5):574–579.

[42] Hebb MO, Spetzler RF. Lateral transpeduncular approach to intrinsic lesions of the rostral pons. Neurosurgery 2010;66(3) Suppl Operative: 26–29, discussion 29.

[43] Yağmurlu K, Kalani MYS, Preul MC, Spetzler RF. The superior fovea triangle approach: a novel safe entry zone to the brainstem. J Neurosurg 2017;127(5):1134–1138.

[44] Kalani MY, Yağmurlu K, Martirosyan NL, Cavalcanti DD, Spetzler RF. Approach selection for intrinsic brainstem pathologies. J Neurosurg 2016; 125(6):1596–1607.

[45] Recalde RJ, Figueiredo EG, de Oliveira E. Microsurgical anatomy of the safe entry zones on the anterolateral brainstem related to surgical approaches to cavernous malformations. Neurosurgery 2008;62(3) Suppl 1:9–15, discussion 15–17.

第三章 人类脑干及其血管的发育

Nicholas T. Gamboa, Bornali Kundu, M. Yashar S. Kalani

摘要

在脑干及其周围进行安全有效的手术必须基于对人类脑干及其血管系统发育的透彻了解。本章回顾了人类脑干的发育过程，包括胚胎期和出生后的发育里程碑事件，重点是神经束和神经核的发育机制。本章还阐述了颅内各部分血管生成和发育的过程。深入了解脑干及其周围结构的发育解剖学特点可在切除病变的过程中安全地避开纤维束和核团，以最大限度地减少对周围结构的破坏。

关键词：血管生成，脑干，发育，间脑，胚胎学，延髓，中脑，神经外科，脑桥，血管发生

■ 引言

中枢神经系统的最原始部分是脑干和间脑，大脑半球通过这些结构与小脑和脊髓相连（图3.1）[1, 2]。脑干和间脑控制着大脑的与身体其他部位之间运动和感觉信息的传导，同时还控制着呼吸并调节心率和

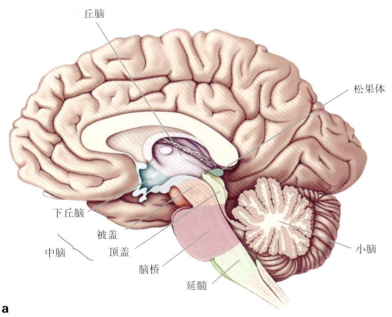

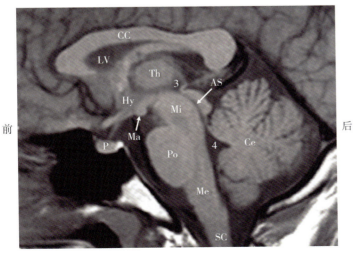

图3.1 大脑和脑干的内侧表面局部神经解剖结构。（a）插图显示了由中脑、脑桥和延髓组成的脑干的中切矢状面，以及由丘脑和下丘脑组成的间脑。（b）磁共振T1加权像矢状位图像，显示了大脑和脑干的中线结构。脑干包括中脑（Mi），脑桥（Po）和延髓（Me）尾端与脊髓（SC）相连。胼胝体（CC）位于其上方。垂体（P）位于蝶鞍中，并通过漏斗连接至下丘脑。乳头体（Ma）位于脑干的前面。侧脑室（LV）的下方部分被下丘脑包绕（Th）。第三脑室（3）通过导水管（AS）与第四脑室（4）连接，导水管的后方是小脑，前方是脑干

血压,此外还控制意识状态和其他许多必要的身体机能。脑干位于后颅窝的前部,腹侧紧靠斜坡(枕骨的基底部分)。它与前脑在小脑幕裂孔的水平处连续,与脊髓在枕骨大孔的水平处连接。脑干包括外胚层来源的构成核团的神经元细胞体(灰质),和构成神经传导束(纤维束、脑脚和丘系)的轴突纤维(白质)。这些内部结构形成了特征性的脑干表面解剖学及手术学标志。

临床神经外科手术需要了解神经科基于临床的解剖知识(Jean-Martin Charcot 所谓的"临床解剖法")和神经科学原理,并且需要熟悉局部功能性神经解剖的胚胎学发生机制。因此,透彻了解脑干的胚胎学和解剖学及其附近结构的发育,对于诊断、手术规划和治疗中枢神经系统的多种疾病尤其涉及脑干及其周围血管的病变至关重要。在本章中,我们将探讨人类中枢神经系统发育遵循的胚胎学原理,并将特别着重描述脑干及血管网络的形成过程。

■ 早期胚胎发生

从受精卵到胚泡

精子与卵母细胞融合后,单细胞受精卵经历了一系列有丝分裂,产生一个十六细胞的桑葚胚(拉丁语为"Mulberry")。在这个阶段,十六细胞的桑葚胚由压缩的卵裂球组成,这些卵裂球经历了囊胚形成过程(图 3.2)[4]。通过压实和重排,这种早期囊胚形成了内部细胞团(成胚细胞),并分化为外胚层

和内胚层(双胚层或二胚层胚盘),细胞滋养层和合胞体滋养层的外层以及不连续的囊胚腔[3]。内部细胞团将形成胚胎组织,而滋养细胞形成胚胎的胎盘。随后的分裂、持续分化、蛋白酶消化以及周围透明带的孵化使胚泡能够在受精后 10~11 天成功地植入子宫内血管丰富的子宫内膜中。

原肠胚形成

在胚胎发育的第三周初期,细胞开始通过原肠胚形成不同的胚层。原肠胚形成是将二胚层胚盘重组为 3 层结构的过程。原条形成于原肠胚形成的开始阶段(第 15~16 天),看上去像凸出于胚胎尾部中线侧方的多能细胞构成的狭窄凹槽(图 3.3a)[3, 5]。原条受泄殖腔膜(未来的肛门部位)尾部限制,但其长度逐渐增加并在其颅骨最末端形成增厚,称为原结(Hensen结)[6, 7]。原结也被胚胎学家恰当地称为组织者,因为它调节了多个重要过程,例如侧向性和脊索形成,从而使其成为中枢神经系统发育的主要发起者。

表皮细胞向原条迁移,到达时从表皮脱离,到达后,在外胚层和内胚层之间形成中间层(中胚层)(图 3.3b)[8]。此外,其中一些迁移细胞取代现有的内胚层细胞形成胚胎内胚层,而其他细胞则保留在外胚层中,形成外胚层表层。这种向内运动(内陷)代表了 3 层胚的最早阶段。后来在原肠胚形成过程中,上皮细胞继续向后迁移,形成轴旁中胚层、侧板中胚层和胚外中胚层[3, 8]。随着更多上皮细胞从外胚层向内胚层迁移,它们开始在发育中的胚胎的头部和

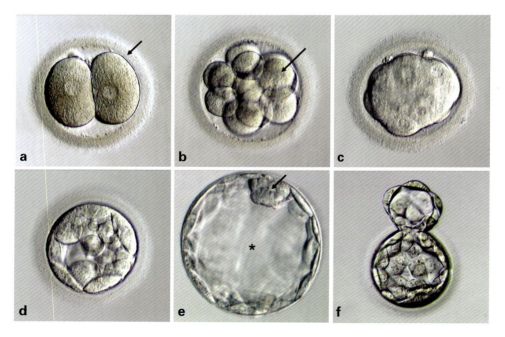

图 3.2 体外受精人类胚胎发育的显微照片。(a)两细胞阶段,周围有明显的透明带(箭头)。(b)十二细胞桑葚胚,卵裂球活跃分裂(箭头)。(c)压实后期,细胞轮廓不清楚的桑葚胚。(d)具有分裂卵裂球桑葚胚,显示出空化的开始。(e)胚泡表现为成胚细胞,其内部细胞团清晰(箭头),胚泡腔突出(星号)。(f)通过在透明带周围的开口中孵出胚泡

侧方逐渐扩散，从而促成胚胎发育的后续阶段。

中枢神经系统的早期发展

脊索的形成

脊索是所有脊椎动物胚胎所必需的，是周围结构成形所必需的。它的形成开始于成肠过程中成骨细胞进入原始条纹，然后在原始结节中变成脊索前细胞，并继续向颅前板（口咽膜，嘴的未来部位）移动（图3.3a）[3, 9]。由于内胚层细胞替代了次胚细胞，脊索板细胞从周围的内胚层中分离出来并增殖[3]。最终，这种增殖导致形成固体的但有弹性的索状细胞结构，称为确定的脊索。脊索在系统发育和个体发育上作为发育中的胚的纵轴上的原始支撑，在未分化的胚胎细胞转化为最后的组织和器官的过程中起着核心作用。具体而言，脊索通过信号传导刺激表面上皮转化为神经组织（神经板），指定发育中的中枢神经系统内的底板细胞，并将某些体节中胚层细胞转化为椎体，从而在中轴骨的形成过程中发挥作用[10–12]。虽然脊索是一个对人类胚胎中枢神经系统发育至关重要的胚胎解剖结构，但多数时候它是暂时性的，在成年人体内逐渐退化，仅在椎间盘髓核形成中发挥作用[13]。

神经管形成

人脑从胚背中线的一块平坦的外胚层来源的细胞开始发生。受脊索蛋白信号诱导［如通过软骨素，头蛋白和卵泡抑素释放骨形态发生蛋白4（BMP-4）起抑制作用］，在胚胎发展第17天，该细胞表层变厚，形成大的斑块，称为胚胎的髓板[14–17]。

神经板经历快速生长的阶段，导致沿着发育胚胎的纵轴在每一侧形成具有神经折叠的神经沟。通过持续的细胞增殖，神经折叠向靠近背部中线的方向移动，最终在背中线融合，从而形成神经管（图3.4）[18]。神经管最初形成的过程称为神经胚形成。此外，神经管融合始于子宫颈中部水平，并沿颅和尾方向生长[3,19]。形成神经管壁的细胞构成神经上皮，它将形成整个中枢神经系统。在胚胎发育的这一点上，神经管有两个临时开口，即颅和尾神经孔，它们与羊膜腔相通（图3.5）[3]。除了明显的病理状况（如无脑和脊柱裂）外，脑神经孔在第4周中期关闭，尾神经孔在第4周末关闭[20, 21]。在成人大脑

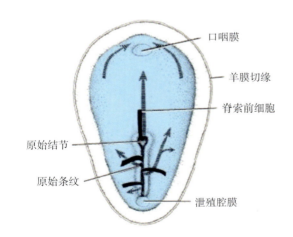

a

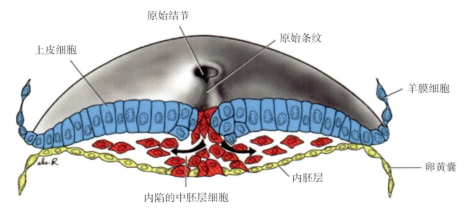

b

图3.3 胚化过程中胚盘的示意图。（a）在第16天胚胎盘的背面视图，表明表面原始细胞（黑色实线）通过原始条纹和结节运动。请注意，脊索前细胞向颅前板（口咽膜）迁移，为脊索的形成做准备。（b）在15天时穿过胚盘的颅骨区域的横截面，显示出原始条纹处的上皮细胞的内陷。注意上皮细胞迁移形成内胚层、中胚层和外胚层

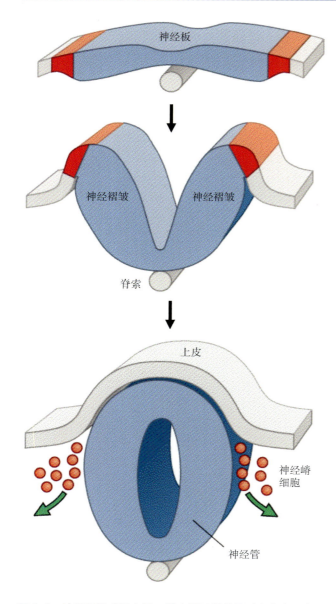

神经板

神经褶皱　　　　　神经褶皱

脊索

上皮

神经嵴
细胞

神经管

图 3.4　神经胚形成示意图。脊索通过释放骨形态发生蛋白 4 的抑制剂（如胰蛋白、头蛋白和卵泡抑素）来诱导神经板的形成。神经折叠由神经板细胞增殖形成。持续的细胞增殖导致背中线的神经褶皱融合和神经管的形成。其余的外胚层分化为表皮。一群称为神经 c 的神经外胚层细胞从附近的外胚层分离，沿明确的途径迁移，并在全身形成各种神经嵴衍生物

中，神经孔最终衍化为终板[22]。

神经嵴

当神经折叠结合形成初始神经管时，位于神经板外侧边缘的细胞会自由断裂而形成神经，这是神经管和上覆外胚层之间的一组细胞（图 3.4）[18]。这些双侧成对的神经嵴细胞是由邻近的非神经外胚层和中胚层诱导产生的，与其他邻近的外胚层衍生组

织相比，它们的形状和特性发生了改变[18]。特别是，这些细胞通过细胞黏附分子的表达降低失去了细胞间的黏附性，从而允许表型迁移[8, 23]。随着中枢神经系统的不断发展，一些神经嵴细胞仍保留在神经管的后外侧，最终发育为脊髓神经的感觉神经节（背根）和神经节细胞）、脑神经（CNs）和植物神经系统的神经节[24]。其他神经嵴细胞群体明确地发育为几个部分：神经元（例如施万细胞和星形细胞周围神经系统、脊膜和肠部神经丛）、神经内分泌组织（如肾上腺髓质的嗜铬细胞和甲状腺滤泡细胞），和非神经组织（如黑色素细胞和颅骨）[25–28]。

原始大脑的发育

甚至在神经折叠闭合之前，神经板在发育中的胚胎的颅端明显较大。在这个发展阶段，大脑发育的主要部分变得越来越明显。正如前面在神经胚形成一节中提到的那样，大脑始于一块扁平的细胞，但是通过神经胚形成和分化的过程，人类的中枢神经系统变得越来越复杂，功能也越来越特殊。到第 4 周末，神经管的颅端有 3 个明显的肿胀，分别对应于 3 个主要的脑囊泡：最靠前的前脑、中间的中脑，以及最末尾的菱形脑或后脑（图 3.6，表 3.1）。在第 5 周，次级囊泡从前脑和菱形脑发育而来，总共形成了 5 个次级囊泡：颅骨 – 最远端脑、间脑、中脑、后脑和最末尾髓脑（图 3.6，表 3.1）[24, 29]。随着大脑的发育，这些次级囊泡均经历不同的发育变化，从而进一步推动结构和功能专业化。

与发育中的大脑快速变化的形状相吻合，神经管的内腔发展成成熟大脑的脑室系统和脊髓中央管（图 3.6）[22, 29]。在成人脑中，脑半球的侧脑室通过室间孔（Monro 孔）与间脑的第三脑室相通。菱形脑包含第四脑室，第四脑室后方是小脑前方是脑干。第四脑室通过中脑的大脑导水管（Sylvius 导水管）与上部的第三脑室连通。在发育的第 5 个月，顶板上的开口（第四脑室侧孔和正中孔）与脑室系统和蛛网膜下腔之间建立了脑脊液的循环[29]。

褶皱部的形成

除了迅速的神经元生长引起新生中枢神经系统凸起外，发展中的中枢神经系统同时出现 3 个特征性弯曲。这些独特的弯曲被称为褶皱，被认为是由于发育中的脑组织两侧神经元细胞生长的速率不同所致的[3, 30]。在第 3 周结束时，在中脑水平的弯曲被称为头侧褶皱，使早期大脑呈特征性的"C"形面

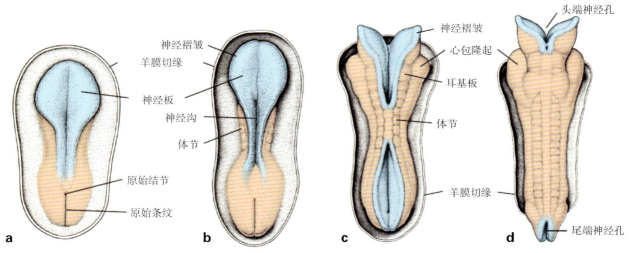

图 3.5 整个神经胚形成的胚胎背面图。（a）受精后约 17 天，脊索诱导形成上覆外皮的拖鞋状增厚，称为神经板。去除羊膜后，神经板清晰可见，原条和位于发育中胚胎尾端的原节也清晰可见。（b）在第 20 天时，神经板经历快速生长的阶段，形成神经褶皱在中线神经沟两侧。（c）在第 22 天，神经细胞的快速增殖导致神经管的形成，该神经管在颅和尾方向均密封。（d）在第 23 天，神经管完全形成。头部和尾部神经孔分别保持开放（与羊膜腔连通）直到第 4 周中和末

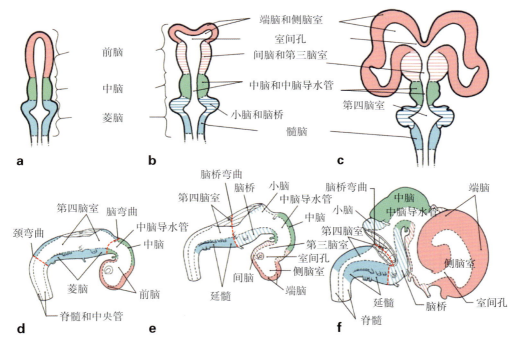

图 3.6 描述脑室从 3 个初级囊泡到 5 个次级囊泡随脑室系统的发展而发展的过程。（a~c）背视图与同一时间的侧视图（d~f）。（a，d）到第 4 周结束时，3 个主要的囊泡明显出现：最前颅脑（前脑）、中脑（中脑）和最末尾菱形脑（后脑）。注意头和颈屈曲的形成，其凹面面向腹侧（d，红色虚线）。（b，c）在第 5 周初，随进一步的生长和分化产生了 5 个次级囊泡：最前端端脑、间脑、中脑、中脑和最末尾的髓脑。注意脑桥弯曲的凹陷，其凹面面向背面（e，红色虚线）。（c，f）到第 8 周中旬，前脑特别是脑末梢迅速增大。注意脑桥弯曲加深，其凹面朝向背侧（f，红色虚线）。随着大脑的快速形状变化，脑室系统的各个组成部分开始呈现其独特的结构

向腹侧（图 3.6d）。到第 5 周开始，颈椎弯曲出现在脑髓和脊髓的交界区，并且其凹面也朝向腹侧（图 3.6d）[29]。在发育的第 6 周左右，第三个也是最后一个弯曲称为脑桥弯曲，形成在菱形脑的水平，其凹面朝向背侧（图 3.6e，f）[24, 29]。脑桥弯曲将发育中的菱脑脑分为后脑和更多的尾部脑脊髓。

脊髓发育

脊髓是中枢神经系统中分化程度最低的部分，因为它在整个发育过程中始终保持分段组织，并且在完全发育时包含 31 个节段[31]。脊髓起源于发育中的神经管最末端[32]。神经管壁由一层假复层的神经上

表 3.1 3 个主要脑囊泡和 5 个次要脑囊泡的成人衍生物

初级囊泡	次级囊泡	成人体内的衍生品	
		腔壁	腔
前脑（前脑）	端脑	·脑半球（皮层、白质） ·基底神经节 ·嗅球	侧脑室
	间脑	·视网膜和视神经 ·丘脑 ·上丘脑 ·下丘脑 ·丘脑下 ·乳头体	第三脑室
间脑	中脑	·中脑（顶盖和被盖） ·大脑脚	脑导水管
菱形脑（后脑）	后脑	·脑桥 ·小脑 ·小脑中脚 ·小脑上脚	第四脑室
	髓脑	·延髓 ·小脑下脚	第四脑室（尾部）

皮细胞组成，其特征是在神经形成过程中迅速分裂。然而，在神经管闭合后不久，神经上皮细胞开始生成称为神经母细胞的原始神经细胞，这些原始神经细胞积累并形成一个覆盖层（覆盖区），覆盖现有的神经管。该覆盖层随后分化形成脊髓灰质（图 3.7）。由于神经母细胞的套层进一步发展并与邻近的神经组织融合，神经母细胞延伸出许多树突和轴突放射。这些许多神经髓鞘形成过程中生成外膜层（边缘带）和成熟脊髓的白质。

同时，在神经管壁的内部两侧出现纵向沟槽。该沟被称为界沟，用于分界背侧的翼板（或薄片）和腹侧的基底部板（图 3.7）[33]。受来自脊索的诱导信号影响，薄的蜂窝状底板将基底板进一步分为左右两半[34]。同样，翼板被蜂窝状顶板分开。翼板分

化形成后角灰质（感觉神经元），通过薄的中间区域（中间神经元）与翼板连接，会形成前角灰质（运动神经元）。成熟的脊髓保留了相似的组织，但进一步细分为躯体和内脏成分。最后，当基底板的成神经细胞成熟为多极神经元时，它们的轴突穿过边缘层与其他传出的轴突纤维聚集在一起，从而形成腹侧根部，向远端融合形成脊神经前根。

■ 脑干的分化

延髓的发育

髓脑是菱形脑的最尾部（后脑），它最终发育为人脑干的延髓。延髓是大脑和脊髓之间的过渡结构。

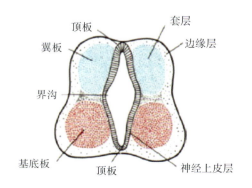

a

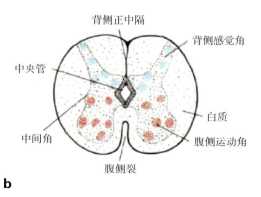

b

图 3.7 脊髓发育示意图。（a）早期发育的脊髓，背侧翼板（感觉神经元）与腹侧基底板（运动神经元）由界沟分开。注意薄层底板将翼板和基底板分为左右两半。（b）后来描绘的脊髓发育，其特征是前角和后角灰质被白质（含髓鞘的轴突纤维）包围

它的早期形成和功能组织在很大程度上与脊髓相似。在发育的第6周，脑桥弯曲出现并开始将髓鞘的顶板拉伸成薄的细胞层，同时扩大并形成中心腔菱形形状（图3.8a，b）[29, 30]。这个髓脑的菱形腔最终分化为脑室系统的第四脑室，参与形成后脑[3]。此外，顶板由单层的室管膜细胞组成，其表面覆盖有血管间质组织（统称为脉络膜），后期可发育为髓脑软脑膜和四脑室脉络丛[24]。

与发育中的脊髓相似，包含翼板的髓脑感觉核和包含基底板的运动核被界沟分开[22]。翼板和基底板也进一步细分为躯体和内脏成分，排列在跨脑干的劈裂柱内[31]。此外，在该区域周围发育鳃弓衍生物还需要在脑干中形成一个特殊的腮柱，它起源于于翼板和基底板的躯体柱和内脏柱之间（图3.8b，c）[3]。

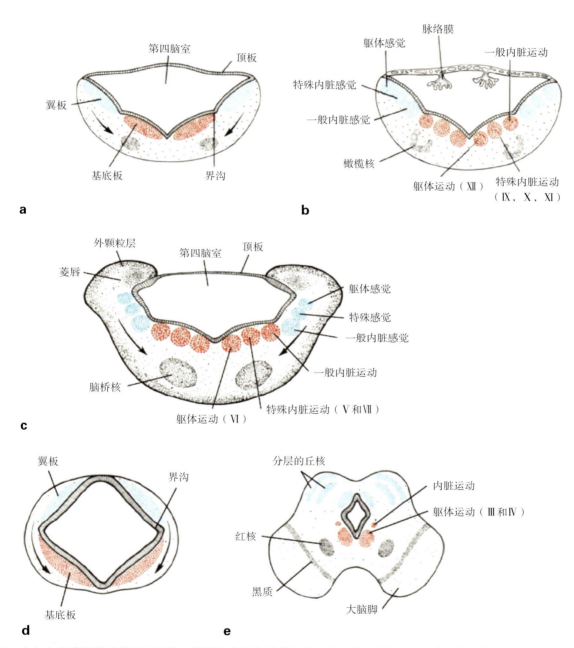

图3.8　在各个发育阶段的脑干（延髓、脑桥和中脑）横截面图。标注的脑神经（CNs）：动眼神经（CNs Ⅲ）、滑车神经（CNs Ⅳ）、三叉神经（CNs Ⅴ）、外展神经（CNs Ⅵ）、面神经（CNs Ⅶ）、舌咽神经（CNs Ⅸ）、迷走神经（CNs Ⅹ）、脊髓副神经（CNs Ⅺ）和舌下神经（CNs Ⅻ）。（a，b）在随后的发育阶段，髓脑（髓质）的基底板和翼板的位置和分化。注意基底板和翼板中核基团的形成。箭头代表迁移的路径，其后翼板的细胞到达橄榄核复合体。顶板与上覆的血管间质结合形成脉络丛，它产生脑脊液。（c）尾脑中脑（桥）中基底板和翼板的位置和分化。注意菱唇的背侧位置，它们迅速生长形成大脑半球。箭头代表脑桥核迁移的方向。（d，e）在随后的发展阶段中脑（中脑）中基底板和翼板的位置和分化。红核和黑质。箭头（a~d）表示形成红色核和黑质的细胞的迁移路径。注意大脑导水管周围的运动核

髓脑的基底板形成的核分为 3 个独立的柱（从内侧到外侧）：躯体传出（SE）柱、特殊内脏传出（SVE）柱和普通内脏传出（GVE）柱（图 3.8b）[3, 24]。最中间的柱（SE）产生舌下神经（CNs Ⅻ）的躯体运动纤维，以提供舌部肌肉的神经支配。SVE 核形成歧核，它发出运动纤维至舌咽（CNs Ⅸ）、迷走神经（CNs Ⅹ）和脊柱副神经（CNs Ⅺ），以分别支配来自第三、第四和第六腮弓的肌肉组织。GVE 柱构成迷走神经和唾液下核，它们为人体提供广泛的神经节前副交感神经纤维（分别为 CNs Ⅹ 和 CNs Ⅸ）。

髓脑的翼板形成感觉核，分为 4 个不同的柱（从中间至外侧）：普通内脏传入（GVA）柱、特殊内脏传入（SVA）柱、普通躯体传入列和特殊躯体传入（SSA）柱（图 3.8b）。GVA 和 SVA 柱构成孤束核，可传递来自面神经（CNs Ⅶ）、CNs Ⅸ 和 CNs Ⅹ 的感官信息。有趣的是，一些也来源于翼板的细胞迁移至腹侧形成下橄榄复合体，或至背侧形成延髓的柱背侧核（薄束核和楔束核）。薄束核和楔束核对侧上升的轴突纤维形成脑干的内侧髌索。SSA 柱发育为听觉和前庭核，而一般躯体传入柱参与构成尾端三叉神经复合体。来自大脑皮层的纤维下行形成典型的位于腹侧的延髓椎体，其中包含下降的皮质脊髓轴突，在延颈髓交界区形成交叉。

脑桥和小脑的发育

后脑头部的大部分会发育为脑桥和小脑。脑桥（拉丁语为"Bridge"）包括两部分：脑桥桥背盖，与其余脑干（上升和下降束以及神经核）共有特征；以及腹侧基底桥，其功能为在大脑和小脑皮层以与脊髓之间提供广泛的连接。完全发育后，背侧延伸的小脑脚将小脑附着到脑桥（通过 1 对小脑中脚）和中脑（通过 1 对小脑上脚）。

与髓脑类似，中脑包含基底板衍生的运动核，分为 3 个不同的柱（图 3.8c）[3, 29]。最内侧的 SE 柱参与构成外展神经核（CNs Ⅵ）。SVE 柱参与构成三叉神经（CNs Ⅴ）和面神经的运动核，最终分别支配源自第一和第二腮弓的肌肉组织。最后，GVE 柱参与构成上唾液核，其纤维将通过面神经向泪腺、颌下腺和舌下腺提供副交感神经支配。值得注意的是，基底板的细胞也参与构成脑桥网状结构[35]。

中脑的翼板包含感觉核，它们也分为不同的柱：GVA 柱、SVA 柱和躯体传入圆柱（图 3.8c）。躯体传入圆柱参与构成三叉神经和前庭脉神经（CNs Ⅷ）的感觉神经元。与髓脑一样，中脑的 SVA 柱也参与构成孤立核。此外，髓脑和中脑的翼板也参与了脑桥

核的发育[29]。这些脑桥核最终产生了轴突，这些轴突将信息从同侧运动皮层通过小脑中脚传递到对侧小脑半球。最后，CNs Ⅹ 神经背感觉核的头端部分来自中脑的 GVA 柱。

在发育的第 5 周左右，背外侧翼板经历了快速的有丝分裂阶段，从而形成了侧向对称的菱唇[8]。通过持续的细胞向背侧中线增生和伸展，菱唇在背中线彼此接近。脑桥弯曲的进一步加深导致菱唇压缩形成左右小脑板。这些小脑板最终在发育中的神经系统的背侧中线融合，每个半部形成左右小脑半球[30]。随着小脑的继续分化，神经上皮细胞通过覆盖层迁移到边缘层，形成小脑皮层（外部颗粒层）[3]。残留在发育中的小脑的覆盖层中的成神经细胞将分化并形成双侧深部小脑核团（齿状、栓状、球状和小脑顶核）[24, 29]。

中脑的发育

中脑位于后脑的头端，它形成的脑囊泡形态学最原始，即中脑。中脑是脑干最短的部分穿过脑干，使脑桥和小脑与前脑相连。完全形成后，中脑可分为导水管背侧部，称为中脑顶盖，和导水管腹侧部，称为大脑脚（小脑谷）[31]。这些左、右脑脚是神经纤维从大脑皮层下降到脑桥和脊髓的途径。随着中脑的分化，由于快速的神经元分裂，其壁变厚。随着这种分化的发生，早期神经管的相对开放的管腔变成了狭窄的裂口，被称为中脑导水管[19]。

类似于髓脑和中脑，中脑包含由明确界沟分隔的基底板和翼板。中脑的基底板形成运动核，分为两组（从内侧到外侧）：SE 和 GVE 组（图 3.6d，e）[3, 24]。SE 核团包括动眼神经核（CNs Ⅲ）和滑车（CNs Ⅳ）神经核，为眼部肌肉提供运动神经支配。此外，GVE 核团包括 Edinger-Westphal 核，最终将为瞳孔括约肌提供节前副交感神经支配。值得注意的是，大脑脚起源于基底板的边缘层，在中脑的腹侧开始增厚[3, 30]。发育成熟后，大脑脚可以进一步分为大脑腹侧脚和背盖。最后，人们对形成盖核的红核和黑质的神经干细胞的确切起源还不甚了解，因为有各种各样的证据表明基底板和翼板均为其起源区域[36]。

中脑翼板形成顶盖，由上丘和下丘组成，共同代表 SSA 核的神经柱[37]。下丘是通过神经上皮细胞的增殖形成的，这导致了中央均匀的细胞集合在薄的皮质外缘[24]。然而，上丘是由神经上皮细胞以由内而外的顺序依次移动（较深层的细胞较早形成）形成的，最终形成了其特征性的分层结构[24]。下丘和上丘的板状核分别充当听觉和视觉反射的突触传递点。

■ 前脑的分化

在胚胎发育的第 5 周开始时，前脑被分为 2 个次级囊泡：间脑和端脑。端脑继续形成大脑半球以及嗅球和嗅束，而间脑则发育视网膜、丘脑、下丘脑、上丘脑和垂体。

间脑的发育

在胚胎发育的第 4 周初期，原始前脑囊泡出现视神经泡的双侧凸起[8]。视神经囊向侧面外胚层横向延伸，并在到达时诱导外胚膜晶状体斑的形成[30]。随后视神经囊随后向内凹陷形成视杯，从该视杯可以衍生出成熟视网膜的神经上皮和色素上皮[29]。随着视网膜神经元的继续增殖和轴突的扩散朝着发育中的间脑，视神经囊变成原始视神经。

由前脑中部发育而来的间脑由 1 个顶板和 2 个背侧的翼板组成。发育中的前脑明显缺乏成对的基底和底板[29]。然而，有些研究已证明存在 Sonic Hedgehog，一个腹侧中线标记，位于前间脑的底部，表明存在底板细胞——尽管已减少或短暂存在[38, 39]。然而，正在发育的中脑的顶板由覆盖有血管间充质的薄的室管膜层组成。与脑干的其他区域相似，室管膜层和血管间充质将向内扩散，并参与第三脑室的脉络丛的形成[19]。此外，在发育的第 7 周，顶板的最尾端部分经历了快速增殖导致中线增厚[24]。这组细胞随后形成中线凸起，构成松果体，并且也将参与构成内侧和外侧缰核[30]。松果体一旦发育，松果体便会分泌褪黑素，有助于维持昼夜节律。

到胚胎发育的第 5 周结束时，丘脑和下丘脑在双脑神经管内表面可见肿胀，并被称为下丘脑沟（Monro 沟）的横沟隔开[40]。丘脑和下丘脑是从后脑的翼板衍生而来的。此外，下丘脑的核起源于下丘脑沟的腹侧，它们将轴突投射向下传递到发育中的神经垂体，并在人体的多种止血机制中发挥重要作用[18]。到第 7 周，成对的丘脑经历了一个阶段快速增长期成为不断发展的中脑最大的组成部分。通过持续的生长和分化，丘脑扩展到第三脑室，从而缩小其体积[3, 29]。持续增长也可能导致丘脑外侧之间发生融合，称为丘脑间粘连（中间块），桥接第三脑室[31, 40]。当丘脑完全发育时，它由不同核的神经元组成，并起着关键的感觉系统传递作用。

垂体有 2 个不同的外胚层起源。发育中的间脑腹侧凸起形成正中隆起和漏斗（垂体柄），垂体柄随后将下丘脑与垂体下部连接起来[24, 30]。间脑腹侧扩展形成垂体后叶（神经垂体）。旨在发育成上腭的外胚层组织外突，称为 Rathke 囊，在胚胎发育的第 4 周左右向间脑底部延伸[30]。这部分口腔外胚层细胞与其发源分离形成垂体前叶（腺垂体）。垂体前叶将进一步分化为远侧部、结合部和中间部[24]。

端脑的发育

在发育的第 5 周左右，侧脑端囊泡出现在发育中的前脑的最头端[3]。在随后的几周中，端脑经历了一个快速生长阶段，主要是大脑半球的发育[8, 24]。到第 16 周，大脑半球已越过了下层的间脑和中脑，并呈椭圆形[30]。每个半球的顶板和侧壁有助于大脑皮层的形成。此外，该区域的底板变厚并有助于称为神经节隆起的神经元聚集。通过进一步的生长和分化，这些神经节隆起（皮下层）衍生出成熟脑的双侧基底神经节（纹状体和苍白球）。随着大脑半球的持续扩张，它们直接在间脑上施加压力。分离这两个不同神经结构的脑膜层最终解散，从而使脑半球与成对的丘脑相联系随着大脑半球的不断发展，一大束轴突横穿这种脑 – 脑 – 脑间融合区域，形成了成熟大脑的内囊[30]。

随着大脑半球在腹侧、背侧和在尾端方向发展，它们最初的光滑表面成为越来越复杂的脑沟和脑回[30, 40]。此外，其持续的生长导致双侧的额叶、顶叶、颞叶和枕叶的形成。脑沟、脑回和脑裂的卷曲使得发育中的大脑皮层大量扩张。

尽管前脑神经组织迅速分裂，在该区域，端脑小泡的腔仍然相对较大。如前所述，每个大脑半球将形成一个侧脑室，该侧脑室将通过室间孔与第三脑室连通。最后，在端脑和间脑之间的区域有一层薄薄的室管膜细胞，覆盖着血管间充质，就像脑干中一样，有助于侧脑室的脉络丛的形成[3]。

■ 中枢神经系统血管的发育

血管生成

人体血管系统首先出现在胚胎发育的第 3 周中，这时发育中的胚胎的代谢需求超过了通过扩散所能提供的水平[3]。血管生成始于胚内内脏中胚层的血管祖细胞（成血管细胞）分化为内皮细胞，这些内皮细胞迁移并聚集在胚胎发育第 19 天形成原始的血管束[30]。这些间质来源的血管束形成管腔，然后进一步分化为动脉或静脉血管，从中派生出中轴血管：分别是背主动脉和主静脉[8, 30]。双侧配对的背主动脉随后与主动脉弓分叉和心脏相连，形成原始循环系统。

血管生成后，胚胎的大部分其余的血管系统是通过血管发生过程产生的。具体而言，血管发生是指从头形成血管，而血管生成则表示从先前存在的血管系统形成新血管。然而，这两个过程的诱导模式和成熟在很大程度上受生长因子如血管内皮生长因子－A、血小板衍生的生长因子和转化生长因子－β 的调节[41]。

心脏和主动脉弓形成概述

在胚胎发育的早期，新月形的中央区域（主要和次要心脏区域）中含心脏祖细胞，位于口咽膜和神经板的前面。在神经管闭合后，脑囊泡的形成以及随后的头尾部和身体侧方的褶皱会导致原始神经系统在此心源性区域向头端扩展[3, 30]。也就是说，随着发育中的大脑向头端位置移动，未来的心脏和心包腔通过颈部区域被带到它们最终位于胸腔腹侧的位置。在第 4 周开始时，两个心内膜管在中线融合形成一个线性心管[8]。随后，心肌细胞在心管的末端开始以同步的方式收缩[3]。原始心脏通过心肌增厚，心胶质分泌和形成明显的心包而进一步分化[30]。通过右旋，动脉（截干动脉和主动脉囊）和静脉（窦静脉）在此过程中彼此靠近。到第 4 周结束时，心脏循环完成，形成内侧圆锥和动脉干[3, 19]。圆锥继续形成心室流出道，而动脉干形成对近端主动脉和肺干[30]。

在胚胎发育的第 22 天左右，成对的咽（支）弓开始出现[3, 30]。最头端动脉称为主动脉囊，形成了主动脉弓。主动脉弓嵌入咽弓的间质，与中枢神经系统的发育平行（图 3.9）[8, 30]。双侧主动脉弓分别在左右两侧与背主动脉吻合成网。虽然背主动脉仍然存在在主动脉弓区域分开，在第 4 周，左右背主动脉在第四胸椎至第四腰椎水平融合[30]。主动脉弓的发育不会同时发生。相反，它们的形成过程是不连续的，因此所有的主动脉弓不是同时出现的。在于每个咽部弓中，主动脉囊参与形成各自的发育中的主动脉弓。30 个神经嵴细胞同时移入发育中的咽弓，以协助血管形成，并参与血管平滑肌和结缔组织的形成[18]。在胚胎发育过程中，共有 5 对主动脉弓动脉（编号 I、II、III、IV 和 VI）形成。第五主动脉弓的缺失是由于其未形成或未完全形成然后立即消退的结果[30]。随着原始脉管系统的发育，这种迷宫性血管被改变，某些脉管系统完全退化。

到第 4 周结束时，第一主动脉弓几乎完全消失，第一主动脉弓几乎完全消失[30]。相似的是，第二主动脉弓在此之后很快退化，其残余促成了舌骨动脉

和镫骨动脉的形成。第三主动脉弓逐渐突出，第四、第六个主动脉弓逐渐形成。随着原始血管的继续发展和成熟，主动脉弓 III、IV 和 VI 的大小增加。到第 5 周初，连接主动脉弓 III 和 IV 的背主动脉两侧出现，这导致发育中的胚胎的头侧区域仅通过第三主动脉弓接受灌注[8]。这些成对的第三主动脉弓形成了左右颈总动脉颈内动脉的近端部分[3]。但是，颈内动脉的远端部分来源于背主动脉的头端延伸。左右颈总动脉通过新生血管形成颈外动脉[8]。

在发育的第 7 周左右，右背主动脉、右第六主动脉弓和融合的中线背主动脉之间的连接退化，而它们仍与右第四主动脉弓保持连接（图 3.9b）[8]。在右肢芽区域的右七节间动脉的参与下，右背主动脉及其同侧的第四主动脉弓合并形成确定的右锁骨下动脉[3, 30]。此外，右第四主动脉弓在主动脉囊的起始位置发生改变，产生头臂弓[8]。左四主动脉弓受到主动脉囊的影响，形成成熟的主动脉弓（升主动脉和近端降主动脉），并与融合的背主动脉连接，形成降主动脉[3, 8]。与右侧第七节段动脉相似，左侧第七节段动脉起源于同侧支，并参与左锁骨下动脉的形成[3]。

同样在胚胎发育的第 7 周，右第六主动脉弓和同侧背主动脉的远端连接处发生退变[30]。然而，左第六主动脉弓仍然与背主动脉连接，形成发育中胚胎的动脉导管[8, 19]。这种连接可以使血液在子宫内从肺动脉干分流到降主动脉，但出生后不久这种连接就关闭了，形成残余的动脉韧带[8]。

脑干和脑血管的发育

在胚胎发育的第 5 周开始时，大脑的原始前循环和后循环开始成形。如前所讨论的，颈总动脉和颈内动脉来自成对的第三主动脉弓。从颈总动脉起源的颈外动脉继续供应面部，而颈内动脉通过成对的前脑动脉供应大脑的前循环（图 3.10）[8]。另外，中间脑动脉和后部脑动脉是通过双侧颈内动脉的来源血管生成形成的，以提供各自的大脑区域。椎动脉通过第 1~7 节段间动脉的纵向吻合形成[24, 30]。椎动脉向大脑生长，在脑桥髓连接处汇合，形成单一的位于中线的基底动脉。基底动脉沿着发育中的脑干的表面延伸，并为其提供一系列成对的动脉分支。从头端到尾端，这些成对的分支包括小脑上动脉、脑桥动脉、小脑前下动脉和小脑后下动脉（图 3.10）。在胚胎发育的第 7 周左右，颈内动脉形成后交通动脉，与基底动脉沟通，最终形成 Willis 环。

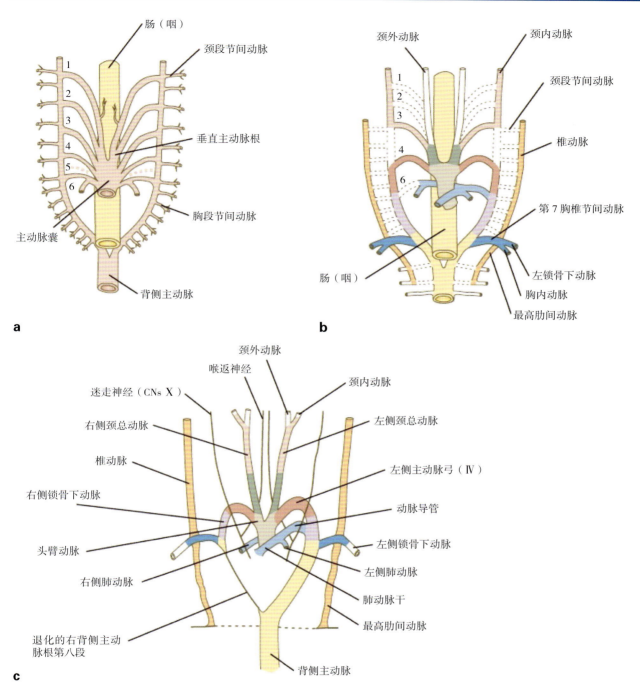

图 3.9　背主动脉和主动脉弓的图示，源于胚胎血管系统。（a）主动脉弓 I（1）、II（2）、III（3）、IV（4）和VI（6）起源于主动脉囊，与双侧背主动脉形成连接。值得注意的是，主动脉弓并非如图所示同时形成，而是不连续地形成（如正文所述）。（b）胚胎脉管系统发育的后续步骤。第三主动脉弓（3）生成左右颈总动脉和颈内动脉。颈外动脉是由颈内动脉新生的血管生成而形成的。描绘了喉返神经与血管发育的相对位置。（c）左第四个主动脉弓（IV）继续形成成人主动脉弓的上升和下降部分，该部分与融合的背主动脉连续，并形成成人降主动脉

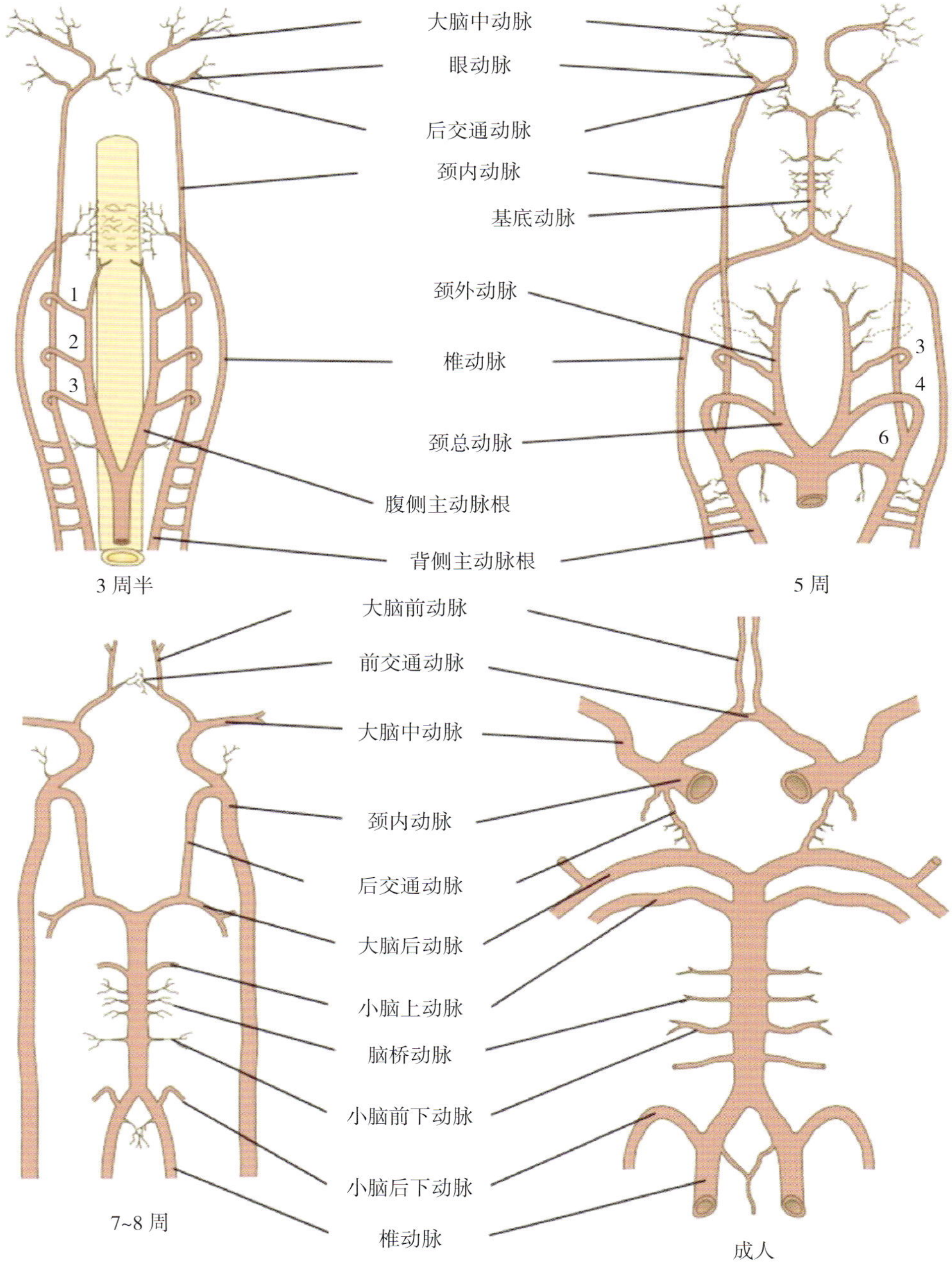

图 3.10 脑血管发育阶段示意图

大脑中动脉
眼动脉
后交通动脉
颈内动脉
基底动脉
颈外动脉
椎动脉
颈总动脉
腹侧主动脉根
背侧主动脉根

3 周半

5 周

大脑前动脉
前交通动脉
大脑中动脉
颈内动脉
后交通动脉
大脑后动脉
小脑上动脉
脑桥动脉
小脑前下动脉
小脑后下动脉
椎动脉

7~8 周

成人

参考文献

[1] Bear MF, Connors BW, Paradiso MA. Neuroscience: Exploring the Brain. 4th ed. Philadelphia, PA: Wolters Kluwer; 2016.

[2] Herring W. Learning Radiology: Recognizing the Basics. 3rd ed. Philadelphia, PA: Elsevier; 2016.

[3] Sadler TW. Langman's Essential Medical Embryology. 13th ed. Philadelphia, PA: Wolters Kluwer Health; 2015.

[4] Veeck LL, Zaninović N. An Atlas of Human Blastocysts. New York, NY: Parthenon Publishing Group; 2003.

[5] Müller F, O'Rahilly R. The primitive streak, the caudal eminence and related structures in staged human embryos. Cells Tissues Organs 2004; 177(1):2–20.

[6] Robb L, Tam PP. Gastrula organiser and embryonic patterning in the mouse. Semin Cell Dev Biol 2004;15(5):543–554.

[7] Spemann H, Mangold H. Uber induktion von embryonalanlagen durch implatation artfremder organisatoren. Roux Arch EntwMmech Org 1924;100(3–4):599–638.

[8] Carlson BM. Human Embryology and Developmental Biology. 4th ed. Philadelphia, PA: Elsevier/Mosby; 2009.

[9] Müller F, O'Rahilly R. The prechordal plate, the rostral end of the notochord and nearby median features in staged human embryos. Cells Tissues Organs 2003;173(1):1–20.

[10] Fan CM, Tessier-Lavigne M. Patterning of mammalian somites by surface ectoderm and notochord: evidence for sclerotome induction by a hedgehog homolog. Cell 1994;79(7):1175–1186.

[11] Muñoz-Sanjuán I, Brivanlou AH. Neural induction, the default model and embryonic stem cells. Nat Rev Neurosci 2002;3(4):271–280.

[12] Wilson SI, Edlund T. Neural induction: toward a unifying mechanism. Nat Neurosci 2001;4(Suppl):1161–1168.

[13] Young PA, Young PH, Tolbert DH. Basic Clinical Neuroscience. Vol 1. 3rd ed. Philadelphia, PA: Wolters Kluwer; 2015.

[14] Hemmati-Brivanlou A, Kelly OG, Melton DA. Follistatin, an antagonist of activin, is expressed in the Spemann organizer and displays direct neuralizing activity. Cell 1994;77(2):283–295.

[15] Lamb TM, Knecht AK, Smith WC, et al. Neural induction by the secreted polypeptide noggin. Science 1993;262(5134):713–718.

[16] Sasai Y, De Robertis EM. Ectodermal patterning in vertebrate embryos. Dev Biol 1997;182(1):5–20.

[17] Sasai Y, Lu B, Steinbeisser H, Geissert D, Gont LK, De Robertis EM. Xenopus chordin: a novel dorsalizing factor activated by organizer-specific homeobox genes. Cell 1994;79(5):779–790.

[18] Wolpert L, Tickle C, Martinez AM. Principles of Development. 5th ed. New York, NY: Oxford University Press; 2015.

[19] Moore KL, Persaud TVN, Torchia MG. The Developing Human: Clinically Oriented Embryology. 10th ed. Philadelphia, PA: Elsevier; 2016.

[20] Detrait ER, George TM, Etchevers HC, Gilbert JR, Vekemans M, Speer MC. Human neural tube defects: developmental biology, epidemiology, and genetics. Neurotoxicol Teratol 2005;27(3):515–524.

[21] Purves D, Lichtman JW. Principles of Neural Development. Philadelphia, PA: Sinauer Associates; 1985.

[22] Vanderah TW, Gould DJ. Nolte's the Human Brain: An Introduction to Its Functional Anatomy. 7th ed. Philadelphia, PA: Elsevier; 2016.

[23] Hatta K, Takagi S, Fujisawa H, Takeichi M. Spatial and temporal expression pattern of N-cadherin cell adhesion molecules correlated with morphogenetic processes of chicken embryos. Dev Biol 1987; 120(1):215–227.

[24] Patestas MA, Gartner LP. A Textbook of Neuroanatomy. 2nd ed. Hoboken, NJ: John Wiley & Sons; 2016.

[25] Le Douarin NM, Teillet MA. Experimental analysis of the migration and differentiation of neuroblasts of the autonomic nervous system and of neurectodermal mesenchymal derivatives, using a biological cell marking technique. Dev Biol 1974;41(1):162–184.

[26] Reedy MV, Faraco CD, Erickson CA. The delayed entry of thoracic neural crest cells into the dorsolateral path is a consequence of the late emigration of melanogenic neural crest cells from the neural tube. Dev Biol 1998;200(2):234–246.

[27] Teillet MA, Kalcheim C, Le Douarin NM. Formation of the dorsal root ganglia in the avian embryo: segmental origin and migratory behavior of neural crest progenitor cells. Dev Biol 1987;120(2):329–347.

[28] Weston JA. A radioautographic analysis of the migration and localization of trunk neural crest cells in the chick. Dev Biol 1963;6:279–310.

[29] Haines DE. Fundamental Neuroscience for Basic and Clinical Applications. 4th ed. Philadelphia, PA: Elsevier/Saunders; 2013.

[30] Schoenwolf GC, Bleyl SB, Brauer PR, Francis-West PH. Larsen's Human Embryology. 5th ed. Philadelphia, PA: Elsevier/Churchill Livingstone; 2015.

[31] Mancall EL, Brock DG. Gray's Clinical Neuroanatomy: The Anatomic Basis for Clinical Neuroscience. Philadelphia, PA: Saunders/Elsevier; 2011.

[32] Tanabe Y, Jessell TM. Diversity and pattern in the developing spinal cord. Science 1996;274(5290):1115–1123.

[33] Singh V. Textbook of Clinical Embryology. New Delhi, India: Elsevier; 2012.

[34] van Straaten HW, Hekking JW, Wiertz-Hoessels EJ, Thors F, Drukker J. Effect of the notochord on the differentiation of a floor plate area in the neural tube of the chick embryo. Anat Embryol (Berl) 1988; 177(4):317–324.

[35] Kiernan JA, Rajakumar N. Barr's The Human Nervous System: An Anatomical Viewpoint. 10th ed. Philadelphia, PA: Lippincott Williams & Wilkins; 2014.

[36] Pansky B. Review of Medical Embryology. New York, NY: Macmillan USA; 1982.

[37] Waxman SG. Clinical Neuroanatomy. 28th ed. New York, NY: McGraw-Hill Education; 2017.

[38] Dale JK, Vesque C, Lints TJ, et al. Cooperation of BMP7 and SHH in the induction of forebrain ventral midline cells by prechordal mesoderm. Cell 1997;90(2):257–269.

[39] Ericson J, Muhr J, Placzek M, Lints T, Jessell TM, Edlund T. Sonic hedgehog induces the differentiation of ventral forebrain neurons: a common signal for ventral patterning within the neural tube Cell 1995;81(5):747–756.

[40] Dockery P, Gruener G, Mtui E. Fitzgerald's Clinical Neuroanatomy and Neuroscience. 7th ed. Philadelphia, PA: Elsevier; 2016.

[41] Potente M, Gerhardt H, Carmeliet P. Basic and therapeutic aspects of angiogenesis. Cell 2011;146(6):873–887.

第四章　脑干的病理

Hannes Vogel

摘要

　　脑干包含中枢神经系统的所有细胞类型。因此，脑干可能与传染性、肿瘤性、神经变性和血管疾病有关。本章重点介绍影响脑干的常见病理过程。

　　关键词：脑桥中央髓鞘溶解，Sylvius 大脑导水管，弥散中线胶质瘤，第四脑室，H3K27 突变，延髓，中脑，脑桥

■ 介绍

　　脑干是中枢神经系统（CNs）的解剖学和功能枢纽，不仅可以充当大脑和脊髓以及其他部位之间几乎所有信息的管道，而且还可以通过存在脑神经来执行许多重要功能核心和控制中心具有的许多基本功能。即使是最小的病变也会对脑干功能产生深远影响。从组织学的角度来看，脑干包含整个中枢神经系统中发现的所有细胞成分，包括神经元、神经胶质、软脑膜、脑室表面和丰富的血管供应。因此，在中枢神经系统其他部位发现的几乎所有病理过程都可能出现在脑干中，有时孤立或与弥散性或多灶性中枢神经系统疾病结合。由于明显的原因，脑干的许多异常病理状况不易通过大型活检或切除术进行评估，因此可通过神经放射学研究和基于尸检的检查加以阐明。

发育和后天畸形
中脑

导水管异常

　　Sylvius 的大脑导水管是非沟通性脑积水最常见的阻塞部位。在正常的胎儿发育过程中，与成人相比，导水管的分布相对扩张。正常的成人导水管最窄处，通常在上丘中部，其截面范围在 $0.4\sim1.5mm^2$ 之间[1]，并且其长度和轮廓会发生解剖变化（图4.1）。正常导水管可能会显示叉状，具体取决于切面的水平和角度。因此，如果在脑积水的情况下发现，该发现不一定被认为是病理性诊断所必需的。

　　如果脑导水管的截面面积小于 $0.15mm^2$，则可认为其异常狭窄。完全闭塞被称为闭锁，而不完全闭塞则被认为是狭窄。狭窄可能是零星的、X 连锁的，或者很少是常染色体隐性遗传。传统上，将导水管狭窄分为缺乏胶质增生的畸形和获得性胶质增生的原因。然而，某些形式的小鼠实验性病毒感染已导致水管狭窄而无胶质细胞增生。因此，可以获得一些没有胶质细胞增生的狭窄状况。有人提出，导水管狭窄可能是由于子宫内大脑半球脑积水扩张在中脑顶板和正常发育的导水管上压迫所致[2]。

　　导水管狭窄的一种特殊形式是遗传性 X 隐性连锁性[3]。这种遗传形式的导水管狭窄占先天性脑积水的 2%[4]。脑积水的程度可能有很大差异。25% 的病例报道了拇指的内收屈曲畸形[5]。X 连锁隐性导水管狭窄与先天性锥体缺失有关，并且归因于 L1CAM 基因的突变。在某些情况下，导水管狭窄严重，而在另一些情况下则相对正常[6]。导水管闭锁可能导致异常复杂的叉形结构[7]。

　　其他形式的闭锁导致缺乏可识别的导水管，该导水管被以小管和其他室管膜内衬的腔隙为特征，而没有相关的胶质细胞增生。缺乏可辨认的导水管与 Arnold-Chiari 畸形、脑水肿、颅骨性连接[8]或脑脊髓综合征有关[9]，或孤立出现。

　　导水管的胶质性闭塞以广泛的室管膜炎并存，包括其他脑室壁并存，通常与脑膜炎和脑室炎有关[10]，导水管的胶质性闭塞也可能因各种原因共同作用而逐渐形成，早产儿脑室内出血或坏死组织阻塞，例如在脑水肿中，也可能是胶质性闭塞的原因。这种类型的脑脊髓液（CSF）阻塞往往会导致阻塞性脑积水在儿童甚至成年期逐渐发作并恶化。显微镜检查显示出残留的室管膜集团，表明了导水管的轮廓，从而使管腔被侵袭性胶质反应阻塞。半透明的薄隔片会导致脑积水，这是导致导水管阻塞的罕见原因，并且可能是胶质性狭窄的一种变体[11]。

脑桥

桥小脑发育不全

　　桥小脑发育不全（PCH）是一组罕见的遗传性进行性神经退行性疾病，产前发作，会影响脑干和小脑的生长和功能，导致很少或没有正常发育。已经

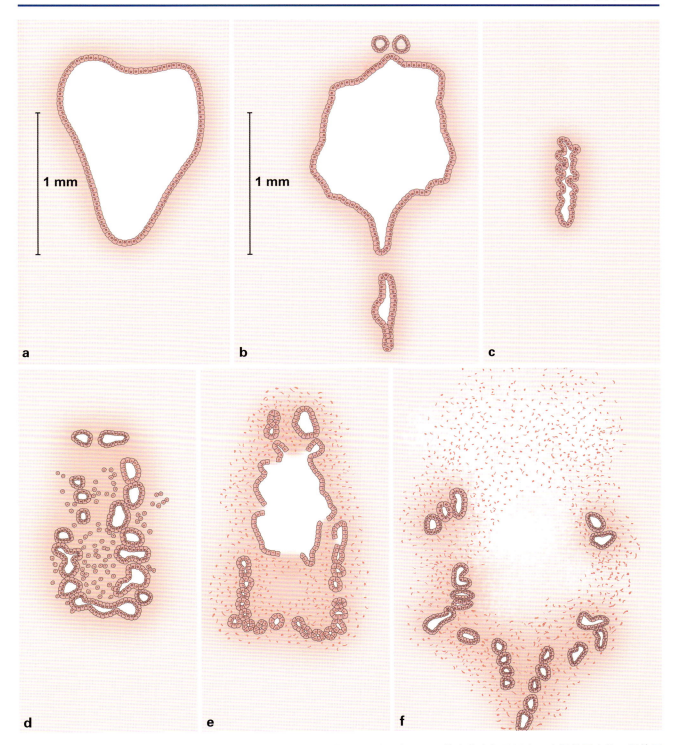

图4.1　脑导水管和特征异常。（a）导水管在上丘水平的正常外观。（b）尾部1/3可能在其底部显示出一个深的正中缝，延伸至中线缝处。狭缝壁可能会在背侧融合形成一个袋，该袋在导水管主腔以下的中线延伸，在婴儿期脑积水等情况下，不应将其误认为是导水管的病理性分叉。（c）导水管狭窄，其中邻近神经纤维丛无病理异常，如胶质增生。横截面积应小于0.15mm²被视为异常。（d）导水管闭锁的特点是不存在狭窄通道，在狭窄的预期位置上被小管和微小的室管膜腔隙或"导水管"所取代，与狭窄无关，而没有伴随胶质增生。（e）导水管胶质增生显示原始大小正常的导水管的轮廓，由环状室管膜细胞、菊心团和小管穿插其中标识，周围被致密的纤维状胶质增生包围并充满。（f）导水管隔，由胶质栓塞引起阻塞性膜引起的罕见情况。导水管环提示与导水管胶质增生有共同的起源。小阴影线表示（e）和（f）中的胶质增生

报道了 10 种不同的亚型。它们分类的依据是临床表现、遗传特征和病理变化范围[12]。PCH 1 型（PCH1）的特征是与前角细胞变性相关的中央和周围运动功能障碍。这种情况类似于婴儿脊髓性肌萎缩症，并导致早期死亡。在 PCH2 中，从出生开始就有进行性小头畸形并伴有锥体外系运动障碍。PCH3 的特点是肌张力低下、反射亢进、小头畸形、视神经萎缩和癫痫。PCH4 的特征是高渗、关节挛缩、橄榄小脑发育不全和早期死亡。PCH5 患者患有小脑发育不全，在孕中期明显可见，并表现为癫痫发作。PCH6 与线粒体呼吸链缺陷有关。所有亚型都具有共同的特征，包括小脑和脑桥发育不全和萎缩，进行性小头畸形和大脑受累程度可变。

PCH 的脑干病理大部分被小脑病理所遮盖，小脑中新小脑半球严重萎缩，伴有绒球和蚓部的相对稀疏以及小脑齿状核片段化。脑桥的底部（桥的腹侧或基底部分）非常浅，横向纤维很少，并且常常伴有明显的胶质增生（图 4.2）。下橄榄也可能出现

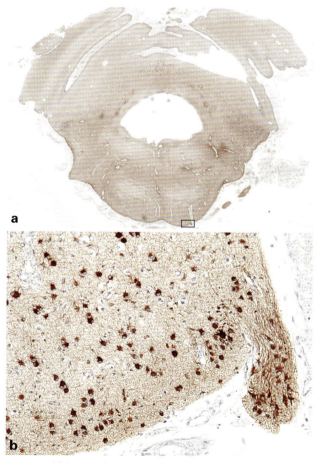

图 4.2 桥小脑发育不全。（a）在 PCH6 的情况下，以低倍视野观察发育不良的脑桥和小脑，并进行胶质纤维酸性蛋白（GFAP）染色。注意脑桥浅表，几乎没有横道。（b）高倍显微照片，由矩形包围（a）显示明显的星形胶质增生

发育不全或发育不良。

延髓

下橄榄异常

下橄榄发生几种类型的异常（图 4.3）。橄榄异位症可能是单个或多个，并具有多种大小和构型，因此神经绒可折叠和围绕其变化，就像正常的下橄榄一样（图 4.3a）。多数发生在小脑下脚附近（图 4.3b）。正常的下橄榄核神经元迁移发生在妊娠的第 3 个月之前[13]。因此，大脑的神经性无脑回或巨脑回可能与下橄榄性异位症共存。与橄榄异位症相关的其他疾病包括 Dandy–Walker 综合征、丙酮酸脱氢酶缺乏症、巨脑畸形和三体性 13[6]。

下橄榄还可能表现出许多其他发育异常，并伴有某些已知的关联（图 4.3c~f）。不知道它们单独发生或是否与任何症状相关。这些疾病包括 Joubert 综合征、Dandy–Walker 畸形、Miller–Dieker 综合征、Zellweger 综合征，在婴儿期出现顽固性癫痫的齿状核橄榄发育异常，13 号和 18 号三体性症状，间歇性、致死性发育不全等。重要的是，小脑的下橄榄和齿状核在菱形唇中具有共同的起源。因此，齿状核的发育不良可能经常与劣质的橄榄并存。

下橄榄增生

当副和下橄榄核神经元失去突触输入时，如发生在下齿核－橄榄－橄榄核通路损伤后，下橄榄核的突触中断，这种情况下，下橄榄的一种特定病理形态发生在突触变性中。也可发生在患侧同侧被盖中央束梗死，或在小儿切除小脑肿瘤的手术中切断。一些患者发展为腭部肌阵挛。

从组织学上讲，不同于传入神经阻滞后中枢神经系统其他神经元通常出现的萎缩和变性，下橄榄的神经元在显微镜下出现空泡，非典型性，尼氏物质扩散甚至神经原纤维缠结形成肥大（图 4.4）。

锥体束异常

皮质脊髓束可能表现出多种异常，在延髓锥体中可以最清楚地看到。其中包括扩张的传导束，这些束被胶质组织分隔成卵圆形束[14]。皮质脊髓束发育不全是无脑、前脑无裂畸形或积水性无脑的可预测特征。皮质脊髓束也可能伴随 X－连锁先天性导水管狭窄[15]。皮质脊髓束也可显示单侧肥大，伴不对称的交叉，这是由于扩大的锥体中纤维数量的实际增加所致。这种异常导致同侧下橄榄的背侧移位。

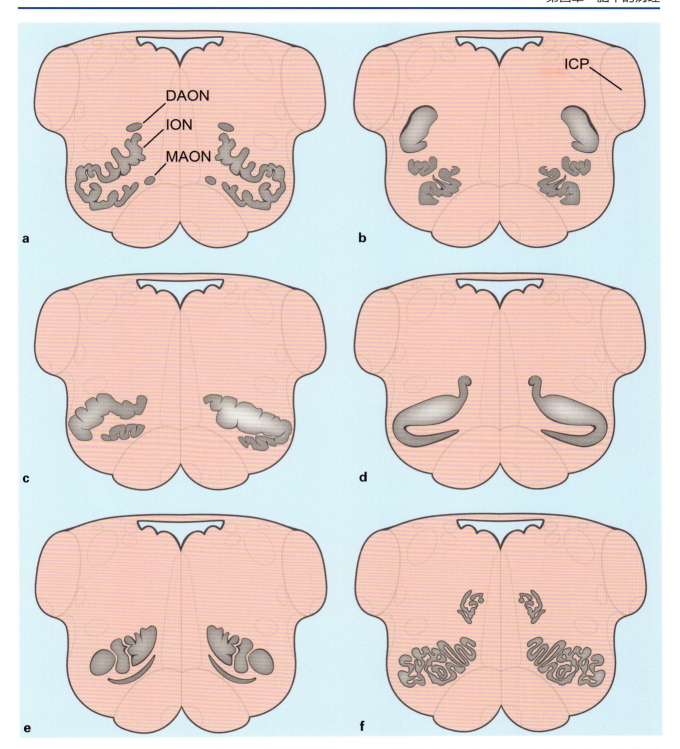

图4.3 下橄榄异常。（a）正常的下橄榄，包括背副橄榄核（DAON）、下橄榄核（ION）和内副橄榄核（MAON），在发育异常的情况下，请勿将它们与ION的碎裂混淆。（b）橄榄异位症。Miller–Dieker综合征病例。可能沿着其前体从菱形唇到延髓腹侧的迁移路径发现。它们可以是单个或多个。注意当ION异常小和发育不良时，最大异位症接近小脑下脚（ICP）。（c~f）橄榄发育不良。（c）在Zellweger综合征中ION的回旋和碎片少，背侧增厚呈"C"形。在三体性中可以看到类似的外观。（d）如Joubert综合征中所示，粗大而增厚的钩形ION，没有起伏，在齿状–橄榄发育不良伴有婴儿的顽固性癫痫。（e）Zellweger综合征病例，显示背侧C增厚且ION破碎的另一个例子。（f）表现为巨脑回和致死性结构异常的ION过度断裂

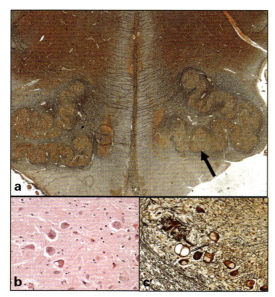

图 4.4　下橄榄肥大（a）与同侧和相反的正常回旋（Bielschowsky 银浸渍）相比，右下橄榄的节段明显变粗（箭头）。（b）肥大节段（苏木精和曙红）中异常扩大，空泡和发育异常的神经元。（c）Bielschowsky 银浸渍显示受影响神经元中异常的细胞骨架变化

■ 肿瘤

　　脑干肿瘤包括许多原发性神经上皮肿瘤，包括星形细胞瘤、胶质神经元肿瘤和极少的少突胶质细胞瘤。鉴于儿童脑瘤多发源于整个后颅窝，重要的是要区分脑干本身引起的肿瘤与小脑起源的肿瘤，例如髓母细胞瘤、脑神经瘤和脑室内瘤诸如室管膜瘤之类的肿瘤，其可能继而压迫或环绕脑干（图 4.5）。本节将描述脑干内或经常累及脑干的肿瘤。在这些肿瘤中，将通常在中脑、脑桥或延髓中出现的那些肿瘤细分是有用的。

中脑

顶盖胶质瘤

临床特征

　　与中脑原发部位最相关的肿瘤也称为顶盖胶质瘤。它的位置容易引起导水管狭窄和阻塞性脑积水。磁共振成像（MRI）检查通常显示背侧外生肿块从四叠体板延伸而来[16]。顶盖胶质瘤往往呈惰性，很少引起神经功能障碍。进展发生在 15%~25% 的肿瘤中[17]。治疗通常是通过分流或内窥镜第三脑室造口术随后观察来减轻脑积水。影像学和临床进展的患者，可以活检和辅助治疗。

病理

　　组织学文献，更不用说当代分子轮廓分析了，

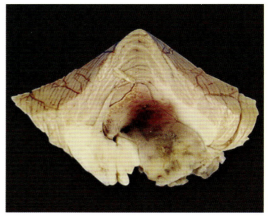

图 4.5　脑干和小脑的轴向截面显示，室管膜瘤引起的脑干明显移位。儿童由于脑干受压引起的顽固性呕吐，患有"致命性肠胃炎"。呕吐往往归因于胃肠道原因，而不会怀疑后颅窝肿块

在已公布的顶盖神经胶质瘤病例中几乎不存在。但与惰性的临床行为一致。这些活检的肿瘤大多数表现为组织学低级别，被诊断为世界卫生组织（WHO）的 I 级星形细胞瘤，更常见的是 II 级星形细胞瘤，尽管其他低级神经胶质瘤，包括少突胶质细胞瘤和室管膜瘤也已报道[18, 19]。

脑桥

弥漫性内源性脑桥胶质瘤

临床表现

　　在 Schroeder 等进行的一系列大型研究发现，年龄在 20 岁以下的儿童中，有 15% 的恶性原发性脑肿瘤发生在脑干中，其中大部分是弥漫内源性脑桥胶质瘤（DIPG）亚型[20]。DIPG 是儿童脑肿瘤相关死亡的主要原因[21]，中位生存期不到 1 年；超过 90% 的儿童在诊断后 2 年内死亡。诊断的中位年龄为 6~7 岁，患者通常在 1~2 个月内出现脑干功能障碍或 CSF 阻塞。其他神经系统症状包括脑神经病变[23]、长束和共济失调[22]。DIPG 也占成人脑干神经胶质瘤的 45%~50%。

　　这些病变的特征是凸状侵入四脑的脑桥扩张，以矢状位影像学表现为特征，因此通常无须进行活检。尽管进行了放射治疗和化学疗法的标准管理，但仍未找到有效的治疗方法[24]。

病理

　　2016 年 WHO 的脑肿瘤分类包括 DIPG，它是 H3K27 突变的弥散中线神经胶质瘤的一种，归为 WHO IV 级[21]。恶性肿瘤往往通过脑桥实质的弥漫性浸润而导致脑桥的变形和肿大。可能会出现坏死和出血。在显微镜下，肿瘤在灰质和白质浸润性生长。肿瘤细胞从小而单一到大而多形的形态见图 4.6a，b。

核形态体现星形细胞的不同分化，有染色质丰富而形状不规则，或者显示少突胶质细胞形态。10% 的人缺乏核分裂的图像，微血管的增生和坏死，因此镜下只符合 WHO Ⅱ 级的标准。其余部分显示出具有胶质母细胞瘤的高级别特征。无论如何，所有形式均与相同的不良预后相关。

H3K27M 神经胶质瘤的诊断可以通过免疫组织化学可靠地完成；然而，同时对 H3K27me3（三甲基化）蛋白进行免疫染色有助于诊断，这在 H3K27 野生型细胞中可见（图 4.6c，d）。在具有 H3K27 突变的脑桥胶质瘤中，最近的一系列研究表明，这类肿瘤在儿科患者人群中有很高的代表，诊断的平均年龄为 7 岁，在 18 例显示 H3K27 突变的脑桥胶质瘤的患者中只有 1 例成年人。据信 IDH1 突变和 H3K27 突变在本质上是互斥的 [25, 26]。该报告还强调了 H3K27 突变胶质瘤与脑桥的特殊联系。中脑和延髓神经胶质瘤不显示突变。在成人中，较高级别的胶质瘤可能与幕上的恶性胶质瘤的组织学和分子特征更为接近 [23, 27]。

毛细胞型星形细胞瘤

临床表现

毛细胞型星形细胞瘤是 WHO Ⅰ 级的星形细胞瘤。它可能发生在中枢神经系统内的许多位置，特别是小脑和视神经 – 下丘脑区域。少数出现在脑干中，估计占所有毛细胞型星形细胞瘤的 9%[28]，或由于小脑浸润性生长而累及脑干。无论哪种情况，由于手术选择的困难，此类肿瘤的预后都较差 [29]。

脑干毛细胞型星形细胞瘤与小脑的例子相似，

表现为界限分明的囊性或分叶状病变，增强了鲜明的对比，但实体类型可能是脑干的背突性外生性病变，通常来自脑延髓区。因此，影像学区分部位和特征很重要。

脑干毛细胞型星形细胞瘤与 NF1 特别相关，这是影像学检测到的脑干增大病灶区域的一部分，无论有无造影剂增强，均可观察到。一系列 125 例 NF1 和脑干异常患者包括一名活检确诊为毛细胞型星形细胞瘤的患者。其他的病变大多是惰性的，许多病变稳定甚至消退 [30]。

病理

毛细胞型星形细胞瘤显示棕褐色，具有明显的黏液样质地，即使在最小的标本中也常常可以识别。毛细胞型星形细胞瘤的最典型的显微镜下表现是具有丰富纤维状背景的微囊肿瘤，呈双相模式，在密集的嗜酸性血管中心区域和较疏松的网状区域之间交替出现（图 4.7a）。两种图像中的任何一种都可以呈主导特征。因此，当不伴有较松散的区域时，致

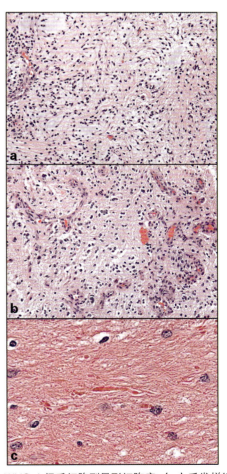

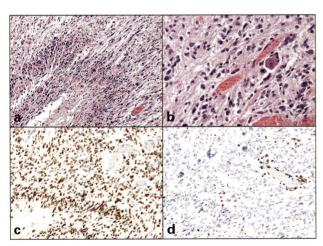

图 4.6 WHO 的 Ⅳ 级 H3K27 突变型弥漫性脑桥胶质瘤。（a）恶性胶质瘤的特征，包括细胞高密度和假栅状坏死，（b）在脑桥灰质（HE 染色）中围绕神经元浸润性生长。（c）H3K27M 免疫染色显示肿瘤细胞中弥漫性核阳性，（d）肿瘤细胞中 H3K27me3 相应阴性，非肿瘤性内皮细胞和炎性细胞则显示阳性

图 4.7 WHO Ⅰ 级毛细胞型星形细胞瘤。（a）毛发样细胞排列在微囊黏液间质中，形成双相特征。（b）微血管增生可能很突出。注意到肿瘤细胞中存在的少突样胶质细胞。（c）Rosenthal 纤维最常见于毛细胞型星形细胞瘤中密集的纤维区域

密的部分特别容易被误诊为弥漫性纤维性星形细胞瘤。脑干活检尤其具有挑战性。

在细胞学水平上，这些肿瘤中的星形胶质细胞具有细长的轮廓（"毛发状"或头发状），具有良性的卵形核。多核细胞可能是明显的。透明细胞分化可能很广泛，有时与少突胶质细胞瘤鉴别（图 4.7b）。考虑到脑干少突胶质细胞瘤的罕见，后颅窝透明细胞胶质瘤实际上更可能是毛细胞型星形细胞瘤。血管增生是特征性的，可能是最重要的特征之一，同时也是造影剂的增强，在区分毛细胞型星形细胞瘤与 WHO Ⅱ 级弥漫性星形细胞瘤方面具有重要意义。核分裂活动是少见的，并且可以在血管内皮细胞内。

Rosenthal 纤维是嗜酸性的细长或串珠状结构，通常在紧密的血管周围区域。这些纤维可以协助诊断毛细胞型星形细胞瘤方面也非常有用（图 4.7c）。嗜酸性粒状体（EGBs）在疏松区域更为常见，而 Rosenthal 纤维则在紧密的区域，尤其是血管周围。EGB 和 Rosenthal 纤维均对神经胶质纤维酸性蛋白（GFAP），泛素和 αB 晶状蛋白具有免疫反应性[31]，和 EGB 可能表达 α1-抗胰凝乳蛋白酶、α1-抗胰蛋白酶和溶菌酶[32]。

毛细胞型星形细胞瘤是典型的 WHO Ⅰ 级胶质瘤。但是，存在"恶性"形式，以大量的核分裂（在至少 4 个核分裂 /10 高倍视野），明确的血管增生，细胞密度高和中度至重度细胞学异常，伴或不伴坏死为特征，甚至可能是假栅状坏死。一份 34 例病例的报告似乎并未表明，脑干易患这种类型的肿瘤[33]。肿瘤可能具有 WHO Ⅰ 级毛细胞型星形细胞瘤前体细胞，并与肿瘤细胞共同作用，先前的活检发现或在间变性星形细胞瘤中表现出特征性的毛细胞特征。可能存在 Ⅰ 级神经纤维瘤病或放射治疗的临床病史。P53 异常可能突出了这些肿瘤的间变性部分。活跃的核分裂和坏死似乎是预后不良的最佳预测指标。尽管存在这些不良的特征，这些特征可能等同于诊断成胶质母细胞瘤，但还是应将此类病变称为"间变"或 WHO Ⅲ 级。

节神经胶质瘤，WHO Ⅰ 级

WHO Ⅰ 级节神经胶质瘤由胶质细胞和神经元细胞混合组成。神经节细胞发育异常的鉴定是最重要的，因为其他纯粹的星形细胞瘤可能会侵入灰质，使得先前正常的神经元细胞结构不清。双核和不规则的细胞结构失极性是可靠的发现（图 4.8a）。神经元抗体免疫染色尤其是微管相关蛋白 2（MAP2）可能会揭示这些结构，染色阳性有助于揭示肿瘤性神经节细胞的多核和无序排列（图 4.8b）。节细胞胶质

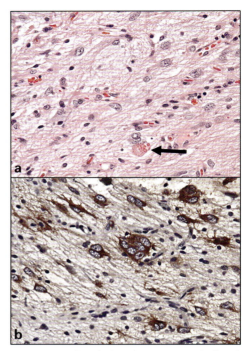

图 4.8 WHO Ⅰ 级节细胞胶质瘤。（a）纤维状背景中神经节细胞的松散排列。嗜酸颗粒小体（箭头）通常出现在节细胞胶质瘤的较松散区域。（b）微管相关蛋白 2（MAP2）免疫组织化学法阳性显示节细胞，不典型增生的多核显示阴性染色

瘤的星形胶质细胞部分，通常高度让人联想到毛细胞型星形细胞瘤，据估计约占 2/3 的节细胞胶质瘤。在具有强烈对比增强作用的病变中，也可能会发现明显的血管系统，如在毛细胞型星形细胞瘤中所见。

蛛网膜下腔扩散在浅表性肿瘤中很常见，不一定预示更高级别。除非星形细胞成分的恶化，否则坏死和核分裂很少见，并且根据目前的标准，WHO Ⅱ 级病变尚未得到正式认可。WHO Ⅲ 级的病例，取决于胶质成分的恶性变，例如细胞密度增加，多形性和核分裂增加[34]。

胶质瘤的 BRAF 突变

由于可治疗靶向的 BRAF c.1799T > A（p.V600E）（BRAF^{V600E}）突变是大多数儿科低级别胶质瘤中的关键基因，因此与脑干神胶质瘤的病理相关。脑干毛细血管星形细胞瘤显示出 BRAF^{V600E} 突变的发生率为 10%，而在间脑为 33%[35]。另一项研究显示，在 8 例脑干毛细胞型星形细胞瘤中，BRAF^{V600E} 突变为 13%[36]。所有位置的节细胞胶质瘤均显示相对于其他胶质瘤相比，BRAF^{V600E} 突变率高，仅次于多形性黄体星形细胞瘤和上皮样胶质母细胞瘤。在脑干中，小儿节细胞胶质瘤也显示出 54% 的患者出现 BRAF^{V600E} 突变（7/13），其中 2 名与免疫组织化

学结果一致，但所有结果已通过 RNA 测序方法得到证实[36]。

菊心团形成的胶质神经元肿瘤

临床表现

菊心团形成的胶质神经元肿瘤常表现为阻塞性脑积水的症状，这是由于中线位置，累及第四脑室和／或导水管，可能引起颈部疼痛。它们可能延伸到相邻的脑干、小脑蚓部、松果体或丘脑。偶尔会在 MRI 上看到偶然发现[37]，还描述了单独的幕上位置，以及在整个脑室系统中的分布。在影像学上，它们通常相对局限，局部增强。

病理

菊心团形成的胶质神经元肿瘤被确定为 WHO Ⅰ 级。这些肿瘤由温和的小神经细胞组成，形成菊心团，和血管周围的假菊心团（图 4.9a）。可能存在微囊状黏液基质。星形细胞成分类似于毛细胞型星形细胞瘤，包括 Rosenthal 纤维和 EGB。血管是薄壁的、扩张的、透明的或血栓形成的。免疫组织化学显示菊心团核心具有强的突触素阳性（图 4.9b），神经细胞可能 neuN 染色阳性以及细胞体和凸起呈 MAP2 阳性（图 4.9c）。增殖指数低。遗传标记包括 PIK3CA 和 FGFR1 中的突变，但没有发现 BRAF 异常，也没有 IDH1/2 突变或 1p19q 共缺失（表 4.1）。

■ 传染病

细菌

单核细胞增生李斯特菌是中枢神经系统感染的常见原因，通常引起脑膜炎或脑膜脑炎，特别是在免疫抑制的患者，婴儿和老年患者中。单核细胞增生李斯特氏菌引起的脑干脑炎（"菱形脑炎"）是中枢神经系统李斯特菌病的一种罕见形式。然而，这是具有免疫能力的个体中最常见的表现。死亡率很高（51%），如果不及早发现和治疗，将是致命的[41]。一名致命病例揭示出坏死性炎症，脑干和小脑带有革兰氏阳性杆菌[42]。脑干脑炎的其他细菌病因[43]包括肺炎支原体[44]和伯氏疏螺旋体。

脑干中细菌性脓肿的病因最常见，包括链球菌、葡萄球菌和结核分枝杆菌[43]。据报道，在一个 10 个月大的女婴中，由假鼻疽伯克霍尔德氏菌引起的脑干微脓肿[45]。有趣的是，脑干感染可能归因于鼻咽感染沿三叉神经逆行转运。还有，假芽孢杆菌还可

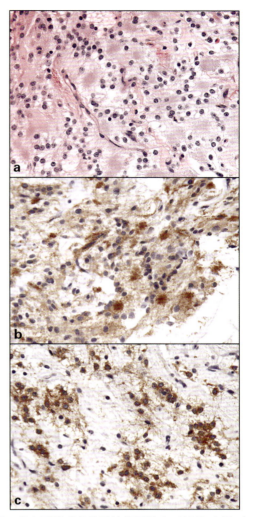

图 4.9 菊心团形成的胶质神经元肿瘤，WHO Ⅰ级。（a）温和的小神经细胞形成菊心团和血管周围假菊心团。（b）抗突触素抗原（syn）免疫组织化学突出了菊心团的核心。（c）微管相关蛋白 2（MAP2）免疫组织化学显示在细胞体和凸起呈阳性

表 4.1　罕见脑干内生性肿瘤

肿瘤	脑干受累	参考资料
血管母细胞瘤，WHO Ⅰ级	延髓，散发	Neumann,1989[112]
原始神经外胚层肿瘤（中枢神经系统胚胎肿瘤）	脑桥	Friedrich,2015[38]
转移性	最常见于肺和乳腺原发性肿瘤	Shuto,2003[39]
生殖细胞肿瘤主要是生殖细胞瘤	各种临床表现。化学疗法和放射疗法可获得最有利的结果	Madden2009[40]

能采用特洛伊木马策略，通过 L– 选择蛋白（CD62L）介导的脑内皮细胞迁移，使感染的白细胞渗入中枢神经系统[46]。

病毒

除皮层、脊髓和小脑的运动神经元受累外，脊髓灰质炎还可能累及脑干运动神经核、脑桥和延髓以及网状结构。球囊症状包括脑神经麻痹和心律不齐以及网状结构受累引起的呼吸异常。病理结果与所有累及区域相同，并伴有软脑膜和灰质发炎，神经元吞噬和小胶质结节。

另一个主要引起脑干感染的病毒原因是肠病毒，该病毒是手足口病的流行病，夏季和秋季发病率最高。幼儿最常见。在台湾发生的一次暴发中，发现了41例脑干性脑炎，并通过MRI检查证实了其中脑桥盖膜似乎是最常见病变部位。症状包括肌阵挛性抽搐和震颤、共济失调、脑神经受累和呼吸系统问题，幸存者中残留神经系统并发症的发生率很高。总体死亡率为14%[47]。据报道，另一种常见的手足口病病因是柯萨奇病毒A16，它引起了23个月大女婴的脑干脑炎[48]。

脑干脑炎的其他病毒原因还包括单纯疱疹[49]、人疱疹病毒-7[50]、呼吸道合胞病毒[51]、西尼罗河病毒，特别值得一提的是黑质和由此引发的帕金森病[52]、蜱传播的脑炎病毒[53]和日本人脑炎病毒[54]。

弓形虫病由原虫弓形虫引起，在脑干中引起的变化也有报道[55]。

■ 炎性疾病

脱髓鞘疾病

多发性硬化症

临床表现

在多发性硬化症（MS）中，脑干缺陷的体征和症状是可识别的，表现为脑干脱髓鞘疾病的表现。例如，复视、眼球震颤和核间眼肌麻痹，有时在一个方向上伴有共轭水平视线麻痹（One-and-a-Half综合征），可归因于脑神经Ⅲ、Ⅳ和Ⅵ的神经核和他们的传出束、内侧纵束和桥旁网状结构。所谓的假延髓病变，其特征是无法控制的笑声或哭泣而与所表现出的情感没有一致性，可能是由于脑干受累，以及额叶和顶叶皮质下白质所致[56]。脑干有时受累于明显的分离，产生眼肌麻痹，这可能是临床上孤立的脱髓鞘综合征（CIS）的首发表现，可能是真正的多灶性MS的先兆[57]。通过神经影像学或其他检测手段识别脑干受累，可以确定无症状的病变和预后的重要性，因为残疾进展的风险更高[58, 59]。

视神经脊髓炎谱系病

视神经脊髓炎谱系病（NMOSD）是一种严重的中枢神经系统炎性脱髓鞘疾病，不同于MS。最初被描述为以视神经炎和横贯性脊髓炎并发为特征的单相疾病，现在已知NMOSD患者通常会反复发作，并且该疾病不仅限于视神经和脊髓。尽管与MS的表现存在重叠，但该疾病具有独特的病理抗体，抗水通道蛋白4（AQP4）-IgG，它是70%的NMOSD患者血清或CSF中存在的敏感性高特异性血清自身抗体。最常见的临床表现是纵向广泛性横贯性脊髓炎，这和MS累及短节段的脊髓的不同。单侧或双侧视神经炎通常很严重，恢复较差。第三个临床标志是顽固的恶心、呕吐或打嗝。这与NMOSD的脑干受累有关，因为牵涉到AQP4高表达区域的影响，例如，引起后的恶心和呕吐的区域，以及涉及双侧孤立性核孤骨的延髓的其他区域[60]。新诊断的乳腺癌、脑干和边缘性脑炎伴有血清和脑脊液中免疫球蛋白G的视神经脊髓炎，随着癌症治疗而改善，增加了NMOSD在某些情况下可能代表副肿瘤现象的可能性，因此有必要筛查视神经脊髓炎病例中的肿瘤患者[61]。

病理

脑干脱髓鞘疾病的微观病理与其他部位的病理十分相似。MS或NMOSD对脑干受累的诊断将主要依靠临床、放射学和其他检查，而不是活检。因此，以下说明适用于脱髓鞘过程的病理诊断。

活动性病变的微观特征表现为细胞成分较多，伴有相对密集的血管周围和实质浸润的巨噬细胞，大部分为血管周围淋巴细胞。散布的反应性星形胶质细胞可能是多形性的，多核的，或含有多个不规则核碎片以及玻璃状嗜酸性胞质，称为颗粒状核分裂或Creutzfeldt星形细胞。证明脱髓鞘过程的常规组织学方法是进行髓鞘染色，最常见的是Luxol快蓝（LFB）-高碘酸-席夫（PAS）染色，以及轴突染色，例如通过Bielschowsky银浸渍法。在选择性脱髓鞘过程中，髓鞘的相对保留会导致髓磷脂的流失。脱髓鞘的边界通常是锐利的（图4.10），并且脱髓鞘区域可能包含巨噬细胞和反应性星形细胞。仔细检查轴突染色可能会发现轴突轮廓不规则，且静脉曲张或不连续。然而，缺氧缺血性病变、肿瘤或其他结构破坏性病变将显示与脱髓鞘相当的轴突丢失。免疫组织化学通常不是加强诊断所必需的。巨噬细胞标记物（例如CD68或CD163）显示出丰富的巨噬细胞，而GFAP可以识别出反应性星形细胞，其特征是细长且纤细的凸起。白细胞标志物在血管周围和间质浸润中均显示出T淋巴细胞占主导地位。

在NMOSD中，对经过尸检和确诊的病例的区域

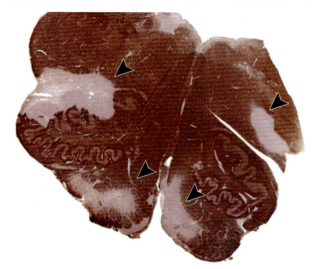

图 4.10　多发性硬化斑块影响延髓。注意髓鞘丧失的界限分明的区域（箭头）（髓鞘碱性蛋白免疫组织化学）

进行病理学研究，结果显示组织稀疏、血管增厚而无明显的神经元或轴突病理学改变，并且髓鞘保留在延髓盖膜中室管膜下。在所有病例中，AQP4 免疫反应性丢失或明显降低，有一半的病例伴有小胶质细胞激活，中度至显著的血管周围和实质性淋巴细胞炎性浸润以及嗜酸性粒细胞。还存在星形胶质细胞、巨噬细胞或血管周围分布中的补体沉积以及相关的星形细胞反应。后区病变与临床记录的恶心和呕吐高度相关。

对类固醇的反应，出现慢性淋巴细胞性炎症伴脑桥血管周围增强

临床表现

慢性淋巴细胞性炎症与脑桥血管周围增强对类固醇出现的反应（CLIPPERS）首次于 2010 年[62]，描述为以脑桥为中心的一种独特形式的脑干脑炎，主要是 T 细胞浸润。它对糖皮质激素的免疫抑制有反应；因此，CLIPPERS 症状反映了脑干病理。由于这种疾病缺乏活检，因此在考虑诊断时，特征性的神经影像学发现至关重要。MRI 通常显示点状和曲线状的增强，主要表现在脑桥几乎总是对称的，以及小脑脚、中脑和延髓。脊髓、丘脑、基底神经节、内囊、胼胝体和脑白质的参与也已被描述。停用类固醇可能会加剧病情。因此，可能需要长期的免疫抑制治疗才能持续改善[63]。

病理

报道的 CLIPPERS 神经病理学主要基于单个病例

以及一些病例系列[64]。大多数病例显示血管周围和实质淋巴细胞浸润伴有相关的巨噬细胞，小胶质细胞，偶尔还有浆细胞和中性粒细胞。真正的肉芽肿和脱髓鞘并不存在（图 4.11）。对淋巴细胞亚群进行免疫分型后，CD4 阳性细胞比 CD8 阳性淋巴细胞或 CD20 阳性 B 细胞更为频繁。

Bickerstaff's 脑干脑炎

Bickerstaff's 脑干脑炎于 1951 年首次在 3 名嗜睡、眼肌麻痹和共济失调的患者中发生[65]。该病后来与抗 GQ1b IgG 抗体相关[66]，后者也与 Fisher 眼肌麻痹、共济失调和反射消失相关[67]。其他报告也认为是格林 – 巴利综合征的亚型[68]。由于总体预后良好，诊断有赖于临床和放射学发现，活检或尸检研究极为罕见。一项验尸检查显示，脑干血管周围淋巴细胞浸润、小胶质结节和三叉神经运动核的染色质溶解，以及小脑齿状核中的黏液变性[68]。

副肿瘤性脑干脑炎

脑干脑炎是一种副肿瘤现象，通常小脑受累，偶尔会伴有边缘系统脑炎，可能与抗 Hu 抗体[69, 70]、抗 Ma2 抗体[71]、抗 Ri 抗体和其他相关[72]。这种疾病很少进行病理学研究。一份报告包括两名尸检患者，一名患有抗 Hu 抗体，另一名未检测到自身抗体。脑桥广泛胶质增生，血管周围炎症以及脑桥和中脑被盖细胞丢失。相信这可以解释患者眼肌麻痹[73]。

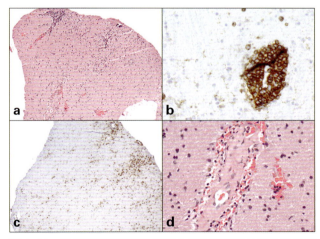

图 4.11　对类固醇有反应的脑桥血管周围增强的慢性淋巴细胞炎症（CLIPPERS）。（a）白质（H&E）的血管周围和实质淋巴细胞浸润。（b）浸润主要由 CD4 阳性 T 淋巴细胞组成。（c）CD68 免疫阳性的血管周围巨噬细胞和实质内的小胶质细胞。（d）慢性血管损伤，伴透明化和最小限度的炎症，导致纤维化，尤其是外膜纤维化（H&E）

■ 代谢和中毒损伤

脑桥中央髓鞘溶解症

临床表现

快速纠正电解质紊乱，尤其是慢性低钠血症，最常见的是脑桥中央髓鞘溶解症（CPM），但低磷血症也可能出现脑桥中央髓鞘溶解症（CPM），引起了另一种渗透性脱髓鞘综合征。患者可能营养虚弱，可能患有严重的肝脏疾病，可能以前曾接受过肝移植，或者患有 HIV/AIDS 或严重烧伤[74]。这种状况通常可致命，直到放射学检查进行早期诊断。脑桥的基底部受累会导致四肢瘫痪，构音障碍，如果累及被盖，则吞咽困难和动眼异常。

病理

CPM 涉及一个脱髓鞘过程，其形式为大致可辨认的中央三角或蝴蝶形病变，髓鞘丢失，早期病变中轴突相对保存，明显缺乏淋巴细胞浸润，有助于区别其他炎症性脱髓鞘过程（图 4.12）。超微结构中，存在细胞内和髓鞘内水肿，以及随后的血管源性水肿[75]。髓鞘肿大，随后少突胶质细胞变性。后来的形式显示出轴突变性和巨噬细胞的聚集。脑桥外病变，主要累及小脑、外侧膝状体、外囊、海马、壳核和大脑皮层[76]。

多灶性脑桥白质脑病

弥漫性坏死性白质脑病是 Rubinstein 创建的术语，一种严重和进行性发展的疾病，最初描述于接受甲氨蝶呤和全脑照射的急性淋巴母细胞性白血病患儿[77]。病理特征包括凝固性坏死灶和明显的轴突静脉曲张。有趣的是，在 5 起报告的案件中，有 2 起涉及脑桥。随后的报道证实小脑和脑干受累，甚至注意到因各种原因免疫受损的患者中脑桥易受累的倾向[78–80]。在病理学上，发现程度不一，从轴突肿胀伴髓鞘苍白，相对正常组织中的少突胶质细胞减少到更广泛且明显坏死的病变，直至严重的轴突肿胀（图 4.13），以及营养不良性钙化和轻度炎症[81]。

■ 血管性疾病

动静脉畸形

临床表现

脑干的动静脉畸形（AVM）占所有颅内 AVM 的 2%~6%[82–84]。未经治疗的脑干 AVM 的自然史表明，与其他部位相比，其发生出血的风险更高，并且对关键脑干结构有害作用的相关，治疗的死亡率接近 33%，未治疗的死亡率接近 66%[85–87]。未破裂的

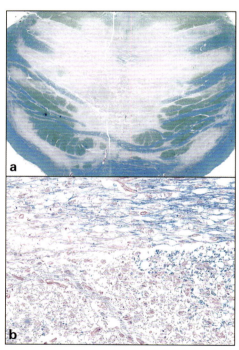

图 4.12 脑桥中央髓鞘溶解症。（a）髓鞘染色的脑桥的横截面，显示出清晰界定的脱髓鞘的中心区域（Luxol 快速蓝/过碘酸–席夫氏染色）。（b）高倍放大显示病变边缘，有大量载脂的巨噬细胞，但没有淋巴细胞或其他炎性细胞

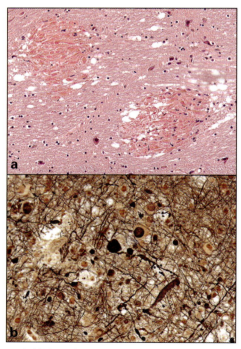

图 4.13 多灶性脑桥白质脑病。（a）局灶性病变表现出明显的轴突肿胀，在 HE 染色切片中可辨认。（b）在较不严重的病变处，Bielschowsky 银浸渍法可突出营养不良性的神经突

AVM 放射学诊断的发生率增加,尤其是在神经外科选择有限的脑干部位[88]。脑干 AVM 可能与其他位置有所不同,据报道有 76%~100% 的患者首次出血[83, 89]。脑干区域的硬脑膜动静脉瘘,占位效应相似胶质瘤,导致静脉栓塞,并伴有蛛网膜下腔出血[90, 91]。

病理

低倍镜显示直径和壁厚不等的血管通道曲折而杂乱无章,其中一些包含层状血栓(图 4.14a)。通过与非层状血流相关的内膜增生形成的"夹层"可能是将 AVM 血管与轻微扩张的天然血管区分的组织学发现。介入的脑组织可能显示出明显的胶质增生,巨噬细胞聚集,以及伴有铁血黄素沉积的近期和早期出血的证据。钙化可以在 AVM 的实质和血管成分中看到。该诊断的重要辅助手段是弹性蛋白 Van Gieson 染色,该染色可突出动脉血管的内弹性层(图 4.14b)。AVM 的特征是在血管中显示出不连续、多层或不完整的弹力层,这些血管可被视为"动脉化"静脉。

海绵状血管瘤

临床表现

海绵状血管畸形(CM)也称为海绵状血管瘤或海绵状瘤。脑干 CM 占整个 CNs CM 的 9%~35%[92]。

大多数是散发性的,但有些是家族性疾病,可能是多发的。许多遗传基因位点已与家族性 CM 连锁[93],包括墨西哥血统与近端 7q.95 连锁[94, 95]。这些病变较 AVM 比起来,较难通过血管造影检测,依靠计算机断层扫描(CT)或 MRI 扫描的特征性表现来揭示。报告表明,它们的出血率比浅表性 CM 高,重复出血率也很高。

病理

传统上将 CM 描述为紧密排列的一系列扩张的血管,其壁的玻璃样变程度不同(图 4.15)。它们可能经常被大量的陈旧出血和反应性胶质增生所包围。异常血管之间缺乏介入的脑组织被认为是与 AVM 鉴别的一个明显特征。但是,存在例外。

毛细血管扩张是偶然发现,通常在脑桥,由薄壁、小口径血管通道组成,周围无反应性变化或以前有出血迹象。

缺氧缺血

脑干被盖代表血管灌注的分水岭或边界区域。因此,严重低血压的临床病例可能会产生许多被盖的脑干核的不可逆对称坏死,包括运动性脑神经核、上丘和下丘、楔束核和薄束核,最初被称为低血压

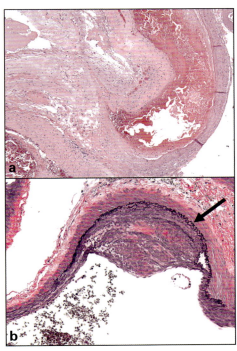

图 4.14　动静脉畸形(AVM)。(a)直径不同的厚壁异常大血管(HE 染色)。(b)增生的内膜细胞形成的夹层,内部有不规则的深色的内弹力层(箭头),显示多层次和缺失,是 AVM(弹性蛋白 Van Gieson 染色)"动脉化"静脉的关键诊断成分

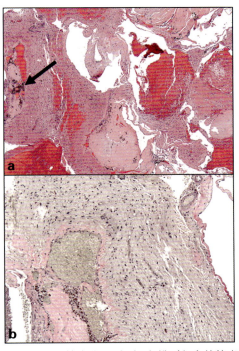

图 4.15　海绵状血管瘤(CM)。(a)排列紧密的扩张血管排列紧密,管壁的玻璃样变程度各异,并且血管周围的铁血丝蛋白证实了先前的出血(箭头)。(b)弹性蛋白 Van Gieson 染色显示内弹力层完全消失,从而将 CM 与动静脉畸形区分开来

脑干坏死[96]。随后，无论成人或儿童，常发生心脏骤停[97]。在发育中的大脑中，据推测，相同的现象可能主要是脑干功能障碍，例如产生中枢通气不足、吞咽困难、Mobius综合征和小颌畸形[98]，因为它们具有上面提到的相同的作用，即影响CNs Ⅲ～Ⅻ的核团、孤束核和传导束或调节呼吸的中枢，以及疑核和其他支配吞咽、咀嚼和舌头运动肌肉的躯体运动核。

■ 外伤

Duret 出血

颅内压升高到足够大的程度，可能会导致脑干向下轴向或尾向移位，从而导致继发性脑干出血和梗死。这些出血称为Duret出血。它们常见于致命性脑损伤[99]，尽管有报道它们在预后良好的患者中出现，所以不应认为它总是致命的[100]。它们发生在中脑和脑桥的中线，很少出现在延髓，基底动脉的旁脑桥延髓分支的阻塞和破裂所致[101]。通常的病理表现是中脑和脑桥大面积出血性病变，大致在中线，有时会因出血过程产生占位效应（图4.16）。

创伤性轴索损伤

在由多种原因引起的脑外伤中，脑干通常被列为可能的轴突损伤区域，因为头部加速和减速的机械力经常累及脑干。在无意识性头部外伤的轴突损伤的开创性描述中，脑干受累对损伤的分级具有至关重要的作用：Ⅰ级，大脑半球、胼胝体、脑干和可能小脑的白质；Ⅱ级，胼胝体局部累及；Ⅲ级，附加一个局灶性病变，在脑干的后外侧象限或腹侧象限中[102]。脑干弥漫性创伤性轴突损伤的最典型位置是中脑背外

侧和脑桥腹侧，出现簇状出血点或出血软化灶。

在体育和兵役的慢性外伤性脑病（CTE）的背景下，随后的描述也包括脑干作为临床病理实体的重要组成部分。在与运动有关的脑震荡的6个月内死亡的幸存者中，包括脑干在内的许多地方都发现了多灶性轴突损伤[103]。在Ⅱ/Ⅳ期CTE病例，开始显示出蓝斑和黑质部位的苍白，与帕金森病有关，以及脑干及其他部位出现TDP43阳性的神经毡。随着以脑干受累为损伤程度的关键指标，CTE的分期升级，重要的是要注意CTE与其他神经退行性疾病的发展有关，包括阿尔茨海默病、痴呆Lewy小体、额颞叶变性和运动神经元疾病。

■ 神经退行性疾病

大多数神经退行性疾病通过其在中枢神经系统特定区域的各自病理过程表现出选择性的易感性，从而产生特定疾病的特征性临床体征以及大体和微观变化。脑干参与了许多主要的神经退行性变（图4.17，表4.2），而有些则占主导地位。这些包括所谓的路易小体病的脑干病变，延髓性肌萎缩性侧索硬化症和其他形式的运动神经元疾病，以及桥小脑退行性变。即使脑干不是主要参与疾病首次发作的区域，脑干也包含许多不同的结构，这些结构涉及从

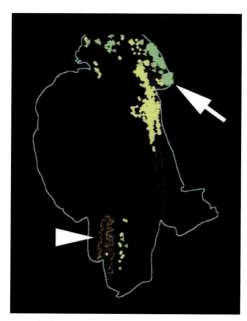

图4.17 阿尔茨海默氏病患者脑干旁矢状切面神经纤维缠结（NFT）（黄色）和老年斑（SP）（绿色）的分布，显示了它们相对于下丘（箭头）和下橄榄的位置（箭头）。在脑桥中部，NFT总数急剧增加，在中脑水平的SP数量大量增加，从尾中缝核中无NFT或SP，或在吻侧中缝核突然转变为严重的病理改变

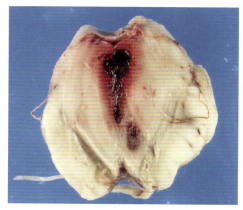

图4.16 影响中脑的Duret出血，特征性的中线位置引起局部占位效应

表4.2 脑干受累的神经退行性疾病

疾病	脑干受累	参考资料
阿尔茨海默氏病（AD）	β－淀粉样变性中的第4阶段，共5阶段。Aβ 沉积物出现在以下脑干核团中：黑质（SN）、红核、中央灰质、上丘和下丘、橄榄下核和网状中间带；在小脑和其他脑干核中5阶段的第5阶段：脑桥核、蓝斑、臂旁核、网状被盖核、背侧被盖核以及口腔和吻侧和中央中缝核（图4.17） 在胆碱能脚桥被盖核的致密部（PPTg-pc），臂旁核、吻侧中缝复合体、楔形核和导水管周围灰质中见到神经纤维缠结 对自主神经功能重要的脑干核的病理变化可能导致AD中的植物神经功能障碍 受影响的脑干核是血清素、肾上腺素和胆碱能的主要来源，投射到丘脑、基底前脑和大脑皮层，并可能导致AD的行为，情感和认知障碍 锥体外系症状与色素性黑质致密部（SNc）神经元丢失以及在SNc和蓝斑（LC）部位tau的聚集有关 TDP-43在晚期AD中沉积在SN，中脑顶盖和下橄榄中	Thal，2002[105] Parvizi，2001[106] Attems，2007[107] Josephs，2016[108]
突触核病		
帕金森病（PD）	SNc，尤其是腹外侧层，以及LC神经元丢失伴路易小体，苍白球，黑色素细胞丢失。另外：无创性物质，迷走神经的背运动核、血清素能的缝核、足桥骨核和Edinger-Westphal核	Ellison 和 Love，2013[109]
路易小体痴呆（DLB）	与PD相同的脑干分布 几乎在所有DLB病例中脑干细胞核均可有效地进行脑干病理学评分系统： ·0= 无 ·1= 轻度（稀疏LBs或路易神经突（LN）） ·2= 中等（在低倍镜中超过1个LB和稀疏LN） ·3= 严重（在低倍镜中有4个或更多LB和分散的LN） ·4= 非常严重（大量LB和大量LN）	McKeith，2007[110]
多系统萎缩（MSA）	脑干主要累及小脑形式（MSA-C） 肉眼检查：脑桥萎缩，橄榄下核，SN和LC苍白 显微镜检查：神经元丢失，α－突触核蛋白阳性胶质细胞（少突胶质细胞）和神经元细胞质和核	
进行性核上麻痹	肉眼：中脑和脑桥被盖萎缩，SN苍白＞LC，扩张的导水管和第四脑室 显微镜检查：腹侧SN，LC，结肠，中脑和脑桥被盖，中导水管周围灰质，红色核，动眼复合物，滑车核，基底桥和下核的神经元和神经胶质中神经元和神经胶质中的高磷酸化tau阳性球状神经原纤维缠结	
运动神经元疾病		
肌萎缩性侧索硬化	灯泡类型：进行性延髓麻痹 脑桥和延髓运动Love神经元的变化与脊髓前角细胞的变化相同 包括TDP-43、泛素、p62免疫阳性	Ellison 和 Love，2013[111]
X连锁型延髓脊髓神经病变（脊髓延髓性肌萎缩症、肯尼迪病）	雄激素受体基因中CAG重复序列的扩增导致X染色体连锁变性的面神经（CNs Ⅶ）、舌下神经（CNs Ⅻ）核变性 脑神经Ⅲ、Ⅳ、Ⅵ保留性神经源性舌肌萎缩 泛素阳性神经元和非神经组织包涵体	Ellison 和 Love，2013[111]
脊髓性肌萎缩症	SMA1（Werdnig-Hoffmann病） 舌下神经（CNs Ⅻ）和其他脑桥和延髓运动神经元丢失	Ellison 和 Love，2013[111]
延髓遗传性运动神经病（进行性延髓性麻痹）	Ⅰ型（Brown-Vialetto-vanLaere综合征）隐性的突然发作1~30年，双侧耳聋，然后低位的Ⅱ型脑神经病（Fazio-Londe病）。3个亚型： 占优势，发病4~20年，吞咽困难/构音困难，进行性和致命 隐性，发病＜5年，呼吸道症状，致命 隐性，发作＞5年，吞咽困难/构音困难，面部无力，生存期延长Ⅰ型和Ⅱ型：运动神经元变性	Ellison 和 Love，2013[111]

控制动态平衡到影响大脑皮层认知功能的功能，最终可能参与疾病。最近，有观察报道，在老年人中最常见的痴呆症、散发的阿尔茨海默氏病中，最早的证据是在年轻人的脑干中发现的Tauopathy，特别是在肾上腺素能投射的蓝斑的神经元中发现了。在β－淀粉样蛋白病理发展很早之前就出现了[104]。

参考文献

[1] Woollam DH, Millen JW. Anatomical considerations in the pathology of stenosis of the cerebral aqueduct. Brain 1953;76(1):104–112.

[2] Williams B. Is aqueduct stenosis a result of hydrocephalus? Brain 1973; 96(2):399–412.

[3] Bickers DS, Adams RD. Hereditary stenosis of the aqueduct of Sylvius as a cause of congenital hydrocephalus. Brain 1949;72(Pt. 2):246–262.

[4] Dignan PSJ, Warkany J. Congenital malformations: hydrocephaly. In: Wortis J, ed. Mental Retardation (and Developmental Disabilities). Vol VI. New York, NY: Brunner/Mazel; 1974.

[5] Jansen J. Sex-linked hydrocephalus. Dev Med Child Neurol 1975; 17(5):633–640.

[6] Harding BN, Golden JA. Malformations. In: Love S, Budka H, Ironside JW, Perry A, eds. Greenfield's Neuropathology. 9th ed. Boca Raton, FL: CRC Press; 2015;375.

[7] MacFarlane A, Maloney AF. The appearance of the aqueduct and its relationship to hydrocephalus in the Arnold-Chiari malformation. Brain 1957;80(4):479–491.

[8] Doorenbosch X, Molloy CJ, David DJ, Santoreneos S, Anderson PJ. Management of cranial deformity following ventricular shunting. Childs Nerv Syst 2009;25(7):871–874.

[9] Vogel H, Gessaga EC, Horoupian DS, Urich H. Aqueductal atresia as a feature of arhinencephalic syndromes. Clin Neuropathol 1990; 9(4):191–195.

[10] Friede RL. Cerebral infarcts complicating neonatal leptomeningitis. Acute and residual lesions. Acta Neuropathol 1973;23(3):245–253.

[11] Turnbull IM, Drake CG. Membranous occlusion of the aqueduct of Sylvius. J Neurosurg 1966;24(1):24–34.

[12] Pontocerebellar hypolplasia, type 1A, PCH1A. #607596. http://omim. org/entry/607596. Accessed: 5/4/2017.

[13] Essick CR. The development of the nuclei pontis and the nucleus arcuatus in man. Am J Anat 1912;13(1):25–54.

[14] Friede RL. Developmental Neuropathology. 2nd ed. Berlin, Germany: Springer Verlag; 1989;375–376.

[15] Chow CW, Halliday JL, Anderson RM, Danks DM, Fortune DW. Congenital absence of pyramids and its significance in genetic diseases. Acta Neuropathol 1985;65(3–4):313–317.

[16] Stark AM, Fritsch MJ, Claviez A, Dörner L, Mehdorn HM. Management of tectal glioma in childhood. Pediatr Neurol 2005;33(1):33–38.

[17] Pollack IF, Pang D, Albright AL. The long-term outcome in children with late-onset aqueductal stenosis resulting from benign intrinsic tectal tumors. J Neurosurg 1994;80(4):681–688.

[18] Lapras C, Bognar L, Turjman F, et al. Tectal plate gliomas. Part I: microsurgery of the tectal plate gliomas. Acta Neurochir (Wien) 1994;126(2–4):76–83.

[19] Roth J, Chaichana KL, Jallo G, Mirone G, Cinalli G, Constantini S. True aqueductal tumors: a unique entity. Acta Neurochir (Wien) 2015; 157(2):169–177.

[20] Schroeder KM, Hoeman CM, Becher OJ. Children are not just little adults: recent advances in understanding of diffuse intrinsic pontine glioma biology. Pediatr Res 2014;75(1–2):205–209.

[21] Hawkins C, Ellison DW, Sturm D. Diffuse midline glioma, H3 K27Mmutant. In: Louis DN, Ohgaki H, Wiestler OD, Cavenee WK, Ellison DW, Figarella-Branger D, Perry A, Reifenberger G, von Deimling A, eds. WHO Classification of Tumours of the Central Nervous System. 4th ed. Lyon, France: IARC; 2016:57.

[22] Warren KE. Diffuse intrinsic pontine glioma: poised for progress. Front Oncol 2012;2:205.

[23] Eisele SC, Reardon DA. Adult brainstem gliomas. Cancer 2016; 122(18):2799–2809.

[24] Johung TB, Monje M. Diffuse intrinsic pontine glioma: new pathophysiological insights and emerging therapeutic targets. Curr Neuropharmacol 2017;15(1):88–97.

[25] Khuong-Quang DA, Buczkowicz P, Rakopoulos P, et al. K27M mutation in histone H3.3 defines clinically and biologically distinct subgroups of pediatric diffuse intrinsic pontine gliomas. Acta Neuropathol 2012; 124(3):439–447.

[26] Sturm D, Witt H, Hovestadt V, et al. Hotspot mutations in H3F3A and IDH1 define distinct epigenetic and biological subgroups of glioblastoma. Cancer Cell 2012;22(4):425–437.

[27] Stark AM, Maslehaty H, Hugo HH, Mahvash M, Mehdorn HM. Glioblastoma of the cerebellum and brainstem. J Clin Neurosci 2010; 17(10):1248–1251.

[28] Collins VP, Jones DT, Giannini C. Pilocytic astrocytoma: pathology, molecular mechanisms and markers. Acta Neuropathol 2015;129(6):775–788.

[29] Tibbetts KM, Emnett RJ, Gao F, Perry A, Gutmann DH, Leonard JR. Histopathologic predictors of pilocytic astrocytoma event-free survival. Acta Neuropathol 2009;117(6):657–665.

[30] Ullrich NJ, Raja AI, Irons MB, Kieran MW, Goumnerova L. Brainstem lesions in neurofibromatosis type 1. Neurosurgery 2007;61(4):762–766, discussion 766–767.

[31] Murayama S, Bouldin TW, Suzuki K. Immunocytochemical and ultrastructural studies of eosinophilic granular bodies in astrocytic tumors. Acta Neuropathol 1992;83(4):408–414.

[32] Hitotsumatsu T, Iwaki T, Fukui M, Tateishi J. Cytoplasmic inclusions of astrocytic elements of glial tumors: special reference to round granulated body and eosinophilic hyaline droplets. Acta Neuropathol 1994;88(6):501–510.

[33] Rodriguez FJ, Scheithauer BW, Burger PC, Jenkins S, Giannini C. Anaplasia in pilocytic astrocytoma predicts aggressive behavior. Am J Surg Pathol 2010;34(2):147–160.

[34] Becker AJ, Blumcke I, Wistler OD, Capper D, Figarella-Branger D. Anaplastic ganglioglioma. In: Louis DN, Ohgaki H, Wiestler OD, Cavenee WK, Ellison DW, Figarella-Branger D, Perry A, Reifenberger G, von Deimling A, eds. WHO Classification of Tumours of the Central Nervous System. 4th ed. Lyon, France: IARC; 2016;141.

[35] Schindler G, Capper D, Meyer J, et al. Analysis of BRAF V600E mutation in 1,320 nervous system tumors reveals high mutation frequencies in pleomorphic xanthoastrocytoma, ganglioglioma and extra-cerebellar pilocytic astrocytoma. Acta Neuropathol 2011;121(3):397–405.

[36] Donson AM, Kleinschmidt-DeMasters BK, Aisner DL, et al. Pediatric brainstem gangliogliomas show BRAF(V600E) mutation in a high percentage of cases. Brain Pathol 2014;24(2):173–183.

[37] Hainfellner JA, Giangaspero F, Rosenblum MK, Gessi M, Preusser M. Rosette-forming glioneuronal tumour. In: Louis DN, Ohgaki H, Wiestler OD, Cavenee WK, Ellison DW, Figarella-Branger D, Perry A, Reifenberger G, von Deimling A, eds. WHO Classification of Tumours of the Central Nervous System. 4th ed. Lyon, France: IARC; 2016:150.

[38] Friedrich C, Warmuth-Metz M, von Bueren AO, et al. Primitive neuroectodermal tumors of the brainstem in children treated according to the HIT trials: clinical findings of a rare disease. J Neurosurg Pediatr 2015; 15(3):227–235.

[39] Shuto T, Fujino H, Asada H, Inomori S, Nagano H. Gamma knife radiosurgery for metastatic tumours in the brain stem. Acta Neurochir (Wien) 2003;145(9):755–760.

[40] Madden J, Foreman NK, Liu AK. Germ cell tumors of the brainstem: report on two cases with pulmonary complications and a review of the literature. J Neurooncol 2009;93(3):405–408.

[41] Armstrong RW, Fung PC. Brainstem encephalitis (rhombencephalitis) due to Listeria monocytogenes: case report and review. Clin Infect Dis 1993;16(5):689–702.

[42] Giménez-Muñoz Á, Campello I, Pérez Trullén JM, Alfaro J, Sánchez Valiente S, Sanz Moncasi P. Rhombencephalitis due to Listeria monocytogenes: a clinicopathologic study of a case. Neurologist 2015;20(6):97–100.

[43] Hall WA. Infectious lesions of the brain stem. Neurosurg Clin N Am 1993;4(3):543–551.

[44] Jachuck SJ, Gardner-Thorpe C, Clark F, Foster JB. A brainstem syndrome associated with Mycoplasma pneumoniae infection. A report of two cases. Postgrad Med J 1975;51(597):475–477.

[45] Prasanna Kumar M, Krishnamurthy S, Venkateswaran VS, et al. Brainstem micro-abscesses caused by Burkholderia pseudomallei in a 10-monthold infant: a case report. Paediatr Int Child Health 2017;37(3):230–232.

[46] Chen YS, Lin HH, Hsueh PT, et al. Involvement of L-selectin expression in Burkholderia pseudomallei-infected monocytes invading the brain during murine melioidosis. Virulence 2017;8(6):751–766.

[47] Huang CC, Liu CC, Chang YC, Chen CY, Wang ST, Yeh TF. Neurologic complications in children with enterovirus 71 infection. N Engl J Med 1999; 341(13):936–942.

[48] Goto K, Sanefuji M, Kusuhara K, et al. Rhombencephalitis and coxsackievirus A16. Emerg Infect Dis 2009;15(10):1689–1691.

[49] Jereb M, Lainscak M, Marin J, Popovic M. Herpes simplex virus infection limited to the brainstem. Wien Klin Wochenschr 2005; 117(13–14):495–499.

[50] Fay AJ, Noetzel MJ, Mar SS. Pediatric hemorrhagic brainstem encephalitis associated with HHV-7 infection. Pediatr Neurol 2015;53(6):523–526.

[51] Tison-Chambellan C, Cheuret E, Cances C, et al. [Respiratory syncytial virus brainstem encephalitis in a 7-year-old boy]. Arch Pediatr 2013; 20(6):657–660.

[52] Davis LE, DeBiasi R, Goade DE, et al. West Nile virus neuroinvasive disease. Ann Neurol 2006;60(3):286–300.

[53] Gelpi E, Preusser M, Garzuly F, Holzmann H, Heinz FX, Budka

H. Visualization of Central European tick-borne encephalitis infection in fatal human cases. J Neuropathol Exp Neurol 2005;64(6):506–512.

[54] Lagarde S, Lagier JC, Charrel R, et al. Japanese encephalitis in a French traveler to Nepal. J Neurovirol 2014;20(1):99–102.

[55] Slavick HE, Lipman IJ. Brain stem toxoplasmosis complicating Hodgkin's disease. Arch Neurol 1977;34(10):636–637.

[56] Louis ED, Mayer SA, Rowland LP, eds. Merritt's Neurology. 13th ed. Philadelphia, PA: Wolters Kluwer; 2016.

[57] Pula JH, Brock K, Kattah JC. Clinical course of patients with ophthalmoplegia caused by radiographically detectable brainstem demyelination occurring as a clinically isolated demyelinating syndrome. J Neuroophthalmol 2011;31(3):234–238.

[58] Tintore M, Rovira A, Arrambide G, et al. Brainstem lesions in clinically isolated syndromes. Neurology 2010;75(21):1933–1938.

[59] Minneboo A, Barkhof F, Polman CH, Uitdehaag BM, Knol DL, Castelijns JA. Infratentorial lesions predict long-term disability in patients with initial findings suggestive of multiple sclerosis. Arch Neurol 2004; 61(2):217–221.

[60] Kobayashi Z, Tsuchiya K, Uchihara T, et al. Intractable hiccup caused by medulla oblongata lesions: a study of an autopsy patient with possible neuromyelitis optica. J Neurol Sci 2009;285(1–2):241–245.

[61] Moussawi K, Lin DJ, Matiello M, Chew S, Morganstern D, Vaitkevicius H. Brainstem and limbic encephalitis with paraneoplastic neuromyelitis optica. J Clin Neurosci 2016;23:159–161.

[62] Pittock SJ, Debruyne J, Krecke KN, et al. Chronic lymphocytic inflammation with pontine perivascular enhancement responsive to steroids (CLIPPERS). Brain 2010;133(9):2626–2634.

[63] Dudesek A, Rimmele F, Tesar S, et al. CLIPPERS: chronic lymphocytic inflammation with pontine perivascular enhancement responsive to steroids. Review of an increasingly recognized entity within the spectrum of inflammatory central nervous system disorders. Clin Exp Immunol 2014;175(3):385–396.

[64] Kleinschmidt-DeMasters BK, West M. CLIPPERS with chronic small vessel damage: more overlap with small vessel vasculitis? J Neuropathol Exp Neurol 2014;73(3):262–267.

[65] Bickerstaff ER, Cloake PC. Mesencephalitis and rhombencephalitis. BMJ 1951; 2(4723):77–81.

[66] Odaka M, Yuki N, Hirata K. Anti-GQ1b IgG antibody syndrome: clinical and immunological range. J Neurol Neurosurg Psychiatry 2001; 70(1):50–55.

[67] Ogawara K, Kuwabara S, Yuki N. Fisher syndrome or Bickerstaff brainstem encephalitis? Anti-GQ1b IgG antibody syndrome involving both the peripheral and central nervous systems. Muscle Nerve 2002; 26(6):845–849.

[68] Odaka M, Yuki N, Yamada M, et al. Bickerstaff's brainstem encephalitis: clinical features of 62 cases and a subgroup associated with Guillain-Barré syndrome. Brain 2003;126(Pt 10):2279–2290.

[69] Berger B, Bischler P, Dersch R, Hottenrott T, Rauer S, Stich O. "Non-classical" paraneoplastic neurological syndromes associated with well-characterized antineuronal antibodies as compared to "classical" syndromes—more frequent than expected. J Neurol Sci 2015;352(1–2):58–61.

[70] Najjar M, Taylor A, Agrawal S, et al. Anti-Hu paraneoplastic brainstem encephalitis caused by a pancreatic neuroendocrine tumor presenting with central hypoventilation. J Clin Neurosci 2017;40:72–73.

[71] Graus F, Delattre JY, Antoine JC, et al. Recommended diagnostic criteria for paraneoplastic neurological syndromes. J Neurol Neurosurg Psychiatry 2004;75(8):1135–1140.

[72] Mitchell AN, Bakhos CT, Zimmerman EA. Anti-Ri-associated paraneoplastic brainstem cerebellar syndrome with coexisting limbic encephalitis in a patient with mixed large cell neuroendocrine lung carcinoma. J Clin Neurosci 2015;22(2):421–423.

[73] Crino PB, Galetta SL, Sater RA, et al. Clinicopathologic study of paraneoplastic brainstem encephalitis and ophthalmoparesis. J Neuroophthalmol 1996;16(1):44–48.

[74] Kril J, Chimelli L, Morris CM, Harris JB. Nutritional and Toxic Diseases. In: Love S, Budka H, Ironside JW, Perry A, eds. Greenfield's Neuropathology. 9th ed. Boca Raton, FL: CRC Press; 2015:595.

[75] Rojiani AM, Cho ES, Sharer L, Prineas JW. Electrolyte-induced demyelination in rats. 2. Ultrastructural evolution. Acta Neuropathol 1994; 88(4):293–299.

[76] Kleinschmidt-Demasters BK, Rojiani AM, Filley CM. Central and extrapontine myelinolysis: then...and now. J Neuropathol

Exp Neurol 2006; 65(1):1–11.

[77] Rubinstein LJ, Herman MM, Long TF, Wilbur JR. Disseminated necrotizing leukoencephalopathy: a complication of treated central nervous system leukemia and lymphoma. Cancer 1975;35(2):291–305.

[78] Vinters HV, Anders KH, Barach P. Focal pontine leukoencephalopathy in immunosuppressed patients. Arch Pathol Lab Med 1987;111(2):192–196.

[79] Anders KH, Becker PS, Holden JK, et al. Multifocal necrotizing leukoencephalopathy with pontine predilection in immunosuppressed patients: a clinicopathologic review of 16 cases. Hum Pathol 1993;24(8):897–904.

[80] Lehman TD, Morgan TK, Lehman NL, Vogel H, McGuire JS. Recessive dystrophic epidermolysis bullosa associated with mesangioproliferative glomerulonephritis and multifocal necrotizing leucoencephalopathy of the pons. Br J Dermatol 2004;151(6):1266–1269.

[81] Perry A. Therapy-associated neuropathology. In: Perry A, Brat DJ, eds. Practical Surgical Neuropathology: A Diagnostic Approach. Philadelphia, PA: Churchill Livingstone/Elsevier; 2010:423.

[82] Drake CG, Friedman AH, Peerless SJ. Posterior fossa arteriovenous malformations. J Neurosurg 1986;64(1):1–10.

[83] Solomon RA, Stein BM. Management of arteriovenous malformations of the brain stem. J Neurosurg 1986;64(6):857–864.

[84] Kurita H, Kawamoto S, Sasaki T, et al. Results of radiosurgery for brain stem arteriovenous malformations. J Neurol Neurosurg Psychiatry 2000;68(5):563–570.

[85] Ondra SL, Troupp H, George ED, Schwab K. The natural history of symptomatic arteriovenous malformations of the brain: a 24-year follow-up assessment. J Neurosurg 1990;73(3):387–391.

[86] ApSimon HT, Reef H, Phadke RV, Popovic EA. A population-based study of brain arteriovenous malformation: long-term treatment outcomes. Stroke 2002;33(12):2794–2800.

[87] Madhugiri VS, Teo MK, Vavao J, et al. Brainstem arteriovenous malformations: lesion characteristics and treatment outcomes. J Neurosurg 2018; 128(1):126–136.

[88] Al-Shahi R, Bhattacharya JJ, Currie DG, et al; Scottish Intracranial Vascular Malformation Study Collaborators. Prospective, population-based detection of intracranial vascular malformations in adults: the Scottish Intracranial Vascular Malformation Study (SIVMS). Stroke 2003; 34(5):1163–1169.

[89] Kiran NA, Kale SS, Kasliwal MK, et al. Gamma knife radiosurgery for arteriovenous malformations of basal ganglia, thalamus and brainstem—a retrospective study comparing the results with that for AVMs at other intracranial locations. Acta Neurochir (Wien) 2009;151(12):1575–1582.

[90] Le Guennec L, Leclercq D, Szatmary Z, et al. Dural arteriovenous fistula mimicking a brainstem glioma. J Neuroimaging 2015;25(6):1053–1055.

[91] Crum BA, Link M. Intracranial dural arteriovenous fistula mimicking brainstem neoplasm. Neurology 2004;62(12):2330–2331.

[92] Pandey P, Westbroek EM, Gooderham PA, Steinberg GK. Cavernous malformation of brainstem, thalamus, and basal ganglia: a series of 176 patients. Neurosurgery 2013;72(4):573–589, discussion 588–589.

[93] Mindea SA, Yang BP, Shenkar R, Bendok B, Batjer HH, Awad IA. Cerebral cavernous malformations: clinical insights from genetic studies. Neurosurg Focus 2006;21(1):e1.

[94] Gunel M, Awad IA, Finberg K, et al. A founder mutation as a cause of cerebral cavernous malformation in Hispanic Americans. N Engl J Med 1996;334(15):946–951.

[95] Marchuk DA, Gallione CJ, Morrison LA, et al. A locus for cerebral cavernous malformations maps to chromosome 7q in two families. Genomics 1995;28(2):311–314.

[96] Gilles FH. Hypotensive brain stem necrosis. Selective symmetrical necrosis of tegmental neuronal aggregates following cardiac arrest. Arch Pathol 1969;88(1):32–41.

[97] Janzer RC, Friede RL. Hypotensive brain stem necrosis or cardiac arrest encephalopathy? Acta Neuropathol 1980;50(1):53–56.

[98] Sarnat HB. Watershed infarcts in the fetal and neonatal brainstem. An aetiology of central hypoventilation, dysphagia, Möbius syndrome and micrognathia. Eur J Paediatr Neurol 2004;8(2):71–87.

[99] Graham DI, Lawrence AE, Adams JH, Doyle D, McLellan DR. Brain damage in non-missile head injury secondary to high intracranial pressure. Neuropathol Appl Neurobiol 1987;13(3):209–217.

[100] Stiver SI, Gean AD, Manley GT. Survival with good outcome

after cerebral herniation and Duret hemorrhage caused by traumatic brain injury. J Neurosurg 2009;110(6):1242–1246.

[101] Chew KL, Baber Y, Iles L, O'Donnell C. Duret hemorrhage: demonstration of ruptured paramedian pontine branches of the basilar artery on minimally invasive, whole body postmortem CT angiography. Forensic Sci Med Pathol 2012;8(4):436–440.

[102] Adams JH, Doyle D, Ford I, Gennarelli TA, Graham DI, McLellan DR. Diffuse axonal injury in head injury: definition, diagnosis and grading. Histopathology 1989;15(1):49–59.

[103] Stein TD, Alvarez VE, McKee AC. Chronic traumatic encephalopathy: a spectrum of neuropathological changes following repetitive brain trauma in athletes and military personnel. Alzheimers Res Ther 2014;6(1):4.

[104] Braak H, Thal DR, Ghebremedhin E, Del Tredici K. Stages of the pathologic process in Alzheimer disease: age categories from 1 to 100 years. J Neuropathol Exp Neurol 2011;70(11):960–969.

[105] Thal DR, Rüb U, Orantes M, Braak H. Phases of A beta-deposition in the human brain and its relevance for the development of AD. Neurology 2002;58(12):1791–1800.

[106] Parvizi J, Van Hoesen GW, Damasio A. The selective vulnerability of brainstem nuclei to Alzheimer's disease. Ann Neurol 2001;49(1):53–66.

[107] Attems J, Quass M, Jellinger KA. Tau and alpha-synuclein brainstem pathology in Alzheimer disease: relation with extrapyramidal signs. Acta Neuropathol 2007;113(1):53–62.

[108] Josephs KA, Murray ME, Whitwell JL, et al. Updated TDP-43 in Alzheimer's disease staging scheme. Acta Neuropathol 2016;131(4):571–585.

[109] Ellison D, Love S, Chimelli L, et al. eds. Dementias. In: Neuropathology: A Reference Text of CNS Pathology. 3rd ed. Philadelphia, PA: Elsevier; 2013:609.

[110] McKeith I. Dementia with Lewy bodies. In: Koller WC, Melamed E, eds. Handbook of Clinical Neurology. Vol. 84. Parkinson's Disease and Related Disorders, Part II. Edinburgh, Scotland: Elsevier; 2007:531–548.

[111] Ellison D, Love S, Chimelli L, et al. eds. Motor neuron disorders. In: Neuropathology: A Reference Text of CNS Pathology. 3rd ed. Philadelphia, PA: Elsevier; 2013:555.

[112] Neumann HP, Eggert HR, Weigel K et al., Hemangioblastomas of the central nervous system. A 10-year study with special reference to von Hippel-Lindau syndrome. J Neurosurg 1989;70:24–30.

第三部分
脑干手术相关的体格检查、影像学检查与术中监测

第五章　脑干、丘脑和松果体区的影像学解剖和病理

Jeremy N. Hughes, John P. Karis

摘要

本章节向读者介绍了研究脑干、丘脑和松果体区的常用影像学方法，同时概述了这些部位的相关影像学解剖。在此，我们为它们独特的影像解剖结构提供了框架，以有助于对脑干疾病患者的影像学检查进行准确的描述。该解剖内容包括使用临床磁共振成像（Magnetic Resonance Imaging，MRI）可以直接观察的部分，以及通过可重复的解剖标志能进行推测的部分。同时，我们描述了脑干、丘脑和松果体区常见病变的影像学特征。

关键词：脑干，脑干病理学，计算机断层扫描，影像学，磁共振成像，放射学

■ 用于研究脑干、丘脑和松果体区的影像模式

磁共振成像

临床用于评估脑干的常规 MRI 序列包括 T1 加权［短重复时间（Repetition time，TR）、短回波时间（Echo Time，TE）］、T2 加权（长 TR，长 TE）、液体衰减反转恢复（Fluid Attenuated Inversion Recovery，FLAIR）、T2* 加权［梯度回波（Gradient-Recalled Echo，GRE）］和弥散加权成像。三维（Three-Dimensional，3D）T2 加权快速自旋回波（Turbo Spin-Echo，TSE）和稳态自由进动（Steady-State Free Precession，SSFP）成像也常用于后颅窝（包括脑干）的评估。这些技术为显示高亮信号的脑脊液（Cerebrospinal Fluid，CSF）中穿行的黑暗信号脑神经（Cranial Nerves，CNs），提供了非常好的对比度。但是，它们不适合评估脑干神经核团[1, 2]。如果患者的颅底区域没有磁敏感引起的磁场扭曲，SSFP 成像是首选技术，并且通常以商品名称呼。例如，CISS［相长相干稳态（Constructive Interference into Steady State），西门子］和 FIESTA［采用稳态采集的快速成像（Fast Imaging Employing Steady-State Acquisition），通用电气］。三维 TSE 成像显示脑池内脑神经（CNs）边缘较模糊，但同时，来自牙齿汞合金的磁敏感性所致的磁场扭曲也对其负面影响较小。质子密度序列（长 TR，短 TE）可改善某些丘脑核团的显示[3]。

先进的 MRI 技术包括弥散张量成像、相关的 3D 纤维束成像和功能性 MRI。弥散张量成像的好处是有利于上行和下行投射纤维，以及连合纤维和联络纤维的评估[4]。相比之下，功能性 MRI 有利于在各自不同的任务表现上，对脑干核团进行定位；但是，这项技术在临床实践中不常规应用于脑干[5]。磁化率图和弛豫率定量图的实验性高场强（7.0T）成像，可以改善脑干核团的可视化[6]。

计算机断层扫描

由于计算机断层扫描（Computed Tomography，CT）较 MRI 相比，对比分辨率相对降低，它在广义的脑卒中病例中，能捕捉脑干、丘脑和松果体区的精细解剖结构。此外，颅顶和骨性颅底的射线硬化伪影常常使脑干和后颅窝的 CT 评估更加困难。但是，在急诊、住院和门诊部，CT 仍然是一线影像学检查的主要手段。尽管存在诸多挑战，CT 仍可以获得大量信息。在提示有脑干病变的临床病例中，这种方式主要用于排除出血、水肿、肿块和缺血。对于有 MRI 禁忌的患者，CT 脑池造影可用于脑神经（CNs）脑池段的评估。

■ 脑干、丘脑和松果体区的影像学解剖

脑干、丘脑和松果体区在胚胎学上可细分为髓脑、后脑、中脑和间脑[7]。对临床成像更实用的命名则是解剖分区：延髓、脑桥、中脑，以及丘脑和松果体两个独立的结构。

有关该区域解剖的详细描述，请参见第二章"脑干、丘脑、松果体区和脑神经的解剖"。尽管 MRI 可以很精确地显示该部位的解剖细节，但是辨别每个结构仍然存在局限性。本章节将向读者介绍这些复杂区域的影像学解剖。当然，某些解剖结构可以通过常规的临床 MRI 序列显示。例如，中脑内的红核易于识别。除了能直接地显示解剖结构外，还有可重复的解剖学标志，正确识别和理解这些标志后，就可以准确估算相邻核团和白质束的位

置。这些标志包括脑干的外部轮廓和存在的脑神经（CNs）位置，以及与成像中能直接显示的解剖结构间的位置毗邻和关系。解剖知识对于描述图像、准确定位病灶以及解释或预测患者的临床表现至关重要。

关键的白质束及其划分的边界为脑干的影像解剖研究提供了框架。脑干可以在各个层面上被分为前、中和后部。它们分别是：基底部、被盖和顶盖。基底部主要由皮质脊髓束和皮质延髓束组成。这些纤维束自中央前回下行，皮质延髓纤维终止于整个脑干的多个水平。皮质脊髓束继续下行，大部分纤维在锥体内的下部髓质水平交叉。脑干的中部被称为被盖，它包含白质束和脑神经（CNs）核团，上述将在本章节中详细介绍。脑干的后部是顶盖。在中脑水平，顶盖包括上丘和下丘。在脑桥水平，顶盖包括上髓帆和下髓帆的上半部，前者构成第四脑室的顶部。在延髓水平，顶盖由下髓帆的下半部分组成。脑干的顶盖不包括任何上行或下行纤维，也不包括脑神经（CNs）核团。

内侧丘系是白质束，可以大致作为中脑和脑桥的前部（基底部）与中部（被盖）之间的边界。重要的是，内侧丘系在脑干的所有水平并不在相同的位置。相反，路径是倾斜的，为此我们将在后面详细介绍。从功能上讲，内侧丘系是后索通路的第二级神经元系统，可将纤维从薄束核和楔束核传递至丘脑腹后外侧核。这些核团从脊髓的后索系统、薄束核和楔束核接收传入纤维。该系统分别中继来自上肢和下肢的与精细触觉和本体感觉有关的信息。记住这个框架，我们将从中脑开始，自上而下进一步探索脑干的影像解剖。

中脑

在轴位显像平面，中脑大致呈心形。前方的脚间池、前侧方的环池以及后方的四叠体池构成了中脑周缘的脑脊液空间（图5.1）。这3个脑池可统称为中脑周围池。脚间池和环池组成更大的鞍上池。

中脑导水管是中脑易识别的标志。脑导水管穿过中脑的中线后侧，并连通上方的第三脑室和下方的第四脑室。脑导水管周围有导水管周围灰质，在临床MRI上可以显示（图5.2）。

在中脑水平，内侧丘系大致位于黑质的后外侧缘。脑干的前部包含黑质和按照体位顺序排列的皮质脊髓束、皮质延髓束和皮质小脑束[8]。其后方紧挨着中脑被盖，延伸至脑导水管。脑导水管后方是顶盖。中脑在上丘和下丘的水平进一步分为上段和下段。

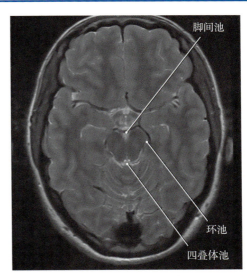

图5.1　鞍上池水平的轴位T2加权磁共振图像显示了中脑周围的脑池：脚间池、环池和四叠体池

上丘水平

中脑在前方及上方与大脑脚相延续。红核位于上丘脑水平，在临床MRI上清晰可见（图5.2）。成对的红核位于前部顶盖内，靠近中线。黑核位于红核和大脑脚之间，分为网状部和致密部。这些亚结构只能通过临床MRI大致描绘。腹侧被盖区与黑质相关，是多巴胺能系统的一部分。腹侧被盖区的后方以红核为界，前侧方以黑质为界，前内侧以脚间池为界。它从中线起侧向延伸约4mm[9]。高场强（7T）MRI可以分别识别黑质的致密部和网状部，以及腹侧被盖区和红核的血管化同非血管化部分[10]；但是，现有的临床磁体无法检测到如此详细的解剖结构。

动眼神经核复合物（Oculomotor Nuclear Complex，ONC）由躯体核和内脏核组成。躯体核控制着几种眼外肌：上、下和内侧直肌，下斜肌以及眼睑提肌[8, 11]。Edinger-Westphal核位于其后内侧。Edinger-Westphal核向睫状神经节提供副交感神经节前运动输入，以控制瞳孔的收缩和调节。ONC处在上丘脑水平，旁正中中脑内，位于导水管周围灰质和红核之间[8]。动眼神经［第Ⅲ对脑神经（CNs Ⅲ）］的纤维束离开ONC并沿腹侧横行，横穿红核的内侧，在脚间窝的侧壁水平离开脑干（图5.2）。ONC和动眼神经的纤维束无法在临床影像上直接显示；但是，可以通过导水管周围灰质、红核的位置和动眼神经的脑池路径推测。

下丘水平

在下丘脑水平上，小脑上脚交叉占据了导水管周围灰质前方的中央中脑（图5.3），其位于红核正

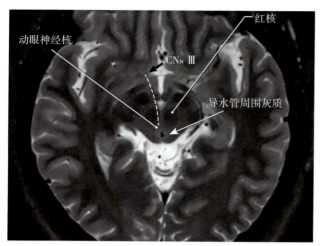

图 5.2　上丘水平的中脑轴位短 τ（Tau）反转恢复磁共振图像。成对的红核表现为中脑被盖内的圆形低信号结节，清晰可见。动眼神经核位于导水管周围灰质（白色箭头）和红核间的中线。动眼神经［第Ⅲ对脑神经（CNs Ⅲ）］纤维束沿着脚间池（弯曲的虚线）侧壁向前方走行，离开脑干

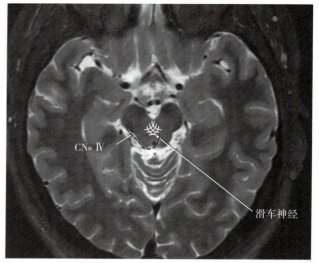

图 5.3　在下丘水平的中脑轴位短 τ（Tau）反转恢复磁共振图像。中脑基底部包含皮质脊髓束和皮质延髓束。导水管周围灰质清晰地表现为围绕脑导水管的高信号。滑车核正好位于导水管周围灰质中线的腹侧。就在其前方，是小脑上脚交叉（弯曲的剖面线）。滑车神经［第Ⅳ对脑神经（CNs Ⅳ）］纤维束向后方走行，在上髓帆内交叉后从后方离开脑干

下方。滑车核位于中线附近，ONC 下方水平。也就是说，在下丘脑水平，它们位于小脑上脚交叉的后方，以及脑导水管和导水管周围灰质的前方。滑车神经［第Ⅳ对脑神经（CNs Ⅳ）］从滑车核起，包裹着导水管周围灰质，在上髓帆内交叉，并从后方离开脑干（图 5.3）。滑车神经的独特之处在于它从后方离开脑干。滑车神经也是具有最长脑池路径的脑神经（CNs）。

脑桥

　　脑桥中脑沟是从中脑过渡到脑桥的界线。球根状的基底桥占据大部分脑桥，主要容纳皮质脊髓束、皮质延髓束和皮质脑桥束、脑桥核和脑桥横纤维。脑桥横纤维可分为浅纤维和深纤维，以及上纤维和下纤维。脑桥浅、深横纤维根据它们相对于皮质脊髓束的位置进行划分[12]。脑桥上、下横纤维在相对于三叉神经［第Ⅴ对脑神经（CNs ）］根出脑干区的方向分开，该区在临床 MRI 上是容易识别的标志。这些脑桥横纤维向后方和侧方延伸，形成小脑中脚。

　　在脑桥内，内侧丘系的大致位置可以通过三维 TSE 成像上信号强度的细微变化推测（图 5.4）。脑桥被盖包含三叉神经核、外展神经［第Ⅵ对脑神经（CNs ）］核、面神经［第Ⅶ对脑神经（CNs Ⅴ）］核和前庭蜗神经［第Ⅷ对脑神经（CNs ）］核。这些核团不能通过临床成像直接显示。脑桥被盖比脑桥基底部小得多，并且与上方的中脑和下方的延髓直接

相延续。

　　在脑桥的后上部内，脑导水管过渡到第四脑室。第四脑室的顶部由上髓帆组成，本结构在矢状面显而易见（图 5.5）。脑桥内的解剖标志能在临床 MRI 上识别，因此，包括三叉神经根的出脑干区和面丘，都可作为进一步研究的有用切面。

三叉神经根出脑干区的水平

　　MRI 在脑桥的侧缘很容易确定三叉神经根出脑干区，该神经沿着脑池段向美克氏腔（Meckel's Cave）内的加塞神经节（三叉神经半月结，Gasserian Ganglion）方向前行（图 5.4）。三叉神经同时具有运动和感觉成分。三叉神经脑池段的较小运动纤维和较大感觉纤维不能通过影像来区分。

　　三叉神经的 4 个核团由 1 个运动核（三叉神经运动主核）和 3 个感觉核（感觉主核、中脑核和三叉神经脊束核）组成。这些核不是位于脑干内的单个层面，而是在头尾方向上的走行变化多样。

　　感觉核在头尾方向上粗略排布：主要感觉核位于最中央，上方为中脑核，下方为三叉神经脊核。

　　在大约出脑干区的水平，三叉神经的运动主核和感觉主核的复合体位于脑桥被盖的外侧、小脑上脚的前方（图 5.4）。运动核位于内侧，感觉核位于外侧。三叉神经的感觉纤维和运动纤维起自该复合体，穿过脑桥基底部的后方，向前外侧走行，在出脑干区离开脑干。

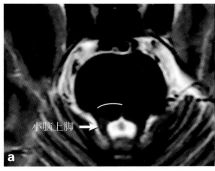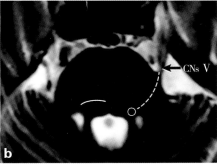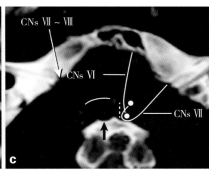

图 5.4 脑桥在三叉神经［第Ⅴ对脑神经（CNs Ⅴ）］根的出脑干区上方（a），同水平（b）和下方（c）的轴位短 τ（Tau）反转恢复磁共振图像。（a）宽大的脑桥基底部包含皮质脊髓束、皮质延髓束以及脑桥横纤维。通过信号强度的细微变化（曲线）可以推断出从脑桥基底部到脑桥被盖的大致过渡。小脑上脚（白色箭头）在后面可见。（b）在第Ⅴ对脑神经（CNs Ⅴ）根部出脑干区的水平、运动神经核和感觉主核的复合体（圆圈）位于脑桥被盖外侧份内，紧挨着小脑脚的前侧方（黑色箭头）。（c）在神经根出脑干区的水平以下，可将面丘（黑色箭头）视作被盖后方的轮廓。面丘深面的外展神经核和面神经［第Ⅶ对脑神经（CNs Ⅶ）］束，后者被称为第Ⅶ对脑神经（CNs Ⅶ）的内膝（白点）。第Ⅶ～Ⅷ对脑神经（CNs Ⅶ～Ⅷ）纤维束的路线形似牧羊人的棍杖。外展神经纤维束在前方和外侧循弧线行进离开脑桥腹侧。内侧束（虚线）位于外展神经核的内侧。第Ⅶ对脑神经（CNs Ⅶ）和前庭蜗神经［第Ⅷ对脑神经（CNs Ⅷ）］（白色箭头）沿着脑池向内听道走行

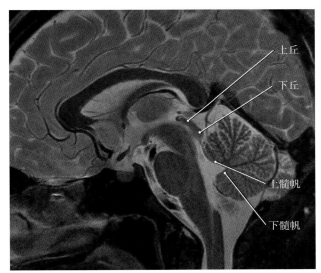

图 5.5 通过脑干的矢状 T2 加权磁共振图像。在中脑水平的顶盖是由上丘和下丘形成的顶板。脑桥水平的顶盖是上髓帆和下髓帆的上半部分。本图无法显示完整的下髓帆

　　在出脑干区水平，中脑核位于三叉神经的运动主核和感觉主核复合体的稍后内侧（图 5.4）。中脑核及其纤维束延伸至中脑上方。随着纤维束的上行，它大致位于导水管周围灰质中央区的边缘带。

　　三叉神经脊束核及其纤维束起源于运动主核和感觉主核复合体的下方，大致位于出脑干区下方的轴位层面（图 5.4）。当它们下行时，三叉神经脊束核及其纤维束在面神经外侧走行。这些纤维继续延伸直至上颈椎。

面丘水平

　　面丘沿着第四脑室的底部呈凸起状（图 5.4）。

外展神经核和面神经纤维位于面丘的深处。这些结构无法通过临床 MRI 直接看到；但是，直接观察面丘的凸起和了解面神经的走行路线可以准确估算面神经核和外展神经核及其中央纤维束的位置。作为该讨论的一部分，本节重点介绍内侧纵束（Medial Longitudinal Fasciculus，MLF）及其与相邻解剖结构的关系。

　　内侧纵束是一个重度髓鞘化的神经纤维网络，负责协调眼球的水平运动，并连接脑神经核团中的动眼神经核、滑车神经核、外展神经核和前庭蜗神经核[13, 14]。内侧纵束包含自中脑下方至上颈椎水平的被盖旁正中束[14]。内侧纵束的病变可导致核间性眼肌麻痹，临床上表现为眼睛向病变对侧注视时，患侧眼球内收功能受损和健侧眼球外展功能正常。

　　内侧纵束约 1mm 宽，位于面丘水平的旁正中脑桥被盖（图 5.4）[12]。而外展神经就位于内侧纵束的外侧，面丘水平。

　　外展纤维束起自相应核团的前缘，并向前外侧走行至脑桥基底部内的皮质脊髓束，向前方出脑干。

　　面神经核位于外展神经核的前外方，由前方的内侧丘系和后外侧的小脑下脚大致界定（图 5.4）。它们在第四脑室顶部的前外侧，距其约 5.5mm[12]。面神经纤维束起源于其核团的后部，并向后方和内侧走行。面神经在外展神经核和内侧纵束（MLF）之间穿行，包裹在外展神经核周围，然后向前外侧走行，在脑桥小脑交界处离开脑干。

　　前庭神经和蜗神经都具有双极神经元。前庭神经的上、下纤维汇集在内耳道的耳门水平附近，形成前庭神经。在此汇集点的内侧，前庭神经与来自蜗神经的纤维融合。该融合点上的神经即被称为前

庭蜗神经，并且它在此处从脑桥延髓交界的外侧进入脑干。在高分辨率 MRI 上可以看到它进入脑干的路径（图 5.4）。

蜗神经有两个核团：腹侧和背侧蜗神经核。这些核团均位于脑干的外侧份，并沿头尾方向延伸穿过延髓和脑桥下部。在延髓内，这些核团位于网状体侧方，后者是小脑下脚的组成部分。

前庭神经有 4 个核：上核、下核、内侧核和外侧核。这些核团形成一个复合物，大致沿着第四脑室的侧面，位于脑桥下部水平。

延髓

延髓是脑干的下端，与上颈脊髓相延续。舌咽神经［第Ⅸ对脑神经（CNs Ⅸ）］核、迷走神经［第Ⅹ对脑神经（CNs Ⅹ）］核、脊髓副神经［第Ⅺ对脑神经（CNs Ⅺ）］核和舌下神经［第Ⅻ对脑神经（CNs Ⅻ）］核均位于延髓内。如前所述，脊髓的背侧纵束向上延伸，在髓质水平上到达对应的薄束核和楔束核。薄束核及其相关纤维束位于延髓下部的旁正中最后部。楔束核及其相关纤维束位于薄束核的外侧。从这些核团中，内侧丘系的纤维首先在延髓中部交叉，然后上行至丘脑。

皮质脊髓束的交叉也发生在延髓水平的锥体内，锥体位于延髓的前部。锥体形成延髓前壁的特征性轮廓，可通过临床影像加以识别（图 5.6）。延髓的前正中沟将两侧锥体分开。在锥体的侧面，可以识别出另一个高度可复制的轮廓：橄榄。下橄榄核位于橄榄的深处。橄榄前沟位于锥体和橄榄之间，而橄榄后沟位于橄榄的更后外侧（图 5.6）。前外侧系统，包括脊髓丘脑束在内，位于橄榄后沟深面。

疑核是延髓运动神经纤维的共享核，它们来源于舌咽神经、迷走神经和脊髓副神经。该核位于延髓中部被盖，正好位于下行的三叉神经核及其纤维束的内侧，其位置只能通过影像大致估计。舌咽神经具有额外的感觉和副交感神经纤维，上述纤维终止于孤束核、三叉神经脊束核和下泌涎核。此外，迷走神经具有感觉神经和副交感神经纤维，投射到迷走神经背核和孤束核。脊髓副神经有一附加核团位于上段脊髓内，即脊髓副神经的脊髓核。这些核团在临床 MRI 上无法显示。舌咽、迷走神经和脊髓副神经共同从橄榄后沟出脑干。

舌下神经核位于延髓后方的旁正中侧，并向第四脑室底部形成了一个微妙的轮廓，即舌下神经隆起（又称舌下神经三角，Hypoglossal Trigone）（图 5.6）。舌下神经隆起位于薄束核及其纤维束的上方。

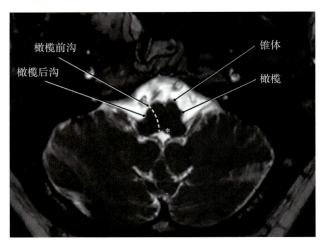

图 5.6 延髓水平的轴向短 τ（Tau）反转恢复磁共振图像。延髓的正中沟表现为其前方中线处的裂隙。其侧面是锥体。锥体的后外侧是橄榄。橄榄前沟位于锥体和橄榄之间，而橄榄后沟位于橄榄后方。舌下神经［第Ⅻ对脑神经（CNs Ⅻ）］从橄榄前沟（弯曲的虚线）出脑干，舌咽神经［第Ⅸ对脑神经（CNs Ⅸ）］、迷走神经［第Ⅹ对脑神经（CNs Ⅹ）］和脊髓副神经［第Ⅺ对脑神经（CNs Ⅺ）］在橄榄后沟出脑干。舌下神经隆起表现为沿延髓被盖后缘的轮廓。舌下神经核（星号）位于该隆起的深面

舌下神经走行于延髓中央，从其核团的前外侧呈弯弓状绕行至橄榄前沟的出脑干区（图 5.6）。舌下神经在该层面上由多条神经纤维组成，在头尾方向上跨度约 12.5mm[15]。这些神经根汇聚形成舌下神经的脑池段，并最终穿过舌下神经管的硬脑膜。

丘脑

丘脑是传递感觉输入的主要中继站。背侧丘脑（通常简称为丘脑）与底丘脑（包括下丘脑核）、上丘脑（包括松果体、缰核）及下丘脑一起，都是中脑的一部分。神经解剖学图谱揭示了整个丘脑中丰富的核团和神经束网络，而常规临床影像均无法分辨它们。然而，实验证明，高场强 7T 成像能识别许多丘脑的亚结构[16]。

丘脑在前外侧以内囊的后肢为界，并在内侧及后内侧处以第三脑室和侧脑室为界（图 5.7）。从临床成像的角度来看，丘脑的信号强度是均匀的，因此无法区分特定的丘脑核团。背内侧丘脑（丘脑枕）的病变可以在不同的疾病状态下被识别，并且是变异克雅氏病（Creutzfeldt-Jakob 病）的经典表现。在矢状面上，两侧丘脑之间的连接称为中间块。

松果体区

松果体负责夜间褪黑素的节律性生成和分泌，

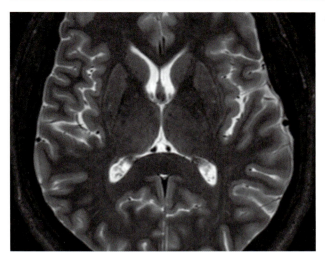

图 5.7 穿过丘脑的轴位短 τ（Tau）反转恢复磁共振图像。丘脑在前外侧以内囊的后肢为界，在内侧及后侧以第三脑室和侧脑室为界。丘脑信号强度均匀，因此无法对其内的多个核团进行区分

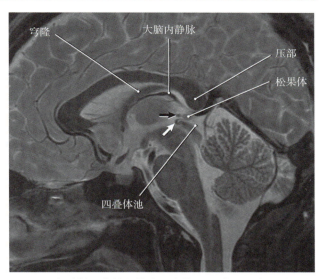

图 5.8 穿过松果体的矢状旁正中位 T2 加权磁共振图像。松果体区的上界是胼胝体压部。穹隆位于胼胝体的下方。穹隆下方，大脑内静脉（Vein, V.）在中间帆内走行。松果体位于大脑内静脉的下方，其基底部朝向前上方，其尖部朝向后下方。上下板附着于松果体基底部。缰连合（黑色箭头）在上板中走行，后连合（白色箭头）在下板内走行。上、下板的顶点形成第三脑室的松果体隐窝。第三脑室的松果体上隐窝位于松果体隐窝的上方。松果体悬浮在四叠体池内

并调节昼夜节律和睡眠－苏醒周期[17]。松果体是一枚椭圆形的松果形结构，尺寸约为 $79 \pm 30.2\,\text{mm}^3$，位于大脑深部中央[18]。复杂的松果体区解剖结构可以通过常规的临床 MRI 成像。矢状断面提供了对这种解剖结构的最佳观察角度。松果体区域的成像边界如下：上界——胼胝体压部；下界——中脑顶盖；前界——第三脑室及其后隐窝；后界——四叠体池的后部；外侧界——丘脑枕（图 5.8）。

松果体位于该区域的中心，其基底部朝向前上方，其尖部朝向后下方（图 5.8）。松果体悬浮在四叠体池内。松果体的基底部附着于上板和下板（图 5.8）。缰连合的纤维在上板的上缘内走行，并与侧方的缰核相连通。后连合内的纤维位于下板内，并与丘脑侧向连通。上、下板的顶点在松果体基底部的水平处，形成第三脑室的松果体隐窝（图 5.8）。下板继续下行与顶盖相融合。缰连合的上方是另一个第三脑室后隐窝，即松果体上隐窝（图 5.8）。

如前所述，胼胝体压部构成了松果体的上界（图 5.8）。穹隆沿着胼胝体的下方走行。中间帆位于穹隆下缘，大脑内静脉（Internal Cerebral Veins, ICVs）被包裹在中间帆内。中间帆和大脑内静脉（ICVs）和第三脑室一样，位于松果体的上方。这种位置关系提供了一个有用的参考框架，可以将肿块定位在松果体内部或外部。也就是说，当存在较大的松果体占位时，如果大脑内静脉被向上推移，则该占位可能来自松果体或其他大脑内静脉下方的细胞。如果大脑内静脉向下移位，则肿块的来源不是松果体实质。在松果体前方，第三脑室位于中间帆的下方。

脉络丛沿第三脑室的顶部包裹室壁，并在下方的第三脑室和上方的中间帆之间形成影像学界限。

血管解剖

脑干、丘脑和松果体的动脉血供应主要通过椎－基底循环。椎－基底动脉系统的主要大血管分支包括小脑后下动脉、小脑前下动脉、小脑上动脉和大脑后动脉。除去这些大血管外，还有椎－基底循环的小穿支血管，它们向脑干、丘脑和松果体供血。通常，更多脑干的外周区由较大的主干分支供血，而旁正中区则由较小的穿支供血。

作为无创的影像学研究方法，磁共振血管造影（Magnetic Resonance Angiography，MRA）和 CT 血管造影（CT Angiography，CTA）可对后循环大血管进行出色的评估。尽管在成像中看不到较小的穿支血管，MRA 很好地描绘了椎－基底系统及其主要的供血血管（图 5.9）。

■ 脑干、丘脑和松果体区的影像学病理

与中枢神经系统其他部位的病变一样，脑干、丘脑和松果体区的病因也多种多样。表 5.1 是较常见病变的简表。

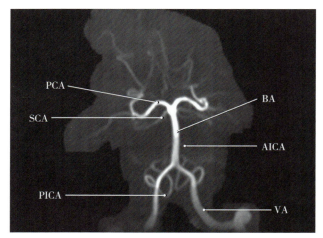

图 5.9 后循环磁共振血管造影最大强度投影显示了椎 – 基底系统的主要分支：椎动脉（Vertebral Artery, VA）、基底动脉（Basilar Artery, BA）、小脑后下动脉（Posterior Inferior Cerebellar Artery, PICA）、小脑前下动脉（Anterior Inferior Cerebellar Artery, AICA）、脑桥穿支、小脑上动脉（Superior Cerebellar Artery, SCA）和大脑后动脉（Posterior Cerebral Artery, PCA）

肿瘤

脑干胶质瘤

术语脑干胶质瘤包括两组肿瘤，它们在影像学表现、预后和临床表现方面均存在明显差异。世界卫生组织（World Health Organization, WHO）将脑干胶质瘤的肿瘤级别分为 Ⅱ ~ Ⅳ 级。弥漫性浸润性脑干胶质瘤是更高级别的恶性肿瘤变异型。这些侵袭性肿瘤的预后极差，且通常集中在脑桥内。局灶性脑干胶质瘤是低级别肿瘤，以毛细胞型为代表，通常发生在延髓和中脑内。脑干胶质瘤是儿童中常见的肿瘤，占儿童中枢神经系统（Central Nervous System, CNs）肿瘤的 10% ~20%。不幸的是，80% 的脑干胶质瘤属于弥漫性浸润型，其余为局灶性低级别胶质瘤[19]。

这两种类型的肿瘤在 T2 加权成像上的高信号较多变。顾名思义，弥漫性浸润性肿瘤倾向于表现出更加模糊的边界，而局灶性脑干胶质瘤通常边界更清晰。与许多其他中枢神经系统（CNs）的肿瘤相反，较高级别的浸润性肿瘤往往在注射钆造影剂后轻微强化或无强化（图 5.10）。局灶性胶质瘤表现出多变的强化方式，虽然毛细胞型为低级别肿瘤，但可能表现为显著强化。弥漫性浸润性肿瘤可能表现为外生性肿瘤，向周围脑池生长，并被邻近的脉管包裹。

顶盖胶质瘤是一种解剖学上特定的局灶性脑干胶质瘤，发生在中脑顶盖内（图 5.11）。该区域的独

表 5.1 脑干、丘脑和松果体区的病变

病变和部位	类型
肿瘤	
脑干	弥漫性浸润性脑干胶质瘤
	局灶性脑干胶质瘤
	转移
	淋巴瘤
丘脑	胶质瘤
	淋巴瘤
松果体区	松果体实质肿瘤
	生殖细胞肿瘤
	其他
感染	脓肿
	脑炎或菱脑炎
	隐球菌病
炎性病变	渗透性脱髓鞘
	多发性硬化
	急性播散性脑脊髓炎
	进行性多灶性白质脑病
	肝性脑病
	血管炎
血管相关病变	动静脉畸形
	海绵状畸形
	毛细血管扩张
	发育性静脉异常
	缺血
	慢性微血管缺血性疾病
神经变性	多系统萎缩
	脑桥小脑橄榄变性
	核上性麻痹
	肌萎缩性侧索硬化
先天性病变	皮样瘤
	表皮样瘤
正常变异	血管周围间隙扩大
创伤性病变	剪切伤
	实质性出血
反应性病变	肥大性橄榄核变性
	Wallerian 变性

特解剖结构非常靠近脑导水管，通常会导致导水管阻塞，引起第三脑室和侧脑室积水。

松果体区肿瘤

松果体区的肿瘤可分为 3 类：松果体实质起源的肿瘤、生殖细胞肿瘤（Germ Cell Tumors, GCTs）以及种类繁多的"其他"肿瘤和非肿瘤性病变，其细胞起源于松果体外相邻的解剖结构。

松果体区肿瘤的影像学表现显示出巨大的重叠，仅凭影像学检查很难确定诊断。关键的临床特征包括

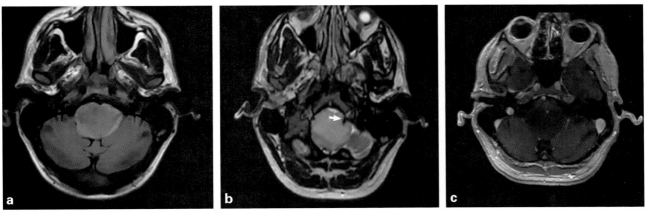

图 5.10　弥漫性浸润性脑干胶质瘤。（a）轴位水抑制反转恢复磁共振图像（MRI），（b）T2 加权 MRI 和对比增强的 T1 加权 MRI 显示：在脑桥水平发现一个无强化的膨胀性肿块。注意此高级别肿瘤周围有血管包绕（b，箭头）并且无强化

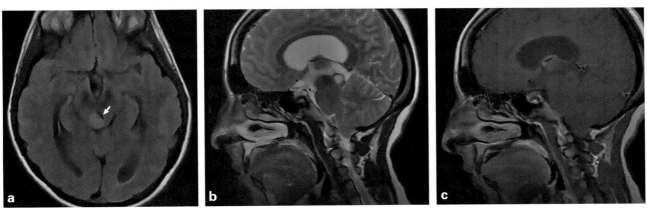

图 5.11　顶盖胶质瘤。（a）轴位水抑制反转恢复磁共振图像（MRI），（b）矢状位 T2 加权 MRI 和（c）矢状位增强的 T1 加权 MRI 示例了顶盖处一边界清晰的局灶性无强化肿块（a，箭头）。注意此肿块对脑导水管的影响和相关的脑积水

患者性别、年龄以及相关的实验室检查结果［包括血清和脑脊液（CSF）癌蛋白］均有助于该部位的肿瘤诊断。在此，我们描述了最常见的松果体实质性肿瘤和生殖细胞肿瘤（GCTs）的影像学表现。"其他"类别包括本章其他地方讨论的病变［例如，顶盖胶质瘤、动静脉畸形（Arteriovenous Malformation，AVM）和海绵状血管畸形（Cavernous Malformation，CM）］以及超出本章范畴的病变（例如脑膜瘤、皮样囊肿和表皮样肿瘤）。不论细胞来源是什么，松果体区的病变都可能具有相似的临床表现。考虑到它们靠近脑导水管，这些病变可能导致第三脑室和侧脑室梗阻性脑积水。该区域的病变可能表现出 Parinaud's 综合征——患者有包括上凝视麻痹在内的多种缺陷。

生殖细胞肿瘤

生殖细胞肿瘤（GCTs）可分为生殖细胞性（生殖细胞瘤）和非生殖细胞性 GCTs（卵黄囊瘤、绒毛膜癌、畸胎瘤、胚胎细胞癌和混合性 GCTs）。从统计学上讲，GCTs 是松果体区域最常见的肿瘤，占松果体区肿瘤的 35%[20]。

从组织学上讲，生殖细胞瘤是高度细胞化的肿瘤，在淋巴细胞的背景上混杂有多发片状原始生殖细胞。单纯的生殖细胞瘤是 WHO Ⅱ级病变。总共有 65% 的生殖细胞瘤发生在松果体区，而 25%~35% 发生在鞍上区，其余的发生在基底节和丘脑[21]。松果体区的 GCT 好发于男性，发病率男女比例为 10:1。该区男性好发的情况与鞍上 GCT 相反，后者是无性别倾向的。生殖细胞瘤是儿童和青少年的主要颅内原发肿瘤[22]。

生殖细胞瘤在影像上表现为 T1 加权成像低至中等信号伴强化，而在 T2 加权成像上不同程度的高信号。由于细胞成分的增加，生殖细胞瘤可能会表现出 CT 衰减增加，以及 MRI 序列弥散受限（图 5.12）。强化程度可能非常显著且均匀。生殖细胞瘤有向脑脊液播散的潜力；因此，如果考虑将生殖细胞瘤作为鉴别诊断，则应对整个脊髓进行成像，以评估肿瘤的远处脑脊液（CSF）播散情况。GRE（T2*）的磁敏感性并不罕见，并且通常提示钙化，因为生殖细胞瘤中出血很少见。尽管它有常见的钙化形式，

但尚未发现此钙化形式能作为生殖细胞瘤和其他肿瘤的可靠鉴别点。影像描述的典型钙化形式是生殖细胞瘤包裹松果体钙化，而松果体母细胞瘤则边缘推挤钙化移位。

松果区非生殖细胞源性 GCTs 包括在全身其他部位发现的 GCTs（卵黄囊瘤、胚胎细胞癌、畸胎瘤、绒毛膜癌和混合 GCTs）。这些肿瘤激素分泌活跃，分析血清和脑脊液中循环癌蛋白［包括 α－甲胎蛋白、β－hCG（人绒毛膜促性腺激素）］和胎盘碱性磷酸酶有助于术前评估[21]。

松果体区的畸胎瘤显示出的影像特点，反映了组成它们的 3 个生殖细胞胚层（中胚层、内胚层和外胚层），包括软组织、脂肪成分、钙化和牙齿和其他部位的畸胎瘤表现相同。其他非生殖细胞性 GCTs 没有典型的影像学特征，其诊断依赖于临床特点、实验室分析和组织学活检。

松果体实质肿瘤

松果体实质肿瘤包括松果体细胞瘤（WHO Ⅰ级）、中分化松果体肿瘤（WHO Ⅱ级或 Ⅲ级）、松果体原发性乳头状瘤（WHO Ⅱ级或 Ⅲ级）和松果体母细胞瘤（WHO Ⅳ级）[23]。这些肿瘤由于没有明显的

影像学鉴别特征，因此本书有意将它们作为一组疾病，不再单独论述（图 5.13）。但是，某些影像学发现可能具有提示性，并有助于诊断。此外，在评估松果体区肿瘤时，特定的临床特征也很重要。

松果体实质肿瘤通常在 T1 加权成像呈低信号，但也可能信号强度多变。值得注意的是，实质部分的 T1 缩短已被描述为松果体原发性乳头状肿瘤的一个特征，尽管它并不特异（图 5.14）[24]。其强化方式多变，从轻度斑片状强化到均匀明显强化均可。这些肿瘤通常在 T2 加权成像上呈高信号，且都可能发现内部的囊变区。但值得注意的是，囊变亦可发生在正常的松果体中。尽管不是诊断性的，但是一种增强方式可以提示某种特定的肿瘤。松果体细胞瘤可能表现出平滑的边缘强化以及强化结节，或者它们可以表现为强化的肿块，但不直接累及相邻结构。松果体内囊性区周围的微结节强化或厚壁环形强化，有助于将微小的松果体细胞瘤与更常见的松果体囊肿区分开。高级别的松果体实质性肿瘤趋向于更具侵略性的行为和强化方式，并且它们可能表现出对邻近结构的侵犯。此外，在松果体区肿瘤的病例中，肿瘤的脑脊液（CSF）播散提示有较高级别的病变，例如松果体母细胞瘤。

血管畸形

海绵状血管瘤

海绵状畸形（Cavernous Malformation，CM），也称为静脉血管瘤、海绵状瘤、海绵状血管瘤和血管造影隐匿性血管畸形，是一类脉管性病变，由异常小血管形成的血窦组成，含有不同时期的出血，且没有正常的脑实质。CM 是第二常见的中枢神经系统（CNs）血管异常，占 CNs 中血管病变的 10%~15%[25]。CM 可能散发，且通常该临床情况下为单发。多发 CM 可在两类人群中发病。第一类是有大脑 CM1、CM2 或 CM3（CCM1，CCM2 或 CCM3）基因突变的患者，可遗传发病[26, 27]。另外一类，辐射也可能诱发多发 CM。

CM 的大小不等，可从微小病变［仅在 GRE（T2*）

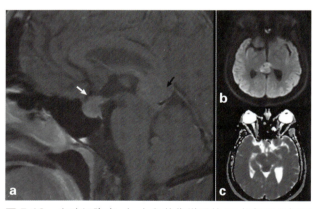

图 5.12 生殖细胞瘤。(a) 矢状位增强的 T1 加权磁共振图像（MRI），(b) 轴位弥散加权图像，以及 (c) 轴位表观扩散系数图显示了松果体区不均匀强化的占位 (a，黑色箭头)。弥散受限反映了肿块的细胞结构增多。注意，鞍上强化的肿块 (a，白色箭头) 反映了相关的鞍上生殖细胞瘤。在青春期的男性中，弥散受限的松果体区肿块合并鞍上区显著强化时强烈提示生殖细胞瘤

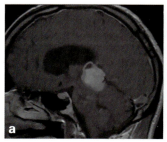 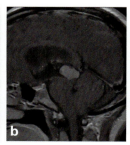 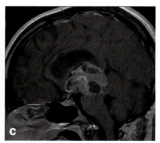

图 5.13 松果体实质肿瘤。(a~c) 矢状位增强的 T1 加权磁共振图像示例了不同松果体实质肿瘤的影像学特征有明显的重叠。在所有病灶中，肿瘤的强化以及囊变程度都各不相同。单独的影像学特征不能区分这些肿瘤。(a) 松果体母细胞瘤。(b) 松果体细胞瘤。(c) 松果体原发性乳头状瘤

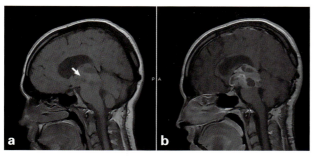

图 5.14　松果体原发性乳头状肿瘤（PPTP）。（a）矢状位增强前的 T1 加权磁共振成像（MRI）和（b）矢状位增强后的 T1 加权磁共振（MRI）示例了一枚强化的松果体区肿块。请注意，平扫 T1 加权成像（a，箭头）上，肿块实质部分高信号的本底。尽管并非特异，但这种高信号已被描述为 PPTP 的特征之一

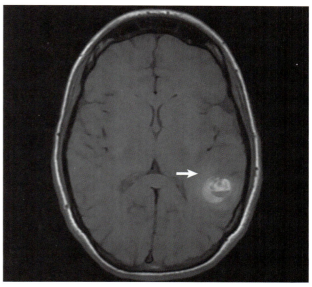

图 5.15　海绵状畸形。轴位平扫 T1 加权磁共振图像显示左后颞部脑内的肿块，中央见内在的短 T1 信号和由于血细胞比容不同产生的液平。注意，T1 加权成像中，病灶周围的高信号水肿带（箭头），该特征多表现在海绵状畸形和转移瘤中

成像时可见］到尺寸超过 6cm 的巨大病变[28]。在一病例系列研究中，脑干 CM 的平均大小为 19mm[29]。这些病变的 MRI 影像根据内部出血的时期表现各异。Zabramski 等[26]将 CM 分为 Ⅰ～Ⅳ型（表 5.2）。

　　非出血性 CM 与周围水肿无关。因此，如果 T2 加权和 FLAIR 序列中 CM 周围存在高信号水肿带，则提示有新近出血。尽管并非特异，病变周围 T1 加权的高信号水肿带被描述为 CM 的一种影像学特征（图 5.15）[30]。典型的 CM 表现为无强化，该特点突显出其旧有术语——血管造影隐匿性血管畸形的由来。但在临床实践中，与 CM 相关的不同程度强化并非少见。这可能是先前出血引起的反应性强化，或者也可能是继发于邻近的发育性静脉异常（Developmental Venous Anomaly，DVA），因为有文献充分证明了 CM 与 DVA 之间的相关性[31-33]。

动静脉畸形

　　AVMs 是一种血管性病变，其特征是动脉与静脉的异常连接，且无毛细管床中介。AVMs 的发病率是每年每 10 万人发生 1~1.3 例，估计患病率是每 10 万人年 10~18 人[34, 35]。动静脉连接处是血管混乱缠结形成的血管巢。这些病变可能是先天性或

后天获得性的。大多数脑 AVMs 属于脑膜下型，而硬脑膜静脉窦壁内的硬脑膜 AVMs 占 10%~15%[34]。AVMs 可表现为影像学上偶然发现的非出血性病变，也可因导致出血作为罪犯病灶被发现。最常用的 AVMs 分类系统是 Spetzler–Martin 分级系统，该系统根据大小、静脉引流以及和语言区大脑的位置关系，将 AVMs 分级为 Ⅰ～Ⅴ级（表 5.3）[36]。有症状的患者，首先用平扫头颅 CT 进行评估，通常会发现非特异性出血。这种出血最常见于脑实质内。当病变邻近室管膜表面时，可能会发生继发性脑室内扩张或单纯的脑室内出血。也可能发生蛛网膜下腔出血，尤其是在相关的血管巢内动脉瘤破裂或供血端的带蒂动脉瘤破裂的情况下。AVMs 血管巢在平扫 CT 图像上可能或未必可见。即使在相当大的 AVMs 中，这些病变也可以在平扫图像中表现隐匿；但是，它们在 CTA 上就变得显而易见（图 5.16）。在 AVMs 中可能会找到钙化。

表 5.2　海绵状畸形的 Zabramski 分类 *

变量	Ⅰ型	Ⅱ型	Ⅲ型	Ⅳ型
出血的时相和类型	亚急性期（高铁血红蛋白）慢性（外周含铁血黄素）	混合时相（细胞内或细胞外高铁血红蛋白、细胞内脱氧血红蛋白、含铁血黄素）	慢性期为主（含铁血黄素）	慢性期（含铁血黄素）
影像学表现	T1 高信号 T2 信号多变 边缘 T2 低信号环	T1 或 T2 混杂信号，因血细胞比容引起的分层，周边 T2 低信号，爆米花球形病变	T1 和 T2 主要为等信号至低信号	微出血，仅在 GRE（T2*）上显示为点状低信号，黑点

缩写：GRE. 梯度回波；T1. T1 加权成像；T2. T2 加权成像
*：转载自 Zabramski 等，1994[26]

表 5.3 AVMs 的 Spetzler–Martin 评分等级 *

特征	分配的分值
尺寸	
< 3cm	1
3~6cm	2
> 6cm	3
位置	
非语言区脑实质	0
语言区脑实质	1
静脉引流	
仅浅表（静脉）	0
深部（静脉）	1

*：转载自 Spetzler 和 Martin, 1986[36]

头颅平扫 CT 之后多推荐行非侵入性血管造影成像包括 CTA 或 MRA。这些检查可以确定供血动脉系统的特征、血管巢的特征以及对静脉引流进行分类。

AVMs 供血动脉通常发自颅内前循环或后循环动脉系统，或颈外动脉分支。由于这些病灶的高流量状态，与正常血管相比，供血动脉或小动脉可能会扩张。与 AVMs 相关的动脉瘤包括血管巢内动脉瘤和供血端的带蒂动脉瘤。

由于大小是影响治疗决策的区别性特征，因此应谨慎测量血管巢，以排除供血动脉、引流静脉和邻近的新生血管。这些特征性结构通常表现出与真实血管巢相似的强化程度。

AVMs 在常规 MR 评估中，T2 加权成像呈不均匀低信号伴有血管流空信号，上述信号相对应于扩大的供血动脉、血管巢和引流静脉（图 5.17）。在新近出血的 AVMs 周围会出现血管源性水肿，在 T2 加权和 FLAIR 成像上呈周边高信号，且有相关的占位效应。在 T2 加权成像和 FLAIR 成像上，这种伴随占位效应的高信号不同于容积损失或占位效应缺失引起的高信号，后者提示由远处损伤引起的神经胶质增生。胶质增生可能与先前的出血事件相关，或提示存在盗血现象——病灶的高流量状态"窃取"了邻近实质的血液供应，导致了病灶周围缺血。AVMs 周围的 GRE（T2*）序列低信号提示含铁血黄素沉着，它与先前的出血相关。这一发现是重要的预后信息，证实了先前的出血事件，且预测未来的出血风险增加。尽管增强和平扫的 CT、MRI 对 AVMs 的评估至关重要，但这类病变的诊断特征性表现是导管血管造影术中的早期静脉引流（图 5.18）。

毛细血管扩张

毛细血管扩张是中枢神经系统（CNs）的良性血管病变，由扩张的毛细血管叠加在正常脑实质的背景上。毛细血管扩张症可以出现在大脑的任何部位，但它们倾向于累及脑干，特别是中央脑桥。这些病变的大小范围从很小到几厘米。毛细血管扩张的影像学特征包括对比增强后类似画笔样的簇状强化（图 5.19）。在 T2 加权和 FLAIR 成像上可能有或没有相关的高信号。但如果有信号，它并非膨胀性或占位性病变。且这些病变应随时间推移逐渐稳定。GRE 成像上的特征性低信号代表局部脱氧血红蛋白浓度上升，它源于扩张毛细血管静脉侧的静脉血流停滞。有时，这些病变可能表现为偶然发现的强化灶，在 T1 加权和 T2 加权成像上伴或不伴信号异常，且没有 GRE 的低信号。GRE 缺乏磁敏感性，可存在诊断难题，这些病变可能会和肿瘤或脱髓鞘等疾病相混淆。磁敏感加权成像（Susceptibility–Weighted Imaging，SWI）提高了检测脱氧血红蛋白的灵敏度，并且已被证明比 GRE（T2*）更能稳定地显示毛细血管扩张中的低信号。该信息可能有助于减少误诊[37]。

发育性静脉异常

DVA 是结构正常的静脉血管，但静脉血引流异常。DVA 为常见病变，在大型尸检中发病率为 2.6%[38]。在正常的静脉引流形式中，脑实质内部一半至 1/3 的静脉血回流至大脑深静脉系统。周围更多的脑实质通过皮层静脉引流入浅静脉系统，然后进入硬脑膜

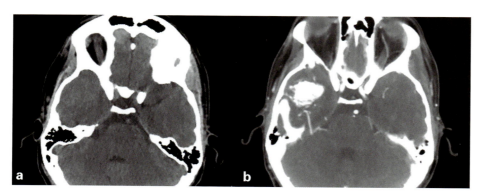

图 5.16 动静脉畸形（AVMs）。（a）穿过颅中窝水平的轴位平扫 CT 和（b）CTA 图像。在平扫图像中，在右侧颞叶内仅可见细微的不均匀衰减。在 CTA 检查中，大的动静脉畸形显示清晰。在没有出血或钙化的情况下，AVMs 在头颅平扫 CT 上显示较微弱模糊

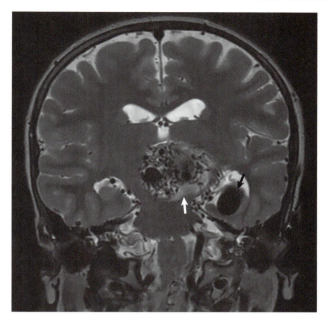

图 5.17　动静脉畸形。冠状位 T2 加权磁共振图像显示出大团混乱的流空效应（白色箭头），代表动静脉畸形血管巢位于中脑上部，且累及双侧丘脑。注意 Rosenthal 基底静脉（黑色箭头）左侧的主要引流静脉。T2 加权成像上，病变周围的少许高信号灶代表灶周水肿或胶质增生

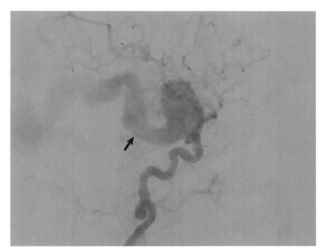

图 5.18　动静脉畸形。侧向投影数字减影血管造影显示了静脉有一条粗大的早期引流的 Rosenthal 基底静脉（箭头）。早期引流静脉是动静脉畸形的诊断特征性表现

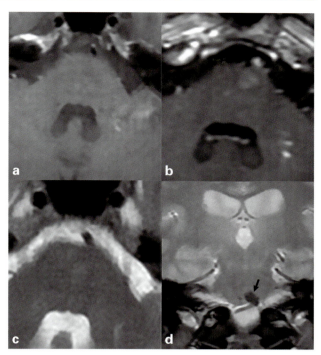

图 5.19　毛细血管扩张。（a）轴位平扫的 T1 加权磁共振图像（MRI）。（b）轴位增强的 T1 加权磁共振图像。（c）轴位 T2 加权 MRI 和（d）冠状位梯度回波（GRE）MRI 显示了左前脑桥一处画笔样的簇状强化（b，白色箭头）。注意没有任何占位效应。在 T2 加权 MRI 上没有相关的信号异常，在 GRE 上有局灶性的圆形低信号，表示脱氧血红蛋白的浓度增加。还需注意左侧小脑中脚内部分显示的发育性静脉异常（d，黑色箭头）

大静脉窦。DVA 静脉引流可跨越这些正常界限，使深部实质血液引流至浅静脉系统，反之亦然。DVA 为其所在的局部区域提供静脉引流，若切除它们会导致缺血性损伤。DVA 与 CM 之间存在有据可循的相关性；但是，DVA 也与其他病变和综合征相关，包括毛细血管扩张、皮质发育不良和蓝色橡胶泡综合征[39-42]。

　　DVA 的大小各不相同，从微小到巨大病变，微小者用常规临床成像无法检测。这些病变被描述为伞形或"水母帽"。典型表现为：多个小的供血髓静脉汇聚至较大的中央回流静脉（图 5.20）。这些血管表现出与静脉血池相似的强化程度。较大的病变，与硬脑膜静脉窦的 MRI 信号强度相同。由于这些血管不是病理性的，因此最常见的表现是，在 FLAIR 和 T2 加权成像中没有相关的脑实质信号异常，但是据报道，与 CM 无关的 DVA 中，存在邻近信号异常的情况多达 7.8%[43]。同时，据研究报道，DVA 的出血较罕见[44]。

炎性病变

脱髓鞘

　　脑干中发生许多脱髓鞘病变。其中最常见的是多发性硬化（Multiple Sclerosis，MS）、急性弥漫性脑脊髓炎（Acute Disseminated Encephalomyelitis，ADEM）和渗透性脱髓鞘综合征（Osmotic Demy-elination Syndrome，ODS）。尽管这些病变均具有脱髓鞘的病理过程，但它们都有独特的临床和影像学特征。

多发性硬化（MS）

　　MS 是一种进行性自身免疫性、炎性、脱髓鞘

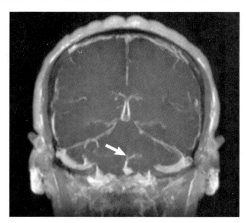

图 5.20 发育性静脉异常（DVA）。冠状位动脉增强后 T1 加权磁共振图像最大强度投影证明了脑干发育性静脉异常（箭头）的典型影像学特征。多个小髓静脉汇聚至单支回流静脉

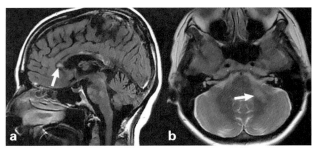

图 5.21 多发性硬化。（a）矢状位水抑制反转恢复磁共振图像（MRI）和（b）轴位 T2 加权 MRI 显示整个脑干有多个小的圆形和椭圆形异常信号灶，提示存在多发性硬化（MS）。注意小脑中脚受累，该特征并非诊断性但提示 MS。还应注意胼胝体内的多发病变，并累及胼胝体 – 透明隔交界处（a 和 b 中的箭头）

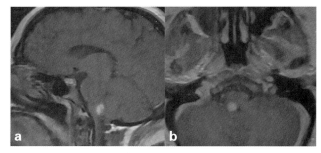

图 5.22 强化的多发性硬化斑块。（a）矢状位 T1 加权增强磁共振成像（MRI）和（b）轴位 T1 加权增强 MRI 显示了右侧背侧延髓一处局灶性强化灶，该病变在 T2 加权上呈典型的高信号（未显示）

疾病。对 MS 的发病机制的了解仍然不全面。临床上，患者可能会出现感觉和运动障碍，视神经炎和脑干体征，例如核间性眼肌麻痹[45]。2010 年修订的 McDonald 标准要求临床或影像学证据证明其随空间和时间播散，才能诊断为 MS[46]。

在确诊为 MS 的患者中，脑干内的脱髓鞘病变很常见。病变可能发生在脑干的任何部分。尽管小脑中脚的病灶不是 MS 特有的，但应该引起对 MS 的怀疑，因为很少有其他病变累及小脑中脚。影像表现为 T2 加权和 FLAIR 上椭圆形或圆形的高信号异常病灶（图 5.21）。在 T1 加权成像中，这些病变可能是等信号或低信号的。MS 斑点在 T1 加权成像上呈低信号，又被称为"黑洞"，上述 MRI 表现与其他影像学特征相比，是否与患者的临床状态更密切相关，仍存在争议[47-49]。尽管强化病变可能为亚临床型的，但增强即提示急性脱髓鞘斑点。且增强模式各不相同：包括斑片状强化、模糊的边缘强化、环形或不完全环形强化（图 5.22）[50]。这种不完全环形强化部位对应于活跃的脱髓鞘，是其他脱髓鞘疾病共有的特征。活跃的脱髓鞘斑块也可能表现为弥散受限[51]。重要的是，有脑干 MS 病变的患者，应同时筛查幕上以及颈髓、胸髓内的特征性病变，以提高诊断的置信度。

急性弥漫性脑脊髓炎

ADEM 是一种脱髓鞘过程，多见于儿童，但可能发生在任何年龄。ADEM 可自发起病；但是，它通常在病毒性疾病或疫苗接种后发生。临床上，与 MS 相反，ADEM 通常是单相病程。最初的典型表现是多灶性神经系统异常[52]。

ADEM 的影像学表现也不同于 MS（图 5.23）。这些脱髓鞘的病变往往比 MS 的斑块大很多，不论是在大脑还是脊髓内。与 MS 相比，ADEM 通常是双侧

的，但不对称，而 MS 倾向于更对称的分布。它倾向于累及小脑幕上皮层下白质和深部灰质核团（包括丘脑）。也可能累及脑干。这些病变在 T2 加权成像和 FLAIR 成像中表现为高信号。它的增强方式与 MS 相似，为斑片状、环形或不完整环形强化。急性脱髓鞘病变也可表现出弥散受限，这点同样与 MS 类似。

渗透性脱髓鞘综合征

ODS 是一种继发于细胞损伤后渗透应激的疾病，包括中央脑桥髓鞘溶解和脑桥外髓鞘溶解[53]。ODS 最常见的原因是低钠血症的快速矫正，并且与酒精中毒、营养不良、恶性肿瘤、糖尿病和肝肾功能衰竭相关[53, 54]。临床表现轻至意识模糊、吞咽困难和构音困难，重至各种轻瘫、昏迷、闭锁综合征和死亡[55, 56]。

当脑干受累时，通常仅累及脑桥。影像学特征包括在 T2 加权和 FLAIR 序列上对称的中央脑桥高信号，无占位效应，并不累及周围带和中央皮质脊髓束的特征性表现（图 5.24）[53]。T1 加权成像的信号多变。急性期可以看到弥散受限，并且弥散加权成像是该疾病早期最敏感的序列。尽管 ODS 在传统上被视为无强化病变，但一项大样本病例研究表明，

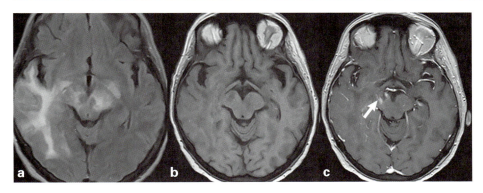

图 5.23 急性弥漫性脑脊髓炎。（a）轴位水抑制反转恢复磁共振图像（MRI），（b）平扫 T1 加权 MRI 和（c）增强 T1 加权 MRI 显示双侧不对称异常信号，累及右侧颞叶皮层下白质，并延伸至双侧中脑和脑桥。注射钆显像剂后呈斑片状强化（箭头）

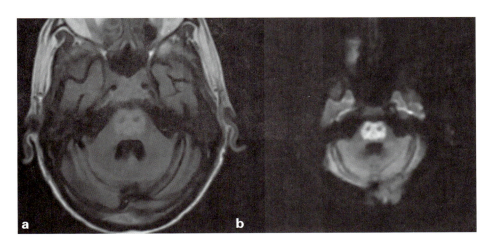

图 5.24 渗透性脱髓鞘。（a）轴位水抑制反转恢复（FLAIR）磁共振图像（MRI）和（b）弥散加权 MRI 展示了脑桥渗透性脱髓鞘的典型影像学表现，中央脑桥弥散和 FLAIR 信号异常，但皮质脊髓束特征性不受累，后者具有特征性。请注意该病变不累及周边区域

高达 21% 的患者表现出一定程度的强化。出血很少见 [56]。ODS 可能部分或完全吸收。它还可能导致慢性凝固性坏死和神经胶质增生。

缺血

在统计学上，缺血是所有其他脑干病变中，常见的鉴别脑干异常的重要疾病。卒中的危险因素包括高血压、高血脂、糖尿病、吸烟、肥胖、心脏病和口服避孕药。在年轻患者中，应考虑到解剖相关因素。解剖病因包括外伤、纤维肌性发育不良和脊椎推拿 [57]。

如果影像表现为，沿动脉分布区域的局灶性 T2 加权和 FLAIR 高信号且弥散受限，则很少出现诊断难题。然而，有几个特定的受累解剖区域具有相应的典型临床特征（图 5.25，表 5.4）[57-61]。

继发性变性

Wallerian 变性

Wallerian 变性（WD）指轴突及其髓鞘的顺行变性，继发于单个神经元细胞体或其轴突的损伤 [62]。侵害性损伤可能源于多种病因，但通常是缺血性的 [63]。特别是，WD 通常继发于幕上皮层或皮层下周围运动型损伤，沿着皮质脊髓束分布（图 5.26）。

表 5.5 总结了 WD 的 4 个阶段及其相关影像学表现 [64]。尽管急性期影像表现通常是正常的，但在髓鞘发育的患者中可能表现出相关神经束的弥散受限 [65]。经研究证明，在弥散张量成像中测量变性纤维束的各向异性分数与临床运动功能量表密切相关 [66]。

肥大性橄榄核变性

红核－齿状核－橄榄核通路（Guillain–Mollaret 三角）是一个突触间环路，将同侧下橄榄核和红核以及对侧齿状核连接起来（图 5.27）[67]。沿该途径的病变会导致相应下橄榄核的传入阻滞和肥大性橄榄核变性（Hypertrophic Olivary Degeneration，HOD）。患者临床上通常表现为软腭阵挛和共济失调，但 HOD 也可能无症状且经影像学偶然发现 [68]。

HOD 可以是单侧的或双侧的。尽管经研究报道，特发性 HOD 发生在一半以上的双侧 HOD 病例和 13% 的单侧 HOD 病例中，影像学检查仍可能显示出沿红核－齿状核－橄榄核通路的某个病变（图 5.28）[68]。影像学上，HOD 在 T2 加权成像表现为高

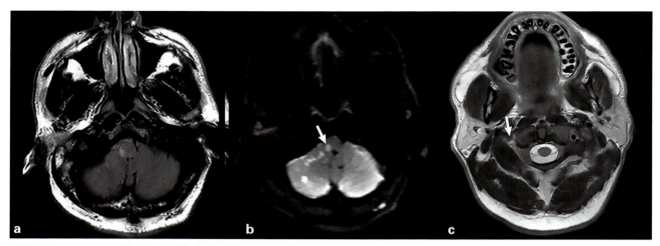

图 5.25 Wallenberg 综合征。轴位（a）水抑制反转恢复磁共振图像（MRI），（b）弥散加权 MRI 和（c）T2 加权 MRI 显示一处急性脑梗死累及右背外侧延髓（b，箭头），它继发于右椎动脉阻塞。注意在 T2 加权 MRI 上右椎动脉血液流空信号缺失（c，箭头）。还能看到累及右小脑半球的急性缺血区

表 5.4 脑干综合征

综合征	解剖位置	血管分布	主要临床发现
Wallenberg 综合征（外侧延髓综合征）	外侧延髓	椎动脉、小脑后下动脉	• 交叉半感觉障碍 　○ 同侧面部感觉障碍 　○ 对侧躯干或四肢感觉障碍 • 同侧霍纳综合征 • 同侧前庭功能障碍 • 同侧小脑体征 • 同侧延髓运动功能障碍
Dejerine 综合征（延髓内侧综合征）	内侧延髓	椎动脉、脊髓前动脉	• 对侧偏瘫 • 对侧精细触觉以及躯干或四肢的本体感觉缺失 • 同侧舌下神经麻痹
脑桥前内侧综合征	前内侧脑桥	基底动脉（穿支）	• 同侧核间性眼肌麻痹 • 同侧外直肌麻痹 • 同侧水平凝视轻瘫 • 对侧面瘫 • 对侧偏瘫 • 对侧共济失调 • 对侧感觉障碍（躯干、四肢）
面丘综合征	面丘（背侧旁正中脑桥被盖）	基底动脉（穿支）	• 同侧周围性面瘫 • 同侧共轭性凝视麻痹
Claude 综合征	腹内侧中脑	大脑后脑动脉（穿支）	• 同侧动眼神经麻痹 • 对侧共济失调
Weber 综合征	腹侧中脑	大脑后脑动脉（穿支）	• 同侧动眼神经麻痹 • 对侧偏瘫

信号，同时相应的同侧下橄榄核肥大。研究已经描述过 HOD 的影像学特征随时间变化的过程 [69, 70]。在急性期，影像上没有变化。这个阶段大致对应于损伤后的第一个月。T2 加权成像的高信号大约在 1 个月后出现。下橄榄核肥大最早可在损伤后 6 个月观察到，且自损伤起可持续长达 4 年之久。该占位效应的消失与 T2 加权成像上的高信号截然相反，后者可持续多年甚至可能是永久性的。

■ 结论

　　脑干、丘脑和松果体区是多种疾病的载体。现

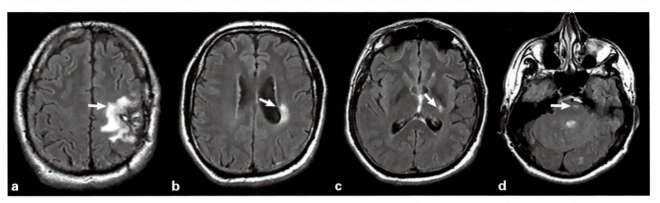

图 5.26 Wallerian 变性。(a)皮层下水平、(b)放射冠白质水平、(c)内囊后肢水平和(d)脑桥水平的多轴位水抑制反转恢复磁共振图像。注意左前额顶叶切除的术后腔隙，并发的继发 Wallerian 变性，沿皮质脊髓束延伸至脑桥(a~d，箭头)

表 5.5 Wallerian 变性的分期 *

变量	1 期	2 期	3 期	4 期
时间	0~4 周	4~14 周	> 14 周	1 年以上
病理	轴突变性，髓鞘完整	髓磷脂蛋白分解 髓磷脂脂质完整 髓磷脂蛋白：脂质比值降低	髓磷脂脂质分解，水肿加重	萎缩
T1 信号	不变	不变	减低	减低，萎缩
T2 信号	不变(成人)	减低	增高	增高，萎缩

*：转载自 Kuhn 等 1989 年的文章 [64]

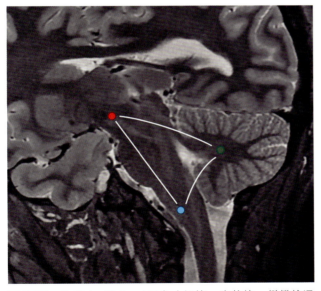

图 5.27 Guillain–Mollaret 三角(红核 – 齿状核 – 橄榄核通路)。Guillain–Mollaret 三角是连接同侧下橄榄核(蓝点)和红核(红点)与对侧齿状核(绿点)的突触间通路

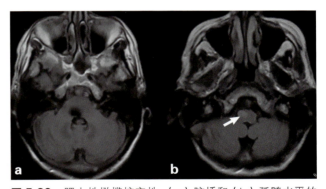

图 5.28 肥大性橄榄核变性。(a)脑桥和(b)延髓水平的轴位水抑制反转恢复(FLAIR)磁共振图像显示了右侧背侧脑桥的局灶性 FLAIR 低信号灶，提示为海绵状血管畸形，且该病灶沿着红核 – 齿状核 – 橄榄核通路的神经纤维走行。同侧下橄榄核(b，箭头)的继发性肿胀和信号增高符合肥大性橄榄核变性的表现

在，改进的成像协议可以区分累及这些区域的许多病理亚型。但是，临床相关信息和活检仍是诊断的基石。成像方式的不断进步将进一步辨明不同的疾病，不仅能改善诊断，且能为这些部位的疾病患者提供量身定制的治疗方法。

参考文献

[1] Sheth S, Branstetter BF, IV, Escott EJ. Appearance of normal cranial nerves on steady-state free precession MR images. Radiographics 2009; 29(4):1045–1055.

[2] Chavhan GB, Babyn PS, Jankharia BG, Cheng HL, Shroff MM. Steady-state MR imaging sequences: physics, classification, and clinical applications. Radiographics 2008;28(4):1147–1160.

[3] Kanowski M, Voges J, Tempelmann C. Delineation of the nucleus centre median by proton density weighted magnetic resonance imaging at 3 T. Neurosurgery 2010;66(3, Suppl Operative):E121–E123, discussion E123.

[4] Nagae-Poetscher LM, Jiang H, Wakana S, Golay X, van Zijl PC, Mori S. High-resolution diffusion tensor imaging of the brain stem at 3 T. AJNR Am J Neuroradiol 2004;25(8):1325–1330.

[5] Komisaruk BR, Mosier KM, Liu WC, et al. Functional localization of brainstem and cervical spinal cord nuclei in humans with fMRI. AJNR Am J Neuroradiol 2002;23(4):609–617.

[6] Deistung A, Schäfer A, Schweser F, et al. High-resolution MR imaging of the human brainstem in vivo at 7 tesla. Front Hum Neurosci 2013;7:710.

[7] Angeles Fernández-Gil M, Palacios-Bote R, Leo-Barahona M, Mora-Encinas JP. Anatomy of the brainstem: a gaze into the stem of life. Semin Ultrasound CT MR 2010;31(3):196–219.

[8] Ruchalski K, Hathout GM. A medley of midbrain maladies: a brief review of midbrain anatomy and syndromology for radiologists. Radiol Res Pract 2012;2012:258524.

[9] Alberico SL, Cassell MD, Narayanan NS. The vulnerable ventral tegmental area in parkinson's disease. Basal Ganglia 2015;5(2–3):51–55.

[10] Eapen M, Zald DH, Gatenby JC, Ding Z, Gore JC. Using high-resolution MR imaging at 7T to evaluate the anatomy of the midbrain dopaminergic system. AJNR Am J Neuroradiol 2011;32(4):688–694.

[11] Yamaguchi K. Development of the human oculomotor nuclear complex: somatic nuclei. Ann Anat 2014;196(6):394–401.

[12] Yagmurlu K, Rhoton AL, Jr, Tanriover N, Bennett JA. Three-dimensional microsurgical anatomy and the safe entry zones of the brainstem. Neurosurgery 2014;10 Suppl 4:602–619, discussion 619–620.

[13] Wang C, Paling D, Chen L, et al. Axonal conduction in multiple sclerosis: a combined magnetic resonance imaging and electrophysiological study of the medial longitudinal fasciculus. Mult Scler 2015;21(7):905–915.

[14] McNulty JP, Lonergan R, Bannigan J, O'Laoide R, Rainford LA, Tubridy N. Visualisation of the medial longitudinal fasciculus using fibre tractography in multiple sclerosis patients with internuclear ophthalmoplegia. Ir J Med Sci 2016;185(2):393–402.

[15] Yousry I, Moriggl B, Schmid UD, et al. Detailed anatomy of the intracranial segment of the hypoglossal nerve: neurovascular relationships and landmarks on magnetic resonance imaging sequences. J Neurosurg 2002;96(6):1113–1122.

[16] Horn A, Kühn AA. Lead-DBS: a toolbox for deep brain stimulation electrode localizations and visualizations. Neuroimage 2015;107:127–135.

[17] Sapède D, Cau E. The pineal gland from development to function. Curr Top Dev Biol 2013;106:171–215.

[18] Bumb JM, Schilling C, Enning F, et al. Pineal gland volume in primary insomnia and healthy controls: a magnetic resonance imaging study. J Sleep Res 2014;23(3):274–280.

[19] Green AL, Kieran MW. Pediatric brainstem gliomas: new understanding leads to potential new treatments for two very different tumors. Curr Oncol Rep 2015;17(3):436.

[20] Dumrongpisutikul N, Intrapiromkul J, Yousem DM. Distinguishing between germinomas and pineal cell tumors on MR imaging. AJNR Am J Neuroradiol 2012;33(3):550–555.

[21] Smith AB, Rushing EJ, Smirniotopoulos JG. From the archives of the AFIP: lesions of the pineal region: radiologic-pathologic correlation. Radiographics 2010;30(7):2001–2020.

[22] Shankar S, Wu X, Kalra VB, Huttner AJ, Malhotra A. Ectopic

[23] Louis DN, Ohgaki H, Wiestler OD, et al. The 2007 WHO classification of tumours of the central nervous system. Acta Neuropathol 2007;114(2):97–109.

[24] Chang AH, Fuller GN, Debnam JM, et al. MR imaging of papillary tumor of the pineal region. AJNR Am J Neuroradiol 2008;29(1):187–189.

[25] Washington CW, McCoy KE, Zipfel GJ. Update on the natural history of cavernous malformations and factors predicting aggressive clinical presentation. Neurosurg Focus 2010;29(3):E7.

[26] Zabramski JM, Wascher TM, Spetzler RF, et al. The natural history of familial cavernous malformations: results of an ongoing study. J Neurosurg 1994;80(3):422–432.

[27] Cutsforth-Gregory JK, Lanzino G, Link MJ, Brown RD, Jr, Flemming KD. Characterization of radiation-induced cavernous malformations and comparison with a nonradiation cavernous malformation cohort. J Neurosurg 2015;122(5):1214–1222.

[28] Linsler S. Giant cavernous malformations. J Neurosci Rural Pract 2016;7(2):197–198.

[29] Garcia RM, Ivan ME, Lawton MT. Brainstem cavernous malformations: surgical results in 104 patients and a proposed grading system to predict neurological outcomes. Neurosurgery 2015;76(3):265–277, discussion 277–278.

[30] Yun TJ, Na DG, Kwon BJ, et al. A T1 hyperintense perilesional signal aids in the differentiation of a cavernous angioma from other hemorrhagic masses. AJNR Am J Neuroradiol 2008;29(3):494–500.

[31] Perrini P, Lanzino G. The association of venous developmental anomalies and cavernous malformations: pathophysiological, diagnostic, and surgical considerations. Neurosurg Focus 2006;21(1):e5.

[32] Frischer JM, Göd S, Gruber A, et al. Susceptibility-weighted imaging at 7 T: improved diagnosis of cerebral cavernous malformations and associated developmental venous anomalies. Neuroimage Clin 2012;1(1):116–120.

[33] Bertalanffy H, Benes L, Miyazawa T, Alberti O, Siegel AM, Sure U. Cerebral cavernomas in the adult. Review of the literature and analysis of 72 surgically treated patients. Neurosurg Rev 2002;25(1–2):1–53, discussion 54–55.

[34] Barreau X, Marnat G, Gariel F, Dousset V. Intracranial arteriovenous malformations. Diagn Interv Imaging 2014;95(12):1175–1186.

[35] Malhotra S, Kim T, Zager J, et al. Use of an oncolytic virus secreting GM-CSF as combined oncolytic and immunotherapy for treatment of colorectal and hepatic adenocarcinomas. Surgery 2007;141(4):520–529.

[36] Spetzler RF, Martin NA. A proposed grading system for arteriovenous malformations. J Neurosurg 1986;65(4):476–483.

[37] Chaudhry US, De Bruin DE, Policeni BA. Susceptibility-weighted MR imaging: a better technique in the detection of capillary telangiectasia compared with T2* gradient-echo. AJNR Am J Neuroradiol 2014;35(12):2302–2305.

[38] Gökçe E, Acu B, Beyhan M, Celikyay F, Celikyay R. Magnetic resonance imaging findings of developmental venous anomalies. Clin Neuroradiol 2014;24(2):135–143.

[39] Chong W, Patel H, Holt M. Developmental venous anomalies (DVA): What are they really? Neuroradiol J 2011;24(1):59–70.

[40] Chung JI, Alvarez H, Lasjaunias P. Multifocal cerebral venous malformations and associated developmental venous anomalies in a case of blue rubber bleb nevus syndrome. Interv Neuroradiol 2003;9(2):169–176.

[41] Sarac H, Telarović S, Markeljević J, Perić B, Pavlisa G, Rados M. Symptomatic capillary telangiectasia of the pons and intracerebral developmental venous anomaly—a rare association. Coll Antropol 2011;35 Suppl 1: 333–338.

[42] Kalani MY, Zabramski JM, Martirosyan NL, Spetzler RF. Developmental venous anomaly, capillary telangiectasia, cavernous malformation, and arteriovenous malformation: spectrum of a common pathological entity? Acta Neurochir (Wien) 2016;158(3):547–550.

[43] Linscott LL, Leach JL, Zhang B, Jones BV. Brain parenchymal signal abnormalities associated with developmental venous anomalies in children and young adults. AJNR Am J Neuroradiol 2014;35(8):1600–1607.

[44] Li X, Wang Y, Chen W, et al. Intracerebral hemorrhage due to developmental venous anomalies. J Clin Neurosci 2016;26:95–100.

[45] Katz Sand I. Classification, diagnosis, and differential diagnosis of multiple sclerosis. Curr Opin Neurol 2015;28(3):193–205.

[46] Polman CH, Reingold SC, Banwell B, et al. Diagnostic criteria for multiple sclerosis: 2010 revisions to the McDonald criteria. Ann Neurol 2011;69(2):292–302.

[47] Thaler C, Faizy T, Sedlacik J, et al. T1- thresholds in black holes increase clinical-radiological correlation in multiple sclerosis patients. PLoS One 2015;10(12):e0144693.

[48] Radue EW, Sprenger T, Vollmer T, et al. Daclizumab high-yield process reduced the evolution of new gadolinium-enhancing lesions to T1 black holes in patients with relapsing-remitting multiple sclerosis. Eur J Neurol 2016;23(2):412–415.

[49] Tam RC, Traboulsee A, Riddehough A, Sheikhzadeh F, Li DK. The impact of intensity variations in T1-hypointense lesions on clinical correlations in multiple sclerosis. Mult Scler 2011;17(8):949–957.

[50] Smirniotopoulos JG, Murphy FM, Rushing EJ, Rees JH, Schroeder JW. Patterns of contrast enhancement in the brain and meninges. Radiographics 2007;27(2):525–551.

[51] Hannoun S, Roch JA, Durand-Dubief F, et al. Weekly multimodal MRI follow-up of two multiple sclerosis active lesions presenting a transient decrease in ADC. Brain Behav 2015;5(2):e00307.

[52] Koelman DL, Mateen FJ. Acute disseminated encephalomyelitis: current controversies in diagnosis and outcome. J Neurol 2015;262(9):2013–2024.

[53] Alleman AM. Osmotic demyelination syndrome: central pontine myelinolysis and extrapontine myelinolysis. Semin Ultrasound CT MR 2014;35(2):153–159.

[54] King JD, Rosner MH. Osmotic demyelination syndrome. Am J Med Sci 2010;339(6):561–567.

[55] Tavare AN, Murray D. Images in clinical medicine: central pontine myelinolysis. N Engl J Med 2016;374(7):e8.

[56] Singh TD, Fugate JE, Rabinstein AA. Central pontine and extrapontine myelinolysis: a systematic review. Eur J Neurol 2014;21(12):1443–1450.

[57] Ortiz de Mendivil A, Alcalá-Galiano A, Ochoa M, Salvador E, Millán JM. Brainstem stroke: anatomy, clinical and radiological findings. Semin Ultrasound CT MR 2013;34(2):131–141.

[58] Fukuoka T, Takeda H, Dembo T, et al. Clinical review of 37 patients with medullary infarction. J Stroke Cerebrovasc Dis 2012;21(7):594–599.

[59] Kim JS. Pure lateral medullary infarction: clinical-radiological correlation of 130 acute, consecutive patients. Brain 2003;126 (Pt 8):1864–1872.

[60] Bassetti C, Bogousslavsky J, Mattle H, Bernasconi A. Medial medullary stroke: report of seven patients and review of the literature. Neurology 1997;48(4):882–890.

[61] Jacobs DA, Galetta SL. Neuro-ophthalmology for neuroradiologists. AJNR Am J Neuroradiol 2007;28(1):3–8.

[62] Inoue Y, Matsumura Y, Fukuda T, et al. MR imaging of Wallerian degeneration in the brainstem: temporal relationships. AJNR Am J Neuroradiol 1990;11(5):897–902.

[63] Kuhn MJ, Johnson KA, Davis KR. Wallerian degeneration: evaluation with MR imaging. Radiology 1988;168(1):199–202.

[64] Kuhn MJ, Mikulis DJ, Ayoub DM, Kosofsky BE, Davis KR, Taveras JM. Wallerian degeneration after cerebral infarction: evaluation with sequential MR imaging. Radiology 1989;172(1):179–182.

[65] Mazumdar A, Mukherjee P, Miller JH, Malde H, McKinstry RC. Diffusionweighted imaging of acute corticospinal tract injury preceding Wallerian degeneration in the maturing human brain. AJNR Am J Neuroradiol 2003;24(6):1057–1066.

[66] Puig J, Pedraza S, Blasco G, et al. Wallerian degeneration in the corticospinal tract evaluated by diffusion tensor imaging correlates with motor deficit 30 days after middle cerebral artery ischemic stroke. AJNR Am J Neuroradiol 2010;31(7):1324–1330.

[67] Murdoch S, Shah P, Jampana R. The Guillain-Mollaret triangle in action. Pract Neurol 2016;16(3):243–246.

[68] Konno T, Broderick DF, Tacik P, Caviness JN, Wszolek ZK. Hypertrophic olivary degeneration: a clinico-radiologic study. Parkinsonism Relat Disord 2016;28:36–40.

[69] Goyal M, Versnick E, Tuite P, et al. Hypertrophic olivary degeneration: metaanalysis of the temporal evolution of MR findings. AJNR Am J Neuroradiol 2000;21(6):1073–1077.

[70] Birbamer G, Buchberger W, Felber S, Aichner F. MR appearance of hypertrophic olivary degeneration: temporal relationships. AJNR Am J Neuroradiol 1992;13(5):150:1–1503.

第六章　脑干手术的神经监测

Christian Musahl, Nikolai J. Hopf

摘要

　　神经监测是保证脑干手术术中安全、改善手术预后的重要方法。该技术不仅用于定位重要的神经解剖结构，寻找接近脑干的最佳手术入路，也可以连续地监测传导束和神经核团的功能，评估传导通路的完整性。神经监测方法多样，我们需要根据病变特点选择合适的监测方案。本章着重介绍几项重要且应用广泛的神经监测技术，包括躯体感觉诱发电位、运动诱发电位、脑干听觉诱发电位、视觉诱发电位、脑神经肌电图和脑干功能电位（"脑干图"）等。本章通过介绍上述技术的监测方法、局限性以及术中监测变化与术后神经功能的相关性，进一步加深脑干手术神经监测的认识。

　　关键词：脑干图，皮质核束，皮质脊髓束，脑神经，肌电图，诱发电位，术中神经监测

■ 背景和适应证

　　脑干解剖复杂，术中损伤神经功能的风险极大。累及脑干的手术对神经外科医生而言是一个巨大的挑战。由于病变改变神经核团和纤维束的正常走行，术中准确辨认解剖标志的难度进一步加大。尽管神经影像学已经取得了长足的进步，但是依然无法准确评估病变周边所有神经结构走行。就目前而言，术中神经监测（IOMN）技术可以弥补上述不足之处，它可以用于定位重要的神经结构，寻找进入脑干的安全区，也可以连续地监测传导束和神经核团的功能评估传导通路的完整性。其中，脑干功能定位可以明确四脑室底以及脑干内的运动神经核团和纤维传导束；术中连续监测体感、运动、听觉传导通路的完整性，为术中制订手术方案提供重要参考信息，从而降低手术致残率；诱发电位可以实时反映术中操作情况，极大地降低甚至避免术后新发神经功能障碍的可能。另外，新型计算机的信号平均技术和诱发电位的基线比较技术进一步提高了神经监测技术的准确性。因此，IONM 可以为外科医生提供指导术中决策的重要信息。IONM 涵盖不同的监测技术，我们需要根据病变特点选择不同的监测技术[1]。本章将会着重介绍以下几项重要且应用广泛的监测技术，

主要包括：躯体感觉诱发电位（SSEPs）、运动诱发电位（MEPs）、脑干听觉诱发电位（BEAPs）、视觉诱发电位（VEPs）、脑神经肌电图（EMG）和脑干功能定位等。

■ 方法

麻醉要求

　　IONM 极易受到麻醉方案的影响。因此，手术团队中必须包含一名经验丰富的神经麻醉医生。足量、精准的镇静镇痛可以控制神经元处于觉醒的边缘但又可以达到神经监测的预测效果。神经麻醉医生在神经电生理医生测量基线之前就需要维持一个稳定的麻醉环境，并且尽量保证术中维持稳定的麻醉方案。麻醉药物和生理因素均可影响 SSEPs 和 MEPs。麻醉药物主要通过改变轴突的脉冲传导方式影响诱发电位的波形，不同监测的监测技术对麻醉药物的敏感性存在差异。通常 SSEPs 对麻醉药物的敏感性较 MEPs 低[2]。另外，长传导束有更多的神经突触结构，更易受麻醉药物的影响。所以下肢 MEPs 是最难记录的诱发电位。

　　术中监测的麻醉方案一直存在争议。吸入麻醉药物和静脉麻醉药物可以降低监测信号波幅，但静脉麻醉药物影响相对更小。实际上两类药物对术中监测的波形均存在抑制作用。在 MAC 值（最低肺泡有效浓度）相同的情况下，吸入麻醉药物有更强的抑制作用[3]。对 SSEPs 而言，吸入麻醉会导致更严重的波幅下降和潜伏期延长。当吸入麻醉大于 0.5MAC 值时，MEPs 的刺激阈值显著升高。因此，我们更推荐使用异丙酚联合阿片类药物的全凭静脉麻醉方案。如果情况允许，尽量避免术中推注麻醉药物，因为这样会快速抑制神经监测信号，增加假阳性的概率。如果术中必须使用吸入麻醉药物，其浓度不应超过 0.5MAC 值。在开颅、暴露脑干的过程中可以适当使用短效肌松药，如泛库溴铵等。脑干功能定位或者测量诱发电位基线之前必须保证肌松药代谢完全，并且术中禁用肌松药直至关颅。神经电生理医生需与麻醉医生和神经外科医生沟通麻醉方案和给药剂量，

这样有助于准确解释术中监测信号的变化。从本质上讲，麻醉因素可引起整体的神经监测信号抑制，而术中损伤则引起与手术区域相关的局限性信号抑制。

脑电双频指数（BIS）常用于监测麻醉深度，通过放置在患者前额的条形传感器无创地、持续地监测脑电活动。BIS 是在脑电图（EEG）的基础上分析得出的虚拟数字，范围为 0（完全无脑电活动）~100（清醒状态），神经外科手术一般维持在 40~60 之间。监测 BIS 可以显著降低术中知晓的发生 [4]。

监测技术

诱发电位

诱发电位是通过电刺激神经系统特定部位产生的一种特殊肌电反应，常用于评估传导通路的完整性。在脑干手术监测方案中，通常指体感、运动和听觉诱发电位，这些肌电反应的潜伏期和波幅包含神经传导通路完整性的重要信息。此外，为了实现诱发电位的预测价值，还需计算机对记录到的原始肌电反应进行进一步处理，包括叠加平均诱发电位，滤除脑电和肌电活动的干扰，放大微小神经电位等。

体感诱发电位

SSEPs 是指通过刺激外周神经，在大脑初级皮质感觉区记录到的沿脊髓背柱上行的电位，主要用于监测躯体感觉传入通路的完整性。常用的刺激部位是内踝中部的胫后神经、膝后的腓总神经、腕部正中神经或尺神经和肘管处的尺神经，可根据病变位置选择不同的刺激部位。刺激电极是成对电极，直接放置在刺激部位，刺激强度最高可达 50mA。大约 250 次的重复叠加信号平均可获得足够信噪比的诱发电位。必要时可以通过延长单个刺激的时间的同时减少刺激的频率，提高诱发电位质量。记录电极放置在对侧中央后回对应的头皮区 [5, 6]（C3、C4，国际 10–20 脑电图系统）（图 6.1）[7]。此外，根据不同的手术部位可以在外周神经走行区（腘窝或者锁骨上窝 Erb's 点）或者颈部（C2、C7）增加记录电极。

除了手术操作以外，体温、血压、气颅和麻醉方案均会导致 SSEPs 波幅降低。

运动诱发电位

MEPs 是指术中通过电或磁刺激运动皮层产生的沿锥体束和皮质脊髓束下行以复合肌肉动作电位的形式记录到的电生理信号，主要用于监测运动传导通路的完整性。目前多脉冲经颅电刺激运动诱发电

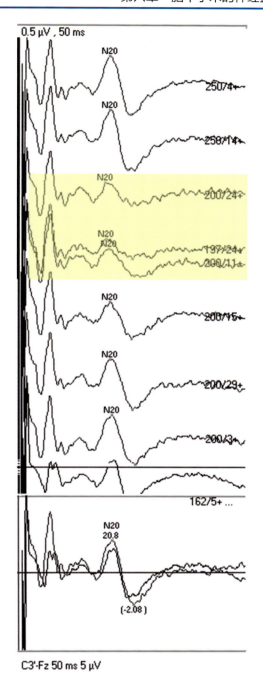

图 6.1 术中监测体感诱发电位（SSEPs）。最底部为基线，高亮部分显示 SSEPs 波幅明显降低，是由于术中临时阻断动脉所致。当血流恢复之后，SSEPs 恢复至基线水平

位已经成为脑干手术神经监测的标准方案之一。刺激电极常用螺旋电极，放置于手术对侧中央前回对应的头皮区（C3、C4，国际 10–20 脑电图系统）。记录电极为皮下针状电极，上肢通常监测拇短展肌和前臂屈肌群，下肢通常为拇展肌和胫骨前肌。刺激强度通常为 100mA，一般不超过 200mA，以免灼伤头皮或者诱发癫痫。如果直接皮层电刺激定位运动皮质，刺激强度建议在 10~20mA 之间。诱发电位的潜伏期

延长、波幅降低和刺激阈值升高均表明运动传导通路受到破坏。MEPs 主要受到卤化麻醉药（恩氟烷、地氟烷和异氟烷）和肌松药的影响，其他因素包括血压波动以及摆放体位时导致外周神经受压等。

皮质核束运动诱发电位

皮质核束（CBT）的确切解剖结构目前尚未清楚。通过磁共振成像发现 CBT 与皮质脊髓束一同下行，在脑干内陆续发出"离群纤维"支配脑神经运动核团（CMN）[8, 9]。CBT-MEPs 主要监测从初级运动皮质到目标肌肉的整个运动脑神经的传导通路，这与脑干神经功能定位有着本质上的不同。CBT-MEPs 是经颅刺激皮质脊髓束 MEPs 的技术改良，其监测方法、刺激电极和刺激参数与经颅电刺激运动诱发电位相似，不同之处仅是目标肌肉，其目标肌肉为脑干运动神经核团支配的肌肉，由于眼轮匝肌与刺激电极距离过近，通常不用作记录 CBT-MEPs 的目标肌肉。刺激电极位于 C3 和 C4（国际 10-20 脑电图系统），其实监测 CBT-MEPs 的核心技术和皮质脊髓束 MEPs 监测没有太大差别。在切除病变的过程中，建议每隔 1~2min 进行一次神经监测。外科医生可以通过 CBT-MEPs 在无须中断手术操作的情况下实时获知 CMNs 的运动功能。此外，除了 CBT-MEPs，也应同时监测肢体 MEPs，由于紧密的解剖关系，皮质核束损伤的同时可能存在皮质脊髓束损伤。

监测 CBT-MEPs 时，如果刺激量过大，可能会引起刺激电流颅外扩散直接激活外周脑神经造成假阳性结果。应避免发生上述情况。如果脉冲刺激产生肌电反应而单个刺激不能产生肌电反应，则证明肌电反应是通过激活 CBT 产生的[10]。

脑干听觉诱发电位（BAEPs）

BAEPs 主要用于监测听觉传导通路。刺激器为一次性耳塞，在声音刺激侧采用重复性的 95dB 的"咔嗒音"，在非声音刺激侧采用 60dB 的持续空白干扰音。记录电极位于耳屏前方。通常需要 4000 次的信号平均才可获得可靠的 BAEPs。原始 BAEPs 潜伏期小于 6ms，波幅低于 1mV，因此需要调高放大倍数。高频刺激可以快速得到刺激结果，尽快发现传导通路变化情况，同时使用低频刺激可以减少刺激伪差。

BAEPs 信号起始于耳蜗、途经听神经、蜗神经核、对侧外侧丘系、下丘脑以及内侧膝状体，最终传至听觉初级皮层。通过上述刺激参数在 1s 内可以在听觉通路中诱发大约 20 条不同的波形，但是只有 I~V 波具有临床意义（图 6.2）[7]。每条波形代表听觉传导通路上的不同解剖位置：I 波为听神经颅

外部分，II 波为听神经颅内部分，III 波代表脑桥尾部蜗神经核，IV 波为外侧丘系，V 波为下丘脑。听觉诱发电位的潜伏期延长和波幅降低具有重要临床意义。如果波幅降低超过 50%，术后可能出现永久性的听力缺损[11]。双峰潜伏期较单峰潜伏期更不易受到外界因素影响，因此临床应用价值更高[12]。无论单峰还是双峰潜伏期，只要潜伏期较基线波形延长大于 1ms 即可提示术后可能出现听力减退，如果 I 波完全消失，则代表该侧听力完全丧失。

BAEPs 的不足之处在于存在数分钟的时间延迟，这是因为记录到足够的波幅需要反复的叠加平均[13, 14]。此外，血压、体温波动、冷水冲洗、骨钻噪声和小脑牵拉均可影响 BAEPs，但听觉传导通路并未受到影响。

视觉诱发电位

VEPs 用于术中监测视觉通路的完整性，其适应证主要是后循环动脉瘤、垂体腺瘤、颅咽管瘤以及其他累及视觉通路的手术。记录电极为针状电极，放置在枕外粗隆上方 4cm 处以及中线外侧 4cm 左右各一，参考电极位于前额 Fz 处（OZ、O1、O2、Fz，国际 10-20 脑电图系统）。刺激器为发光二极管，是稳定的视觉系统刺激源。通常记录到的诱发电位都非常小，需要经过计算机反复平均处理。但是术中监测 VEPs 的意义一直存在争议[15-17]。部分研究表明术中监测 VEPs 的作用微乎其微[15, 18]，他们发现术中 VEPs 改变与术后视力情况相关性较差[19]。标准的

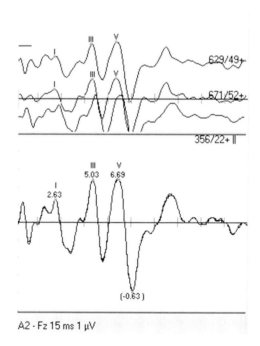

图 6.2 术中监测脑干听觉诱发电位（BAEPs）。最底部为基线，其余为术中连续刺激波形。图中标注为 I 波、III 波和 IV 波

VEPs 监测方案和临床应用价值需要在今后进一步研究。目前绝大多数医疗机构尚未将 VEPs 纳入常规的神经外科术中监测方案，因此本文不再赘述。

脑神经肌电图

脑神经肌电图是一项历史悠久的神经监测技术，是脑干手术神经监测方案中的重要组成部分。早在 1979 年，Delgado 等最先采用刺激面神经颅内段并配以记录面肌 EMG 的方法在听神经瘤手术中保护面神经[20]。自 1985 年 Møller 和 Jannetta 出版相关论著以来，采用单极或者双极刺激器刺激脑神经并通过针状电极记录相应目标肌肉电位的方法已经成为术中监测脑神经的标准方案[21]。随着多模态术中监测技术的发展，该技术已经用于监测所有运动脑神经[22, 23]。

肌电图分为自由描记肌电图和激发肌电图。自由描记肌电图主要监测脑神经自发的肌电活动，而激发肌电图是通过直接刺激神经识别神经结构和监测神经功能。

如图 6.3 所示，成对的针状电极常用于记录自由描记肌电图，针距约为 1cm[7, 24]。术前需确认记录电极放置位置，并且确定基线肌电图。手术操作激惹或者损伤神经产生的肌电反应可以转化为不同声音，外科医生在手术的同时的可以根据声音反馈辨别神经受到何种类型的刺激，从而明确术中操作情况。这种反馈和手术操作完全同步，为手术安全提供重要保障。此外，神经电生理医生和外科医生必须准确识别以下两种不同的肌电图。触发性肌电活动指在神经周边手术操作时产生并且手术操作停止即刻消失的肌电反应。这是一种病理性的肌电反应，一般术后不会新发神经功能障碍。相反，如果术中操作停止后仍然持续存在的肌电反应或者持续的高频率、大波幅的肌电反应，则提示神经纤维损伤，也意味着术后出现神经功能障碍。如果多通道出现短而均一的肌电活动，一般是伪影干扰。

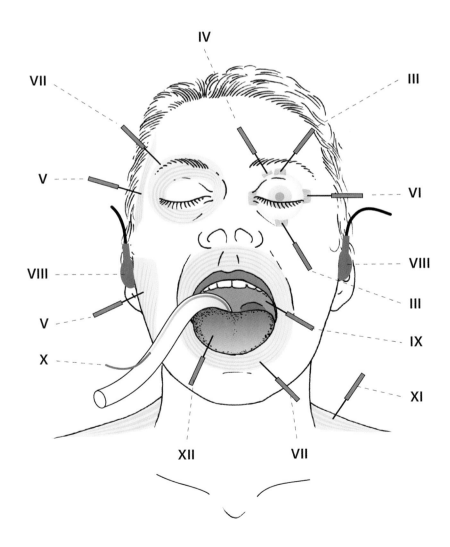

图 6.3　脑神经肌电图记录电极放置示意图，迷走神经（CNs Ⅹ）的记录电极贴附于气管插管表面。缩写：Ⅲ. 动眼神经（CNs Ⅲ）；Ⅳ. 滑车神经（CNs Ⅳ）；Ⅴ. 三叉神经（CNs Ⅴ）；Ⅵ. 外展神经（CNs Ⅵ）；Ⅶ. 面神经（CNs Ⅶ）；Ⅷ. 前庭蜗神经（CNs Ⅷ）；Ⅸ. 舌咽神经（CNs Ⅸ）；Ⅺ. 副神经（CNs Ⅺ）；Ⅻ. 舌下神经（CNs Ⅻ）

直接脑神经刺激通常使用单极或者双极探针，刺激强度为 0.05~2mA。记录电极放置在目标神经支配的肌肉（图 6.3）。贯序刺激脑神经不同部位（神经脑干端和远端）可以用于判断脑神经功能状态。如果仅有远端刺激产生肌电反应，则表明脑神经脑干端受损，术后可能出现神经功能障碍。

手术区域内的液体（冲洗液、脑脊液等）可能会影响刺激效果。一般来讲，刺激脑神经远端产生的肌电反应的潜伏期短于脑干端刺激。如果脑干端和远端刺激出现相同潜伏期的肌电反应，大多是由于液体导电所致的。当出现这种情况时，应保持刺激位点无液体干扰，并且再次刺激。除肌松剂以外，其他麻醉药物对肌电图影响极小。

脑干功能定位

脑干手术要求神经外科医生对脑干内的传导束和神经核团了然于心（图 6.4、图 6.5）。然而，个体的解剖学差异和病变导致解剖结构移位增加了术中定位神经核团和寻找脑干安全区的难度。脑干功能定位在神经外科手术中已经应用了 20 余年 [24-26]，是脑干手术必不可少的神经监测方法。其主要用于定位脑干表面的脑神经运动核团，寻找进入脑干的安全区 [27]。"没有进行核团定位之前不进入脑干"的手术策略似乎已经成为神经外科医生的共识 [22]。除此之外，该技术也用于术中确定瘤腔边界从而确定切除范围 [28]。脑干功能定位为术中改变手术策略提供

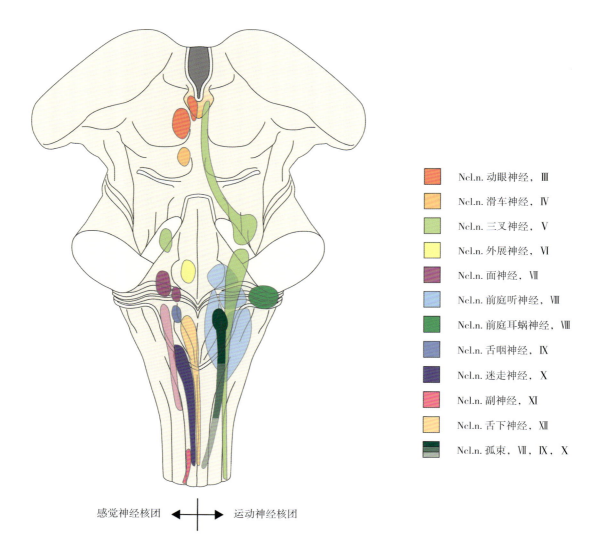

Ncl.n. 动眼神经，III

Ncl.n. 滑车神经，IV

Ncl.n. 三叉神经，V

Ncl.n. 外展神经，VI

Ncl.n. 面神经，VII

Ncl.n. 前庭听神经，VIII

Ncl.n. 前庭耳蜗神经，VIII

Ncl.n. 舌咽神经，IX

Ncl.n. 迷走神经，X

Ncl.n. 副神经，XI

Ncl.n. 舌下神经，XII

Ncl.n. 孤束，VII、IX、X

感觉神经核团 ←——→ 运动神经核团

图 6.4 脑干内神经核团和传导束的背面观。左侧为感觉神经核团，右侧为运动神经核团。缩写：Ncl.n. 神经核；III.动眼神经（CNs III）；IV.滑车神经（CNs IV）；V.三叉神经（CNs V）；VI.外展神经（CNs VI）；VII.面神经（CNs VII）；VIII.前庭听神经（CNs VIII）；IX.舌咽神经（CNs IX）；X.迷走神经（CNs X）；XI.副神经（CNs XI）；XII.舌下神经（CNs XII）

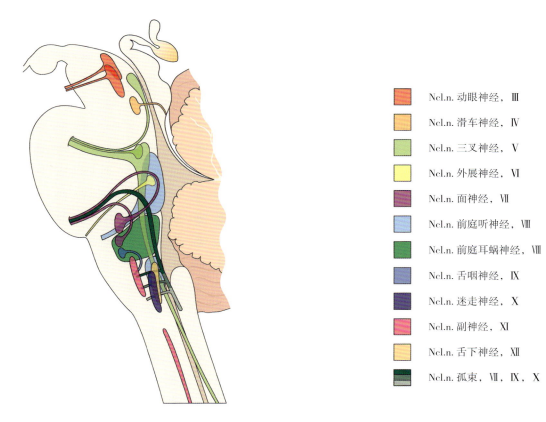

Ncl.n. 动眼神经，Ⅲ

Ncl.n. 滑车神经，Ⅳ

Ncl.n. 三叉神经，Ⅴ

Ncl.n. 外展神经，Ⅵ

Ncl.n. 面神经，Ⅶ

Ncl.n. 前庭听神经，Ⅷ

Ncl.n. 前庭耳蜗神经，Ⅷ

Ncl.n. 舌咽神经，Ⅸ

Ncl.n. 迷走神经，Ⅹ

Ncl.n. 副神经，Ⅺ

Ncl.n. 舌下神经，Ⅻ

Ncl.n. 孤束，Ⅶ，Ⅸ，Ⅹ

图 6.5 脑干内神经核团和传导束的侧面观。缩写：Ncl.n. 神经核；Ⅲ . 动眼神经（CNs Ⅲ）；Ⅳ . 滑车神经（CNs Ⅳ）；Ⅴ . 三叉神经（CNs Ⅴ）；Ⅵ . 外展神经（CNs Ⅵ）；Ⅶ . 面神经（CNs Ⅶ）；Ⅷ . 前庭耳蜗神经（CNs Ⅷ）；Ⅸ . 舌咽神经（CNs Ⅸ）；Ⅹ . 迷走神经（CNs Ⅹ）；Ⅺ . 副神经（CNs Ⅺ）；Ⅻ . 舌下神经（CNs Ⅻ）

重要的参考信息。

　　术中常用手持式单极或者双极刺激器，起始刺激量通常为 2mA，刺激频率为 2~4Hz[31]。探针在脑干表面每间隔 1mm 逐一刺激，每个点刺激时长不宜超过 5s。部分研究显示，若刺激量超过 2mA 或者持续刺激时长超过 5s 可能会引起体循环紊乱[29, 30]。在获得最大肌电反应后应逐渐减小刺激量获得刺激阈值，再通过阈刺激进一步确定神经运动核团位置。

　　除了定位神经核团，该方法也适用于定位脑干内下行的皮质脊髓束和皮质核束[10, 32]，通常在大脑脚处刺激皮质核束。目标肌肉和记录电极与经颅刺激相同。另外，在枕下开颅时，可以在 C1~C2 节段硬膜外放置带状电极记录诱发电位[33]，该电位称之为"D 波"，是一个衡量皮质脊髓束快速传导纤维数量的指标，不受肌松药的影响。术中 D 波波幅降低是循序渐进的，如果 D 波在基线波幅的基础上下降大于 50%，术后可能出现不可逆的神经损害。术中联合监测 D 波和肢体 MEPs 可以精确预测术后皮质脊髓束的功能。如果术中 MEPs 消失和 D 波波幅下降大于 50%，表明术后可能出现长期甚至永久性的

运动功能障碍；如果术中 MEPs 消失但 D 波波幅与基线持平，则术后出现的运动功能障碍是暂时的[34]。

　　目前暂无诱发脑神经运动核团肌电图的最佳预警指标。如果术中肌电图波幅未见明显降低，则术后不一般不会新发神经功能障碍；如果波幅降低小于 50%，术后可能出现暂时性的神经功能障碍；如果波幅完全消失，则表明术后可能会出现永久性的神经功能障碍。

■ 结论

　　正如影像学资料对术前了解解剖结构和确定手术入路一样不可或缺，术中电生理监测也扮演着重要的角色——识别神经结构，监测神经传导束的完整性。传统的诱发电位监测包括 SSEPs、MEPs 和 BAEPs，上述监测技术的组合成为脑干手术神经监测的基础方案。脑干功能定位联合 CBT–MEPs 是当前脑干手术神经监测的标配[10]。该技术可用于定位运动脑神经、脑干内的运动神经核团，以及皮质核束和皮质脊髓束的走行。因此，神经电生理监测不仅

适用于寻找进入脑干的安全区域，也可以通过刺激识别纤维传导束提高手术的安全性。

此外，CBT-MEPs 和肢体 MEPs 的组合可以为外科医生实时反馈运动脑神经和皮质脊髓束的功能。对于 CBT-MEPs，术中波幅和阈值的变化情况和临床预后的相关性和监测技术均未建立统一的标准，需要更多的监测数据和临床经验进一步完善 CBT-MEPs 监测技术。

参考文献

[1] Nuwer MR, Dawson EC. Intraoperative evoked potential monitoring of the spinal cord: a restricted filter, scalp method during Harrington instrumentation for scoliosis. Clin Orthop Relat Res 1984(183):42–50.

[2] Deletis V, Kiprovski K, Morota N. The influence of halothane, enflurane, and isoflurane on motor evoked potentials. Neurosurgery 1993;33(1):173–174.

[3] Sloan TB, Heyer EJ. Anesthesia for intraoperative neurophysiologic monitoring of the spinal cord. J Clin Neurophysiol 2002;19(5):430–443.

[4] Myles PS, Leslie K, McNeil J, Forbes A, Chan MT. Bispectral index monitoring to prevent awareness during anaesthesia: the B-Aware randomised controlled trial. Lancet 2004;363(9423):1757–1763.

[5] Grundy BL. Monitoring of sensory evoked potentials during neurosurgical operations: methods and applications. Neurosurgery 1982;11(4):556–575.

[6] Grundy BL, Nelson PB, Doyle E, Procopio PT. Intraoperative loss of somatosensory-evoked potentials predicts loss of spinal cord function. Anesthesiology 1982;57(4):321–322.

[7] Musahl C, Weissbach C, Kopf NJ. Neuormonitoring. In: Spetzler RF, Kalani MYS, Nakaji P, eds. Neurovascular Surgery. 2nd ed. New York: Thieme Medical Publishers; 2015:150–166.

[8] Urban PP, Wicht S, Vucorevic G, et al. The course of corticofacial projections in the human brainstem. Brain 2001;124(Pt 9):1866–1876.

[9] Terao S, Miura N, Takeda A, Takahashi A, Mitsuma T, Sobue G. Course and distribution of facial corticobulbar tract fibres in the lower brain stem. J Neurol Neurosurg Psychiatry 2000;69(2):262–265.

[10] Morota N, Ihara S, Deletis V. Intraoperative neurophysiology for surgery in and around the brainstem: role of brainstem mapping and corticobulbar tract motor-evoked potential monitoring. Childs Nerv Syst 2010;26(4):513–521.

[11] Francis L, Mohamed M, Patino M, McAuliffe J. Intraoperative neuromonitoring in pediatric surgery. Int Anesthesiol Clin 2012;50(4):130–143.

[12] Markand ON. Brainstem auditory evoked potentials. J Clin Neurophysiol 1994;11(3):319–342.

[13] Oh T, Nagasawa DT, Fong BM, et al. Intraoperative neuromonitoring techniques in the surgical management of acoustic neuromas. Neurosurg Focus 2012;33(3):E6.

[14] James ML, Husain AM. Brainstem auditory evoked potential monitoring: when is change in wave V significant? Neurology 2005;65(10):1551–1555.

[15] Luo Y, Regli L, Bozinov O, Sarnthein J. Clinical utility and limitations of intraoperative monitoring of visual evoked potentials [published correction appears in PLoS One 2015;10(7):e0133819. https://doi. org/10.1371/journal.

[16] pone.0133819]. PLoS One 2015;10(3):e0120525.

[16] Harding GF, Bland JD, Smith VH. Visual evoked potential monitoring of optic nerve function during surgery. J Neurol Neurosurg Psychiatry1990;53(10):890–895.

[17] Jones NS. Visual evoked potentials in endoscopic and anterior skull base surgery: a review. J Laryngol Otol 1997;111(6):513–516.

[18] Hayashi H, Kawaguchi M. Intraoperative monitoring of flash visual evoked potential under general anesthesia. Korean J Anesthesiol 2017;70(2):127–135.

[19] Kodama K, Goto T, Sato A, Sakai K, Tanaka Y, Hongo K. Standard and limitation of intraoperative monitoring of the visual evoked potential. Acta Neurochir (Wien) 2010;152(4):643–648.

[20] Delgado TE, Bucheit WA, Rosenholtz HR, Chrissian S. Intraoperative monitoring of facila muscle evoked responses obtained by intracranial stimulation of the facila nerve: a more accurate technique for facila nerve dissection. Neurosurgery 1979;4(5):418–421.

[21] Møller AR, Jannetta PJ. Monitoring of facial nerve function during removal of acoustic tumor. Am J Otol 1985; Suppl:27–29.

[22] Eisner W, Schmid UD, Reulen HJ, et al. The mapping and continuous monitoring of the intrinsic motor nuclei during brain stem surgery. Neurosurgery 1995;37(2):255–265.

[23] Romstöck J, Strauss C, Fahlbusch R. Continuous electromyography monitoring of motor cranial nerves during cerebellopontine angle surgery. J Neurosurg 2000;93(4):586–593.

[24] Strauss C, Romstöck J, Nimsky C, Fahlbusch R. Intraoperative identification of motor areas of the rhomboid fossa using direct stimulation. J Neurosurg 1993;79(3):393–399.

[25] Katsuta T, Morioka T, Fujii K, Fukui M. Physiological localization of the facial colliculus during direct surgery on an intrinsic brain stem lesion. Neurosurgery 1993;32(5):861–863, comment 863.

[26] Morota N, Deletis V, Epstein FJ, et al. Brain stem mapping: neurophysiological localization of motor nuclei on the floor of the fourth ventricle. Neurosurgery 1995;37(5):922–929, discussion 929–930.

[27] Sala F, Krzan MJ, Deletis V. Intraoperative neurophysiological monitoring in pediatric neurosurgery: why, when, how? Childs Nerv Syst 2002;18(6–7):264–287.

[28] Ishihara H, Bjeljac M, Straumann D, Kaku Y, Roth P, Yonekawa Y. The role of intraoperative monitoring of oculomotor and trochlear nuclei–safe entry zone to tegmental lesions. Minim Invasive Neurosurg 2006;49(3):168–172.

[29] Morota N, Deletis V. The importance of brainstem mapping in brainstem surgical anatomy before the fourth ventricle and implication for intraoperative neurophysiological mapping. Acta Neurochir (Wien) 2006;148(5):499–509, discussion 509.

[30] Suzuki K, Matsumoto M, Ohta M, Sasaki T, Kodama N. Experimental study for identification of the facial colliculus using electromyography and antidromic evoked potentials. Neurosurgery 1997;41(5):1130–1135, discussion 1135–1136.

[31] Karakis I. Brainstem mapping. J Clin Neurophysiol 2013;30(6):597–603.

[32] Neuloh G, Bogucki J, Schramm J. Intraoperative preservation of corticospinal function in the brainstem. J Neurol Neurosurg Psychiatry 2009;80(4):417–422.

[33] Sala F, Manganotti P, Tramontano V, Bricolo A, Gerosa M. Monitoring of motor pathways during brain stem surgery: what we have achieved and what we still miss? Neurophysiol Clin 2007;37(6):399–406.

[34] Deletis V, Sala F. Intraoperative neurophysiological monitoring of the spinal cord during spinal cord and spine surgery: a review focus on the corticospinal tracts. Clin Neurophysiol 2008;119(2):248–264.

第七章　脑干及丘脑的神经系统体格检查

Yazan J. Alderazi, Mohamed S. Teleb

摘要

脑干和丘脑的神经系统体格检查可以快速且便宜地提供有价值的临床信息，对于病变定位、明确神经系统功能障碍的程度、判断预后、监测潜在的病情恶化、监测恢复情况以及制订治疗和康复计划有重要价值。我们分析了适用于脑干及丘脑的神经系统查体项目，提出了基于临床的病变定位方法，并提供了辅助记忆的方法，以达到快速评估患者的目的。此外，对常见的丘脑综合征和典型的血管相关的脑干综合征也进行了总结。

关键词：共济失调，脑干疾病，脑干卒中，交叉体征，定位，丘脑性失语，丘脑病变

■ 引言

脑干和丘脑的体格检查对于病变定位、明确神经系统功能障碍的程度、判断预后、监测潜在的病情恶化、监测恢复情况以及制定治疗和康复计划是必不可少的。虽然神经影像无可争议地提高了我们的诊断能力，但是在大多数情况下，神经系统查体依然是必要而且是有效的。

脑干和丘脑的体格检查有一定难度。由于病变可同时累及多个神经核团以及多根纤维传导束（如感觉、眼球活动、副交感、交感），因此临床表现并不总是典型的，可表现为多种临床综合征（表7.1和表7.2列出了累及脑干和丘脑的常见临床综合征）。我们将回顾体格检查的基本步骤以及最常见的综合征，并提出一些快捷的定位病变的方法。掌握脑干和丘脑的解剖和血液供应是学习体格检查的基础。

脑干分为三部分：中脑、脑桥和延髓。丘脑、小脑和脊髓是和脑干相邻的中枢神经系统结构，纤维传导束通过以上结构传入或传出脑干。病变定位的关键在于细致的神经系统查体和对神经功能解剖的理解。

神经系统查体主要包括意识状态、脑神经、运动、感觉、协调性以及共济障碍。有效的临床评估包括两个步骤：定位诊断和定性诊断。定位诊断是第一步，这样定性诊断就可以集中在受累区域最常见的病因上。例如，累及脑桥和丘脑的病变就不尽相同。

■ 体格检查

意识状态

意识状态检查包括两部分：（1）意识水平；（2）认知能力：包括语言、记忆力、注意力、执行力以及失认。意识水平可以通过语言交流、触觉刺激，必要时通过疼痛刺激来评价。根据意识下降程度，意识水平可分为以下等级：（1）清醒；（2）嗜睡；（3）昏睡/木僵；（4）昏迷。意识水平下降提示网状激活系统、丘脑或双侧大脑半球的功能障碍。昏迷常常由结构性损害导致，如脑干和丘脑的梗死、出血或占位，但需与非结构性损害导致的昏迷相鉴别。中毒性/代谢性脑病是主要的非结构性损害，表现为注意力下降、嗜睡、严重时表现为木僵和昏迷，如高/低钠血症、低血糖、肾功能衰竭、肝功能衰竭、高碳酸血症。累及脑干的结构性与非结构性损害的关键区别在于前者常导致脑神经功能障碍，特别是影响眼球活动、瞳孔对称性。

丘脑与各种结构有着广泛的相互联系，包括额叶、顶叶、颞叶、枕叶的原始皮层和整合皮层[1, 2]。丘脑损害可表现为高级皮层功能的障碍，如失语、失认、忽视、注意力障碍、视力障碍、视野缺失、记忆力受损。虽然这些症状通常是由皮层病变引起的，但丘脑病变也可以引起，因此查体时必须筛查评估。此外，丘脑与边缘系统和小脑也广泛联系。通过这些联系丘脑病变可表现为皮层或小脑的症状，还可能出现精神异常，如躁狂、抑郁、精神病[3]。

左侧丘脑病变导致丘脑性失语、右侧丘脑病变导致丘脑性忽视、丘脑前部病变导致意志力丧失、双侧丘脑旁正中病变导致昏迷、丘脑腹侧病变导致对侧共济失调，这些都是丘脑病变导致远处脑组织功能障碍的示例[4-7]，称为神经机能失联络症，是丘脑病变的典型症状。此外，双侧丘脑旁正中病变可

表 7.1 常见脑干综合征

经典名	症状	定位或结构	血液供应
Dejerine 综合征（延髓内侧综合征）	同侧 舌下神经（CNs XII）麻痹 对侧 偏瘫；振动觉和本体觉丧失以及多种其他表现（如四肢瘫、共济失调、眩晕、眼球震颤、吞咽困难、面瘫）	舌下神经（CNs XII）、皮质脊髓束（延髓椎体水平）、内侧丘系	椎动脉：前内侧动脉 脊髓前动脉：前内侧动脉
Wallenberg 综合征（外侧延髓综合征）	同侧 面部疼痛、面部感觉丧失、共济失调（上肢、下肢和步态）、眼球震颤、恶心、呕吐、眩晕、声音嘶哑、吞咽困难、霍纳综合征 对侧 痛温觉丧失 无侧别 呃逆	三叉神经（CNs V）核、绳状体、小脑、前庭神经核、疑核、下行交感神经纤维束、脊髓丘脑束	椎动脉：远端分支 椎动脉：延髓上外侧动脉 小脑后下动脉：比椎动脉少见
Foville 综合征（脑桥基底内侧综合征）	同侧 周围性面瘫；侧方凝视麻痹 对侧 偏瘫	脑桥背盖、脑桥基底、面神经（CNs VII）核/束、PPRF 或外展神经（CNs VI）核、皮质脊髓束	基底动脉：旁中正分支 基底动脉：短旋动脉
Marie-Foix 综合征（脑桥外侧综合征）	同侧 共济失调（上肢和下肢） 对侧 偏瘫、偏身痛温觉丧失	皮质脑桥小脑束、皮质脊髓束、脊髓丘脑束	基底动脉：长旋支 小脑前下动脉
Raymond 综合征（脑桥被盖部综合征、Raymond-Cestan-Chenais 综合征、交叉性外展麻痹）	同侧 外展（外直肌）麻痹 对侧 偏瘫	外展神经（CNs VI）束、锥体束	基底动脉：旁中正分支
Millard-Gubler 综合征（脑桥腹外侧综合征）	同侧 周围性面瘫、外展（外直肌）麻痹 对侧 偏瘫	脑桥基底部（锥体束）、外展神经（CNs VI）束、面神经（CNs VII）束	基底动脉：短旋支 基底动脉：旁正中支
Weber 综合征	同侧 侧方凝视无力 对侧 偏瘫（上肢和下肢）	中脑：动眼神经（CNs III）、皮质脊髓束	大脑后动脉：中脑穿支
Benedikt 综合征	同侧 动眼神经（CNs III）麻痹 对侧 偏瘫；不自主运动（如舞蹈症、手足徐动症）；震颤	中脑旁正中综合征动眼神经（CNs III）、大脑脚、红核、黑质	大脑后动脉：中脑穿支
Claude 综合征	同侧 动眼神经（CNs III）麻痹 对侧 共济失调、小脑流出性震颤、偏瘫（上肢和下肢）	中脑 结合臂：包括齿状核-红核-丘脑-皮质传导束-被盖红核-大脑脚（皮质脊髓束）	大脑后动脉
Nothnagel 综合征（中脑背侧综合征）	同侧 动眼神经（CNs III）麻痹、共济失调、眼球震颤 对侧 动眼神经（CNs III）麻痹（较轻）、共济失调	上丘和下丘	常见于占位性病变，血管源性少见
Anton 综合征	皮质盲，但常感知不到或者否认失明	大脑半球：双侧枕叶	大脑后动脉：双侧 基底动脉：基底动脉尖

缩写：CNs. 脑神经；PPRF. 脑桥旁正中网状结构

表 7.2 常见丘脑综合征

经典名	症状	定位或结构	血液供应
丘脑前部综合征	意识水平下降、记忆力障碍、执行力障碍、健忘症、偏侧空间忽视（右侧病变）	丘脑前核、腹前核、乳头丘脑束、杏仁核腹侧传出通路	丘脑结节动脉（起源于后交通动脉的中 1/3）
丘脑内侧综合征	意识水平下降、记忆力障碍、认知障碍、去抑制状态、丘脑性失语（左侧病变）	背内侧核、中央中核	旁正中动脉（起源于大脑后动脉 P1 段）Percheron 动脉（旁正中动脉的一种变异，单根动脉供应双侧丘脑内侧区域）
丘脑外侧综合征	对侧偏身感觉丧失、偏身共济失调、偏瘫、累及黄斑的偏盲、偏身后遗丘脑痛综合征	腹后核（腹后外侧核、腹后内侧核、腹后下核）、腹外侧核、内测膝状体	下外侧动脉（起源于大脑后动脉 P2 段）
丘脑后部综合征	同向偏盲、同侧象限盲、失语（左侧病变）、肌张力障碍、感觉丧失	外侧膝状体、丘脑枕、中脑、丘脑底核	脉络膜后动脉（起源于大脑后动脉 P2 段）：脉络膜后外侧动脉、脉络膜后内侧动脉

导致垂直凝视麻痹[8]。

脑神经

脑神经的体格检查是必需的。脑神经功能障碍是提示脑干功能障碍的重要线索，也是脑干病变定位（中脑、脑桥、延髓）最可靠的临床方法[9]。

CNs Ⅰ：嗅神经

临床上很少检查嗅神经功能，但出现嗅神经功能障碍常提示前颅窝占位或者早期神经退行性疾病，如阿尔兹海默症。对于脑干和丘脑病变，嗅神经检查没有定位价值。

CNs Ⅱ：视神经

视神经功能检查包括 4 个部分：视力、视野、瞳孔反射和眼底镜检查。视力下降主要因视神经和视网膜病变引起，有时因屈光不正导致，因此不定位在脑干或者丘脑上。丘脑病变可引起视野缺损，主要表现为同向性象限盲。如损害外侧膝状体，表现为黄斑回避的同向性偏盲。罕见情况下，外侧膝状体完全损害可导致累及黄斑的同向性偏盲。此时，外侧膝状体发出的向双侧皮层投射的黄斑纤维均受累。瞳孔不等大提示控制瞳孔大小的交感和副交感神经平衡受损。瞳孔扩大提示副交感神经障碍，中脑、动眼神经（CNs Ⅲ）核、动眼神经、中脑内 E-W 核的损害可导致瞳孔扩大。相反，瞳孔缩小提示交感神经障碍，常见于脑干内的交感神经系统损害（如延髓外侧病变）或者脑干外的交感神经系统损害（如下丘脑、脊髓、沿颈动脉走行的颈交感神经链）。瞳孔缩小是 Horner 综合

征的主要症状之一，此外还有上睑下垂和面部无汗症。在脑干和丘脑病变中，眼底镜检查并不常发现异常；在合并颅内压增高时，可出现视盘水肿；如发现高血压性或糖尿病性视网膜病变，可为病因诊断提供线索。

CNs Ⅲ：动眼神经

动眼神经主要检查眼球活动和瞳孔反射。检查眼球活动时，要求受试者紧盯检查者的手指，并跟随检查者的手指按照"H"走行活动眼球。动眼神经控制眼球活动，而它的副交感成分则控制瞳孔对光反射。动眼神经麻痹分为累及瞳孔型（瞳孔扩大）和不累及瞳孔型（瞳孔功能正常）。累及瞳孔型常因为占位性病变，如动脉瘤（特别是后交通动脉瘤）、肿瘤和炎性占位，可同时压迫支配眼外肌的动眼神经纤维和支配瞳孔反射的副交感神经纤维。不累及瞳孔型常因非占位性病变，特别是糖尿病和高血压患者的小血管梗死导致的神经病变，梗死损伤了支配眼外肌的内部纤维，而外部的副交感纤维没有受累。既往，眼球活动障碍被称为眼外肌麻痹，瞳孔功能障碍被称为眼内肌麻痹。在眼球活动方面，动眼神经麻痹导致上睑下垂和眼球非共轭运动；根据严重程度，分为完全性和非完全性。受累的眼球内收和上视能力减弱，在上斜肌和外直肌作用下眼球向外下方偏斜。对于双侧瞳孔不等大患者，体格检查要明确是一侧异常扩大还是另一侧异常缩小。瞳孔异常缩小常提示 Horner 综合征，瞳孔异常扩大常提示动眼神经麻痹或中脑病变。由于动眼神经麻痹可出现复视，而 Horner 综合征没有复视，可据此区分两者。动眼神经由中脑发出，经蛛网膜下腔后沿海绵窦外侧壁走行，再经眶上裂入眼眶支配眼外肌，

其走行全程均可能受到损害。

CNs Ⅳ：滑车神经

滑车神经支配上斜肌使眼球内旋并轻度内陷。滑车神经麻痹导致复视，患者头部会向对侧倾斜，减轻因同侧眼球内旋不足导致的复视。临床上常根据一侧瞳孔高于另一侧来确定滑车神经麻痹，受累侧眼睛瞳孔位置更高，称为上斜视。当症状不明显时可通过掩蔽试验来明确：受检者注视一个焦点（如检查者的鼻子），遮蔽一侧眼睛，然后挪开遮蔽物，检查者可以看到双侧眼球的矫正运动。

滑车神经麻痹需要与下直肌轻瘫相鉴别，方法是头部倾斜试验（Parks-Bielschowsky 试验）。

· 第一步：在初始位置确定哪一侧眼睛上斜视。

· 第二步：判断向左侧还是右侧凝视会加重上斜视。

· 第三步：判断头部向左侧还是右侧倾斜时会加重上斜视。

但是近期的研究对该试验的敏感性提出质疑[10, 11]。

中脑病变也可导致一侧眼睛上斜视，称为反向偏斜，掩蔽试验有助于诊断。

滑车神经由中脑发出，经蛛网膜下腔后沿海绵窦外侧壁走行，再经眶上裂入眼眶支配上斜肌，其走行全程均可能受到损害。

CNs Ⅴ：三叉神经

三叉神经主要检查角膜反射及其 3 个分支分布区域的感觉：V1（前额区）、V2（上颌区）和 V3（下颌区）。从脑桥到延髓均有三叉神经核团分布，因此脑干病变可累及三叉神经。Meckel 腔病变或者炎性感染性病变也可累及三叉神经。对于怀疑有脑干损伤或脑死亡的患者，角膜反射检查必不可少。三叉神经控制的运动和副交感功能在临床上并不常规检查，因为三叉神经支配的咀嚼肌非常强大，只有在严重去神经支配时才会出现损害。

CNs Ⅵ：外展神经

外展神经通过眼球运动检查，其支配外直肌控制眼球外展运动，轻瘫时表现为水平复视，看远物时更明显。外展神经核位于脑桥，神经行程很长。多种病变均可影响外展神经功能，如颅内压升高导致的脑组织移位、脑积水、低颅压，因此外展神经麻痹可能导致错误的病变定位。在脑桥内，外展神经核与侧方凝视脑干中枢 - 脑桥旁正中网状结构（PPRF）关系密切，外展神经核或 PPRF 功能障碍可导致向病变对侧凝视。由于该区域的病变常累及下行的皮质脊髓束，因此常合并对侧偏瘫症状。由于额叶癫痫也可表现为一侧偏瘫和向偏瘫侧凝视，临床上需要注意对两者加以鉴别。外展神经由脑干发出，经蛛网膜下腔后沿海绵窦内侧壁走行，再经眶上裂入眼眶支配外直肌，其走行全程均可能受到损害。

CNs Ⅶ：面神经

面神经（CNs Ⅶ）支配面部表情肌和舌前 2/3 味觉。临床上主要检查面部对称性和面部肌肉运动，包括额肌、眼轮匝肌、颊肌、口轮匝肌、颈阔肌。下位运动神经元损伤导致的面神经麻痹表现为同侧面部所有肌肉同等程度受累（周围性面瘫）。由于额肌和眼轮匝肌核上性神经支配来自双侧大脑半球，因此单侧上位运动神经元损伤（从皮质核束到面神经核）导致的面神经麻痹可保留额肌和眼轮匝肌功能（中枢性面瘫）。面神经与外展神经和皮质脊髓束关系密切，因此常同时出现功能障碍。同时累及面神经和皮质脊髓束的病变表现为典型的交叉瘫：同侧周围性面瘫和对侧肢体偏瘫。

CNs Ⅷ：前庭耳蜗神经

前庭耳蜗神经（CNs Ⅷ）主要检查听力、Rinne 试验和 Weber 试验，昏迷患者通过头眼反射和前庭眼反射可检查前庭功能。前庭耳蜗神经包括两部分：耳蜗神经和前庭神经。通过听力丧失、非搏动性耳鸣、Rinne 试验（判断传导性耳聋）、Weber 试验（判断病变侧）可以诊断耳蜗神经功能障碍。由于听觉传导通路进入脑干后投射至双侧，因此大多数听力丧失是由周围性病变导致的，只有脑桥侧方病变可能导致中枢性听力丧失，小脑前下动脉的梗死累及分支迷路动脉时可导致该区域病变[12]。

前庭神经功能障碍导致眼球震颤和真性眩晕。HINTS 试验（水平甩头试验、眼球震颤、扭转偏斜试验）可发现脑干微小病变导致的中枢性眩晕，如 HINTS 试验阳性，则需要进一步影像学检查[13, 14]。扭转偏斜试验检查方法同掩蔽试验（见滑车神经部分）。水平甩头试验建立在前庭神经核与支配眼球活动的神经（CNs Ⅲ / Ⅳ / Ⅵ）之间联系正常的基础上。检查时快速转动受试者头部，同时要求受试者持续注视一个焦点，检查者观察受试者眼球活动。正常情况下受试者双眼可以持续注视焦点；异常时受试者出现快速眼球活动重新聚焦，提示中枢性前庭功能障碍[15-17]。

眼球震颤不是本章节讨论重点。简单来说，垂直性眼震提示脑干病变或者中毒（如酒精、苯妥因）；前庭神经炎可出现固定方向的自发性水平眼震；良性阵发性位置性眩晕可出现旋转性水平眼震。脑干功能障碍可出现非固定方向的水平眼震[14, 18]。

最后，昏迷患者需检查头眼反射和前庭眼反射（包括冷热试验）；与其余脑干检查共同来评估脑干功能的完整性[19]。

CNs IX ~ XI：舌咽神经、迷走神经、副神经

舌咽神经、迷走神经和副神经非常重要，但在脑干和丘脑急性病变中的定位价值不大。上位运动神经元损伤可出现舌咽神经和副神经功能障碍，但由于神经为双侧支配，因此功能障碍常为一过性。在颅底综合征中（颈静脉孔综合征、咽后间隙综合征、髁间综合征），上述脑神经体格检查具有定位价值，可指导选择合适的影像学检查和治疗方案[20]。

CNs XII：舌下神经

舌下神经功能障碍表现为伸舌向患侧偏斜，是延髓内侧梗死导致的延髓内侧综合征的一种症状[21]，21 但需与颅底综合征（如舌下神经管综合征）导致的伸舌偏斜相鉴别。

运动功能

运动功能是脑干和丘脑体格检查的重要部分，需对四肢以及面部肌肉的肌力、肌张力逐一评估并分级。此外，还需观察肢体在静止和运动时有无震颤和共济失调。脑干病变导致的运动障碍主要为合并脑神经功能障碍的偏瘫或者四肢瘫，典型体征为交叉瘫：患侧面瘫、对侧肢体偏瘫并向对侧凝视。合并脑神经障碍的四肢瘫应考虑脑干病变而不是脊髓。由于皮质脊髓束在脑干内位于前方，因此肢体无力可定位在前被盖。此外，脑干病变还可以导致强制体位，主要发生在基底动脉栓塞和部分脑积水患者，与癫痫有类似表现[22]。

丘脑病变常表现为对侧偏瘫，主要是因为相邻的内囊受累，丘脑腹外侧核受累也可表现为轻度偏瘫。齿状核 - 红核 - 丘脑 - 皮质束是小脑的主要传出纤维，因此丘脑病变可导致对侧肢体共济失调。

感觉功能

感觉功能是丘脑和脑干体格检查的最后一部分，包括四肢和面部的痛觉、温觉、粗触觉 / 振动觉。大部分感觉传导束（脊髓丘脑束和内侧丘系）和交感束位于侧方被盖，因此感觉障碍常定位在侧方脑干。在多发性硬化和旁正中动脉侧旋支梗死患者中，以

上传导束常常受累。因此，针对性的病史采集和体格检查有助于早期诊断和早期治疗。

■ 凝视和眼球活动

核间性眼肌麻痹，一个半综合征，双侧壁眼核间性眼肌麻痹

核间性眼肌麻痹（INO，Internuclear Ophthalmoplegia）是内侧纵束（MLF，Medial Longitudinal Fasciculus）受累的症状。内侧纵束连接上颈髓、前庭神经核、同侧动眼神经和对侧外展神经，同侧动眼神经和对侧外展神经之间的联系对侧方凝视有重要意义。INO 患者向病变对侧凝视时，病变同侧眼球内收受限，对侧眼球可正常外展但出现眼震，出现复视。一个半综合征是指由于同侧 MLF 和 PPRF 同时受累导致的 INO 和水平凝视麻痹。在这种情况下，病变同侧眼球内收和外展同时受限；对侧眼球内收受限，外展正常但合并眼震。INO 和一个半综合征均定位在脑桥，常见原因包括多发性硬化症、脑桥梗死、脑桥出血和 Wernicke-Korsakoff 综合征。

当 MLF 最上段损害时出现双侧壁眼核间性眼肌麻痹（Wall-Eyed Bilateral Internuclear Ophthalmoplegia，WEBINO），表现为双眼外斜视以及内收受限。发生 WEBINO 时，常合并其他中脑症状[23]。

水平凝视麻痹

PPRF 是脑干内侧方凝视中枢，它接受额叶眼区主动凝视、反射性、前庭神经核和核间性的传入信号。PPRF 受损可导致向病灶对侧凝视。PPRF 病变需与同侧额叶眼区癫痫、对侧眼区梗死或功能障碍相鉴别，对脑干和皮层功能进一步体格检查有助于鉴别诊断。

反向斜视

在滑车神经部分已介绍过，掩蔽试验可发现不明显的双侧眼球错位，这常常是由滑车神经或者中脑病变引起的。

垂直凝视麻痹

与水平性凝视中枢不同，垂直性凝视中枢主要位于中脑，接受核上性传入信号。垂直性凝视麻痹可见于神经退行性疾病（如进行性核上性麻痹）、Parinaud

综合征和单侧中脑旁正中区梗死[24]。Parinaud 综合征多见于松果体区肿瘤压迫中脑顶盖，表现为向上凝视麻痹、瞳孔光 – 近反射分离（辐辏反射存在、对光反射消失）、尝试向上凝视时出现转换性眼球震颤，病变定位在内侧纵束的 Cajal 核[25]。

■ 小脑性共济失调（定位于小脑 – 中脑 – 丘脑轴）

偏身共济失调

齿状核 – 红核 – 丘脑 – 皮质束是小脑半球的主要传出纤维，从小脑齿状核发出，经小脑上脚交叉至对侧丘脑和大脑皮层。传导束任何部位受损（包括中脑和丘脑腹外侧核）均可导致偏身共济失调。

站立不能 – 行走不能

丘脑腹侧核病变可导致一种特殊形式的小脑性共济失调，称为站立不能 – 行走不能，没有辅助时患者无法站立也无法行走。这个症状可单独发生，有些神经外科文献会将其错误地描述为心因性共济失调。

Wernicke-Korsakoff 综合征

Wernicke-Korsakoff 综合征是典型的脑干 – 丘脑综合征。该综合征开始表现为共济失调、脑病、眼肌麻痹。共济失调定位于小脑纤维束，脑病定位于网状激活系统，眼肌麻痹定位于核间传导束。这些结构靠近中脑导水管周围灰质，影像学检查可以发现以上结构发生病变。后期表现为严重的短期记忆障碍且不能形成新的记忆，是由于丘脑前核和乳头体病变，导致与皮层和边缘系统之间的中继联系发生损害。影像学和病理学研究也证实了以上观点[26]。

■ 压迫相关综合征和脑疝

脑干压迫可由后颅窝病变直接压迫导致，也可见于 Parinaud 综合征（见垂直凝视麻痹部分）。脑干压迫可导致两种脑疝综合征。

小脑幕切迹疝

小脑幕切迹疝晚期以同侧中脑功能障碍为主要特征。幕上病变导致的占位效应使颞叶勾回沿天幕缘疝出并压迫同侧中脑，导致意识障碍、对侧偏瘫、同侧动眼神经核麻痹（上睑下垂、瞳孔扩大）。症状进一步加重将出现对侧中脑以及脑桥受累，导致双侧针尖样瞳孔和四肢瘫。早期识别脑疝是避免损害生命中枢的关键。在少数病例中，小脑幕切迹疝可首先导致对侧中脑受压，容易将病变错误地定位至对侧。

小脑扁桃体下疝

后颅窝病变可直接导致小脑扁桃体下疝，严重的小脑幕切迹疝也可导致，但后颅窝病变直接导致的小脑扁桃体下疝不会表现出小脑幕切迹疝的临床演变过程，常常难以预测。有些在进展至昏迷前可出现脑神经功能障碍，有些则直接出现意识障碍甚至昏迷。由于缺乏明确的临床演变进程，因此对小脑扁桃体下疝需要非常警惕并考虑在早期采取预防性的干预措施。

直接压迫脑干

后颅窝病变可直接压迫脑干，临床症状与脑干受压位置有关，而与血管供应范围无明显关联。中脑受压表现为反向斜视和双侧瞳孔不等大；脑桥受压表现为水平凝视麻痹；呃逆和 Horner 综合征常提示延髓受压。在后颅窝进展性病变中，如新发上述症状要警惕发生小脑扁桃体下疝。

■ 血管病变

缺血性病变的临床症状与血管供应范围密切相关。与占位性病变导致受累局部的临床症状不同，脑干、丘脑和皮层的血管病变常导致一种临床综合征。脑干的血液供应包括大的主干（椎动脉、基底动脉、大脑后动脉）以及小的穿支动脉（旁正中穿支和侧旋支）。损伤大的主干血管会导致许多穿支血管和远端（如丘脑和枕叶）供血区域的梗死。典型的基底动脉栓塞表现为双侧症状。小的穿支血管一般供应单侧，因此梗死常表现为单侧症状。在中脑、脑桥和延髓，旁正中穿支和侧旋支病变会导致不同的临床综合征（图 7.1~ 图 7.4）。由于皮质脊髓束在脑干内靠近中线，因此旁正中穿支病变常导致肢体无力症状。此外，脑神经的运动核团和内侧丘系也位于近中线处，因此，运动相关的脑神经和肢体深感觉（震动觉、本体觉）功能障碍也定位在脑干近中线处。侧旋支通常不供应靠近中线的结构，因此损伤时没有肢体无力或者运动相关的脑神经功能障碍。而肢体痛温觉、面部感觉、Horner 综合征、共济失调对应的结构主要由侧旋支供血。如果体检时忽略了检查以上功能，则容易漏诊侧旋支导致的缺血性梗死，延髓外侧综合征就是一个很好的例子。

丘脑主要由大脑后动脉 P1 和 P2 段发出的 4 组穿支动脉供血；位于最前方的丘脑结节动脉有时起源于后交通动脉。4 组穿支动脉分别供应丘脑前、内、外、后区域（图 7.5），每组血管都有 2~4 个同义名称，供应区域的损伤都对应着经典的临床综合征。虽然实践过程中发现这些临床综合征常常是不完全的，有时候也会相会叠加，但理解这些临床综合征仍具有重要意义。

丘脑结节动脉（又称丘脑极动脉）梗死导致丘脑前部综合征，表现为记忆力障碍、执行力障碍和意识水平下降。右侧丘脑前部病变还可出现偏侧忽视症。旁正中动脉（又称为丘脑穿通动脉）梗死导致丘脑内侧综合征，表现为记忆力障碍、认知障碍和去抑制状态，优势半球侧丘脑内侧病变可导致丘脑性失语。Percheron 动脉是旁正中动脉的一种变异，它同时供应双侧丘脑内侧区域，损伤可导致双侧丘脑内侧梗死，表现为意识水平下降[27]。丘脑下外侧动脉（又称为丘脑膝状体动脉）梗死导致丘脑外侧综合征，表现为对侧共济失调、偏身感觉丧失、偏瘫、累及黄斑的同向偏盲。恢复后可遗留丘脑疼痛综合征，表现为病变对侧偏身疼痛。脉络膜后动脉梗死导致丘脑后部综合征，表现为同侧偏盲、同侧象限盲[28]。根据累及中脑的程度可出现相应的肌张力障碍、感觉丧失等症状。左侧丘脑后部病变可导致丘脑性失语。

脑干和丘脑病变定位

脑干和丘脑病变定位概述

与颅内其余区域病变定位一样，阳性体征比阴性体征更具有定位价值。例如，感觉功能障碍提示感觉通路的损害，但是无感觉功能障碍并不能排除感觉通路的亚临床病变。脑干病变的典型症状是脑神经功能障碍合并长程上行／下行传导束损害。例如，动眼神经麻痹合并对侧偏瘫可定位在中脑。根据受累的脑神经可定位脑干病变的位置，CNs Ⅲ 或 CNs Ⅳ 受累提示中脑病变（图 7.1），CNs Ⅵ～Ⅷ 受累提示脑桥病变（图 7.2、图 7.3），CNs Ⅸ～Ⅻ 受累提示延髓病变（图 7.4）。由于 CNs Ⅴ 神经核团在脑干内广泛分布，因此 CNs Ⅴ 受累不能直接定位在脑

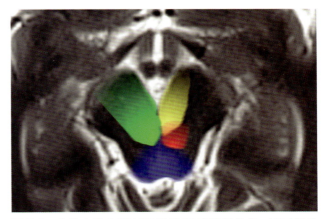

图 7.1　中脑水平 3.0T MRI 扫描 T2 序列轴位像，不同颜色标注了不同临床综合征典型的受累区域。Weber 综合征（黄色）、Claude 综合征（红色）、Benedikt 综合征（绿色）、Nothnagel 综合征（蓝色）。根据病因，病变区域可能更大或更小

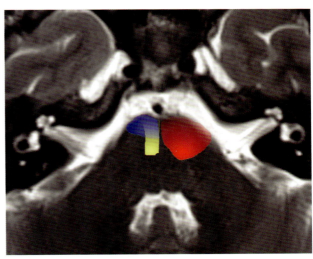

图 7.2　脑桥水平 3.0T MRI 扫描 T2 序列轴位像，不同颜色标注了不同临床综合征典型的受累区域。Raymond-Cestan 综合征（黄色）、Millard-Gubler 综合征（蓝色）、Marie-Foix 综合征（红色）。根据病因，病变区域可能更大或更小

桥水平。根据受累的长程纵行传导束以及脑神经位于左侧还是右侧，可判断病变在脑干内位于左侧还是右侧，通常与受累的脑神经位于同侧[29]。例如，右侧动眼神经麻痹合并左侧偏瘫可定位在右侧中脑，这是一个典型的脑干病变导致的交叉症状。此外，根据哪些长程传导束受累可判断病变在脑干内靠近中线还是靠近外侧。运动传导束在脑干内靠近中线，而感觉传导束、交感束、小脑纤维束位于外侧。CNs Ⅲ、Ⅳ、Ⅵ 和 Ⅻ 的运动神经核位于近中线处，CNs Ⅴ 的感觉神经核位于外侧，连接 CNs Ⅲ 和 Ⅵ 的内侧纵束靠近中线。因此，无力症状（如偏

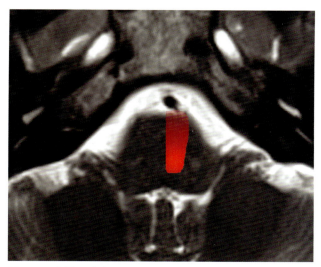

图7.3 脑桥下端水平 3.0T MRI 扫描 T2 序列轴位像。Foville 综合征，又称为脑桥基底内侧综合征，累及脑桥被盖（红色）。根据病因，病变区域可能更大或更小

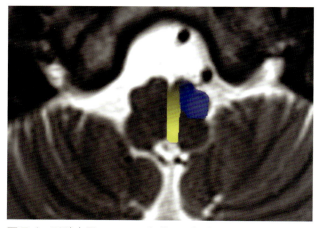

图7.4 延髓水平 3.0T MRI 扫描 T2 序列轴位像，不同颜色标注了不同临床综合征典型的受累区域。Dejerine 综合征，也称为延髓内侧综合征（黄色）、Wallenberg 综合征，也称为延髓外侧综合征（蓝色）。根据病因，病变区域可能更大或更小

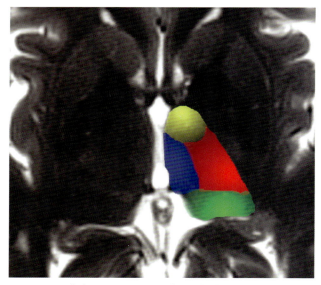

图7.5 丘脑水平 3.0T MRI 扫描 T2 序列轴位像，不同颜色标注了 4 组穿支动脉损害累及的区域。丘脑结节动脉导致丘脑前部综合征（黄色）、旁正中动脉导致丘脑内侧综合征（蓝色）、下外侧动脉导致丘脑外侧综合征（红色）、脉络膜后动脉导致丘脑后部综合征（绿色）。根据病因，病变区域可能更大或更小。Wallenberg 综合征，也称为延髓外侧综合征（蓝色）。根据病因，病变区域可能更大或更小

瘫、脑神经麻痹或者核间性眼外肌麻痹）常发生于靠近中线的病变，而感觉障碍、共济失调和 Horner 综合征常发生于靠外侧病变。还需注意的是，运动传导束在脑干内位于前方，而感觉传导束常更靠近后方[30, 31]。脑干病变可导致共济失调，主要是由于中脑病变损伤小脑的传出纤维导致，表现为偏身共济失调。此外，额叶脑桥小脑束是小脑的主要传入纤维，脑桥病变可导致四肢的共济失调；延髓病变损害经小脑下脚传入小脑的纤维，可导致小脑性共济失调，表现为眩晕和眼震。

根据神经系统体格检查结果诊断丘脑病变非常困难。由于丘脑在多个皮层区域、边缘系统、网状激活系统、视觉、小脑、经脑干的上 / 下行传导束的功能中都处于核心位置，因此丘脑病变的诊断常常是基于多种临床症状的组合。此外，丘脑直接位于中脑上方的解剖位置关系也有定位价值。例如，中脑症状合并有认知障碍时定位在丘脑而不是皮层。由于丘脑与大脑其余区域之间相互联系且紧挨长程纤维束，因此丘脑病变症状有时与其余部位病变症状非常相近。优势半球丘脑病变导致的失语与优势半球皮层病变导致的失语类似，但丘脑性失语中重复语言能力是正常的，而在皮层性失语中则是受损的；丘脑腹后外侧区病变导致的共济失调与小脑半球以及小脑传出纤维束病变导致的共济失调类似；双侧丘脑内侧病变导致意识水平下降、躁狂和精神错乱与代谢性脑病和精神疾病类似；丘脑外侧病变可导致偏身感觉障碍、偏瘫、偏身共济失调，与放射冠、内囊以及小脑半球病变症状类似。另外，丘脑病变导致的视野缺损与视束或视皮层病变导致的偏盲类似。不同的是，丘脑外侧膝状体梗死导致的同向偏盲不累及黄斑（因为黄斑的纤维投射至双侧大脑皮层），因此黄斑回避的同向性偏盲可定位在外侧膝状体。需要注意的是，除外侧膝状体外，丘脑其余部位病变导致的偏盲是累及黄斑的。虽然 4 种经典的丘脑综合征（丘脑结节动脉导致的丘脑前部综合征、

旁正中动脉导致的丘脑内侧综合征、下外侧动脉导致的丘脑外侧综合征、脉络膜后动脉导致的丘脑后部综合征）大大简化了丘脑的功能，但是认识4种综合征，并能识别不全性综合征和多种综合征相互叠加的情况，对临床非常有益（图7.5）[1, 32]。

脑干和丘脑病变定位助记法

临床上有多种神经体征定位的助记方法，包括后循环脑梗定位的 Ds 法和 Rule 4 法。

后循环脑梗定位的 Ds 法

Ds 代表脑干受累时出现的一组临床症状和体征（英文名均以 D 开头），包括 4Ds、5Ds 和 6Ds。对怀疑脑干病变患者采集病史和体格检查时，该方法有助于针对性的详细采集病史。Ds 包括复视（Diplopia）、构音障碍（Dysarthria）、吞咽困难（Dysphagia）、头晕（Dizziness）、共济失调（Dystaxia/ataxia）和跌倒发作（Drop Attack）。需要注意的是，这里有两个症状用词欠准确。头晕（Dizziness）更准确的表述应该是眩晕（Vertigo），跌倒发作（Drop Attack）更准确的表述应该是晕厥（Syncope）。

脑干病变定位 Rule 4 法

这种脑干病变定位的记忆方法首先由 Peter Gates 提出，由于每一项均包括4种结构，因此称为 Rule 4 法[30]。

1. 靠近中线的4个结构（英文均以 M 开头）。

（a）运动传导束（皮质脊髓束）［Motor Pathway（Corticospinal Tract）］；

（b）内侧丘系（振动觉和本体觉）［Medial Lemniscus（Vibration and Proprioception）］；

（c）内侧纵束（MLF）；

（d）运动性神经核团和神经［Motor Nucleus and Nerves（CNs Ⅲ、CNs Ⅳ、CNs Ⅵ、CNs Ⅻ）］。

2. 靠外侧的4个结构（英文均以 S 开头）。

（a）脊髓丘脑束（Spinothalamic Tract）；

（b）脊髓小脑束（Spinocerebellar Tract）；

（c）交感传导束（Sympathetic Tract）；

（d）三叉神经感觉核（Sensory Nucleus of CNs Ⅴ）。

3. 延髓、脑桥、脑桥以上分别发出4组脑神经。

（a）延髓发出的4组脑神经：CNs Ⅸ～Ⅻ；

（b）脑桥发出的4组脑神经：CNs Ⅴ～Ⅷ；

（c）脑桥以上发出的4组脑神经：CNs Ⅰ、CNs Ⅱ、CNs Ⅲ（中脑）和 CNs Ⅳ（中脑）。

4. 靠近中线的4组运动性脑神经 CNs Ⅲ、CNs Ⅳ、CNs Ⅵ 和 CNs Ⅻ。

结论

在本章节，我们概述了脑干和丘脑体格检查方法，重点是发现可用于病变定位的临床体征。我们还详细介绍了病变定位的临床思维过程。虽然神经影像学进展迅速，但体格检查对于诊断、监测病情、判断疗效、判断预后以及制定治疗和康复策略仍是必不可少的。以神经功能性解剖为基础，对病变做细致的临床观察，可以提炼出体格检查的简便原则，从而达到审慎且快速的床旁评估的目的。

参考文献

[1] Serra C, Ture U, Krayenbuhl N, Sengul G, Yaşargil DC, Yaşargil MG. Topographic classification of the thalamus surfaces related to microneurosurgery: a white matter fiber microdissection study. World Neurosurg 2016;97:438–452.

[2] Rangel-Castilla L, Spetzler RF. The 6 thalamic regions: surgical approaches to thalamic cavernous malformations, operative results, and clinical outcomes. J Neurosurg 2015;123(3):676–685.

[3] Carrera E, Bogousslavsky J. The thalamus and behavior: effects of anatomically distinct strokes. Neurology 2006;66(12):1817–1823.

[4] Ozeren A, Sarica Y, Efe R. Thalamic aphasia syndrome. Acta Neurol Belg 1994;94(3):205–208.

[5] Kuljic-Obradovic DC. Subcortical aphasia: three different language disorder syndromes? Eur J Neurol 2003;10(4):445–448.

[6] Afzal U, Farooq MU. Teaching neuroimages: thalamic aphasia syndrome. Neurology 2013;81(23):e177.

[7] Schmahmann JD. Vascular syndromes of the thalamus. Stroke 2003;34(9):2264–2278.

[8] Gooneratne IK, Caldera MC, Liyanage DS, Pathberiya L, Vithanage K, Gamage R. Pearls & Oy-sters: ocular motor abnormalities in bilateral paramedian thalamic stroke. Neurology 2015;84(20):e155–e158.

[9] Damodaran O, Rizk E, Rodriguez J, Lee G. Cranial nerve assessment: a concise guide to clinical examination. Clin Anat 2014;27(1):25–30.

[10] Muthusamy B, Irsch K, Peggy Chang HY, Guyton DL. The sensitivity of the Bielschowsky head-tilt test in diagnosing acquired bilateral superior oblique paresis. Am J Ophthalmol 2014;157(4):901–907.e2.

[11] Manchandia AM, Demer JL. Sensitivity of the three-step test in diagnosis of superior oblique palsy. J AAPOS 2014;18(6):567–571.

[12] Chiang CI, Chou CH, Hsueh CJ, Cheng CA, Peng GS. Acute bilateral hearing loss as a "worsening sign" in a patient with critical basilar artery stenosis. J Clin Neurosci 2013;20(1):177–179.

[13] Saber Tehrani AS, Kattah JC, Mantokoudis G, et al. Small strokes causing severe vertigo: frequency of false-negative MRIs and nonlacunar mechanisms. Neurology 2014;83(2):169–173.

[14] Kattah JC, Talkad AV, Wang DZ, Hsieh YH, Newman-Toker DE. HINTS to diagnose stroke in the acute vestibular syndrome: three-step bedside oculomotor examination more sensitive than early MRI diffusionweighted imaging. Stroke 2009;40(11):3504–3510.

[15] Colebatch JG, Halmagyi GM, Lorenzano S. Vestibular projections: beyond the reflex. Neurology 2016;86(2):112–113.

[16] Kerber KA, Meurer WJ, Brown DL, et al. Stroke risk stratification in acute dizziness presentations: a prospective imaging-based study. Neurology 2015;85(21):1869–1878.

[17] Tarnutzer AA, Berkowitz AL, Robinson KA, Hsieh YH, Newman-Toker DE. Does my dizzy patient have a stroke? A systematic review of bedside diagnosis in acute vestibular syndrome. CMAJ 2011;183(9):E571–E592.

[18] Pavlin-Premrl D, Waterston J, McGuigan S, et al. Importance of spontaneous nystagmus detection in the differential diagnosis of acute vertigo. J Clin Neurosci 2015;22(3):504–507.

[19] Wijdicks EF, Varelas PN, Gronseth GS, Greer DM; American Academy of Neurology. Evidence-based guideline update: determining brain death in adults: report of the Quality Standards Subcommittee of the American Academy of Neurology. Neurology 2010;74(23):1911–1918.

[20] Bone I, Hadley DM. Syndromes of the orbital fissure, cavernous sinus, cerebello-pontine angle, and skull base. J Neurol Neurosurg Psychiatry 2005;76 Suppl 3:iii29–iii38.

[21] de Oliveira-Souza R. Damage to the pyramidal tracts is necessary and sufficient for the production of the pyramidal syndrome in man. Med Hypotheses 2015;85(1):99–110.

[22] Saposnik G, Caplan LR. Convulsive-like movements in brainstem stroke. Arch Neurol 2001;58(4):654–657.

[23] Kim JS, Jeong SH, Oh YM, Yang YS, Kim SY. Teaching NeuroImage: walleyed bilateral internuclear ophthalmoplegia (WEBINO) from midbrain infarction. Neurology 2008;70(8):e35.

[24] Hommel M, Bogousslavsky J. The spectrum of vertical gaze palsy following unilateral brainstem stroke. Neurology 1991;41(8):1229–1234.

[25] Pierrot-Deseilligny CH, Chain F, Gray F, Serdaru M, Escourolle R, Lhermitte F. Parinaud's syndrome: electro-oculographic and anatomical analyses of six vascular cases with deductions about vertical gaze organization in the premotor structures. Brain 1982;105(Pt 4): 667–696.

[26] Sullivan EV, Pfefferbaum A. Neuroimaging of the Wernicke-Korsakoff syndrome. Alcohol Alcohol 2009;44(2):155–165.

[27] Perren F, Clarke S, Bogousslavsky J. The syndrome of combined polar and paramedian thalamic infarction. Arch Neurol 2005;62(8):1212–1216.

[28] Caplan LR, DeWitt LD, Pessin MS, Gorelick PB, Adelman LS. Lateral thalamic infarcts. Arch Neurol 1988;45(9):959–964.

[29] Silverman IE, Liu GT, Volpe NJ, Galetta SL. The crossed paralyses: the original brain-stem syndromes of Millard-Gubler, Foville, Weber, and Raymond-Cestan. Arch Neurol 1995;52(6):635–638.

[30] Liu GT, Crenner CW, Logigian EL, Charness ME, Samuels MA. Midbrain syndromes of Benedikt, Claude, and Nothnagel: setting the record straight. Neurology 1992;42(9):1820–1822.

[31] Searls DE, Pazdera L, Korbel E, Vysata O, Caplan LR. Symptoms and signs of posterior circulation ischemia in the New England Medical Center Posterior Circulation Registry. Arch Neurol 2012;69(3):346–351.

[32] Hale JR, Mayhew SD, Mullinger KJ, et al. Comparison of functional thalamic segmentation from seed-based analysis and ICA. Neuroimage 2015;114:448–465.

第四部分
脑干、丘脑、松果体区的手术入路

IV

第八章 脑干腹侧及丘脑的手术入路

Jayson Sack, Siviero Agazzi, Harry R. van Loveren

摘要

脑干腹侧及丘脑手术入路的设计主要依据该区域内分布密集的神经核团及纤维束走行的复杂性以及因其损伤所带来的严重后果。由于可用的病例很少，外科医生累积的经验有限，因此对于每一例病例，除了需要广泛的解剖学知识和个人信心外，还需要进行外科手术操作的创新。因此本章包括的 2 个原则，可用于指导腹侧脑干和丘脑病变的手术入路设计。第一个原则是"让病灶说话"，因为病灶的不同可以用以判断手术的时间和目标，并指导手术入路的选择。第二个原则是"由内而外设计手术入路"，该原则包括，医生从病灶目标开始，确认安全进入区域，设计操作路径，随后进行开颅手术。文中共描述了 5 例应用这两个原理的基础病例。常见病例所描述的标准手术入路，为行脑干和丘脑手术的年轻专科医生提供指导。本章还概述了脑干和丘脑手术操作所需的基本知识和技能（例如解剖学、颅底手术入路、经凸面颅骨入路、内镜操作技巧等）。

关键词：解剖学，脑干，内镜下颅底手术，颅底入路，丘脑，经凸面颅骨入路

■ 手术入路设计

仅有少数神经外科医生愿意应对脑干腹侧和丘脑手术的复杂性和风险。由于可接触到的病例较少，外科医生积累的经验较少，因此必须经常需要创新来满足每个病例的不同要求，同时还需要丰富的解剖学知识和强大的个人信心。脑干腹侧和丘脑的手术入路是复杂的，通常需要颅底手术的经验。此外，手术区域分布着密集的神经核核团和纤维束，其被破坏后果严重。为了解决这些问题，本章着重介绍了脑干腹侧和丘脑病变的手术入路设计的两个原则。第一个原则是"让病变说话"，该原则表明病变将决定手术时间、手术目标和手术入路。第二个原则是"由内而外设计手术入路"，该原则表明医生需要从病灶目标开始，设计安全操作区域，并根据操作轨迹设计适合的开颅范围。

让病灶说话

首先，你必须了解什么是病灶可以告知你的信息。手术计划始于对手术目标病灶特征和体积的了解。例如，海绵状血管畸形多位于血肿腔，探入血肿腔探查瘤体对周围组织的风险较小。脑干胶质瘤多呈弥漫性浸润，因此仅允许活检或切除外生成分。丘脑动静脉畸形当发生非致死性的出血，且造成一定程度的神经功能障碍时，可帮助临床医生通过对血肿腔的定位确定手术入路，这也成为可以作为补充证据，是对于临床医生和患者都合理地进行手术干预的适应证。一旦了解病灶并确定了手术的目的（例如：活检、部分切除、根治性切除），则在安全的手术路径下完成手术以最大限度地减少手术的并发症。这些区域一般都较少包含重要的传导束纤维，神经核团或穿支血管。有研究报道了对于脑干前外侧安全操作区域的解剖学评估[1-3]。然而，丘脑本身内不存在真正的安全进入区。相反，对于丘脑安全操作区域表层的保护需要通过避免对基底节和内囊膝部、后支的损伤来实现。对于脑干腹侧，"操作禁区"意味着避免对神经核团和锥体束的损伤。

一旦确定了安全操作区域，手术操作路径应该以穿越脑组织路径最短、最大化利用自然腔隙（例如：脑沟、脑池、脑室等）的准则进行设计。确定手术入路的操作路径后，还需要确定颅骨的入颅点。因此，外科医生应熟悉切口和颅骨开放术的所有不同设计，包括眶颧联合开颅，内镜入颅及后颅窝开颅。这些开颅术和骨切开术的能力通常由多学科团队而不是个人完成。

由内而外设计手术入路

脑干腹侧和丘脑病变手术入路的第二条原则是"从内而外"：这一原则说明手术的设计应从目标病变开始，画出向外到达颅骨的路径，并最终设计出符合切口美观性的开颅术。由于切除目标病灶的风险较高，因此必须严格掌握手术适应证。对于脑干

皮层下的深部病变，应避免采取积极的干预措施，而应考虑采用其他治疗方式。

可用的先进技术在术中至关重要。例如，某些情况更适合使用立体定向无框引导来定位病变、纤维束的跟踪以避免损伤关键区域。神经生理学监测以确定安全的手术进入区域，或通过术中影像检查（例如术中计算机断层扫描、术中磁共振成像、术中血管造影）以评估手术的进展或完成情况。外科医生必须保持对各种手术入路、技巧和手术器械的掌握，并且勇于创新。

此外，对病变解剖结构的详细了解以及对神经监测和图像指导的经验也至关重要。此外，对脑干安全进入区的了解是最大限度地减少手术并发症的关键。具体来说，这些区域代表的是指没有关键的纤维束，神经核团或穿支血管的狭小区域。尽管丘脑本身没有真正的安全区，但近来对脑干前外侧的安全区进行了详细的定义[1-3]。例如，Rangel-Castilla 和 Spetzler 在此基础上将丘脑重新划分为 6 个不同的解剖区域以达到最佳手术入路。尽管如此，对丘脑病变最佳手术入路的手术经验和了解仍然有限。

■ 手术设计 5 个简单的目标

不同于其他部位的神经外科手术，脑干和丘脑的手术不采用"曲奇切割法（Cookie cutter）"入路。实际上，神经外科医生必须具备多种手术器械和技能实现病灶的暴露的能力。本节包括对脑干腹侧和丘脑中 5 个易定位病变的安全手术入路。这些病例并不是异常或特殊的病例，而是典型的病变类型，并且针对这些病变的手术入路既不复杂也不属于创新的类型，因此适合专业神经外科医生起步阶段进行脑干和丘脑手术操作。每个案例都展示了实现外科手术目标所需的基本知识和技能（例如，颅骨和大脑的解剖学知识，颅底入路，经面入路和内窥镜技术）。掌握了这些基础知识，就可以开始创新。我们可以在同行的外科文献中的病例报告和短病例系列中找到真正创新的方法，也可以在世界各地的专科医生工作的手术室中找到这些方法。

目标 1：脑桥海绵状血管畸形

病例 1

一名患有脑桥海绵状血管畸形的 25 岁女性，在出现短暂的神经系统症状和功能障碍后接受早期的观察。随后因再发出血后血肿腔到达脑干表面时，进行了手术（图 8.1a~c）。

手术策略

使用"让病灶说话"的概念来确定该患者的手术时机、目标和手术入路，我们选择推迟手术，直到病灶在自然病程中反复出血的发生。因为病灶的反复出血，使病变扩展到脑桥的表面，从而确定其自身的安全进入区域。基于这一点，随后我们使用"由内而外设计手术入路"的策略设计从安全进入区域向外至颅骨的操作路径（血肿腔在脑桥表面出现的区域、操作轨迹应为覆盖最少的正常组织）。该患者的安全区域在三叉神经周围区域内，这是一个著名且明确定义的脑桥安全进入区域。为了安全到达该区域，我们采用了颞下入路，并通过岩前入路（Kawase 入路）向尾端扩展，必要时临时磨除骨质（图 8.1d，e）。

手术概述

摆放手术体位前，患者先置入腰大池引流管，释放部分脑脊液以减少对颞叶牵拉回弹引起的损伤。患者取仰卧位，肩部下方垫高，然后旋转患者的头部，直到矢状线平行于地板。然后将头部向下倾斜约 15°，使颞弓置于术区的最高点。在耳屏前折痕处作为起始点设计垂直切口，然后向上延伸至颞上线水平。沿切口打开下方的肌肉和筋膜。钻颅骨孔 2 个，一处位于颞弓根部，一处在切口上缘。颅骨开放范围约 6cm×6cm。外科医生使用咬骨钳或带切割面的钻头，将颅骨开放的下边缘向下延伸至与颅中窝平齐。在

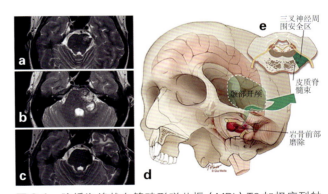

图 8.1　脑桥海绵状血管畸形磁共振（MRI）T2 加权序列轴位片显示：（a）视野内可见位于脑桥的小型海绵状血管畸形。（b）术前 MRI 可见迟发性出血，血肿腔扩展至前外侧脑桥表面。（c）术后完全切除病变。（d）艺术插图描绘了包括开颅术（虚线轮廓）和岩骨前壁磨除术为手术轨迹的"由内而外的手术入路设计"。在这种情况下，病变会在脑桥表面显示，从而形成相对安全的操作入路范围。如病变未在脑桥表面显示，则通常使用以三叉神经作为定位。手术进入区域位于三叉神经根（CNs Ⅴ）前方的安全区，而更深的手术路径则位于前皮质脊髓束与三叉神经后部的运动和感觉核之间。三叉神经与皮质脊髓束之间的平均距离估计为 4.64mm（3.8~5.6mm），而三叉神经核的平均解剖深度为 11.2mm（9.5~13.1mm）

进行这项手术的初期，我们需要折断颧弓根部，并牵开移位颞肌到颅底以下。当中颅窝后部接近病变时，我们就不再进一步操作。我们了解颧弓根和中颅窝底处于同一水平，这与中颅底前方不同，中颅底前方较低，切除颧弓根仍可获得部分益处。

颞叶硬脑膜沿岩骨和中颅窝底部自后向前的抬高暴露出弓状隆起，某些患者可能没有弓状隆起，岩浅大神经（GSPN）在面神经管裂孔走行。自后向前的解剖方向可以避免了损伤 GSPN 和撕脱，并减少对膝状神经节和面神经（CNs Ⅶ）造成牵拉损伤的可能性。GSPN 可以通过监护仪刺激器来确认，刺激可形成足够的幅度引起面神经逆行发射。脑膜中动脉在棘突孔处被识别、电凝和分离。抬起颞叶硬脑膜和下颌神经的硬脑膜套（V3）可暴露三叉神经压迹。水平锐性切开 V3 硬脑膜套可以使固有硬膜向上移动，同时暴露硬脑膜套下层及覆盖的神经节，进一步松解该区域的硬脑膜。将颞骨前表面的硬脑膜向内侧切开，直到充分暴露岩骨脊的边缘。接下来，抬高岩上窦，露出岩骨脊的真实边缘，然后固定牵开器，充分暴露岩骨脊平面进行钻孔。内耳道的位置用一条直线将弓状隆起和 GSPN 之间的角度一分为二。有些患者没有明显的弓状隆起；在这些患者中，可以通过将假想的铅垂线沿外窝穿过中窝底部下降，来估算内耳道。

然后使用特定的解剖结构作为骨切除范围的关键标志，进行经岩骨前方的岩尖磨除。菱形骨由内侧的脊突、外侧的 GSPN、前方的三叉神经（CNs Ⅴ）和后方的弓形隆起形成菱形[5]。另外，在磨除内侧和下方骨质时必须避免损伤膝状神经节。神经外 – 耳科医生可以在此位置定位耳蜗硬骨的"蓝线"。进行该操作时，神经外科医生往往会比较保守，以确保安全。硬脑膜沿颞下方向打开并向下翻开。硬脑膜瓣应自中段向下翻开至岩上窦。将血管夹放置在整个岩上窦后，切开岩上窦后直到充分暴露小脑幕游离缘的滑车神经（CNs Ⅳ）。随着基底池蛛网膜的开放，可以释放更多的脑脊液，脑桥前外侧视野显示更清晰。或者可以采用硬膜内岩骨前入路，根据视野暴露的需要调整骨质磨除的范围[6]。

在这一点上，可以通过对延伸到表面的海绵状畸形的组织颜色变化，可直接将此处作为入路位置。如果血管畸形显示不清或在皮层下，则使用神经导航来辅助病变的定位，并通过三叉神经或三叉神经上区来规划手术入路，这两个区域均被认为是进入脑桥前方的安全通道。

一旦进入血肿腔，则在显微镜下放大视野进行显微解剖，以确定脑干实质与血肿壁之间的界面。

利用该界面进行解剖，分块切除血肿后，即可通过薄壁通道中完整显示真正的海绵状血管畸形。在该区域，可能需要极小功率的双极电凝才能完整切除畸形血管团。该病例的关颅过程中，硬脑膜可能无法达到水密缝合，因此通过填充少量自体脂肪组织以消除无效腔、避免脑脊液漏。短期的假性脑膜膨出虽然并不常见，但通常是自限性的。

目标 2：延髓腹侧海绵状血管畸形

病例 2

一例 27 岁，女性患者，脑干功能障碍为主症（例如，右侧肢体麻木，头晕，头痛）。可以看到位于延髓的脑干海绵状血管瘤，由于其体积较小，建议进行观察。虽然可见病灶出血的迹象，但血管瘤位于延髓深部。由于病灶尚未到达延髓表面，因此任何手术入路都有增加其他神经功能缺损的发生风险（图 8.2a）。考虑到脑干海绵状瘤的自然病史有时呈良性方式，因此我们的策略是至少等到出现第二次的临床症状或影像学改变确定手术治疗前的证据进展。

我们的患者从最初发作完全恢复并保持无症状状态持续了 3 年，本次因开始出现恶心、头晕、平衡障碍和吞咽困难前来急诊室。影像学显示海绵状

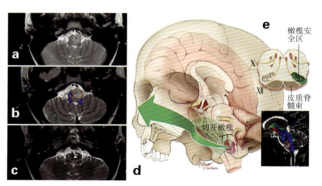

图 8.2　延髓腹侧的海绵状血管畸形。（a）磁共振图像（MRI）T2 加权序列轴位片中显示在延髓深部有一个小的病变，信号与海绵状血管畸形一致。该患者随后发生进行性出血并伴有急性神经系统症状。MRI T2 加权轴位片中显示（b）术前延髓左侧明显增粗，血肿腔扩展至延髓的前表面，以及（c）术后彻底切除病灶。（d）插图描绘了内镜下脑干腹部跨中线入路，该方法用于进入延髓腹侧以切除海绵状血管畸形。未完全延伸到表面的病变有时会经橄榄安全入路进入。（d）术前以弥散张量成像为基础的纤维追踪影像显示了运动纤维束向后外侧移位。此病例中，根据病变确定最安全的进入区域为前方入路。（e）橄榄核水平的脑干横截面显示了橄榄安全入区（绿色阴影）。从解剖学上讲，橄榄在前部受到锥体束的限制，在内侧受到舌下神经（CNs Ⅻ）纤维和内侧韧带的限制，而在后方受到脊椎和脊髓丘脑束的限制。据报道，橄榄的安全横切深度为 4.7~6.9mm，垂直长度为 13.5mm

血管瘤已经增大，扩大的病灶已经突出至延髓左侧表面（图 8.2b）。检查显示患者运动功能正常，因此我们认为病变已发生脑干移位但未破坏锥体束。基于扩散张量成像（DTI）的纤维跟踪（体层摄影）证实，锥体束横向向后移位。

我们面临 2 个不同选项的抉择：（1）通过传统的安全进入带进入延髓（远外侧入路和橄榄沟入路）进入病变区域，有损害锥体束的风险。（2）通过前方直线型路径进入病变区域。信赖纤维追踪能够正确描绘出该患者锥体束的实际位置，我们能够使用经鼻内镜下实现完全切除。

手术策略

由于皮质脊髓束和运动脑干核位于脑干腹侧，通常认为侧方进入脑干比通过直接腹侧入路更安全。这些问题在脑干延髓的手术入路时更加突出。通常，很少进行延髓内的手术。使用时，通常用于活检或部分切除延髓内部肿瘤向外生长的部分。手术入路通常在枕下或枕骨后外侧或外侧。然而，延髓是否存在真正安全的入路区域是有争议的。一个潜在的安全进入区域是橄榄区，其位于延髓前外侧，可通过后方入路暴露该区域 [7]。对于位于正腹侧的病变，建议采用经口入路 [8]。但是，大量经口入路的病例显示出明显的与手术入路相关的并发症发生率，即使病灶位于轴外亦可发生 [9]。我们已经描述了延髓腹侧的安全进入区域。但是，与大脑中的其他部位相比，延髓操作对纤维束和神经核团的损害是不被原谅的。因此，在脑干区域操作比任何其他区域更需要外科医生采用"让病变说话"的原则，以便创建安全进入区域。

神经影像学的进步（例如 DTI 术）已为外科医生提供了更多信息，以帮助进行手术决策。因此，新技术可以通过对传统成像技术进行补充，从而设计最佳的手术入路，这些技术可以提供有关纤维束移位方向的进一步解剖信息（图 8.2）。该患者的病变提示安全进入区为前外侧沟和橄榄区。为了安全到达该区域，我们采用了经内镜下经斜坡入路，继而进行切除手术。

手术概述

病例 2 很好地诠释了"让病灶说话"的概念。由于我们担心患者的吞咽功能可能会进一步恶化，因此我们的目标是完成无障碍的手术操作区域，我们首先进行用于机械通气的气管切开术。患者仰卧位，头位保持中立。采用双鼻孔入路，将富含血管的鼻中隔黏膜瓣向两侧移位，用以最后重建下斜坡。

广泛的蝶窦开放范围和鼻中隔后部的切除可以对双手手术操作提供便利。需要仔细辨认蝶骨平台的正面。鼻中隔黏膜瓣保留在蝶窦中。蝶骨平台需要保留了一小块边缘，以防止黏膜瓣游离于操作范围外。术中神经导航有助于识别解剖标志。

通过切开咽鼓管将咽喉筋膜瓣抬高向另一侧移位。以倒 U 形方式抬高头长肌和帽直肌以充分翻开筋膜瓣。用金刚砂磨钻磨除自下斜坡至枕骨大孔的骨质，露出下方的硬脑膜。

硬脑膜以倒 U 形的方式向下翻开，朝向 C1 椎弓根。两条椎动脉都可以识别。与海绵状血管瘤相关的含铁血黄素成分在脑干表面可以看到。外科医生使用小刮匙和蛛网膜刀切开海绵状血管瘤。我们的患者在整个手术过程中使用的体感诱发电位和运动诱发电位（MEPs）进行监测，在脑干皮质切开和切除海绵状血管瘤的整个过程中保持完整。然而，当我们在刮除瘤腔后部的残余肿瘤时，MEPs 有所下降。

患者苏醒时可见右侧偏瘫，证实了手术后期 MEP 的下降。术后第 5 天，患者肢体肌力逐步恢复，10 天后，患者康复出院。两个月后，她恢复了正常的吞咽功能和上肢的肌力，包括手的精细运动。尽管如此，由于右脚背屈肌肌力仍有轻度下降约 4+/5 级，步态缓慢，右腿轻微跛行。确定海绵状血管的定位，临床结果可认为令人满意，但也作为警告，在延髓手术术后很少会保留完整的神经功能。

目标 3：外生型脑干胶质瘤

病例 3

一例 33 岁女性，因头痛 8 周就诊，诊断为外生性脑干神经胶质瘤。该病例强调了目标病变决定手术目标（图 8.3a，b）。脑干中神经核团和纤维束等固有的成分可能被神经胶质瘤浸润，因此并没有最安全的手术操作。因此，这种病变仅允许活检或部分切除肿瘤的外生部分。

手术策略

与"由内而外建立方法"的原则相一致，经侧裂入路为从脑桥上池进入中脑或脑桥正前方的肿瘤提供了最佳方法（图 8.3c）。因为内在的肿瘤侵犯脑干的病灶无法切除，安全进入区的概念在此时不适用。因此，应将注意力转移到避免因包裹的基底动脉及其穿支血管损伤而引起的血管意外，并避免因为失去手术方向而进入功能性脑干区域。这项任务的关键是可靠的立体定向技术以及体感诱发电位、MEP 和脑神经肌电图的神经生理监测。

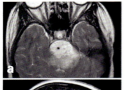
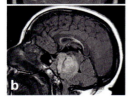
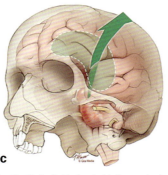

图 8.3 外生型脑干神经胶质瘤术前（a）轴位 T2 加权和（b）矢状位 T1 加权磁共振图像显示中脑和脑桥内弥漫生长的病灶。由于不存在切除该肿瘤的最大安全进入区，因此仅进行了活检。（c）插图描绘了经侧裂入路（箭头所示）的开颅术（虚线轮廓线）

神经外科医生采用经侧裂入路要求摆放体位和翼点开颅操作。此病例我们选择了简单的额颞开颅手术。开颅时采用眶颧联合入路可增加暴露。与标准额颞开颅手术相比，已证明眶颧联合入路可将后床突，小脑幕游离缘和基底尖端的暴露范围增加 26% ~39%[10]。卸除颧弓根可额外增加暴露范围 13%~22%。但是，眶颧联合入路增加了手术时间，并可能增加入路相关的并发症。与所有颅底手术入路一样，该入路应谨慎使用。该病例的病变降低了安全进入区的概念。此时最好通过经侧裂入路，提示使用翼点开颅或眶颧联合开颅。

手术概述

进行标准额颞开颅手术，使用磨钻和咬骨钳进一步减少蝶骨大翼的影响。开放外侧裂，沿大脑中动脉的 M1 段向颈内动脉近端进行解剖。打开颈内动脉视神经池，释放脑脊液可以松解大脑进一步开放手术视野。接下来，辨别颈内动脉 – 动眼神经三角后进入。深部的 Liliequist 膜开放后仔细辨别脚间池。动眼神经（CNs Ⅲ）折返后在此区域进入大脑脚。病变的外生成分在此处可见，并进行活检或切除。活检结果提示少突 – 星形胶质细胞瘤，WHO Ⅱ 级，1p 点位缺失但 19q 点位未缺失。活检未导致神经功能障碍，患者随后接受了辅助治疗。

目标 4：丘脑动静脉畸形

病例 4

一例 7 岁患者，女性，因自发性脑室内出血导致脑积水，出现头痛和呕吐症状。随后的影像学表现为右侧丘脑动静脉畸形，从上至下从侧脑室延伸

至第三脑室（图 8.4a，b）。

手术策略

鉴于丘脑没有安全进入区，病变和血肿的位置决定了手术入路。该病例中的动静脉畸形和血肿腔与脑室系统直接相连。因此，安全进入区位于内囊的内侧。我们使用经纵裂 – 胼胝体 – 脑室入路（图 8.4c）和双侧额叶矢状窦旁开颅。

手术概述

患者取仰卧位，胸部抬高 15°，颈部弯曲。做"U"形皮肤切口；其中心位于冠状缝部（前 2/3）并过中线，皮瓣基底位于侧面（在病变的同侧）。两组骨孔位于矢状窦上方（前和后），另一组骨孔位于皮瓣基底部与中线骨孔横向水平。接下来，将上矢状窦上方的硬脑膜从骨头上剥离。在冠状缝线的前 2/3 和后 1/3 处形成一个骨瓣（约 4cm×6cm）。图像导航有助于计划开颅手术方案，包括确定主要引流静脉的限定范围。

沿外侧骨缘切开硬脑膜，并向中线上矢状窦方向翻开。置入自固定式牵开器。额叶向侧方牵开，矢状窦和大脑镰向中线牵开。粘连处进行解剖松解，然后将牵开器牵开更深的部位以帮助更好地显示胼缘动脉和胼周动脉。将胼周动脉横向充分解剖游离，就可以看到胼胝体体部。锐性切开约 3cm 的胼胝体体部。打开侧脑室后，将吸出脑脊液后探查侧脑室。

术中先吸除可见的血凝块。然后使用显微镜探查动静脉畸形的前缘和侧缘边界。接下来，经脉络

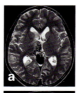
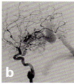
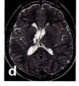
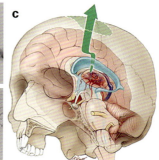

图 8.4 丘脑动静脉畸形（AVMs）。术前（a）轴位 T2 加权磁共振成像（MRI）和（b）血管造影显示右侧丘脑 AVMs。出血和病灶主要局限于丘脑内侧。滋养动脉包括前、后脉络膜动脉和大脑后动脉。深静脉引流涉及大脑内静脉和盖伦静脉。该病例中，病变和相关的血肿腔延伸至丘脑的内侧表面，并且实质上与外侧第三脑室直接连通。（c）描绘了经纵裂 – 胼胝体 – 脑室入路（箭头所示）和额部矢状窦旁开颅范围（虚线框），旨在直接进入该病变并避免侵犯正常皮质和损伤内囊。术后（d）轴位 T2 加权 MRI 和（e）血管造影显示病灶未残留

膜入路进入第三脑室探查畸形的内侧边界。仔细辨认脉络膜裂孔后开放，该入路是沿穹隆部向室间孔后方进入。钝性开放脉络膜上膜暴露中间帆（包含内侧后部脉络膜分支和大脑内静脉）。当沿着畸形内侧继续进行解剖时，供血动脉分支被识别并断开。最后，将深部的引流静脉在靠近畸形的位置切断并切除畸形血管团。患者术后 MRI 或血管造影上未见病灶残留（图 8.4d，e），但左侧肢体轻瘫。经过数月康复后，患者功能障碍有所改善。在最后一次随访（术后 28 个月）中，她仍有轻度左侧偏瘫，下肢肌力 4+ 级，上肢肌力 3 级。

目标 5：丘脑胶质瘤

病例 5

一例 13 岁患者，男性，临床表现为恶心、呕吐、头痛和晕厥发作。他的左侧面部轻微面瘫，是由丘脑毛细胞型星形细胞瘤引起的（图 8.5a，b）。

手术策略

磁共振冠状位显示肿瘤累及丘脑的内侧和外侧区域。膨胀的丘脑部分突入第三脑室，有人的首选倾向是使用一种被广泛使用的经脑室入路（病变同侧或对侧，经皮层或经胼胝体，经脉络膜或经室间孔）。每种不同入路的手术轨迹都存在细微但独特的重要差异。所有这些都已成功地应用于切除更弥散的丘脑病变（例如海绵状血管畸形）[4]。选择最合适的手术入路不仅应使外科医生能够探查整个病变，还应尽量避免牵拉或移位 3 个重要的脑室旁结构：（1）内囊膝部，位于室间孔的外侧；（2）穹隆体，位于脉络膜裂隙的内侧；（3）穹隆柱，位于室间孔顶部和前边界。的确，主要脑室内静脉的无意牺牲从而引起静脉梗死，对内囊或穹隆部的损害是所有经脑室手术最可怕的并发症之一。

该患者采用对侧经脉络膜入路，可以很好地暴露于脑室内侧面。相比之下，没有一种经脑室入路的方法可以使我们安全地到达肿瘤的侧方边界，而不会因为过度牵拉导致内囊或穹隆部的损伤。可以通过以下两种方法之一来达到肿瘤的侧面：（1）经侧裂 – 岛叶入路，类似于选择性杏仁核海马切除术[11]；（2）经颞叶 – 脑室入路。再次，磁共振冠状位图像显示了主要外科手术轴的明显差异（图 8.5b）。尽管经侧裂入路提供一种更好的上下方向的视野，但我们认为可能需要一定程度的牵拉内囊后肢以暴露肿瘤的内侧部分。相反，经颞叶入路将提供一个从下到上的视图，以使轨迹从肿瘤的外侧到内侧边缘更

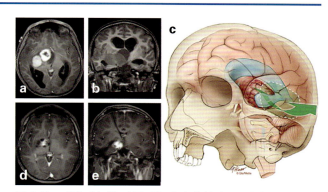

图 8.5 丘脑毛细胞型星形细胞瘤术前（a）轴位 T1 加权增强磁共振图像（MRI）和（b）冠状位 MRI 平扫显示丘脑体积增大，丘脑从颞角向外侧突入第三脑室。（c）插图描绘了病变的位置和范围，提示该病例适合于经颞叶经脑室入路（箭头所示）和颞部开颅（虚线框），这是暴露大部分肿瘤的最直接途径，以避免损伤内囊和穹隆部。术后（d）轴位片和（e）冠状位 T1 加权 MRI 增强片显示大部分肿瘤被切除

与肿瘤的主轴线更加一致。

在这种情况下，安全进入区实际上会变成"禁止进入区"，这意味着操作时必须避开内囊后肢和膝部。运用我们"让病变说话"和"从内而外建立方法"的原则，我们选择了经颞叶 – 脑室入路开颅通过颞叶进行丘脑肿瘤的手术。因此，我们将肿瘤的外侧部分作为我们的切入点，并将肿瘤的内侧部分作为最后处理的目标（图 8.5c）。操作中 Meyer 环的下部纤维很难避免，即使通过颞下回进入也比较困难。我们可以接受损害同侧视力的风险，以换取同侧运动纤维和对侧记忆纤维的更大的安全性。

手术概述

患者取仰卧位，头部向左偏。使用无框立体定向导航，可将手术轨迹直接绘制，并通过颞角外侧进入脑室可见颞叶内侧壁上膨出的色泽异常的肿瘤组织。颞部开颅时将磨除的骨质冲洗后充分暴露中颅窝底部。因为该入路横跨中颅窝的后部，所以卸除颧弓无法获得更多收益。一旦脑组织松解后即可进入侧脑室的颞角。但是，这种松解也导致了大脑半球的移位，从而降低了立体定向的准确性。外科医生操作不得不通过肉眼直观查看肿瘤，通过不同质地来将其与正常脑组织区分开。

手术后患者存在永久性的同向偏盲，但没有出现其他的并发症。术后残留的肿瘤通过放射治疗控制（图 8.5d，e）。该病例最能说明丘脑肿瘤是如何决定特定的（有时是独特的）手术入路。具体而言，病灶向特定方向的延伸需要让外科医生沿该方向操作。这样，病变定义或有时制定具有个体化的安全进入区。

■ 结论

这 5 个经典案例强调了在设计脑干腹侧和丘脑的 5 个基本目标病变的手术入路时，应遵循的 2 个原则。我们的第一个原则"让病灶说话"决定了手术的时机和目标以及手术入路。第二个原则"从内而外构建方法"则建议外科医生应从目标本身开始，进一步定义安全进入区域，规划手术路径后进行开颅。尽管这些典型案例为成熟的脑干 – 丘脑脑手术提供了初学者进行手术的策略，但这两个原则提供了持久明确的观点，为新一代的高级外科医生的成长奠定了基础，为他们治疗复杂的脑干腹侧和丘脑病变提供治疗上的创新方案。

参考文献

[1] Recalde RJ, Figueiredo EG, de Oliveira E. Microsurgical anatomy of the safe entry zones on the anterolateral brainstem related to surgical approaches to cavernous malformations. Neurosurgery 2008;62(3) Suppl 1:9–15, discussion 15–17.

[2] Cavalcanti DD, Preul MC, Kalani MY, Spetzler RF. Microsurgical anatomy of safe entry zones to the brainstem. J Neurosurg 2016;124(5):1359–1376.

[3] Yağmurlu K, Rhoton AL Jr, Tanriover N, Bennett JA. Three-dimensional microsurgical anatomy and the safe entry zones of the brainstem. Neurosurgery 2014;10 Suppl 4:602–619, discussion 619–620.

[4] Rangel-Castilla L, Spetzler RF. The 6 thalamic regions: surgical approaches to thalamic cavernous malformations, operative results, and clinical outcomes. J Neurosurg 2015;123(3):676–685.

[5] Day JD, Fukushima T, Giannotta SL. Microanatomical study of the extradural middle fossa approach to the petroclival and posterior cavernous sinus region: description of the rhomboid construct. Neurosurgery 1994;34(6):1009–1016, discussion 1016.

[6] Steiger HJ, Hänggi D, Stummer W, Winkler PA. Custom-tailored transdural anterior transpetrosal approach to ventral pons and retroclival regions. J Neurosurg 2006;104(1):38–46.

[7] Oshiro S, Yamamoto M, Fukushima T. Direct approach to the ventrolateral medulla for cavernous malformation—case report. Neurol Med Chir (Tokyo) 2002;42(10):431–434.

[8] Reisch R, Bettag M, Perneczky A. Transoral transclival removal of anteriorly placed cavernous malformations of the brainstem. Surg Neurol 2001;56(2):106–115, discussion 115–116.

[9] Steinberger J, Skovrlj B, Lee NJ, et al. Surgical morbidity and mortality associated with transoral approach to the cervical spine. Spine 2016;41(9):E535–E540.

[10] Schwartz MS, Anderson GJ, Horgan MA, Kellogg JX, McMenomey SO, Delashaw JB Jr. Quantification of increased exposure resulting from orbital rim and orbitozygomatic osteotomy via the frontotemporal transsylvian approach. J Neurosurg 1999;91(6):1020–1026.

[11] Kovanda TJ, Tubbs RS, Cohen-Gadol AA. Transsylvian selective amygdalohippocampectomy for treatment of medial temporal lobe epilepsy: surgical technique and operative nuances to avoid complications. Surg Neurol Int 2014;5:133.

第九章　背侧脑干、丘脑及松果体区的手术入路

M. Yashar S. Kalani, Nikolay L. Martirosyan, Robert F. Spetzler

摘要

　　背侧脑干、丘脑及松果体区的手术入路对于脑干占位的外科切除至关重要。因此，必须具备颅底入路和安全进入区域的设施和知识。对于位于背侧或背外侧脑干的占位，术者须穿过深部静脉结构，脑神经和重要动脉以实施安全切除。这一章节专门介绍切除脑干内在病变的入路选择和到达背侧脑干入路间的细微差别，包括相关的解剖、手术入路和手术技术的细微差别。

　　关键词：脑干，背侧，安全进入区，手术入路，丘脑

■ 介绍

　　对位于脑干或其他脑深部结构的病变来说，入路选择是手术计划最关键的部分。入路选择很大程度上取决于术者经验，以及个人对这种入路的掌握程度。因此，理想的结果是，术者应当对多种入路熟悉并应用自如。在处理脑干内在病变时需要考虑的关键因素包括，某种安全进入区的实用性，是否是手术损伤致病率最低的路径，以及这种入路是否可以既满足良好的病变暴露，又尽量最少地穿过脑干结构。通常几种不同的入路都能满足同一病变的显露。在这种情况下，最低损伤风险的入路，术者经验和患者的身体状况综合决定了入路的选择。在这一章节中，我们回顾了背侧脑干和丘脑的常规入路，并重点介绍了每种入路的关键步骤。我们还提供了基于安全进入区的入路选择，以指导外科医生处理脑干内在病变或其他深部病变。

■ 入路

幕下小脑上入路

　　幕下小脑上（Supracerebellar Infratentorial，SCIT）入路，是处理松果体区[1-3]、背侧丘脑，以及下至中脑脑桥结合部的背侧中脑区病变[4]的主要入路。SCIT入路于1911年由 Oppenheim 和 Krause 首先使用[5]，随后由 Stein 推广用于处理松果体区病变[6]。SCIT入路已衍生出几种亚型：中线、侧方、极外侧入路（图9.1）。中线 SCIT 入路是到达松果体和该区域病变的可靠途径。侧方和极外侧 SCIT 入路可用来显露背侧和背外侧中脑及中脑桥病变[7]，也可用于背侧丘脑病变，尤其是海绵状血管畸形（Cavernous Malformations，CM）[4, 8]。

　　在松解蛛网膜并牺牲一些小的小脑幕静脉后，幕下小脑上空间具有充分发挥的潜能。这一空间使我们从后方直接到达背侧丘脑和后方小脑幕切记。从外向内方向穿过松果体表面的蛛网膜，并在可能的情况下保证保护好小脑上静脉，这样就能暴露松果体区了。大脑大静脉和胼胝体压部可能会阻挡松果体区的视野，但很容易拉开这些结构以到达松果体病变，甚至有时病变本身即造成了这些结构的移位。SCIT 入路的侧方亚型可将 Galen 静脉复合体移位，是一种到达脑干内实质病变的可靠入路。松果体、丘脑和中脑区域的解剖内容在第二章（"脑干、丘脑、松果体区和脑神经的解剖"）中涵盖，在此不再赘述。

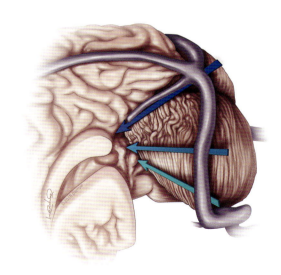

图9.1　插图显示了幕下小脑上入路各种变化的进入轨迹，中线（深蓝色箭头）、外侧（浅蓝色箭头）和极外侧（绿色箭头）

■ 中线幕下小脑上入路

患者应取俯卧位，头部屈曲（图 9.2a）。或可取坐位（图 9.2b）。坐位可利用重力牵拉小脑，也有助于引流术野出血，但术者操作欠舒适，且会增加气体栓塞的潜在风险。术者应取后正中直切口，上起枕外隆突，下至上颈段棘突。可根据患者体型适当延长切口长度。神经导航系统的使用有助于辨识横窦和窦汇。尽管并不需要完全暴露横窦，但应该应该露出横窦边缘，以便于其可以随小脑幕被牵开。打开硬脑膜时应在横窦处留一蒂，拉开后以暴露小脑（图 9.2c）。开颅的上界决定了在头尾方向上术者视野能到多低。利用缝线向上牵拉横窦和窦汇可充分扩大视野（图 9.2d）。其次，当需要充分扩大 SCIT 入路的空间时，可利用显微镜或者内镜，将一块 Telfa（Covidien 公司产品）置于小脑上以保护脑组织。要完成这一步，术者需要电灼并剪开小脑上表面和小脑幕之间的蛛网膜带以及偶尔出现的桥静脉。强行撕裂这些桥静脉会导致出血，可以将止血材料（例如强生公司的速即纱 Surgicel Nu-Knit）置于出血点上来止血。之后的解剖到达四叠体池，此处的大脑大静脉和汇入其中的静脉复合体必须被辨认和保护。

中线 SCIT 入路是到达上丘的可靠入路。打开小脑中脑裂后，视野可见下丘，向下可至上髓帆系带，以及与这些结构相关的安全进入区域（图 9.2e）[9]。第三脑室后壁位于上丘和松果体前方（图 9.2f）。丘脑枕部位于这些结构的外侧。

为了更好地暴露松果体区，可以灼烧和剪断小脑中脑裂内的静脉和小脑前静脉，但不可强行撕裂这些静脉。病例 1（图 9.3）显示了运用中线 SCIT 入路处理脑干 CM。

■ 侧方幕下小脑上入路

采用侧方 SCIT 入路时，患者体位类似于中线 SCIT 入路，头转向切口同侧（图 9.4a）。也可采用公园长椅位。骨窗的位置越偏外侧，小脑幕的倾斜度就越大，小脑的牵拉也越少（图 9.4b）。骨窗位于中线外侧。骨窗范围取决于病变的大小和位置深度。为了增加暴露，术者打开硬膜时应在横窦上留一蒂，以便于牵拉横窦和小脑幕（图 9.4c）。很少需要固定牵开器，重力会对小脑产生动态的牵拉。

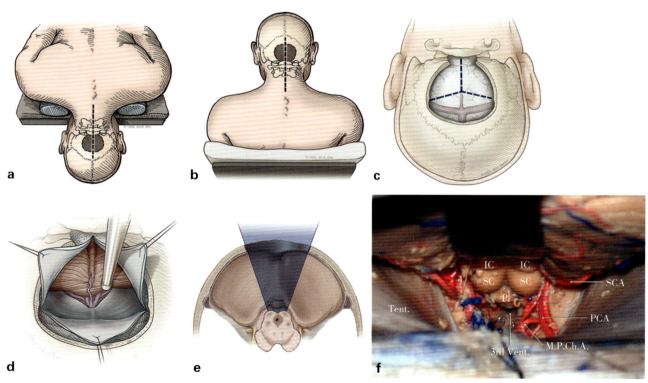

图 9.2 幕下小脑上（SCIT）入路中线形式。（a）显示了患者的体位和皮肤切口（虚线）。（b）此入路的患者也可采用坐位。（c）显示了骨窗和硬膜切开形式（虚线）。（d）暴露窦，利用硬膜的缝线牵开窦以提供额外的操作空间。（e）显示了暴露的范围（虚线）。（f）尸头标本显示了中线 SCIT 入路的显微解剖。缩写：IC（Inferior Colliculus）. 下丘；M.P.Ch.A.（Medial Posterior Choroidal Artery）. 后内侧脉络膜动脉；PCA（Posterior Cerebral Artery）. 大脑后动脉；Pi（Pineal）. 松果体；SC（Superior Colliculus）. 上丘；SCA（Superior Cerebellar Artery）. 大脑上动脉；Tent.（Tentorium）. 小脑幕；3rd Vent.（Third Ventricle）. 第三脑室

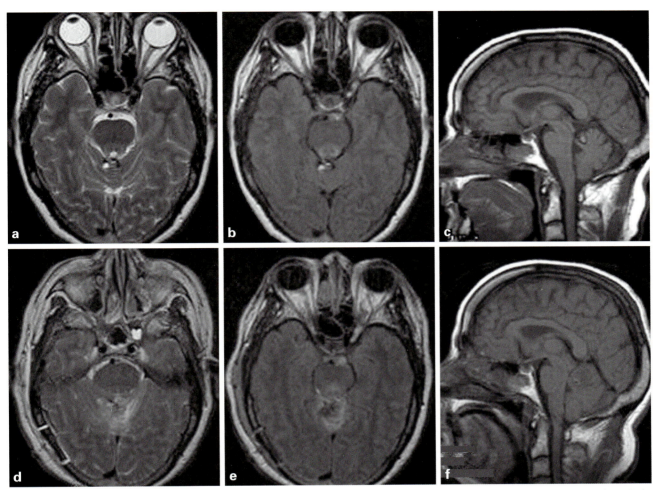

图 9.3 病例 1 一位 69 岁女性表现为共济失调和震颤。术前（a）轴位 T2 加权像、（b）轴位 FLAIR 像和（c）矢状位 T1 加权像 MRI 显示了一个毗邻小脑幕后切记间隙的脑干海绵状血管畸形。利用中线幕下小脑上入路到达该病变。术后（d）轴位 T2 加权像、（e）轴位 FLAIR 和（f）矢状位 T1 加权像 MRI 证实了全切病变

侧方 SCIT 入路增加了同侧中脑顶盖和小脑上脚的暴露，利用的小脑幕的坡度以减少对小脑的牵拉（图 9.4d，e）。病例 2（图 9.5）图示了利用侧方 SCIT 入路切除脑干 CM。

■ 极外侧幕下小脑上入路

采用极外侧 SCIT 入路时患者应取公园长椅卧位（图 9.6a）。或者也可采用平卧位，并使头最大限度转向切口对侧。极外侧 SCIT 入路的关键是要让头部向地面倾斜，使小脑能受重力作用被动态地牵拉，从而使术者更易发挥 SCIT 入路的暴露空间。这一步骤需将乳突置于最高点。在乙状窦水平横窦上方行直切口，直至乳突尖。然后行"乙状窦后"开颅，注意确保横窦的边缘暴露在外，以便其能随硬膜牵拉开（图 9.6b）。需暴露横窦乙状窦交界处，以便术者能根据需要在桥小脑角释放脑脊液，以缓解小脑压力。

硬膜打开时应分别在横窦和乙状窦处留一蒂。对小脑幕表面的牵拉可有助于暴露环池。在进入桥小脑角释放脑脊液时应注意避免损伤 Dandy 静脉（岩静脉）。松解小脑上表面可以让术者看到中脑外侧并识别滑车神经、小脑上动脉分支、中脑顶盖、小脑上脚，以及中脑外侧的安全进入区（图 9.6c，d）[9]。病例 3（图 9.7）显示了应用极外侧 SCIT 入路切除脑干 CM。

小脑上经小脑幕入路

小脑上经小脑幕（Supracerebellar Transtentorial，SCTT）入路，首次于 1976 年由 Voigt 和 Yaşargil 报道使用[10]，随后被 Yonekawa 等学者广泛运用于切除后内侧颞叶的病变[11]。此后 Yonekawa 和其同事利用此入路切除了一例丘脑 CM[12]。Türe 等学者[13] 以及 de Oliveira 等学者[14] 报道了这种手术入路的改良，可以完整暴露中间颞叶结构。在内镜辅助下的这一入

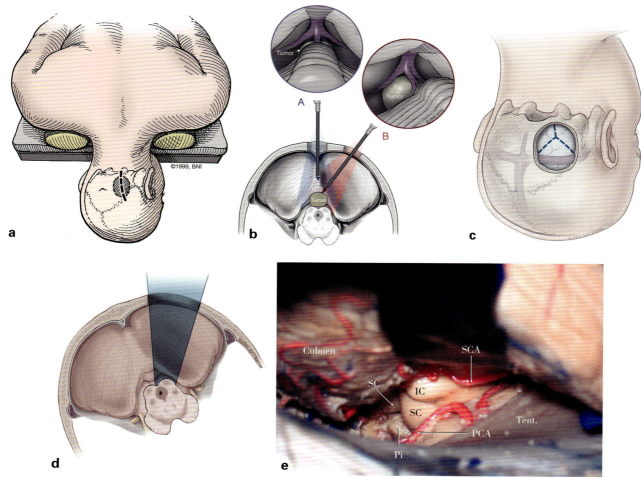

图 9.4 侧方幕下小脑上入路。插图显示了（a）此入路患者的体位和皮肤切口（虚线），（b）小脑幕从中线到外侧的相对角度，（c）骨窗和硬膜切开形式（虚线），（d）暴露的范围（虚线）。（e）尸头解剖显示了此入路的显微解剖。缩写：IC（Inferior Colliculus）.下丘；PCA（Posterior Cerebral Artery）.大脑后动脉；Pi（Pineal）.松果体；SC（Superior Colliculus）.上丘；SCA（Superior Cerebellar Artery）.小脑上动脉；Tent.（Tentorium）.小脑幕

路被报道用于切除后内侧颞叶及丘脑病变。

采用 SCTT 入路时患者应取平卧位，头部最大限度转向对侧，颈部弯向对侧肩膀，头部垂向地面（图 9.8a）。应垫高同侧肩膀，尤其对于颈部僵硬的患者来说。SCTT 入路也可采用坐位[11]、公园长椅位，或者俯卧位[14]。可采用直切口，保证开颅骨窗的上 1/4 可以暴露出横窦。最理想的骨窗位置可以让术者动态的牵拉横窦以增加操作空间。开颅位置的其他考虑因素，包括利用小脑幕角度的最佳位置，以使小脑张力最小化。总之，骨窗越靠近中线，小脑幕的角度越小，术中的操作空间越大。打开硬膜时应在横窦处留一蒂，应用缝线来固定以辅助牵拉和移位横窦（图 9.8b）。当开颅位置位于横窦和乙状窦角处，可从桥小脑角处释放脑脊液。开颅骨窗或可适当扩大，以从枕骨大孔释放脑脊液，以降低脑张力。类似于 SCIT 入路，SCTT 入路可以提供小脑和小脑幕之间的潜在空间，直到术者到达切除病变的理想位置（图 9.8c）。可以利用神经导航辅助确定切开小脑幕的位置。总之，我们不推荐完全切开全部小脑幕，而建议在毗邻病变的位置做一个小切口，以避免损伤滑车神经。应电灼小脑幕，然后用 11 号刀片切开。然后用剪刀适当扩大切口，然后牵拉小脑幕以增加病变的暴露。我们不缝合小脑幕切口。骨瓣按传统复位。病例 4（图 9.9）图示了利用 SCTT 入路切除丘脑和颞叶后侧的 CM。

枕部经小脑幕入路

枕部经小脑幕（Occipital Transtentorial, OTT）入路首先由 Poppen[15] 报道使用，随后由 Jamieson[16] 改良至如今被使用的形式。相对于 SCIT 入路，OTT 入路是另一种可用于切除松果体区病变和 Galen 静脉畸

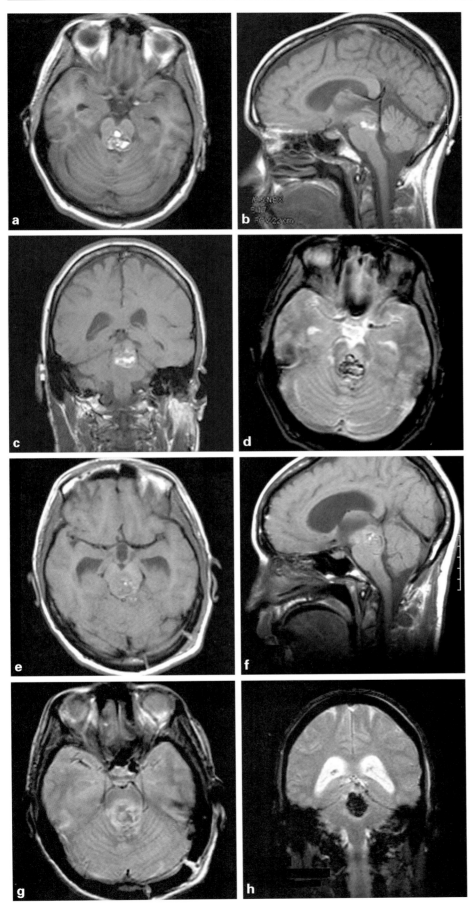

图 9.5 病例 2 一位 41 岁女性表现为复视。术前（a）轴位、（b）矢状位和（c）冠状位 T1 加权，以及（d）轴位 T2 加权 MRI 显示了毗邻的小脑幕后切记间隙的脑干海绵状血管畸形。利用侧方幕下小脑上入路到达该入路。术后（e）轴位和（f）矢状位 T1 加权像，以及（g）轴位和（h）冠状位 T2 加权像 MRI 确认了病变已全部切除

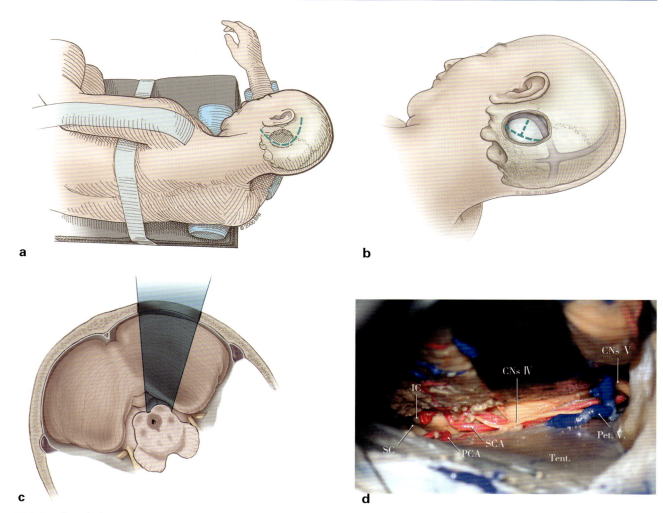

图9.6 幕下小脑上入路的极外侧形式。插图显示了（a）患者的体位和皮肤切口（虚线），（b）骨窗范围和硬膜切开形式（虚线），及（c）暴露范围（阴影部分）。（d）尸头解剖显示了该入路的显微解剖。缩写：CNs（Cranial Nerve）.脑神经；CNs IV（Trochlear Nerve）.滑车神经；CNs V（Trigeminal Nerve）.三叉神经；IC（Inferior Colliculus）.下丘；PCA（Posterior Cerebral Artery）.大脑后动脉；Pet. V.（Petrosal Vein）.岩静脉；SC（Superior Colliculus）.上丘；SCA（Superior Cerebellar Artery）.小脑上动脉；Tent.（Tentorium）.小脑幕

形的手术入路[17-19]。OTT入路尤其适用于位于小脑幕后切记和后颅窝的病变，脑干占位向幕上部分延伸，背侧丘脑占位，胼胝体压部占位，以及颞叶近中线区域结构[20]。这一入路有两种亚型：经半球纵裂OTT入路和侧方OTT入路。

■ 经半球纵裂枕部经小脑幕入路

经半球纵裂OTT入路最适用于位于小脑幕裂孔后空间病变，以及延伸至第三脑室，内侧丘脑和中髓帆的病变。然而，文献中报道此入路相关的术后视力缺损的发生率为19%~100%不等[21-24]，因此在我们单位很少采用此入路。外科医生在选择手术入路时应考虑这一因素。

患者应采用俯卧位或者公园长椅位（左肩冲下），头部略屈曲，以保证利用重力牵拉枕叶以避免持续使用牵开器（图9.10a）。做跨横窦的旁正中直切口。骨窗范围应暴露横窦和矢状窦，这样以窦为基底切开硬膜，利用缝线牵拉以增加操作角度（图9.10b）。打开硬膜后可以从纵裂释放脑脊液，在窦的后1/3常有一块静脉稀疏区，可以在此分开纵裂。当遇到大静脉时，应在静脉周围扩大操作走廊。在这一区域牺牲静脉从来都是不合适的。通过释放脑脊液和扩张后纵裂，术者可以到达松果体区（图9.10c）。应小心分离紧邻深部静脉汇聚处的小脑幕，以避免损伤Galen静脉（图9.10d）。锐性剪开环池、四叠体池、小脑中央前裂表面的蛛网膜带，从而暴露Galen静脉复合体（图9.10e）。合适的体位可以避免使用固定牵开器，从而降低视觉皮层的受损风险。最后按标准流程关颅。

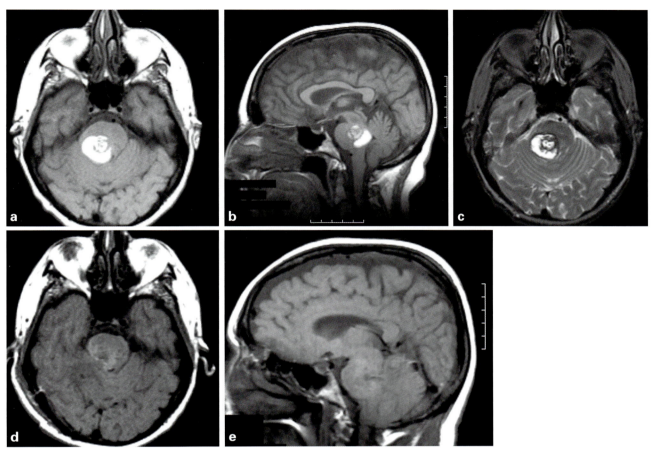

图 9.7　病例 3　一位 63 岁女性表现为左侧肢体麻木、复视、吞咽困难、共济失调步态和头晕。术前（a）轴位和（b）矢状位 T1 加权，及（c）轴位 T2 加权像 MRI 显示了一个毗邻（d）（e）小脑幕裂孔后切记间隙的脑干海绵状血管畸形。利用幕下小脑上入路的极外侧亚型到达该病变。术后（d）轴位和（e）矢状位 T1 加权像 MRI 证实了全切病变

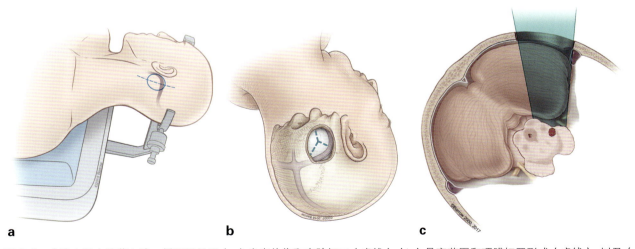

图 9.8　小脑上经小脑幕入路。插图显示了（a）患者体位和皮肤切口（虚线），（b）骨窗范围和硬膜切开形式（虚线），以及（c）暴露范围（阴影区域）

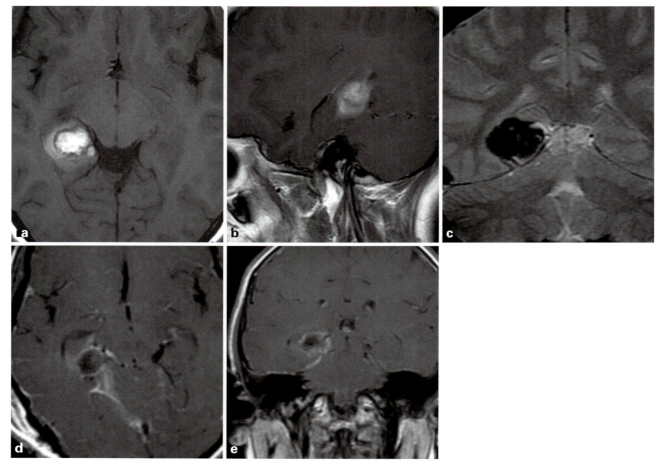

图 9.9 病例 4 一位具有家族性海绵状血管畸形病史的 10 岁女孩，新发表现为头痛和复视。术前（a）轴位和（b）矢状位 T1 加权像，以及（c）冠状位梯度回波 MRI 显示一个毗邻丘脑的后颞叶病变。利用小脑上经小脑幕入路到达该病变。术后（d）轴位和（e）冠状位 T1 加权像 MRI 显示病变全切

■ 侧方枕部经小脑幕入路

类似于侧方 SCIT 入路，侧方 OTT 入路从中线向外，利用了外侧小脑幕更缓和的坡度。这一入路可被用于切除切除后侧丘脑、松果体区、中脑的病变，同时可以让术者看到对侧。

患者应采用公园长椅位（对侧肩膀冲下），尽管这种手术也可采用俯卧位，或采取仰卧位使头最大限度转向对侧并适当收下颌，或可采用坐位（图 9.11a）。作跨横窦的旁正中直切口。开颅应使横窦位于骨窗下 1/3。这使得术者可以利用缝线向下牵拉窦和小脑幕（图 9.11b）。这一操作减少了损伤视觉皮层的可能性。可能需要牺牲细小的小脑幕引流静脉以增加幕上枕叶和小脑幕之间的潜在空间。术者应病变完全切开小脑幕。而应利用神经导航辅助确定打开小脑幕的理想位置。应电灼并锐性切开小脑幕，在操作时注意保护滑车神经（图 9.11c）。锐性剪开环池、四叠体池，及小脑中央前裂表面的蛛网膜带以暴露 Galen 静脉复合体

（图 9.11d）。最后按标准流程关颅。

■ 远外侧和极外侧入路

Heros 首先描述了远外侧入路[25]，George 等[26]、Sen 和 Sekhar[27] 以及 Spetzler 和 Grahm[28] 推广普及了该入路，用于治疗枕大孔区病变，以及脑桥延髓交接部、延髓及延颈髓的脑干占位[29-31]。远外侧入路可以让术者获得背侧和背外侧脑干的上下视野。对后组脑神经和椎基底动脉的进一步分离和移位，可以获得上至脑桥的腹侧脑干的显露。

患者取公园长椅位，对侧肩膀下沉，头部转向术野对侧，并最大限度向胸部屈曲，最后再向对侧肩膀横向屈曲（图 9.12a，b）。头部位置应保证同侧乳突位于术野最高点。向足部牵拉同侧肩膀能增加颅颈角度以及术者的工作角度。受力点软垫保护，并将患者固定于手术床上，以便于术中可以旋转手术床，以获得额外的手术操作空间。远外侧入路的

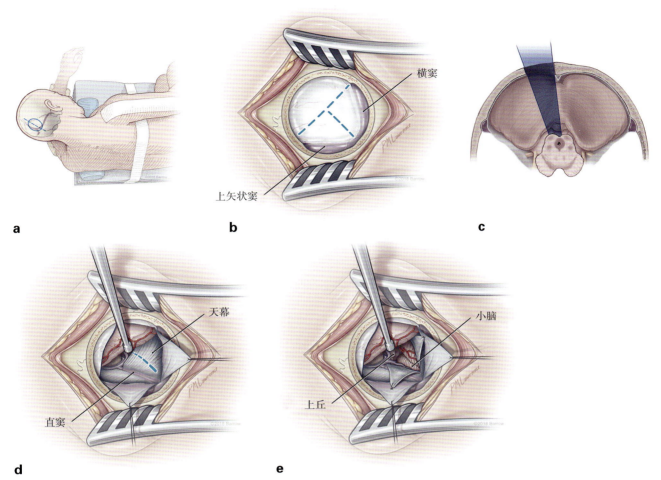

图 9.10　经半球纵裂枕部经小脑幕入路。插图显示了（a）患者的体位和皮肤切口（虚线），（b）骨窗范围和硬膜切开形式（虚线），（c）暴露范围（阴影区域），（d）小脑幕的切开方式（虚线），以及（e）打开小脑幕后的暴露的解剖结构

皮肤切口应根据病变来定。通常，我们采用旁正中切口。或者我们也采用曲棍切口，起始于上项线上方的同侧乳突，弧向中线，然后向上颈椎延伸（图9.12c）。旁正中切口增加了损伤椎动脉的可能性，但利用术中神经导航并仔细的逐层解剖，可将这种风险降到最低。无论选择哪种切口，均应在上项线处保留肌肉条，以备关颅时颈部肌肉缝合固定。颈部肌肉应向侧方和下方牵拉，使术者能直视颅颈交界处以获得最大操作空间。

远外侧入路通过完成枕下外侧开颅和C1寰椎切除术来实现（图9.12d）。我们首先暴露C1寰椎后弓，然后沿寰椎后弓向侧方暴露至椎动脉沟，识别并保护椎动脉。暴露的侧方范围到椎动脉为止。极少数情况下，当需要暴露颅外段的椎动脉以实现近端控制或者病变需要一个更外侧的视野角度时，可以轮廓化椎动脉并将其从椎动脉沟移位，这种处理一般适用于枕大孔腹侧病变或者腹侧脑干内占位

（图9.12e）[32]。利用解剖定位或神经导航很容易识别椎动脉。通常颅颈交界区的椎动脉表面都覆盖有丰富的静脉丛，在分离过程中可能会出血。静脉的出血通常止血材料和压迫很容易控制静脉出血。在切除寰椎后弓，打开侧下方的枕骨骨瓣时，以及磨除枕髁时，均应识别并保护椎动脉（图9.12e，f）[33]。可利用磨钻或者咬骨钳磨除寰椎后弓。

弧形切口打开硬脑膜，并缝合固定（图9.12g）。释放枕大池的脑脊液可降低脑干张力，并可获得延颈髓的视野（图9.12h）。在硬膜下操作结束后，术者应水密性缝合硬脑膜。按照惯例逐层缝合。如果有必要，枕骨和C1后弓应使用连接片固定复位。病例5（图9.13）展示了利用远外侧入路切除脑干内病变。

■ 枕下和经髓帆入路

枕下入路由 Woolsey 首先报道后由 Krause 普及[34]。

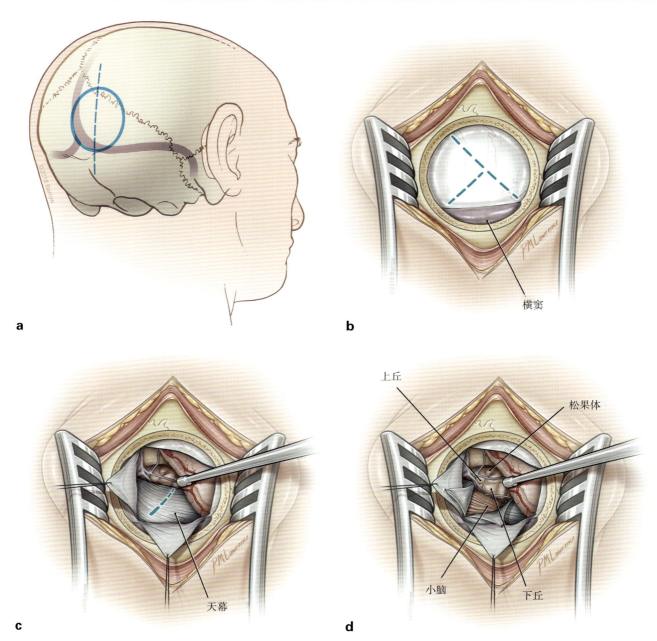

图 9.11 侧方枕部经小脑幕入路。插图显示了（a）患者体位和皮肤切口（虚线）以及骨窗暴露范围，（b）骨窗暴露范围和硬膜切开形式（虚线），（c）小脑幕的切开位置（虚线），以及（d）打开小脑幕后暴露的解剖结构

枕下入路是处理后颅窝病变的一种主要入路。中线入路可用于暴露小脑病变，以及延颈髓背侧，延髓及脑干。当枕下入路结合暴露髓帆，并打开小脑延髓裂，枕下入路可暴露位于第四脑室并突向侧方隐窝的占位。

■ 枕下入路

患者取俯卧位，颈部向胸骨屈曲（图 9.14a）。取正中直切口暴露枕下及上颈椎（图 9.14b）。皮肤

切口长度取决于患者体型，及术者需要向腹侧暴露的程度。对于腹侧病变，需要更多的暴露颈椎和更多的头部屈曲以获得足够的操作角度。解剖并剥离颈部肌肉以暴露枕骨和枕大孔。一旦确定了枕大孔缘，可利用铣刀实现枕下开颅。根据病变大小极其位置确定骨窗的侧方范围，但暴露范围直径很少超过 5cm。"Y"形切开并牵拉硬膜。释放枕大池脑脊液以降低颅压。对于位于中线的病变，锐性分离连接小脑半球的蛛网膜带，注意避免损伤任何小脑后下动脉的血管袢，这些血管袢可能附

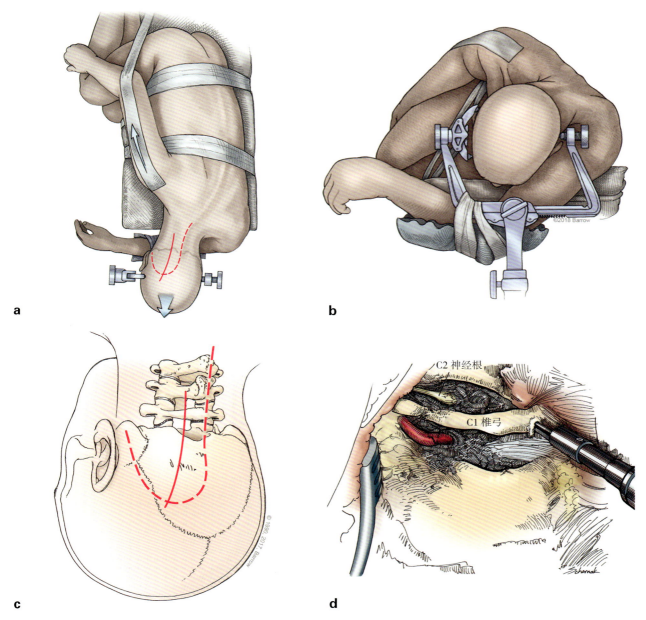

图 9.12　远外侧入路。（a）插图显示了患者体位和皮肤切口；可使用旁正中切口（实线）或者曲棍切口（虚线）。（b）插图显示了实现远外侧入路理想头位的 3 个关键动作：（1）头部屈曲使下颏距离胸骨 1cm 左右；（2）头部转向病变对侧旋转，最大限度地增加寰椎和枕骨大孔之间的夹角；（3）头部向对侧肩膀屈曲约 30°。对侧上臂将至身体以下水平并垫好。（c）插图显示了旁正中皮肤切口（实线）。也可以使用曲棍切口（虚线）；切口起自同侧乳突尖，延续至上项线，然后弧向中线，并延续至上颈椎。（d）插图显示了除去 C1 后弓同侧一半。在磨除后弓时，在动脉沟处识别并保护椎动脉水平段

着于小脑半球的底面（图 9.14c）。根据标准方式关颅，但应注意保证后颅窝硬膜和筋膜的水密性缝合，以避免脑脊液漏。病例 6（图 9.15）插图展示了利用中线枕下入路切除一个毗邻第四脑室底软膜的脑桥后侧 CM。

■ 枕下膜髓帆入路

　　利用标准的枕下入路，术者暴露小脑延髓裂和蚓垂扁桃体间隙（图 9.16a）[35]。锐性分离蚓垂扁桃体间隙，将小脑扁桃体与小脑蚓垂和延颈髓交界区松解。将小脑扁桃体向侧方牵拉可暴露下髓帆和脉络组织（图 9.16b）。脉络膜构成了第四脑室顶的尾侧部，对其切开的方向应从第四脑室中央孔开始，然后向侧方至 Luschka 孔。随后，打开下髓帆增加操作空间（图 9.16c）。这些步骤使术者得以牵拉小脑蚓垂并增加操作走廊。病例 7（图 9.17）图示了利用枕下膜髓帆入路处理位于侧方的背侧脑干 CM。

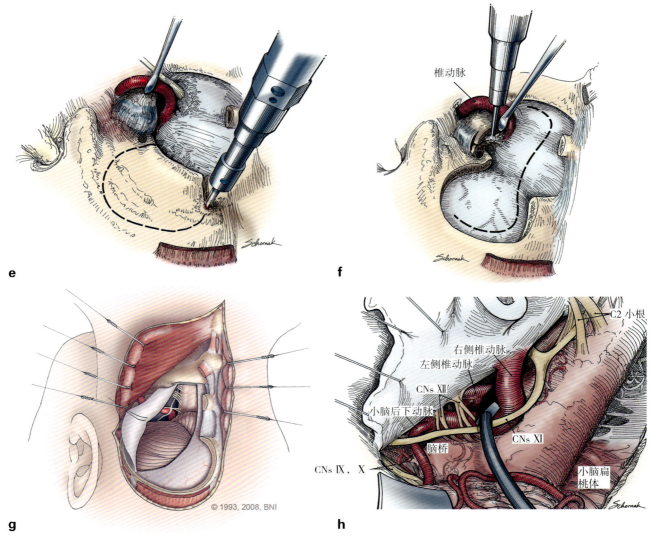

图9.12（续）（e）插图显示了枕下侧方的骨窗范围（虚线）。在极少数情况下，需要将椎动脉从其骨性覆盖中游离并移位（左上），以获得脑干更外侧的视野。（f）插图显示了磨除枕髁以获得腹外侧脑干更宽阔的视野。（g）弧线形切开硬膜。侧方牵开硬脑膜以实现最大的侧方向内侧的暴露。（h）插图显示了远外侧入路开颅完成后获得的延颈髓交界处的暴露。缩写：CNs（Cranial Nerve）.脑神经；CNs IX（Glossopharyngeal Nerve）.副神经；CNs X（Vagus Nerve）.迷走神经；CNs XI（Spinal Accessory Nerve）.副神经；CNs XII（Hypoglossal Nerve）.舌下神经；C2（Second Cervical Vertebra）.第二颈椎；PICA（Posteroinferior Cerebellar Artery）.小脑后下动脉

■ 入路选择，两点法，及安全进入区域

脑干实质内病变的入路选择，应充分考虑与该入路相关的并发症风险。表9.1和表9.2总结了各种入路暴露的脑干区域及安全进入区域[9]。

通常，选择一种入路应从三方面考虑。首先，这一入路应最小化的穿越重要的神经通路。例如，位于中脑的病变，应使用眶颧入路或者乙状窦后入路，术者应考虑使用更偏外侧的入路，以最大限度地减少对腹侧皮质脊髓束的损伤（图9.18）。其次，术者应优先在病变最接近脑干软膜表面的位置进入脑干到达病变，但不要冒险穿越重要的神经通路。最佳

路径并不总是最短路径。这种策略被称为两点法[36]，即从病变中心点到病变最接近软膜表面的点画一条线（图9.19）。最后，应尽可能使用安全进入区域以进入脑干[9]，特别是对于深部病变。

■ 总结

深部病变以及脑干内病变的入路选择是一种艺术。安全进入空间，最低致残可能的入路，术者对入路的个人经验，以及患者的身体情况，综合影响了入路的选择。通常到达一个占位的入路不止一种，术者必须权衡入路的利与弊，以选择可使患者受益最大的入路。

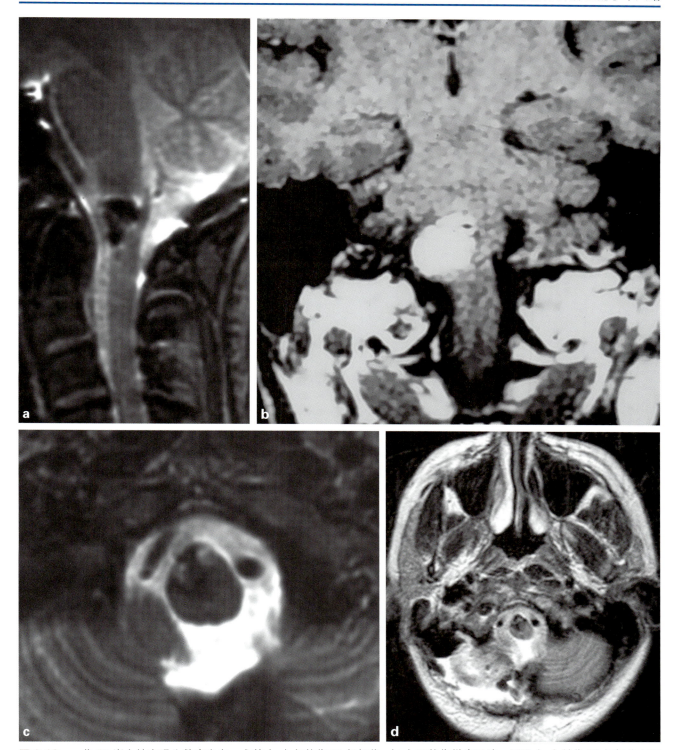

图 9.13　一位 26 岁女性表现为数次出血。术前（a）矢状位 T1 加权像，（b）冠状位梯度回波，以及（c）轴位 T2 加权像 MRI 显示了一个位于腹侧延颈髓交界处的病变。利用远外侧入路到达该病变并完全切除。（d）术后轴位 T2 加权像显示了病变完全切除

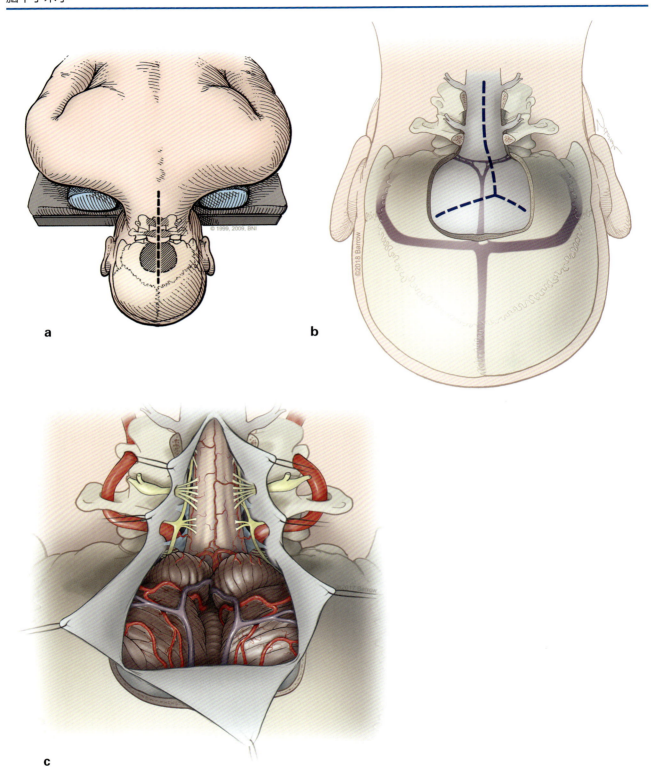

a

b

c

图 9.14 枕下后正正中入路。插图显示了（a）患者体位和皮肤切口（虚线），（b）骨窗范围和硬膜切开形式（虚线），（c）枕下后正中入路完成后暴露的解剖结构

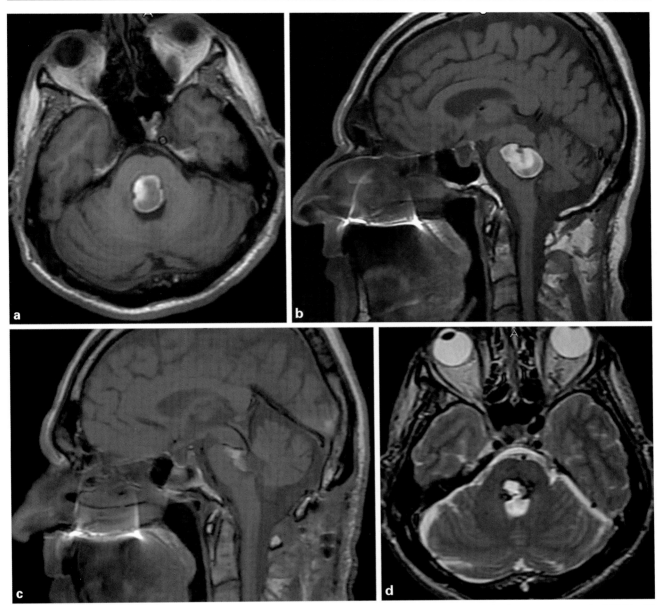

图 9.15　病例 6　一位 56 岁男性表现为突发面瘫和复视。术前（a）轴位和（b）矢状位 T1 加权像 MRI 显示了一个毗邻第四脑室底的脑桥海绵状血管畸形。利用枕下后正中入路到达病变。术后（c）矢状位 T1 加权像和（d）轴位 T2 加权像 MRI 显示了病变已全部切除

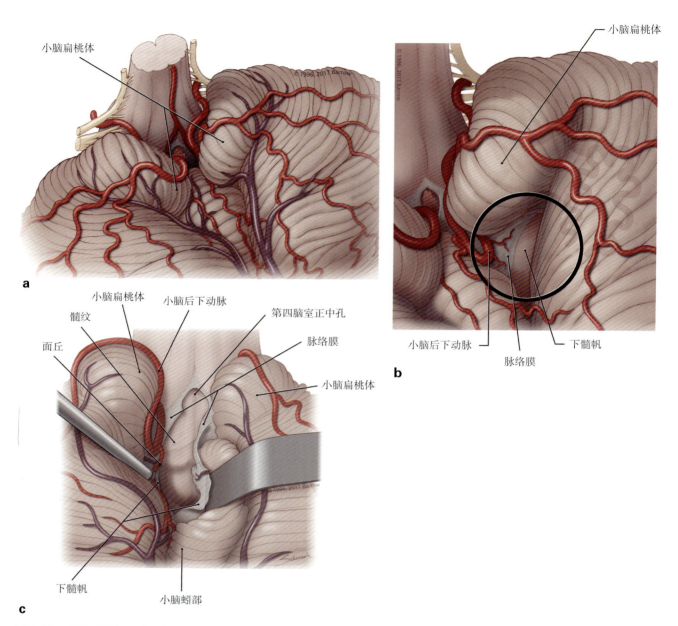

图 9.16 枕下膜髓帆入路。患者体位同枕下入路。插图显示了（a）蚓垂扁桃体间隙的解剖机构，（b）下髓帆和脉络膜，以及（c）打开下髓帆以暴露 Luschka 孔

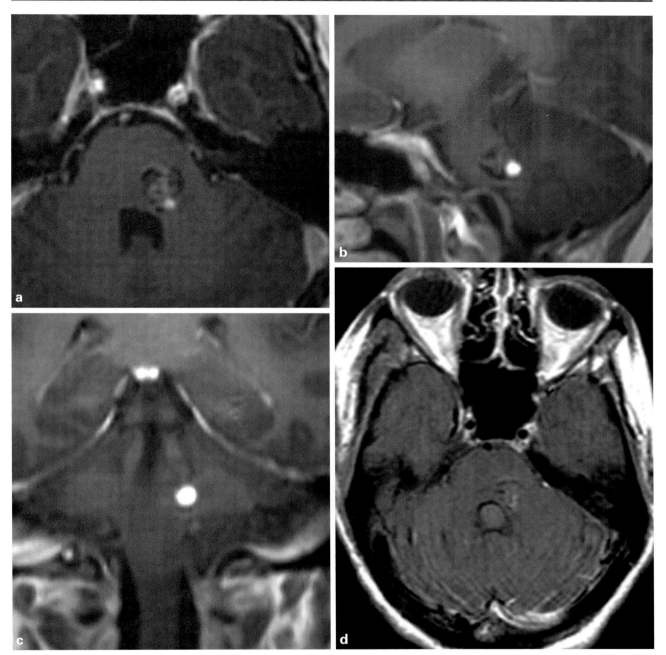

图 9.17　病例 7　一位 32 岁女性表现为数次出血及复视。术前（a）轴位、（b）矢状位和（c）冠状位 T1 加权像 MRI 显示了一个位于深部偏左侧背侧脑桥的海绵状血管畸形。利用膜髓帆入路到达病变。（d）术后轴位 T1 加权像 MRI 显示了病变全切

表9.1　根据病变位置的脑干手术入路

病变位置	前方	侧方		后方
中脑	OZ、迷你 OZ、PT	前侧方：OZ、mini–OZ、ST		Median SCIT
		后侧方：Paramedian or extreme lateral SCIT		
脑桥	ST ± TT ± AP、RL、RS	RS		SOTV ± C1 椎板成形术
延髓	FL	上延髓：FL、RS		SOTV
		下延髓：FL		

缩写：AP（Anterior Petrosectomy）. 岩前；FL（Far Lateral）. 远外侧；OZ（Orbitozygomatic）. 眶颧；PT（Pterional）. 翼点；RL（Retrolabyrinthine）. 迷路后；RS（Retrosigmoid）. 乙状窦后；SCIT（Supra–Cerebellar Infratentorial）. 幕下小脑上；SOTV（Suboccipital Telovelar）. 枕下膜髓帆入路；ST（Subtemporal）. 颞下；TT（Transtentorial）. 经小脑幕

表9.2　各种入路的可选择的安全进入区域

入路	安全进入区域
眶颧	AMZ、IZ
颞下	AMZ
颞下经小脑幕	AMZ、STZ
岩前	AMZ、STZ、PTZ
枕下膜髓帆	MS
中线 SCIT	LMS、IC、LP、SC、IF
极外侧 SCIT	LMS、IC、LP、SC、IF
乙状窦后	LMS、STZ、PTZ、LPZ、AL、PM、LMZ
远外侧	AL、PM、LMZ、橄榄
迷路后	LMS、STZ、PTZ、LPZ、AL、PM、LMZ、橄榄

缩写：AL（Anterolateral Sulcus of Medulla）. 延髓前外侧沟；AMZ（Anterior Mesencephalic Zone）. 中脑前区；IC（Intercollicular）. 丘间区；IF（Infracollicular）. 下丘；IZ（Interpeduncular Zone）. 脚间区；LMS（Lateral Mesencephalic Sulcus）. 中脑外侧沟；LMZ（Lateral Medullary Zone）. 延髓外侧区；LP（Lateral Pontine）. 外侧脑桥；LPZ（Lateral Pontine Zone）. 脑桥侧区；MS（Median Sulcus of Fourth Ventricle）. 第四脑室正中沟；PM（Posterior Median Sulcus of Medulla）. 延髓后正中沟；PTZ（Peritrigeminal Zone）. 三叉神经周围区；SC（Supracollicular）. 上丘；SCIT（Supracerebellar Infratentorial）. 幕下小脑上；STZ（Supratrigeminal Zone）. 三叉神经上区

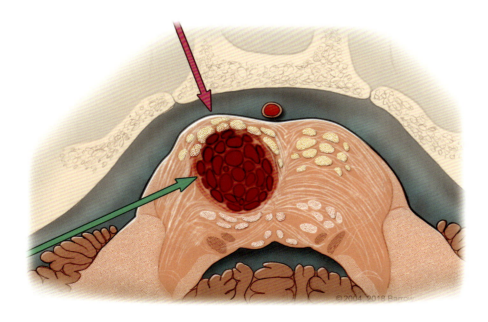

图9.18　插图显示了皮质脊髓束位置，其受一个中脑病变影响向腹侧移位。尽管可以使用眶颧入路（粉红箭头），但侧方入路，例如乙状窦后入路（绿箭头），对腹侧的运动神经纤维造成最低限度的损伤

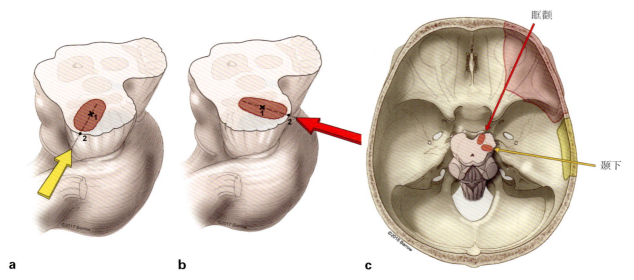

图 9.19　利用两个毗邻皮质脊髓束的病变举例诠释两点法。（a，b）一点位于病变中央（1），另一点位于病变距离软膜表面最近处（2）。（c）两点间的线段延伸至颅骨表变以决定入路选择。这两例中，一例病变（a）的最佳入路为颞下入路（黄色箭头及区域），另一例（b）最佳入路为眶颧入路（红色箭头和区域）。这种方法可帮助术者选择最小限度穿过敏感组织的入路，以到达深部病变

参考文献

[1] Kulwin C, Matsushima K, Malekpour M, Cohen-Gadol AA. Lateral supracerebellar infratentorial approach for microsurgical resection of large midline pineal region tumors: techniques to expand the operative corridor. J Neurosurg 2016;124(1):269–276.

[2] Uschold T, Abla AA, Fusco D, Bristol RE, Nakaji P. Supracerebellar infratentorial endoscopically controlled resection of pineal lesions: case series and operative technique. J Neurosurg Pediatr 2011;8(6):554–564.

[3] Zaidi HA, Elhadi AM, Lei T, Preul MC, Little AS, Nakaji P. Minimally invasive endoscopic supracerebellar-infratentorial surgery of the pineal region: anatomical comparison of four variant approaches. World Neurosurg 2015;84(2):257–266.

[4] de Oliveira JG, Lekovic GP, Safavi-Abbasi S, et al. Supracerebellar infratentorial approach to cavernous malformations of the brainstem: surgical variants and clinical experience with 45 patients. Neurosurgery 2010;66(2):389–399.

[5] Oppenheim H, Krause F. Operative Erfloge bei Geschwulsten der Sehh ugel-und Vierhugelgeggend. Berl Klin Wochenschr 1913;50:2316–2322.

[6] Stein BM. Supracerebellar-infratentorial approach to pineal tumors. Surg Neurol 1979;11(5):331–337.

[7] Vishteh AG, David CA, Marciano FF, Coscarella E, Spetzler RF. Extreme lateral supracerebellar infratentorial approach to the posterolateral mesencephalon: technique and clinical experience. Neurosurgery 2000;46(2):384–388, discussion 388–389.

[8] Rangel-Castilla L, Spetzler RF. The 6 thalamic regions: surgical approaches to thalamic cavernous malformations, operative results, and clinical outcomes. J Neurosurg 2015;123(3):676–685.

[9] Cavalcanti DD, Preul MC, Kalani MY, Spetzler RF. Microsurgical anatomy of safe entry zones to the brainstem. J Neurosurg 2016;124(5):1359–1376.

[10] Voigt K, Yaşargil MG. Cerebral cavernous haemangiomas or cavernomas: incidence, pathology, localization, diagnosis, clinical features and treatment. Review of the literature and report of an unusual case. Neurochirurgia (Stuttg) 1976;19(2):59–68.

[11] Yonekawa Y, Imhof HG, Taub E, et al. Supracerebellar transtentorial approach to posterior temporomedial structures. J Neurosurg 2001;94(2):339–345.

[12] Otani N, Fujioka M, Oracioglu B, et al. Thalamic cavernous angioma: paraculminar supracerebellar infratentorial transtentorial approach for the safe and complete surgical removal. Acta Neurochir Suppl (Wien) 2008;103:29–36.

[13] Türe U, Harput MV, Kaya AH, et al. The paramedian supracerebellartranstentorial approach to the entire length of the mediobasal temporal region: an anatomical and clinical study. Laboratory investigation. J Neurosurg 2012;116(4):773–791.

[14] Kalani MY, Martirosyan NL, Nakaji P, Spetzler RF. The supracerebellar infratentorial approach to the dorsal midbrain. Neurosurg Focus 2016;40 Video(Suppl 1)–FocusVid 1, 15462.

[15] Poppen JL. The right occipital approach to a pinealoma. J Neurosurg 1966;25(6):706–710.

[16] Jamieson KG. Excision of pineal tumors. J Neurosurg 1971;35(5):550–553.

[17] Kalani MY, Wilson DA, Koechlin NO, et al. Pineal cyst resection in the absence of ventriculomegaly or Parinaud's syndrome: clinical outcomes and implications for patient selection. J Neurosurg 2015;123(2):352–356.

[18] McLaughlin N, Martin NA. The occipital interhemispheric transtentorial approach for superior vermian, superomedian cerebellar, and tectal arteriovenous malformations: advantages, limitations, and alternatives. World Neurosurg 2014;82(3–4):409–416.

[19] Cavalcanti DD, Kalani MYS, Spetzler RF. Microsurgical treatment of vein of Galen malformations. In: Sptezler RF, Kalani MYS, Nakaji P, eds. Neurovascular Surgery. 2nd ed. New York: Thieme;2015:886–899.

[20] Moshel YA, Parker EC, Kelly PJ. Occipital transtentorial approach to the precentral cerebellar fissure and posterior incisural space. Neurosurgery 2009;65(3):554–564, discussion 564.

[21] Ausman JI, Malik GM, Dujovny M, Mann R. Three-quarter prone approach to the pineal-tentorial region. Surg Neurol 1988;29(4):298–306.

[22] Kurokawa Y, Uede T, Hashi K. Operative approach to mediosuperior cerebellar tumors: occipital interhemispheric transtentorial approach. Surg Neurol 1999;51(4):421–425.

[23] Nazzaro JM, Shults WT, Neuwelt EA. Neuro-ophthalmological function of patients with pineal region tumors approached transtentorially in the semisitting position. J Neurosurg 1992;76(5):746–751.

[24] Chi JH, Lawton MT. Posterior interhemispheric approach: surgical technique, application to vascular lesions, and benefits of gravity retraction. Neurosurgery 2006;59(1, Suppl 1):ONS41–ONS49, discussion ONS41–ONS49.

[25] Heros RC. Lateral suboccipital approach for vertebral and vertebrobasilar artery lesions. J Neurosurg 1986;64(4):559–562.

[26] George B, Dematons C, Cophignon J. Lateral approach to the anterior portion of the foramen magnum: application to surgical removal of 14 benign tumors. Technical note. Surg Neurol 1988;29(6):484–490.

[27] Sen CN, Sekhar LN. An extreme lateral approach to intradural lesions of the cervical spine and foramen magnum.

Neurosurgery 1990;27(2):197–204.

[28] Spetzler RF, Grahm TW. The far lateral approach to the inferior clivus and the upper cervical region. Technical note. Barrow Neurological Institute Quarterly 1990;6:35–38.

[29] Deshmukh VR, Rangel-Castilla L, Spetzler RF. Lateral inferior cerebellar peduncle approach to dorsolateral medullary cavernous malformation. J Neurosurg 2014;121(3):723–729.

[30] Abla AA, Turner JD, Mitha AP, Lekovic G, Spetzler RF. Surgical approaches to brainstem cavernous malformations. Neurosurg Focus 2010;29(3):E8.

[31] Lanzino G, Paolini S, Spetzler RF. Far lateral approach to the craniocervical junction. Neurosurgery 2005;57(4, Suppl):367–371, discussion 367–371.

[32] Kawashima M, Tanriover N, Rhoton AL Jr, Ulm AJ, Matsushima T. Comparison of the far lateral and extreme lateral variants of the atlanto-occipital transarticular approach to anterior extradural lesions of the craniovertebral junction. Neurosurgery 2003;53(3):662–674, discussion 674–675.

[33] Vishteh AG, Crawford NR, Melton MS, Spetzler RF, Sonntag VK, Dickman CA. Stability of the craniovertebral junction after unilateral occipital condyle resection: a biomechanical study. J Neurosurg 1999;90(1, Suppl):91–98.

[34] Dandy WE. Results of removal of acoustic tumors by the unilateral approach. Arch Surg 1941;42(6):1026–1033.

[35] Mussi AC, Rhoton AL Jr. Telovelar approach to the fourth ventricle: microsurgical anatomy. J Neurosurg 2000;92(5):812–823.

[36] Brown AP, Thompson BG, Spetzler RF. The two-point method: evaluating brain stem lesions. Barrow Neurological Institute Quarterly 1996;12:20–24.

第十章 脑干侧方及脑神经的颅底入路

Takanori Fukushima

摘要

本章描述了脑干侧方的各种显微手术入路，包括其概念、应用、显微解剖和外科技术。从基础的乙状窦后入路开始，首先定义了"桥小脑角三分类原则"，以便更好地理解微血管减压术。介绍了内听道磨开技术在切除内听道内肿瘤中的应用。迷路后经乙状窦入路和经迷路入路是乳突切除术的两种变种，用来经前方到达脑干侧方。继而定义了两种类型的经髁入路，根据是否累及高颈段，用于颈静脉孔内病变的处理。对于向上延伸至幕上区域的病变，可采用中颅窝岩前入路或联合岩骨入路。最后，本章还介绍了治疗脑干海绵状血管瘤的最佳入路选择。

关键词：脑干海绵状血管瘤，桥小脑角，联合岩骨，外侧脑干，中颅窝，岩骨切除术，乙状窦后，经髁突，前庭神经鞘瘤

■ 介绍

对于神经外科医生，尤其是颅底专科医生来说，脑干和脑神经周围病变的外科治疗是最令人兴奋和最具挑战性的课题之一。本章的作者（T.F.）有治疗超过 10 000 例脑干周围病变的经验（表 10.1）。其中，微血管减压术是通过乙状窦后入路实施的。但是，对于脑干周围肿瘤的根治性切除，731 例采用扩大中颅窝入路（包括岩前入路），271 例采用远外侧经髁入路，254 例采用联合经岩骨入路。

自 1980 年以来，颅底外科发生了革命性的变化。从传统的硬膜下显微外科到硬膜外显微外科，颅底技术和入路已经逐渐发展成为神经外科领域一个明确的亚专业。该领域已经见证了许多新的颅底手术入路的发展、解剖技术的改进、特殊的颅底显微手术器械的开发以及新型设备比如电钻和超声刀的出现。诸多硬膜外颅底入路被创立，例如联合经岩骨入路、中颅窝岩前入路和极外侧颈静脉下经髁入路（ELITE）（图 10.1）。这些手术入路大多是在 20 世纪 80 年代发展起来的，其中包括 Dolenc 对硬膜外前内侧经海绵窦入路的革命性发展[1]，以及日本神经外科医生 Hakuba、Kawase[2]、Fukushima 等开发的其他手术方式。这种颅底入路和硬膜外解剖技术在 20

世纪 80 年代发展起来后，90 年代在世界范围内掀起了颅底手术的热潮。随着入路的数量和类型的扩大，神经放射学、电生理监测和神经外科器械也取得了巨大的进步。磁共振成像（MRI）技术于 1982 年发明，高分辨率 1.5T 和 3.0T MRI 设备于 20 世纪 90 年代末和 2000 年开发出来。随着术中高分辨率成像的出现，超声技术也有了显著的进步。现在，我们有三维融合的 CT 和 MRI 图像，有功能 MRI 及脑和脑干的纤维束图像，可以在术中使用。高精度三维计算机化容积导航系统的发展使我们能够精确地指示术前和术中重要的颅底神经血管结构、肿瘤大小和累及。硬膜外骨质处理有助于以更少的脑牵拉和更少的侵袭性抵达病变部位。

是什么让脑干侧方手术如此困难？是覆盖和保护脑干的颞骨及重要结构如颈内动脉（ICA）、静脉

表 10.1 脑干周围病变的手术经验总结（1980—2015）

病种	患者数量
肿瘤	3763
·神经鞘瘤（CNs Ⅲ ~ Ⅻ）	2332
·脑膜瘤	1431
－ 岩斜区	588
－ 枕大孔和颈静脉孔区	130
－ 背侧	77
－ 表皮样囊肿和皮样囊肿	361
－ 脊索瘤	131
－ 静脉球瘤	56
－ 室管膜瘤	31
－ 外生型胶质瘤	29
－ 血管母细胞瘤	15
－ 脉络丛乳头状瘤	13
海绵状血管瘤	108
·脑内	102
·脑外	6
微血管减压	6560
·面肌痉挛	3605
·三叉神经痛	2867
·舌咽神经痛	88
共计	10 431

缩写：CNs. 脑神经

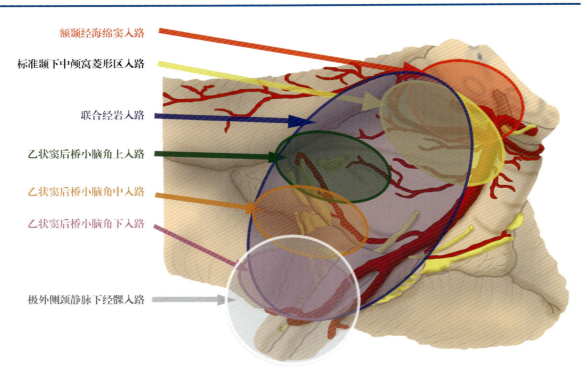

额颞经海绵窦入路

标准颞下中颅窝菱形区入路

联合经岩入路

乙状窦后桥小脑角上入路

乙状窦后桥小脑角中入路

乙状窦后桥小脑角下入路

极外侧颈静脉下经髁入路

图 10.1 脑干侧方手术入路示意图

窦、前庭和听觉系统，还有其他穿过该区域的脑神经吗？是小脑和岩骨内侧壁之间的狭窄空间吗？抑或由脑干发出并走行于狭窄脑池的脑神经？所有这些都是外科医生在到达侧脑干时遇到的障碍。这就是为什么神经外科医生在充分和安全地实施侧脑干手术之前，务必彻底了解精确的显微解剖、病理发展过程和手术入路。本章将脑干侧方入路分为后颅窝硬膜内侧方入路、幕上下联合入路和岩骨联合入路，并对其进行了详细讨论，同时对脑干侧方海绵状血管瘤的手术入路作了简要描述。

■ 后颅窝硬膜内侧方入路

下面讨论了 4 种通过后颅窝进入脑干外侧的硬膜内入路：（1）乙状窦后入路（经颞迷路后）；（2）迷路后经乙状窦入路；（3）经迷路入路；（4）远外侧经髁入路，或称 ELITE 入路。

乙状窦后入路（经颞迷路后）

经颞迷路后或乙状窦后入路是进入桥小脑角和外侧脑干的最常用的颅底入路之一，尤其适用于前庭神经鞘瘤或脑膜瘤的切除。在治疗较小的前庭神经鞘瘤时，这种方法对于保护患者的听力是必不可少的。乙状窦后入路的优点是：（1）简单而熟悉；（2）

解剖标志容易辨认；（3）从天幕边缘到枕大孔形成广泛地进入外侧脑干的通道；（4）不需要颞叶牵拉。缺点是：（1）由于小脑牵拉和水肿，偶尔会出现肿胀；（2）特殊需要时，很难看到内耳道（IAC）的最外侧部分（2~3mm）和底部；（3）进入幕上区域的途径受到限制。通过使用腰穿引流和足够的骨质切除，可以最大限度地减少小脑牵拉。暴露不足和过多都会对重要结构造成不必要的损伤，如术后小脑肿胀或挫伤，乙状窦或横窦内血栓形成。

根据病灶部位的不同，我们建议将 CPA 入路分为 3 种类型。这条"CPA 三分类原则"提供了对 CPA 显微解剖的更好的理解，如下所述。经乙状窦后入路应分为上、中、下 3 种（图 10.1）。这一概念有助于外科医生理解在以下情况下应将锁孔开口放置在何处。当计划切除 CPA 病变时。上 CPA 入路主要用于三叉神经区的病变；中 CPA 入路主要用于内听道及其附近的病变；下 CPA 入路主要用于颈静脉孔周围的病变，如舌咽神经痛、面肌痉挛和肿瘤。骨窗的大小应该根据肿瘤的大小和范围进行定制，外科医生应该始终牢记微创的理念，以避免不必要的大开口。

Fukushima 侧卧位和头架固定

对于任何手术，正确和安全地摆放体位都是手术成功的第一步。Fukushima 侧卧位用于乙状窦后入路及其他许多侧颅底入路（图 10.2）。全身麻醉后，患者置于侧卧位，背板抬高约 20°。在患者被置于侧卧位后，患者的背部靠近手术床的边缘，这样外科医生在手术过程中就不必过分伸展手臂，以免导致疲惫。患者的肩膀放置在手术台的头端，腋下放置一个腋窝卷，以防止对臂丛的任何压迫。患者的脚朝向另一边，所以身体倾斜地横躺在手术床上。这使得患者的背部稍微向后卷，以便于暴露腹部。患者下方的小腿在膝部屈曲 90°，而另一条腿只保持轻微的屈曲。凝胶垫放在粗隆下面，枕头放在两腿之间，以防止褥疮。两只胳膊都伸出来在臂板上，小心地垫上肱骨内侧上髁的尺神经和肱骨的桡骨沟处的桡神经。下方的手臂与身体纵轴成 90°角，而上方的手臂与身体成 45°角，以确保在需要腹部脂肪时有足够的空间。患者上方的肩部必须向前及下方牵拉，以便在必要时为外科医生由下向上操作创造空间。

然后将患者的头部置于三点固定头架中。终极目标很简单，就是要使乳突成为最高点，乳突表面与地面平行。这是通过首先抬起患者的头来保护肩部和下侧颈部之间的空间以避免静脉通路阻塞来实现的。然后患者的头顶应该稍微向下倾斜，使鼻子与地面平行，因为背板已经打开（图 10.2a~c）。该体位将为外科医生提供进入中颅窝、CPA、乳突、岩骨乃至枕骨大孔和上颈椎的远外侧颅底的通道。

皮肤切口

在对耳后毛发进行最小限度地剃除之后，放置所有的监护电极。在设计皮肤切口前，应明确乳突体和乳突尖部、颧骨根部和乳突上嵴（图 10.3）。正如 Day 等所证明的那样[3]，连接颧骨根部和枕外隆突的假想线近似于横窦的走向。耳后"C"形切口，长 5cm 或"S"形切口是为了充分暴露乳突和枕下区。都从乳突上嵴上方开始，经过乳突体后 2cm，终止于乳突尖端水平。"C"形切口比 Lazy-S 切口可以提供更多的横向暴露。Lazy-S 切口主要用于微血管手术。头皮和帽状腱膜牵开，暴露下方枕下肌群表面的筋膜。此时取筋膜备用，用于术毕硬膜的水密闭合。枕下肌群的分离方式与皮肤切口相同，并牵向前方。在处理颅骨之前，先明确识别枕下区域的骨性标志。

开颅

在二腹肌沟的下角用 5mm 超粗金刚钻头钻出一个骨孔。在乳突体的后缘形成一条纵槽，安全地暴露乙状窦。由该沟继续向上暴露横乙状窦交界处，然后向后继续磨除骨质以暴露横窦的尾缘。继而向下，可以沿着骨瓣的下缘向下铣出骨槽，继续向下可以打开枕骨大孔。铣刀可较安全地用于形成骨瓣

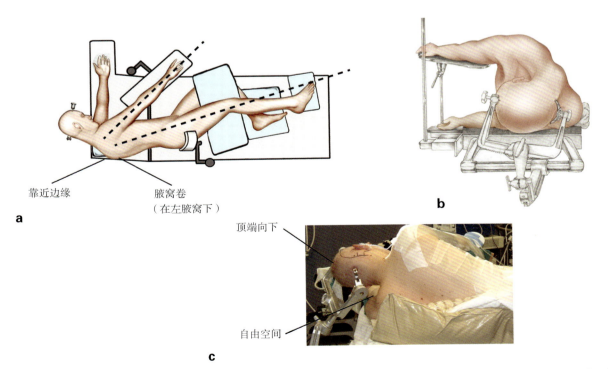

靠近边缘　　腋窝卷（在左腋窝下）

a

顶端向下

自由空间

b

c

图 10.2　乙状窦后入路采用的 Fukushima 侧卧位。（a）患者体位图（俯视图），右臂成 45°角，上肩 3/4 侧卧（虚线），右腿斜卧（虚线）。（b）患者摆放示意图（轴位），整个头部抬离下肩，顶端向下。（c）术前体位照片（后视），躯干（床头）抬高 15°~20°

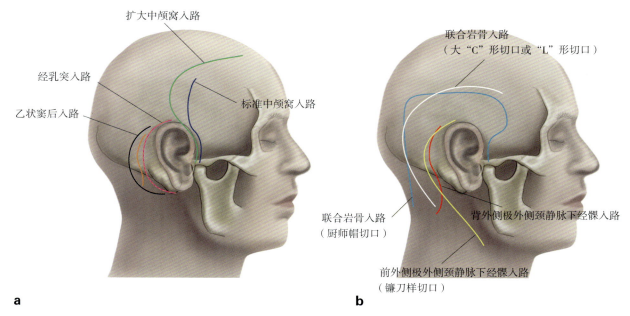

图 10.3 脑干侧方入路的各种皮肤切口。（a）乙状窦后入路，"C"形切口（黑线）；乙状窦后入路，Lazy-S 切口（橙线）；经乳突入路（粉线）；扩大中颅窝入路（绿线）；标准中颅窝入路（紫色线）。（b）联合岩骨入路：Chef's Hat 切口（蓝线）或大的"C"形或"L"形切口（白线）；前外侧极外侧颈静脉下经髁入路（黄线）；背外侧极外侧颈静脉下经髁入路（红线）

的下缘和内侧缘。

硬膜切开

根据目标区域的位置，采用 C 形切口或 T 形切口（图 10.4）切开硬脑膜。切开和悬吊硬脑膜的两个关键点是使切口尽可能靠近静脉窦，并在紧贴窦缘悬吊牵开硬膜，而不是在硬膜的切缘。这些小技巧将使极大改善手术路径，减少硬脑膜的过度牵张，并减少小脑的牵拉。此外，硬脑膜比任何人造材料都能更好地保护大脑，因此应该避免不必要的扩大硬脑膜开口。

释放脑脊液

在硬脑膜切开后，在外科医生开始处理病灶之前，应该释放足够的脑脊液以松弛小脑，创造一个通向脑干侧方的路径，从而避免小脑的过度牵拉。释放脑脊液的最佳位置是在小脑延髓池，具体方法是切开舌咽神经和迷走神经尾端及副神经背侧的蛛网膜。结合其他降低颅内压的技术，如使用高渗盐水、利尿剂和过度通气，脑脊液的释放应该足够松弛小脑，使头端 2mm 的脑压板可轻柔牵开小脑，提供一个宽广而安全的工作空间。

乙状窦后入路的变体

根据要治疗的具体病灶，可将 Fukushima 三分类

原则应用于乙状窦后入路的变化。尤其对于微血管手术，不一定要开大骨窗，应按此原则设计小锁孔开颅手术。

桥小脑角上方入路三叉神经区

对于三叉神经周围区域病变，只需在乙状窦横窦交界处后下方、CPA 的上角开口即可。做一个大约 5cm 的直切口或 S 切口（图 10.3a），从乳突上嵴经过乳突体后方 2cm（发际线内），结束于乳突尖端上方的水平。在乙状窦横向交界处用 4 或 5mm 菱形钻头做一 2.5cm×2.5cm 的颅骨开窗。覆盖静脉窦的骨头至少要磨除一半。移除内板是有效完成此操作的关键。硬脑膜打开后，术者应该能辨认出覆盖岩骨内侧和天幕的硬脑膜。必须注意可能干扰病灶操作的桥静脉。首先，在 5%~10% 的病例中，可能会遇到小脑背侧静脉丛。该静脉丛存在于乙状窦横窦交界处下方，与后颅窝的岩静脉和其他引流系统形成互补的引流功能。约 30% 的患者在这个静脉丛的内侧稍有小脑背侧天幕桥静脉。当这些静脉因不小心牵拉小脑而受损时，将导致大量静脉出血。因此，当这些静脉被识别出来时，应该用纤维蛋白胶浸泡的小块 Surgicel（Ethicon）或明胶海绵（Pfizer）进行物理加固，以防止在牵拉小脑时受到损害。岩静脉与三叉神经根相邻，通常由 1~3 支引流至岩上窦（SPS）。在更深处，约 5% 的患者可发现三叉神经旁或三叉神经下的斜坡静脉。根据本章作者的（T.F.）

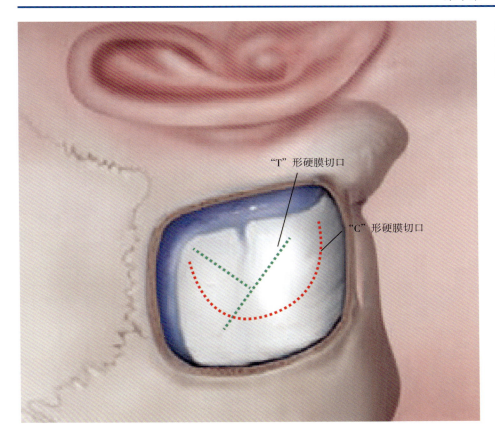

图 10.4　乙状窦入路的硬膜切开示意图"T"形切口（绿色虚线）或"C"形切口（红色虚线）均可用于该入路

"T"形硬膜切口

"C"形硬膜切口

的经验，这些静脉应该在任何时候都要保护。当静脉被牺牲时，术后可能会出现小脑特别是上部的明显肿胀。

水平裂入路

与 CPA 入路相比，该入路需要更多牵拉小脑从而到达并直接看到脑桥上部。解剖小脑上半月小叶和绒球之间的水平裂，减少了小脑过度牵拉的需要。水平裂入路通过牵拉上半月小叶，显露三叉神经根部和小脑中脚。脑桥在神经根周围的外侧面将很容易被看到。这种入路不仅对血管压迫引起的三叉神经痛非常有用，而且对治疗脑干海绵状血管瘤也很有用[4]。

桥小脑角中部入路内听道

CPA 中部入路主要用做处理内听道 IAC 病变，最常用于治疗小的前庭神经鞘瘤。开颅手术在乙状窦横窦交界处至乙状窦下点之间的中段进行。在前方，乙状窦应该充分显露，以获得直视下的 IAC。

磨开内听道

起源于 IAC、仅位于 IAC 内或延伸到 IAC 的肿瘤最常见的是前庭神经鞘瘤。对于这些肿瘤，需要打开 IAC 以安全和完全切除。IAC 既可以在硬膜下，也可以在硬膜外磨开。硬膜下磨开内听道常用于乙状窦后入路，而硬膜外磨开常用于经迷路入路。

硬膜下磨开内听道

应在打开蛛网膜之前磨开内听道，以防止骨屑进入脑干周围。以内听道内壁为基底用 11 号或 15 号刀头"U"形切开岩骨硬膜。切口应在内听道两侧各 2~3mm，向上外侧延长约 10mm 从而避开淋巴囊。硬脊膜瓣从骨头上用锋利的剥离器剥下。

近年来，开始使用超声骨吸引器（SONOPET；Stryker）安全并有效地磨开 IAC（图 10.5a）。该器械在术野内不会连带卷曲脑棉等材料。而传统的高速磨钻容易卷入脑棉。如果使用高速钻头，应该用扁平的骨蜡覆盖和保护小脑表面，而不是脑棉。

内淋巴囊和前庭的位置是骨质磨除的外界（图 10.5b）。时刻牢记在低于 IAC 的位置磨骨时，可能会遇到高位颈静脉球（图 10.5c）。在去除 IAC 后壁的过程中，暴露过程中应保持相对均匀的深度，直到暴露出内听道硬脑膜（图 10.5d）。由于入路角度的原因，IAC 的暴露长度小于岩骨表面实际磨除的范围。暴露 IAC 的底部需要在拐角处盲钻，很可能损伤迷路或前庭。因此，从孔洞开始的 IAC 磨出长度应保持在最大 7mm。请记住，颞骨的形态在不同的患者之间有很大的不同。当 IAC 充分暴露后，肿瘤上方的硬脑膜方可切开。

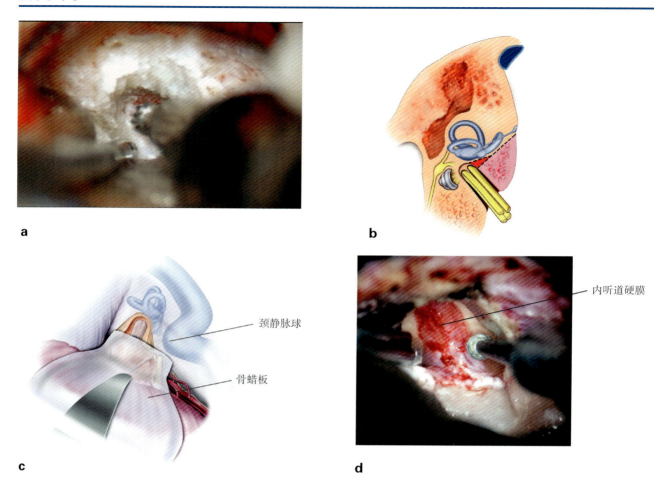

a

b

颈静脉球

骨蜡板

c

内听道硬膜

d

图 10.5 磨开内听道后壁。（a）术中照片显示 IAC 后壁正用超声吸引器磨除。（b）显示为保护前庭和后半规管而限定的后壁磨除外界。（c）显示内听道与颈静脉球之间的关系。（d）术中照片显示 270°暴露 IAC 硬脑膜

桥小脑角下方入路：面肌痉挛和舌咽神经痛

　　CPA 下方入路主要处理后组脑神经区域。骨窗从乙状窦的中点到乙状窦下点（图 10.1）。也包括移除形成髁窝的骨质。治疗面肌痉挛和舌咽神经痛的最佳方法是此入路。面肌痉挛是由面神经根部受压引起的，而不是由脑池内神经纤维受压引起的。因此，甚至不需要看到面神经和前庭耳蜗神经复合体（CNs Ⅶ~Ⅷ），因为压迫点就在后组 CNs 的内侧。压迫血管的移位应在脉络丛与舌咽神经上方之间进行。舌咽神经痛是由直接压迫神经引起的，也可以通过这个入路来治疗。

迷路后经乙状窦入路

　　迷路后经乙状窦入路暴露乙状窦前方的后颅窝、后半规管、颈静脉球和岩上窦。该入路的优点是：（1）与乙状窦后入路相比，该入路更偏前侧方暴露脑干，从而最大限度地减少脑牵拉；（2）乙状窦前硬脑膜可用于保护脑组织。由于周围的重要结构，迷

路后乙状窦前间隙相当有限。因此，该入路通常与其他入路如乙状窦后相结合，并移除移除迷路从而产生更宽阔的工作空间。此外，有时结扎和切除乙状窦也是可行的。当不考虑保留同侧听力时，可去除前庭迷路并将 IAC 骨骼化，从而进一步扩大工作空间（经迷路入路）。

表面解剖、乳突三角和皮肤切口

　　患者置于侧卧位，头部如上所述固定。或者，也可以采用仰卧位，将枕头放在手术侧肩部下面，头圈辅助将头旋转到对侧。乙状窦后入路中提到的骨性标志在这里同样重要。与乳突相关的有 3 个三角（图 10.6）。最外层的三角由星点、颧骨根部后方和乳突尖端来识别。这个外层三角就是皮质骨需磨除的地方。内三角的轮廓是由窦转角、后半规管的上侧和颈静脉球（Trautmann 三角）或由窦转角、内耳和二腹嵴（Fukushima 三角）勾勒出来的。这个内三角形是乳突气房需磨除的地方，深面可暴露颈静

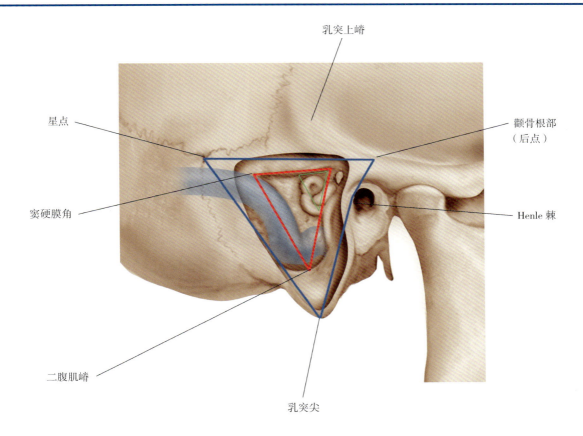

乳突上嵴

星点

颧骨根部
（后点）

窦硬膜角

Henle 棘

二腹肌嵴

乳突尖

图 10.6　乳突 3 个三角的图示：外三角（蓝色），其中皮质骨被磨除；内三角（红色），其中乳突气房需磨除；最内侧三角（绿色），被称为 Macewen 三角形，也就是半规管所在的地方

球和半规管。最内侧的三角形是 Macewen 三角，它是外耳道后面乳突表面的一个平坦或凹陷的三角形区域，内含半规管。耳后 "C" 形皮肤切口与乙状窦后入路相似；但是，采用这种迷路经乙状窦后入路，切口通常向前延伸 2~3cm 以充分显露需磨除的骨质。

乳突切除术和迷路后暴露

乳突磨除将从 Fukushima 三角的皮质骨开始。外科医生使用高速钻头，用大的切割钻和持续的抽吸冲洗，去除乳突骨皮质（图 10.7a）。重要的是要知道，前缘和上缘的交界处通常标志着乳突窦和外侧半规管的表面投影。

暴露矢状窦和乳突窦

骨质磨除由乙状窦后 1cm 处开始，平整、均匀暴露完整的乙状窦。乙状窦被骨骼化后，向前上方磨除乳突气房，暴露中颅底硬膜（颞叶被盖）。向前移动，磨除气房以暴露骨迷路的密质骨或 "实心角"。该区域的关键标志是乳突窦（图 10.7B）。这个开放的空间限定了去骨的前界，并帮助外科医生定

位外侧半规管。

暴露二腹肌嵴、面神经和颈静脉球

当磨除乳突尖的气房后，会看到二腹肌嵴（图 10.7C）。二腹肌沟是确定面神经出茎乳孔的重要标志。茎乳孔正好位于二腹肌嵴前缘的内侧。对于经乙状窦入路，磨钻可到此为止。然而，为了在迷路后入路中最大限度地显露，骨迷路的后外侧部分必须完全暴露。

面神经管位于外耳道外缘的后方 12~15mm。另一个标志是外侧半规管，平行存在于面神经后方 1~2mm。平行于面神经。面神经可从膝外至茎乳孔下方的骨骼化（图 10.7d）。必须注意仔细磨除乙状窦下段和颈静脉球上的骨质，此处硬脑膜可能非常薄。

为完成经乙状窦入路，需增加乙状窦后开颅，显露乙状窦横窦交界处至乙状窦下点的所有硬膜外部分。切开硬脑膜以切除乙状窦；在乙状窦横窦交界处和颈静脉球部分别使用 3-0 不可吸收缝线进行双重结扎是必要的，以防止静脉出血。

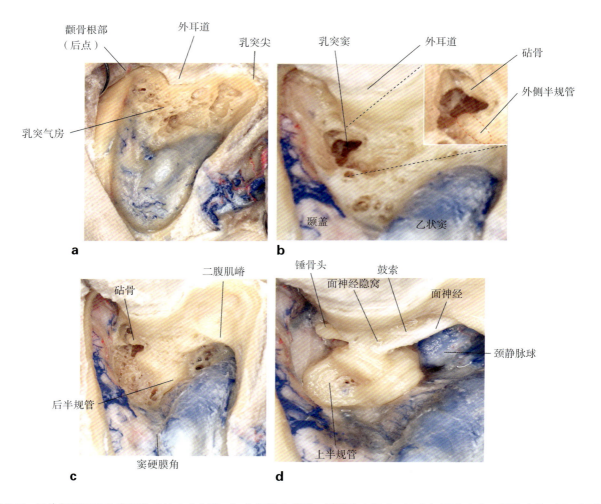

图 10.7　尸体解剖示意乳突切除术的 4 个步骤。（a）切除皮质骨，暴露乳突气房。（b）打开乳突窦，暴露砧骨。同一深度可见外侧半规管的致密骨。覆盖颞盖和乙状窦的骨头窦磨至蛋壳样。（c）暴露乙状窦前硬脑膜、二腹嵴和后半规管的致密骨。（d）乙状窦前硬脑膜的最大显露是通过最小化骨迷路获得的。暴露面神经、鼓索和颈静脉球

经迷路入路

当听力保护不是目标时，可以通过移除骨迷路来获得进一步的暴露。首先用钻头打开外侧和后半规管。仔细磨除外侧半规管的壶腹末端，注意面神经鼓室部分的密切关系。保留外侧半规管前壁可保护面神经鼓室段。切除后半规管的上段将暴露与上半规管共有的共同脚。然后上半规管也被打开。后半规管的下壶腹支通向前庭。在这个位于前庭外侧和下方的区域进行钻探，将向着内淋巴囊方向暴露前庭导水管。继续沿着共同脚磨除骨质将打开前庭。

将前庭与 IAC 分开的前庭壁只是一层薄薄的骨壳。然后继续磨除内听道上方和下方的骨质，来暴露内听道周围的致密骨（图 10.8）。重要的是要去除 IAC 周围的骨头，使超过一半的管道周长被骨架化，使管道最内侧的范围变得容易接近。

远外侧经髁入路

位于颅颈交界处背侧或前方和上颈区的病变的处理是极具有挑战性的神经外科问题。在过去，完全切除这些病灶是不可行的，患者经历了很高的发病率和死亡率。Fukushima 等开发的 ELITE 入路已经使这些病变中的许多得到了准确和安全的治疗。标准的 ELITE 入路用于背外侧下颅底手术，其基本概念是通过枕髁进入延髓腹侧区域，由 Seeger 在 1978 年首次描述[5]，后来由 Bertalanffy 和 Seeger 进一步发展[6]，Sen 和 Sekhar 率先在患者身上开展了该入路[7]。

ELITE 技术适用于椎动脉 – 小脑后下动脉（PICA）和椎 – 基底动脉交界部动脉瘤、下斜坡和枕大孔腹侧病变，以及颈静脉球瘤等颈静脉孔区肿瘤。靶向枕骨大孔区、延髓腹侧区、斜坡下部和颈静脉孔区的 ELITE 入路可分为两类，标准背外侧入路和

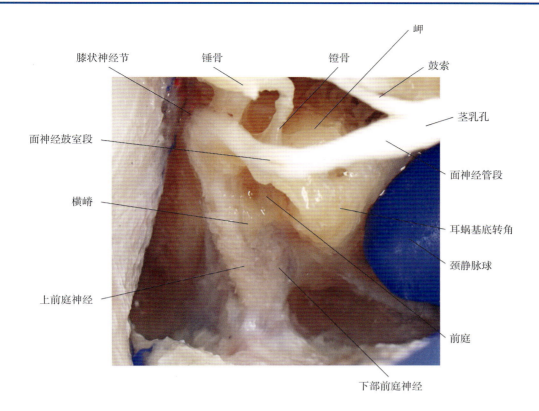

膝状神经节　　　　锤骨　　　　　镫骨　　　岬

鼓索

面神经鼓室段

茎乳孔

横嵴

面神经管段

上前庭神经

耳蜗基底转角

颈静脉球

下部前庭神经

前庭

图 10.8　在尸体标本上经迷路入路磨除迷路，暴露内听道硬膜

扩大前外侧入路。入路的选择依据病灶部位、大小和累及范围（图 10.9）。对于硬膜下肿瘤（A 型）和哑铃状肿瘤（B 型），可以通过患者侧卧位的 Lazy-S 切口进行背外侧入路（图 10.3b）。当肿瘤从颅内水平延伸到高颈区（雪人状，C 型肿瘤）时，通过耳后问号切口开展前外侧入路，患者仰卧，头部在耳、鼻和喉枕上横向旋转。

为了最大限度地平坦进入下斜坡，充分切除颈静脉结节是至关重要的。磨除颈静脉结节可显著增加对斜坡、枕骨大孔前方、延髓前方、椎 - 基底动脉的显微镜直视暴露（图 10.10）。由于工作空间狭小，磨除颈静脉结节的技术要求很高。用光滑或粗糙的钻头（2mm 或 3mm），将 C1 硬脑膜、舌下神经管和颈静脉下膜之间的三角形骨钻出，向斜坡交界处钻出 20mm 深。必须非常小心，以免损伤颈静脉下方脑膜和后组脑神经。

背外侧 ELITE 入路

体位和皮肤切口

患者置于 Fukushima 侧卧位，头部以与乙状窦后入路相同的方式固定。皮肤切口呈 Lazy-S 形，从乳突体后缘后 2~3cm 开始，在耳上水平经过星点上方（图 10.3b）。在翻开皮瓣后，解剖枕下肌群，使胸锁乳突肌（SCM）翻向前。第二层和第三层肌肉可以直接劈开，或者从乳突和枕骨分离并向后翻。通过骨膜下剥离显露 C1 椎板（必要时还可显露 C2 和 C3 椎板），以完成肌肉剥离。注意辨识颅外椎动脉 V3 段，它常位于枕下三角内的 C1 上方 J 沟内。然后行 C1 半椎板切除可进一步改善暴露情况。

开颅和枕髁磨除

乙状窦后乳突部分切除，然后枕下骨窗成形术暴露整个乙状窦后部和后颅硬脑。枕髁的磨除是该入路的关键。枕下外侧开颅手术后，打开枕大孔。沿着骨缘向外侧，直至髁窝。枕髁位于髁窝的前外侧，后界可看到关节面。我们开发了 3 种不同的 ELITE 手术方式：局限 ELITE 术式、标准术式和扩大术式。

局限 ELITE 术式：局限 ELITE 入路包括打开枕骨大孔并进行部分枕髁切除术。这适用于颅内舌下神经鞘瘤和舌咽神经鞘瘤、椎动脉 -PICA 动脉瘤和枕大孔小脑膜瘤。连续磨除髁窝和枕髁，该处经常会遇到髁后导静脉的出血。下一步向颈静脉球的下内侧继续磨除骨质。在大约 30% 的病例中，当枕髁的上内侧部分磨除（深度约 10mm）后，可以在 C1 硬脑膜前方看到舌下神经管，其平行于髁关节面，沿轻微的头侧（60°）方向走行（图 10.11）。过度磨除枕髁可能会导致头颈不稳，需要颈部固定支撑装

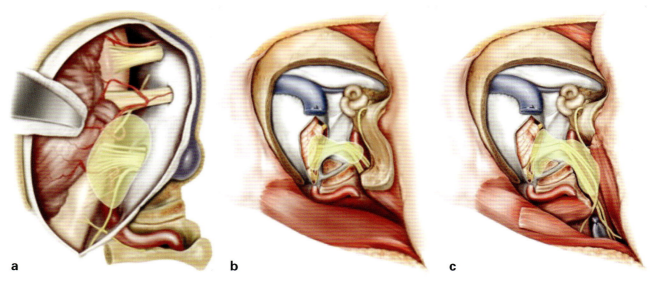

图 10.9　A 型硬膜内肿瘤、B 型哑铃状肿瘤和累及高颈段的 C 型雪人状肿瘤（a~c，黄色阴影）的极外侧颈静脉下经髁入路的分类、手术理念和适应证。(a) 位于颅内的 A 型肿瘤。(b) 延伸至颈静脉孔的 B 型肿瘤。(c) C 型肿瘤向高位颈区延伸

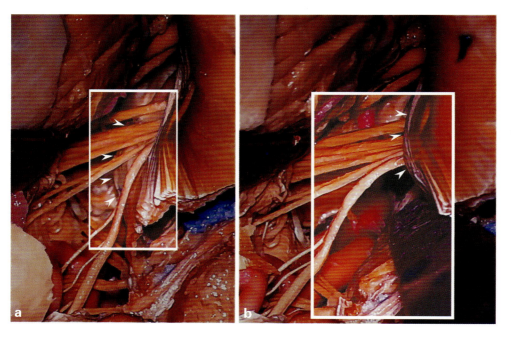

图 10.10　(a) 尸体解剖显示，采用颈静脉下经髁极外侧入路切除颈静脉结节（箭头）后，视轴发生了明显的变化。(b) 硬膜内的颈静脉结节干扰腹侧部分的视野。颈静脉结节切除后，可更好地观察腹侧结构

置，但本入路的骨磨除范围很少需要使用该类设备。对于伴有舌下神经管扩大的哑铃状肿瘤，在神经管周围进行额外的磨除可以适当暴露肿瘤以切除颅外部分，并充分暴露颈静脉球的后下部和颈内静脉内侧入颈静脉孔处。

标准 ELITE 术式：标准 ELITE 入路适用于累及舌下神经管或颈静脉球的硬膜内肿瘤、椎 – 基底动脉交界处动脉瘤、枕大孔 – 斜坡脑膜瘤、颈静脉孔区肿瘤和 C1~C2 脑膜瘤。在上述局限 ELITE 术式的基础上，进一步磨除颈静脉结节，从而获得由舌下

神经管上方的三角骨向上的平坦视野。

颈静脉结节是一种位于斜坡和枕骨髁部交界处的骨性结构，它阻碍了手术暴露位于下斜坡和延髓前区的病变。磨除颈静脉结节是获得平坦视野的关键，从而避免过度的小脑牵拉以获得满意的手术暴露（图 10.10）。CNs Ⅸ、CNs Ⅹ 和 CNs Ⅺ 位于颈静脉结节的表面。向斜坡交界方向磨除颈静脉结节，深度约 2cm。新开发的超声骨刀（如前所述）可能会降低磨除过程中后组脑神经损伤的风险。

扩大 ELITE 术式：扩大 ELITE 入路需要进行枕

髁次全切除、椎动脉移位和部分斜坡切除术。此入路适用于大型舌下或舌咽神经鞘瘤、大型侵袭性脊索瘤和颅外椎动脉 V3~V4 病变的处理。如果病变延伸到斜坡的正中甚至对侧，则必须在颈静脉结节的基础上进一步切除斜坡骨质。因此，C1 和 C2 的半椎板切除，并伴有椎动脉移位是必要的。这将为显微镜下平坦视野的获得及手术器械的顺利操作提供便利。

在舌下神经管的上方和后方磨除骨质。通过这种扩大入路，工作范围可最终将扩展至颈内动脉上升段 C5，乃至对侧颈内动脉的岩骨段 C6。

硬膜切开

弧形切开硬膜，始于乙状窦后上方数毫米处，一直延伸至椎动脉入颅处后方，止于 C2 椎板上方（图10.12）。在切除枕大孔外侧缘、枕髁上内侧和颈静脉结节后，可以直视 CPA 下方和头颈交界区域（图 10.10）。

前外侧 ELITE 入路

前外侧 ELITE 入路是一种扩大的经髁入路，胸锁乳突肌向后牵拉，从而获得颈静脉下更前方的显露。根据肿瘤的大小、侵袭性和来源，个体化决定颈静脉下和高颈段的暴露范围。

体位和皮肤切口

患者置于仰卧位，头部向对侧旋转（图 10.3B）。行问号皮肤切口，开始于耳上点后 2~3cm 处。然后切口稍向下弯曲，正好经过星点后方，然后继续向下穿过 SCM 的前缘，朝向下颌角。牵开皮肤后，暴露出胸锁乳突肌和横跨胸锁乳突肌的耳大神经，其位于乳突尖端下方 2~3cm 的皮下组织中，可见呈斜行走行。

颈部侧方解剖

由乳突分离胸锁乳突肌并翻向后，再将二腹肌翻向前这将保证在必要时最大限度地暴露 ICA 高颈段、颈总动脉分叉处、颈内静脉和后组脑神经的咽旁部分。在分离二腹肌时，需注意保护面神经小分支。小心切开颈动脉鞘可看到这些神经血管结构。副神经位于胸锁乳突肌下面，可看到并通过电生理

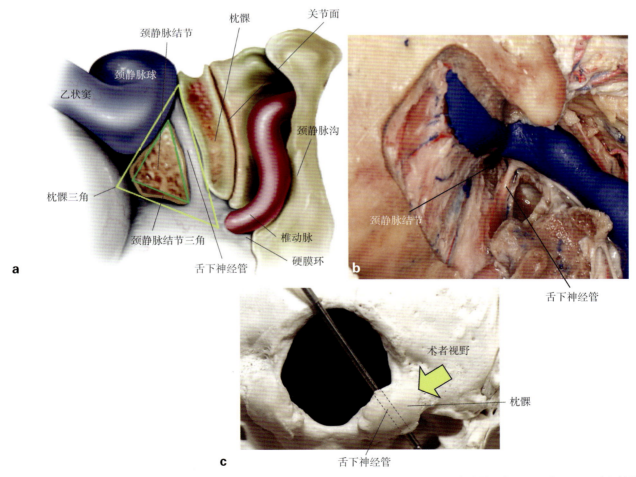

图 10.11　局限 ELITE 入路的枕髁磨除和舌下神经管暴露。（a）枕髁三角（黄色）、颈静脉结节三角（绿色）和舌下神经管的关系示意图。（b）尸体标本展示枕髁磨除和舌下神经管暴露。（c）颅骨下面观显示术者视角和舌下神经管

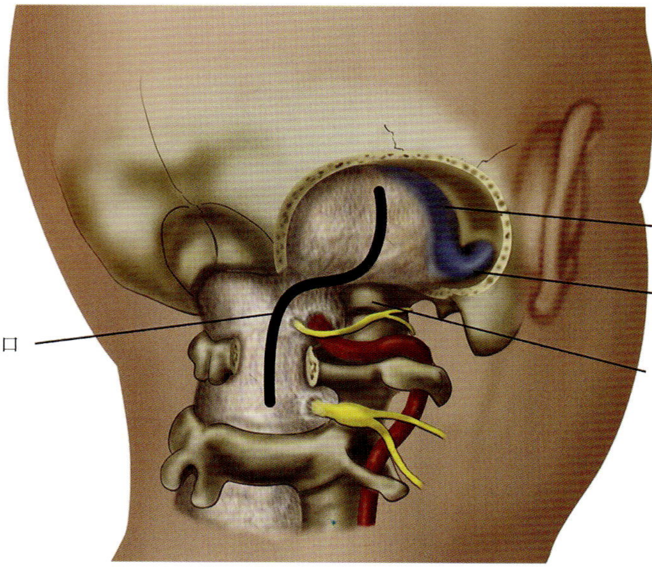

图 10.12　极外侧颈静脉下经髁入路的硬膜切口

乙状窦

颈静脉球

将要磨除的枕髁部分

硬膜切口

验证。它在 C1 横突水平向上走向，80% 位于颈内静脉表面，20% 位于其下面

二腹肌下方可辨认舌下神经外周段，位于下颌下角的面静脉下面。在颈动脉鞘内位于 ICA 下面。舌下神经向上跨过颈外动脉和颈内动脉，与迷走神经在 C1 横突水平汇合。舌咽神经跨过 ICA 高颈段，和颈深筋膜混合，难以辨认。最好在暴露舌咽神经管和颈静脉球神经部的时候精准解剖舌咽神经外周段。

暴露颅外椎动脉

颅外椎动脉 V3 水平段可在 C1 椎板的 J 沟内识别。V3 后膝的 1~2 根小肌支可予电凝并切断。在椎动脉进入硬膜前，往往由脑膜后动脉发出。然后锐性分离寰枕筋膜和静脉。椎动脉由 C2 到入颅的硬膜外全长需仔细暴露。

乳突切除和枕下开颅

行枕下开颅和迷路后及迷路下磨除。大多数情况下，需保留半规管和耳蜗，以保护听力。沿着二腹肌沟向下磨除骨质至暴露整个颈静脉球。

经髁和经颈静脉结节骨质磨除

磨除枕髁后侧和上内侧 1/3，暴露舌下神经管。打开舌下神经管全长可以暴露颅内和管内解剖结构，是完整切除肿瘤的关键。磨除颈静脉结节可直视下斜坡、枕大孔和延髓前方，是该入路获得硬膜下最大暴露的关键。

硬膜切开

如背外侧 ELITE 切开硬膜，应可以直视枕髁上内侧、颈静脉结节、CPA 下方和头颈交界处。锐性分离蛛网膜，暴露脑干侧方和椎动脉。外科医生应清晰辨认如下结构：CNs Ⅳ～Ⅻ，PICA，小脑前下动脉，椎 - 基底动脉，ICA，颈外动脉和颈内静脉（图 10.13）。

■ 联合幕上下入路

中颅窝岩前入路

硬膜外颞下经中颅窝入路已成为当前最常用的颅底入路。该入路可暴露海绵窦侧壁，并切除岩尖到达中脑和脑桥侧方，或打开内听道。中颅底手术用于切除内听道内听神经瘤、岩骨和海绵窦内脊索瘤、三叉神经鞘瘤、中小岩斜脑膜瘤，以及基底动脉小脑后动脉小脑上动脉相关的血管病变。彻底了解海绵窦区域、中颅底的局部解剖，是实施该入路的关键。

标准中颅底入路

体位、皮肤切口、开颅、硬膜抬起

患者置于 Fukushima 侧卧位，如乙状窦后入路固定。皮肤切口在耳前始于颧弓根水平，弧形弯向上，过鳞状缝水平（图 10.3a）。切开颞肌，以颧弓根为中心，做 5cm×5cm 颞部骨窗。骨窗下缘，尤其是颞骨内板，需进一步磨除以平中颅底。沿着中颅底右前向后抬起硬膜。抬起硬膜的方向非常重要，因为 15% 的膝状神经节位于中颅底的裂隙下。可通过面神经电刺激确认膝状神经节位置。在侧方确认岩骨脊，并固定硬质硬膜外牵开器。辨识覆盖上半规管的弓状隆起（图 10.14a）。但外科医生应牢记，解剖部位并非一成不变。需利用术前薄层骨窗 CT 再次确认弓状隆起和上半规管的位置关系。

磨开内听道

在磨除岩骨前，医生应指向内听道的大致方向。内听道的方向即外耳道的直接内侧延伸。辨认岩浅

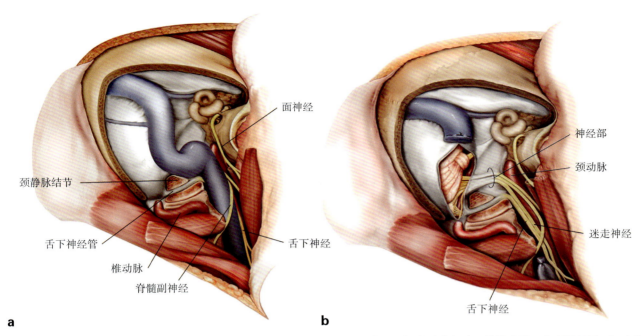

颈静脉结节
舌下神经管
椎动脉
脊髓副神经

面神经

舌下神经

a

神经部
颈动脉

迷走神经

舌下神经

b

图 10.13 前外侧极外侧颈静脉下经髁入路，乙状窦结扎前后解剖关系示意图。(a) 乳突切除，枕髁磨除，高颈段暴露。(b) 结扎并切除乙状窦到颈内静脉段，暴露后组脑神经

大神经（GSPN）可帮助定位膝状神经节和弓状隆起，并进一步确认内听道。House[8]、Fisch[9]、Garcia-Ibanez 和 Garcia-Ibanez[10] 都已经描述过确认内听道的技术。其中 Garcia-Ibanez 和 Garcia-Ibanez 推广的内侧磨除技术最简单、安全。一旦确认了弓状隆起和膝状神经节，医生就可沿着弓状隆起和 GSPN 夹角的二分线内侧磨除骨质，磨至接近岩骨脊，这是最安全地找到内听道的方法。在内听道口附近，可磨至内听道硬膜 270° 骨骼化。在磨钻接近内听道底时，只能磨除顶部。过多的磨除会破坏前方的耳蜗和后方的上半规管。在 IAC 暴露完成之前，不应打开硬脑膜。打开 IAC 硬脑膜后进行钻孔可能会损坏 IAC 内容物。特别注意外侧 IAC。面神经的迷路段由内听道底走行至膝状神经节（图 10.14b）。

硬膜打开和肿瘤切除

完全暴露内听道后，沿着后缘切开硬膜，避开前方的面神经（图 10.14c）。如果肿瘤向后颅侵袭较多，应进一步分离岩上窦，以获得对 CPA 区域更多的暴露。这部分必须小心仔细处理，因为一旦出血，空间受限，极难止血。发生这种情况时，最好的办法是经中颅底快速行迷路切除，从而充分暴露 CPA 区域，以控制出血。

扩大中颅底和岩前入路

在标准入路的基础上，扩大中颅底入路进一步向前磨除岩骨脊至三叉神经压迹。由三叉神经下颌

支开始分离硬膜夹层。磨除菱形区，暴露 ICA 横段（C6 段）、外展神经全长和 Dorello 管。该入路适用于听力尚存的局限于岩尖和岩斜交界较小肿瘤（小于 2cm）的患者。用于主体位于幕上及向前累及海绵窦的肿瘤。可便于术者全切肿瘤，这对于年轻患者尤其重要。

体位、皮肤切口和开颅

体位同标准入路。做向前弯的问号形切口（图 10.3a）。由颧弓根处游离颞肌并拉向前。从而在不卸除颧弓的前提下获得对中颅底的平视。做 5cm × 5cm 骨窗，1/3 位于外耳道后、2/3 位于外耳道前。进一步磨除骨窗下缘的骨质，以获得对中颅底的平视。

硬膜抬起

硬膜由后向前抬起，同标准入路。在棘孔处离断脑膜中动脉，在前方暴露入卵圆孔的三叉神经下颌支。向后方抬起硬膜，暴露弓状隆起和三叉神经压迹之间的骨质。牵开颞叶硬膜，扩大中颅底空间。在颞叶硬膜和三叉神经鞘之间锐性分离。从而扩大硬膜外通道。然后暴露菱形区（图 10.14a）。相关解剖标记为：（1）GSPN 与三叉神经的交点；（2）三叉神经孔；（3）弓状隆起和岩骨脊的交点；（4）GSPN 和弓状隆起的交点。菱形区即骨质磨除范围。

硬膜外骨质磨除

磨除菱形区由暴露内听道开始，如前所述。暴露内听道硬膜，然后辨识 GSPN 和膝状神经节。GSPN 下方是 ICA 岩骨段 C6，有时表面并没有骨质。

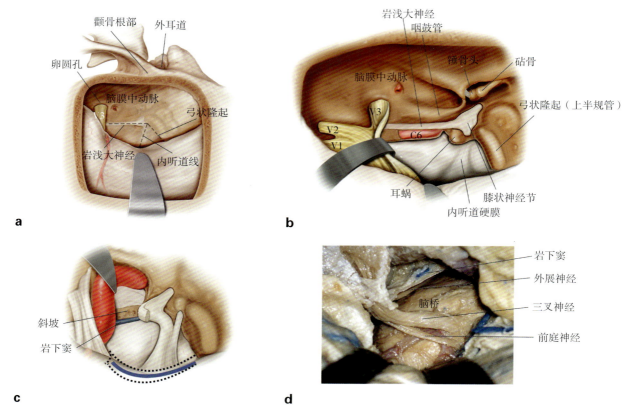

图10.14 中颅底入路图示。（a）中颅底和菱形区的解剖关系，（b）磨除菱形区骨质后的解剖，（c）切开硬膜（虚线），（d）尸体图片

耳蜗位于膝状神经节和内听道的交点。磨除内听道和ICA之间较软的骨质，避免损伤覆盖耳蜗的后外侧骨质。可以在三叉神经V3支后缘和弓状隆起之间暴露后颅窝硬脑膜。

暴露岩下窦和磨除岩尖

磨除内听道和ICA之间的骨质，暴露内听道下方的硬脑膜。继续向下暴露岩下窦（图10.14b）。磨除该窦相邻的骨质直至暴露斜坡的松质骨。在前端，去除破裂孔旁的岩尖骨质，它位于三叉神经半月节下方。再向后方打开破裂孔。

硬膜打开和三叉神经硬膜环

在三叉神经孔处分离岩上窦。岩上窦上方的硬膜，由三叉神经孔向弓状隆起切开（图10.14c）。在岩下窦下方的后颅窝硬脑膜，平行上述切口做第二个硬膜切口。在三叉神经孔处结扎窦的前端。在天幕内侧做矢状切口，长8~10mm。向上方缝线牵拉天幕切口。打开三叉神经孔周围的硬脑膜。继续向岩下窦方向打开后颅窝硬膜。沿着岩下窦切开硬脑膜，从而彻底切除该处的后颅窝硬脑膜在此基础上，可以看到CNs Ⅳ～Ⅷ、基底动脉、小脑前下动脉、小脑后动脉、小脑上动脉（图10.14d）。扩大中颅底入路可处理累及CPA、海绵窦、桥前斜坡的后颅窝病

变。有可能在处理天幕上下肿瘤的同时保留听力。主要缺陷是对颞叶的牵拉程度远大于标准入路。

联合岩骨入路

岩斜区和海绵窦后方的肿瘤是神经外科最棘手的问题。位置深在，解剖复杂，累及多组脑神经、血管和脑干，都给神经外科医生带来了巨大的挑战，很难在完整切除的同时减少致残率。岩斜区病变包括脑膜瘤、神经鞘瘤、脊索瘤、软骨肉瘤、表皮样囊肿、血管瘤、动静脉畸形和基底动脉顶端动脉瘤。为了暴露岩斜区，有诸多颅底入路，包括额颞经海绵窦入路、中颅底岩前入路、经迷路或乙状窦后入路和联合岩骨入路。应根据肿瘤大小、范围、血供、质地和患者症状及年龄选择最合理的入路。联合岩骨入路适用于大多数累及幕上下的巨大岩斜病变。

自1982年，Fukushima已经逐步完善了该入路的解剖和分离技巧。在需要更前方暴露的病例，可由迷路后、经迷路、经耳蜗和经耳等入路改良乳突处理技术。联合幕上下经岩骨入路提供了由动眼神经周围的前床突到后组脑神经再到整个脑干的最佳

显微暴露。融合了扩大中颅底入路、经乳突入路和乙状窦后入路。合理的体位、持续的腰穿引流、拉贝静脉的保护、最小的颞叶牵拉、神经血管结构和脑干面的保护，是安全暴露的关键。为了美观需求和防止脑脊液漏及感染，还包括水密硬膜缝合、腹部脂肪移位、筋膜瓣移位、钛板修补。

体位和皮肤切口

体位同乙状窦后入路。大"C"形皮肤切口，由额部向颞部（外耳道上方4~5cm）、再向枕部、枕下（乳突体后2cm、星点下1cm），最终到乳突尖下方1cm（图10.3b）。也可以使用"厨师帽"切口（图10.3b）。

三层分离

解剖瓣对关颅时的水密闭合必不可少。需要通过3层分离获得解剖瓣。经典方法里，皮瓣、筋膜骨膜瓣和肌肉瓣即3层解剖瓣，其中筋膜骨膜瓣用于术毕重建。但我们也遇到过数周后解剖瓣萎缩，从而导致脑脊液漏或感染。可通过补充含有颞浅动脉的帽状腱膜瓣，来避免这一问题，即颞浅动脉强化筋膜瓣（图10.15）。该瓣更厚、血供更好，不易萎缩，避免了脑脊液漏和感染。颞肌翻向前，枕下肌肉由乳突全层分离翻向后下，从而暴露乳突体和枕骨。

迷路后乳突磨除和 L 形开颅

根据手术需要，决定是否磨除骨迷路。完成乳突切除术后，实施"L"形开颅，结合了枕下和颞枕开颅（图10.16）。

中颅底硬膜外分离和菱形区磨除

在完成乳突切除术后，"L"形开颅，硬膜悬吊，开始暴露中颅底菱形区。术区和前述的中颅底入路稍有不同。由于乳突切除术已经完成，故上半规管的后方即弓状隆起已经磨除（图10.17）。

硬膜打开

有两种硬膜 – 天幕切开方式。经典的 L 形硬膜切口始于乙状窦前，止于乙状窦汇入颈静脉球处（图10.18a）。该切口在乙状窦横窦转角上方5mm跨过岩上窦，弯向前至颞下硬膜。当需要更宽的术野或者处理基底较宽的大岩斜脑膜瘤时，需要平行切开天幕（图10.18a）。需注意不要切开乙状窦旁的硬膜，避免损伤拉贝静脉。该"L"形切口可提供足够的手术空间，暴露桥前池、CPA 脑干旁区域、颞下颅底。尽量避免颞叶牵拉、术后颞叶水肿，这些会引起术后重要并发症。在该入路中，需要数小时两块脑压板牵拉颞叶。为了避免形成颞叶挫伤或水肿，需要尽可能低地做颞下切口并平行于岩上窦，从而利用硬膜保护颞叶。

天幕切除（鲨鱼鳍形切除）

对于岩斜或天幕脑膜瘤，菱形切除天幕（图10.18b）。切口后缘至天幕缘并避开滑车神经（图10.18c）。然后向前辨认滑车神经进入天幕处。滑车神经的硬膜袖切开6~8mm（不进入海绵窦后方）。由该点垂直向上，切至三叉神经纤维环（经海绵窦后

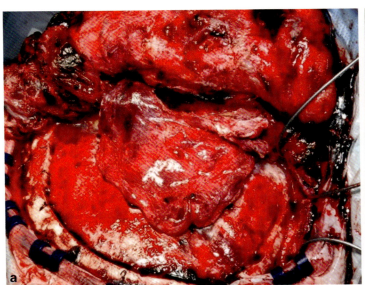
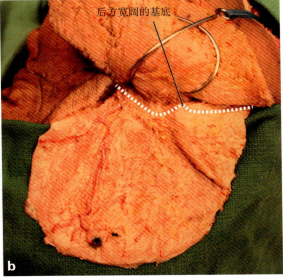

后方宽阔的基底

图10.15　联合岩骨入路采用的颞浅动脉强化筋膜瓣。（a）术中照片。（b）尸体解剖显示后方宽阔的基底（虚线）

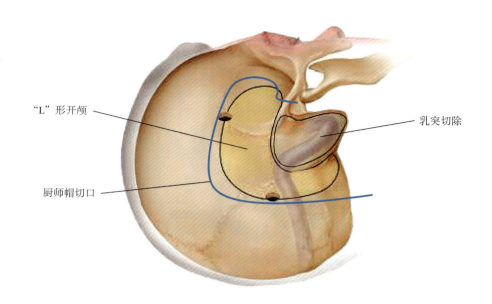

图 10.16 联合岩骨入路示意图

"L"形开颅
乳突切除
厨师帽切口

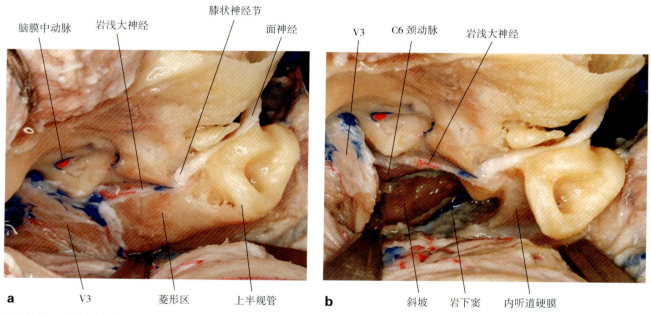

脑膜中动脉　岩浅大神经　　膝状神经节　　面神经　　　　　V3　C6 颈动脉　　岩浅大神经

a　V3　　菱形区　　上半规管　　　　**b**　斜坡　岩下窦　内听道硬膜

图 10.17 乳突切除术后的中颅底菱形区磨除（尸体标本的联合岩骨入路）。（a）菱形区磨除之前。（b）菱形区磨除后，可见岩下窦、斜坡，向前移位三叉神经

方连接），并切除纤维环的背侧部分（图 10.18d）。采用 Surgicel 或双极电凝处理岩上窦前端或海绵窦的出血。识别并保护滑车神经脑池段、小脑上动脉和大脑后动脉 P2 段。抬起已经形成的颞下平行切口，切开岩上窦前端，三叉神经纤维环。切开纤维环的上半部分，从而广泛打开三叉神经孔。

该入路下方经乙状窦前暴露，术者可以看到第

Ⅶ～Ⅺ对脑神经，及 AICA 和 PICA。注意保护面神经和听神经硬膜下及硬膜外的全长。外展神经位于面听神经和三叉神经的腹侧，向上走行进入 Dorello 孔。CPA 上方区域的解剖暴露脑池内的滑车神经，其走行于大脑后动脉和小脑上动脉之间。在前颞下区域和岩幕连接处，可以看到动眼神经、远端滑车神经、三叉神经根和基底动脉上段（图 10.19）。

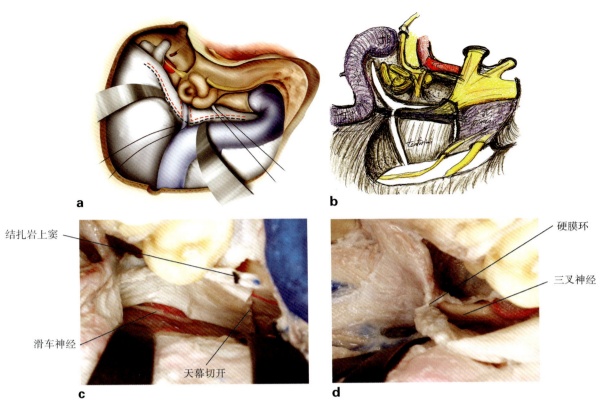

a　　　　　　　　　　　　**b**

结扎岩上窦

滑车神经

天幕切开

c

硬膜环

三叉神经

d

图 10.18　联合岩骨入路的硬脑膜打开和天幕切除。（a）两种打开硬脑膜的方法：经典"L"形硬脑膜切开（黑色虚线）和包含平行切口的"L"形硬脑膜切开（红色虚线）。（b）作者画图展示硬脑膜切口和天幕切除（左侧）。尸体解剖显示（c）结扎岩上窦、内侧切开天幕（d）打开三叉神经纤维环从而完成天幕切除

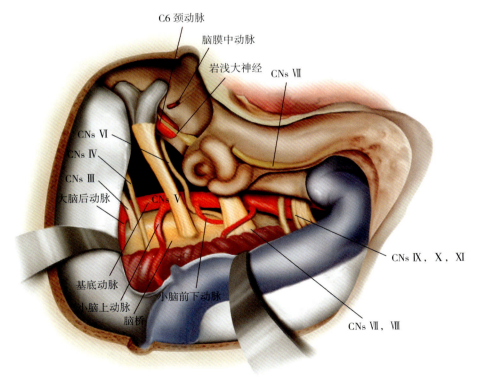

C6 颈动脉

脑膜中动脉

岩浅大神经

CNs Ⅶ

CNs Ⅵ

CNs Ⅳ

CNs Ⅲ

大脑后动脉

CNs Ⅴ

CNs Ⅸ，Ⅹ，Ⅺ

基底动脉

小脑前下动脉

小脑上动脉

脑桥

CNs Ⅶ，Ⅷ

图 10.19　硬膜切开和天幕切除后的术区示意图。缩写：Ⅲ. 动眼神经（CNs Ⅲ）；Ⅳ. 滑车神经（CNs Ⅳ）；Ⅸ. 舌咽神经（CNs Ⅸ）；Ⅴ. 三叉神经（CNs Ⅴ）；Ⅵ. 外展神经（CNs Ⅵ）；Ⅶ. 面神经（CNs Ⅶ）；Ⅷ. 前庭耳蜗神经（CNs Ⅷ）；Ⅹ. 迷走神经（CNs Ⅹ）；Ⅺ. 副神经（CNs Ⅺ）

颅底重建和关颅

为了防止术后脑脊液漏和感染，采用筋膜进行硬膜水密缝合，并用带蒂瓣和腹部脂肪行颅底重建（图10.15）。可通过修建带蒂瓣的基底宽度，来调整它需要覆盖的位置。在颞肌底部纵行切开小口，穿过带蒂瓣，从而伸向后方。如果后颅窝没有硬膜缘可用于缝合，则将骨膜瓣紧密覆盖于前中后颅底及颈静脉球上方。然后才有小钛板将骨膜瓣固定于颅底骨质，保证水密关闭。腹部脂肪用于硬膜外，填满各类空隙和骨质缺损。再用纤维蛋白胶进一步黏合脂肪。然后将带蒂瓣缝合至颞部及乙状窦后硬膜，覆盖脂肪填充。

■ 脑干侧方海绵窦血管瘤入路

对于脑干侧方海绵状血管瘤，需要精确选择合适的手术入路。根据笔者100例的脑干海绵状血管瘤手术经验，主要依据两点选择手术入路：对脑干周围结构的损伤最小化，尽可能全部切除病灶。据此，我们根据离血管瘤血肿腔较近的脑干软膜或室管膜面。磁共振对于精准定位血管瘤并选择最优的手术入路非常重要。乙状窦后入路用于中脑、脑桥、延髓侧方的血管瘤。枕叶经天幕入路用于丘脑中脑和中脑血管瘤，联合岩骨入路用于脑桥血管瘤。此外，我们曾采用中颅底入路于1例脑桥病例、ELITE入路于1例延髓病例。

■ 结论

掌握颅底入路是安全到达并切除脑干内或其周围病变的必要条件。致力于脑干手术的医生应该熟悉这些入路和它们的各种变体，并且应该明智地应用这些入路，使手术对他们的患者安全有效。

参考文献

[1] Dolenc V. Direct microsurgical repair of intracavernous vascular lesions. J Neurosurg 1983;58(6):824–831.

[2] Kanzaki J, Kawase T, Sano K, Shiobara R, Toya S. A modified extended middle cranial fossa approach for acoustic tumors. Arch Otorhinolaryngol 1977;217(1):119–121.

[3] Day JD, Kellogg JX, Tschabitscher M, Fukushima T. Surface and superficial surgical anatomy of the posterolateral cranial base: significance for surgical planning and approach. Neurosurgery 1996;38(6):1079–1083, discussion 1083–1084.

[4] Ohue S, Fukushima T, Friedman AH, Kumon Y, Ohnishi T. Retrosigmoid suprafloccular transhorizontal fissure approach for resection of brainstem cavernous malformation. Neurosurgery 2010;66 (6, Suppl Operative):306–312, discussion 312–313.

[5] Seeger W. Atlas of topographical anatomy of the brain and surrounding structures for neurosurgeons, neuroradiologists, and neuropathologists. New York, NY: Springer-Verlag; 1978.

[6] Bertalanffy H, Seeger W. The dorsolateral, suboccipital, transcondylar approach to the lower clivus and anterior portion of the craniocervical junction. Neurosurgery 1991;29(6):815–821.

[7] Sen CN, Sekhar LN. An extreme lateral approach to intradural lesions of the cervical spine and foramen magnum. Neurosurgery 1990;27(2):197–204.

[8] House WF. Surgical exposure of the internal auditory canal and its contents through the middle, cranial fossa. Laryngoscope 1961;71:1363–1385.

[9] Fisch U. [Transtemporal extralabyrinthine surgery of the internal auditory canal] Arch Klin Exp Ohren Nasen Kehlkopfheilkd 1969; 194(2):232–243.

[10] Garcia-Ibanez E, Garcia-Ibanez JL. Middle fossa vestibular neurectomy: a report of 373 cases. Otolaryngol Head Neck Surg 1980;88(4):486–490.

第十一章　脑干的内镜入路

Alaa S. Montaser, André Beer-Furlan, Ricardo L. Carrau, Bradley A. Otto, Daniel M. Prevedello

摘要

后颅窝腹侧中线区域，包括斜坡和脑干腹侧区域，是最难以到达的手术区域之一。由于大部分中线后颅底神经血管结构位于背侧、嘴侧和侧方，倾向于经前方经鼻内镜手术入路。理解这一区域解剖结构关系对于经鼻内镜入路非常重要。这一章节仔细描述了经鼻内镜入路到达后颅窝和脑干腹侧，强调了主要的解剖结构、术前计划，和到达中脑、脑干和延髓的不同入路。并进一步讨论总结经验，分析了这一入路潜在的问题和技术要点。

关键词：经鼻，内镜，脚间，颅窝，经岩骨入路，脑干腹侧

■ 介绍

后颅窝中线腹侧区域，包括斜坡和脑干腹侧，是最具挑战难以到达的手术区域之一。不同的显微手术入路，包括额下经颅底，Kawase 前岩骨切除，乙状窦后，乙状窦前及远外侧入路，能够提供到达腹侧颅底特定部位，有时有局限性，并且具有一些缺点。这些弊端包括对侧颅底结构的过度切除，为到达深部结构对脑组织的牵拉，和中线结构的有限暴露[1]。

后颅窝经鼻经蝶入路避免了这些缺点，能够直抵手术区域，具有更好的放大倍数和近距离视野，同时能够避免脑组织牵拉和最小的神经血管操作，因此能减少死亡率[2]。

由于后颅窝中线区域将神经血管结构推移至背侧、嘴侧及侧方，经前方经鼻经蝶手术入路是令人期待的。内镜技术的应用不仅能提供深部区域的动态抵近视野，也能帮助看清手术区域中阻挡的神经血管结构，使手术更加安全[3]。

这一章节仔细描述了后颅窝和腹侧脑干的内镜下经鼻入路，强调了主要的解剖关系，总结经验，讨论了可能存在的问题和技术难点。

■ 手术解剖

蝶窦

蝶窦的形状和大小可变，内部空间大部分不对称，并且经常被不位于中线的分隔分开。即使只有一个分隔分开蝶窦腔（占48%），也经常不位于中线。在87%个体，蝶窦内部分隔可通向颈内动脉[3, 4]。

蝶窦在冠状位是三角形，并且在侧侧方向比背腹方向更大。根据气化程度，能够分辨3种不同类型的窦：甲介型、鞍型和鞍前型[5]。在甲介型，蝶窦是一个没有气房的坚实的骨块，或者它不会超过蝶骨甲。这种类型通常出现在小于12岁的儿童。鞍前型包括一个气房后方不超过蝶骨比的垂直平面。这一类型占11%~24%的个体。在鞍型，气房延伸至鞍区下方蝶骨体并且一直向后到斜坡。这种类型的气化最常见，占76%~86%的病例[3]。

蝶窦有前壁、底壁、两侧侧壁、顶部和后侧壁。蝶窦前壁由蝶骨甲、蝶窦开口和嘴部组成。蝶骨嵴位于前壁，并且与鼻中隔骨性部分相连，由犁骨和筛骨垂直板组成[3]。蝶骨嘴部位于蝶窦壁的前下部，作为蝶窦底壁下部的分界。偶尔地，蝶窦的气化会向前延伸经嘴部至鞍隔。一般嘴部气化越多，自然的蝶窦开口越靠外侧[5]。蝶窦开口是一个圆形或椭圆形裂孔，经此在上鼻甲后方蝶窦敞开至蝶筛隐窝。只有约48.3%的个体具有这个隐窝[5]。

在蝶窦侧壁能识别不同的解剖标记，特别是气化良好的蝶窦。在从上到下的方向上，能够看到3个凸起：视神经管、颈内动脉，以及上颌神经[5]。骨性的侧方蝶窦壁覆盖颈内动脉和视神经经常非常薄，并且在一些部位可能缺如[3]。在这些骨性凸起之间能识别一些隐窝和沟槽。侧方的视神经颈内动脉隐窝是位于视神经上方和颈内动脉下方的一个浅的隐窝，在视柱气化好时更加明显。视神经颈内动脉隐窝的内侧提示鞍结节的外侧部分，这部分连接了视神经

151

管起源处侧和鞍旁颈内动脉后侧壁。也就是说，鞍结节连接了两侧视神经颈内动脉隐窝的内侧[5]。

翼管神经（神经位于翼管内）经过蝶窦下壁侧方到达翼窝。在蝶窦气化良好的状态下，由于翼管骨性上壁的缺损，此神经可直接与蝶窦黏膜相连。翼管神经甚至能够突出到蝶窦中，位于骨缘。

在后壁，斜坡隐窝位于垂体凸起下方。斜坡隐窝是一个宽沟相当于斜坡的蝶骨部分。

在蝶窦顶壁，从后到前可见鞍结节，视交叉前沟，以及蝶骨平台。鞍背和后床突组成了蝶鞍的后侧界，海绵窦形成了侧方界限[5]。

斜坡

斜坡（坡地的拉丁语词）分隔了后颅窝和鼻咽部。由两部分组成：基蝶骨和基枕骨。前者相当于蝶骨体后部分，后者相当于枕骨的基底部[6]。斜坡位于后方并且向下延伸至蝶窦。这种与蝶骨的解剖关系非常特殊，使之能够通过经蝶和鼻咽部位的手术路径达到[7]。

根据经鼻入路的颅外标志，可将斜坡分为上、中、下 3 个部分。这种分类有助于根据病变的位置和需要暴露的特定区域，更好地分节段经斜坡入路。因此，为了更精准经鼻内镜入路达到颅内结构，需要更彻底地理解颅内外结构和颅内结构之间的关系[1]。

从经鼻内镜角度来看，斜坡从嘴侧到尾侧可分为 3 个部分：

· 上 1/3 包括鞍背和后床突，并向下延伸到鞍底水平。

· 中 1/3 从蝶鞍下部延伸到蝶骨底（当蝶骨高度气化时到达后鼻孔顶部水平）。

· 下 1/3 从蝶骨的底壁 / 后鼻孔顶壁延伸出来，向下到达枕骨大孔[8]。

后颅窝经蝶窦入路经过斜坡的上 2/3 部分。另一方面，经鼻咽区域能通过下斜坡到达后颅窝。在这种情况下，在蝶骨喙下方钻孔通常是足够的[2]。

斜坡上 1/3 的颅骨内表面与鞍区相关，向后可达中脑。斜坡中部 1/3 面对脑桥。下 1/3 位于延髓前方。斜坡的颅外表面向上到中下斜坡交界处的咽结节[6]。岩斜裂将上斜坡和中斜坡与颞骨岩部分开[2]。

裂孔和海绵窦段颈内动脉斜坡旁段位于斜坡中央 1/3 处旁，然而在其下方，斜坡两侧缘为岩枕裂，即为岩下窦的压痕。颈内动脉在此水平向两侧更远，因此枕髁和舌下神经管提示解剖的外侧界限[5, 6]。外展神经（第Ⅵ对脑神经）在进入 Dorello's 管和海绵窦前，向上方和侧方位于椎 - 基底动脉结合部（VBJ）

上方沿着斜坡腹侧走行，因此非常容易损伤[5, 6]。

每 1/3 的斜坡有各自的鼻腔、骨性结构、硬膜、脑池蛛网膜下腔解剖，以及相应的动脉、神经和一部分脑干，将根据不同部位分析[8]。

上斜坡

斜坡上 1/3 的吻侧界限为中线的鞍背和旁正中区域的后床突。这种入路的目的是到达脚间窝和其前方的垂体腺。有一些手术过程中由于已经全垂体功能减退，垂体腺可被牺牲。然而，当垂体腺功能正常时，需要进行垂体移位。在这种情况下，理解覆盖在鞍内侧的两侧硬脑膜非常重要：骨膜层和脑膜层。只有有骨质处有两层硬膜，否则只有单层硬膜。因此，蝶鞍在面部，底层和后壁有两层硬膜，在两层之间为连接两侧海绵窦的静脉通道，即上、下和后方海绵间窦。然而在侧壁上，蝶鞍区只有一层脑膜，将其与海绵窦内侧壁分隔开。当进行垂体转位时，这是一个非常重要的概念，此时不应侵犯垂体囊，并且小心将垂体韧带从海绵窦内侧壁上剥离出来，这样垂体腺即可向上移位[8]。

后海绵间窦位于垂体后方，当垂体移位时仍附着于垂体。斜坡硬膜滋生的基底静脉从位于鞍背后方，位于后海绵间窦后方[8]。

当进行垂体移位时，了解垂体上动脉、垂体下动脉的解剖结构及其与鞍区其他结构的关系非常重要。垂体下动脉起自颈内动脉海绵窦段脑膜垂体干，向内侧向垂体走行。此动脉在海绵窦内走行，然后从后方穿过内侧壁，主要供应垂体后叶。垂体上动脉从颈内动脉床突旁段内侧发出。它沿着垂体柄和视交叉的方向从颈内动脉腔进入蛛网膜下腔[9]。

在鞍结节下方，左右两侧颈内动脉距离最近，平均为 13.9mm（范围 10~17mm）[3]。

一旦鞍背被移除，基底静脉丛的硬膜即被暴露。打开硬膜可暴露脚间窝。中脑可从后方暴露，切除 Liliequist 膜后可直视。在脑干前方可见基底动脉尖端及其分支。动眼神经（第Ⅲ对脑神经）延伸入 Liliequist 膜组成了这个入路的侧方界限（图 11.1）。

中斜坡

斜坡中段上方受限于鞍底，下方受限于蝶骨底，在气化良好的的蝶窦中位于蝶骨底水平。斜坡侧方颈内动脉的结节凸起限制了中斜坡的侧方。在这一区域，斜坡旁的海绵窦段颈内动脉分开平均 17mm[3]。当中斜坡的骨质被磨除，斜坡硬膜及其滋生的基底静脉丛会被暴露[8]。

基底静脉丛（也称为斜坡静脉丛）被位于斜坡

后方硬膜间的大海绵间静脉连接，延伸至鞍背后侧。在海绵窦上部、岩下窦外侧、边缘窦和硬膜外静脉从下与海绵窦之间连通，沿海绵窦后壁形成较大的静脉汇流区。它是两个海绵窦之间最大的连通通道。第Ⅵ对脑神经经常从岩下窦向海绵窦后方汇合处水平穿经基底静脉。这一解剖关系非常重要，并且应该在进行岩骨切除术时注意，以免损伤第Ⅵ对脑神经[2, 5]。

一旦打开硬膜并控制基底静脉丛，能到达脑干前池并从后方观察脑干及其前方基底动脉。这一入路侧方被第Ⅵ对脑神经限制（图 11.2）。

下斜坡

斜坡的下 1/3 与下方枕大孔的前侧相邻。上缘位于蝶窦平台蝶嘴交界处。与中 1/3 相比，斜坡的下 1/3 不受两侧颈内动脉的直接限制，因此可以安全地进行进一步的外侧解剖。岩斜状软骨复合体横向可见，可追溯至颈静脉孔。枕骨髁位于枕大孔前部，在磨除下斜坡时被认为是外侧界限。当侧方暴露需要扩大以包括椎动脉蛛网膜下发出处时，需进行内侧髁切除术。在这种情况下，舌下神经（第Ⅻ对脑神经）在舌下神经管内行程被认为是侧方界限。

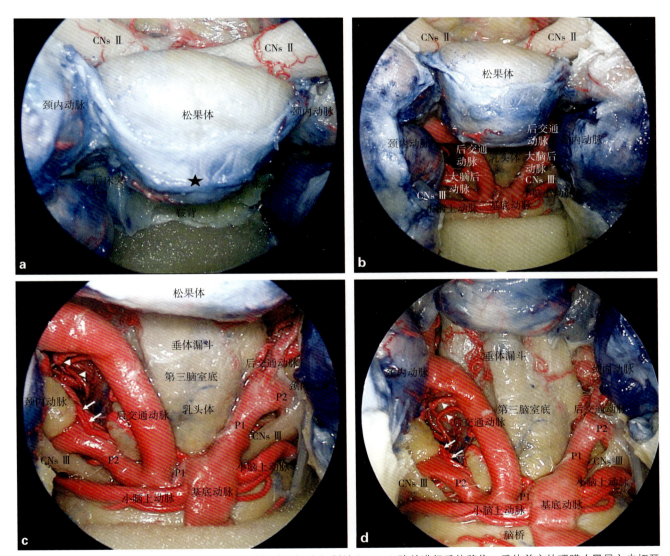

图 11.1 经鼻内镜下在尸头标本上显露中脑和脚间窝。（a）经斜坡上 1/3 入路并进行垂体移位。垂体前方的硬膜（黑星）未切开并与垂体一同上翻以保护静脉引流。垂体移位后可见鞍背与后床突。视神经（CNs Ⅱ）位于上方。（b）磨除鞍背和后床突，打开硬膜，显露脚间窝，动眼神经（CNs Ⅲ）位于术野两侧的边界。后方可见中脑，基底动脉尖及其分叉，大脑后动脉的 P1 段和 P2 段，小脑上动脉，后交通动脉，以及这些血管相应的穿支。0°（c）和 45°（d）内镜下抵近观察，可清晰看到第三脑室、乳头体和垂体漏斗。白箭指示大脑后动脉穿支，白箭头指示后交通动脉穿支

一旦硬膜被打开，能到达延髓前池，延髓位于后方，椎动脉位于两侧。第Ⅻ对脑神经在脑池内椎动脉外侧走行，为该入路颅内暴露的限制（图11.3）。

■ 术前计划

·由患者获得详细病史，并对脑神经、感觉运动和小脑功能进行全面的神经学检查[5]。

·术前应进行鼻腔内镜评估，以记录特殊发现，如鼻窦感染、鼻中隔偏曲和其他解剖异常[5]。

·对于每个患者，进行垂体功能评估和术前视觉评估测试，包括视力、眼底检查和视力视野检查[5]。

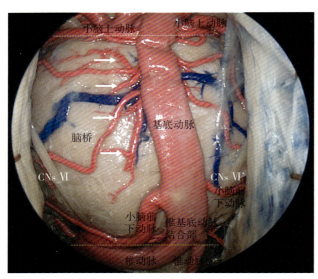

图11.2 经鼻内镜下在尸头标本上显露脑桥。沿中线切开斜坡中1/3表面硬膜并向两侧"翻书式"掀开。显露桥前池，外展神经（CNs Ⅵ）位于术野的两侧边界。外展神经脑池段向上外侧走行直至进入斜坡硬膜（Dorello's点）。注意外展神经在脑干的起始处位于椎基底动脉结合部上方。可见脑桥及其前方的基底动脉。基底动脉尖及其分叉，基底动脉穿支（白箭）和小脑前下动脉也可见。两侧椎动脉硬膜内段汇合形成基底动脉。经斜坡中1/3入路可显露自脑桥中脑结合部（白色虚线）到脑桥延髓结合部（黄色虚线）

·术前影像学研究：

在决定经鼻内镜是否可以充分和安全地到达病变并通过一个特定区域的解剖关系时，彻底了解该区域的解剖关系是非常重要的。此外，神经血管结构的关系，以及病变是否侵犯软脑膜，对术前规划也有重要影响。所有这些因素都会显著影响进行经鼻内镜入路的可行性和损伤重要神经血管的风险。因此，应进行适当的术前影像学研究，并对其进行严格审查[3]。这些研究包括：

1. 鼻旁窦和颅底的高分辨率计算机断层扫描。需要进行冠状位和矢状位重建，包含软组织窗和骨窗。为确定可行性，需具体评估以下各点。

·鼻中隔

·鼻旁窦（特别是蝶窦）需检测以下几点：

（1）气化程度。例如，在甲介型蝶窦病例中，鞍区下斜坡隐窝不可见，并且不易区分斜坡和鼻咽部，这使得该入路更加困难。

（2）蝶窦间隔的存在和位置。

（3）Onodi小室的存在，位于蝶窦后方的筛窦气房。

（4）是否存在炎性病变。

·颅底骨性结构应小心评估，需考虑下列因素

（1）颅底骨质开裂，糜烂或骨质增生的存在和程度（特别是鞍旁和斜坡侧方颈内动脉隆突的水平，海绵窦和视神经管）。

（2）斜坡的厚度及其倾斜度（基底角度）。颅底重建时，基底角度的确定非常重要，必须进行评估。一般来说，角度越钝，鼻中隔黏膜瓣越短，越不易覆盖到颅底缺损的后方。

（3）前后床突的解剖。

（4）翼管矢状位和冠状位平面重建，以及它与椎间孔的关系。

·颈内动脉的解剖结构（特别是斜坡旁段）。

·颅颈交界处重建[2, 3]。

2. 磁共振平扫及增强，3mm矢状位，冠状位及

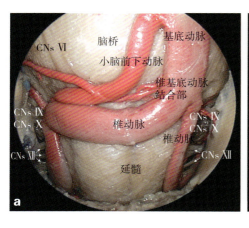

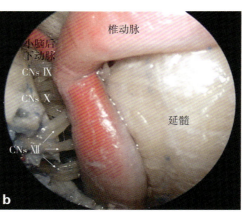

图11.3 经鼻内镜下在尸头标本上显露延髓。（a）经斜坡下1/3入路，切除髁内侧部，打开硬膜。延髓腹侧完全可见。椎动脉，椎基底结合部，小脑后下动脉，舌咽神经（CNs Ⅸ），迷走神经（CNs Ⅹ）和舌下神经（CNs Ⅻ）可见。（b）抵近观察此入路中右侧的尾组脑神经。注意舌下神经向舌下神经管走行，是此入路外侧边界的标志

水平位。磁共振能对软组织更好成像，并且能补充计算机断层扫描的作用[3]。

3. 血管影像学检查如 CTA、MRA 及常规血管造影。明确颈内动脉走行及其他血管结构[3]。

患者体位

患者在手术台上呈仰卧位。头部固定于 Mayfield 头架，调整在中立位，必要时稍微倾斜向左侧与面部转向 15°~20°。必要时可以头部屈曲 15°[5, 10]。

可根据患者需要进行神经电生理检测，其中包括皮质功能（体感诱发电位）、脑干功能（脑干诱发电位）、脑神经监测（肌电图）、运动诱发电位[5]。显微多普勒技术的应用将有助于明确颈内动脉、椎 – 基底动脉系统和其他血管结构的走行[6]。

在我们的手术室，手术团队被安置于患者的右侧，麻醉团队位于患者足部。擦洗护士可以安置于床的两侧，但最好位于外科医生同侧。然而，根据手术室的几何形状和尺寸，外科医生的惯用手或偏好，以及身体习性，其他安排是可行的。手术导航装置位于患者头部，监护仪放在患者另一侧的外科医生对面[5]。

鼻腔区域准备

患者摆好体位后，将 0.02% 羟甲唑林浸润的纱布填塞鼻腔，然后用棉尖将聚维酮碘溶液消毒鼻和两侧鼻孔[10]。用聚维酮碘消毒脐周区域（在颅底重建过程中需要自体游离脂肪移植）。右侧大腿也应做好准备，以防需要移植肌肉修复大血管损伤[11]。

双侧解剖入路是显微神经外科手术的基础，也是神经内镜手术的基础。双侧解剖入路在处理大出血时具有重要意义，因为它在控制出血的同时提供了更好的可视化，有助于防止邻近重要结构的损伤。双侧鼻孔入路能够提供这种双侧解剖，因此被认为是所有扩大内镜入路的绝对先决条件。在颅底切除足够多骨质也是非常重要的，以建立一个足够宽的外科通道，以暴露关键解剖标志。这种通过宽通道的双鼻孔通道的优点是防止仪器交叉，允许内窥镜的动态运动，同时尽量减少对镜片的污染，提高仪器的可操作性，并有助于保持对外科通道的通畅视野[5, 10]。

手术中先建立一个双边鼻腔走廊。后鼻中隔切除术是这种双鼻入路的基石，因为它可以提高器械的双手操作能力，同时避免内窥镜的污染，从而优化可视化。0° 内窥镜（Karl Storz）用来开始手术。内窥镜的镜片应连续冲洗以保持清晰的可见度，可以通过使用 60mL 注射器或通过内窥镜鞘进行手动冲洗[11]。

首先，偏折下鼻甲，以便为器械的插入和操作留出更多空间。然后通常进行右中鼻甲切除术，然后电灼止血，其中包含蝶腭动脉的一个分支。在一般情况下，折断对侧中鼻甲可提供一个更宽的通道[11]。

此时，通常在右侧形成一个带蒂黏膜瓣。黏膜瓣以蝶腭动脉后间隔支为蒂。这个黏膜瓣在重建颅底缺损的手术结束时使用，但黏膜瓣或至少其血管蒂（所谓的挽救黏膜瓣）必须在鼻中隔切断术之前抬高，否则其血供将在鼻中隔切断术时被破坏[3, 11]。黏膜瓣是根据预期缺损的大小和形状进行的，然而，黏膜瓣必须更大。切取黏膜瓣时，用单极透热针制作切口，以减少皮瓣游离边缘和原位黏膜的出血量[6]。然后将黏膜瓣放置在鼻腔侧壁上，将其伸长，并使其原理鼻腔走廊。当接近斜坡上面时，黏膜瓣也可以定位在鼻咽。

对于修补病例或有预先存在的鼻中隔缺损，可从侧壁或鼻底取得黏膜瓣[6]。

后鼻中隔切除术，宽的双侧蝶窦切除术向两侧延伸至翼内板水平，后筛窦切除术完成经鼻入路通道[10, 11]。蝶窦分隔要小心磨除，需要特别注意与颈内动脉和视神经管的关系[5]。

在切除蝶窦黏膜后，蝶窦后壁完全暴露，可识别解剖标志，如手术解剖学部分所指出[5]。

在此阶段，可以使用两个手术通道：一个在蝶窦上方，一个在蝶窦底部，上方通道可以进入鞍区和蝶窦蝶骨段（蝶窦的上，中 1/3），而下方通道可以进入斜坡的鼻咽部分和枕骨大孔（斜坡的下 1/3）[3]。

这样做的解剖基础是在蝶窦内创造一个大的矩形空间，这使得内窥镜能逐步推进到目标，这对于更好的显示和放大目标是必不可少的。在出血的情况下，将内窥镜抵近也是非常重要的。然而，如果外科医生在狭窄的通道中工作，器械的可操作性有限，这往往会导致内窥镜污染，另手术过程狼狈。因此，宽阔的手术通道有助于避免这种限制[10]。

在手术过程中，鼻孔处布置器械是非常重要的。为了优化这个相对较小的空间，内窥镜被放置在 12 点钟方向，吸引器位于右侧鼻孔 6 点钟方向。左鼻孔用于将解剖器械引入手术区域[10]（图 11.4）。

在打开硬脊膜之前，必须磨除骨质达到最佳硬膜内暴露的范围[2]。

脑干入路

暴露中脑及脚间窝

脚间池，包括漏斗后区，是手术中最困难的区

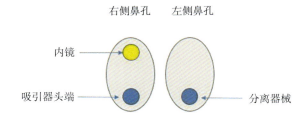

右侧鼻孔　　左侧鼻孔

内镜

吸引器头端　　　　　　　　　　　分离器械

图 11.4　经鼻内镜入路下鼻器械在鼻孔处的摆放。在右侧鼻孔，内镜置于 12 点钟位置，吸引器置于 6 点钟位置。分离器械经左侧鼻孔进入术区。此种器械摆放可充分利用狭小的操作空间

域之一。当通过经鼻通道接近这个区域时，脑垂体和漏斗是主要障碍，阻挡这个区域[9]。因此，该区域经斜坡上 1/3 的经腹侧入路或需垂体转位。

手术入路

在上述常规暴露后，进行如下操作：在蝶骨切开术扩大到包括蝶骨外侧延伸至颈动脉管外侧隐窝后，在移除蝶窦间隔之前，需向嘴侧扩大暴露筛窦气房，以确认蝶骨平台和鞍结节间的连接处。需要强调的是，筛后动脉是暴露的前界，否则会影响嗅觉[9]。

切除鞍区表面的骨质，向两侧暴露海绵窦内侧部分，并且从嘴侧向尾侧依次暴露上海绵间窦（SIS）、下海绵间窦（IIS）和鞍区 - 斜坡交界处[8, 9]。

应用高速磨钻，将鞍结节打薄，直到可通过残留的骨骼化骨质见到底层上腔静脉窦。然后将打薄的鞍结节切除，以创造空间用于垂体从鞍区移位[9]。

此时，覆盖在垂体窝、鞍结节和上腔静脉的硬膜被完全暴露，准备打开硬脑膜[12]。在切开硬脑膜过程中，覆盖蝶鞍的硬脑膜沿中线切开，应注意不要损伤垂体囊。一旦硬脑膜和垂体囊之间的平面建立起来，它就位于上海绵间窦的下方[9]。

结扎上海绵间窦后，理想情况下可应用双极灼烧电凝。然而，夹闭同样是可行的。然后将其横切以连接鞍区和鞍下[8, 9]。然后以十字形切开方式横向和向下完全扩大硬脊膜开口，以便充分暴露垂体前方。下海绵间窦的口径是可变的，往往沿中线非常狭窄。下海绵间窦偶尔可缺如，但是，如果存在，需要以同样的方式横切[9]。

所谓的垂体韧带是连接垂体囊到外侧鞍区硬脑膜或内侧海绵窦的大量纤维连接。这些韧带可沿着腺体的侧方轮廓进行追踪和切割，使用钝性和锐性解剖。在进行垂体转位时的关键因素之一是保护垂体囊，以避免损伤腺体和便于进行解剖[8, 9]。近年来，我们保留垂体后叶附着于鞍后硬脑膜上。硬脑膜与腺体一起卷起以保留腺体的静脉引流。

覆盖在蝶鞍前硬脑膜突出部紧密地附着于垂体囊的上部。因此，必须小心地解剖后在中线处切开。切口沿着中线一直延伸到鞍膈的中央裂孔，以释放垂体柄。此时，脑垂体腺能够安全地向上移位，且没有阻力[9, 12]。

将垂体和硬膜移位后，可显露鞍背和后床突[8, 9]。磨除鞍背和后床突，将其向内侧移位。后床突侧方通过后岩床韧带密集地附着，并在前面通过床突间韧带附着。因此，通常锐性地剥离切割这些韧带，进而将后床突完全切除[9]。

然后可打开鞍区后硬脑膜。可以预料，如果基底静脉从被侵犯，可能会产生严重的静脉出血，危机生命。这种严重的出血尤其会发生在正常组织中，而没有肿瘤侵犯的情况下[8]。基底静脉从出血通过使用具有平坦表面的双极来电凝基底静脉从，并将硬脊膜之间的间隙与血栓物质如明胶和凝血酶结合来控制[5]。

当硬脑膜打开后，可暴露脚间池，有 Liliequist 膜保护。可观察到后交通动脉及其穿支，和第Ⅲ对脑神经，是该入路的横向限制。向后暴露中脑、基底静脉尖端及其分叉部，大脑后动脉和小脑上动脉。Liliequist 膜的下方形成其下部边界[8]。在上方，可看到第三脑室的底面[3]。

第Ⅲ对脑神经从大脑脚内侧表面的中脑发出，在小脑上动脉和大脑后动脉之间走行。然后沿前切迹间隙的外侧走行，至钩骨下内侧至海绵窦顶[3]。后交通动脉在第三脑室底下方的后内侧走行。在整个过程中，多个穿支从其上方和侧面走行，穿过大脑脚和视交叉之间的第三脑室底[3]。

这种入路通过鞍背可直视乳头体和第三脑室底。中脑腹侧的海绵状血管瘤可按此入路描述从腹侧到达。然而，应特别小心基底动脉穿支及脑干腹侧血供。

暴露脑桥

斜坡的中 1/3 通常可直接到达。如果蝶窦气化良好，斜坡的中 1/3 经常只有很薄的骨质，形成蝶窦斜坡隐窝的深层。单独进入中斜坡的入路很少见，通常与下斜坡的入路一起进行[8]。

手术入路

按上述步骤常规暴露后，磨除斜坡骨质，暴露硬脑膜和基底静脉从[8]。在无气化的蝶窦及复发的病例中，应用导航对于确定骨质磨除的界限非常重要[2]。这一入路侧方被斜坡旁段颈内动脉所限制。磨除颈内动脉管暴露骨膜能更好暴露，并且移位颈内动脉以获得更好的颈内动脉后的视野，在必要时更好地暴露前外侧的后颅窝[8]。

翼状神经和咽基底筋膜是该入路的重要标志。翼管神经在翼管内在裂孔水平向颈内动脉膝前走行。咽基底筋膜横向附着于泪孔下方，因此，裂孔处可见颈内动脉，翼管神经和咽基底筋膜。因此，它有助于鉴别蝶窦气化不良的患者或因疾病导致解剖结构变形患者的岩骨段颈内动脉[13]。

在仔细的电凝后，可在中线处切开硬膜。第Ⅵ对脑神经向侧方穿过硬脑膜，在岩尖后方向外侧移动，然后进入 Dorello's 管。在硬膜下段，第Ⅵ对脑神经更容易受到损伤。神经刺激和神经生理学应用必不可少，以确定第六对脑神经是否被肿瘤移位。在打开硬脑膜前，在计算机断层扫描血管造影可视化下，利用图像引导精确定位硬脑膜。硬脊膜随后在 VBJ 下被打开，以确保脑干中第Ⅵ对脑神经的起源位于其上方[3, 8]。

脑桥前池暴露于双侧外展神经限制的空间内。滑车神经在脑池段在穿透斜坡硬脑膜时结束（Dorello's 点）。通过引导内窥镜向上，三叉神经的入脑干端可在滑车神经以上暴露[3]。在后方，脑桥腹面，可以看到基底动脉和其分支（包括小脑前下动脉）[8]。

使用这种入路可暴露脑桥腹侧的海绵状血管瘤，并特别注意到脑干的小基底分支和适当的白质研究（扩散张量成像），以评估进入脑干的最佳角度。

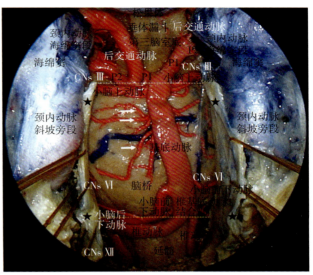

图 11.5　经鼻内镜下在尸头标本上显露脑干，全斜坡切除并行垂体移位。沿中线切开并向两侧"翻书式"掀开硬膜。脑干腹侧全显露。中脑和脚间窝位于斜坡上 1/3（白色虚线上），脑桥位于斜坡中 1/3（虚线之间），延髓位于斜坡下 1/3（黄色虚线下）。椎动脉硬膜内段向中线汇合形成基底动脉。可见椎基底动脉系统及其分支，包括小脑后下动脉，小脑前下动脉，小脑上动脉，大脑后动脉 P1 段和 P2 段，后交通动脉以及这些动脉的穿支。位于此入路外侧边界的神经有上部的动眼神经，中间的外展神经和下部的舌下神经。注意颈内动脉仅可在斜坡中上部标记此入路的外侧边界（分别是颈内动脉的斜坡旁段和海绵窦段）。白箭指示基底动脉穿支

暴露延髓

延髓可通过斜坡下 1/3 处的经腹入路暴露。斜坡下 1/3 可以单独暴露，但通常与斜坡切除术相结合（图 11.5）。

手术入路

为了进行后鼻中隔切除术，首先将鼻中隔从蝶骨前表面分离。广泛的黏液清除是必要的以充分暴露骨性标志。随后，将蝶窦底和斜坡面的腭咽筋膜完全剥离，用皮瓣将头长肌和颈长肌去除或向下翻转，然后彻底磨除蝶窦底至斜坡[3, 8, 12]。

在这一阶段，手术范围壁侧延伸至蝶窦，向尾侧延伸至软腭，向侧面延伸至咽鼓管。

应进行广泛的蝶窦开放术，以便识别关键的解剖标志（如颈动脉管、翼内板、翼管和翼管神经）[12]。

手术应小心地将斜坡前表面磨除至枕骨大孔。松质骨出血可以通过使用骨蜡来控制。内层骨骼化至如蛋壳薄，然后用 Kerrison 咬骨钳去除残余骨质[8, 12]。

在水平岩骨段下方取骨时，应小心地进行，同时翼管神经和动脉是非常重要的标志，因为他们在翼管内向颈内动脉前膝走行。因此，当磨除斜坡骨到翼管水平时，只在颈内动脉管之间磨除是非常必要的。当磨除岩骨下侧和前膝外侧的颈内动脉时，应进行从尾侧向吻侧，翼管提示到达上界[12]。

硬脊膜暴露的量取决于病变的病理性质，因此，每种方法应根据每个患者的情况进行适当调整。硬脑膜打开后，向后暴露延髓，暴露椎动脉[8]。

在一些病例中，需要进一步在斜坡下 1/3 的水平进行横向解剖，以暴露肿瘤。从理论上讲，这种横向解剖可分为 3 个部分，从嘴侧向尾侧位于岩骨颈内动脉水平，每个部分都有相应的入路：（1）岩下入路；（2）髁上或经颈静脉结节入路；（3）髁上入路。在岩下入路外侧延伸处，颈内动脉下方的岩骨被移除。最初，充分暴露了裂孔，并切断与咽鼓管的紧密纤维连接。然后磨除 V3 下和岩下颈内动脉以下的骨质。在髁上或经颈静脉结节入路中，磨除枕骨髁上方，内侧至岩斜软骨。舌咽神经、迷走神经和舌下神经应在神经电生理检测下[8]，在经髁外侧延展时，行内侧髁切除术，使椎动脉近端显露。舌下神经是侧方限制。同样地，神经电生理检测在此入路时必不可少[8]。

内侧髁切开术是通过磨除枕骨前 1/3 直至接近舌下神经管来实现的，其表现为从骨松质向骨皮质

的转变。必须注意不要进入舌下神经管。避免神经周围静脉丛出血。舌下神经管位于枕髁前，中 1/3 的交界处，距中线 15mm，壁椎动脉硬膜内入路点高 9mm[3]。

经斜坡下 1/3 入路进入延髓前池。延髓的前表面在后方。暴露的上限位于脑桥延髓交界处。滑车神经在这个水平不易损伤。

通过髁上（经颈静脉结节）入路将手术野向外侧延伸，可直接暴露第九、十、十一对脑神经，在外侧可保护延髓前池。

当斜坡的中下 2/3 骨质被移除，硬脑膜开口从底部延伸。从鞍区的上方一直到枕骨大孔的下方和两侧颈动脉之间，可以显露脑桥和延髓的前表面，外展神经和舌下神经以及基底动脉系统。

■ 颅底重建

最后，颅底缺损的重建是鼻内镜手术的基础，也是减少脑脊液漏和脑膜炎等感染性并发症的关键因素。在斜坡区硬脑膜缺损的修复是更具挑战的，因为这些缺陷受到的压力比那些有颅骨地方要高[6]。

使用多层技术实现颅底缺损的重建。首先，在大脑和硬脑膜之间放置硬膜下移植物以重建蛛网膜层。我们更倾向于使用胶原蛋白基质，因为它具有良好的组织处理性能。随后，以鼻中隔后动脉为蒂的带蒂鼻中隔皮瓣作为第二层。基本上，鼻中隔皮瓣是颅底重建的基石，因为它在降低脑脊液漏发生率方面具有明显的优势[3, 6, 9]。必须确保皮瓣直接或者完全接触缺损的骨缘，以促进血管化并改善其密封效果。同样，皮瓣应该大于缺损的大小，因为随着时间的推移，皮瓣会收缩[9]。

偶尔，在枕骨大孔暴露的情况下，可用的鼻中隔皮瓣可能不足以完全覆盖颅底缺损，因此，重建必须增加使用移植脂肪[8]。

在颅底缺损重建后，用 Foley 球囊或最好用美敦力鼻填塞支撑，以减少皮瓣移位的可能性。硅胶夹板适用于反向暴露的隔膜，以促进再上皮化和防止粘连。再术后期间，使用抗生素直到鼻腔填塞被移除。腰穿引流很少被放置，然而，它经常用于某些情况，如高流量脑脊液漏，血液进入蛛网膜下腔以及肥胖患者[8]。

■ 结论

尽管需要通过一些骨质结构，内镜入路为脑干病变切除提供了一条直接的途径。使用这些方法需要神经外科医生掌握一些少见的解剖结构，使用内镜技术，并经常有团队与耳鼻喉科同事合作，具有内窥镜检查的专业知识。

参考文献

[1] Funaki T, Matsushima T, Peris-Celda M, Valentine RJ, Joo W, Rhoton AL, Jr. Focal transnasal approach to the upper, middle, and lower clivus. Neurosurgery 2013;73(2, Suppl Operative):ons155–ons190, discussion ons190–ons191.

[2] Beer-Furlan A, Vellutini EA, Balsalobre L, Stamm AC. Endoscopic endonasal approach to ventral posterior fossa meningiomas: from case selection to surgical management. Neurosurg Clin N Am 2015; 26(3):413–426.

[3] Stamm AC. Transnasal Endoscopic Skull Base and Brain Surgery Tips and Pearls. New York: Thieme; 2011.

[4] Fernandez-Miranda JC, Prevedello DM, Madhok R, et al. Sphenoid septations and their relationship with internal carotid arteries: anatomical and radiological study. Laryngoscope 2009;119(10):1893–1896.

[5] Draf W, Carrau RL, Bockmühl U, et al. Endonasal Endoscopic Surgery of Skull Base Tumors: An Interdisciplinary Approach. Stuttgart; New York: Thieme; 2015.

[6] Stamm AC, Balsalobre L, Hermann D, et al. Endonasal endoscopic approach to clival and posterior fossa chordomas. Oper Tech Otolaryngol—Head Neck Surg 2011;22:274–280.

[7] Mohyeldin A, Prevedello DM, Jamshidi AO, Ditzel Filho LF, Carrau RL. Nuances in the treatment of malignant tumors of the clival and petroclival region. Int Arch Otorhinolaryngol 2014;18(Suppl 2):S157–S172.

[8] Prevedello DM, Ditzel Filho LF, Solari D, Carrau RL, Kassam AB. Expanded endonasal approaches to middle cranial fossa and posterior fossa tumors. Neurosurg Clin N Am 2010;21(4):621–635, vi.

[9] Kassam AB, Prevedello DM, Thomas A, et al. Endoscopic endonasal pituitary transposition for a transdorsum sellae approach to the interpeduncular cistern. Neurosurgery 2008;62(3, Suppl 1):57–72, discussion 72–74.

[10] Kassam A, Snyderman CH, Mintz A, Gardner P, Carrau RL. Expanded endonasal approach: the rostrocaudal axis. Part I. Crista galli to the sella turcica. Neurosurg Focus 2005;19(1):E3.

[11] Kassam AB, Prevedello DM, Carrau RL, et al. Endoscopic endonasal skull base surgery: analysis of complications in the authors' initial 800 patients. J Neurosurg 2011;114(6):1544–1568.

[12] Kassam A, Snyderman CH, Mintz A, Gardner P, Carrau RL. Expanded endonasal approach: the rostrocaudal axis. Part II. Posterior clinoids to the foramen magnum. Neurosurg Focus 2005;19(1):E4.

[13] Servian DA, Beer-Furlan A, Lima LR, et al. Pharyngobasilar fascia, Cas a landmark in endoscopic skull base surgery: The triangulation technique. Laryngoscope 2018 Dec 25. doi: 10.1002/lary.27608. [Epub ahead of print].

第十二章　脑干的安全进入区

Daniel D. Cavalcanti

摘要

在本章关于脑干安全进入区的介绍中，读者将获得有关颅底暴露的详细知识，同时配以尸头解剖的图像，从而使神经外科医生理解到达脑干病变的路径。尽管脑干体积很小，但其内含有丰富的核团和传导纤维，操作后可能导致功能损伤。因此，只要病变没有突出到软脑膜或室管膜表面，就必须对脑干安全进入区的概念有充分的了解。这些安全区代表功能相对稀疏的切入点和轨迹。当由经验丰富的神经外科医生通过这些通道进行操作时，功能损伤就会趋于最小化。在处理未突出软膜或室管膜表面病变的时候，运用正确的手术入路和安全区域对于降低致残率至关重要。在本章中，我们将详细阐述用于处理中脑病变的 7 个安全区、脑桥病变的 7 个安全区以及延髓病变的 6 个安全区。

关键词：脑干，海绵状血管畸形，显微外科手术，安全进入区，手术解剖学，手术入路

■ 介绍

许多入路都可以引导神经外科医生到达脑干的不同结构和位置。值得注意的是，根据病变的长轴方向以及周围重要结构的分布情况，相似的病变可能需要采取不同的入路。当病变未突出软膜或室管膜表面时，应选择已知的安全进入区以减少或避免手术导致的功能损伤。这些安全区已在既往的外科手术系列、解剖学和电生理学报道中进行了描述，这些区域的切入点或轨迹所牵涉的穿支动脉、核团和传导束较少[2, 4-11, 32]。

Baghai 等是阐明进入脑干安全区的先驱，于 1982 年描述了通过乙状窦后入路在三叉神经（CNs Ⅴ）根和面神经（CNs Ⅶ）根之间的安全区，作为经第四脑室底的合理替代方案。之后其他专科中心陆续提出了更多的安全进入区，以处理脑干肿瘤和血管畸形[9, 33-36]。

通过实验室解剖和培训，神经外科医生可以更全面地掌握颅底暴露技能，进而在仔细分析术前影像学特征的基础上选择合理的进入通道。将安全进入区与两点法相结合可优化入路的选择[1, 17]。选择合适的脑干表面切入口和进入轨迹能够增加手术自由度和全切率，同时减少不必要的功能损伤。术中导航和电生理监测是保证脑干手术安全性的重要辅助手段。本章将重点介绍切除脑干病变的常用安全进入区（图 12.1）。

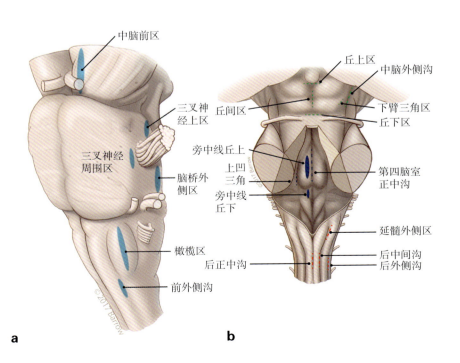

a　　　　b

图 12.1　进入脑干的主要安全区。彩色椭圆形和虚线表示可以进行小范围切开以规避穿支动脉、主要传导束和核团的位置。（a）脑干的前外侧视图，显示了一些前方和前外侧安全区。（b）脑干的后视图，显示四叠体表面（绿色虚线），第四脑室底部（蓝色虚线和彩色椭圆形）和延髓下部（红色虚线）的安全进入区域

■ 中脑安全进入区

中脑连接间脑和脑桥，由两个主要部分即顶盖和大脑脚组成。大脑脚又分为脚底和被盖。可以通过前方、后外侧和后方的 7 个安全区到达中脑病变（表 12.1，图 12.2）[1, 2]。

有两个安全区可用于切除中脑腹侧病变：中脑前区（或动眼神经旁安全区）和大脑脚间安全区[18]。进入这两个安全区都可以采用改良眶颧入路或微创的迷你眶上 / 经眉眶上入路（图 12.3）[19, 20]。对于较大的头尾延伸的深部病变，则需要更大的开颅范围，必要时需要切除眶壁以增加显露。另外还有第三个安全区可用于中脑外侧病变：颞下入路或极外侧幕下小脑上入路经中脑外侧沟进入（图 12.4、图 12.5）[21]。应尽量避免常规使用颞下入路，因其需要牵拉颞叶

可能导致 Labbé 静脉损伤。幕下小脑上入路是处理外侧和背外侧中脑病变的首选方法，对神经血管结构、传导束和核团的风险最小。

前面所提到的中脑安全区，根据病变的长轴方向，可选用中线入路、旁中线入路或外侧幕下小脑

表 12.1 不同入路对应的中脑安全进入区

入路	安全区
眶颧，翼点，迷你眶上，经眉	中脑前，脚间
颞下	中脑前，中脑外侧沟
颞下经天幕	中脑前，中脑外侧沟
正中幕下小脑上	中脑外侧沟，下臂三角区，丘间，丘上，丘下
极外侧幕下小脑上	中脑外侧沟，下臂三角区，丘间，丘上，丘下

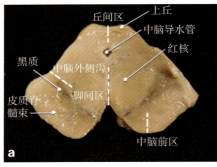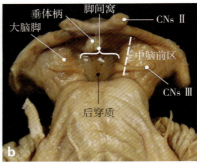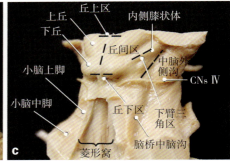

图 12.2 中脑安全进入区。（a）大脑脚水平的中脑横断面，显示其主要安全区：中脑前区（AMZ）、脚间区（IPZ）、中脑外侧沟（LMS）和丘间区（ICR）。（b）脑干前面观显示 AMZ，皮质脊髓束主要分布在大脑脚中间 3/5 的位置，因此在动眼神经（CNs Ⅲ）和皮质脊髓束之间进行切开。（c）后侧面视图显示四叠体的安全区 [丘上区（SCZ）、丘下区（ICZ）和丘间区（ICR）]，侧表面 [下臂三角区（IBTZ）] 和中脑外侧沟（LMS）

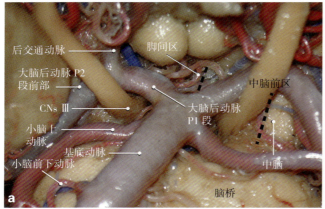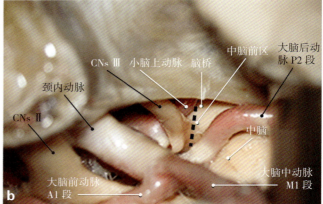

图 12.3 中脑前区（虚线）（a）尸头标本的前面观，显示了限定中脑前区（AMZ）的主要神经血管结构，即上方的大脑后动脉（PCA），下方的小脑上动脉（SCA），动眼神经位于内侧，皮质脊髓束主要纤维位于大脑脚的中外 3/5 的位置。为了切除中脑的中心内侧病变，也可以在乳头体和基底动脉顶点之间，基底动脉穿支之间 [脚间区（IPZ）] 切开。（b）改良眶颧入路提供的手术视野。分离侧裂，充分打开视交叉池和脚间池，经颈内动脉外侧开始解剖，沿着动眼神经穿过脚间池一直追溯到脑干端。

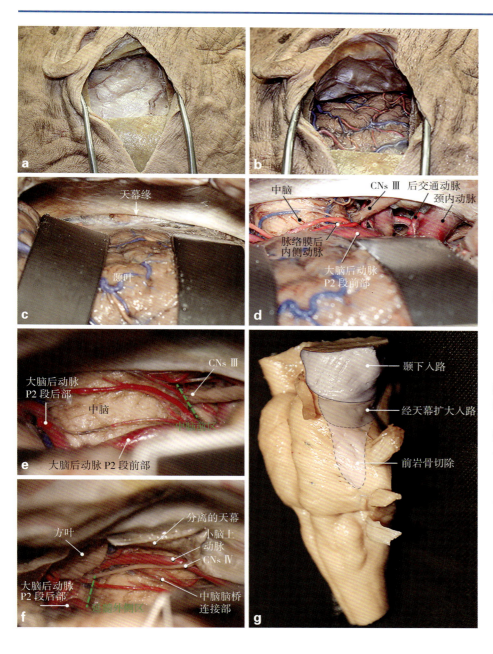

图 12.4　颞下入路在脑干手术中所提供的操作窗口。（a）显示尸头标本左颞下开颅。耳屏前直切口，颧弓根上方钻孔，根据术前计划，直接指向突出脑干表面的病变，或者选择上述两个安全区之一进行开颅。调整骨窗大小和前后界的位置，可以提供不同的进入角度和暴露区域，骨窗下缘应与中颅窝底部齐平。（b）剪开开硬脑膜翻向下，在颞叶和天幕之间进行解剖分离：颞叶下方和天幕上方直至天幕游离缘。腰穿引流和广泛打开蛛网膜释放脑脊液可以减少牵拉脑组织。颞下入路可暴露天幕切迹间隙的前方和整个侧方，从而探查中脑外侧。（c）在颞叶和天幕之间进行解剖分离直至天幕游离缘。腰穿引流和广泛打开蛛网膜释放脑脊液可以减少牵拉脑组织。（d）颞下入路可暴露天幕切迹间隙的前方和整个侧方，从而探查中脑外侧。（e）该入路同时提供了中脑前区（AMZ）的侧方视角，垂直操作可能会引起动眼神经传导束的损伤。（f）切开天幕可显著增加中脑脑桥连接部和脑桥上部侧方的暴露，同时可见小脑上动脉（SCA）和滑车神经（CNs Ⅳ）。（g）在传统颞下入路的基础上，结合天幕切开和前岩骨切除，可逐步增大显露范围和长度

上入路[22]。强烈建议常规采用两点法确定深部病变的最佳通道[17]。

中脑前区

前外侧中脑病变可以经大脑脚的复杂区域到达，内界为动眼神经（CNs Ⅲ）的中脑段，外界为皮质脊髓束（图 12.3、图 12.4g）[3]。这个狭窄的通道也称为动眼神经周围区，皮质脊髓束的纤维主要在大脑脚的中间 3/5，分布在这个安全区通道的外侧。另一个好处是，红核和黑质位于深部内侧区域。在脚间池内，切入点的上方极限是大脑后动脉，下方极限是小脑上动脉的主干。

脚间区

作为中脑前部安全进入区的替代方法，外科医生可以利用大脑脚的最中间 1/5 的运动纤维稀疏区进入脑干[1]。这种方法称为脚间区入路，沿着动眼神经（CNs Ⅲ）溯源到脑干，但并没有分开附着于颞叶和天幕的动眼神经（CNs Ⅲ）外侧蛛网膜，而是应解剖动眼神经（CNs Ⅲ）内侧附着的蛛网膜，以使其向外侧移位。然后，经颈内动脉和视神经之间的狭窄通道，到达乳头体和基底动脉顶部穿支动脉之间。在大脑脚间安全进入区切开脑干，用以切除中脑内侧病变。入路的选择取决于脑干与斜坡和后床突的关系以及病变最靠近脑干表面的位置。

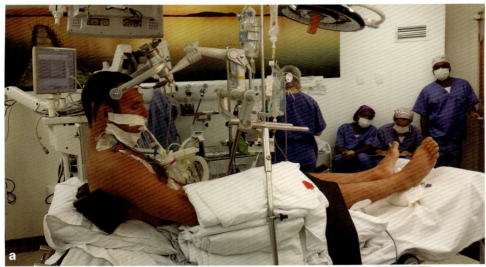

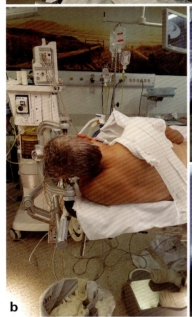

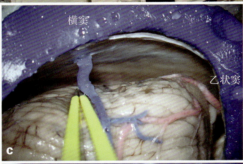

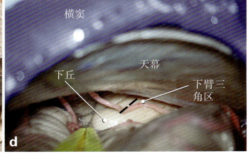

图12.5 极外侧幕下小脑上（ELSCIT）入路是通向后外侧中脑表面及其安全区域的主要途径。ELSCIT 的两种手术体位，即半坐位（a）和侧卧位（b）。耳后切口略微幕上延伸以暴露横窦，轻微牵开以增加小脑中脑裂的暴露。（c）解剖沿小脑天幕面进行，直至后切迹间隙。小的桥静脉可以电凝并在靠近小脑表面剪断，以免从天幕硬膜撕脱难以止血。（d）ELSCIT 提供了四叠体的斜视图。在本解剖图中描述了对下臂三角区（IBTZ，虚线）的神经切开术

中脑外侧沟

从内侧膝状体开始，内陷的中脑外侧沟向下延伸至中脑脑脑桥沟，面向中部天幕切迹间隙的中脑被分为大脑脚和被盖（图12.4、图12.5）[25]。中脑外侧静脉是一个有用的标志，通常沿中脑外侧沟延伸。Recalde 等[5]的一项研究报告了该沟为 9.6mm（范围 7.4~13.3mm）。数条动脉和神经横穿该沟：上方，P2 段后部（P2P）；中央，脉络膜后动脉内侧；下方，小脑上动脉的小脑中脑段，滑车神经（CNs Ⅳ）和天幕缘。进入区位于前外侧的黑质和后方的内侧丘系之间。此时的平均工作通道长度为 8.0mm（范围 4.9~11.7mm）。从红核到黑质交叉的动眼神经纤维（CNs Ⅲ）限制了向前内侧的解剖。

丘间区

Bricolo 和 Turazzi 首先建议经丘间区切除中脑背侧病变[1, 9]。四叠体又称顶盖，包括两个上方的圆形隆起（上丘）和两个下方的圆形隆起（下丘）。这些隆起代表中脑背侧（图12.1b）。中脑后表面中间的区域被描述为丘间区，因纤维稀疏可作为合适切入点（图12.2c、图12.6）。

上丘是空间感知网络的一部分，它们在眼球扫视和视觉固定的发动和执行中起主要作用[24]。上丘臂将它们连接到每个外侧膝状体上，视网膜顶盖纤维沿该路径通行[26]。脊髓顶盖束和皮质顶盖束指向上丘，而顶盖脊髓束、顶盖丘脑束和顶盖皮质束则离开这些结构。下丘是听觉系统的一部分。它们接

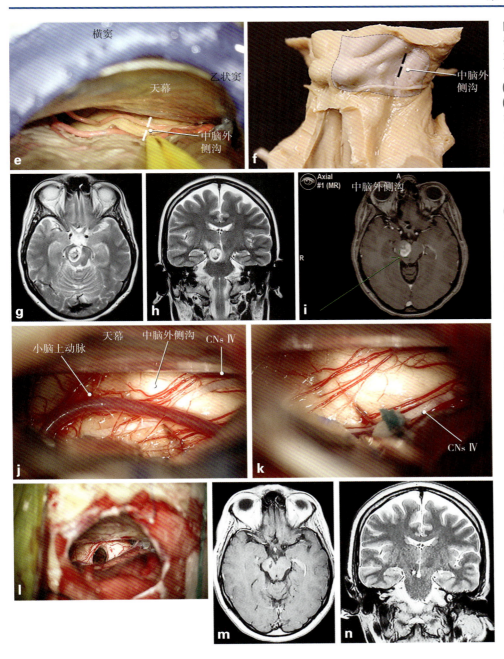

图 12.5（续）（e）经该入路牵开小脑上动脉（SCA）和滑车神经 [脑神经（CNs）Ⅳ]，可以形成指向中脑外侧沟（LMS，虚线）的直线通道。（f）ELSCIT 入路的暴露区域，提供了中脑后外侧以及上述安全区的广泛视野（虚线表示 LMS 安全进入区域）。（g~n）一名 44 岁妇女出现左肢体偏瘫和对侧眼动神经（CNs Ⅲ）麻痹。水平位（g）和冠状位（h）T2 加权磁共振图像显示右侧中脑海绵状血管瘤。（i）导航截屏显示经 ELSCIT 切除该病灶的手术通道。（j）打开四叠体和环池后的小脑中脑裂。（k）分离 SCA 和滑车神经（CNs Ⅳ），使其远离手术区域。（l）经 LMS 显微手术部位的最终视图，描绘了病变的完整切除。（m）轴位和（n）冠状位的 3 个月随访磁共振图像显示病灶完全切除

收的纤维来自对侧耳蜗核、背侧和腹侧外侧丘系、对侧和同侧上橄榄、同侧的上橄榄内侧和从感觉区通过皮层神经元的下行投射。下丘由连合纤维连接，通过下丘臂横向延伸至丘脑的内侧膝状体，投射至初级听觉皮层。

丘上和丘下区

在四叠体上和四叠体下安全区入路（也称为丘上和丘下入路）中，小的横向切开是可以耐受的，即在中线部位紧贴上丘上方或下丘下方，滑车神经（CNs Ⅳ）以上（图 12.2c、图 12.6）[9, 27]。这两个切口深度均应受到脑导水管的限制，因为横穿导水管深面可能会损伤动眼神经核、滑车神经核和内侧纵束。

下臂三角区

Ishihara 等[11] 报告了使用术中电生理数据界定的安全区。在外科手术过程中，将针状电极放置在下直肌和上斜肌，对动眼神经和滑车神经进行监测。进入的安全区上界为上臂下缘，下界为滑车神经的中脑内行径，外界为脊髓丘脑束（图 12.2c、图 12.6）。使用此安全区域的唯一缺点是单侧下丘上行投射纤维的损害。

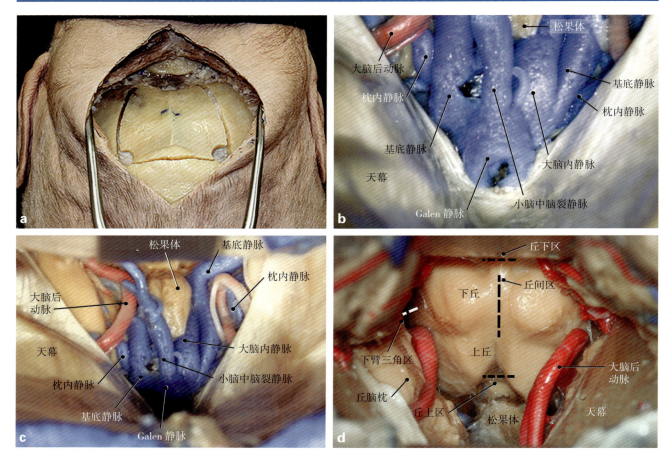

图12.6 后正中幕下小脑上入路处理中脑后部病变。（a）俯卧位，头屈曲，尸头解剖显示从枕外隆突上方到寰椎棘突的中线直切口。开颅应仔细暴露窦汇和两侧横窦，拓宽小脑和天幕之间的手术视野。（b，c）Galen 静脉、大脑内静脉和基底静脉占据了天幕和蚓部之间的大部分区域，从而增加了四叠体尾部暴露的难度。（d）显微解剖显示在顶盖上的安全进入区，即丘间区（ICR，虚线），丘上区（SCZ），丘下区（ICZ）和下臂三角区（IBTZ）

■ 脑桥安全进入区

　　脑桥病变在脑干中最常见[3, 13]。脑桥基底部由皮质脊髓束和皮质核束组成，由于斜坡和岩骨的阻挡而到达受限。小脑中脚增加了中脑表面到核心的距离，而菱形窝是功能区域，相对于脑桥外侧更不耐操作。传统上认为脑桥侧面是进入脑干的安全区[2-5, 10]。既往文献已经描述了三叉神经（CNs V）周围的 3 个安全区，很容易经乙状窦后入路到达。脑桥背侧有另外四个安全区，可经标准枕下入路和枕下膜髓帆入路到达。

脑桥外侧区"小脑中脚入路"

　　经乙状窦后入路暴露脑桥外侧安全区一直是处理三叉神经层面病变的主要通道[4]（图12.8）。1982年，Baghai 等提出的安全区，位于小脑中脚和脑桥之间，三叉神经的根部与面神经 / 前庭蜗神经复合体

表12.2 按入路划分的脑桥安全区

入路	安全区
颞下经天幕	三叉神经上
前岩骨切除	三叉神经上，三叉神经周围
枕下膜髓帆	第四脑室中间沟，旁中线面丘上，旁中线面丘下，上凹三角
乙状窦后	三叉神经上，三叉神经周围，脑桥侧方
迷路后	三叉神经上，三叉神经周围，脑桥侧方

之间的连接处。受到分离侧裂或小脑延髓裂的启发，脑桥外侧安全区可以通过分离岩裂而更好地暴露，可以扩大切开区附近的视野，减少到达距离[28]。其他作者也支持这项技术，使用脑桥外侧区切开的狭窄通道，但垂直操作肯定受到限制[3]。

三叉神经周围区

　　Recalde 等[5] 使用白质纤维解剖技术，对在三叉

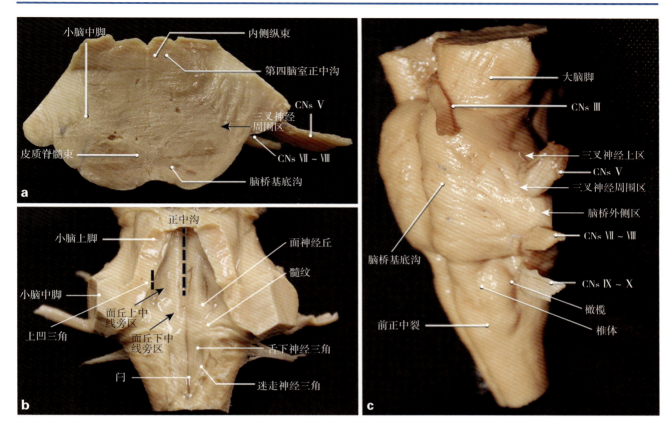

图 **12.7**　脑桥安全区。（a）三叉神经根（CNs V）上方横截面，显示三叉神经周围区域（PTZ）。（b）对于未突出室管膜表面的脑桥背侧病变，有 4 个进入区：中间沟、旁中线面丘上、旁中线面丘下、上凹三角。（c）脑桥的侧面可耐受 3 个点的微小切开术，即三叉神经上区（STZ），三叉神经周围区（PTZ）和所谓的穿过小脑中脚的脑桥外侧区（LPZ）

神经根（CNs V）前方，锥体束侧方以及三叉神经运动核和感觉核前方的安全通道进行了量化（图 12.7、图 12.8g）。三叉神经（CNs V）根和锥体束之间的平均水平距离为 4.64mm（范围为 3.8~5.6mm）。三叉神经核的平均解剖深度为 11.2mm（9.5~13.1mm）。外展神经（CNs VI），面神经（CNs VII）和前庭蜗神经（CNs VIII）的纤维向下方走行，位于三叉神经核的后方。与乙状窦后入路相比，迷路后入路为脑桥外侧安全区提供了一个较小的钝角入路（图 12.9）。

三叉神经上区

处理脑桥外侧病变的第三个进入点，位于三叉神经根上方（图 12.8）[2]。对于这一特定区域，Kawase 入路提供了最佳直线通道（图 12.9d）[2]。

旁中线面丘上和面丘下区

第四脑室底部包含着一系列结构，对这些结构

的操作可能会引起新的神经功能缺损（图 12.7b）。其表面标志可以引导神经外科医生保护位于菱形窝深处的关键结构。在第四脑室的底部，面神经纤维（CNs VII）绕过外展神经（CNs VI）核，这个混合的圆形结构对应于面丘。与中线平行的是内侧纵束。同样，迷走神经（CNs X）和舌下神经（CNs XII）的神经核位于髓纹的尾部。Kyoshima 等 [5] 检查了面丘的地形解剖，发现操作菱形窝后可能会导致潜在的神经功能缺损。因此他们提出了两个安全区，可以使周围神经结构的位移最小化（图 12.7）。一个是面丘上三角。这个三角形下方为面神经，外界为小脑脚，内界为内侧纵束。面丘下三角构成第二个安全区；下界为髓纹，外界为面神经，内界为内侧纵束。

Strauss 等 [29] 在观察纹状体的变异性时，研究了经面丘上三角安全区可能对三叉神经运动核的损害，以及经面丘下三角安全区可能对后组脑神经核的损害。研究人员在形态计量学研究中测量了面丘的大小及其与中线的距离，滑车神经交叉（CNs IV）以及迷走神经和舌下三角，随后重新定义了菱形窝的两

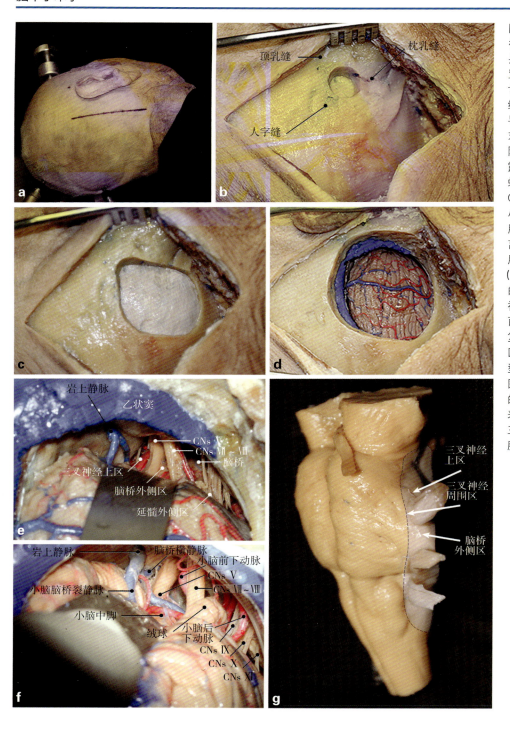

图 12.8 乙状窦后入路是脑桥病变的主要入路。(a) 尸头解剖展示侧卧位，乳突区置于最上方，耳郭后两指直切口。(b) 在顶乳缝、枕乳缝和人字缝交界处暴露星点。导航引导下，或者在顶乳缝末端星点之上钻孔。(c) 去除骨瓣。(d) 磨除乳突以显露乙状窦后缘。(e, f) 打开蛛网膜后，暴露脑桥小脑角、CNs V ~ XI、小脑上动脉、小脑前下动脉 (AICA) 和小脑后下动脉 (PICA)。仔细分离岩上静脉和岩裂周围的蛛网膜可以改善对三叉神经上区 (STZ) 和脑桥外侧区 (LPZ) 的视野。脑桥外侧区位于三叉神经 (CNs V) 的感觉根和面前庭蜗神经 (CNs VII ~ VIII) 复合体之间，是最常用的进入区之一。(g) 阴影区域表示大型乙状窦后入路提供的暴露范围，具体大小取决于骨窗开口的垂直长度。3 个箭头分别代表脑桥侧面的安全区：STZ，三叉神经周围区域 (PTZ) 和脑桥外侧区 (LPZ)

个主要安全进入区域（图 12.7b、图 12.10）。首先，在面丘和滑车神经交叉之间（距中线 0.6mm），垂直定义了 13.8mm 的旁正中面丘上区。三叉神经运动核（距离中线 6.3mm）限制了该入路的侧方。其次，旁中线面丘下区位于面丘的面神经（CNs VII）纤维投影与舌下神经（CNs XII）和迷走神经背侧核（CNs X）的上界之间，垂直方向上平均距离为 9.2mm，距离中线约 0.3mm。

第四脑室中间沟

对于这个安全区域，通过中线枕下开颅膜髓帆入路暴露第四脑室底部（图 12.10）[2, 30]。在室管膜表面的外展和动眼神经投影之间切开中间沟[3]。该切口利用了交叉纤维稀疏的优势。建议尽量减少牵拉，因为即使最轻的侧向牵拉也可能会损坏内侧纵束，从而引起眼球运动功能障碍。

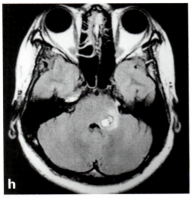
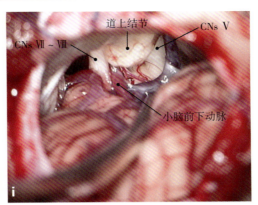
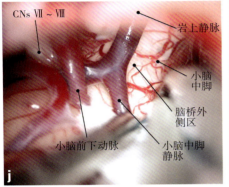
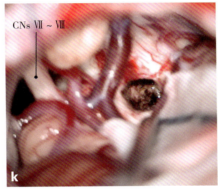
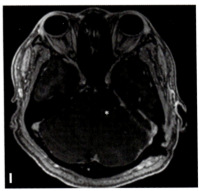

图 12.8（续） 一名 44 岁的妇女出现头痛、恶心和左侧面部麻木。（h）术前轴向 T1 加权磁共振显示左小脑中脚海绵状血管瘤。（i）小型的乙状窦后开颅，通过轻度间歇性牵拉小脑岩面暴露小脑脑桥角，避免使用脑压板。一个大的内听道上结节掩盖了三叉神经（CNs V）到 Meckel 囊的轨迹，但是没有改变使用两点法经 LPZ 的视角和理想轨迹。广泛打开岩裂可以在不适用脑压板的前提下，提供更为广阔的视角，用以暴露小脑中脚和切入点。（k）最终视图，显示病变全切和小脑中脚手术区。（l）术后 T1 加权 MRI 显示病变完全切除，并且保留了发育异常的静脉（星号）

上凹三角

上凹三角是一个凹窝，对应于面丘外侧界沟的凹陷[3]。它类似于三角形，位于界沟上方，上外侧为小脑上脚，下外侧为前庭区。三角形的上缘对应于三叉神经运动核及其主要感觉核的投影。它的尖端位于与面丘上缘相同的横向位置。解剖显示外侧经上凹从尖端至前庭区切开（图 12.7、图 12.10）。

■ 延髓安全进入区

延髓位于脑桥和脊髓之间，长约 2.5cm。当处理靠近延髓呼吸和循环中枢的病变时必须谨慎，对这些结构的损害可能会导致呼吸，吞咽和其他重要功能的严重缺陷。

呼吸控制通过两个区域来完成：（1）腹侧呼吸组，包括疑核、后疑核和面后核；（2）孤束核的背侧呼吸组[31]。循环中枢位于第四脑室底部的延髓网状

结构两侧。控制吞咽的区域可以分为两部分：（1）背侧延髓孤束内和周围的网状结构提供神经元启动吞咽；（2）延髓腹侧区，包括疑核周围。一些特定的区域参与控制呕吐，主要是迷走神经的孤束核和网状结构的外侧部分[32]。

可以使用 6 个主要的安全区来处理延髓病变（表 12.3，图 12.11）。小型远侧入路或较低的乙状窦后开颅手术均可提供前外侧通道，可到达前外侧沟区和橄榄区。乙状窦后入路足以暴露延髓后外侧及外侧延髓区[1]。最后，经后正中枕下开颅可以到达延髓后方，延髓后方的 3 条沟分别对应了 3 个安全区。

前外侧沟

舌下神经根在锥体和橄榄之间的橄榄前沟或前外侧沟离开脑干（图 12.11、图 12.12）。舌下神经根和第一脊神经根之间的间隙与锥体交叉吻合。旁正中的斜向解剖可以避开皮质脊髓束并解决前方低位

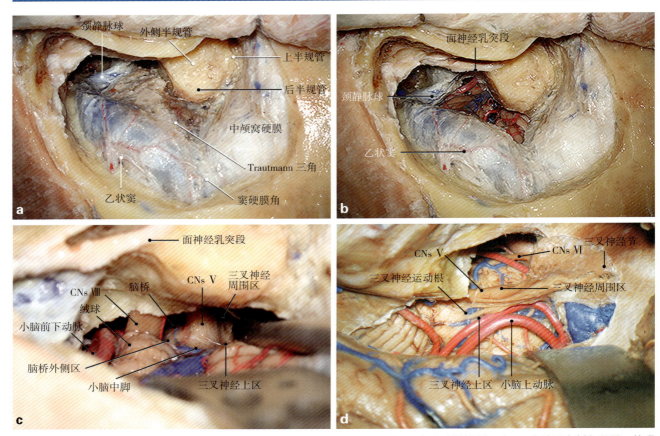

图 12.9 前后岩骨切除术都提供了三叉神经上区（STZ）、三叉神经周围区（PTZ）和脑桥外侧区（LPZ）的更多侧向暴露，从理论上讲，对脑桥内向背侧延伸的病变都可以提供更好的工作角度。（a）乙状窦前迷路后入路暴露 Trautmann 三角。（b）沿乙状窦前缘和岩上窦下缘打开硬脑膜，露出桥小脑角和岩裂。（c）在相当有限的范围内暴露 3 个安全区：STZ、PTZ、LPZ。（d）使用 Kawase 方法以提供三叉神经（CNs V）根部进入区域以及 STZ 和 PTZ 的非常前外侧的视图

延髓的病变[3]。

橄榄区

橄榄呈椭圆形突出，位于延髓的前外侧表面。内界是前外侧沟，锥体束以及舌下神经和内侧丘系。后部受到后外侧沟的限制（图 12.11、图 12.12），主要是顶盖脊髓束和脊椎丘脑束。在下橄榄核，横断面显示舌下神经的纤维将其与锥体束内的皮质脊髓束分开。Recalde 等[5]确认通过橄榄的安全解剖深度为 4.7~6.9mm，垂直长度为 13.5mm。

延髓侧方或小脑下脚安全区

类似于脑桥的侧面，Deshmukh 等[33]最近证明了延髓侧方是切除延髓背外侧病变的相对安全区。一组病例显示，经远外侧入路处理延髓背外侧海绵状畸形，所有神经病变均通过小脑下脚上方切开，经 Luschka 孔，最后所有病例达到全切，均获得良好效果（图 12.11、图 12.12）。

我们现在提倡采用较低的乙状窦后入路，然后仔细打开 Luschka 孔，并解剖舌咽（CNs Ⅸ）和迷走神经（CNs Ⅹ）的起源[2, 34]。接下来在耳蜗核下方舌咽迷走神经进入区后方，小脑下脚表面做一个小的垂直切口。

另外，Lawton 等[35]描述了小脑扁桃体上入路，经扁桃体 – 双腹裂，向后内侧牵引小脑扁桃体到达小脑下脚。在这种情况下，需要枕下后正中开颅并切除 C1 椎板。

后正中沟

类似于切开脊髓后正中沟，分开延髓后正中沟可以在延髓中心附近提供一条手术通道[5, 35]。该区上方为闩部，侧方为覆盖薄束核的薄束核结节（图 12.11）。此外，另外两个后沟，即后中间沟和后外侧沟，也可以作为后部病变的安全进入区（图 12.13）。应避免解剖羽根，这里功能富集，由后组脑神经核组成。

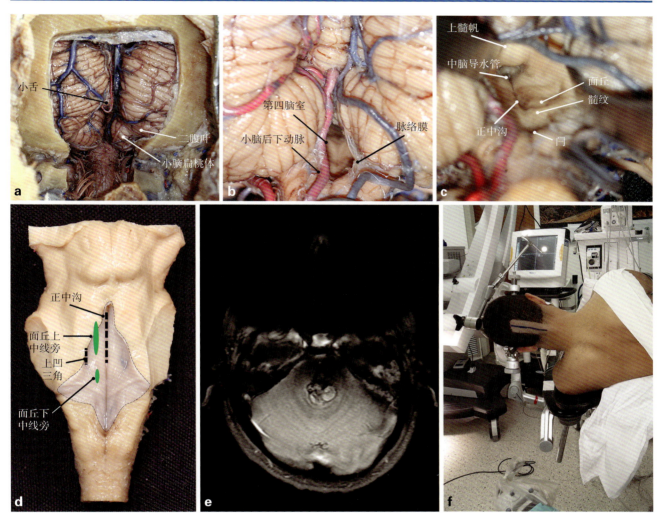

图 12.10　经膜髓帆入路到达第四脑室。（a）尸体标本通过福尔马林固定，模拟后正中枕下开颅，去除 C1 后弓。（b）向侧方轻微牵开小脑扁桃体，暴露并分离双侧脉络膜和下髓帆。（c）无须切开蚓部即可提供菱形窝的宽阔视野，从中脑导水管到闩部。（d）脑干的后视图，显示膜髓帆入路提供的暴露区域（阴影区域），还包括第四脑室的正中沟（MS）、旁中线面丘上区（PSC），旁中线面丘下区（PIC）和上凹三角（SFT）。（e~n）一名 19 岁的男子突发头痛呕吐、面部和右臂持续麻木和复视。影像学检查发现较大的脑桥背侧海绵状畸形。（e）术前 MRI 显示背侧海绵状畸形。（f）患者左侧卧位

表 12.3　按入路划分的延髓安全区

入路	安全区
正中枕下 / 枕下膜髓帆	延髓后正中沟
乙状窦后	延髓前部
远外侧	延髓的前外侧沟，延髓外侧，橄榄核，延髓后正中沟
迷路后	延髓前外侧沟，橄榄核

■ 结论

　　脑干曾为手术禁区，先驱者已经详尽地研究了脑干的解剖学、手术学、放射学和电生理学，这些开拓者为当今脑干手术的发展铺平了道路，使得现代神经外科医生可以运用脑桥外侧区或其他近 20 个脑干安全区。患有海绵状血管畸形、局灶性胶质瘤、血管母细胞瘤和其他罕见病灶的患者将受益于更安全的手术和更好的结果。

　　如果病变不在软膜或室管膜表面，则需要在所有磁共振成像层面内对病变进行细致分析，借助两点法可引导神经外科医生到达上述手术通道和安全进入区之一。充分了解所引用的安全进入区域有助于决策过程。通过以下 6 个目标，可以扩大局灶性脑干病变的切除范围并取得更好的结果：（1）完美的手术体位；（2）选择最佳的开颅手术；（3）通过两点法选择的最佳安全进入区域；（4）精准的图像引导；（5）清晰的术中监测以及（6）在手术切除过程中注意周围的神经血管结构。

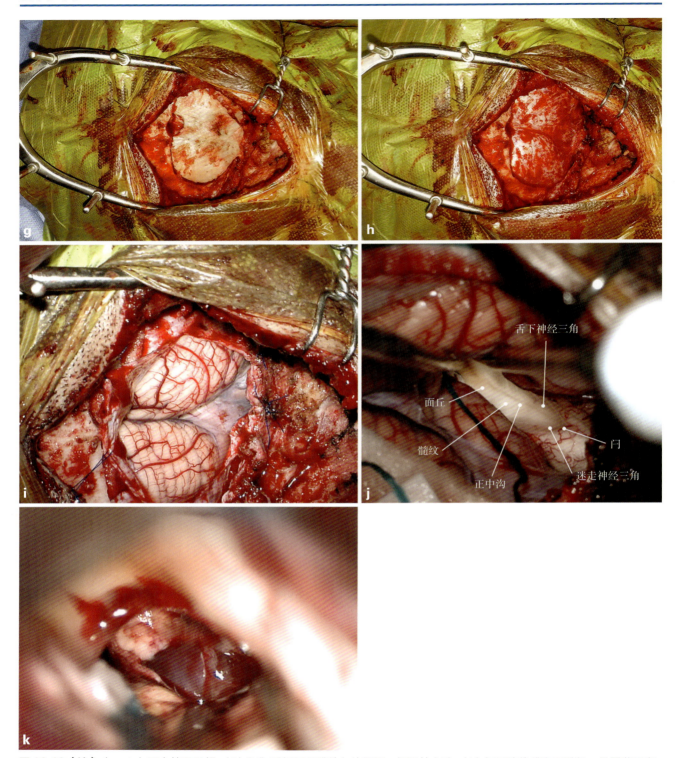

图 12.10（续）（g，h）正中枕下开颅。（i）"Y"形切开硬膜并向外翻开，打开枕大池。（j）切开脉络膜和下髓帆，暴露菱形窝。（k）暴露部分第四脑室底的海绵状畸形

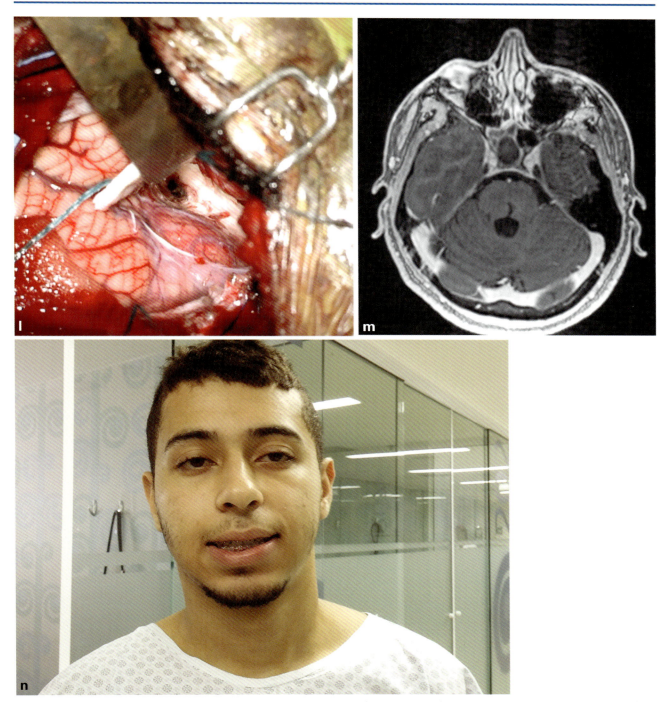

图 12.10（续）（l）最终视图显示了切除病灶后的腔隙。（m）术后磁共振图像显示病变完全切除。（n）患者出院前不久的外观。术后期间平稳，术后第 4 天出院

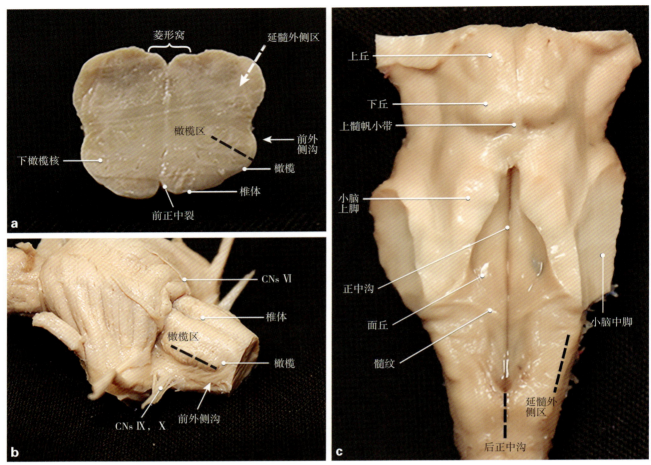

图 12.11 延髓安全进入区。（a）人体延髓的横截面，显示了 3 个安全进入区：橄榄区（OZ，虚线）、前外侧沟（ALS，箭头）和外侧延髓区（LMZ，虚线箭头）。（b）脑干的前外侧视图，显示了建议的切入点，用于进入橄榄（虚线）和在舌下神经［脑神经（CNs）XII］根下方的 ALS 上。（c）脑干的后视图显示后正中沟（PMS）和延髓外侧安全进入区（LMZ）

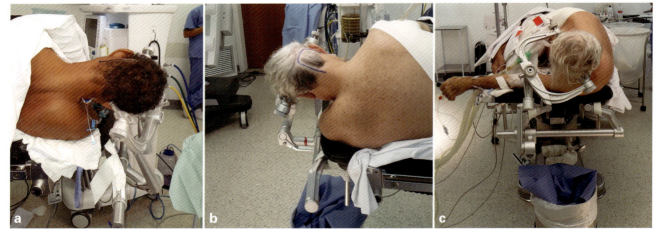

图 12.12 经远外侧入路至延髓前外侧病变。（a~c）使用公园长凳位的远外侧入路体位和切口。目前更倾向采用直切口（a）而不是曲棍球棒形切口（b，c）。直切口减少了手术时间、失血和肌肉萎缩。但是在枕下三角区必须小心，以免损伤椎动脉（VA）

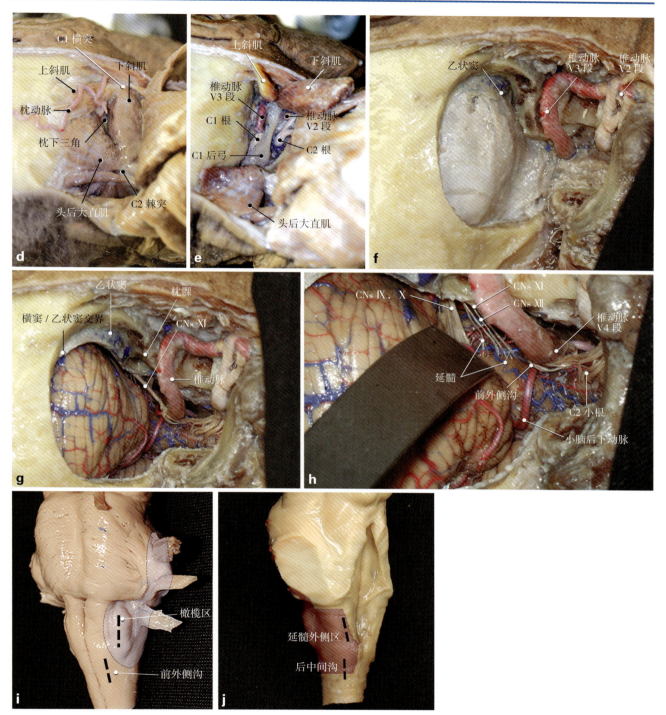

图 12.12（续）（d）尸头模拟远外侧入路的肌肉解剖，暴露包含 VA 及其静脉丛的枕下三角。枕下三角的三边分别为上斜肌、下斜肌以及头后大直肌。（e）暴露 C1 后弓和侧块；侧块容纳椎动脉的 V2 和 V3 段。（f）颅骨切开术和 C1 骨切除术。（g）枕骨髁部分磨除，椎动脉可移位。针对不同病变需要制定不同的枕下外侧开颅范围以及 C1 后弓和侧块切除大小和枕骨髁磨除范围。（h）小脑延髓裂及其主要神经血管的暴露，可以看到前外侧沟（ALS）。（i）脑干的前外侧视图显示远外侧入路理论上的暴露范围（阴影区域）。橄榄区（OZ）和 ALS 安全进入区的神经解剖。（j）脑干的后外侧视图显示了该入路提供的理论暴露范围（阴影区域）。此处描述了延髓外侧区和后中沟的理想切口

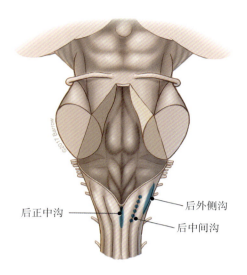
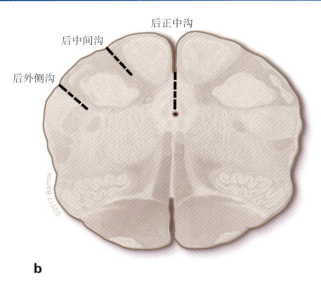

a   **b**

图 12.13 延髓后下部进入区。（a）延髓交界处的后视图，显示最佳切口抵达延髓病变，利用延髓后下的 3 个沟，即后正中沟（PMS）、后中间沟（PIS）和后外侧沟（PLS）。（b）延髓横截面，描绘上述 3 个安全区

参考文献

[1] Kalani MYS, Yagmurlu K, Martirosyan NL, Cavalcanti DD, Spetzler RF. Approach selection for intrinsic brainstem pathologies. J Neurosurg. 2016; 125(6):1596–1607.

[2] Cavalcanti DD, Preul MC, Kalani MY, Spetzler RF. Microsurgical anatomy of safe entry zones to the brainstem. J Neurosurg. 2016; 124(5):1359–1376.

[3] Bricolo A, Turazzi S. Surgery for gliomas and other mass lesions of the brainstem. Adv Tech Stand Neurosurg. 1995; 22:261–341.

[4] Hebb MO, Spetzler RF. Lateral transpeduncular approach to intrinsic lesions of the rostral pons. Neurosurgery. 2010; 66(3) Suppl Operative: 26–29, discussion 29.

[5] Recalde RJ, Figueiredo EG, de Oliveira E. Microsurgical anatomy of the safe entry zones on the anterolateral brainstem related to surgical approaches to cavernous malformations. Neurosurgery. 2008; 62(3, Suppl 1):9–15, discussion 15–17.

[6] Ferroli P, Sinisi M, Franzini A, Giombini S, Solero CL, Broggi G. Brainstem cavernomas: long-term results of microsurgical resection in 52 patients. Neurosurgery. 2005; 56(6):1203–1212, discussion 1212–1214.

[7] Cantore G, Missori P, Santoro A. Cavernous angiomas of the brain stem. Intra-axial anatomical pitfalls and surgical strategies. Surg Neurol. 1999; 52(1):84–93, discussion 93–94.

[8] Kyoshima K, Kobayashi S, Gibo H, Kuroyanagi T. A study of safe entry zones via the floor of the fourth ventricle for brain-stem lesions. Report of three cases. J Neurosurg. 1993; 78(6):987–993.

[9] Bricolo A, Turazzi S, Cristofori L, Talacchi A. Direct surgery for brainstem tumours. Acta Neurochir Suppl (Wien). 1991; 53(Suppl. 53):148–158.

[10] Baghai P, Vries JK, Bechtel PC. Retromastoid approach for biopsy of brain stem tumors. Neurosurgery. 1982; 10(5):574–579.

[11] Ishihara H, Bjeljac M, Straumann D, Kaku Y, Roth P, Yonekawa Y. The role of intraoperative monitoring of oculomotor and trochlear nuclei-safe entry zone to tegmental lesions. Minim Invasive Neurosurg. 2006; 49(3):168–172.

[12] Yagmurlu K, Kalani MYS, Preul MC, Spetzler RF. The superior fovea triangle approach: a novel safe entry zone to the brainstem. J Neurosurg. 2017; 127(5):1134–1138.

[13] Abla AA, Lekovic GP, Turner JD, de Oliveira JG, Porter R, Spetzler RF. Advances in the treatment and outcome of brainstem cavernous malformation surgery: a single-center case series of 300 surgically treated patients. Neurosurgery. 2011; 68(2):403–414, discussion 414–415.

[14] Konovalov AN, Spallone A, Makhmudov UB, Kukhlajeva JA, Ozerova VI. Surgical management of hematomas of the brain stem. J Neurosurg. 1990; 73(2):181–186.

[15] Teo C, Siu TL. Radical resection of focal brainstem gliomas: is it worth doing? Childs Nerv Syst. 2008; 24(11):1307–1314.

[16] Zhou LF, Du G, Mao Y, Zhang R. Diagnosis and surgical treatment of brainstem hemangioblastomas. Surg Neurol. 2005; 63(4):307–315, discussion 315–316.

[17] Brown AP, Thompson BG, Spetzler RF. The two-point method: evaluating brain stem lesions. BNI Q. 1996; 12(1):20–24.

[18] Kalani MY, Yagmurlu K, Spetzler RF. The interpeduncular fossa approach for resection of ventromedial midbrain lesions. J Neurosurg. 2018; 128:834–839.

[19] Cavalcanti DD, García-González U, Agrawal A, et al. Quantitative anatomic study of the transciliary supraorbital approach: benefits of additional orbital osteotomy? Neurosurgery. 2010; 66 Suppl Operative:205–210.

[20] Figueiredo EG, Deshmukh V, Nakaji P, et al. An anatomical evaluation of the mini-supraorbital approach and comparison with standard craniotomies. Neurosurgery. 2006; 59(4) Suppl 2:ONS212–ONS220, discussion ONS220.

[21] Vishteh AG, David CA, Marciano FF, Coscarella E, Spetzler RF. Extreme lateral supracerebellar infratentorial approach to the posterolateral mesencephalon: technique and clinical experience. Neurosurgery. 2000; 46(2):384–388, discussion 388–389.

[22] de Oliveira JG, Lekovic GP, Safavi-Abbasi S, et al. Supracerebellar infratentorial approach to cavernous malformations of the brainstem: surgical variants and clinical experience with 45 patients. Neurosurgery. 2010; 66(2):389–399.

[23] Ono M, Ono M, Rhoton AL, Jr, Barry M. Microsurgical anatomy of the region of the tentorial incisura. J Neurosurg. 1984; 60(2):365–399.

[24] Fischer B, Weber H. Express saccades and visual attention. Behav Brain Sci. 1993; 16(3):553–567.

[25] Munoz DP, Wurtz RH. Fixation cells in monkey superior colliculus. I. Characteristics of cell discharge. J Neurophysiol. 1993; 70(2):559–575.

[26] Hubel DH, LeVay S, Wiesel TN. Mode of termination of retinotectal fibers in macaque monkey: an autoradiographic study. Brain Res. 1975; 96(1):25–40.

[27] Bricolo A. Surgical management of intrinsic brain stem gliomas. Oper Tech Neurosurg. 2000; 3(2):137–154.

[28] Kalani MY, Yagmurlu K, Martirosyan NL, Spetzler RF. The retrosigmoid petrosal fissure transpeduncular approach to central pontine lesions. World Neurosurg. 2016; 87:235–241.

[29] Strauss C, Lütjen-Drecoll E, Fahlbusch R. Pericollicular surgical approaches to the rhomboid fossa. Part I. Anatomical basis. J Neurosurg. 1997; 87(6):893–899.

[30] Mussi AC, Rhoton AL, Jr. Telovelar approach to the fourth ventricle: microsurgical anatomy. J Neurosurg. 2000; 92(5):812–823.

[31] Miller AD, Bianchi AL, Bishop BP. Neural Control of the Respiratory Muscles. Taylor & Francis; 1997.

[32] Raimondi AJC. M.; Di Rocco, C. Posterior Fossa Tumors. Vol 1.

New York: Springer-Verlag; 1993.

[33] Deshmukh VR, Rangel-Castilla L, Spetzler RF. Lateral inferior cerebellar peduncle approach to dorsolateral medullary cavernous malformation. J Neurosurg. 2014; 121(3):723–729.

[34] Safavi-Abbasi S, de Oliveira JG, Deshmukh P, et al. The craniocaudal extension of posterolateral approaches and their combination: a quantitative anatomic and clinical analysis. Neurosurgery. 2010; 66(3) Suppl Operative:54–64.

[35] Lawton MT, Quiñones-Hinojosa A, Jun P. The supratonsillar approach to the inferior cerebellar peduncle: anatomy, surgical technique, and clinical application to cavernous malformations. Neurosurgery. 2006; 59(4) Suppl 2:ONS244–ONS251, discussion ONS251–ONS252.

[36] Mitha AP, Turner JD, Spetzler RF. Surgical approaches to intramedullary cavernous malformations of the spinal cord. Neurosurgery. 2011; 68(2) Suppl Operative:317–324, discussion 324.

第五部分
脑干、丘脑和松果体区肿瘤的综合治疗

V

第十三章　成人脑干胶质瘤

Helmut Bertalanffy, Yoshihito Tsuji, Rouzbeh Banan, Souvik Kar

摘要

目前，脑干胶质瘤的外科治疗仍未被普遍接受，许多神经内科、神经肿瘤科医生甚至部分的神经外科医生依旧认为这类肿瘤是无法手术的。本章回顾性研究了 1996 年至 2017 年间接受手术治疗的 73 例成人内生型脑干胶质瘤患者。术前评估手术方案，需要考虑的因素包括疾病的自然史、流行病学、临床表现、影像学特征、肿瘤类型和治疗方式等。通过分析手术前后的临床参数、肿瘤的病理学特征、手术的情况和患者的预后等数据，我们提出了一个分类系统，用来筛选适合手术治疗的患者。当然，一种相对笼统标准往往很难完全适用于所有的患者。因此，在每一位成人脑干胶质瘤患者的治疗选择上，我们还需要进行个体化的考量。其中手术入路的选择以及其对脑干具体位置的暴露是手术成功的关键因素。低级别脑干胶质瘤患者通过手术尽可能彻底地切除肿瘤，往往能获得较好的长期预后。而高级别脑干胶质瘤患者，即使手术很难达到全切，也往往也比姑息治疗效果更好。因此，我们不能再简单的认为脑干胶质瘤是"不能手术"的。

关键词：成人，脑干胶质瘤，分类，预后，手术，治疗

■ 前言

脑干胶质瘤是一组生长于脑干（包括中脑、脑桥和延髓）的异质性肿瘤。脑干胶质瘤在成人和小儿不同群体中的生物学特性不同。小儿脑干胶质瘤占小儿脑肿瘤的 20%，其临床预后普遍较差。相比之下，成人脑干胶质瘤更为罕见，仅占成人神经胶质瘤的 1%~2%；由于肿瘤的异质性，不同患者的预后也相差较大[1-3]；脑干胶质瘤与弥漫性内生型脑桥胶质瘤（DIPG）常被认为是相同的概念。主要是因为后者在脑干胶质瘤中的比例较高。然而，实际上，脑干胶质瘤除了 DIPG 以外，还包括所有原发于脑干的内生型肿瘤；在神经外科的早期历史中，小儿和成人脑干胶质瘤常被认为是"不能手术"的肿瘤。纵使目前已有报道[4-9]部分脑干胶质瘤患者可以通过手术获益，但仍有许多神经内科、神经肿瘤科医生，甚至部分的神经外科医生依然认为手术比保守治疗的效果更差。

本章旨在阐明，在合适的病例中，脑干胶质瘤的手术治疗不仅是可行的，而且能获得较好的远期疗效。

■ 成人脑干胶质瘤概述

2001 年，Guillamo 等[10]首次报道了 48 例成人脑干胶质瘤的手术治疗情况；而在此前，大部分报道主要关注小儿患者，较多讨论小儿脑干胶质瘤的生物学特性以及治疗方法。仅在少数报道中，囊括了部分的成人脑干胶质瘤病例[2, 11-13]。总之，有关成人脑干胶质瘤的自然史和治疗报道非常少。在 Guillamo 等[10]报告之后，其他医生也开始陆续报道成人脑干胶质瘤的治疗经验[14-19]，近期就有两篇综述在关注这个话题[1, 3]。

自然史和流行病学

成人脑干胶质瘤占所有成人胶质瘤的比例不足 2%，而小儿脑干胶质瘤占小儿脑肿瘤约 20%[3, 18]。成人脑干胶质瘤的中位生存时间介于 30~40 个月，明显长于小儿脑干胶质瘤患者（10 个月）[20]。由于成人脑干胶质瘤具有异质性，因此很难预测单一个体成年脑干胶质瘤患者的预后。最近的文献中区分了 4 种具有不同流行病学特征的脑干胶质瘤[3, 21]。

（1）弥漫性内生型低级别胶质瘤，常发生在 20~50 岁的较年轻人群中，是最常见的脑干病变（45%~50%）。（2）40 岁以上恶性胶质瘤，占所有成人脑干肿瘤的 30%。（3）局灶性顶盖脑干胶质瘤，是一种界限分明且罕见的肿瘤，仅占成年人脑干胶质瘤的 8%。（4）外生型脑干胶质瘤，在成年人中很少见，在小儿中较为常见。

表 13.1 比较了成年和小儿脑干胶质瘤患者的特征。

临床表现

脑干肿瘤患者最常见的症状是头痛、步态异常和复视。一些报道将患者的临床表现分为 4 类：颅内压

表 13.1 成人与小儿人群脑干胶质瘤的差异

肿瘤特征	成人	小儿患者
脑肿瘤的百分比	1%～2%	20%
诊断时的中位数年龄	35 岁	7 岁
男女比例	60%：40%	50%：50%
MRI 增强	40%	很少
在脑干上的具体位置	在所有的部位	主要位于脑桥
基因突变	IDH1 和 TP53	ACVR1 占 20%～30%，K27M-H3F3A 占 70% HIST1H3B 占 78%
肿瘤级别	80% 低级别	50%～60% 高级别
2 年生存率	高于 50%	内生型脑干胶质瘤中低于 25%，在其他类型中高于 90%

缩写：MRI. 核磁共振成像

升高的症状和体征，脑神经功能障碍，小脑功能障碍和长束征。此外，情绪和行为改变也经常发生。通常，脑神经功能障碍与脑干中肿瘤位置密切相关——眼球运动障碍与中脑病变有关；外展麻痹、面瘫及面部感觉缺陷多见于脑桥肿瘤；吞咽困难和构音障碍多见于延髓肿瘤。对于延髓受损的患者，常需行气管切开、鼻胃管营养或经皮内镜下胃造瘘[1, 12]。

弥漫性和局灶性肿瘤

最常见、最典型的弥漫性脑干肿瘤是 DIPG，这类肿瘤在小儿患者中最常见[7]。DIPG 在 MRI 上的特征——T1 加权像呈低信号，T2 加权像呈高信号，增强上常为轻度强化或不强化。这些肿瘤往往没有明确的边界，可累及整个脑桥，有脑干肿胀的征象，偶尔也可伴有外生的特征。在 2016 年世界卫生组织（WHO）针对脑肿瘤的分类中，DIPG 被列为单独的一类[22]，这类肿瘤在成年患者中少见，且预后较差，生存期与胶质母细胞瘤类似。

局灶性脑干胶质瘤是一种边界清晰的病变。肿瘤可表现为实性或囊性，且大多数情况下，与脑干实质之间有明确的界面。多数局灶性脑干胶质瘤在 MRI 上有增强，多为低级别肿瘤。这类脑干肿瘤多起源于中脑和延髓，少部分起源于脑桥（仅占脑桥肿瘤的约 9%）[23]。

影像学评估

在 1980 年以前，计算机断层扫描（CT）在脑干肿瘤患者的评估中一直起着重要作用[13]，直到后来被 MRI 迅速取代。目前 MRI 是脑干肿瘤最主要的诊断工具。MRI 对肿瘤的生长部位，范围以及其他形态学特征（如弥散性或局灶性、实性或囊性）可以给出清晰的影像。因此，MRI 可帮助临床医生更精确地了解脑干胶质瘤，确定肿瘤的位置及推断其生物学行为特点[2]。

通常，弥散性低级别胶质瘤在延髓（60%）和脑桥（30%）中表现为浸润性，边界不清。在 T1 序列上为等信号或低信号，在 T2 或液衰减倒置恢复序列（FLAIR）上为高信号，但它们通常不增强。有时可以观察到沿小脑中脚浸润小脑或可直接侵犯中脑。成人恶性脑干胶质瘤常有强化，伴有周围水肿。MRI 上的环状强化提示病灶内坏死。该影像学特征应与淋巴瘤、炎性疾病、脓肿、转移瘤、脱髓鞘疾病、室管膜瘤、成血管细胞瘤，以及脑梗塞相鉴别[48]。局灶性顶盖脑干胶质瘤是在顶盖或中脑导水管周围区域的病变。这些肿瘤在 T1 上表现为等或低信号，在 T2 上表现为高信号，通常没有增强。它们一般会保持稳定形态很多年。外生型脑干胶质瘤通常是起源于第四脑室底的肿瘤。增强上此类病变常可误诊为室管膜瘤或脉络丛乳头状瘤。

磁共振波谱（MRS）可用于鉴别诊断，就像它在幕上病变患者中可特异性地诊断胶质瘤一样。Salmaggi 等[18]首先报道了成人脑干胶质瘤中胆碱/N-乙酰基-天冬氨酸（Cho/NAA）的比例升高。但到目前为止，MRS 在脑干中的应用受到脑干相对较小的尺寸以及邻近结构（例如骨骼和脂肪组织）的限制。目前，单体素 MRS 可用于评估直径超过 2cm 的脑桥病变[3, 21]。氟脱氧葡萄糖和氟乙基-L-酪氨酸正电子发射断层扫描（分别为 FDG-PET 和 FET-PET）可以有效地检测脑干胶质瘤的侵袭部位。众所周知，肿瘤性病变表现出更高的 18F-FET 摄取。在所有胶质瘤中，18F-FET 在大约 80% 的 I 级神经胶质瘤，92% 的 II 级和 III 级神经胶质瘤以及 100% IV 级胶质瘤中均可观察到异常摄取[21, 24]。因此，FET-PET 在脑干胶质瘤中，可用于低级别胶质瘤，与其他的高级别脑干病变之间的鉴别；也可以用来协助明确活检的位置，甚至手术切除的切除范围。

肿瘤分型

自 1980 年，基于肿瘤位置、生长方式和病理学诊断的脑干肿瘤分类法，就已开始被使用。此后，Epstein 和 McCleary[5] 以及 Epstein 和 Wisoff[6, 7] 率先将 CT 的影像学特征引入脑干肿瘤的分类中。再后来，其他医生，也陆续对分类进行了小规模的修改和补充。而这些分类的目的，主要是为了更精确地筛选出能从手术治疗中获益的患者。1985 年，Epstein 等[25] 根据肿瘤的生长方式将脑干肿瘤分为 3 种类型：外生型（弥漫型、局灶型和延颈髓型）、内生型（小脑脑桥角型、桥臂型和第四脑室型）和特殊类型。在 1990 年后，有人提出了基于比 CT 更先进的 MRI 的新分类系统[2]。由于 MRI 不仅能识别肿瘤位置，还能更好地了解其生物学行为特征[2]，因此在新的分类中，提出了针对成人脑干胶质瘤的 MRI 增强的恶性胶质瘤，局灶性胶质瘤和外生型胶质瘤[3, 21]。这在成人脑干胶质瘤的治疗中起着重要的作用。

2016 年 WHO《中枢神经系统肿瘤分类》

以往 WHO 中枢神经系统肿瘤（CNS）的分类，基本仅根据肿瘤的形态学特征来进行，这主要取决于光学显微镜下肿瘤组织病理学表现以及免疫组化中肿瘤细胞中特定蛋白的表达[22, 26]。在过去的 20 年中，基因分型和高通量测序技术（例如二代测序）在分子病理学领域取得了显著进步，使得一部分的中枢神经系统肿瘤被重新定义；也给这些肿瘤的分类提供了新的角度[26, 27]。在 2016 版的 WHO 中枢神经系统肿瘤分类中，首次把肿瘤分子特征与组织学特征相结合，提出了联合组织学表型及基因型的诊断概念。这也使得一些肿瘤的分类发生了明显的变化。许多以往的肿瘤类型可能被新的分型所取代。例如，弥漫性 H3K27M 突变中线胶质瘤就是一种新的分子定义实体，在编码组蛋白 H3.3（H3F3A）、H3.1（HIST1H3B）和 H3.2（HIST1H3C）的基因 K27 位置携带突变[27]。这类以星形胶质细胞为主的肿瘤，包括了小儿脑干胶质瘤中常见的 DIPG，并且主要在中线结构生长，尤其是在丘脑，脑干和脊髓中生长[22]。无论其形态学上表现为低级别或高级别，WHO 分级都将其分为 Ⅳ 级。

少突胶质细胞瘤在 2016 年 WHO 分类中发生了巨大变化。现在，这些弥漫浸润的胶质瘤是通过 IDH 基因突变及染色体 1p/19q 共同缺失进行定义的，与组织学中是否存在星形细胞分化无关。因此，现在已不推荐使用少突星形细胞瘤（Ⅱ 级或 Ⅲ 级）的诊断。除了文献报道的少部分"真正的"星形胶质细胞瘤病例外，在检测失败或缺乏相应的基因检测情况下，仅能提供星形胶质细胞瘤 NOS（未另作说明）[22, 26, 27]。间变性多形性黄色星形细胞瘤 WHO Ⅲ 级是另一种新的定义，替代先前的伴间变特征的多形性黄色星形细胞瘤[22]。在混合的神经元 – 神经胶质瘤中，弥漫性软脑膜胶质瘤病也是一个新的定义。以前，由于

其形态类似少突神经胶质瘤，被称为弥漫性少突胶质软脑膜瘤。如今发现，这类肿瘤中与毛细胞型星形细胞瘤类似，伴有 BRAF-KIAA1549 重复和缺失[22, 27]。

疾病治疗方式演变的历史

在神经外科发展的早期，脑干肿瘤被认为是"不能手术"的肿瘤；因此，即使考虑对脑干肿瘤进行手术，也主要是为了缓解颅高压或活检以获得病理结果，很少是通过减瘤来缓解临床症状的。此后，Walker 等[12] 提出不应将小儿脑干肿瘤的手术治疗称为"不可能"，而是应该更准确的称为"无济于事"。当时，脑干肿瘤的治疗主要由联合放化疗组成[1]，而成人脑干胶质瘤的手术治疗直到 1968 年以后才有被提及[28]，但专家们对手术是否为最佳治疗方案一直没有达成共识。

根据 Reyes-Botero 的研究[3]，不同类型的成人脑干胶质瘤需要遵循不同的治疗原则。对于弥漫性内生型低级别胶质瘤的成人患者，是不可能通过手术完全切除的。建议行 MRI 引导的立体定向活检获取病理诊断。放疗是该类型成人脑干胶质瘤的标准治疗方法，类似于小儿 DIPG。传统放疗的中位剂量为 50~55Gy。化疗尚未证明对这类肿瘤有效。成人弥漫性内生型低级别胶质瘤的中位生存期为 4.9~7.3 年[3]。

在 MRI 上增强的成人恶性脑干胶质瘤中，仅考虑活检或分流手术。单纯放疗对此这类肿瘤没有效果。放化疗联合治疗可能是一种有效的选择。Theeler 等[19] 报道，与不进行任何治疗相比，标准的 Stupp 方案对脑干胶质母细胞瘤有效，但是还有待前瞻性研究来进一步支持这个结论。局灶性顶盖脑干胶质瘤与其他类型相比，预后良好；该类型患者的中位生存期往往大于 10 年。大部分情况下，可以不用干预，而选择继续观察病情，必要时，可以行分流手术。外生型脑干胶质瘤被认为是成年脑干胶质瘤中极为罕见的类型。只有少数情况下，病变扩展到第四脑室，才可能通过手术进行切除。这些治疗建议，主要基于影像学，但由于病例数较少，并且不少病例缺乏病理验证，因此这种治疗策略的价值尚待进一步验证。

手术的作用

1980 年以前，小儿及成人脑干胶质瘤都被认为是绝对不能手术的疾病。此后，有神经外科医生开始对一些脑干胶质瘤进行手术，并报告了结果[4-9]，这些报道开始提出了手术治疗可适用于部分脑干胶质瘤患者的观点。

1999 年，Walker 等[12] 提到了手术在脑干肿瘤中的作用。他们认为中脑顶盖胶质瘤、中脑和脑桥的其他局灶型胶质瘤以及外生型脑桥胶质瘤可进行减瘤手术。如果由于某种原因无法进行立体定向活检的，应考虑手术以获得病理结果。然而，弥漫性脑干胶质瘤则一般不考虑手术。

2003 年，Jallo 等[2] 还指出，只要选择合适的患者，脑干胶质瘤手术是可以成功实现的。他们的手术指征是局灶型、背侧外生型及延颈交界区病变。弥漫性浸润型胶质瘤患者一般也不考虑手术。

2010 年，有关成人脑干胶质瘤的一些手术报道[14, 15, 17, 19]，提到手术的切除百分比大概为 9.7% ~ 33%。Zhang 等[13] 也进一步提出了手术对脑干胶质瘤治疗价值的共识。根据他们的经验，外生型肿瘤患者可以通过手术获得较好的疗效，甚至可以被治愈。延颈髓胶质瘤主要是低级别的，手术可能会改善患者的预后。局灶性中脑和延髓胶质瘤也多为低级别；对这些肿瘤进行手术，虽然也是安全的，但不能显著改善预后。局灶性脑桥胶质瘤多为高级别。因此，被认为不宜手术[13]。

立体定向治疗的作用

1990 年以前，作为一种有创的手段，立体定向术一直被用来活检，以获得组织病理学诊断[13, 29]，但此后随着无创 MRI 的出现，它就被逐渐取代了。立体定向脑干活检被认为是一种相对安全的方法，其并发症率为 4%，死亡率极低[30]。由于脑干区域的影像诊断有时不准确。有报道，30% 影像学上诊断为低级别脑干胶质瘤的病例，最后被证实可能是另一类疾病，如其他类型肿瘤、炎症或血管疾病等[31]。因此，部分专家建议，除了影像学检查外，还应考虑对脑干肿瘤进行立体定向活检[30-32]，然而，立体定向活检获得的组织样本相对较小，有时也未必能代表整个病变，但其重要性在 2000 年代后期进行过重新评估[13]，目前根据现代分子病理学，有学者也对其重要性又进行了重新的评估[19]。

激素的作用

地塞米松药物可降低颅内压，在短期内改善危及生命的症状，但从长远来看，它会带来严重的不良反应，例如进行性库欣综合征和情绪问题[33, 34]。因此，一旦地塞米松发挥其积极作用，最好立刻减少或完全停止激素治疗。

放疗的作用

放疗是成人脑干胶质瘤和小儿 DIPG 的前期标准治疗方法。常规放疗的中位剂量为 54~60Gy。然而，小儿患者的预后很差，中位生存时间为 12~18 个月[21]。与 DIPG 小儿患者的不良结果相反，在成人弥漫性脑干胶质瘤治疗中，中位生存期可达 6~7 年。且在放疗过程中，至少有 60% 的患者，临床症状可以得到改善，而在恶性脑干胶质瘤中，这一比例仅为 3%[21]。因此，对于成人复发性脑干胶质瘤，再次放疗可能是一种选择[1]。

化疗的作用

1980 年以来，大多数临床试验都未能证实单独化疗可以延长脑干胶质瘤患者的生存期[12]。用于治疗该病的主要药物为卡莫司汀、洛莫司汀、甲基苄肼 + 洛莫司汀 + 长春新碱、长春新碱、顺铂、卡铂和替莫唑胺[17]。对小儿 DIPG，放疗过程中，联合化疗，最终发现化疗没有明显疗效[35, 36]。到目前为止，单独化疗对成人或小儿脑干胶质瘤都是无效的[17]。Theeler 等[19] 报道，病理上确诊为脑干胶质母细胞瘤并接受 Stupp 方案治疗的成年患者比未接受该治疗的患者具有更长的生存时间（分别为 23.1 个月和 4.0 个月）。尽管患者例数很少（28 例），但该研究为化疗联合放疗提供了最佳的证据支持[1]。在某些情况下，替莫唑胺可用于成人脑干胶质瘤联合放疗的患者。此外，贝伐单抗可有效减轻病变周围的血管性水肿。长期接受地塞米松的患者可以在同时使用贝伐单抗时逐渐减少剂量[1]。预计未来对本病的组织学和分子生物学的认识将持续发展，并有望获得新的、更有效的化疗药物。

■ 病例资料

在过去的 20 年里，除了治疗脑干胶质瘤，本章作者（H.B.）还对 250 例患有内生型脑干海绵状血管瘤的患者进行过手术治疗，对暴露和切除脑干内的血管畸形具有丰富的经验[37]，这些经验对于成人和小儿的脑干胶质瘤手术也极为有利。

在本章中，作者仅关注成年脑干胶质瘤患者，包括 73 名本章作者主刀的手术病例。表 13.2 概述了病例中脑干 3 个部分中各种肿瘤类型的分布，典型示例如图 13.1 所示。表 13.3 总结了该病例系列中所涉及的病理学类型。本表提供了同期手术治疗的小儿脑干肿瘤数量作为附加信息和比较（本章未作进一步分析）。

患者选择

筛选合适的手术病例是脑干胶质瘤管理中最困

难的一部分。由于目前没有广泛接受的标准可用，患者的选择往往是高度个体化的，主要基于术者的经验和对每个病例的评估。术者非常谨慎地识别那些有望从手术中真正获益的患者，同时排除那些预计可能无法从手术中获益的患者。该患者系列中，被筛选出来需要手术的患者，主要是以下几种情况：肿瘤呈局灶性生长的；肿瘤可能被大部分切除且不增加严重并发症的，肿瘤切除后可使患者长期生存甚至治愈的。还有少数是为了取得病理进行分子诊断而开颅活检的，以及梗阻性脑积水而进行内镜第三脑室造瘘的，或者为了缓解肿瘤对脑干的囊性压迫而切除占位的。

手术目标

手术的主要目的是在不造成脑干功能额外损害的前提下，尽可能多地切除肿瘤，以期为患者提供一种胜过姑息治疗的更佳方法。在低级别肿瘤中，尤其是毛细胞型星形细胞瘤、菊形团形成性胶质神经元肿瘤、乳头状胶质神经元肿瘤，只要肿瘤尚未广泛侵犯脑干，很多情况下肿瘤是可以被全切除的。因为在多数这样的病例中，一般都存在着较为明确的肿瘤界面，所以术中相对容易暴露和分离。而在其他类型的肿瘤中，比如弥漫性或高级别胶质瘤中，由于缺乏清晰的肿瘤边界，根本无法完全切除肿瘤。

表 13.2 脑干胶质瘤在脑干内的分布（本章作者患者系列）

肿瘤位置	脑干节段	患者数量
中脑	脚/内侧背盖	4
	脚/背盖靠近丘脑	3
	脚后外侧	4
	顶盖内侧	9
	顶盖外侧	18
脑桥	脑桥内侧	4
	脑桥及桥臂延伸	12
延髓	延髓内侧	8
	延髓背侧外生	5
	延髓外侧外生	6

表 13.3 成年和小儿患者脑干胶质瘤的类型（本章作者患者系列）

组织学	成人人数	小儿人数
毛细胞型星形细胞瘤	22	21
间变性星形细胞瘤	21	6
纤维型星形细胞瘤	10	6
胶质母细胞瘤	6	4
菊形团形成性胶质神经元肿瘤	4	1
弥漫性星形细胞瘤	4	2
间变性神经节胶质瘤	2	0
神经节神经胶质瘤	1	7
乳头神经胶质神经瘤	1	0
多形性黄体星形细胞瘤	1	1
间变性少突胶质细胞瘤	1	1
患者总数	73	49

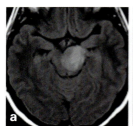
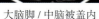
大脑脚/中脑被盖内

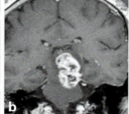
大脑脚/中脑被盖累及丘脑

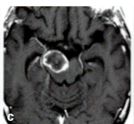
大脑脚内向外部生长

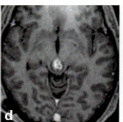
顶盖内

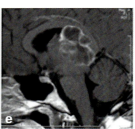
顶盖内向外部生长

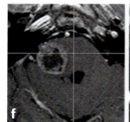
脑桥内

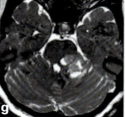
脑桥累及桥臂

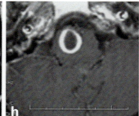
延髓内

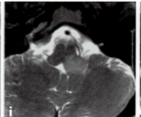
延髓内向后方生长

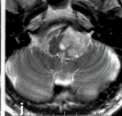
延髓内向外侧生长

图 13.1 磁共振成像显示典型的脑干胶质瘤类型和肿瘤分布。脑干（a）轴位、（b）冠状位、（c，d）轴位、（e）矢状位和（f~j）轴位的 MRI

这种情况下，除了取病理标本以外，尽可能地减瘤对患者也是有利的。

手术时机

一旦诊断是脑干胶质瘤，且符合手术指征的患者，就应尽早手术，以免肿瘤进一步生长。然而，少数患者伴有梗阻性脑积水，在肿瘤切除的前一到两星期，先做脑脊液分流（包括内镜第三脑室造瘘术或脑室–腹腔分流术）会更有好一些；类似的手术策略，其他人也有报道过[38]。

术前计划

在仔细评估过可以手术的病例后，接下来我们就需要精心策划手术全过程。高质量的神经影像学可以提供病变的基本形态特征。有了这些细节，接下来就是顺着手术步骤逆向思考和计划术前的方案；首先，评估哪一部分是脑干的最佳安全区，尤其是在脑干表面不容易看到的病变。第二步，即通过何种手术入路能最佳的暴露脑干。对于脑干外生型肿瘤，由于病变及生长方向往往比较明确，因此选择合适的手术入路相对容易些。一旦确定了手术入路后，第三步就需要设计患者的体位和皮肤切口。

此外，还应确保患者和家属熟悉并签署手术知情同意书，充分了解每一例患者手术的目的，肿瘤是否能切除；肿瘤能切多少以及手术的风险。此外，术后预计很快出现的情况和术后辅助治疗的必要性也需要详细解释。

麻醉、术中导航和电生理监测

手术前要和麻醉师讨论手术计划的细节。在手术过程中，很重要的得通过摆放合适的体位来避免静脉过度充盈，当然充分的麻醉也能起到很大的帮助。在天幕周围或脑干内的手术暴露和操作过程中，患者偶尔会出现迷走神经反射，伴有突然心动过缓或血压升高。因此，麻醉医生需要为这些情况做好准备，必要时采取行动。

虽然，有时候术中可使用神经导航系统来指导手术，然而，这似乎在脑干胶质瘤手术中的效果一般，而且导航也并不总是那么可靠。因此，我们认为在术中辨识重要的解剖标记会更靠谱些。脑干的解剖以及脑神经根的出口可为术中的精准定位提供有价值的信息。

相反，术中电生理监测是我们认为对脑干胶质瘤手术必不可少的强大工具。一般情况下，我们术中全程都会常规监测运动、躯体感觉和听觉诱发电位[39]。根据脑干暴露的具体区域，还可绘制了菱形窝[40]和脑神经肌电图。此外，有3例患者，进行了术中MRI检查并发现了部分肿瘤残留；这种方法对于那些术中不易被发现的残留肿瘤很有帮助。

手术的入路和体位

表13.4列出了本患者系列中使用的手术入路。我们根据以下标准选择了每个病例中最合适的手术入路：该入路应考虑如何能够最佳的暴露肿瘤，可能得话，应尽量与肿瘤的纵轴方向一致；手术期间应尽量避免静脉过度充盈；入路应尽量充分的暴露，而不过度压迫周围的颞叶或小脑组织。半坐位有许多优点，其他作者报道过[20]。在年轻患者的手术中，我们更喜欢采用半坐位；但是，对于60岁以上的患者，尤其是伴有脑积水时，如果术中采用半坐位可引起脑脊液过度流失，需要特别小心；这种情况，我们大部分会采用俯卧位。

顶盖胶质瘤的肿瘤暴露主要是选用幕下小脑上入路，患者体位可为半坐位。局灶性顶盖胶质瘤可以采用旁正中或者外侧的幕下小脑上入路。累及中脑被盖的肿瘤可采用颞下入路进行治疗。大多数脑桥胶质瘤可以采用侧方的枕下入路，充分的暴露桥小脑角。对于累及四脑室的，我们可以采用后正中枕下经髓帆入路。对于没有外生部或软脑膜表现的延颈部肿瘤，可采用颈椎椎板切开术和后正中脊髓切开术。

中脑肿瘤的手术方法

中脑胶质瘤可以通过前方，侧方或者后方进行

表 13.4　用于治疗73例成人脑干胶质瘤的手术方法（本章作者患者系列）

手术入路	患者数量
幕下小脑上	23
脑桥小脑角	16
后正中	13
颞下	8
经髁	4
经髓帆	3
经胼胝体	2
内镜经皮层侧脑室	2
经额半球间入路	1
小脑上及经髓帆联合入路	1

暴露；通过前额 – 基底半球间入路，可暴露出大脑脚和被盖的前部病变，延伸至丘脑前部和第三脑室（图 13.2）。我们也曾用过这种入路，处理过这些位置的其他病变，有些需要分离前交通动脉，有些则不需要[41]。大脑脚或中脑被盖的内在病变通过颞下经天幕入路暴露侧方，或经外侧的幕下小脑上或常规经天幕入路暴露背外侧。在颞下暴露中脑肿瘤之前，我们通常留置腰大池引流，有助于在环池充分打开前，能更好的牵拉颞叶。此外，我们非常注意保留颞叶的桥静脉，例如 Labbé 及其静脉分支（图 13.3）。

中脑顶盖的病变是通过丘脑旁的幕下小脑上入路进行暴露的，类似于松果体区病变的暴露（图 13.4）。这种外科手术暴露需要采取多种预防措施，以避免术后急性小脑肿胀[42]。

脑桥肿瘤的手术方法

脑桥可通过第四脑室底部从侧面或背正中暴露。我们采用 3 种不同的方法从侧面暴露脑桥：颞下经小脑幕入路暴露上脑桥的病变，经 CPA 常规的乙状窦后入路暴露中脑桥的病变（图 13.5），以及经髁入路的下外侧入路暴露前外侧脑桥或脑桥延髓区的病变[43]。

延髓肿瘤的手术方法

与暴露中脑或脑桥的过程相比，延髓病变的暴露很简单而且要求比较低。位于延髓的肿瘤要么是完全内生型，要么是背侧或外侧外生型（图 13.1）。在大多数病例中，我们采用后正中暴露（枕下正中开颅术）加或不加 C1 椎板切除术（图 13.6、图 13.7）。

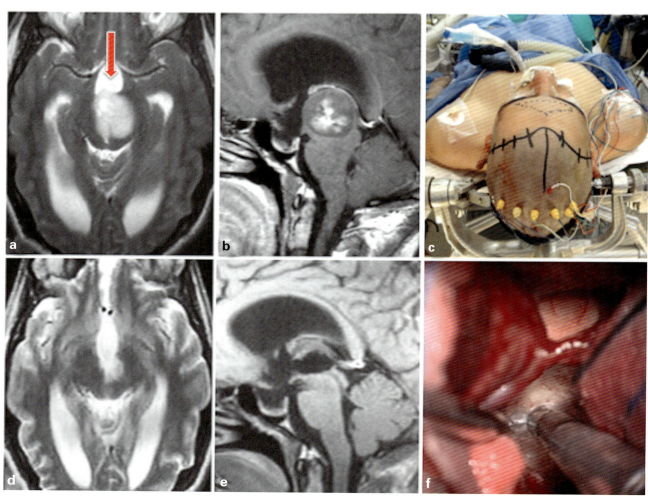

图 13.2 患者，男性，23 岁，患有进行性头痛，复视和轻微的记忆力减退。术前轴位 T2 加权（a）和矢状位 T1 加权（b）磁共振成像（MRI）显示有一个巨大的内生型中脑肿瘤，累及两侧的大脑脚和被盖。这些 MRI 显示出轻度增强。肿瘤引起的梗阻性脑积水在手术前未得到治疗。该患者通过经前额 – 基底半球间入路仰卧位进行了手术（c）。肿瘤暴露采用前额半球间入路（a，箭头所示），病灶为 WHO I 级毛细胞性星形细胞瘤，术后轴位（d）和矢状位（e）磁共振成像（MRI）均已完全切除。如术中照片（f）所示，肿瘤切除主要通过终板进入，高于保留的前交通动脉。该患者没有围手术期并发症，也没有其他神经或认知缺陷。其生活可以完全自理，并且在手术后 5 年没有发生肿瘤复发

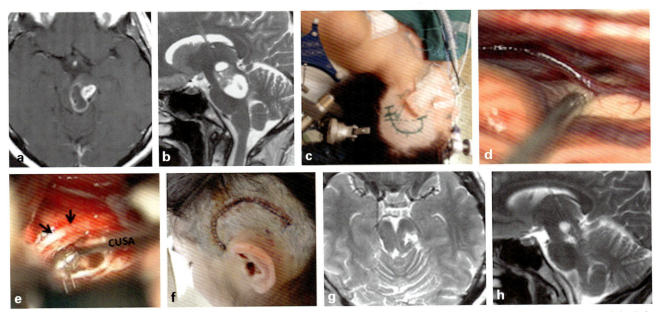

图 13.3 患者，女性，30 岁，出现复视和轻微的右侧偏瘫。术前轴位（a）和矢状位（b）磁共振成像（MRI）显示一个部分实性、部分囊性的增强型中脑肿瘤，主要累及被盖。囊性下部延伸到脑桥上部。患者最初在别处被诊断为毛细胞性星形细胞瘤，并接受立体定向囊肿抽吸和间质放射治疗，但肿瘤仍在生长。在这种情况下，我们为患者实行了显微外科肿瘤切除术。（c）手术时患者处于仰卧位，头部右转。肿瘤暴露通过左侧颞下入路实现。事先放置腰大池引流管，并在暴露期间释放脑脊液以放松大脑并避免颞叶损伤。（d）我们非常注意 Labbe 静脉，通过切开其周围的蛛网膜层而将其与颞叶分离。这样就可以使颞叶抬高，而不会对静脉产生牵引力，保持静脉完整直到手术结束。（e）使用小型 Cavitron 超声外科手术抽吸器（CUSA；Integra LifesSiences Corp.）探针切除肿瘤，同时保留邻近的滑车神经（箭头）。无并发症发生，伤口愈合正常。（f）患者预后良好，无神经功能缺损。组织病理学检查证实诊断为毛细胞型星形细胞瘤 WHO Ⅰ 级。如术后轴位（g）和矢状位 MRI（h）所示，肿瘤已完全切除。连续随访的 MRI 显示显微手术干预 9 年后无肿瘤复发

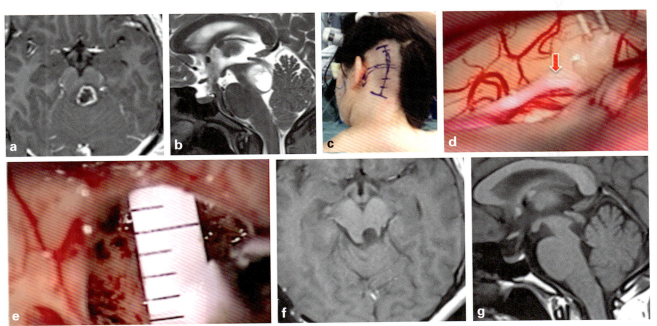

图 13.4 患者，女性，20 岁，患有 Ⅰ 型神经纤维瘤病，伴有多种皮肤表现。通过轴位（a）以及矢状位（b）的磁共振成像（MRI）可见，这块明显强化的内生型肿瘤压迫中脑导水管，造成患者严重头痛以及复视。内镜下脑室造瘘术后，症状迅速消失。（c）手术采取半坐位，并通过左侧侧方的幕下小脑上入路暴露肿瘤。术中可见顶盖向后隆起，但结构完整。（d）整个外侧顶盖区域被充分暴露，直至滑车神经出口（箭头）。（e）脑干的进入点是在上丘的外侧，并且将肿瘤切除后的腔用毫米标尺测量。术后轴位（f）和矢状位（g）MRI 证实肿瘤全切。病理提示 WHO Ⅰ 级毛细胞型星形细胞瘤，MIB-1 指数为 3%。该患者没有并发症，也没有其他神经系统缺陷。患者术后病情平稳，随访 5 年未见肿瘤复发。5 年后的随访 MRI 提示患者有幕上新病变，提示高级别胶质瘤可能大，但这与之前的肿瘤无关。除头痛外，患者仍无其他症状。新病灶在另一家机构接受了治疗

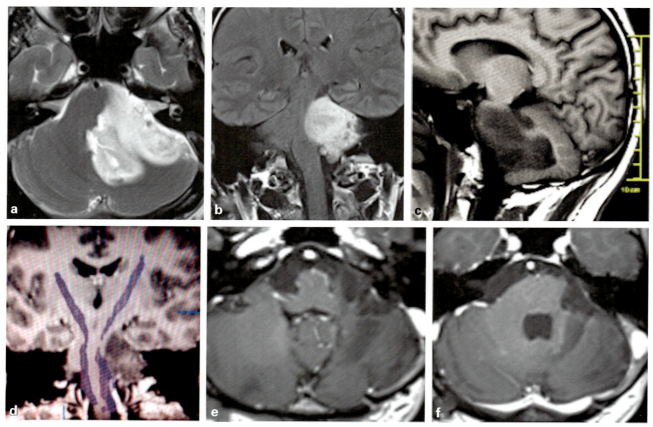

图 13.5 一名 34 岁男性，有 6 个月的左侧面部感觉减退，听力丧失，轻度面瘫和右侧偏瘫病史。术前的轴位（a），冠状位（b）和矢状位（c）磁共振成像（MRI）提示广泛的病变，累及脑桥左侧，桥臂和小脑。（d）术前 DTI 成像提示皮质脊髓束移位。由于不能排除低级别神经胶质瘤，并且鉴于肿瘤的占位效应，因此选择对患者进行手术，目的是为了减轻肿瘤负荷同时明确病理。通过左桥小脑角暴露肿瘤，成功切除了一半以上的肿块。大部分脑神经根（CNs Ⅴ ~ Ⅺ）都与肿瘤有关。术中没有强行将它们与肿瘤完全剥离，因此这些神经根被完整保留了下来。除了轻微的暂时性共济失调外，患者没有其他并发症以及新的神经功能损伤。病理考虑胶质母细胞瘤，WHO Ⅳ级，IDH1 和 BRAF 阴性。p53 蛋白局灶高达 50%，MGMT 启动子甲基化。患者根据 Stupp 方案进行了术后放化疗。术后复查 MRI 显示剩余肿瘤逐渐消退，患者在临床上表现良好。手术 4 年后，他生活可以完全自理，在延髓（e）和脑桥（f）的轴位 T1 增强上没有发现肿瘤残留或复发

少数情况下，我们采用经髁入路暴露前外侧延伸至髓内的病变[44]。

脑干最佳手术入路的选择

根据胶质瘤在脑干内的不同生长方式，我们将所遇到的脑干肿瘤分为两类。一类病变起源于脑干，但以外生的方式延伸至远超其边界以外。在这种病例中，肿瘤不被脑干的室管膜或软脑膜所覆盖，能够在暴露时直接可见。另一类病变仅限于脑干，呈完全内生状态。如果病变比较小，脑干往往变形不明显，或者仅有轻微的变形，暴露后往往表面上看起来正常。而较大的内生性病灶会使脑干发生形，导致脑干出现不对称隆起（图 13.7）。只有针对内生型这类病变，选择脑干最佳的手术入路才显得很有意义。

与暴露内生型脑干海绵状血管瘤类似，脑干有多所谓"安全区"可以被打开而不造成明显的后遗症。在我们的患者中，进入脑干最常用的切入点有通过颞下入路暴露的中脑小脚的外侧中心（图 13.3、图 13.8），即顶盖左右上丘之间的背中线（图 13.4），三叉神经周围区，面丘下方的菱形窝的外侧部分以及延髓下部的背中线或正中区域（图 13.6、图 13.7）。

显微解剖技术

解剖技术因病变类型而异。对于边界清楚的局灶型低级别神经胶质瘤，全切除是最佳治疗选择。一旦通过不同的颜色，血管新生程度和质地确定了

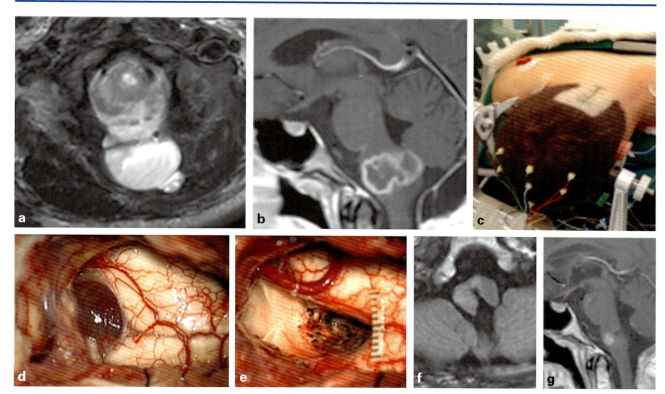

图 13.6　一名 29 岁的男性患者在 5 个月内逐渐出现了左侧偏身感觉综合征，随后诊断出右侧延髓内生型占位病变。他在外院接受了第一次手术，考虑为 I 级的神经节细胞瘤。然而，复查的轴位（a）和矢状位（b）磁共振成像（MRI）提示了肿瘤进展以及术后残留的背侧硬膜外囊肿。基于这些情况，我们决定行第二次手术。（c）患者采用俯卧位，后正中入路（包括 C1 椎板切除术）暴露视野。（d）手术时，发现延髓下部有一个富血供肿瘤。（e）经过细致的剥离，大部分的肿瘤被切除，如术后轴位（f）和矢状位 MRI（g）所示，仅在前方残留一小部分肿瘤。患者术后没有并发症，患者术后早期拔管。但是，由于吞咽功能受损，他做了气管切开和经皮内镜胃造瘘。这些管子只保留了 3 个月。然后就拔除，患者生活自理，能够行走，进食和喝水而不受太多的限制。病理诊断为 WHO IV 级胶质母细胞瘤，MGMT 启动子非甲基化型。该患者按照 Stupp 标准进行了联合放化疗，并且保持良好状态超过 1 年。然而由于肿瘤复发，他在手术后一年半死亡

肿瘤组织，就应逐渐减瘤，最好使用超声刀（CUSA，Integra LifeSciences Corp.）。获取足够的肿瘤标本对组织病理研究非常重要。最后，我们还要对肿瘤和脑干实质之间的过渡区进行精细分离，其方式类似于切除脊髓局灶性肿瘤。使用小脑棉可以有效地将肿瘤组织与脑干分离并维持术野无血。我们需要轻柔地将肿瘤组织从脑干上分离下来，同时还要避免脑干实质受压或移位。此外，我们通常会选择电凝并锐性分离肿瘤的滋养小动脉以及引流静脉。在高级别胶质瘤中我们也应用了类似的技术。然而，这些病变一般没有清晰的肿瘤 – 瘤周边界。因此，解剖肿瘤边界时我们格外谨慎，避免穿透周围水肿的脑干实质。

在弥漫性浸润性肿瘤中，如弥漫性星形细胞瘤，由于肿瘤组织与正常的脑干实质界限不够分明，因此肿瘤切除更加困难。对于这些病例，我们只能根据术前 MRI 结果进行一定程度的病灶切除。我们发现在术中使用小毫米刻度尺有利于确定切除范围。我们通常采用低电流强度的双极电凝对肿瘤切除后的瘤腔进行止血。

■ 脑干肿瘤的分述

以下是对该患者系列中遇到的低级别和高级别脑干肿瘤的简要描述。这里只涉及在成人中发现的毛细胞型星形细胞瘤，少突神经胶质细胞瘤，神经元和神经胶质混合瘤，而累及脑干的室管膜或其他与这几种差异很大的肿瘤则不在讨论范围。

毛细胞型星形细胞瘤

毛细胞型星形细胞瘤是边界分明的肿瘤（WHO I

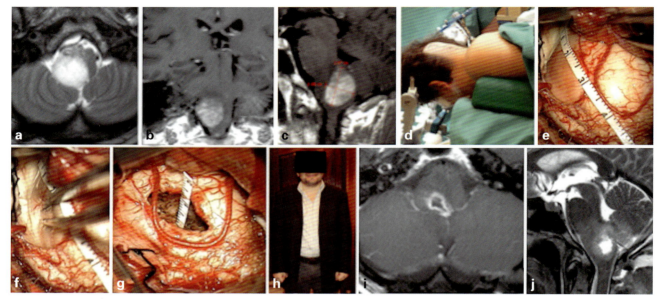

图 13.7 一名 43 岁男性患者的主要症状是听觉障碍、吞咽困难和极轻微的左侧运动无力和感觉障碍。轴位（a）T2 加权像，冠状位（b）和矢状位（c）T1 加权像对比增强磁共振成像（MRI）显示了延髓内生肿瘤有明显强化。手术的目的是尽可能地减瘤。（d）手术采用俯卧位。采用枕下后正中入路。（e）打开硬膜后，由于肿瘤的原因，延髓右侧隆起，但菱形窝下方的室管膜以及延髓的软脑膜表面完好无损。（f）在进行电生理标测后，决定从延髓的左后外侧进入脑干。安全切除了 75%~80% 的肿瘤，在检测运动和体感的诱发电位保持完好。（g）双极电凝轻柔止血。（h）术后没有出现严重并发症，患者除半侧感觉综合征外没有其他神经功能损伤。术后轴位（i）和矢状位（j）MRI 证实了肿瘤实现近全切除。病理诊断 MGMT 启动子甲基化的胶质母细胞瘤 WHO IV 级，患者根据 Stupp 方案接受了术后放化疗。患者的无症状生存期持续了 2 年，然后因延髓背侧局部囊肿而出现症状。手术囊肿排空可快速改善症状，并且在手术干预后的整整 4 年中，患者能够生活自理且状况良好。最终，他死于局部肿瘤复发，肿瘤扩散到整个脑干下部

级），最常见于小儿和青少年，但成人也可能遇到。通常，这些肿瘤呈实体或囊性病变，肿瘤生长速度缓慢，因此症状也进展缓慢。这些肿瘤可以发生在整个神经轴，常见于小脑，但是它们更倾向于在中线结构生长，包括视神经通路、下丘脑、丘脑和脑干[26,45]。在脑干中，他们常长在背侧区和桥延沟，常呈外生性生长进入第四脑室或 CPA[26,45,46]。在成人中，它们更常见于幕上，颞叶发生率最高[47]。NF1 相关型肿瘤极少发生于脑干，最常见于视神经通路。毛细胞型星形细胞瘤是小儿中最常见的神经胶质瘤，在 20 岁以前发病率最高[26]，而年龄在 18 岁以上的中枢神经系统肿瘤患者中的发生率在 20%~25% 之间[47]。

在脑干中，毛细胞型星形细胞瘤通常会引起脑神经功能受损以及梗阻性脑积水，脑干功能严重障碍则相对较少。MRI 上，65% 的病例显示边界清晰的圆形或椭圆形囊性病变，中央或邻近的增强壁结节偶有钙化。组织学上，这些肿瘤呈双相结构囊性结构，具有双极伸长细胞、大量增厚的 Rosenthal 纤维以及嗜酸性粒状体（称为蛋白滴）[26,45]。90% 以上的小脑病例以及小部分其他部位的病例发现 BRAF

和 KIAA1549 基因融合[26]。根据新的 WHO 分类，这种基因融合的存在与组织病理学形态的相关性强烈提示毛细胞型星形细胞瘤的诊断。BRAF V600E 突变发生在极少数病例中，而 FGFR1 突变在脑干肿瘤中更常见[26]。患者预后良好，单纯外科手术干预后 5 年和 10 年的总生存率达到 95%[26]。然而，切除范围对患者预后起关键作用，在脑干毛细胞型星形细胞瘤中，由于并不是所有病例都能做到全切除，所以术后进展概率要相对要高一些。

毛细胞型星形细胞瘤患者是该系列患者中占比最多的一组，共 22 例，包括 14 例男性和 8 例女性，平均年龄为 32.4 岁。其中，有 4 例年龄在 55 岁以上，分别为 55 岁，56 岁，61 岁和 67 岁，均为男性。其余 18 例患者的平均年龄为 27.4 岁（范围 20~36 岁），这反映了毛细胞型星形细胞瘤好发于年轻人。

毛细胞型星形细胞瘤可见于脑干所有部位，其类型如下：中脑内生 1 例，中脑外生 3 例，顶盖内生 3 例，顶盖外生 7 例（图 13.9、图 13.10），脑桥内生 1 例，向桥臂延伸 1 例，延髓内生 1 例，延髓外生 2 例。手术体位如下：半坐位 13 例，仰卧位 6 例，俯

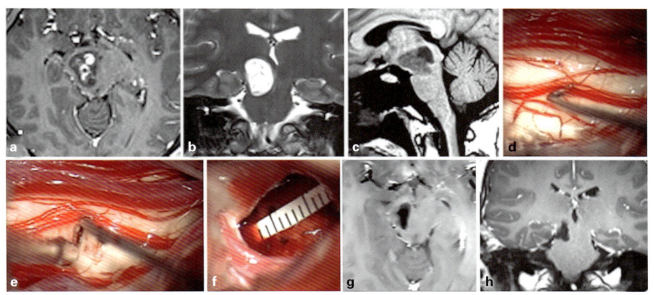

图13.8　一名26岁患者的唯一术前症状是在之前的4个月内出现了左侧面部感觉异常。轴位（a）、冠状位（b）和矢状位（c）磁共振图像提示了肿瘤界限清楚，该肿瘤在右侧中脑和被盖内出现不均匀强化，并且压迫丘脑上方和脑桥下部。由于影像学提示低级别神经胶质瘤，术中采用BrainSuite MRI软件提供了辅助。该过程患者位于术中磁共振手术室，仰卧位头偏左头架固定。采用颞下入路，同时术前留置腰大池引流。后方切开天幕暴露小脑幕切迹（d）打开环池时，暴露的中脑脚显示出正常的浅表外观。（e）大脑脚在中脑外侧沟稍向前，在大脑后动脉与Rosenthal静脉之间打开。在表面以下几毫米处，发现了一种果冻样肿瘤，在肉眼上与毛细胞型星形细胞瘤相似。后来，病理检查证实了毛细胞型星形细胞瘤的诊断WHO I级；没有IDH1、BRAF或H3F3A突变，也没有p53蛋白的过表达。Ki67呈局部阳性，达2%。从周围的脑干实质中可以清晰地辨别出具有质地一致的微血管化肿瘤。清除整个肿瘤后，采用1.5T术中MRI评估切除率。出人意料的是，在瘤腔上部可以检测到一些残留的肿瘤。由于视野较差以及暴露困难的原因，第一次手术很难将该区域暴露出来。因此进行第二次手术，并通过直接探查（f）和第二次术中MRI证实完全切除残存的肿瘤。没有围手术期并发症。手术后出现肢体偏瘫肌力3级，术后几天有改善。手术后1年，患者未见肿瘤复发，如轴位（g）或冠状位（h）MRI所示。患者生活完全自理，可以独立行走，但是仍然存在左腿轻度无力和左手精细活动欠佳的情况。根据我们的经验，和其他类似的患者差不多，这种轻微的运动功能障碍，是可以进一步改善，甚至最后完全恢复正常的

卧位3例。手术入路方面，幕下小脑上或小脑幕裂孔入路8例，颞下入路5例，枕下后正中入路4例，CPA 3例，经额半球间入路以及经髁入路各1例。

13例患者实现了肿瘤全切除，3例近全切除，5例次全切除，1例患者仅接受了肿瘤囊肿开窗术（表13.5）。

尽管有2名患者失访（表13.6），但其余21例患者中，16例在术后无神经功能缺损或额外的术后神经功能缺损，1例患者出现短暂性偏瘫并在3个月内恢复（图13.8），1例发生声带轻瘫，2例出现短暂的步态共济失调。2例延髓肿瘤患者因吞咽困难而需要术后临时气管切开术。在20例患者中，没有围手术期并发症。2例经幕下小脑上入路的患者术后小脑出血和肿胀，需要手术处理，最终，两名患者均获得了极好的结果，MRI证实了肿瘤全切除。有一名67岁男性患者，延髓肿瘤界限不清，由于肿瘤进展迅速和吞咽困难相关并发症于术后7个月死亡。不

过这个患者的毛细胞型星形细胞瘤诊断是否正确尚不清楚，因为高级别中线经胶质瘤的临床和影像学表现相当典型。7例患者MRI上可见残留肿瘤轻度进展，但均无须再次手术。5例术后肿瘤残留的患者接受了术后放疗，其中3例接受了额外的化疗。21例患者已进行的随访中，没有患者因首发的脑干肿瘤进行二次手术探查。

脑干毛细胞型星形细胞瘤即使体积较大、瘤细胞浸润明显，也不影响术者进行肿瘤全切，患者仍可具有良好的长期预后（图13.9、图13.10）。

间变性星形细胞瘤

间变性星形细胞瘤定义为伴局灶性或分散性间变的弥漫性浸润性星形细胞瘤（WHO III级）。在脑干中，这是成人弥散型内生型脑干胶质瘤的组成部分，其分布方式与WHO II级肿瘤相同（图13.11）。临

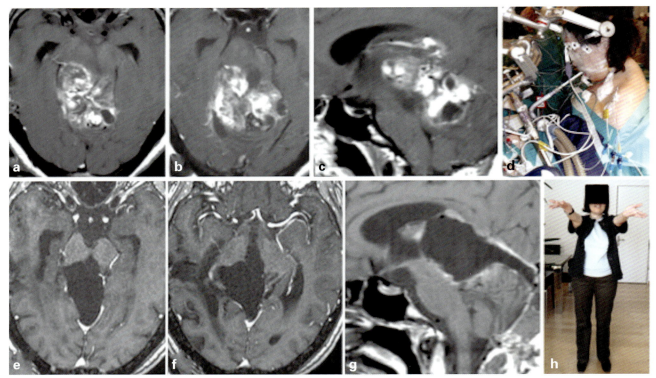

图 13.9 一名 28 岁女性患者，步态进行性共济失调和轻度复视。在到我院就诊前 4 年，她在她的国家被诊断为中脑顶盖肿瘤。该患者在其他医院接受了两次外科手术检查，每次都仅仅是像活检一样取了很小部分。病理上诊断为毛细胞型星形细胞瘤。随着肿瘤继续生长，患者被建议进行放疗，然后紧接着进行为期 12 个月的替莫唑胺化疗。当患者第一次到我们的医院就诊时，肿瘤已经很大，从中脑延伸到丘脑、脑桥和小脑。如术前轴位（a，b）和矢状（c）磁共振成像（MRI）所示为双侧。由于先前的疗法均未达到有效的肿瘤控制，因此我们为患者进行了广泛的肿瘤切除术。（d）她同意并接受了半坐位手术。手术后轴位（e，f）和矢状（g）T1 加权对比增强 MRI 证实，这个 WHO Ⅰ级的毛细胞型星形细胞瘤被完全切除了。患者没有其他神经功能缺损，其随后的恢复也很顺利。（h）根治性肿瘤切除后的 10 年随访中，患者继续表现良好，并且无复发

床症状因肿瘤生长部位而异，术前病程相对较短[3]。在神经影像学上，间变性星形细胞瘤表现为边界不清的 T1 低信号病变，通常伴随部分强化。侵袭性强的病例可能存在病灶周围性水肿[26]。组织学上，肿瘤呈弥漫性浸润性生长，伴局灶性或弥漫性细胞增生，中至高度多态性以及核分裂像多见，无坏死和血管增生。IDH 突变在成人弥漫性脑干星形细胞瘤中非常罕见，与弥散性 IDH 突变型星形细胞瘤相比，非 R132H 突变型其临床过程更具侵袭性[1]。对成人弥漫性脑干胶质瘤的研究表明，肿瘤分级和对比强化越高，生存率会显著降低[19, 48]

本系列中，脑干间变性星形细胞瘤患者为第二大类，包括 12 例男性和 9 例女性，平均年龄为 36.5 岁。肿瘤在脑干内分布如下：中脑内生 1 例，中脑伴丘脑延伸 3 例，顶盖外生 4 例，脑桥内生 3 例，脑桥伴桥臂延伸 3 例，延髓背侧 5 例，延髓外生 2 例。手术体位如下：半坐位 15 例，侧卧位 3 例，仰卧位 2 例，俯卧位 1 例。手术入路方面，CPA 入路 8 例，后正中入路 6 例，幕下小脑上入路 4 例，经胼胝体入路 2 例，颞下入路 1 例。

各有 5 例患者实现肿瘤全切，近全切除和次全切除，6 例患者进行减瘤手术。患者没有重大围手术期并发症发生。8 例患者出现术后有神经功能恶化；1 例女性患者术后出现严重意识障碍。其余 12 例患者术后无神经功能障碍。术后有 8 例患者出现其他症状：3 例出现暂时性吞咽困难无需气管切开，2 例吞咽困难并随后进行气管切开术，2 例为面神经麻痹，1 例为短暂性步态共济失调，1 例为认知缺陷。3 例患者失访。在其余的 18 例患者中，有 9 例在术后 1~12 年间获得良好的生存（平均生存时间 6.2 年），2 例患者需要第二次手术介入。其余 9 例患者在首次术后 6 个月至 10 年内死于原发肿瘤（平均生存时间 25.1 个月）。除 1 例患者外，所有患者均接受了术后放化疗。

图 13.12 为一个典型的巨大内生型肿瘤病例，肿瘤位于下脑干的关键区域——延髓，并延伸到上

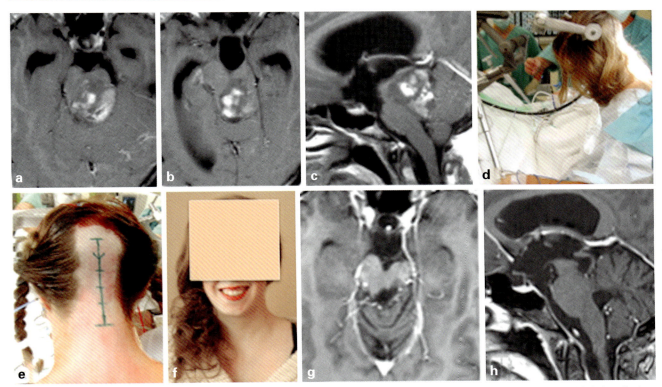

图13.10　一名20岁女性患者，因巨大的顶盖外生型中脑肿瘤引起的阻塞性脑积水而头痛欲裂。初步检查，术前的水平位（a，b）和矢状位（c）增强MRI上，提示像是累及中脑及脑桥上部的高级别肿瘤。但由于该患者没有明显神经功能缺损，恶性肿瘤概率较小，因此与患者及家属讨论低级别胶质瘤可能性大。我们没有先处理梗阻性脑积水，而是采用了直接切除肿瘤的手术方案。（d，e）经过患者知情同意后，采用半坐位进行手术，并全程行经食道超声心动图，以早期监测可能出现的空气栓塞。枕下后正中开颅，经髓帆进入第四脑室暴露肿瘤根据菱形窝的术中图，肿瘤位于左侧面丘上部由于肿瘤与脑干周围实质间隙较好，因此术中完全切除肿瘤，并通过术后MRI证实手术后患者的运动功能完好无损，但她仍主诉轻度外展神经麻痹引起的轻微感觉障碍和复视。组织病理报告提示WHO Ⅰ级的毛细胞型星形细胞瘤。患者术后症状逐渐缓解。此后的临床预后也基本正常。术后复查的MRI证实未见肿瘤局部复发或颅内其他部位异常。（f）术后11年，患者依旧状态良好，眼球运动正常，仅右手手指有轻度的感觉缺失。在术后11年的随访中，水平向（g）和矢状位（h）MRI显示该患者没有肿瘤残留或复发

颈髓。

纤维型星形细胞瘤

　　2016年版的WHO中枢神经系统肿瘤分类，已不再将纤维型星形细胞瘤定义为WHO Ⅱ级扩散性星形细胞瘤的变种[26]。目前，在组织学纤维型星形细胞瘤被定义为弥漫性星形细胞瘤最常见的形态，可见形态致密的原纤维基质中伴分化良好的肿瘤星形胶质细胞（另见弥漫性星形细胞瘤）。

　　在本系列中，有10例患者于1996年至2006年期间接受手术治疗，组织病理学诊断为纤维型星形细胞瘤（图13.13）；然而，如上所述，2016年WHO分类已不再推荐使用纤维型星形细胞瘤这个术语。基于分子诊断标准，这些肿瘤很可能在如今有不同的诊断，大多数被诊断为弥漫性星形细胞瘤，有些甚至被诊断为间变性星形细胞瘤。

　　诊断为纤维型星形细胞瘤的患者系列中，男性4例，女性6例，平均年龄45.5岁。其中，顶盖外生性肿瘤4例，顶盖内生性肿瘤2例，从脑桥延伸到桥臂3例，延髓内生肿瘤1例。所采用的手术方法如下：幕下小脑上入路4例，经髓帆活检2例，内镜下第三脑室造瘘并活检2例，CPA 1例，后正中入路1例。患者手术体位：坐位6例，俯卧位2例，仰卧位下内镜手术2例。表13.5总结了肿瘤切除的程度。没有患者出现围手术期并发症。术后，1例患者出现面瘫和感觉障碍，1例患者出现暂时性帕里诺综合征。其余患者未见术后恶化。5例患者接受了术后放疗，4例接受了额外的化疗。只有1位局灶顶盖肿瘤患者由于恶性肿瘤转化，进行了第二次和第三次显微外科手术。该患者存活了6年。共7例患者存活并随访至术后5年余，患者仍可生活自理。

表13.5 成年脑干胶质瘤患者的肿瘤切除范围（本章作者患者系列）

病变类型	n	近全切（99%~100%）	次全切除（90%~98%）	部分切除（50%~89%）	活检/减瘤（< 50%）	ETV和肿瘤活检	囊肿开窗和活检
毛细胞型星形细胞瘤	22	13	3	5			1
间变性星形细胞瘤	21	5	5	5	6		
纤维型星形细胞瘤	10	3	2	2	1	2	
胶质母细胞瘤	6	1		2	3		
菊形团形成性胶质神经元肿瘤	4	3			1		
弥漫性星形细胞瘤	4		1		3		
间变性神经节胶质瘤	2	2					
神经节神经胶质瘤	1				1		
乳头神经胶质神经瘤	1	1					
多形性黄体星形细胞瘤	1				1		
间变性少突胶质细胞瘤	1	1					
共计	73	29	11	14	16	2	1
百分比*		40%	15%	19%	22%	3%	1%

缩写：ETV. 内镜下第三脑室造瘘术
*：由于舍入，百分比总计 > 100%

表13.6 73例成人脑干胶质瘤患者的术后特点

结果	毛细胞型星形细胞瘤	间变性星形细胞瘤	纤维性星形细胞瘤	胶质母细胞瘤	RGNT及间变性弥漫性星形细胞瘤	星形细胞胶质细胞瘤，神经节细胞胶质瘤，PGNT，PXA，间变性少突胶质细胞
失访	1	3	3	0	0	1
没有新的神经系统障碍	16	12	8	5	6	5
术后其他发病率	6	9	2	1	2	1
手术并发症	2	0	0	0	0	1
肿瘤进展或复发	7	10	5	5	2	3
二次肿瘤手术	0	2	1	0	0	0
与疾病有关的死亡	1	9	1	5	0	2

缩写：PGNT. 乳头状神经胶质瘤；PXA. 多形性黄色星形细胞瘤；RGNT. 菊形团形成样神经胶质瘤

胶质母细胞瘤

胶质母细胞瘤在脑干上不如在幕上区域常见。脑干胶质母细胞瘤常见于小儿和年轻人，并且在脑桥中最常见，它们此前被称为恶性脑干胶质瘤和弥漫性脑桥胶质瘤。现在发现，这些肿瘤在组蛋白H3.3（H3F3A）编码基因的27号密码子处发生突变，H3.1（HIST1H3B）和H3.2（HIST1H3C）导致组蛋白H3的改变，这与肿瘤快速进展和患者不良预后有关。这些新描述的分子特征后来在中枢神经系统的其他中线结构中发现，为2016年版WHO新分类，定义弥散性中线神经胶质瘤H3-K27M突变WHO Ⅳ级奠定了基础。虽然这类肿瘤具有类似的恶性临床特征和不良预后，但这些肿瘤组织学上可以表现为多种多样。胶质母细胞瘤大多数表现出星形胶质细胞的分化特征，少部分表现出类似少突胶质细胞瘤的形态。此外，有10%病例表现出为WHO Ⅱ级神经胶质瘤特征，而其他病例则表现为高级别肿瘤特征，含核分裂象伴或不伴坏死灶和微血管增生。缺乏K27M突变的脑干胶质母细胞瘤最常见于40岁以上的成人患者中。组织学上，它们表现为多形性、高分化伴多种有丝分裂象特征的星形细胞瘤，以及微血管增生或坏死。预后差，大多数患者在诊断后15~18个月内死亡。5年生存率小于5%。年龄较小（< 40岁），肉眼上肿瘤全切除以及分子水平存在MGMT启动子甲基化，都与患者预后较好相关。

该系列中有6例患者接受了脑干胶质母细胞瘤切除手术，其中5例男性和1例女性，平均年龄为

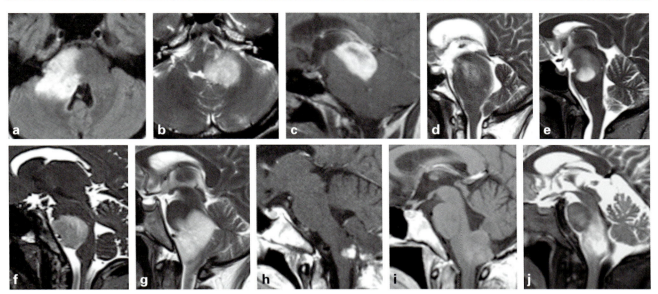

图 13.11　该系列中 10 例具有典型间变性的患者的轴位（a，b）和矢状位（c~j）磁共振成像（MRI）脑干星形细胞瘤。以上 MRI 中所有患者均为 21~39 岁

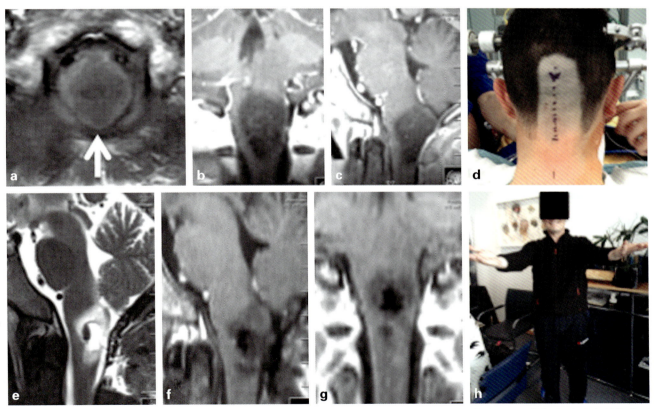

图 13.12　一名 36 岁男性患者有 4 个月的感觉障碍病史，累及左半身以及轻度偏瘫。术前轴位（a）、冠状位（b）和矢状位（c）的 T1 加权磁共振成像（MRI）提示延髓下部占位并向颈髓上端播散，肿瘤未见强化，质地均匀，占位效应明显（a，箭头）。该患者同意接受手术，目的是尽可能减轻肿瘤负荷并获得准确的病理学诊断。（d）患者于半坐位进行手术。手术通过枕下后正中入路进行，C1 椎板切除术后暴露肿瘤。50% 以上的肿瘤被切除。如在术后复查的矢状位 T1 加权 MRI（e）和矢状位 T1 加权，增强 MRI（f，g）上所示。（h）幸运的是，患者术后没有额外神经功能损伤。组织病理学考虑间变性星形细胞，WHO Ⅲ 级，无 H3F3A 或 IDH1 突变，无 1p/19q 共缺失，无 p53 蛋白高表达，也没有 O6– 甲基鸟嘌呤 –DNA 甲基转移酶（MGMT）启动子甲基化。术后，患者接受了局部放疗联合替莫唑胺化疗。术后 1 年复查未见肿瘤进展，并且患者生活自理

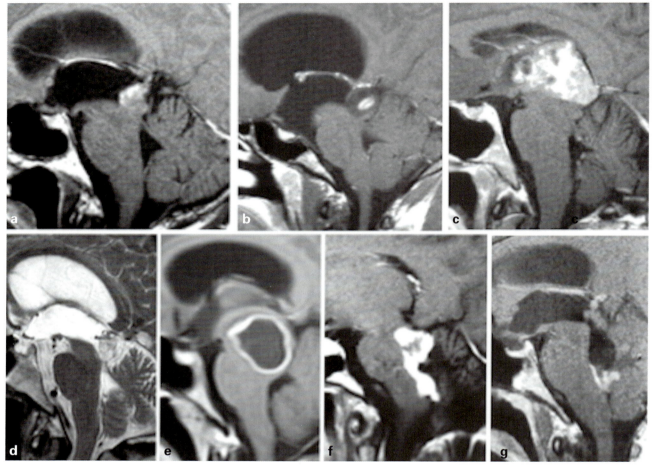

图 13.13　矢状位核磁共振成像（MRI）为一例累及脑干的典型纤维型星形细胞瘤。这些 MRI 分别来源于 7 例（a~g）年龄在 19~70 岁之间的肿瘤患者

37.7 岁。其中，1 例位于中脑背盖部（图 13.1c），2 例位于脑桥臂部（图 13.5），另外 3 例位于延髓内部（图 13.1h、图 13.6、图 13.7）。所有病例均可行肿瘤减容及大部分切除术。其中 1 例 29 岁男性患者（图 13.6）术后需气管切开 3 个月，其他患者术后没有发生神经系统功能恶化。根据近年来的 Stupp 方案，所有患者均接受了术后辅助治疗。至笔者书写本书时，仅有 1 例患者依旧存活（图 13.5 中所示的 34 岁男性患者）。另外 5 例患者在术后 6 个月至 3 年内死亡（平均生存时间为 20.8 个月）。

菊形团形成性胶质神经元肿瘤

　　菊形团形成性胶质神经元肿瘤（RGNT）是生长缓慢的（WHO Ⅰ级）肿瘤，年轻人发病率高于其他人群，主要发生在中线结构，优先发生于第四脑室或其周围，并且倾向于延伸到邻近区域，如脑干和小脑。脑积水引起的头痛和偶发的颈椎疼痛是常见的

临床症状。MRI 显示相对界限分明的 T1 低信号、T2 高信号病灶，伴局灶性或多灶性增强。这些肿瘤主要由毛细胞样胶质成分和神经元分化成分组成，形成神经细胞菊形团和血管周围假菊形团。尽管 RGNT 和毛细胞型星形细胞瘤在组织学上相似，但 RGNT 中并未描述 KIAA1549–BRAF 融合和 BRAF V600E 突变；这些肿瘤也没有 IDH1/2 突变或 1p/19q 共缺失的证据。RGNT 患者的预后良好[26]。

　　本系列中有 4 例携带 RGNT 的患者（2 例男性，2 例女性，诊断年龄分别为 24 岁、35 岁、35 岁和 45 岁）。3 例为局灶性中脑顶盖肿瘤，MRI 表现均与图 13.14 所示例相似，其中 1 例肿瘤位于脑桥并延伸至桥臂（图 13.1g）。后者肿瘤通过 CPA 暴露；其他肿瘤通过幕下小脑上入路（2 例半坐位和 1 例俯卧位）来实现。3 例患者实现肿瘤全切除，而另 1 例患者仅切除约 40% 的肿瘤体积。没有其他神经功能损伤。患者术后未接受辅助治疗，患者定期复查 MRI。术后 4~7 年的随访中，所有患者均状态良好。

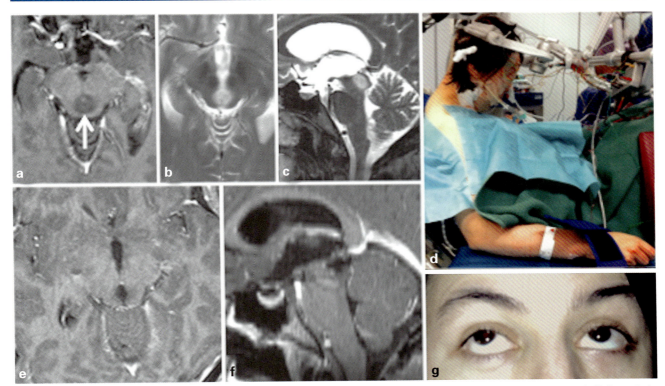

图 13.14　一名 35 岁女性患者因头痛就诊，查体无明显神经功能障碍。轴位 T1 加权（a）和 T2 加权（b）和矢状位 T2 加权（c）磁共振成像（MRI）提示一例典型的内生型顶盖肿瘤（a，箭头），肿瘤生长未及脑干表面（d）该患者采用半坐位接受手术，丘脑旁幕下小脑上入路。病理诊断菊形成团胶质神经元肿瘤，其 MIB1 指数为 1%。术后轴位和矢状位（f）MRI 提示肿瘤全切。该患者没有围手术期并发症，除了术后 8 周内出现的上仰视性麻痹（帕里诺氏综合征）（g）外，没有其他术后神经功能损伤。然而，在肿瘤术后 2 年，患者因为轻微的斜视无法缓解，遂在眼科进行了矫正手术。此后，她的眼球运动恢复正常。术后 5 年随访中，肿瘤始终未复发且临床表现良好

弥漫性星形细胞瘤

弥漫性星形细胞瘤是一种生长缓慢的弥漫性浸润性低级别神经胶质瘤（WHO Ⅱ级），可位于中枢神经系统的任何部位，包括脊髓，但大部分位于大脑半球。在脑干中，它们是最常见的弥漫内生型脑干胶质瘤的类型，在 20~50 岁的成年人（确诊中位年龄为 34 岁）中发病率最高[3]。最常见的是在脑桥内生长，而在延髓和中脑很少见[48]。临床症状因肿瘤部位而异，大部分患者出现视力障碍，四肢肌无力和步态失调等症状，其他患者还有脑神经障碍、长束征、脑积水，以及罕见的脑干功能障碍症状等[3]。在 MRI 上，弥漫性星形细胞瘤表现为强化不明显的病变，在 T1 加权图像上表现为低信号，而在 T2 加权或 FLAIR 图像上呈高信号，通常伴有脑干肿大[45]。组织学上，肿瘤细胞密度中等，疏松的纤维基质中分布有分化良好的星形胶质细胞，向周围的脑组织浸润生长。与幕上病变相比，成人脑干弥漫性星形细胞瘤（Ⅱ 和 Ⅲ 级）仅在极少数病例中为 IDH 突变

变异（non-R132H/R132H 比率更高），这预示着在成人中临床进展更快[1, 26]。这一系列中有 4 例患者诊断为脑干弥漫性星形细胞瘤，3 例女性（诊断年龄分别为 37 岁、38 岁和 41 岁）和 1 例男性（25 岁）。1 例肿瘤位于中脑（外生型），1 例位于脑桥并延伸至桥臂，另外 2 例巨大肿瘤位于向上延伸至丘脑，向下延伸至脑桥。其中 2 例肿瘤是 WHO Ⅱ 级，另外 2 例是 WHO Ⅲ 级。1 例外侧外生型脑肿瘤做到近全切除。其余 3 例患者，只能进行部分切除术（减瘤术）。患者均未出现围手术期并发症，术前症状无明显加重。所有 4 例患者均接受术后常规放疗，术后生存期分别为 6 年、5 年、2 年和 1 年。

间变性神经节细胞胶质瘤

这种罕见的恶性神经节细胞胶质瘤（WHO Ⅲ级）并不好发于颞叶，而是在中枢神经系统中均匀分布[45]。显微镜下，肿瘤呈现致密的多形细胞外观，具有高有丝分裂活性。通常可见坏死和血管增生。在一项包含 6

例患者的研究中，有 3 例检测到 BRAF V600E 突变[49]，两项研究均表明间变性节神经节细胞胶质瘤患者的 5 年总生存期和无进展期较差，而另一项研究则并未证实预后与肿瘤分级之间存在显著相关性[26]。

该系列中有 2 例患者患有间变性神经节细胞胶质瘤。1 例为 19 岁女性，肿瘤位于延髓。1 例为 30 岁男性，肿瘤位于脑桥后部和左桥臂内。在这 2 例中，我们均实现了肿瘤大部切除，同时无增加新的神经功能损伤。遗憾的是，尽管术后早期非常顺利，这位年轻女性在 1 年后仍出现了局灶肿瘤侵袭性复发。患者及其家人拒绝二次手术干预，此后不久她就去世了。另一名男性术后接受了常规放疗，实现了术后 1 年以上的无症状生存。迄今为止，他的 MRI 检查尚未见肿瘤复发。

神经节细胞胶质瘤

神经节细胞胶质瘤（WHO I 级）生长缓慢，是最常见的混合神经元 – 神经胶质瘤，在小儿和年轻人中发病率最高。70% 的病例位于颞叶，但也可见于脑干、小脑和脊髓[26, 45]。神经节细胞胶质瘤最主要的临床特征是幕上病变患者局灶性癫痫发作，反映出肿瘤倾向于在颞叶生长。因此，神经节细胞胶质瘤最常与慢性颞叶癫痫有关。在 MRI 上，它们通常表现为界限分明的皮质病变，由囊性（或多囊性）成分和结节性实性肿块组成，常可见强化。30% 的病例中可见钙化[26]。组织学上，它们通常表现为分化良好的表型，由发育不良的神经节细胞和肿瘤性神经胶质成分组成，可以模仿纤维状星形细胞瘤、少突胶质细胞瘤或毛细胞型星形细胞瘤的形态[26, 45]。BRAF V600E 突变是神经节细胞胶质瘤中最常见的遗传改变，可见于多达 60% 的病例中（最常见于年轻患者），而 IDH 突变则不存在。患者预后良好，97% 的患者复发间隔为 7.5 年[26]。然而，一项对一系列主要患有颞外神经节细胞胶质瘤的小儿患者的研究显示，BRAF V600E 突变与较短的无复发生存期相关[26]。

在本系列中，我们仅遇到 1 例患者（女性，53 岁）在脑干下部罹患巨大神经节细胞胶质瘤（WHO I 级）。肿瘤起源于延髓，侵犯脑干下部，包括脑桥下部和桥臂。患者出现头痛、步态失衡和进行性吞咽困难等症状。我们对患者进行减瘤手术，以延缓神经系统损伤的进展。由于在手术中未发现明显的肿瘤 – 脑干界面，我们切除了相当大的一块肿瘤，然而却还不到总体肿瘤体积的 50%。除了尿路感染（成功治疗）外，患者没有围手术期并发症，也没有其他神经系统损伤。

乳头状神经胶质瘤

乳头状神经胶质瘤（Papillary Glioneuronal Tumor, PGNT）是一种罕见的 WHO I 级肿瘤，同时具有星形细胞及神经元分化，表现出假乳头状结构[26]。该肿瘤通常发生在年轻人中，好发于幕上且靠近脑室。MRI 上表现为均匀强化的囊性或实性局灶肿块。遗传背景为 SLC44A1–PRKCA 融合致癌基因，这在大量病例中被检出。若能达到大体完全切除，通常预后良好。

本系列中，仅有 1 例乳头状神经胶质瘤患者，其 PGNT 起源于中脑顶盖并向下延伸至第四脑室，其预后情况证实了此类肿瘤术后长期疗效乐观。患者（女，36 岁，图 3.15）实现了肿瘤全切除。在术后 11 年的随访中，患者没有任何功能障碍，反复的 MRI 随访未见肿瘤复发迹象。

多形性黄色星形细胞瘤

多形性黄色星形细胞瘤是一种非常罕见的星形细胞瘤（占比不到所有星形细胞瘤的 1%），常见于小儿和年轻人。这种肿瘤于常生长于大脑表面并累及蛛网膜下腔[45]。大约 98% 的病例其肿瘤位于幕上，尤其好发于颞叶。也有报道肿瘤位于小脑和脊髓[16]。由于肿瘤位于大脑浅表部位，多数患者有长期癫痫病史。MRI 显示病变表面边界清楚，由囊性部分和显著增强的壁实性肿块组成，偶尔可见软脑膜对比增强。肿瘤具有典型的组织学多样性，由多形性多核细胞组成，偶伴脂化巨细胞成分。此外，病灶内可见大量嗜酸性颗粒小体和致密的网状阳性基质。BRAF 点突变，尤其是 V600E，可见于 50%~78% 的病例中；相比之下，目前尚未检测到 IDH 突变[26, 45]。患者预后相对较好。一项研究显示，患者 5 年总生存率为 75%，10 年后总生存率为 67%[50]。切除范围似乎是复发的主要预测因素。

该系列中唯一的 1 例多形性黄色星形细胞瘤患者（男性，51 岁），患有中脑肿瘤。由于肿瘤 – 实质界面不够清晰，被切除的肿块不到 50%。除了轻微的偏身感觉障碍综合征外，没有围手术期并发症，也没有其他神经功能障碍。可惜的是，患者没有进行长期随访。

间变性少突胶质细胞瘤

间变性少突神经胶质瘤是恶性神经胶质瘤，约占所有少突神经胶质瘤的 1/3。该肿瘤最常见于成人，

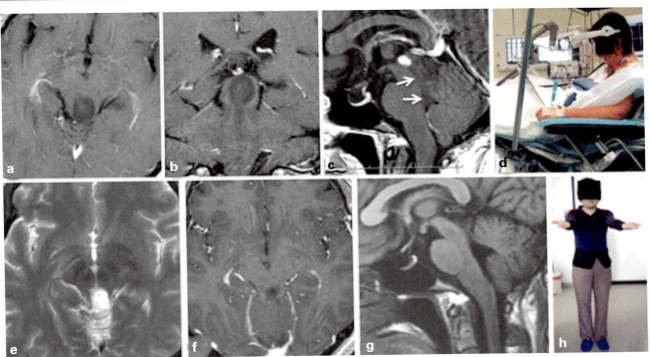

图13.15　一名36岁女性患者，由于梗阻性脑积水而导致严重头痛和步态共济失调，梗阻性脑积水是由外生型顶盖肿瘤引起的。在另一家医院进行脑室－腹腔分流手术后，症状消失。轴位（a），冠状位（b）和矢状位（c）T1加权对比增强磁共振成像（MRI）提示了肿瘤的确切位置，尾端延伸到第四脑室（c，箭头）。（d）患者于半坐位接受手术。上半部分的肿瘤通过幕下小脑上入路切除，下半部分肿瘤通过髓帆入路通过第四脑室暴露，病理诊断为乳头状神经胶质瘤。术后轴位（e）、冠状位（f）和矢状位（g）MRI提示肿瘤全切除。最近的MRI是在术后11年拍摄的。（h）患者目前无症状，生活自理

45~50岁患者中发病率最高[45]。病变常见于额叶，其次是颞叶，罕见于中枢神经系统的其他部位[26]。间变性少突胶质细胞瘤有的为原发病变（新发），病程较短，有的由低级别的少突胶质细胞瘤恶变而来[45]。通常会导致局灶性神经系统或认知功能障碍以及癫痫。坏死、囊性变性、肿瘤内出血和钙化等多样特征使得肿瘤在MRI上呈现多种多样的表现。MRI上常会出现均匀或斑块样的强化[26, 45]。肿瘤细胞的组织学表现是具有明显细胞分化的少突胶质细胞（核周晕圈），呈现高有丝分裂活性和弥漫性浸润生长的特征。像低级少突胶质细胞瘤一样，现在通过IDH突变和1p和19q染色体共缺失进行分子病理学诊断。同样，TERT启动子突变发生在绝大多数肿瘤中。有证据表明，间变性少突胶质细胞瘤患者的预后要好于IDH突变但无1p/19q共缺失或IDH野生型的间变性星形细胞瘤的患者。患者确诊时年龄较小，KPS量表评分较高，以及切除范围较大是影响患者生存率的主要预测因素[26]。

本系列中，仅1例患者（男性，50岁）有一个孤立的中脑顶盖间变性少突胶质瘤。脑干干预的前2年，该患者接受手术治疗，以切除在左额叶区域具

有相似神经病理特征的间变性少突胶质细胞瘤。当时额叶已完全切除，患者接受了术后放化疗。他的脑干肿瘤，在发现额叶肿瘤时尚不存在，也已完全切除；没有围手术期并发症，并且患者接受了额外的联合放化疗。尽管脑干未见肿瘤复发，但由于幕上肿瘤的复发及侵袭性增殖，患者于3年后死亡。

■ 结果

根据潜在的肿瘤实体来明确区分患者预后，有助于更好地理解神经外科管理的价值。正如我们所预期以及前文阐述的，低级别肿瘤患者的临床结果一般优于高级别肿瘤患者。尽管如此，在恶性脑干胶质瘤患者中也不乏令人满意的结果。在这里，我们总结了与所有73例患者的治疗结果相关的几个方面，以概述我们整个系列的脑干胶质瘤成人患者。

肿瘤切除范围

如先前在"手术目标"部分中所述，我们试图

尽可能多地切除脑干肿瘤，同时又特别注意不要因手术操作影响正常的脑干组织。在手术过程中，我们的注意力也应集中在保存脑干供应血管上，以避免缺血性损伤。正如大家所预料的那样，在局灶性低度恶性肿瘤中更容易切除更多的肿瘤，而在高恶性肿瘤中则困难得多。表13.5给出了在每个单独的肿瘤亚组中切除的肿瘤数量。在整个73例患者系列中，总肿瘤切除率达到40%（n=29），近全切除术为15%（n=11），次全切除术为19%（n=14），活检或减瘤术占22%（n=16），脑室造瘘术和肿瘤活检占3%（n=2），囊肿开窗和活检占1%（n=1）。近全切和次全切（切除至少90%的肿瘤体积）结果令人相当满意，73%的星形细胞瘤、48%的间变性星形细胞瘤、50%的纤维性星形细胞瘤以及整个系列中55%的患者可以达到这种高切除率。

临床预后、发病率和死亡率

外科手术，我们一般重点关注两个方面：术后早期的并发症和术后长期的预后生存，即总体生存率和高生活质量。脑干手术是最具挑战性的神经外科手术之一。虽然我们在本章节及表13.6展示了众多非常成功的手术案例，但是不能理所当然地认为脑干手术后不会有各种各样的并发症。在这个高度选择的73例患者系列中，至少有30例（41%）有良好的长期预后，即在最初的外科手术干预后没有或仅有轻微的神经功能缺损，并且5年内没有肿瘤进展或复发。部分患者，例如图13.10和图13.15所示的患者，已超过10年没有复发。然而，对于脑干肿瘤手术，无论哪个案例，都要有心理准备患者可能会出现轻度和短暂的并发症。如表13.6所示，许多案例存在术后并发症（表13.6）。该系列患者及其家属都为此类术后事件做好了准备。

在我们的这些患者中，没有人因手术而导致直接死亡的。所有未能幸存的患者往往死于潜在的脑干胶质瘤，而非手术所致。仅有1例大型脑桥间变性星形细胞瘤的女性患者，术后出现意识明显下降，此后，临床状态一致很差，6个月后因肿瘤进展而死亡。然而，根据她术前的症状进展和肿瘤的形态学特征，即使不进行手术干预，也会发生类似的临床快速恶化的过程。这也是该系列中唯一结果不满意的患者。3例患者出现手术并发症，1例较轻微（尿路感染），另2例比较严重（幕下小脑上入路术后小脑出血肿胀），后者需要再次手术处理修复。

如表13.6所示，在大多数患者（52/73，71%）中，手术干预未引起其他并发症，至于远期结果，并非所有患者都能随访到，有部分患者失访。然而，在大多数情况下，在第一次手术后的6个月至10多年之间可获得临床信息。患有高级别肿瘤的患者通常在术后根据公认的方案进行联合放化疗。65例患者中有32例（占总人口的49%）观察到肿瘤进展或复发。由于各种个人因素，复发的患者中，仅3例患者进行再次重复手术切除复发的肿瘤。

■ 经验

· 对于成人脑干胶质瘤的手术治疗，患者筛选至关重要，可以通过术前高质量的影像来筛选合适的手术患者，正如本系列患者。

· 虽然，MRI在预测肿瘤类型及显微外科可切除性方面可能并不总是那么可靠。有时候，病变在MRI上看起来并没有清晰的肿瘤–脑干界面，手术中仍有可能很好地分离。

· 回顾过去，现今我们对脑干胶质瘤的手术干预决策与15或20年前略有不同。许多案例，比如顶盖胶质瘤，我们可以做的就不仅仅是肿瘤活检或脑脊液分流。

· 因着现代分子神经病理学的进展，脑干胶质瘤的外科干预被赋予了新的意义。

· 最佳手术方法的选择及肿瘤的切除程度，是决定手术成功与否的最重要因素。

· 持续的术中电生理监测可指导外科医生，尤其在脑干手术中更应该坚持使用。

■ 结论

脑干胶质瘤均是源自脑干的原发性神经胶质瘤，它包括多种病理类型，具有不同的组织病理学、分子特征、生长方式、侵袭性、临床意义以及增殖和复发趋势。脑干胶质瘤并不是"无法手术"的疾病，很多案例可以选择显微外科手术切除肿瘤，但必须精心选择患者。我们提出了一种不同的分类系统，有助于识别出手术候选者。然而，目前仍没有一个通用标准，患者的选择始终是高度个体化的决定过程。手术入路的选择以及脑干暴露区域对于手术成功中起着关键作用。针对低级别脑干胶质瘤患者应尝试尽可能彻底地切除肿瘤，肿瘤切除率可能会影响长期预后。低级别胶质瘤的患者通常可以获得较好的长期预后。而高级别脑干胶质瘤的患者，纵使难以手术全切，也往往比姑息治疗疗效更好。在外科手术过程中，与麻醉师的密切合作以及连续的电生理监测可增加外科手术的成功率。

参考文献

[1] Hu J, Western S, Kesari S. Brainstem glioma in adults. Front Oncol 2016; 6:180.

[2] Jallo GIFD, Roonprapunt C, Epstein F. Current management of brainstem gliomas. Ann Neurosurg 2003; 3(1):1–17.

[3] Reyes-Botero G, Mokhtari K, Martin-Duverneuil N, Delattre JY, Laigle-Donadey F. Adult brainstem gliomas. Oncologist 2012;17(3):388–397.

[4] Alvisi C, Cerisoli M, Maccheroni ME. Long-term results of surgically treated brainstem gliomas. Acta Neurochir (Wien) 1985;76(1–2):12–17.

[5] Epstein F, McCleary EL. Intrinsic brain-stem tumors of childhood: surgical indications. J Neuro Oncol 1986;64(1):11–15.

[6] Epstein F, Wisoff J. Intra-axial tumors of the cervicomedullary junction. J Neurosurg 1987;67(4):483–487.

[7] Epstein F, Wisoff JH. Intrinsic brainstem tumors in childhood: surgical indications. J Neuro Oncol 1988;6(4):309–317.

[8] Hoffman HJ. Brainstem gliomas. Clin Neurosurg 1997;44:549–558.

[9] Stroink AR, Hoffman HJ, Hendrick EB, Humphreys RP. Diagnosis and management of pediatric brain-stem gliomas. J Neurosurg 1986; 65(6):745–750.

[10] Guillamo JS, Monjour A, Taillandier L, et al; Association des Neuro-Oncologues d'Expression Française (ANOCEF). Brainstem gliomas in adults: prognostic factors and classification. Brain 2001;124 (Pt 12):2528–2539.

[11] Grimm SA, Chamberlain MC. Brainstem glioma: a review. Curr Neurol Neurosci Rep 2013;13(5):346.

[12] Walker DA, Punt JA, Sokal M. Clinical management of brain stem glioma. Arch Dis Child 1999;80(6):558–564.

[13] Zhang L, Pan C-c, Li D. The historical change of brainstem glioma diagnosis and treatment: from imaging to molecular pathology and then molecular imaging. Chinese Neurosurgical Journal 2015;1(1):4.

[14] Babu R, Kranz PG, Agarwal V, et al. Malignant brainstem gliomas in adults: clinicopathological characteristics and prognostic factors. J Neuro Oncol 2014;119(1):177–185.

[15] Hundsberger T, Tonder M, Hottinger A, et al. Clinical management and outcome of histologically verified adult brainstem gliomas in Switzerland: a retrospective analysis of 21 patients. J Neuro Oncol 2014;118(2):321–328.

[16] Kesari S, Kim RS, Markos V, Drappatz J, Wen PY, Pruitt AA. Prognostic factors in adult brainstem gliomas: a multicenter, retrospective analysis of 101 cases. J Neuro Oncol 2008;88(2):175–183.

[17] Reithmeier T, Kuzeawu A, Hentschel B, Loeffler M, Trippel M, Nikkhah G. Retrospective analysis of 104 histologically proven adult brainstem gliomas: clinical symptoms, therapeutic approaches and prognostic factors. BMC Cancer 2014;14:115.

[18] Salmaggi A, Fariselli L, Milanesi I, et al; Associazione Italiana di Neurooncologia. Natural history and management of brainstem gliomas in adults: a retrospective Italian study. J Neurol 2008;255(2):171–177.

[19] Theeler BJ, Ellezam B, Melguizo-Gavilanes I, et al. Adult brainstem gliomas: correlation of clinical and molecular features. J Neurol Sci 2015; 353(1–2):92–97.

[20] Bricolo A. Surgical management of intrinsic brain stem gliomas. Operative Techniques in Neurosurgery 2000;3(2):137–154.

[21] Purohit B, Kamli AA, Kollias SS. Imaging of adult brainstem gliomas. Eur J Radiol 2015;84(4):709–720.

[22] Louis DN, Perry A, Reifenberger G, et al. The 2016 World Health Organization Classification of Tumors of the Central Nervous System: a summary. Acta Neuropathol 2016;131(6):803–820.

[23] Fischbein NJ, Prados MD, Wara W, Russo C, Edwards MS, Barkovich AJ. Radiologic classification of brain stem tumors: correlation of magnetic resonance imaging appearance with clinical outcome. Pediatr Neurosurg 1996;24(1):9–23.

[24] Tscherpel C, Dunkl V, Ceccon G, et al. The use of O-(2–18F-fluoroethyl)-L-tyrosine PET in the diagnosis of gliomas located in the brainstem and spinal cord. Neuro Oncol 2017;19(5):710–718.

[25] Epstein F. A staging system for brain stem gliomas. Cancer 1985; 56(7, Suppl):1804–1806.

[26] Louis D, Ohgaki H, Wiestler O, et al; International Agency for Research on Cancer. WHO Classification of Tumours of the Central Nervous System, Revised. 4th ed. Lyon, France: IARC Press; 2016.

[27] Banan R, Hartmann C. The new WHO 2016 classification of brain tumors—what neurosurgeons need to know. Acta Neurochir (Wien). 2017; 159(3):403–418.

[28] Pool JL. Gliomas in the region of the brain stem. J Neurosurg 1968; 29(2):164–167.

[29] Cartmill M, Punt J. Brain stem gliomas, the role of biopsy. Br J Neurosurg 1997;11:177.

[30] Samadani U, Stein S, Moonis G, Sonnad SS, Bonura P, Judy KD. Stereotactic biopsy of brain stem masses: decision analysis and literature review. Surg Neurol 2006;66(5):484–490, discussion 491.

[31] Rachinger W, Grau S, Holtmannspötter M, Herms J, Tonn JC, Kreth FW. Serial stereotactic biopsy of brainstem lesions in adults improves diagnostic accuracy compared with MRI only. J Neurol Neurosurg Psychiatry 2009;80(10):1134–1139.

[32] Kickingereder P, Willeit P, Simon T, Ruge MI. Diagnostic value and safety of stereotactic biopsy for brainstem tumors: a systematic review and meta-analysis of 1480 cases. Neurosurgery 2013;72(6):873–881, discussion 882, quiz 882.

[33] Teo C, Siu TL. Radical resection of focal brainstem gliomas: is it worth doing? Childs Nerv Syst 2008;24(11):1307–1314.

[34] Glaser AW, Buxton N, Walker D. Corticosteroids in the management of central nervous system tumours. Kids Neuro-Oncology Workshop (KNOWS). Arch Dis Child 1997;76(1):76–78.

[35] Jones C, Karajannis MA, Jones DT, et al. Pediatric high-grade glioma: biologically and clinically in need of new thinking. Neuro Oncol 2017; 19(2):153–161.

[36] Vanan MI, Eisenstat DD. DIPG in children—what can we learn from the past? Front Oncol 2015;5:237.

[37] Bertalanffy H, Burkhardt J-K, Kockro RA, Sarnthein J, Bozinov O. Resection of cavernous malformations of the brainstem. In: Rigamonti D, ed. Cavernous Malformations of the Nervous System. Cambridge, England, UK: Cambridge University Press; 2011:143-160.

[38] Jallo GI, Biser-Rohrbaugh A, Freed D. Brainstem gliomas. Childs Nerv Syst 2004;20(3):143–153.

[39] Sarnthein J, Bozinov O, Melone AG, Bertalanffy H. Motor-evoked potentials (MEP) during brainstem surgery to preserve corticospinal function. Acta Neurochir (Wien) 2011;153(9):1753–1759.

[40] Bertalanffy H, Tissira N, Krayenbühl N, Bozinov O, Sarnthein J. Inter- and intrapatient variability of facial nerve response areas in the floor of the fourth ventricle. Neurosurgery 2011;68(1, Suppl Operative):23–31, wdiscussion 31.

[41] Teramoto S, Bertalanffy H. Predicting the necessity of anterior communicating artery division in the bifrontal basal interhemispheric approach. Acta Neurochir (Wien) 2016;158(9):1701–1708.

[42] Bertalanffy H. Avoidance of postoperative acute cerebellar swelling after pineal tumor surgery. Acta Neurochir 2016;158(1):59-62.

[43] Bertalanffy H, Bozinov O, Sürücü O, et al. Dorsolateral approach to the craniocervical junction. In: Cappabianca P, Iaconetta G, Califano L, eds. Cranial, Craniofacial and Skull Base Surgery. Milan, Italy: Springer-Verlag Italia; 2010:175–196.

[44] Bertalanffy H, Bozinov O, Sürücü O, Benes L, Sure U, Kappus C. Intraaxial lesions of the foramen magnum. In: George B, Bruneau M, Spetzler RF, eds. Pathology and surgery around the vertebral artery. Paris, France: Springer-Verlag France; 2011:457–471.

[45] Love S, Louis DN, Ellison DW, eds. Greenfield's Neuropathology. 8th ed. Boca Raton, FL: CRC Press; 2008.

[46] Ellison D, Love S, Chimelli L, et al. Neuropathology: A Reference Text of CNS Pathology. 3rd ed. New York, NY: Elsevier Mosby; 2012.

[47] Norden AD, Reardon DA, Wen PYC, eds. Primary Central Nervous System Tumors: Pathogenesis and Therapy. New York, NY: Humana Press; 2010.

[48] Reyes-Botero G, Giry M, Mokhtari K, et al. Molecular analysis of diffuse intrinsic brainstem gliomas in adults. J Neuro Oncol 2014;116(2):405–411.

[49] Schindler G, Capper D, Meyer J, et al. Analysis of BRAF V600E mutation in 1,320 nervous system tumors reveals high mutation frequencies in pleomorphic xanthoastrocytoma, ganglioglioma and extra-cerebellar pilocytic astrocytoma. Acta Neuropathol 2011;121(3):397–405.

[50] Perkins SM, Mitra N, Fei W, Shinohara ET. Patterns of care and outcomes of patients with pleomorphic xanthoastrocytoma: a SEER analysis. J Neuro Oncol 2012;110(1):99–104.

第十四章　儿童脑干肿瘤

Roberta Rehder, Alan R. Cohen

摘要

儿童脑干肿瘤包括中脑、脑桥和延髓的病变。这些肿瘤在临床表现、肿瘤部位、组织病理学、治疗和预后方面具有不同的表现。儿童脑干肿瘤中最常见和预后较差的亚组是弥漫脑桥胶质瘤，占病例的80%。影响脑干的相对少见的亚组包括中脑和延颈交界的局灶性内生病变以及第四脑室底部起源的外生型新生物。影像技术的进步使临床医生和外科医生能够制订治疗计划，实施以影像为指导的治疗方案，并评估肿瘤对治疗的反应。对这些病变的全面了解将为提供有效治疗，降低发病率的新策略提供一种手段，最重要的是能改善患儿的整体生存率和生活质量。

关键词：辅助治疗，脑干肿瘤，延颈部，弥漫脑桥内生型胶质瘤，中脑顶盖

■ 介绍

儿童脑肿瘤是儿童恶性肿瘤的第二大病因[1-3]。脑干肿瘤定义为位于间脑和延颈交界处之间的病变，占儿童原发脑肿瘤的15%~20%。这些病变起源于中脑、脑桥和延髓，它们包括中脑顶盖肿瘤、弥漫脑桥内生型胶质瘤（DIPG）和延颈髓病变（图14.1）[4-6]。

影像技术、组织病理学分析和临床试验的进展为临床医生和外科医生提供了对儿童脑干肿瘤的全新理解。这些肿瘤包括一组性质各异的病变，其临床表现，预后和治疗取决于肿瘤的位置、形态和生物学行为。在本章中，作者综述了不同的儿童脑干肿瘤，并提出了临床和手术治疗的策略。

■ 流行病学、病因学和疾病自然史

流行病学

脑肿瘤和中枢神经系统恶性肿瘤是美国和加拿大儿童癌症相关死亡的第二大常见原因[1, 8, 9]。在19岁以下的人群中，脑干肿瘤约占所有原发脑肿瘤的11%，发病高峰在5~8岁之间[10, 11]。虽然这些病变对男孩和女孩都有影响，但男孩的5年生存率略好[10]。

在15~19岁的人群中，原发性脑和中枢神经系统肿瘤是最常见的癌症类型，脑干肿瘤约占病例的12%[12, 13]。最常见和最具侵袭性的儿童脑干肿瘤是DIPG。约占肿瘤的80%。这些病变是非毛细胞型的星形细胞瘤，世界卫生组织（WHO）Ⅱ级或更高。儿童低级别胶质瘤占脑干肿瘤的其余20%，并且病程更缓慢[5, 14-16]。

病因学

儿童脑肿瘤明确的危险因素包括某些癌症综合征和电离辐射。与脑瘤易感性增高相关的家族性综合征有：1型神经纤维瘤病（NF1）、2型神经纤维瘤病（NF2）、结节性硬化（TSC1和TSC2）、Li-Fraumeni综合征（TP53和CHEK2）、痣样基底细胞癌（PTCH）、Turcot综合征（APC）、Cowden综合征（PTEN）、遗传性视网膜母细胞瘤（RB1）和Rubinstein-Taybi综合征（CREBBP）[1, 17-20]。头颈部放疗是脑肿瘤发展的另一个确定的危险因素。

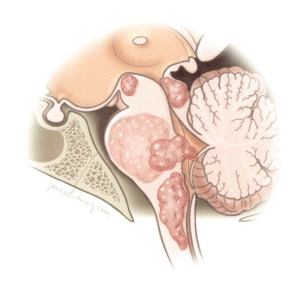

图14.1　显示不同位置的脑干肿瘤。中脑病变常发生在被盖和顶盖。最常见的脑桥病变是弥漫脑桥内生型胶质瘤。外生成分可能来自脑桥肿瘤，并突入第四脑室。延颈胶质瘤通常是低级别肿瘤，会影响延髓和上颈髓

与脑肿瘤易感性相关的其他潜在危险因素包括父母年龄偏大、出生缺陷、计算机断层扫描（CT）成像、母亲饮食中含有亚硝胺化合物以及杀虫剂[21~23]。数项研究表明，先天性异常的儿童发生中枢神经系统病变的风险超过两倍[11, 24]。相反，过敏反应可以预防儿童脑肿瘤的发展。在脑肿瘤的发展与过敏状态（如过敏反应，哮喘和血清免疫球蛋白E水平升高）之间存在负相关关系[1, 25, 26]。

疾病的自然史

脑干肿瘤患儿的预后因素包括发病年龄、症状持续时间、病理、部位、手术切除和相关辅助治疗[2]。良好结局的预测因素是较长的症状持续时间，局灶性和外生性肿瘤以及病变位于中脑或延髓的背侧。累及中脑和延髓的肿瘤98%是低级别胶质瘤，而位于脑桥的病变仅25%是低级别肿瘤[16]。

脑肿瘤和中枢神经系统肿瘤对辅助治疗的反应性不如任何其他类型的实体瘤。造成这种对治疗缺乏反应的因素有很多，包括血脑屏障的存在，它限制了药物渗透到中枢神经系统、高级别肿瘤中的多种信号通路、原发性或获得性耐药的发展[27, 28]。因此，治疗脑干病变的有效方法通常需要联合靶向治疗方案。

■ 临床表现

临床表现取决于脑干的受累部位[11, 29]。最常见的体征和症状包括协调和步态异常（78%），脑神经（CNs）麻痹（52%），锥体束体征（33%），和头痛（23%）[11, 30]。其他临床表现有眼肌麻痹（19%），局部乏力（19%），面瘫（15%），视盘水肿（13%），非特异性的颅内压增高症状（ICP）（10%）和异常眼球运动（6%）。体征和症状可能是非特异性的，行为改变或学习困难的表现很常见。

■ 围手术期评估

神经影像学技术的进步为肿瘤的诊断和随访提供了重要信息[31]。磁共振成像（MRI）是定义浸润和评估对治疗反应的最有用的方法[32, 33]。MRI检查结果和脑肿瘤组织学相结合具有预测脑肿瘤行为的潜力。头颅和脊柱MRI检查对于评估整个神经轴，并发现肿瘤扩散和下降转移是必不可少的[33]。

不同的研究描述了弥散MRI作为肿瘤预后指标和肿瘤对治疗反应的潜在生物标志物的重要作用。

弥散加权成像是一种基于组织中水流动的技术，通过称为表观弥散常数（ADC）的变量来描述。弥散加权成像已被证实能敏感地呈现细胞状态，密度和组织构成，可以被用来区分细胞毒性水肿和血管源性水肿。水肿组织中水成分的增加会升高ADC的值，而肿瘤中高细胞密度区域将降低ADC值[34, 35]。

弥散张量成像（DTI）是一种检测各向异性弥散的技术，可提供有关脑干中主要纤维束走行的信息[35]。临床应用着重于使用DTI图像和纤维示踪成像技术来定位对语言，运动和视觉功能至关重要的白质纤维束[35, 36]。这种成像方式可表征肿瘤，并使用ADC和各向异性分数来评估病灶对其周围白质纤维束的侵袭情况，进而评估治疗反应和随后的疾病进展[35]。有报道描述了DTI用于DIPG的早期发现[37, 38]，DTI等技术有助于在常规MRI明显呈现病灶之前就及早发现肿瘤的进展。

磁敏感成像是识别肿瘤出血或钙化的一种可选手段。其他成像方式包括灌注MRI，磁共振波谱成像（MRS）和正电子发射断层扫描（PET）。MRS提高了常规MRI的诊断能力，为区分肿瘤性病变和非肿瘤性病变提供了一种手段[39]。质子MRS提供了有关肿瘤活动和组织特征的重要信息[40]。这种成像方式已被当作肿瘤对治疗反应以及生存预测的可靠指标。

■ 鉴别诊断

影响脑干的非肿瘤性病变包括血管畸形、血管母细胞瘤、表皮样囊肿、肉芽肿、组织细胞性病变、脱髓鞘疾病、感染性疾病和多发性硬化[39]。影响脑干的后颅窝肿瘤的鉴别诊断包括胚胎性病变、室管膜瘤、非典型畸胎样－横纹肌样肿瘤、放疗诱发的肿瘤和神经节神经胶质瘤（图14.2）。

活检的作用

活检在脑干肿瘤诊断中的作用存在争议。完整的患者调查，包括临床病史、实验室检查和MRI检查，可以提供关于脑干病变的有用信息。然而，肿瘤通常是各种具有不同临床、生物学、放射学特征的组织病理学实体。据报道，MRI诊断低级别胶质瘤的敏感性和特异性分别低至63%和47%，而对于高级别病变，敏感性和特异性分别为58%和62%[41]。

立体定向活检为大约96%的病例提供了成功的诊断[42]。该技术被认为是肿瘤诊断的可靠工具，因为它提供了可以进行进一步分子和遗传分析的手段。但是，该过程并非没有风险，因为它的总体发生率

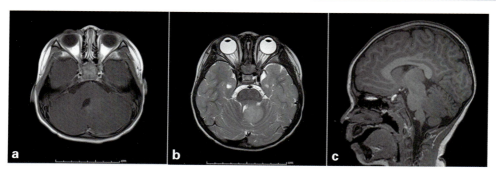

图 14.2 一名 6 岁女童由于后颅窝神经节瘤而出现进行性步态共济失调。(a) 轴位 T1 加权增强磁共振成像 (MRI) 显示等信号非强化的病灶,位于脑室周围,压迫第四脑室。(b) 轴位 T2 加权 MRI 显示小脑等信号病变伴病灶周围水肿。(c) 矢状位 T1 加权 MRI 显示小脑等信号病变

和死亡率分别达到 7.8% 和 0.9%。脑干立体定向活检还存在取样错误的风险。

■ 分类与管理

中脑肿瘤

影响中脑的肿瘤通常起源于顶盖、被盖和导水管周围区域,很少位于中脑腹侧区域。中脑肿瘤通常是顶盖的错构瘤或局灶惰性肿瘤。不论其组织学特征如何,这些病变通常伴有迟发性导水管狭窄和 ICP 升高的症状[43, 44]。从病程上看,早期死亡通常与没有控制脑积水和手术并发症有关,而不是和肿瘤进展有关。成像技术的进步为医生提供了诊断和及时处理中脑病变的信息。

顶盖胶质瘤是罕见的背侧中脑病变,占脑干肿瘤的 5% 和中脑肿瘤的 20%[45]。这些病变通常伴有继发于顶盖扩大和中脑导水管阻塞的非交通性脑积水(图 14.3)。

临床表现

50% ~70% 的具有顶盖病变的儿童通常有为 ICP 升高的症状,通常不伴脑干的相关体征。临床发病的中位年龄为 9~10 岁[43, 46]。常见症状包括头痛、恶心、呕吐和视力障碍。25% ~34% 的患者出现双侧乳头状水肿[47, 48]。一些婴儿可能因脑积水而出现大头畸形。其他相关症状包括锥体束症状、步态共济失调、眼球震颤、帕里诺综合征、外展神经麻痹和复视。与顶盖胶质瘤相关的认知功能症状包括记忆力减退、学习成绩下降、人格改变和发育迟缓。脑积水可导致性早熟和生长缓慢[45]。据报道,NF1 的临床病程与顶盖病变有关[48]。

被盖肿瘤占中脑肿瘤的 33% ~57%[11, 30]。患者通常表现为因长纤维束或脑神经核团受压而引起的脑干症状。这些症状包括偏瘫、偏身感觉减退、头痛、共济失调和多发的脑神经麻痹。ICP 增高的体征和症状可

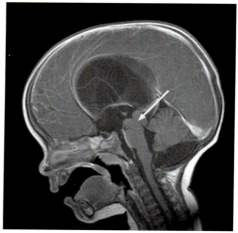

图 14.3 一名 4 岁儿童,表现为继发于顶盖胶质瘤的非交通性脑积水,病变阻塞了中脑导水管(箭头)。矢状位 T1 加权增强磁共振成像显示等信号,未被增强的顶盖病变和后颅窝蛛网膜囊肿

能存在;但是,它们的发生概率不如顶盖肿瘤高。

导水管周围病变,也称为铅笔胶质瘤,占中脑肿瘤的 13% ~23%[45]。受导水管周围病变影响的儿童通常表现为导水管阻塞引起的 ICP 升高。其他相关的临床表现包括步态共济失调,眼球震颤,偏瘫和震颤。

组织学

顶盖肿瘤通常为低级别星形细胞瘤,其中纤维和毛细胞型星形细胞瘤分别占病例的 21% 和 36%[43]。其他良性病变包括错构瘤,神经节胶质瘤和少突星形胶质细胞瘤。顶盖中的高级别肿瘤很少见,但病灶可能会出现具有间变的特征和出现不良预后。

被盖肿瘤可以是低级别或高级别胶质瘤[4, 30]。低级别肿瘤通常是非毛细胞型病变。与中脑其他区域的肿瘤相比,被盖的肿瘤通常更恶性。高级别星形细胞瘤占病例的 75%。从组织学上来说,纤维星形细胞瘤通常是低级别病变,是最常报道的导水管周围肿瘤。其他导水管周围肿瘤包括室管膜瘤、室

管膜下瘤和少突胶质细胞瘤。

影像学

局灶顶盖肿瘤通常是定义明确的椭圆形肿瘤，无瘤周水肿。在 CT 上，这些肿瘤是等密度的，随着时间的推移可能会观察到钙化。顶盖胶质瘤通常在 T1 加权 MRI 上表现为低信号或等信号，在质子密度加权和 T2 加权 MRI 上表现为高信号，很少或没有强化 [45, 49]。具有非典型行为或进展的顶盖胶质瘤通常表现为较大的、强化的、伴有囊性变的病灶，体积大于 10cm³。

被盖的病变在 T1 加权 MRI 上显示低信号，在 T2 加权 MRI 上显示高信号，并且 MRI 增强上表现为异质性 [50]。这些病变可向上延伸至丘脑，向下延伸至脑桥，推移了相邻的结构，而不是浸润进去。被盖的病变中常观察到囊性成分 [4]。

导水管周围的肿瘤通常在 CT 上无法识别，在 T1 加权和 T2 加权 MRI 上通常是等信号的 [50]。这些病变显示出位于导水管的索状结构，伴有均匀的强化。因此，患有脑积水并伴有导水管阻塞的患者应检查增强 MRI。

治疗

在大多数情况下，中脑病变的治疗是保守的，唯一需要的治疗是通过内窥镜第三脑室造瘘术或脑室 – 腹腔分流术进行脑脊液分流。有几位作者建议无论是初次发病和复发时，相对于脑室 – 腹腔分流术，更倾向于进行内镜下第三脑室造瘘术，来治疗相关的脑积水。肿瘤活检术留作那些就诊时诊断为非典型病例，以及进展或复发的病例时使用。激进的治疗（例如手术切除和辅助治疗）仅适用于出现肿瘤进展或复发的患者。但是，神经功能缺损并不能总是通过激进的治疗得到逆转 [44]。

预后和随访

总体而言，顶盖胶质瘤具有相对良性和缓慢的病程，并且患者具有良好的长期预后。这些病变通常在数年内保持稳定的大小。然而，据报道约 25% 的病例出现肿瘤进展 [45]。不良的预后因素包括增强的病变，肿瘤向周围结构的侵袭以及就诊时即有神经功能障碍。已有报道阐述了顶盖病变大小与预后之间的相关性，可以将其分类为 [44]：

1. 小病变（2~4cm³）：该组患者占 50% 以上，肿瘤可能以错构瘤为表现。患者应需要接受平均 3 年半的随访。

2. 中型病变（4~10cm³）：该组约占病例的 27%，患者应需要接受大约 7 年的随访。

3. 大病变（> 10cm³）：大于 10cm³ 的肿瘤占病例的 20%，通常在该人群中诊断出高级别星形细胞瘤，并且经常需要积极治疗。

脑桥

DIPG 是脑干中最常见和最具侵袭性的肿瘤亚型，占儿童中枢神经系统病变的 10% ~15% [51, 52]。这些肿瘤是高度浸润性星形细胞病变，占所有脑干胶质瘤的 85%。在美国，DIPG 每年影响 200~300 名 5~10 岁的儿童 [33, 53]。尽管使用了辅助治疗，中位总生存期仍约为 1 年 [53-55]。

DIPG 是具有生物学异质性的病变。尽管这些是高级别肿瘤，但它们与成人高级别胶质瘤以及儿童非脑干胶质瘤都不同。最近，在儿童 DIPGs 中进行的基因组学研究发现了连接肿瘤发生和染色体调节因子的新的致癌突变，将其与其他高级别病变区分开来。例如，DIPG 并不显示出 EGFR（表皮生长因子受体）的扩增，而 EGFR 是成人高级别胶质瘤中最常见的扩增基因之一。一些研究者推测，DIPG 是由产后神经发育过程的破坏引起的，因为这些位于脑桥腹侧的肿瘤主要影响儿童 [56-58]。

临床表现

最典型的临床表现是既往健康的儿童出现一个短暂的逐步进展的神经功能障碍的病程，例如复视、微笑不对称、失去平衡、力量下降和行走困难。临床表现还包括脑神经功能的损伤，共济失调和长传导束的体征，例如，阵挛和反射亢进。脑桥扩张可能会导致 DIPG 患者出现 ICP 升高的症状或体征 [53, 59]。DIPG 的临床诊断标准是持续时间少于 6 个月的神经系统症状，至少 2 个或 3 个脑干功能障碍的体征以及弥漫扩张大于 50% 的脑桥 [51]。

鉴别诊断

尽管可以根据临床和影像学检查结果来诊断 DIPG，但可能很难将其与其他脑桥胶质瘤区分开，例如胚胎肿瘤（以前称为原始神经外胚层肿瘤）[60, 61]。胚胎性肿瘤通常位于小脑蚓部；然而，据报道，脑桥病变尤其会发生在 3 岁以下的儿童中 [62]。脑桥中非肿瘤性病变包括脱髓鞘和血管畸形 [51, 63]。

组织学

DIPG 包括从 WHO 的 Ⅱ 级到Ⅳ级；然而，肿瘤的分级并不影响这些患者的预后（图 14.4）[64-66]。肿

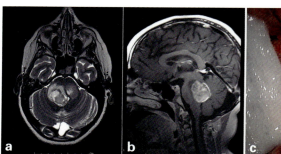 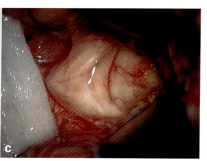

图 14.4　8 岁男孩，表现为步态共济失调、恶心和呕吐 2 周，患有脑桥多形性胶质母细胞瘤（世界卫生组织Ⅳ级），具有外生成分。（a）轴向 T2 加权磁共振图像（MRI），显示脑桥内异质性病变，压迫第四脑室。（b）矢状位 T1 加权增强 MRI，显示脑桥病变，外生部分突入第四脑室。（c）第四脑室的术中照片，显示了位于脑桥的外生部分的高级别病变

瘤细胞主要是纤维型为主。总体而言，DIPG 是带有脑实质变形和扩张的浸润性肿瘤[53]。20% 的患者在发病时就出现软脑膜播散，这提示较短的总生存期[67]。

分子通路

活检和尸检标本提供了一种理解 DIPG 生物学特性的途径，并认识到它们是与成人和儿童幕上高级别肿瘤相对不同的实体肿瘤。修订后的 2016 年 WHO 中枢神经系统肿瘤分类引入了分子标记物，作为肿瘤诊断的武器库中的新工具[68, 69]。根据修订后的分类，大多数 DIPG 为"弥散中线胶质瘤，H3K27M 突变型"，这是对位于脑干，丘脑和脊髓的中线部位肿瘤的新定义[69]。

DIPG 可以分为 3 个组：MYCN 组、沉默组和 H3K27M 亚型组[70]。该分类系统从谱系表达差异、甲基化、拷贝数变异和突变这些方面表征了 DIPG[70]。MYCN 组的肿瘤缺乏以甲基化和高级别肿瘤组织学特征的反复突变的表现。针对组蛋白修饰的疗法在该组中无效[70]。沉默组包括低级别 DIPG。这一组的患儿通常比其他两组中的患儿更年轻，并且经常可见 WNT 信号通路基因的过度表达。MYCN 组或沉默组中的 DIPG 不显示受体酪氨酸激酶基因的扩增。因此，靶向酪氨酸激酶的抑制剂在这两组的患者中可能无效[70]。

H3K27M 突变组的肿瘤在组蛋白 H3.3 或组蛋白 H3.1 中具有高度突变的特征，并且具有不稳定的基因组[56, 68, 69, 71-74]。具有特征性的表现是，大多数 H3K27M 突变组的肿瘤是高级别胶质瘤，如间变性星形胶质瘤或胶质母细胞瘤，预后较差。根据数位研究人员的研究显示，组蛋白 H3K27M 突变首先出现，然后是 TP53 细胞周期（TP53/PPM1D）或生长因子途径（ACVR1/PIK3R1）的特异性改变[70]。TP53 基因的突变占患者的 68%。鉴于 H3K27M 组中遗传变异的异质性，可能需要采用多模式疗法来靶向组蛋白或组蛋白修饰因子的突变[70]。

在 H3F3A 和 TP53 之后，DIPG 中最经常发生突变的基因是 ACVR1。携带 ACVR1 突变的 DIPG 常发生在年幼的患儿，主要是女孩。患有这一类肿瘤的患儿的总生存率要高于 ACVR1 野生型肿瘤的患儿。在 20% ~30% 的 DIPG 样本中可以观察到，ACVR1 突变与 H3.1 K27M 密切相关[68, 70, 74]。

DIPG 的体细胞突变与进行性骨化性纤维发育不良患者相似，骨化性纤维发育不良是一种常染色体显性遗传性骨骼畸形疾病，由 ACVR1 的散发性突变引起[75]。尽管最近在 DIPG 中描述的所有突变位点均见于进行性骨化性纤维发育不良，但该遗传综合征与癌症倾向无关。

一些研究者认为，DIPG 起源于神经发育过程的破坏，这种过程包括神经胚胎的发生过程和少突胶质细胞的形成过程[56, 76]。这一假说得到了特殊细胞因子的过度表达的支持，这些因子包括 Pair Box 3（PAX3），SOX2，Nestin 和 OLIG2。PAX3 在 40% 的脑干胶质瘤中观察到，不伴有 H3.1 K27M 和 ACVR1 突变[76]。一些研究者认为 SOX2 和 Nestin 的高表达与不良预后相关[76, 77]。

在 DIPGs 中观察到的其他突变包括血小板源性生长因子受体的扩增，存在于 36% 的患者中。据报道，约 66% 的 DIPG 患者中酪氨酸激酶受体 EGFR 在恶性胶质瘤中经常出现过表达[76]。α-地中海贫血/智力低下综合征 X 连锁基因（ATRX）常见于年龄较大的 DIPG 患儿[56]。

影像学

DIPG 在 CT 上通常是低密度或等密度的[50]。这些病变在 MRI 上是浸润性的和扩张性的，通常占脑桥的轴向直径的 50% 以上[53]。在 T1 加权 MRI 上是低信号或等信号的，在 T2 加权液体衰减的反转恢复 MRI 上是高信号的，它们显示出微弱的强化或无对比强化（图 14.5）[32, 48, 59]。基底动脉被膨胀的脑桥包绕或推移是常见的表现。经常可以观察到肿瘤浸润到中脑和小脑中脚。一些研究者认为矢状面成像上清晰的脑桥延髓分界是 DIPG 的典型表现[51]。钙化和出血较罕见[50]。在某些病例中可观察到坏死区域，并伴有环形强化和外生的成分。虽然可发生软脑膜播散，但就诊时并不常见。

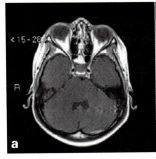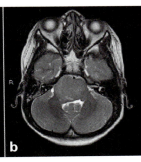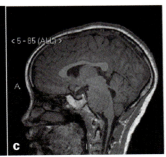

图14.5 一名7岁的男孩，出现复视和平衡丧失3周。（a）轴位T1加权磁共振成像（MRI）增强显示脑桥弥漫性扩张和等信号非强化病变，提示弥漫内生型脑桥胶质瘤。（b）轴位T2加权MRI显示等信号病变，第四脑室受压。（c）矢状位T1加权MRI显示等信号病变，脑桥弥散性增大50%以上

弥散成像技术可提供有关肿瘤组织特性，肿瘤细胞构成，肿瘤分级和对治疗反应的重要信息。在DIPG中，基线的ADC值会增加，各向异性分数值会降低[18, 32]。使用18F氟氧葡萄糖（18F-FDG）标记的PET与MRI融合可有助于证实脑干病变的高代谢活性。在这些病例中，FDG的高摄取与较高的肿瘤恶性程度和较短的总生存期有关[31, 32, 46, 50, 79-81]。

使用MRS的先进成像技术，包括单体素和多体素波谱影像，是评估治疗反应并可能预测生存期的有前景的工具[82]。一些研究人员强调，DTI和白质纤维示踪技术具有将DIPG与脱髓鞘病变区分开来的优势[63]。白质纤维通常会被肿瘤扭曲并向侧面推移[63]。但在脱髓鞘疾病中，尽管锥体束可能被截断，白质纤维仍能保持其解剖位置[63]。

肿瘤活检

2011年在法国巴黎举行的儿童神经外科共识会议（CPN2011）为儿童DIPG的最佳管理提供了建议[14]。根据CPN2011的共识声明，DIPG活检应作如下考虑：

· MRI检查显示典型的DIPG：如果患者入组伦理批准的临床研究，并且组织样本将用于研究治疗选择或肿瘤分子分级后肿瘤标志物的作用，则该程序是合理的。

· MRI检查显示非典型DIPG：（a）进行活检以明确诊断并指导治疗；（b）考虑将非典型脑桥区域肿瘤与经典DIPG分开，用于治疗或研究的目的。

治疗

鉴于DIPG的解剖部位，不可能进行手术切除。放疗被认为是标准的姑息性治疗，总剂量为54~60Gy，持续6周[51, 56]。尽管放疗可暂时改善神经功能，并可能延迟进展时间，但经过放疗的DIPG患者的总生存时间不到10个月[28, 56, 83]。超分割放疗并未产生比常规放疗更好的结果。另外，较高的辐射剂量并未改善生存率。

一些研究化疗或生物疗法益处的前瞻性临床试验未能改善DIPG相关的结局（ClinicalTrials.gov NCT00418327、NCT00001502、NCT00275002）。单独或与放疗联合使用的烷化剂（例如卡铂、顺铂和替莫唑胺）均未显示可提高患者的生存率。免疫治疗是靶向儿童胶质瘤中高表达的胶质瘤相关抗原表位的一种有前景的工具，包括白细胞介素-13受体α2亚基（IL13RA2）、EPHA2和Survivin的抗原表位[51, 84]。特别是IL13RA2正被开发为DIPG的潜在药物靶点，该蛋白的可靠检测将对未来临床试验的成功至关重要[84]。治疗抵抗是DIPG治疗的另一个挑战。多年来，儿童肿瘤已经用针对成人病变遗传改变的化学治疗药物进行了治疗。分子谱系分析表明，儿童肿瘤在生物学上与成人病变不同。更好地了解肿瘤生物学，最终将提供一种个体化治疗疾病的一种手段。

预后和随访

年龄较小的孩子似乎比年龄较大的孩子有更好的生存率[55, 66]。儿童通常对初期的放射治疗有积极的反应[85]。但是，可能会在放疗后的5个月内发生疾病进展。如果复发，建议进行放疗。据报道，有17%的DIPG患者发生转移，包括孤立的实质性病灶、软脑膜和室管膜下播散[67, 86, 87]。复发后，平均生存期约为3个月。

治疗监测提高了人们对放疗对脑实质影响的认识。治疗引起的坏死和相关的临床症状可能类似于肿瘤复发。因此，区分这两种情况至关重要[88]。假进展，定义为治疗后发生的任何早期短暂的影像学变化，都可类似肿瘤进展。假进展是放疗引起的局部炎症反应，替莫唑胺可能会增强这种反应[89]。患者可能会出现，也可能不出现症状恶化。Carceller等[90]报道了44名DIPG患者中有6名出现假进展，发生率仅为13.6%。

获取活检样本的组织学检查是区分肿瘤复发还是放射性坏死的金标准方法。但是，再次手术对于这种病变并不常用。功能成像技术，例如弥散加权MRI、灌注MRI、MRS和PET-CT，是区分复发和假进展的最有前途的工具。

延髓

延髓的肿瘤包括桥延交界、延髓和延颈交界的病变。延颈交界胶质瘤是一种罕见的异质性病变，累及延髓和上颈髓（图 14.6）[6, 91]。这些肿瘤被报告为颈部髓内肿瘤，上部延伸至尾端延髓[92]。颈髓病变通常是低级别非浸润性胶质瘤，影响 6~8 岁儿童。

临床表现

临床表现通常与脑干下方损伤和脊髓病变有关。脑干下方功能障碍的儿童会出现恶心和呕吐，呼吸困难，构音障碍或吞咽困难。不能健康成长是一种常见的表现。其他相关症状包括睡眠呼吸暂停、延髓综合征和头部倾斜。患有延髓病变的儿童还可能出现后组脑神经的功能障碍和锥体束征，包括偏瘫（52%）、共济失调（48%）和神经病变（45%）[91]。

组织学

低级别胶质瘤，包括星形细胞瘤、神经节胶质瘤和少突星形胶质瘤，约占病例的 84%[91, 93]。尽管高级别病变的发生率较低，但据报道 16% 的患者存在间变室管膜瘤和胶质母细胞瘤。

影像学

延颈交界病变在 T1 加权 MRI 上为低信号或等信号，在 T2 加权 MRI 上为高信号，并且在 MRI 增强上显示强化病灶[11, 50]。实性或囊性结节是常见的发现。在术前 MRI 上肿瘤 – 白质界面不清晰的患者中，术后神经功能缺陷更为常见。DTI 纤维束示踪成像技术可能有助于将水肿和正常脑干区分开，从而为手术计划提供信息。

治疗

延颈交界区肿瘤的治疗通常是多模式的，包括外科手术和辅助治疗[91]。外科切除术提供了一种诊断、对邻近结构减压，以及治疗相关的阻塞性脑积水或脊髓空洞的方法。术中 MRI、超声和神经电生理监测是实现最大范围安全切除手术的手术计划中的重要考虑因素[94]。

通常在低级别病变手术切除过程中可以看到清晰的肿瘤 – 白质界面，因此便于手术切除，神经损伤的风险也较低。在高级别胶质瘤中，这种界面很难鉴别，无法进行积极的手术切除。如果术前 MRI 显示肿瘤浸润或边界不清晰，则建议进行活检，然后进行辅助治疗。应考虑手术后衔接化疗或将化疗作为肿瘤复发或进展的挽救性疗法进行使用，特别是对于不能选择放疗的年幼儿童而言[91]。

临床结局

延颈交界区病变患者的总生存率在 88%~100% 之间[91, 93]。有 45% 的病例观察到了肿瘤的进展，这部分患者需要进一步的治疗[91]。高级别病变一直被认为是复发的唯一预测因素，可能与不良结局相关[91, 93]。矢状面畸形（术后潜在并发症）的风险因素包括手术时年龄较小、存在脊髓空洞、多节段手术和术前畸形[91]。

■ 结论

尽管已经有了重要的基因组水平的研究进展，某些脑干病变的治疗进展仍落后于其他部位病变的治疗。治疗失败的潜在机制包括药物输送，目标选择，靶向药物匹配和继发性耐药。多年来，针对儿童脑干肿瘤的药物选择一直基于成年人高级别胶质瘤进行的研究。儿童 DIPG 显示出在脑脊液中可检测到分泌蛋白的模式，这与幕上胶质瘤不同，因此表明了儿童胶质瘤形成的独特途径。改善药物渗透性的一种新方法是将抗肿瘤药物直接对流增强递送至肿瘤。靶向免疫疗法有可能改善 DIPG 患者的预后，从而最大限度地减少与治疗相关的并发症，并改善患者生存。当前的大规模基因组图谱研究为儿童脑肿瘤的理解和

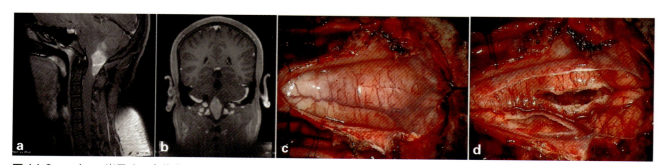

图 14.6 一个 10 岁男孩，有偏瘫和共济失调的病史。（a）矢状位饱和脂肪的 T1 加权磁共振成像（MRI）增强影像显示在延颈交界处有明确的强化病变。（b）冠状 T1 加权 MRI 增强影像显示中线部位延颈交界区病变。（c）术中视图显示由于肿瘤占位效应而导致延颈交界处膨胀。（d）延颈交界区低级别胶质瘤切除后术中视图

分型提供了新的认知基础。高分辨率基因组测序将继续建立宝贵的遗传和表观遗传学数据，以便按亚型对病变进行分类，改善风险分层并确定特定靶标。这样的策略将为建立个体化治疗提供一种手段。对脑干肿瘤的遗传和分子水平的进一步研究将阐明这些病变在恶性程度、肿瘤复发和耐药性方面的生物学行为。因此，新的治疗策略将被开发来有效靶向肿瘤受体，从而改善总生存期和生活质量。

参考文献

[1] Johnson KJ, Cullen J, Barnholtz-Sloan JS, et al. Childhood brain tumor epidemiology: a brain tumor epidemiology consortium review. Cancer Epidemiol Biomarkers Prev 2014;23(12):2716–2736.

[2] Kim J-H, Huse JT, Huang Y, Lyden D, Greenfield JP. Molecular diagnostics in paediatric glial tumours. Lancet Oncol 2013;14(1):e19–e27.

[3] Linabery AM, Ross JA. Trends in childhood cancer incidence in the U.S. (1992–2004). Cancer 2008;112(2):416–432.

[4] Warren KE, Lonser RR. Brainstem tumors. In: Kaye AH, Laws ER Jr, eds. Brain Tumors: An Encyclopedic Approach. 3rd ed. Philadelphia, PA: Saunders; 2012:424–434.

[5] Ronghe M, Hargrave D, Bartels U, et al. Vincristine and carboplatin chemotherapy for unresectable and/or recurrent low-grade astrocytoma of the brainstem. Pediatr Blood Cancer 2010;55(3):471–477.

[6] Raybaud C, Almehdar A. Imaging of the brainstem tumors. In: Özek MM, Cinalli G, Maxner W, Sainte-Rose C, eds. Posterior Fossa Tumors in Children. Basel, Switzerland: Springer International Publishing; 2015:511–543.

[7] Laigle-Donadey F, Doz F, Delattre J-Y. Brainstem tumors. Handb Clin Neurol 2012;105:585–605.

[8] Kaderali Z, Lamberti-Pasculli M, Rutka JT. The changing epidemiology of paediatric brain tumours: a review from the Hospital for Sick Children. Childs Nerv Syst 2009;25(7):787–793.

[9] Ostrom QT, Gittleman H, Farah P, et al. CBTRUS statistical report: primary brain and central nervous system tumors diagnosed in the United States in 2006–2010. Neuro Oncol 2013;15(Suppl 2):ii1–ii56.

[10] CBTRUS. CBTRUS Statistical Report: Primary Brain and Central Nervous System Tumors Diagnosed in the United States in 2004–2008. Hinsdale, IL: Central Brain Tumor Registry of the United States; 2012.

[11] Roth J, Constantini S. Pediatric brainstem gliomas. In: Cohen AR, ed. Pediatric Neurosurgery: Tricks of the Trade. New York, NY: Thieme Medical Publishers; 2015:502–508.

[12] Ostrom QT, Gittleman H, Fulop J, et al. CBTRUS statistical report: primary brain and central nervous system tumors diagnosed in the United States in 2008–2012. Neuro Oncol 2015;17(Suppl 4):iv1–iv62.

[13] Ostrom QT, Gittleman H, de Blank PM, et al. American Brain Tumor Association adolescent and young adult primary brain and central nervous system tumors diagnosed in the United States in 2008–2012. Neuro Oncol 2016;18(Suppl 1):i1–i50.

[14] Walker DA, Liu J, Kieran M, et al; CPN Paris 2011 Conference Consensus Group. A multi-disciplinary consensus statement concerning surgical approaches to low-grade, high-grade astrocytomas and diffuse intrinsic pontine gliomas in childhood (CPN Paris 2011) using the Delphi method. Neuro Oncol 2013;15(4):462–468.

[15] Stokland T, Liu J-F, Ironside JW, et al. A multivariate analysis of factors determining tumor progression in childhood low-grade glioma: a population-based cohort study (CCLG CNS9702). Neuro Oncol 2010; 12(12):1257–1268.

[16] Fried I, Hawkins C, Scheinemann K, et al. Favorable outcome with conservative treatment for children with low grade brainstem tumors. Pediatr Blood Cancer 2012;58(4):556–560.

[17] Darken RS, Bogitch R, Leonard J, et al. Brainstem glioma presenting as pruritus in children with neurofibromatosis-1. J Pediatr Hematol Oncol 2009;31(12):972–976.

[18] Farrell CJ, Plotkin SR. Genetic causes of brain tumors: neurofibromatosis, tuberous sclerosis, von Hippel-Lindau, and other syndromes. Neurol Clin 2007;25(4):925–946, viii.

[19] Gonzalez KD, Noltner KA, Buzin CH, et al. Beyond Li Fraumeni syndrome: clinical characteristics of families with p53 germline mutations. J Clin Oncol 2009;27(8):1250–1256.

[20] Hennekam RC. Rubinstein-Taybi syndrome. Eur J Hum Genet 2006; 14(9):981–985.

[21] Johnson KJ, Carozza SE, Chow EJ, et al. Parental age and risk of childhood cancer: a pooled analysis. Epidemiology 2009;20(4):475–483.

[22] Milne E, Greenop KR, Scott RJ, et al. Parental smoking and risk of childhood brain tumors. Int J Cancer 2013;133(1):253–259.

[23] Pogoda JM, Preston-Martin S, Howe G, et al. An international casecontrol study of maternal diet during pregnancy and childhood brain tumor risk: a histology-specific analysis by food group. Ann Epidemiol 2009; 19(3):148–160.

[24] Agha MM, Williams JI, Marrett L, To T, Zipursky A, Dodds L. Congenital abnormalities and childhood cancer. Cancer 2005;103(9):1939–1948.

[25] Bondy ML, Scheurer ME, Malmer B, et al; Brain Tumor Epidemiology Consortium. Brain tumor epidemiology: consensus from the Brain Tumor Epidemiology Consortium. Cancer 2008;113(7) Suppl:1953–1968.

[26] Harding NJ, Birch JM, Hepworth SJ, McKinney PA. Atopic dysfunction and risk of central nervous system tumours in children. Eur J Cancer 2008;44(1):92–99.

[27] Hegde M, Moll AJ, Byrd TT, Louis CU, Ahmed N. Cellular immunotherapy for pediatric solid tumors. Cytotherapy 2015;17(1):3–17.

[28] Veringa SJE, Biesmans D, van Vuurden DG, et al. In vitro drug response and efflux transporters associated with drug resistance in pediatric high grade glioma and diffuse intrinsic pontine glioma. PLoS One 2013;8(4):e61512.

[29] Wilne S, Collier J, Kennedy C, Koller K, Grundy R, Walker D. Presentation of childhood CNS tumours: a systematic review and meta-analysis. Lancet Oncol 2007;8(8):685–695.

[30] Sanai N, Prados M. Brainstem gliomas. In: Gupta N, Banerjee A, Haas-Kogan DA, eds. Pediatric CNS Tumors. 2nd ed. Berlin: Springer International Publishing; 2010:49–65.

[31] Kwon JW, Kim IO, Cheon JE, et al. Paediatric brain-stem gliomas: MRI, FDG-PET and histological grading correlation. Pediatr Radiol 2006; 36(9):959–964.

[32] Poussaint TY, Kocak M, Vajapeyam S, et al. MRI as a central component of clinical trials analysis in brainstem glioma: a report from the Pediatric Brain Tumor Consortium (PBTC). Neuro Oncol 2011;13(4):417–427.

[33] Poussaint TY, Panigrahy A, Huisman TA. Pediatric brain tumors. Pediatr Radiol 2015;45(Suppl 3):S443–S453.

[34] Poussaint TY, Phillips PC, Vajapeyam S, et al. The Neuroimaging Center of the Pediatric Brain Tumor Consortium—collaborative neuroimaging in pediatric brain tumor research: a work in progress. AJNR Am J Neuroradiol 2007;28(4):603–607.

[35] Prabhu SP, Ng S, Vajapeyam S, et al. DTI assessment of the brainstem white matter tracts in pediatric BSG before and after therapy: a report from the Pediatric Brain Tumor Consortium. Childs Nerv Syst 2011;27(1):11–18.

[36] Alexander AL, Lee JE, Lazar M, Field AS. Diffusion tensor imaging of the brain. Neurotherapeutics 2007;4(3):316–329.

[37] Wagner MW, Bell WR, Kern J, et al. Diffusion tensor imaging suggests extrapontine extension of pediatric diffuse intrinsic pontine gliomas. Eur J Radiol 2016;85(4):700–706.

[38] Shah R, Vattoth S, Jacob R, et al. Radiation necrosis in the brain: imaging features and differentiation from tumor recurrence. Radiographics 2012;32(5):1343–1359.

[39] Davison JE, Davies NP, English MW, et al. Magnetic resonance spectroscopy in the diagnostic evaluation of brainstem lesions in Alexander disease. J Child Neurol 2011;26(3):356–360.

[40] Yamasaki F, Kurisu K, Kajiwara Y, et al. Magnetic resonance spectroscopic detection of lactate is predictive of a poor prognosis in patients with diffuse intrinsic pontine glioma. Neuro Oncol 2011;13(7):791–801.

[41] Rachinger W, Grau S, Holtmannspötter M, Herms J, Tonn JC, Kreth FW. Serial stereotactic biopsy of brainstem lesions in adults improves diagnostic accuracy compared with MRI only. J Neurol Neurosurg Psychiatry 2009;80(10):1134–1139.

[42] Kickingereder P, Willeit P, Simon T, Ruge MI. Diagnostic value and safety of stereotactic biopsy for brainstem tumors: a systematic review and meta-analysis of 1480 cases. Neurosurgery 2013;72(6):873–881, discussion 882, quiz 882.

[43] Griessenauer CJ, Rizk E, Miller JH, et al. Pediatric tectal plate gliomas: clinical and radiological progression, MR imaging characteristics, and management of hydrocephalus. J Neurosurg Pediatr 2014;13(1):13–20.

[44] Ternier J, Wray A, Puget S, Bodaert N, Zerah M, Sainte-Rose C. Tectal plate lesions in children. J Neurosurg 2006;104(6) Suppl:369–376.

[45] Gass D, Dewire M, Chow L, et al. Pediatric tectal plate gliomas: a review of clinical outcomes, endocrinopathies, and

neuropsychological sequelae. J Neurooncol 2015;122(1):169–177.

[46] Igboechi C, Vaddiparti A, Sorenson EP, Rozzelle CJ, Tubbs RS, Loukas M. Tectal plate gliomas: a review. Childs Nerv Syst 2013;29(10):1827–1833.

[47] Poussaint TY, Kowal JR, Barnes PD, et al. Tectal tumors of childhood: clinical and imaging follow-up. AJNR Am J Neuroradiol 1998;19(5):977–983.

[48] Hankinson TC, Campagna EJ, Foreman NK, Handler MH. Interpretation of magnetic resonance images in diffuse intrinsic pontine glioma: a survey of pediatric neurosurgeons. J Neurosurg Pediatr 2011;8(1):97–102.

[49] Aarsen FK, Arts WF, Van Veelen-Vincent ML, Lequin MH, Catsman-Berrevoets CE. Long-term outcome in children with low grade tectal tumours and obstructive hydrocephalus. Eur J Paediatr Neurol 2014;18(4):469–474.

[50] Prabhu SP, Poussaint TY. Pediatric brain tumors. In: Newton HB, ed. Handbook of Neuro-Oncology Neuroimaging. 2nd ed. London, England, UK: Academic Press; 2016:613–633.

[51] Robison NJ, Kieran MW. Diffuse intrinsic pontine glioma: a reassessment. J Neurooncol 2014;119(1):7–15.

[52] Saratsis AM, Yadavilli S, Magge S, et al. Insights into pediatric diffuse intrinsic pontine glioma through proteomic analysis of cerebrospinal fluid. Neuro Oncol 2012;14(5):547–560.

[53] Warren KE. Diffuse intrinsic pontine glioma: poised for progress. Front Oncol 2012;2:205.

[54] Hargrave D, Bartels U, Bouffet E. Diffuse brainstem glioma in children: critical review of clinical trials. Lancet Oncol 2006;7(3):241–248.

[55] Broniscer A, Laningham FH, Sanders RP, Kun LE, Ellison DW, Gajjar A. Young age may predict a better outcome for children with diffuse pontine glioma. Cancer 2008;113(3):566–572.

[56] Panditharatna E, Yaeger K, Kilburn LB, Packer RJ, Nazarian J. Clinicopathology of diffuse intrinsic pontine glioma and its redefined genomic and epigenomic landscape. Cancer Genet 2015;208(7–8):367–373.

[57] Monje M, Mitra SS, Freret ME, et al. Hedgehog-responsive candidate cell of origin for diffuse intrinsic pontine glioma. Proc Natl Acad Sci U S A 2011;108(11):4453–4458.

[58] Jones C, Baker SJ. Unique genetic and epigenetic mechanisms driving paediatric diffuse high-grade glioma. Nat Rev Cancer 2014;14(10).

[59] Schroeder KM, Hoeman CM, Becher OJ. Children are not just little adults: recent advances in understanding of diffuse intrinsic pontine glioma biology. Pediatr Res 2014;75(1–2):205–209.

[60] Friedrich C, Warmuth-Metz M, von Bueren AO, et al. Primitive neuroectodermal tumors of the brainstem in children treated according to the HIT trials: clinical findings of a rare disease. J Neurosurg Pediatr 2015;15(3):227–235.

[61] Klimo P, Jr, Nesvick CL, Broniscer A, Orr BA, Choudhri AF. Malignant brainstem tumors in children, excluding diffuse intrinsic pontine gliomas. J Neurosurg Pediatr 2016;17(1):57–65.

[62] Sufit A, Donson AM, Birks DK, et al. Diffuse intrinsic pontine tumors: a study of primitive neuroectodermal tumors versus the more common diffuse intrinsic pontine gliomas. J Neurosurg Pediatr 2012;10(2):81–88.

[63] Giussani C, Poliakov A, Ferri RT, et al. DTI fiber tracking to differentiate demyelinating diseases from diffuse brain stem glioma. Neuroimage 2010;52(1):217–223.

[64] Green AL, Kieran MW. Pediatric brainstem gliomas: new understanding leads to potential new treatments for two very different tumors. Curr Oncol Rep 2015;17(3):436.

[65] Khuong-Quang DA, Buczkowicz P, Rakopoulos P, et al. K27M mutation in histone H3.3 defines clinically and biologically distinct subgroups of pediatric diffuse intrinsic pontine gliomas. Acta Neuropathol 2012;124(3):439–447.

[66] Wagner S, Warmuth-Metz M, Emser A, et al. Treatment options in childhood pontine gliomas. J Neurooncol 2006;79(3):281–287.

[67] Sethi R, Allen J, Donahue B, et al. Prospective neuraxis MRI surveillance reveals a high risk of leptomeningeal dissemination in diffuse intrinsic pontine glioma. J Neurooncol 2011;102(1):121–127.

[68] Masui K, Mischel PS, Reifenberger G. Molecular classification of gliomas. Handb Clin Neurol 2016;134:97–120.

[69] Louis DN, Perry A, Reifenberger G, et al. The 2016 World Health Organization Classification of Tumors of the Central Nervous System: a summary. Acta Neuropathol 2016;131(6):803–820.

[70] Buczkowicz P, Hoeman C, Rakopoulos P, et al. Genomic analysis of diffuse intrinsic pontine gliomas identifies three molecular subgroups and recurrent activating ACVR1 mutations. Nat Genet 2014;46(5):451–456.

[71] Feng J, Hao S, Pan C, et al. The H3.3 K27M mutation results in a poorer prognosis in brainstem gliomas than thalamic gliomas

in adults. Hum Pathol 2015;46(11):1626–1632.

[72] Schwartzentruber J, Korshunov A, Liu XY, et al. Driver mutations in histone H3.3 and chromatin remodelling genes in paediatric glioblastoma. Nature 2012;482(7384):226–231.

[73] Wu G, Broniscer A, McEachron TA, et al; St. Jude Children's Research Hospital–Washington University Pediatric Cancer Genome Project. Somatic histone H3 alterations in pediatric diffuse intrinsic pontine gliomas and non-brainstem glioblastomas. Nat Genet 2012;44(3):251–253.

[74] Wu G, Diaz AK, Paugh BS, et al. The genomic landscape of diffuse intrinsic pontine glioma and pediatric non-brainstem high-grade glioma. Nat Genet 2014;46(5):444–450.

[75] Taylor KR, Mackay A, Truffaux N, et al. Recurrent activating ACVR1 mutations in diffuse intrinsic pontine glioma. Nat Genet 2014;46(5):457–461.

[76] Ballester LY, Wang Z, Shandilya S, et al. Morphologic characteristics and immunohistochemical profile of diffuse intrinsic pontine gliomas. Am J Surg Pathol 2013;37(9):1357–1364.

[77] Park D, Xiang AP, Mao FF, et al. Nestin is required for the proper selfrenewal of neural stem cells. Stem Cells 2010;28(12):2162–2171.

[78] Nikbakht H, Panditharatna E, Mikael LG, et al. Spatial and temporal homogeneity of driver mutations in diffuse intrinsic pontine glioma. Nat Commun 2016;7:11185.

[79] Bruggers CS, Friedman HS, Fuller GN, et al. Comparison of serial PET and MRI scans in a pediatric patient with a brainstem glioma. Med Pediatr Oncol 1993;21(4):301–306.

[80] Pirotte BJ, Lubansu A, Massager N, Wikler D, Goldman S, Levivier M. Results of positron emission tomography guidance and reassessment of the utility of and indications for stereotactic biopsy in children with infiltrative brainstem tumors. J Neurosurg 2007;107(5) Suppl:392–399.

[81] Zukotynski KA, Fahey FH, Kocak M, et al. Evaluation of 18F-FDG PET and MRI associations in pediatric diffuse intrinsic brain stem glioma: a report from the Pediatric Brain Tumor Consortium. J Nucl Med 2011;52(2):188–195.

[82] Steffen-Smith EA, Venzon DJ, Bent RS, Hipp SJ, Warren KE. Single- and multivoxel proton spectroscopy in pediatric patients with diffuse intrinsic pontine glioma. Int J Radiat Oncol Biol Phys 2012;84(3):774–779.

[83] Jansen MH, van Vuurden DG, Vandertop WP, Kaspers GJ. Diffuse intrinsic pontine gliomas: a systematic update on clinical trials and biology. Cancer Treat Rev 2012;38(1):27–35.

[84] Joshi BH, Puri RA, Leland P, et al; US Pediatric Brain Tumor Consortium. Identification of interleukin-13 receptor alpha2 chain overexpression in situ in high-grade diffusely infiltrating pediatric brainstem glioma. Neuro Oncol 2008;10(3):265–274.

[85] Fontanilla HP, Pinnix CC, Ketonen LM, et al. Palliative reirradiation for progressive diffuse intrinsic pontine glioma. Am J Clin Oncol 2012;35(1):51–57.

[86] Gururangan S, McLaughlin CA, Brashears J, et al. Incidence and patterns of neuraxis metastases in children with diffuse pontine glioma. J Neurooncol 2006;77(2):207–212.

[87] Donahue B, Allen J, Siffert J, Rosovsky M, Pinto R. Patterns of recurrence in brain stem gliomas: evidence for craniospinal dissemination. Int J Radiat Oncol Biol Phys 1998;40(3):677–680.

[88] Verma N, Cowperthwaite MC, Burnett MG, Markey MK. Differentiating tumor recurrence from treatment necrosis: a review of neuro-oncologic imaging strategies. Neuro Oncol 2013;15(5):515–534.

[89] Brandsma D, Stalpers L, Taal W, Sminia P, van den Bent MJ. Clinical features, mechanisms, and management of pseudoprogression in malignant gliomas. Lancet Oncol 2008;9(5):453–461.

[90] Carceller F, Fowkes LA, Khabra K, et al. Pseudoprogression in children, adolescents and young adults with non-brainstem high grade glioma and diffuse intrinsic pontine glioma. J Neurooncol 2016;129(1):109–121.

[91] McAbee JH, Modica J, Thompson CJ, et al. Cervicomedullary tumors in children. J Neurosurg Pediatr 2015;16(4):357–366.

[92] Di Maio S, Gul SM, Cochrane DD, Hendson G, Sargent MA, Steinbok P. Clinical, radiologic and pathologic features and outcome following surgery for cervicomedullary gliomas in children. Childs Nerv Syst 2009;25(11):1401–1410.

[93] Robertson PL, Allen JC, Abbott IR, Miller DC, Fidel J, Epstein FJ. Cervicomedullary tumors in children: a distinct subset of brainstem gliomas. Neurology 1994;44(10):1798–1803.

[94] Cheng JS, Ivan ME, Stapleton CJ, Quiñones-Hinojosa A, Gupta N, Auguste KI. Intraoperative changes in transcranial motor evoked potentials and somatosensory evoked potentials predicting outcome in children with intramedullary spinal cord tumors. J Neurosurg Pediatr 2014;13(6):591–599.

第十五章　丘脑肿瘤

Ziev B. Moses, Gabriel N. Friedman, Muhammad M. Abd-El-Barr, E. Antonio Chiocca

摘要

　　丘脑肿瘤是一类罕见但异质的群体，通常多见于儿童。儿童患者大多数肿瘤级别较低，预后普遍较好，然而，成人丘脑肿瘤通常与脑叶区域相对应的高级别肿瘤具有相似的临床结局。丘脑肿瘤大多为胶质起源，但也囊括了各种原发于丘脑的其他肿瘤类型。考虑到丘脑的中心位置，该区域肿瘤的患者通常表现出诸如颅内压增高、眼部疾患和偏瘫等的临床症状及体征。就接受治疗的丘脑肿瘤而言，需对患者进行全面的围手术期评价，包括影像学检查及脑积水评估。由于丘脑位置深在，且与重要的神经血管结构毗邻，使得过去在该区域的手术具有极高的挑战性。但是，当前已发展出多种手术入路切除丘脑肿瘤，并随着现代技术的进步，外科手术已成为大多数丘脑肿瘤治疗的主要手段。手术辅助设备包括术中导航、超声及神经电生理监测等，均已使得丘脑肿瘤切除的安全性达到可接受的水平。丘脑肿瘤与脑叶区域相应肿瘤在病理生物学特性方面通常具有相似性。因而在合适的病例中，其治疗也经常采用放化疗方案。必要时，手术创新与辅助措施相结合，可以提高患者生存率。

　　关键词：神经胶质瘤，儿童肿瘤，手术入路，丘脑肿瘤

■ 丘脑肿瘤的病理生理学、发病率、流行病学和自然史

　　绝大多数原发性丘脑肿瘤均起源于神经胶质[1]。成人患者中，高级别星形细胞瘤约占丘脑胶质瘤的50%；大样本病例分析显示间变星形细胞瘤和胶质母细胞瘤的比例大致相似[2]。先前认为，高级别肿瘤在儿童患者中并不常见（仅占所有儿童肿瘤的10%）；再调查发现，儿童高级别肿瘤在可能同样普遍[3]。儿童的丘脑肿瘤按照生长方式可分为3类：瘤中心位于丘脑的单侧肿瘤；起源于丘脑大脑脚交接处的丘脑大脑脚肿瘤；双侧肿瘤，其区别于浸润性单侧肿瘤，且预后不良[4, 5]。在这3种类型的肿瘤中，单侧肿瘤最为常见，据报道约占所有丘脑肿瘤的80%[4, 6]。

　　在丘脑胶质瘤的分子病理方面，免疫组化已证实以下多种蛋白呈阳性染色：p53、MGMT、PTEN、EGFR和Oligo2等[7]。实际上，随着2016年世界卫生组织发布了指南更新，中枢神经系统肿瘤的分类分级已发生了明显的变化[8]。此版本标志着对中枢神经系统肿瘤分子生物学的理解已向肿瘤分类分级的应用进行转化。其中，与丘脑胶质瘤诊断有关的一个特殊基因变化，即组蛋白H3赖氨酸27-甲硫氨酸（K27M）突变，该突变描绘了一类新的肿瘤类别，称之为弥漫中线胶质瘤，H3K27M突变型[8]。该突变与包括丘脑和脑干胶质瘤在内的中线肿瘤有关，但研究尚未发现H3K27M突变型丘脑肿瘤较突变型脑干肿瘤预后更差[2]。此外，原发性丘脑肿瘤中生殖细胞瘤、神经节细胞胶质瘤、少突神经胶质瘤、胚胎发育障碍性神经上皮肿瘤和神经细胞瘤等占比不到20%[10]。

　　丘脑肿瘤是中枢神经系统肿瘤中一类相对罕见的亚群，在儿童中更为多见。它们约占儿童中枢神经系统肿瘤的4%，在成人患者中约占1%[1, 6, 11, 12]。鉴于这类肿瘤具有罕见性，且倾向于被归类为其他中央部位（如脑干、下丘脑及胼胝体）等的肿瘤，因而关于丘脑肿瘤的流行病学数据仍较缺乏。

　　未经治疗的丘脑肿瘤患者通常死于肿瘤进展或梗阻性脑积水所致的并发症，而接受脑室腹腔分流术者已证实可获得更长的生存期。丘脑肿瘤除了远处转移进展外，局部还可侵犯至脑干、基底节、内囊或对侧丘脑等[7]。与患者较差预后相关的因素包括，症状持续时间短、高级别肿瘤组织学特征、肿瘤体积大于30mL，以及肿瘤切除程度有限[4]。

■ 临床表现

　　一系列关于成人丘脑肿瘤的研究发现，患者年龄为30~33岁；而专门针对儿童患者的系列研究显示，其起病时年龄为8~10岁[2, 10, 13]。鉴于丘脑功能多样且紧邻间脑的重要结构，因而丘脑肿瘤患者病程持续时间短，可表现出形式多样的临床症状[14]。在一纳入57例浸润性丘脑星形细胞瘤的队列中，34例（60%）患者表现出头痛症状，30例（53%）表现

为偏瘫或轻偏瘫，22 例（39%）具有视盘水肿，17 例（30%）出现精神状态改变及异常反射[15]。

丘脑肿瘤最常见的临床表现包括与颅内压升高（ICP）有关的症状（如额部头痛、嗜睡和呕吐）以及眼底镜检查所示视盘水肿等体征。在婴儿患者中，常还可见到膨大的囟门及分离的骨缝。颅内压升高可由病变占位效应或肿瘤向脑室内扩展致梗阻性脑积水引起。因靠近脑室，背内侧丘脑肿瘤通常可导致非交通性脑积水。相反，腹内侧丘脑包含感觉传入纤维束，该部位肿瘤会导致对侧偏身感觉障碍，而当临近的内囊皮质脊髓束受损时，患者可出现偏瘫症状[3]。同样，向下对中脑锥体束的压迫也会产生运动功能障碍[10]。

其他一些较不常见的体征也与丘脑肿瘤的发生相关。眼部表现包括视野缺损、动眼神经（CNs Ⅲ）和滑车神经（CNs Ⅳ）麻痹、瞳孔放大、眼球辐辏障碍及视神经压迫所致的偏盲[3, 11]。鉴于丘脑在运动控制中的作用，损害后出现运动功能障碍如肌张力障碍及痉挛是非常罕见的[11]。癫痫发作的发生率变异范围较大，可出现在 7%~35% 的丘脑肿瘤患者中[7, 10]。除了其他内分泌紊乱相关疾病外，侵犯至下丘脑的丘脑肿瘤还会导致月经不调[3]。经典丘脑性疼痛综合征（Dejerine–Roussy 综合征）作为这类肿瘤患者的临床症状也是相当罕见的，其主要包括对侧运动和感觉丧失、共济失调及疼痛等。然而，该症状确实发生时，可被认为是由位于丘脑外侧核的丘脑皮质纤维受累所致[10, 13]。

■ 围手术期评估

如前所述，丘脑肿瘤患者最常见的临床表现是颅内高压症状和运动感觉障碍[7]。因此，对潜在的丘脑肿瘤患者而言，获得全面的病史资料并进行全面的体格检查是十分必要的。相关的病史包括任何的头痛、恶心及呕吐史等。此外，询问任何脑肿瘤家族史也很重要，研究已证实有家族遗传性疾病史（如 I 型神经纤维瘤病）者，具有发生中线部位肿瘤的倾向，这类中线部位肿瘤可侵犯基底节及丘脑[16, 17]。脑神经的体格检查需格外仔细，要注意辨别假性定位体征，如外展神经（CNs Ⅵ）功能障碍，应清楚这是颅内压升高的征象。眼科评估对于颅内高压患者同样至关重要。已有颅内压升高及脑室扩大证据的患者需要及时行脑脊液分流术。对于大多数单侧丘脑肿瘤而言，分流管应置于肿瘤对侧脑室，以免引起出血[7]。当诊断不明确时，内镜下组织活检联合内镜第三脑室造瘘可认为是一种不错的延缓性治疗措施，

以缓解症状并获得足够的样本提供诊断[18, 19]。同时，也必须注意任何的运动或感觉功能障碍，一旦发生，即表明肿瘤已邻近皮质脊髓传导通路或提示肿瘤浸润性本质。

对可能患有丘脑肿瘤的患者进行检查时，需要详尽的颅内影像学成像。因有相当数量的这类患者均表现出颅内高压症状，故脑室系统成像评估脑积水与肿瘤成像同等重要。磁共振成像（MRI）检查是丘脑肿瘤影像学成像的主要选择。造影剂的使用也并不可少，因增强显像可指示肿瘤病理类型；并且对胶质瘤而言，增强 MRI 还能初步提示可能的组织病理学分级[20, 21]。在一组纳入 33 例成人单侧丘脑肿瘤患者的研究中，Zhang 等[7]发现超过 90% 的肿瘤具有增强对比强化。而对于未强化的肿瘤，有证据显示 MRI–FLAIR 成像可能有助于确定肿瘤范围[22]。然而 Kurian 等[23]报道认为，就组织病理学评价来看，神经放射影像学检查可能会低估丘脑胶质瘤的级别。此外，出于解析皮质脊髓束与丘脑肿瘤（尤其是丘脑大脑脚型肿瘤）之间的关系，研究者对弥散张量成像在此方面的应用兴趣也有所增加[24, 25]。影像学检查除了关注脑室解剖结构及肿瘤边缘之外，还应尽可能评估血管的解剖学关系。对于半球间入路，术者必须清楚认识双侧大脑前动脉[26]。丘脑接受的大部分血供通常来自大脑后动脉，这种血供关系使得从上方入路进入丘脑时避免了对整个供血血管的处理。静脉引流也很重要。在半球间入路操作时，术中必须注意到引流至上矢状窦的浅静脉。而在后方入路中，深部引流系统的保护也尤为重要。大部分静脉引流信息均可在 MRI T2 加权像上显示。对于丘脑肿瘤特定的血管成像（如 CT 血管造影）并不在我们常规的工作之列，除非影像学检查可见肿瘤中存在多个粗大的血管，提示可能是肿瘤的供血动脉或静脉或是肿瘤过路血管。

最后，考量患者是否适合接受手术治疗是非常重要的。这一过程包括认识及理解与手术共存的并发症及可能影响手术疗效的其他医学或手术问题。此外，我们团队还发表了有关血小板、体重指数、抗凝药等指标是否适合手术的评估标准，这些指标通常与脑肿瘤患者的预后密切相关[27-29]。

■ 手术及放化疗策略

关于丘脑肿瘤的最佳治疗方案仍存在着争议。由于该部位的操作在解剖结构上具有挑战性，并且更具侵入性的技术可增加致残率及致死率，因而过去的研究报道均主张采用保守的治疗策略，通常包

括组织活检或肿瘤部分切除，随后辅以放化疗等[30]。然而，手术技术及多模态治疗方法的进步，已使致残率及致死率显著降低，同时对该类肿瘤接受手术治疗的立场也更加明确。尤其是影像学所见局限型无浸润的肿瘤，是手术全切的最佳选择对象。在年轻患者中低级别丘脑肿瘤者多是通过手术获得诊断，其神经功能缺损症状多源自于肿瘤占位效应。

丘脑可被认为是一个四面体，具有 3 个自由面与脑室系统相接，以及第四个下表面与重要神经血管结构交界。除了立体定向和内镜的术式之外，众多外科手术入路也已被报道，包括前方半球间经胼胝体入路、经皮层脑室入路、对侧幕下小脑上入路、后方半球间胼胝体压部旁入路及经侧裂岛叶入路等[2, 31-33]。选择合适的手术入路取决于肿瘤的起源和涉及周围正常结构的生长方式。此外，由于丘脑肿瘤所在的位置通常允许多种入路的操作，因而手术医生的舒适度和经验水平也是入路选择的驱动因素。其他的考虑因素还包括脑积水是否存在、肿瘤与关键神经血管的接近程度，以及弥散张量成像所示重要的白质纤维束的位置（如皮质脊髓束）等[24]。无论采取何种入路，术者都应全面掌握术中所遇到的各种解剖关系，尤其要注意每种入路中面临的血管结构等。

前方半球间入路最适合于切除大部突入侧脑室的丘脑肿瘤或言语优势侧半球巨大丘脑肿瘤[34, 35]。这种内侧路径的术式避免了皮层的切开，并降低了功能区皮层损伤所致神经功能障碍（如视野缺损或言语障碍）。然而，正如所有的半球间入路一样，在计划开颅时需要小心仔细，以免损伤引流至上矢状窦的静脉减少不必要的麻烦。术中，影像学导航在计划路径、规避复杂结构方面可提供特别的帮助。将胼周动脉向侧方移位后，可在胼胝体做一小切口进入侧脑室。但是，需要特别注意勿过度牵拉胼周动脉，否则会限制侧方术野的暴露。除此之外，在操作穹隆时也应当心，因为此种入路对穹隆的处理会导致患者术后短暂性记忆力衰退。

经皮层脑室入路可提供径直的视野，直接进入肿瘤。途径额叶、顶枕叶和颞叶的多数入路均已有报道，包括经额中回入路，该入路将内囊后肢向前外侧方向移位[32]。与经半球间入路相比，这些入路均需行皮层造瘘，因而也增加了术后癫痫发作的风险。此外，对于不伴有脑积水的患者而言，手术入路穿过的皮层及白质数量明显增加，相应牵拉的潜在难度也提升了。但与半球间入路相比，这些入路又可对引流至上矢状窦的静脉损伤最小化。如同影像学导航一样，B 超也能作为术中辅助工具，用于帮助肿瘤定位及皮层切开至肿瘤最短路径的设计。但大多数影像学导航方法在肿瘤移除后并不能实时调整脑组织偏移量，B 超可以根据变化动态评估肿瘤切除程度。

对于丘脑后部位于丘脑枕的肿瘤来说，也有多种手术入路已明确描述，包括由 Yaşargil[36]创立的后方半球间胼胝体压部旁入路、顶叶 / 顶枕叶经脑室入路以及幕下小脑上入路等。半球间胼胝体压部旁入路对松果体旁及丘脑枕区域探及的范围更广，而幕下小脑上入路可保持手术在轴外操作，进而降低对视放射损伤的风险。然而，这一入路在基底静脉间的显露窗却较为有限，并且对距中线外侧 1cm 以上的肿瘤切除更难。对于腹后侧丘脑肿瘤包括紧邻岛叶的肿瘤，Yaşargil 设计了一种翼点经侧裂经岛叶入路来切除此类型肿瘤。这一入路要求完全打开外侧裂并在岛叶皮层中央后沟处做一小的切口。此部位的丘脑肿瘤通常将内囊及基底节推向前方，从而在利用该入路时可将对这些精细结构的损伤降至最低。另外还有两种入路也可作为处理该部位肿瘤时的选择：一种是由 Villarejo[37]提出的经颞叶皮层入路，另一种是 Kelly[38]主张的颞枕联合下入路。但这两者在皮层均需较大造口。因此，对于岛叶附近的肿瘤，Ozek 等[31]仍提倡采用经岛叶入路，他们认为这种方法的侵略性更小。

当肿瘤不能或不宜全切时（如双侧丘脑胶质瘤），立体定向活检或内镜下行脑脊液分流可能更为可取。即使对于单侧丘脑肿瘤，初始应用立体定向活检进行肿瘤诊断，也可帮助外科医生就是否需要全切肿瘤向患者提供咨询。随着机器人辅助立体定向活检等新技术的应用，患者只需接受最小的手术切口即能实施精准靶向脑组织活检[39]。另一种新技术还可通过微电极记录的使用来增强立体定向精准度。Ohye 等的初步工作表明，当微电极穿透肿瘤时，电活动记录消失；相反，肿瘤之外组织的电活动仍然存在。在接受深部活检的 12 例患者（包括 7 例丘脑病变）中，微电极记录辅助影像学导航的应用，使得 100% 患者获得了明确诊断[40]。内镜下活检作为另一种替代方案，对于伴有脑积水且需治疗的患者，通常可提供较好的帮助[42]。尤其是丘脑后部肿瘤致第三脑室后部或中脑导水管受压引起梗阻性脑积水者，若不先行肿瘤切除，内镜下第三脑室造瘘联合内镜活检也是可行的方案。而当丘脑肿瘤致脑室解剖结构变形引起梗阻性脑积水时，内镜下行透明隔切开术可能也是另一种选择。如果这些内镜下途径仍不能使脑脊液分流或解剖结构严重变形，则外科医生仍可求助于传统的脑脊液分流术。

对肿瘤辅助放化疗的选择应用主要基于组织学检查的结果。手术仍然是低级别肿瘤治疗的主要手段，在许多近全切除的局灶性肿瘤病例中，影像学检查通常用于监测残余肿瘤组织的情况。此外，对某些肿瘤（如毛细胞型星形细胞瘤）的手术治疗通常可达到长期控制或治愈的效果（图 15.1）。辅助放化疗的指征通常与脑叶部位星形细胞瘤等同，但对于复发或进展的无法手术的肿瘤而言，额外的治疗仍应保留。由于丘脑肿瘤独特的位置及其与血管、视通路和下丘脑的紧密联系（图 15.2），低级别胶质瘤患者，尤其是儿童患者，通常在常规放疗之前先接受化疗。对于不能全切的毛细胞型星形细胞瘤，如若肿瘤进展，可行立体定向放射治疗或立体定向放射外科手术。Lizarraga 等[43]报道了 12 例进展性毛细胞型星形细胞瘤患者中 2 例丘脑肿瘤至随访第 36 个月时仍未进展。

高级别胶质瘤治疗包括手术及术后放疗（图 15.3）。成人高级别胶质瘤患者典型的治疗方案为 60Gy 分割剂量聚焦放疗及同步替莫唑胺化疗[44]。对于 3 岁以上的儿童患者，手术切除及术后瘤床局部照射（54~60Gy，1.8~2.0Gy/d）是幕上高级别胶质瘤治疗的标准疗法[45]。尽管化疗作为辅助手段也经常用于儿童患者的治疗，但目前尚未形成具有共识的标准方案。然而，由于分子生物学的进步，越来越多的新药靶点被发现，大多数患者均可入组临床试验接受新药治疗。

■ 患者预后

丘脑肿瘤患者的预后取决于多种因素，包括年龄、

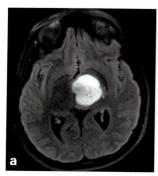
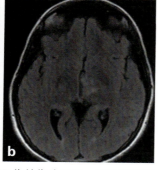

图 15.1 磁共振 T2 加权 FLAIR 像轴位片显示一例毛细胞型星形细胞瘤。这是一名 17 岁的女性患者，病史 2 年主要表现为右腕进行性乏力，随即右肩乏力的症状。（a）MRI 可见左侧丘脑囊实性肿物并延伸至脑干。该患者接受了经前方半球间经胼胝体入路显微手术切除肿瘤。（b）术后 MRI 未见肿瘤残余。患者未接受辅助治疗，1 年后影像学随访（未显示）未见肿瘤复发的迹象

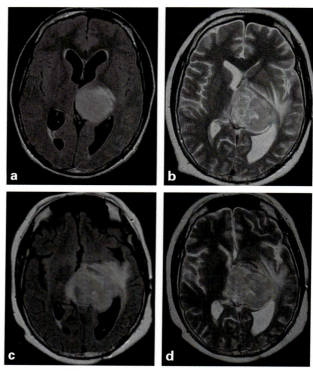

图 15.2 一例 18 岁男性患者，头痛 2 周。轴位磁共振（a）T2 加权 FLAIR 序列及（b）FSE 序列示左侧丘脑肿瘤，第三脑室受压移位。注意扩大的室间孔和脑积水征象。该患者接受了左顶枕叶入路肿瘤活检及小部切除。病理诊断为 WHO Ⅱ级弥漫星形细胞瘤。随即患者接受了一个疗程卡莫司汀治疗，后再行一个疗程卡莫司汀化疗及放疗。术后患者因脑积水复发而使病程复杂化，并需右侧额部钻孔行脑室腹腔分流术。图示为术后 10 个月磁共振（c）T2 加权 FLAIR 序列及（d）FSE 序列轴位像。12 个月后患者死于肿瘤进展

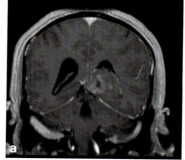
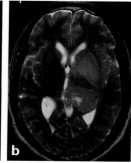

图 15.3 一例 39 岁男性患者，头痛、意识模糊、嗜睡 1 周。（a）T1-SPGR 序列冠状位像及（b）T2 加权对比增强轴位像示一处肿物中心位于左侧丘脑后部，增强强化，大小约 4cm，并对左侧脑室枕角产生占位效应；另一肿物较小，位于顶叶。该患者接受了经左顶叶入路丘脑肿瘤活检及显微手术切除顶叶占位。病理诊断为胶质母细胞瘤。术后行替莫唑胺辅助化疗及放疗，但最终在左侧额叶及岛叶出现新发病灶，患者于初诊后 15 个月死亡

肿瘤组织学级别和切除程度等（表 15.1）[2, 4, 6, 11, 14, 38, 46]。儿童低级别胶质瘤通常预后最好，5 年生存率可达 80%，相比之下，高级别者只有 10%~48%[4, 47]。在

表 15.1 丘脑肿瘤患者的特征和预后 *

研究队列	儿童患者	成人患者	WHO 分级		围手术期死亡率（%）	中位生存时间（月）	
			高级别肿瘤	低级别肿瘤		高级别肿瘤	低级别肿瘤
Cao 等，2015	0	111	50	61	4.5	12	40
Cuccia 和 Monges，1997	26	0	17	9	8	12	34
Puget 等，2007	54	0	22	32	4	21	> 60
Steiger 等，2007	5	9	10	4	0	15	21
Baroncini 等，2007	16	0	9	7	0	11	37
Kelly，1989	15	57	40	32	6.9	5	41
Bilginer 等，2007	45	0	14	31	NR	15	85

缩写：NR. 未报道；WHO. 世界卫生组织
*：改编自 Cao 等，2015

一项对 37 例单侧丘脑肿瘤患儿的分层研究中发现，不论肿瘤的组织学级别，与 3~10 岁的儿童患者相比，11~19 岁的患者生存时间明显延长 [6]。此外，肿瘤全切或大部切的患者也比部分切或仅活检的患者拥有更长的生存期（图 15.4）[4]。尽管先前的病例报道显示双侧丘脑肿瘤（包括低级别亚型）患儿长期生存者极少，但 2007 年的一项调查发现，在平均随访时间第 4.5 年时，大多数患者依旧活着 [4]。

与儿童患者不同，成人丘脑肿瘤患者的生存时间明显缩短，其中，单侧丘脑胶质瘤患者 1 年生存率为 68.1%，2 年生存率为 25.9% [7]。一项大型浸润性丘脑星形细胞瘤患者队列研究显示，年龄大于 18 岁作为预后因素，在统计学上与生存率降低显著相关 [15]。与儿童患者群体的研究结论一致的是，与肿瘤部分切或仅活检的患者相比，全切或大部切的成人患者生存时间明显延长。而随着显微外科技术的进步，与

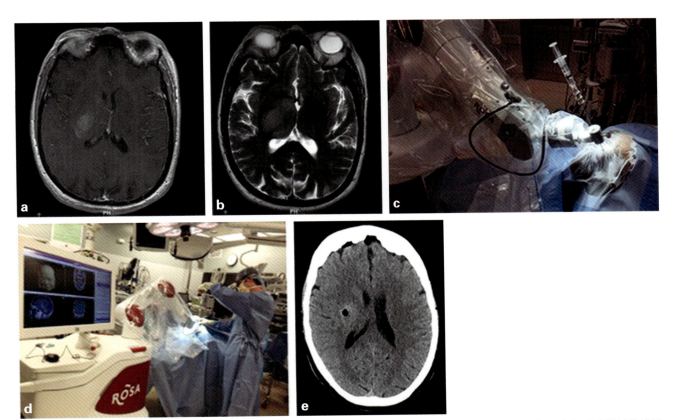

图 15.4　一例 72 岁女性患者，左侧面部、上肢及下肢乏力 2 周。（a）T1 加权增强磁共振轴位片及（b）T2 加权磁共振轴位片示一大小约为 5cm 的肿物，增强部分强化，中心位于右侧丘脑，并向周围基底节和右侧中脑延伸。（c，d）患者接受了机器人辅助立体定向活检术，（d）术后 CT 表明病变处活检成功。随后患者接受了放射治疗，于活检术后 8 个月死亡

丘脑肿瘤切除相关的并发症发病率和死亡率也降低了。2004年，来自5个手术病例系列（包含65例患者）的合并数据显示，并发症发病率为12.5%，死亡率为3%[50]。这与较早的一组患者队列数据相比，具有明显的优势，后者中接受手术治疗的患者死亡率达到了42%[13]。据报道，术后并发症包括不受控制的脑水肿、视野缺损、偏瘫、共济失调、肌张力障碍及感染等[2, 14, 35]。2015年的一项大型研究显示，在111名成人单侧丘脑肿瘤患者中，34.1%（15/44）术前即有运动功障碍的患者术后症状获得了改善，而21.7%（23/106）患者术后运动功能出现了恶化[2]。

■ 最佳循证实践

当前，尚无公认的针对丘脑肿瘤治疗的指南标准。但是，大多数实践者多采用对应于脑叶区域发生的组织学等同的肿瘤的治疗指南，正如本章先前所述，这些指南也都包含了尽可能全切及放化疗等方案。与脑叶区域发生的肿瘤不同的是，丘脑肿瘤是更具挑战性的手术对象，术中可采用多种入路方案，以为最大限度切除肿瘤提供安全及短途的操作路径。尽管学者们可能主张使用特定的入路，但在可控环境中，没有哪种方案会显得比另一种更有效。2016年来自加拿大的72例儿童患者组成的一项大型多中心病例研究显示，39例接受手术切除的丘脑肿瘤中：经额叶皮层入路11例（28%）、额部半球间经胼胝体入路10例（26%），经颞叶皮层入路7例（18%），经顶枕皮层入路5例（13%），枕下经小脑幕入路3例（8%），及其他3例（8%）。该结果不同于另一项2015年来自中国的病例研究，后者111例成人丘脑肿瘤患者中：53例（48%）接受经顶枕部皮层入路手术，30例（27%）额部半球间经胼胝体入路，9例（8%）经颞叶皮层入路，7例（6%）经额叶皮层入路，6例（5%）颞下入路，以及6例（5%）仅接受活检[2]。一些学者还提倡对毗邻功能区或不明确区域的巨大丘脑肿瘤实施分部手术，但在大型病例样本的研究中可见，大多数患者均是初始即接受了单次性手术对肿瘤进行切除[2, 5, 6, 32]。

■ 总结

在现代外科手术方法应用于丘脑区域疾病之前，丘脑肿瘤手术死亡率达到40%[51]，由此导致一些学者主张早期放射影像学诊断丘脑肿瘤和并提倡将放疗作为一线治疗[30]。如今，可供外科医生选择的治疗方案多种多样，并且手术相关死亡率也大幅下降，

手术已成为丘脑肿瘤治疗的主要手段。如可行，应对所有接受手术的丘脑肿瘤患者术前行高分辨率磁共振检查，以帮助判断肿瘤为局灶型或是弥漫型，并根据影像学特征评估肿瘤级别的高低。在无症状的脑积水患者中，灭瘤术通常可缓解梗阻，减轻脑积水程度。若不适合行灭瘤术如双侧丘脑胶质瘤，则应对患者脑积水进行治疗，并酌情结合活检术以明确诊断。术后患者的管理应采用标准方案，需要特别关注手术入路中相关结构的损伤，如静脉梗死（尤其是半球间入路手术后出现）和视野缺损（后方经皮层入路手术后出现），或要格外注意丘脑功能障碍发生的任何证据（如感觉运动功能障碍、记忆力紊乱和行为问题等）。外科手术的疗效已在多个患者系列研究中有报道，自20世纪80年代以来，发表的论文提及死亡率为0~8%（表15.1）。未来手术技术方面的进展例如机器人辅助手术及对丘脑肿瘤生物学特性更深入的认识，可使丘脑肿瘤的手术更加安全，患者生存时间更长。

参考文献

[1] Beks JW, Bouma GJ, Journée HL. Tumours of the thalamic region. A retrospective study of 27 cases. Acta Neurochir (Wien) 1987;85(3–4):125–127.

[2] Cao L, Li C, Zhang Y, Gui S. Surgical resection of unilateral thalamic tumors in adults: approaches and outcomes. BMC Neurol 2015; 15:229.

[3] Souweidane MM, Hoffman HJ. Current treatment of thalamic gliomas in children. J Neurooncol 1996;28(2–3):157–166.

[4] Puget S, Crimmins DW, Garnett MR, et al. Thalamic tumors in children: a reappraisal. J Neurosurg 2007;106(5)(Suppl):354–362.

[5] Steinbok P, Gopalakrishnan CV, Hengel AR, et al. Pediatric thalamic tumors in the MRI era: a Canadian perspective. Childs Nerv Syst 2016;32(2):269–280.

[6] Bilginer B, Narin F, Işıkay I, Oguz KK, Söylemezoglu F, Akalan N. Thalamic tumors in children. Childs Nerv Syst 2014;30(9):1493–1498.

[7] Zhang P, Wang X, Ji N, et al. Clinical, radiological, and pathological features of 33 adult unilateral thalamic gliomas. World J Surg Oncol 2016;14:78.

[8] Louis DN, Perry A, Reifenberger G, et al. The 2016 World Health Organization Classification of Tumors of the Central Nervous System: a summary. Acta Neuropathol 2016;131(6):803–820.

[9] Feng J, Hao S, Pan C, et al. The H3.3 K27M mutation results in a poorer prognosis in brainstem gliomas than thalamic gliomas in adults. Hum Pathol 2015;46(11):1626–1632.

[10] Martínez-Lage JF, Pérez-Espejo MA, Esteban JA, Poza M. Thalamic tumors: clinical presentation. Childs Nerv Syst 2002;18(8):405–411.

[11] Cuccia V, Monges J. Thalamic tumors in children. Childs Nerv Syst 1997;13(10):514–520, discussion 521.

[12] Hou Y, Chen X, Xu B. Prediction of the location of the pyramidal tract in patients with thalamic or basal ganglia tumors. PLoS One 2012;7(11):e48585.

[13] Tovi D, Schisano G, Liljeqvist B. Primary tumors of the region of the thalamus. J Neurosurg 1961;18:730–740.

[14] Baroncini M, Vinchon M, Minéo J-F, Pichon F, Francke JP, Dhellemmes P. Surgical resection of thalamic tumors in children: approaches and clinical results. Childs Nerv Syst 2007;23(7):753–760.

[15] Krouwer HG, Prados MD. Infiltrative astrocytomas of the thalamus. J Neurosurg 1995;82(4):548–557.

[16] Epstein NE, Rosenthal AD, Selman J, Osipoff M, Hyman RA. Moderate grade astrocytoma presenting in a 4-month-old child with a family history of von Recklinghausen's neurofibromatosis spanning four generations: a case report.

Neurosurgery 1983;13(6):692–695.

[17] Wong TT, Ho DM, Chang TK, Yang DD, Lee LS. Familial neurofibromatosis 1 with germinoma involving the basal ganglion and thalamus. Childs Nerv Syst 1995;11(8):456–458.

[18] Roth J, Constantini S. Combined rigid and flexible endoscopy for tumors in the posterior third ventricle. J Neurosurg 2015;122(6):1341–1346.

[19] O'Brien DF, Hayhurst C, Pizer B, Mallucci CL. Outcomes in patients undergoing single-trajectory endoscopic third ventriculostomy and endoscopic biopsy for midline tumors presenting with obstructive hydrocephalus. J Neurosurg 2006;105(Suppl 3):219–226.

[20] Wang YY, Wang K, Li SW, et al. Patterns of tumor contrast enhancement predict the prognosis of anaplastic gliomas with IDH1 mutation. AJNR Am J Neuroradiol 2015;36(11):2023–2029.

[21] Narang AK, Chaichana KL, Weingart JD, et al. Progressive low-grade glioma: assessment of prognostic importance of histologic reassessment and MRI findings. World Neurosurg 2017;99:751–757.

[22] Bette S, Kaesmacher J, Huber T, et al. Value of early postoperative FLAIR volume dynamic in glioma with no or minimal enhancement. World Neurosurg 2016;91:548–559.e1.

[23] Kurian KM, Zhang Y, Haynes HR, Macaskill NA, Bradley M. Diagnostic challenges of primary thalamic gliomas-identification of a minimally enhancing neuroradiological subtype with aggressive neuropathology and poor clinical outcome. Clin Neuroradiol 2014;24(3):231–238.

[24] Broadway SJ, Ogg RJ, Scoggins MA, Sanford R, Patay Z, Boop FA. Surgical management of tumors producing the thalamopeduncular syndrome of childhood. J Neurosurg Pediatr 2011;7(6):589–595.

[25] Kis D, Máté A, Kincses ZT, Vörös E, Barzó P. The role of probabilistic tractography in the surgical treatment of thalamic gliomas. Neurosurgery 2014;10(Suppl 2):262–272, discussion 272.

[26] Schmahmann JD. Vascular syndromes of the thalamus. Stroke 2003;34(9):2264–2278.

[27] Dasenbrock HH, Devine CA, Liu KX, et al. Thrombocytopenia and craniotomy for tumor: a National Surgical Quality Improvement Program analysis. Cancer 2016;122(11):1708–1717.

[28] Dasenbrock HH, Liu KX, Chavakula V, et al. Body habitus, serum albumin, and the outcomes after craniotomy for tumor: a National Surgical Quality Improvement Program analysis. J Neurosurg 2017;126(3):677–689.

[29] Dasenbrock HH, Liu KX, Devine CA, et al. Length of hospital stay after craniotomy for tumor: a National Surgical Quality Improvement Program analysis. Neurosurg Focus 2015;39(6):E12.

[30] Cheek WR, Taveras JM. Thalamic tumors. J Neurosurg 1966;24(2):505–513.

[31] Özek MM, Türe U. Surgical approach to thalamic tumors. Childs Nerv Syst 2002;18(8):450–456.

[32] Sai Kiran NA, Thakar S, Dadlani R, et al. Surgical management of thalamic gliomas: case selection, technical considerations, and review of literature. Neurosurg Rev 2013;36(3):383–393.

[33] Jeelani NO, Dirks P. Thalamic tumors. In: Youmans Neurological Surgery. 6th ed. Philadelphia, PA: Saunders/ Elsevier;2011.

[34] Bernstein M, Hoffman HJ, Halliday WC, Hendrick EB, Humphreys RP. Thalamic tumors in children: long-term follow-up and treatment guidelines. J Neurosurg 1984;61(4):649–656.

[35] Prakash B. Surgical approach to large thalamic gliomas. Acta Neurochir (Wien) 1985;74(3–4):100–104.

[36] Yaşargil MG. Microneurosurgery: IV A. CNS Tumors. New York, NY: Thieme Medical Publishers;1994.

[37] Villarejo F, Amaya C, Pérez Díaz C, Pascual A, Alvarez Sastre C, Goyenechea F. Radical surgery of thalamic tumors in children. Childs Nerv Syst 1994;10(2):111–114.

[38] Kelly PJ. Stereotactic biopsy and resection of thalamic astrocytomas. Neurosurgery 1989;25(2):185–194, discussion 194–195.

[39] Lefranc M, Capel C, Pruvot-Occean AS, et al. Frameless robotic stereotactic biopsies: a consecutive series of 100 cases. J Neurosurg 2015;122(2):342–352.

[40] Iijima K, Hirato M, Miyagishima T, et al. Microrecording and imageguided stereotactic biopsy of deep-seated brain tumors. J Neurosurg 2015;123(4):978–988.

[41] Ohye C, Shibazaki T, Hirai T, Matsumura M, Kawashima Y, Hirato M. Microrecording for the study of thalamic organization, for tumor biopsy and removal. Stereotact Funct Neurosurg 1989;52(2–4):136–144.

[42] Roth J, Ram Z, Constantini S. Endoscopic considerations treating hydrocephalus caused by basal ganglia and large thalamic tumors. Surg Neurol Int 2015;6:56.

[43] Lizarraga KJ, Gorgulho A, Lee SP, Rauscher G, Selch MT, DeSalles AA. Stereotactic radiation therapy for progressive residual pilocytic astrocytomas. J Neurooncol 2012;109(1):129–135.

[44] Stupp R, Tonn JC, Brada M, Pentheroudakis G; ESMO Guidelines Working Group. High-grade malignant glioma: ESMO Clinical Practice Guidelines for diagnosis, treatment and follow-up. Ann Oncol 2010;21(Suppl 5):v190–v193.

[45] Cage TA, Mueller S, Haas-Kogan D, Gupta N. High-grade gliomas in children. Neurosurg Clin N Am 2012;23(3):515–523.

[46] Steiger HJ, Götz C, Schmid-Elsaesser R, Stummer W. Thalamic astrocytomas: surgical anatomy and results of a pilot series using maximum microsurgical removal. Acta Neurochir (Wien) 2000;142(12): 1327–1336, discussion 1336–1337.

[47] Kramm CM, Butenhoff S, Rausche U, et al. Thalamic high-grade gliomas in children: a distinct clinical subset? Neuro Oncol 2011;13(6):680–689.

[48] Reardon DA, Gajjar A, Sanford RA, et al. Bithalamic involvement predicts poor outcome among children with thalamic glial tumors. Pediatr Neurosurg 1998;29(1):29–35.

[49] Di Rocco C, Iannelli A. Bilateral thalamic tumors in children. Childs Nerv Syst 2002;18(8):440–444.

[50] Albright AL. Feasibility and advisability of resections of thalamic tumors in pediatric patients. J Neurosurg 2004;100(5) (Suppl Pediatrics):468–472.

[51] Arseni C. Tumors of the basal ganglia: their surgical treatment. AMA Arch Neurol Psychiatry 1958;80(1):18–24.

第十六章　第三脑室肿瘤

Srikant S. Chakravarthi, Melanie B. Fukui, Alejandro Monroy-Sosa, Juanita M. Celix, Jonathan Jennings, George Bobustuc, Ken Bastin, Richard Rovin, Amin B. Kassam

摘要

　　第三脑室及其周围结构是人类大脑中最复杂的结构区域之一。该区域是人类大脑的重要中心，负责容纳我们重要的神经认知功能。另外，影响该区域的许多肿瘤都是该区独有的类型。因此，对第三脑室的手术处理需要对该区域复杂的解剖结构有系统和透彻的理解，并在病理学方面具有建设性的理解。Walter Dandy、Gazi Yaşargil，Michael Apuzzo 和 Jr. Albert Rboton 的开拓性工作为更好地了解第三脑室以及如何安全有效地获取该区域的病理组织铺平了道路。详细了解该区域的解剖学及其操作限制，对掌控第三脑室的手术至关重要。在这篇综述中，为了更好地概念化定义这一区域，我们基于关键血管、神经组织和脑池（容纳脑脊液）系统化定义第三脑室解剖结构，并根据三者的相对位置关系建立了径向结构体系（外侧径向通道和内侧径向通道）。接下来，在此结构模式的基础上，我们重点介绍了影响该区域的常见病理类型，并整合了我们重新构建的解剖学概念，用以讨论围手术期和手术的操作策略，重点在于采用决策模式图来选择最合适的手术入路进入这一区域。我们希望本章将为术者提供更有组织性和适用性的框架来确定采用何种手术入路进入这一隐秘空间。

　　关键词：脑池，入路，内侧径向入路，神经，外侧径向入路，通道，第三脑室，经脑沟纤维束旁，血管

■ 介绍

　　第三脑室不应被认为是一个仅存储脑脊液（CSF）的腔隙，而应被视为人类大脑中枢核心的一部分，它容纳的重要结构不仅对我们的生命而且对我们的意识也极为重要。它位于大脑的中心，具有复杂的几何解剖学结构，其内容纳有边缘叶和新皮质通路，是生命中枢所必需的。同时，第三脑室通过维护记忆、情感甚至意识，使我们成为有意识状态的人。

　　第三脑室的独特之处在于它的成分可以产生和掩盖一部分在大脑内其他部位可见的病理学改变，包括炎性、肿瘤、血管和先天性病变。这些病理改变表现为从结节病到畸胎瘤的各种不同疾病。幸运的是，许多病例仅需要组织学诊断，这将指导各种精准的药物和放射治疗。由于脑室的深度和局部神经解剖学（包括对边缘系统和新脑皮层白质纤维束的保护），对第三脑室内病变的手术天然就极具挑战。通过最大限度地利用当时可用技术，诸如 Walter Dandy、Gazi Yaşargil、Michael Apuzzo 和 Jr. Albert Rhoton 等神经外科的著名专家为三脑室手术设计了巧妙的手术入路。近来，影像学、光学、白质束成像术、手术计划软件等技术的革新，机器人技术也被融入其中。因此，这些革新进一步增强了基于手术通道的手术入路设计。伴随着分子和遗传学分析的快速发展，第三脑室病灶的手术适应证和手术目标随之被重新定义。但是，无论采用何种方式和技术，对解剖学的正确理解仍然是治疗这些疾病的基础。

　　在本章中，我们将从了解该区域复杂的三维（3D）解剖框架来开始回顾这些概念。本章的第一部分我们通过架构神经，血管和 CSF 三维框架来构造这一从中心开始，并向外径向扩展的解剖体系。该体系结构对于理解各种病变，基于区域考虑的鉴别诊断，手术的入路通道以及解剖结构的限制性非常重要。

■ 解剖学要点

　　第三脑室区域由复杂的腺体或调节器，包括神经、血管和脑池结构组成，必须理解它们才能了解导致功能障碍可能的病理原因，并设计操作的安全通道。首先，必须要强调的是，由于第三脑室所处的保护地位，对第三脑室病变的外科手术治疗通常只是患者整体治疗策略中的一部分。

　　我们发现将第三脑室用地图学的方式分解为3个不同的解剖学部分很有用。这种分类构成了基于通道的入路理论的决策模式的基础。位于特定的第三脑室分段内的外科手术目标成为构建手术核心或放射状结构的关键（图16.1～图16.3）。下一层结构是我们进入第三脑室的孔道（膜和孔）。随后是内侧径向通道（Inner Radial Corridor，IRC），该通道内充满脑脊液，紧密包绕第三脑室解剖结构（脑室/脑池）

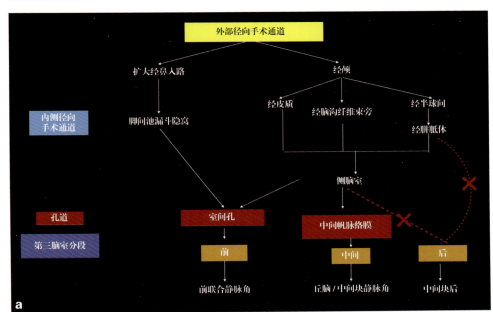

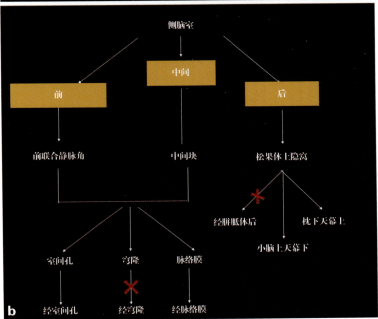

图 16.1　第三脑室的入路策略。已经创建了一个决策算法来构建解剖框架并将其分为前段，中段和后段 3 个部分。这种分类提供了一种结构化的入路来探查第三脑室内或周围的各种病理结构。算法证明（a）通过内窥镜或经颅入路从皮层开始进入侧脑室；（b）根据构造的解剖框架，从侧脑室到第三脑室的可能入路

和血管结构。最后，外侧径向通道（Outer Radial Corridor，ORC）由神经结构［皮质，皮质下白质纤维束和脑神经（CNs）］和外部脑脊液腔隙（半球间裂和脑沟）组成。

■ 分区定位：建立径向架构

第三脑室分段

　　第三脑室是一个位于中线的狭窄圆柱形腔，位于胼胝体下方大脑中央核心，被一系列大小不一的脑脊液腔隙［如基底池或侧脑室（IRC）］包裹。在

下一节中，我们将从构成第三脑室的中央核心结构开始（图 16.2），然后沿径向构建该区域的 3D 结构和功能架构模型。第三脑室在其核心代表动态的，充满液体的区域，该区域为脑脊液系统的搏动提供了重要通路。脑脊液沿第三脑室前上缘通过两侧的室间孔与侧脑室向上连接，向后方经 Sylvius 导水管向下流入第四脑室。

　　如前所述，基于其胼胝体下部的定位，在前后矢状边界处圆柱体变成 "C" 形，并由上方胼胝体膝部和前方的胼胝体嘴部以及后方胼胝体压部覆盖并保护。接下来，在第三脑室的前段、中段和后段的结构中，将圆柱体的边界视为底面、顶部和在圆柱

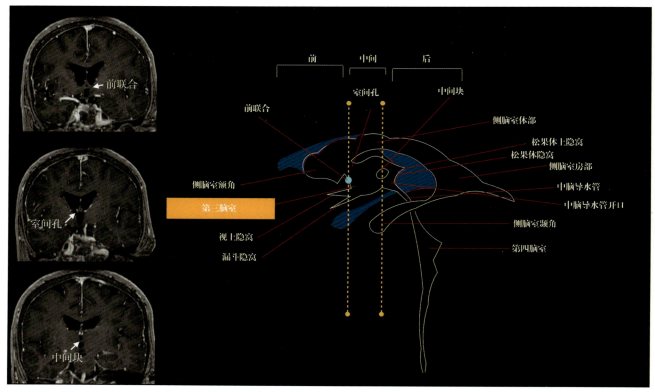

图 16.2 第三脑室的三分法。第三脑室沿矢状面分为 3 个部分，沿着前连合（AC）和静脉角画一条线，贴近室间孔。这条线之前的所有结构都被视为第三脑室前段。第三脑室中段是从前连合（AC）到中间块（MI）的后界的区域。第三脑室后段由中间块（MI）以后的区域组成，包括松果体。磁共振图像 T1 加权冠状位（左）对应的这 3 个部分

体的两个"C"形边界之间延伸的两个侧壁，这一概念对接下来的理解很有帮助的（比如，前方是视隐窝，后方是松果体凹陷）。

第三脑室可在矢状位平面上分为 3 段（图 16.2）。如果我们沿着前联合和静脉角画一条连线，它代表了尾状核，中间隔和丘纹静脉的汇合形成大脑内静脉（ICV）的起点，我们可以将前方的所有结构都视为第三脑室的前段。该区域与室间孔非常接近，且前连合位于室间孔的正前方，略低于室间孔，因此室间孔可以作为静脉角的标志点。

沿着矢状面向后方延续，第三脑室的侧壁呈丘脑形状，因为丘脑沿室管膜形成了双侧大杏仁状压迹，同时中间块及丘脑间连接横跨第三脑室。我们将第三脑室的中段定义为前方的前连合（室间孔作为替代标志）与后方的中间块之间的区域。因此，后段由中间块后方的区域组成，并包含了松果体区，松果体上隐窝及松果体隐窝（图 16.2）。

第三脑室前段

在第三脑室的前部，沿侧壁径向向外的关键神经框架由下丘脑前部组成，第三脑室底部嘴侧与视交叉交界，腹侧与漏斗隐窝相连。嘴侧和腹侧的边界相融合形成特定的孔道（终板和漏斗隐窝）连接第三脑室前段（图 16.1~图 16.3）。此外，前段还包含重要的联系通道和由灰结节和漏斗组成的腺体/下丘脑的调节机制核心。乳头体也位于第三脑室前段。构成第三脑室前段顶部的其他神经结构依次由半球间裂隙，基底核和胼胝体膝部呈放射状展开保护第三脑室。血管框架由上方的静脉角构成，静脉角标记了第三脑室的前、中 1/3 间的过渡区和前段的后界，前方是前交通动脉复合体和下丘脑穿支，下方是基底动脉顶端和大脑后动脉（PCA）穿支（请参阅脑血管系统章节）。

第三脑室中段

每个段之间都有一个紧凑的过渡区域，其中包含关键结构。对于前段和中间段之间的区域尤其如此。与胼胝体的几何形状保持一致，穹隆也沿其前缘和后缘弯曲。前弓由沿着第三脑室的前段和中段之间过渡区中的室间孔边缘的穹隆柱组成。该过渡区之后中段的其余部分构成了第三脑室的主体。在此部分中，第三脑室的顶部两侧被穹隆体部和脚部所包围。两个穹隆沿着第三脑室顶部向后延伸，两侧分开，随后的间隙被海马连合跨越。其下方是 2

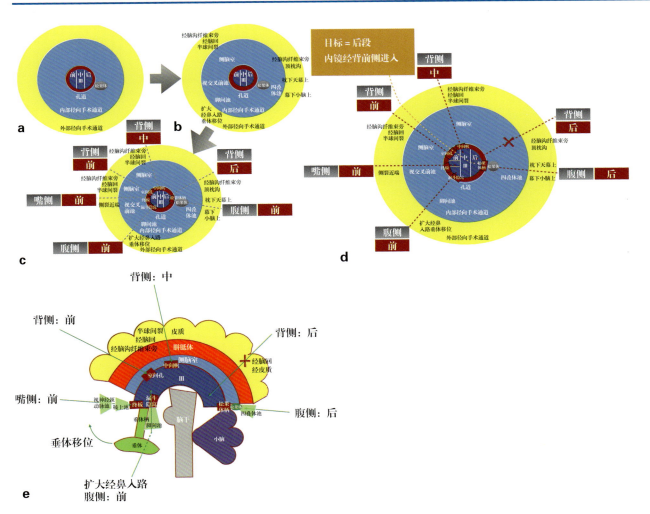

图 16.3　基于操作通道的第三脑室手术入路。（a~c）可以通过从外到内的入路基于解剖学操作通道进入第三脑室的各个部分：（1）外部径向通道（ORC；黄色圆）、（2）内部径向通道（浅蓝色圆圈），以及（3）相关孔径通道（红色圆圈）。这些通道可在进入第三脑室的任何特定区域（深蓝色区域）时使用该系统的决策算法进行。（d）这个逐步的过程形成进入第三脑室的完整入路路径策略。（e）进入第三脑室的入路是策略性通过 3 种路径框架规划形成：（1）外侧径向通道［包括经脑沟纤维束旁（TSP）路径，侧裂和半球间裂（IHF）组成］；（2）内侧径向通道［由视交叉前池（PCC）、脚间池（IPC）、四叠体池（QC）和侧脑室（LV）组成］；（3）相关的孔道则是自然的开放间隙（室间孔 FM）或膜层架构［漏斗隐窝（IR）、终板（LT）、中间帆（VI）和松果体柄（PiS）］

层脉络膜和中间的空隙——中间帆，其内走行大脑内静脉（ICV）。当大脑内静脉通过中间帆时，ICV 接受丘脑，穹隆部和第三脑室壁的分支汇入。然后，ICV 在松果体上方出中间帆，进入四叠体池并汇入盖伦静脉（Galen）（请参阅脑血管章节）（图 16.4）。

沿着过渡区前方，第三脑室的两侧壁与下丘脑紧密相连，下丘脑向后经第三脑室中段体部向后延伸时，形成丘脑前部。值得注意的是，内囊和胼胝体膝部与第三脑室上外侧壁关系紧密。中间块或丘脑间连合横跨第三脑室连接双侧丘脑，同时标记了第三脑室中段的后界。中段的底部由乳头体和间脑，以及供应脑干的前、后循环重要的穿支血管组成（请参阅脑血管系统章节）。

第三脑室后段

从中部到后部有类似的过渡，最明显的是丘脑的后部，位于中间块后方。后部的顶部由脉络膜，中间帆和 ICV 及其与 Galen 大静脉的融合所形成。后段包含穹隆缰部和体部，恰好位于丘脑后缘的下外方。

后部有两个关键的脑脊液间隙，分别是下方的导水管和上方的松果体上窝。缰连合、松果体上窝和松果体以及后连合都位于该空间内。

如前所述，圆柱体的后边界为 "C" 形，位于胼胝体压部形成的伞形结构下。松果体从第三脑室的后壁伸入四叠体池，它位于胼胝体压部下方和小脑蚓部上方。与第三脑室的前 "C" 形边界（终板）不

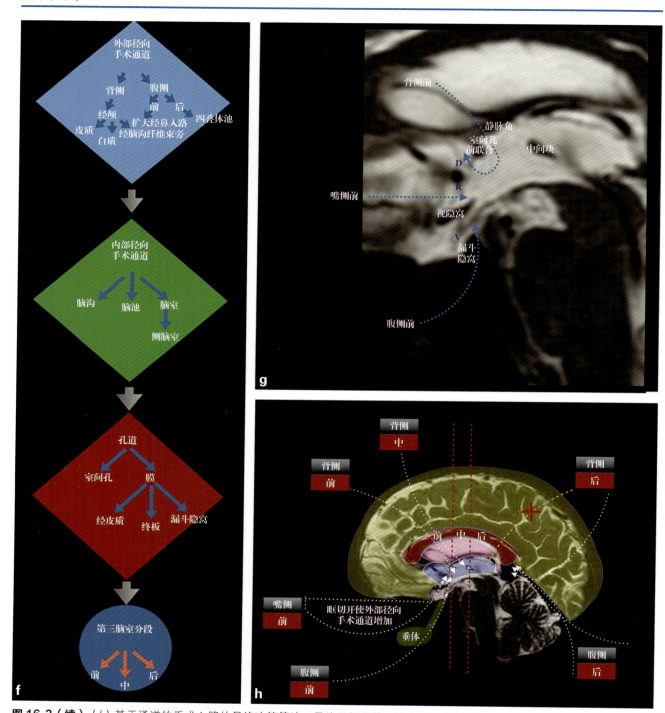

图 16.3（续）（f）基于通道的手术入路的最终决策算法，最终目标是第三脑室的 3 个部分。（g）第三脑室放大的矢状位磁共振图像（MRI），显示沿其各自的腔隙（箭头）的背侧（D）、嘴侧（R）和腹侧（V）前方通道。（h）矢状位磁共振序列展示同样的分段或基于通道的原则

同，后 "C" 形边界由丘脑向后方延伸的松果体柄形成。它被重要的结构小心地保护着，阻止它成为进入第三脑室的有手术意义的孔道。了解第三脑室前后端解剖的差异对于理解手术通道及其局限性至关重要。

内侧径向通道：脑脊液空间

　　第三脑室的独特之处在于，它代表了一个脑脊液空间，该脑脊液空间在放射状方向上被其他脑脊

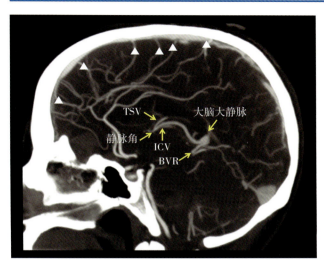

图 16.4　第三脑室的静脉系统。了解围绕第三脑室的静脉系统至关重要，尤其是在通过室间孔进入第三脑室的前部和中部时。深静脉系统与第三脑室紧密相关，大脑内静脉（ICV）沿顶部分布，基底静脉（BVR）沿底部分布。丘纹静脉（TSV）与前间隔静脉相汇合形成 ICV。丘纹动脉和间隔静脉的汇合点称为静脉角。大脑大静脉（Galen）从后方经过四叠体池的胼胝体压部后部通过（箭头表示桥接的静脉）

液空间和腔隙所包围，包括膜结构（终板、漏斗隐窝和脉络膜／中间帆）或孔结构／导水管（室间孔）和侧裂（图 16.1~ 图 16.3）。在构建 3D 径向框架时，尤其是在理解手术通道的过程中，必须了解第三脑室的独特解剖结构。明确地说，如果不通过脑脊液池及其周边膜性结构或孔结构进入脑脊液腔隙，则无法直接进入第三脑室（图 16.2）：

1. 前段：第三脑室前段可以从上方、前方和下方进入。

（a）上方入路：上方经侧脑室经室间孔（孔道）进入第三脑室。

（b）前方入路：前方经视交叉上池经终板（膜性结构）进入第三脑室。

（c）下方入路：下方经扩大的内镜下经鼻入路（EEA）和垂体移位后经大脑脚间池经膜性结构到达漏斗隐窝。

2. 第三脑室中段：第三脑室中段可从前方或上方进入。

（a）前方入路：经侧脑室经室间孔（孔道）经前方第三脑室中段。根据室间孔的扩张情况，进入受到一定限制。

（b）上方入路：经侧脑室经脉络膜和中间帆（膜性结构）经上方进入第三脑室中段。

3. 第三脑室后段：第三脑室后段可从后方进入，但手术选择有限。

（a）上方入路：经侧脑室经脉络膜和中间帆（膜

型结构）进入第三脑室。但是，ICV 和中间块的汇合限制了手术的操作，因为通道变窄而限制了双手操作。

（b）后方入路：后方经四叠体池入路仅限于外生性病变，否则经后方入路是不切实际的，因为没有手术意义的膜性结构或孔隙进行操作。从前后方向看，大脑大静脉（Galen）、松果体和中脑顶盖是从四叠体池进入第三脑室的最主要障碍。

（c）下方入路：下方经第四脑室经导水管（孔道）自下方进入第三脑室进行手术是不切实际的。

内侧径向通道：局部脑血管系统

尽管我们已经提到了该区域的一些重要动静脉关系，但必须详细了解它们，才能真正理解保护第三脑室的 3D 架构模式（图 16.4）。大脑前动脉和前交通动脉位于第三脑室前段的前边界（视隐窝）的正前方，以终板为标志。来自前交通动脉和远端 A1 段为第三脑室前壁供血。同样，后壁（松果体隐窝）由大脑后动脉、脉络膜后动脉、胼周动脉和小脑上动脉供血。第三脑室的底部为关键血管（包括后交通动脉和基底动脉的顶点）提供了穿孔或者裂隙通道。大脑前动脉和大脑后动脉均供应第三脑室顶部。最后，重要的是要注意所有主要的颅内血管，例如大脑前动脉，大脑后动脉，颈内动脉，脉络膜前动脉以及前、后交通动脉，都提供了进入第三脑室壁的穿支血管[1]。实际上，有一个丰富的径向走行的血管网提供和滋养这一重要且紧凑的区域。

关于静脉结构，第三脑室过渡区前后是静脉交汇关键所在，特别是沿第三脑室体部走行的 ICV 前方的静脉角，以及在中间帆内向后方延伸汇入位于松果体上隐窝的大脑大静脉（Galen）。脉络丛基本上沿着这个静脉结构并行并与之紧密相连，尤其是脉络带（图 16.4）。

外侧径向通道（Outer Radial Corridors ORC）：神经结构

ORC 由主要由皮质结构，皮质下白质和脑神经组成的神经结构构成。皮质结构由相应脑回组成，而皮层下区域由下面的白质纤维束组成。最大的白质束以胼胝体为代表，其代表中线处连接两侧半球的纤维联合结构。同样，与中线结构的结构主体相一致，胼胝体也分为三部分（前、中、后）。除胼胝体外我们还必须注意，越来越多的证据表明高级的、重要的白质纤维束的重要性，例如关键的联络纤维（上纵束和扣带回）和投射纤维（内囊前肢）。这些纤维对于神经认知、行为和运动启动途径至关重要。最后，形成 ORC 的关键脑神经由视器、视神经、视交叉和视束代表。

外部径向通道：脑脊液空间

ORC 中的脑脊液路径由重要的脑沟组成，其中最突出的是分隔两个半球的半球间裂。类似地在脑回之间（脑沟）有许多这样较小的脑脊液空间。这些脑沟可类似于半球间裂隙提供通向侧脑室的通道一样提供通路到达 IRC。

■ 鉴别诊断，病理生理学和自然病程

各种先天性和后天性病变均可影响到第三脑室。此外，这些可能是内生的，内外生共存的，外生的或向内部生长的。还有年龄和阶段的不同。最常见的代表性病理总结见表 16.1。

先天性病理类型

第三脑室前段和中段之间的过渡区最常受先天性病变的影响，其中胶样囊肿最为常见。胶样囊肿表现为圆形，边界清晰，充满液体的囊肿，大小范围可以从几毫米到 3cm。这类囊肿的生物学行为各不相同，据报道有 90% 的病例无症状且稳定，另外10% 的病例有扩大倾向并引起梗阻性脑积水 [2]。实际上，此类囊肿在成人很少见，它们通常在先天生长时处于休眠状态，部分患者可能出现增长。然而，病灶在成年时期出现突然增长的诱因仍然未知 [3-5]。

根据其主要附着部位，我们将胶样囊肿分为两种类型。一种通常附着在侧脑室，然后通过室间孔向下方生长并进入第三脑室的过渡区。我们将此称为 I 型胶样囊肿。然而，在少数情况下，它们可以在前段和中段之间的过渡区域沿第三脑室的顶部附着。该位置位于静脉角的后方，在此位置上它们可以从带蒂的附着点沿着中段的顶部朝室间孔生长，形成间隙性梗阻。我们将此类囊肿称为 II 型胶样囊肿。II 型胶样囊肿自瘤蒂向前摆动，阻碍脑脊液流通，可对周围组织产生压迫。当脑脊液流通受阻后侧脑室压力增高，至一定程度后可迫使囊肿从室间孔移出并向后摆动，囊肿回到最初的位置，继而脑脊液流通恢复，此时压迫呈间断性缓解。本质上这就是一类"球阀现象"。I 型和 II 型胶样囊肿的临床及手术意义将在随后的章节进行讨论。

其他先天性脑室内囊肿很少见，但其也可能是导致脑积水的重要原因，尤其在儿童患者中更是如此。它们可以起源于蛛网膜、内皮或神经上皮，并可发生

表 16.1 累及第三脑室的最常见病变

病变	先天性或获得性	内生性或外生性	儿童、成人或均受累	第三脑室部位
颅咽管瘤	先天性	外生性	均可	前部
胶样囊肿	先天性	内生性	均可	前部，中部
垂体腺瘤	获得性	外生性	成人	前部
脑膜瘤	获得性	外生和内生性	成人	前部，中部
松果体区囊肿	先天性	外生性	均可	后部到中部
松果体区肿瘤	先天性	外生性	均可	后部到中部
淋巴瘤	获得性	内生性	均可	前部
下丘脑/视交叉	获得性	外生性	儿童	前部
导水管狭窄	获得性	外生性	均可	前部
脉络丛乳头状瘤	先天性	内生性	成人	中部
室管膜囊肿	先天性	内生性	均可	过渡区
朗格汉斯组织细胞增生症	获得性	内生性	儿童	中部
生殖细胞瘤	先天性	内生性	儿童	前部
脑囊虫病	获得性	外生和内生性	均可	前部
皮样和表皮样囊肿	先天性	外生性	均可	中部
基底动脉瘤	获得性	外生性	均可	中部
室管膜下巨细胞瘤	先天性	外生性	儿童	过渡区
错构瘤	先天性	外生性	儿童	任何部位

在第三脑室的任何部位，从而导致中脑导水管或室间孔水平的梗阻。室管膜囊肿通常较小，多为良性且无症状，也可由侧脑室病变延伸至第三脑室时被发现[2, 6]。

后天获得性疾病病理学

我们发现，由于第三脑室或其附近后天获得性疾病的位置特异性，上述讨论的病变分区方法已证明同样有应用价值。在对第三脑室各部分的外源性肿物进行鉴别诊断时应基于以下两点进行考虑：患者的年龄和主要受影响的局部解剖结构。

第三脑室前段
外生性
患者的年龄显著影响着病理诊断，这种影响在儿童及成人患者群体之间存在明显差异。第三脑室前部的肿瘤则可根据起源不同分为底壁（鞍区－鞍上）、侧壁和前壁（下丘脑－视交叉）肿瘤。起源于鞍上间隙的肿瘤可向上延伸至漏斗隐窝并引起第三脑室外源性压迫，其中最常见的肿瘤类型为垂体大腺瘤、颅咽管瘤及脑膜瘤。相反，第三脑室侧壁和前端较为常见的外生型病变则分别是下丘脑和视神经胶质瘤。

考虑诊断这些病变时，年龄分布极其重要。在儿童群体中，小于2岁的患者第三脑室前部最常见的外生性肿物是朗格汉斯组织细胞增生症。而下丘脑－视交叉毛细胞型星形细胞瘤和颅咽管瘤则往往发生在5~15岁的患者中。颅咽管瘤部分肿瘤表现为异质性，尤其是存在钙化情况下更是如此。与特定病变的性质无关，它们通常在生理上表现为第三脑室前部腺体功能和调节功能的继发性损害，如尿崩症和垂体功能减退，或继发于病变占位效应对局部结构的影响，尤其是视器。

内生性
第三脑室前部的内生性病变非常少见。生殖细胞瘤和淋巴瘤是第三脑室前部最常见的内生型病变。生殖细胞瘤的发病高峰在10~12岁，而淋巴瘤更多见于30~40岁之间的患者。

其他病变在成人患者中考虑为第三脑室前部内生性病变是应考虑乳头状颅咽管瘤。我们已将其描述为Ⅳ型颅咽管瘤，这类病变的手术指征将随后进行讨论[7]。

尽管病变起源部位可为鉴别外生型肿瘤提供一定的线索，但仍然很难对其定性；对内生型病变而言这甚至更加困难。就影响成人第三脑室前部的病变而言，很难在多种潜在的病理类型之中获取一个最终诊断。增强磁共振成像联合细胞水平弥散加权成像（DWI）可能具有辅助诊断价值。然而，通常需要直接组织活检和脑脊液取样检测来证实临床诊断。在所有可能的病理学类型中，最常见的是垂体大腺瘤和脑膜瘤。因为它们生长缓慢，通常造成第三脑室移位，而并不侵犯第三脑室。

颅咽管瘤是一类独特的肿瘤。先前我们已将其分为4型。

1. Ⅰ型：鞍上漏斗前型。
2. Ⅱ型：鞍上跨漏斗型。
3. Ⅲ型：漏斗后大脑脚间型。
4. Ⅳ型：漏斗隐窝第三脑室内生型。

虽然在影像学诊断上难以确定颅咽管瘤的细节，但就本章内容而言，唯一重要的是明确垂体柄和漏斗隐窝是否正常。如果这些结构正常，该病变可能是Ⅳ型第三脑室内生型颅咽管瘤，其与另外3型影响漏斗的颅咽管瘤不同，Ⅰ型可导致垂体柄向后移位，Ⅱ型可致垂体柄扩张，Ⅲ型垂体柄向前移位。基于这种变化的相关手术要点将随后讨论，但关键在于如果垂体柄正常（Ⅳ型颅咽管瘤），则手术并不优选前方腹侧经鼻入路，而应选择经脑室（前方背侧）入路。该部位的其他病变如淋巴瘤、转移癌及肉芽肿性疾病等在CT或MRI上均可能具有相似的表现。有时，鞍旁及鞍结节脑膜瘤可向上生长很远，从而使第三脑室漏斗隐窝发生变形[8–10]。

此外，偶尔第三脑室前部和下丘脑还与其他内生型肿瘤有关，如室管膜瘤、胶质母细胞瘤和神经节细胞瘤等。但转移性肿瘤很少不直接累及脉络丛而侵犯第三脑室前段[6, 11–13]。

过渡区（前段／中段）
室间孔的肿物常表现为侧脑室梗阻。其中，儿童患者最常见的影响室间孔的病变是与结节性硬化相关的室管膜下巨细胞瘤（Subependymal Giant Cell Tumor，SGTC）。约20%的结节性硬化症患者患有室管膜下巨细胞瘤，通常多见于20岁以下的患者。室管膜下结节和错构瘤是结节性硬化症的重要的颅内特征，其可发生于脑室壁的任何地方。

与SGCT密切相关的室管膜下瘤（WHO Ⅰ级）更常发生于中老年患者的第四脑室。然而，在幕上这种病变可能是室间孔的一个小的、分叶状、边界清楚的病灶，并且能同时侵犯侧脑室和第三脑室[14–16]。

第三脑室中段
外生性
起源于第三脑室底部的肿物并不常见。下丘脑错构瘤作为非肿瘤性病变，常典型出现在儿童时期，可造成第三脑室底部向上扭曲变形。

起源于桥前池的皮样囊肿、表皮样囊肿或蛛网膜囊肿也可压迫第三脑室底部。此外，基底动脉瘤和基底动脉扩张可直接指向桥前池，引起第三脑室压迫，甚至产生类似胶样囊肿的表现 [17-20]。

内生性

第三脑室中段内生型病变很少见。其中绝大多数累及脉络丛 [21]。这些病变主要包括原发性脉络丛乳头状瘤、脉络丛癌、转移性病变、血管畸形和脉络丛浸润的感染性疾病（如脑囊虫病）。脉络丛囊肿起源于神经上皮，通常与染色体异常有关。此外，原发性和继发性淋巴瘤也可能发生在脉络丛内。然而，这些病变其实极少发生于第三脑室内，而在侧脑室和第四脑室中更为常见。

脉络丛乳头状瘤在成人中更常见于第四脑室，并有 5% 患者肿瘤可生长至第三脑室内。这些源自脉络丛上皮的病变通常可因脑脊液产生过量或吸收障碍，从而引起非梗阻性脑积水。脊索样胶质瘤是另一种同样罕见且生长缓慢的良性肿瘤，其来源于脊索和胶质瘤细胞祖细胞。值得注意的是，这类肿瘤也可累及第三脑室前段 [6, 11-13, 22-24]。

第三脑室后段

外生性

尽管对于松果体区病变是属于第三脑室后段内生型还是外生型病变仍存在一些争议，但由于松果体位于四叠体池内，我们更倾向于将这类病变视为外生型。起源于松果体的绝大多数第三脑室后段肿瘤均位于脑室外部，然后沿着第三脑室后部 C 型末端向上生长，并导致松果体上隐窝和松果体隐窝扭曲变形。这些病理情况代表了第三脑室后段病变最相关的诊断考虑。

从无症状型囊肿到松果体细胞瘤、松果体母细胞瘤、其他生殖细胞瘤和畸胎瘤等广泛的病理过程均可在此发生 [25, 26]。成年患者该区域的肿瘤很少引起脑脊液梗阻和脑积水。但在儿童患者中，松果体区后部即使很小的病变也易造成脑积水。先前提及的其他肿瘤，如松果体肿瘤或松果体母细胞瘤（WHO Ⅳ级），在青少年患者中更常见，并且更具侵略性。这些肿瘤被认为起源于神经外胚层，并在影像学和组织学上与髓母细胞瘤、室管膜瘤、视网膜母细胞瘤和幕上原始神经外胚层肿瘤非常相似。这些肿瘤被认为起源于神经外胚层，并在影像学和组织学上与髓母细胞瘤、室管膜瘤、视网膜母细胞瘤和幕上原始神经外胚层肿瘤非常相似。

内生性

成人患者中该区域最常见的内生型肿瘤主要是生殖细胞瘤和淋巴瘤 [27]。

■ 临床表现

第三脑室病变的临床表现可根据以下两点进行归类：一是病变所致的脑脊液循环梗阻和脑积水；二是由内生性病变侵袭或外生性病变压迫第三脑室各部位引起的功能异常。

脑脊液循环路径

大多数第三脑室内或周围性病变可引起室间孔或下方的中脑导水管阻塞，导致脑积水发生。内在或更多是外在作用力会破坏脑室轮廓，从而导致第三脑室扩张。此类患者会出现颅内压升高的相关症状，如头痛、恶心、呕吐、视盘水肿和意识障碍等。

局部效应

内分泌功能缺损和视力障碍通常由外在肿瘤压迫第三脑室（尤其是沿着脑室前壁或底部）引起。特别见于鞍上 - 视交叉轴起源的肿瘤。第三脑室下丘脑受累及或占位效应可引起间脑综合征，从而导致儿童患者饱腹感（消瘦或肥胖）或机敏性（嗜睡和高度警觉）变化。损害第三脑室中段和过渡区的病变通常会导致穹隆和边缘系统受损，进而引起记忆和记忆加工功能障碍。位于第三脑室后壁的病变可对顶盖前区产生占位效应。青年患者尤其是婴儿在该区域对压迫更为敏感，此处病变可致 Parinaud 综合征（向上凝视麻痹）[28-30]。

■ 围手术期评估和手术管理

由于脑积水是一种常见临床表现，因此治疗的第一步通常是降低颅内压。这可通过分流脑脊液（脑室腹腔分流）或打开脑室间膜使脑脊液转移至基底池（如内镜下第三脑室造瘘术、透明隔切开术等）来实现。通常手术的目的在于降低肿瘤细胞负荷或获取组织病理诊断，以及恢复脑脊液循环流通。辅助化疗或放疗可作为手术治疗的有效补充，本章稍后将进一步讨论。

化疗注意事项

累及第三脑室胶质瘤（无论高低级别）的治疗，均是按照既定的方案进行。本节将重点介绍非胶质瘤性病变及罕见的第三脑室特异性神经胶质肿瘤或混合性肿瘤的药物治疗。

垂体大腺瘤

对于残余或复发的激素活跃性腺瘤或多次复发的非分泌性肿瘤而言，如果不适合手术干预是可以选择放疗和化疗。对于难治性或侵袭性并伴有生长迅速，局部浸润，进展性脑神经病变，以及脑脊液播散潜能等特点的促肾上腺皮质激素垂体瘤，一项小型队列研究，利用卡培他滨联合替莫唑胺（CAPTEM）治疗的研究结果，影像学证实所有接受治疗的4名患者获得较高的疾病控制率，同时神经功能缺损和库欣病症状也得到显著改善[31]。正如所料，替莫唑胺对肿瘤的良好治疗效果（完全影像学上肿瘤消退）与MGMT（O6-甲基鸟嘌呤-DNA甲基转移酶，一种DNA损伤修复的基因）低表达及完整的错配修复系统（MLH1、MSH2、MSH6及PMS2充分表达）有关[31]。

替莫唑胺正成为垂体腺瘤治疗的一种可行的方案。在一项包含136例连续性泌乳素腺瘤病例的相关性研究中显示，超过75%肿瘤样本MGMT低表达（免疫组化阳性率<25%），这与MGMT基因启动子甲基化率高相关，并且这一趋势在非典型泌乳素腺瘤中更为常见[32]。

此外，在体外垂体腺瘤模型中，二硫仑（一种用于治疗酒精中毒的乙醛抑制剂）既可直接抑制多种肿瘤中MGMT的表达[33]，又可通过促进MGMT蛋白蛋白酶体降解降低MGMT水平，使二硫仑成为替莫唑胺治疗难治性泌乳素瘤的一个有吸引力的附加方案，特别是当MGMT高度表达时[34]。

颅咽管瘤

不适合进一步手术干预的残留或复发颅咽管瘤应考虑行分割剂量放射治疗。另有其他的疗法也仍在发展中。基因组谱分析表明，复发性颅咽管瘤的治疗前景将迅速发展，超越当前广为接受但很少使用的瘤腔内放射性磷、博来霉素或干扰素-α等治疗技术，这类治疗方案从技术角度和逻辑上都来讲都很烦琐，并都具有不可接受的毒性。考虑到一些解剖学上的局限性和放射毒性的风险（包括一生中放射诱发胶质瘤的罹患风险增加），基因组谱分析很可能会将颅咽管瘤治疗的重点从初始积极的手术和放疗中完全移开。

乳头状颅咽管瘤几乎全部发生于成年患者，并有高达90%的肿瘤携带BRAF V600E突变[35]，该突变可组成性激活MAPK信号通路，从而使得BRAF抑制剂联合MEK抑制剂方案可能成为乳头状颅咽管瘤有效的治疗选择[36]。

目前尚不清楚BRAF抑制剂和MEK抑制剂联合治疗是否会达到稳定的放射学结果，而最合理的治疗方法可能是在联合治疗缩小肿瘤体积后，根治性切除残留的颅咽管瘤，然后再进行放射治疗[36]。在一项病例报告中显示，维罗非尼（BRAF抑制剂）单药治疗使大型颅咽管瘤后体积显著缩小，但在治疗中止后6周内肿瘤又迅速再生长[37]。

牙釉质型颅咽管瘤在儿童及成人患者中均可出现。据报道，这一类型的颅咽管瘤携具有极高（超过90%）的β-Catenin［CTNNB1（Catenin β1）］突变率。β-Catenin是上调MGMT的典型WNT信号通路的一个组成部分[38]，这表明以MGMT为靶点的策略可能是治疗牙釉质型颅咽管瘤的一种可行的治疗方案。

脑膜瘤

脑膜瘤可累及第三脑室的任何部位。它们多为第三脑室前段的外生性肿瘤，较少累及第三脑室后段，极少可为脑室内生性的病变。脑膜瘤前期标准化治疗的方案包括最大限度安全切除肿瘤，随后根据其增殖指数、类型和病理级别等，常采用放射治疗来防止肿瘤再生长。

当前，一些指南仅推荐3种药物（干扰素α2b、羟基脲和奥曲肽）作为难治性和高级别脑膜瘤系统性化疗的用药。然而，由于这几类药物疗效较为温和，日常临床实践中并未将其纳入常用治疗方案中[39]。

20世纪90年代初探索的干扰素α2b联合羟基脲疗法，已被证明在复发性高级别脑膜瘤中效果有限[40]。这种疗法还可引起中度不良反应，在临床实践中已不常用于治疗复发性脑膜瘤。

多种单药靶向治疗方案已在临床试验中进行了研究，包括生长抑素、替莫唑胺、伊立替康、干扰素-α、米非司酮、甲地孕酮、PDGFR抑制剂（伊马替尼）、表皮生长因子受体抑制剂（厄洛替尼）和VEGFR抑制剂（舒尼替尼和伐他拉尼）等，但效果均不佳，并伴有明显的毒副作用[41-43]。

贝伐单抗仍然是病例报告和有限试验（第2阶段）中报告的唯一一种单药疗法，在复发性脑膜瘤的治疗中，可能达到更持久的临床控制，有时是影像学控制[44-46]。但一些学者对于影像学反应提出质疑，他们认为这可能是由潜在放射性坏死的有效治疗所引起[47]，考虑到当今尖端的MRI技术已在临床实践中广泛应用，该技术能很容易对此进行确定。纵观肿瘤研究的文献可见，贝伐单抗的治疗剂量和密度仍然是持续探讨的重要议题，这也反映出目前旨在评估药物细胞毒性的临床试验设计，并未考虑到患者药物最大耐受剂量和最佳生物剂量之间的重大区别[48, 49]。

有研究发现在以贝伐单抗为基础的方案中，加入依维莫司[50]和紫杉醇[51]等药物联合治疗脑膜瘤可获得有趣的结果。当前，涉及脑膜瘤基因组学和病理学相关研究的文献迅速增长，这些文献描述了相对较少数量的致癌性驱动基因突变，这些突变具有肿瘤类型、级别和颅内位置的特异性[52, 53]。NF2基因变异可在所有脑膜瘤中发生，而AKT1、SMO、TRAF7和KLF4的突变则发生于WHO Ⅰ级肿瘤；CDKN2A/C、SMARCE1和TERT的突变发生于WHO Ⅱ级肿瘤；CDKN2A/C和TERT发生于WHO Ⅲ级肿瘤，其中TERT启动子的突变可预测肿瘤更短的进展时间[54, 55]。

毛细胞型星形细胞瘤

毛细胞型星形细胞瘤，包括毛黏液样星形细胞瘤变体，最常于在儿童中被诊断。起源于视交叉或下丘脑区域的这类肿瘤可扩展进入第三脑室前段。毛细胞型星形细胞瘤和毛黏液样星形细胞瘤具有许多相似的组织病理学特征，但在组织学和行为上也有一些显著差异。毛黏液样星形细胞瘤通常起源于下丘脑视交叉区域，并具有较强的侵袭性。患者的无进展生存期明显缩短，并且肿瘤复发率和软脑膜扩散率更高。安全情况下的手术全切通常是治疗这类肿瘤的方法。多达20%的毛细胞型星形细胞瘤患者预后很差。大多数不宜手术的毛细胞型星形细胞瘤生长缓慢，通常可通过正式的视野检查和MRI进行监测随访，并在肿瘤生长时可使用基于卡铂的联合化疗方案来获得最佳控制。应该避免采用放疗，因其可能诱发肿瘤向高级别恶性转化，并可能导致该区域的神经认知障碍，总体上讲，早期采用放疗与患者预后较差密切相关。对于术后残留的毛黏液样星形细胞瘤，有学者认为其具有更强的侵袭性，主张应行早期放疗。在肿瘤沿软脑膜快速播散时，放疗可使病情稳定并阻止神经功能丧失。在不久的将来，基因组图谱分析将可能有助于重新定义化疗和放疗的作用和应用时机。小儿毛细胞型星形细胞瘤中最常见的遗传变异为KIAA1549-BRAF融合（通常是由7号染色体长臂34区上的2Mb长的碱基序列串联复制引起），同时伴有其他较不常见的基因异常，如BRAF、FGFR、KRAS和NF1点突变及染色体增多等[56]。整个7号染色体增多伴随着KIAA1549-BRAF融合出现，其中基因融合可能先于染色体增多发生。整个7号染色体的增多使肿瘤复发风险增加5倍，但单独的KIAA1549-BRAF融合或单独的BRAF突变却与肿瘤复发风险增加并不相关[56]。一些研究报道指

出类似的遗传变异（如KIAA1549-BRAF融合，尽管在这项研究中尚不清楚基因融合的存在是否与整个7号染色体增多有关）可作为成人毛细胞型星形细胞瘤复发的预测因子，而KIAA1549-BRAF融合似乎是幕上毛细胞型星形细胞瘤的生物标志物[57]。

朗格汉斯组织细胞增生症

朗格汉斯组织细胞增生症通常发生于儿童和年轻人，当它累及垂体下丘脑区域时，其可能会扩展进入第三脑室前段。患者可出现多种多样的临床表现。经典的影像学表现包括扁平椎体、斜面形颅骨病变、"浮牙"征、奇怪的肺部囊肿以及垂体后叶亮点消失伴漏斗增厚等[58]。因影像学仍然是评估朗格汉斯组织细胞增生症治疗反应最重要的手段，系统性疾病分期应当提前完善，以评估疾病负荷并帮助建立治疗前的评估基线。考虑到朗格汉斯组织细胞增生症中有高达60%患者携带致癌基因BRAF V600E突变，基因谱分析后的化疗仍是主要治疗方案，无论肿瘤分期或者器官被侵犯。但基因组图谱分析表明同步靶向治疗可能会替换或增强前期化疗疗效[59]。

生殖细胞肿瘤

若在睾丸或卵巢中均无原发性肿瘤的迹象，则生殖细胞肿瘤（GCT）可被归类为性腺外生殖细胞瘤。中枢神经系统是性腺外生殖细胞瘤最常见的受累部位之一。超过80%的中枢神经系统生殖细胞瘤起源于第三脑室周围中，其中大多数发生于松果体区，通常扩展进入第三脑室后段。另一常见的受累部位是鞍上/垂体后叶，肿瘤可扩展进入第三脑室前段。组织学亚型是判断生殖细胞瘤治疗反应及患者预后最重要的单一预测因子。全神经系统MRI成像、脑脊液细胞学检查、脑脊液和血浆中肿瘤生物标记物（AFP和β-HCG）水平检测是生殖细胞瘤术前评估的常规操作。单纯性生殖细胞瘤最为常见，其通常与甲胎蛋白及β-HCG缺失（部分含有分泌β-HCG的合体滋养细胞的患者可有低水平β-HCG）有关。非生殖细胞瘤性生殖细胞肿瘤（NGGCT）包括胚胎癌、卵黄囊瘤、绒毛膜癌和畸胎瘤等，其中良性亚型可为成熟性或未成熟性，而更具侵袭性的亚型可恶性转化。单纯性生殖细胞瘤对放射线和化疗十分敏感，同时，与组织活检相比，全切或次全切除并不会使患者额外获益。当组织活检也无法安全进行时，试验性剂量的放疗是可以在临床应用的。而非生殖细胞瘤性生殖细胞肿瘤通常对放疗和化疗有抵抗，因此二次手术（挽救性手术）成为其治疗的主要手段[60, 61]。对于局灶性生殖细胞肿瘤，通常首选

全脑室范围照射，并在影像学增强病灶区增加照射剂量；只有罕见的基底节区生殖细胞肿瘤需要接受全脑放疗[62、63]。而播散性生殖细胞肿瘤应行全脑全脊髓放射治疗。总照射剂量小于 40Gy 以及单纯化疗与肿瘤复发风险高相关。几乎所有有效的化疗方案都包括铂化合物（顺铂或卡铂），依托泊苷和其他一小列药物（异环磷酰胺、环磷酰胺）。新辅助化疗联合放疗可显著改善患者预后。肿瘤复发患者应考虑行挽救性手术、化疗联合局部或全神经轴放疗或清髓性自体造血干细胞移植挽救治疗。

淋巴瘤：原发性中枢神经系统淋巴瘤

大约 95% 原发性中枢神经系统（PCNSLs）是由一类独特的大 B 细胞淋巴瘤亚型组成的，在无神经系统之外淋巴瘤病灶的情况下，其起源于脑、眼、脑膜和脊髓等部位。这些病变通常可以通过早期的免疫化学联合疗法获得成功的治疗，联合方案包括大剂量甲氨蝶呤（$3{\sim}4g/m^2$ 以确保达到细胞毒性剂量，理想情况下可达到 $8g/m^2$），利妥昔单抗和替莫唑胺，随后再输注依托泊苷和大剂量阿糖胞苷作为加强剂量巩固治疗的手段，放疗可延迟进行或仅用作挽救疗法。免疫正常的患者的发病高峰期在 60~70 岁之间。更年轻的患者通常免疫功能低下。

在艾滋病或艾滋病毒携带患者中，发病高峰在 40~50 岁；在移植接受者中，发病高峰在 35 岁左右；而在遗传性免疫缺陷患者中，发病高峰则出现在青少年时期。自身免疫性疾病患者（如类风湿性关节炎和干燥综合征等）罹患原发性中枢神经系统淋巴瘤的风险较高。EB 病毒在免疫缺陷患者的原发性中枢神经系统淋巴瘤发生中发挥了重要作用。研究发现肿瘤细胞中的 EB 病毒基因组可在 95% 以上免疫功能低下的患者被检测到，但只有 20% 具有免疫活性的患者在肿瘤中携带该病毒基因组[64]。

源自第三脑室周围的原发性中枢神经系统淋巴瘤常常与梗阻性脑积水有关，在此行组织活检的风险可能无法明确。脑积水最好通过脑室外引流进行处理，并且当可以通过脑脊液取样做出诊断时，应立即开始免疫性化学治疗。大剂量的甲氨蝶呤和利妥昔单抗可使肿瘤迅速减小，阻塞性脑积水缓解和颅内压正常，进而允许将脑室外引流转为 Ommaya 囊植入，无须行脑脊液分流手术。原发性中枢神经系统淋巴瘤被认为是一独特的亚型，因其具有明显的转录组学特征，且所需治疗方案与全身性淋巴瘤并不相同[64]。原发性中枢神经系统淋巴瘤患者中，BCL6 表达比例较高（50%~90%），BCL2 的表达率也达到 56%~93%。结合其他与疾病活动度相关的重要标记物，如 MYC 高表达和 MYC 易位，BCL6 和 BCL2 高表达可预示肿瘤治疗反应性不佳，患者通常需寻求快速的升阶治疗以行自体造血干细胞移植[64]。

室管膜瘤

室管膜瘤是一种少见的中枢神经系统原发肿瘤，可见于成人和儿童。基于表型已经描述了遗传上不同的亚型，表型对起源位置或部位比诊断时的年龄更具有特异性。已经描述以下不同的亚型：伴有 C11orf95-RELA 融合或者 YAP1 融合的幕上室管膜瘤，伴或不伴有高甲基化表型的幕下室管膜瘤，和脊髓室管膜瘤[65]。尽可能手术全切除是治疗的关键。在典型的 WHO Ⅱ级和Ⅲ级室管膜瘤中，放射治疗用于残留或复发性患者。迄今为止，还没有报道潜在的致癌基因作为可操作的生物分子靶标。化疗适用于高级别的室管膜瘤术后大量残留或用于挽救疗法，大多数研究集中在铂化合物（顺铂或卡铂）和依托泊苷的联合化疗。

神经节神经胶质瘤

神经节神经胶质瘤是神经元和神经胶质混合起源的缓慢生长的肿瘤，积极手术全切除通常可以治愈这种肿瘤。无进展生存期由初始切除的程度决定[66、67]。一些神经节神经胶质瘤有转化为多形性胶质母细胞瘤倾向[68]，放疗可能会加速这一过程[69、70]。因此，放射疗法对于神经节神经胶质瘤这样极少见的肿瘤的患者的作用可能会有些困难，但是越来越多的证据提示绝大多数支持放疗法。几项机构回顾性研究表明，辅助放射治疗可能会增加次全切除患者的无进展生存期。

而挽救性放射治疗对于实现长期控制的效果明显不佳[66、67、71、72]。对于深层脑室旁（伴或不伴脑室内扩展）肿瘤，通常不宜行根治性切除，但其影像学特征提示为低级别神经节神经胶质瘤时，因为在此处进行放射治疗可能会导致明显的神经认知损害，所以观察也是合理的。一些病例应该进行诊断性活检，通常，发现一些病例进行性进展，或者当疾病进展发生时，尚不清楚单独放疗是否能改善整体生存率，因此我们提倡一种（基于替莫唑胺的）联合放化疗的方法，这种方法可能更有效。从低级别神经胶质瘤文献中可以推断出，疾病进展时的放疗只会增加无进展生存期，并且不会影响整体生存期。对于间变性神经节胶质瘤患者，最大限度的手术切除之后，进行基于替莫唑胺的放化疗和替莫唑胺辅助治疗可能会导致更好的结果。

在神经节神经胶质瘤中报道的基因失调与神

经元前体细胞的异常发育有关。这些基因分为5类：（1）染色体调节和转录因子（CDY1 和 BCL11A 下调）；（2）细胞内信号转导（HSJ2、ARF3、ST6GALNAC4 和 PRKCB1 下调）；（3）细胞外信号转导和细胞黏附（NELL2 下调，MMP2 和 PLAT 上调）；（4）细胞周期和增殖控制（TP53 和 TRIB1 上调）；（5）发育和分化（NGFR，P75 和 BDNF 上调，以及 LMO4 和 LDB2 下调）[73]。在 30%~40% 的神经节神经胶质瘤患者中发现了 BRAF（V600E）突变，这一突变明显降低了高风险组术后无进展生存期[74]。据报道，抑制 BRAF 的表达可导致显著的治疗依赖的控制率，在停止 BRAF 抑制后的 8~12 周内肿瘤可再生长[75]。目前尚无关于联合 BRAF 抑制剂和 MAPK（ERK/MEK）抑制剂的合成制剂——BRAF-MAPK 抑制剂的使用报告，但考虑到其他肿瘤（例如黑色素瘤）的经验，这可能是一种临床上更具可持续性的模式，尤其是以连续间歇方式使用时。

原始神经外胚层肿瘤

原始神经外胚层肿瘤（PNET）在儿童中更为常见，是由未分化或分化程度差的神经上皮细胞组成的胚胎肿瘤，可以沿神经元、星形细胞、室管膜细胞、黑素细胞和肌肉细胞等细胞系分化（具有明显神经元分化的脑神经母细胞瘤、表现为神经节细胞的神经节细胞母细胞瘤、起源于松果体的松果体母细胞瘤、具有神经管形成的髓上皮细胞瘤和表现出成胚性玫瑰花结的上皮成纤维细胞瘤）。根据 LIN28 和 OLIG2 细胞谱系标记物表达水平将 PNETs 分组，第一组中 LIN28 增加和 OLIG2 表达降低，第二组中 OLIG2 表达增加和 LIN28 表达降低，第三组中 LIN28 和 OLIG2 表达均降低[76]。这些组在性别、发病年龄、发生转移的倾向、中位生存率、遗传特征以及潜在的信号通路方面具有特定的相关特征。第 1 组肿瘤不转移，并显示 WNT 和 SHH 信号增强；第 2 组肿瘤也不转移，并显示出 WNT 和 SHH 信号传导减少；第 3 组肿瘤（通常为转移）显示出 TGF-β，PTEN 和信号量增加[75]。完全切除并不增加总生存期，并且没有标准的化疗方案。在儿童中，长春新碱同步放化疗后辅助顺铂，洛莫司汀和长春新碱联合化疗。而在成人中，顺铂与环磷酰胺和长春新碱联合使用是最常用的方案之一。

松果体实质性肿瘤

松果体实质肿瘤包括松果体细胞瘤，中度分化的松果体实质细胞瘤和松果体母细胞瘤。松果细胞瘤是一种非常罕见的低度恶性肿瘤，全切除是生存

的最佳预测指标。手术次全切除的患者增加放疗并没有提高生存率。尚未对辅助化学疗法的作用进行前瞻性研究[77]。中等分化的松果体实质细胞瘤和松果体母细胞瘤将从最大限度的安全切除、放疗和化学疗法（丙卡巴嗪、洛莫司汀和长春新碱或基于铂的组合，如卡铂、环磷酰胺、依托泊苷或异环磷酰胺，卡铂和依托泊苷）中获益。

松果体区的乳头状瘤

松果体区域的乳头状瘤不是由松果体本身引起的，而是由源自下连合器的特殊细胞角蛋白和巢蛋白阳性的室管膜细胞引起的。这些肿瘤与在松果体区域发生的许多其他乳头状肿瘤一样表现为各种形态学特征：松果体实质性肿瘤、脉络丛乳头状瘤、乳头状室膜瘤、转移性乳头状瘤、乳头状脑膜瘤和 GCTs。组织学诊断和全切除一样至关重要，二者通常与更长的总生存期有关。虽然有关联合治疗的数据有限，但鉴于复发率高达 68%，且 5 年总生存率为 73%，人们可能会强烈要求术后放疗和化疗[78]。

室管膜下巨细胞星形细胞瘤

已知与结节性硬化症相关的室管膜下巨细胞星形细胞瘤采用依维莫司（一种 mTOR 抑制剂）治疗可达到较高的局部应答率或控制率[79]。使用依维莫司还显著改善了耐药性相关癫痫发作的控制[80]。

脊索样胶质瘤

第三脑室内脊索样胶质瘤一词可能是对于来源不明的肿瘤的误称，据报道该肿瘤同时表达通常位于第三脑室前部神经胶质和室管膜标志[81, 82]。它们是基底前脑谱系相关肿瘤的一部分，这些肿瘤与下丘脑终板血管区（Organum Vasculosum Laminae Terminalis，OVLT）和垂体细胞瘤（垂体细胞瘤和梭形细胞嗜酸细胞瘤）共享甲状腺转录因子1（Thyroid Transcription Factor 1，TTF-1）的表达[83, 84]。第三脑室脊索样胶质瘤和垂体细胞肿瘤也共享 mTOR 通路的激活，因为在两组中均发现了磷酸化的核糖体蛋白 S6[85]，提示依维莫司对 mTOR 的抑制作用可能在其治疗中起作用。

mTOR 信号异常是一系列脑部疾病（例如，室管膜下巨细胞星形细胞瘤或结节性硬化症，局灶性皮质发育异常，半巨脑，胚胎发育不良的神经上皮肿瘤和节细胞瘤）的标志，统称为 TORopathies。它们均与难治性癫痫发作和皮质结构改变有关，可能是由于迁移异常所致[84]。因此，人们提出了这样一个问题就是发展性迁移缺陷，它可能在脊索样神经胶质瘤的发生中起作用。在一个多中心小样本的脊索

样胶质瘤的 17 例病例中，TTF-1 可见持续表达，但没有 IDH1/2 或 BRAF 突变的证据[83]。

治疗仍以手术切除为主，以全切除为首要目标，以实现持久的高控制率。辅助放疗的作用尚未确定，因为它似乎并未改善预后。但是，一些作者主张采用（局部）放射治疗来治疗术后残留疾病，并作为在有限范围的切除手术中获得更好的获益风险比的方法，否则这类患者会出现无法接受的致残率[86]。延迟手术可能与软脑膜脑室内扩散的高风险相关[87]。

放射外科要点

经验丰富的肿瘤放射科医生经常遇到需要照射第三脑室和周围组织。无论病变的良恶性，周围结构的放射敏感性限制了常规放射（图像引导调强放射治疗）和立体定向放射外科（1~5 个分割）的照射剂量。放射生物学模型和临床结果已经基于剂量 / 体积关系的放射耐受性制定了一般可接受指南[88-91]。表 16.2 总结了所采用的相关剂量耐受性，这些剂量耐受性会进行修订和更新。

海马剂量限制是一项正在进行的临床研究，其基本原理是限制齿状回颗粒下区神经干细胞的照射剂量，从而减少认知能力下降[92]。RTOG 0933[93] 的研究表明，海马回避在全脑放射治疗中的潜在益处，而当前的研究 NRG-CC001 正在进一步增加数据证实。但是，目前尚无部分体积海马照射的指南。

在第三脑室内或周围采用放射疗法很大程度上依赖肿瘤组织学和体积。选择多次分割照射而不是放射外科手术是基于上面讨论的约束，以及靶点定位的难易程度和所需的总照射剂量。

手术要点

多年来，已经报道了多种进入第三脑室区域的手术入路，从而产生了令人困惑的一系列入路清单。这些包括经皮质 / 经脑回、半球间经胼胝体、经穹隆间、经室间孔的、经眶颧经额下和天幕下小脑上入路。而我们选择由脑放射状解剖构筑和手术目标决定的手术入路。

手术通道

如前所述，在设计解剖学引导的手术入路时，首先要考虑的是确定到达第三脑室哪一特定位置。因此，本章创建了一种由内而外的思路：第三脑室（目标）←孔道←内部径向路径（IRC）←外部径向路径（ORC）（图 16.1~ 图 16.3）。

目标定位

第三脑室前段

经一个通道线性进入整个第三脑室前段被第三脑室前段的 "C" 形结构阻碍。该段结构复杂，可以进一步分为 3 个亚段（图 16.3）：

表 16.2　不同部位组织放射线耐受剂量总结

器官	照射体积	剂量限制	毒性	参考文献
视交叉 / 视神经	整体	55Gy，1.8~2Gy/ 分割	视神经病	Marks 等 2010[90]
	整体	5 分割共 20Gy	视神经病	Grimm 等 2011[89]
	0.2mL	3 分割共 15Gy	视神经病	Timmerman 2008[91]
	0.2mL	1 分割共 8Gy	视神经病	Timmerman 2008[91]
	最大点	3 分割共 19.5Gy	视神经病	Timmerman 2008[91]
	最大点	1 分割共 12Gy	视神经病 < 7%	Grimm 等 2011[89]
脑组织	部分脑组织	72 Gy，1.8~2 Gy/ 分割	放射性坏死	Marks 等 2010[90]
	5~10mL	1 分割共 12Gy	放射性坏死风险 < 20%	Emami 等 1991[88]
脑干	整体	54Gy	颅病	
	整体	5 分割共 20Gy		Grimm 等 2011[89]
	< 10mL	59 Gy	颅病	
	1mL	3 分割共 18Gy		Timmerman 2008[91]
	1mL	1 分割共 10Gy		Grimm 等 2011[89]
	最大点	3 分割共 23Gy		Timmerman 2008[91]
	最大点	1 分割共 15Gy		Grimm 等 2011[89]
垂体	整体	45Gy	全垂体功能减退	Emami 等 1991[88]

缩写：Gy. Gray

1. 背侧：紧邻室间孔下方和前连合。
2. 前方：视隐窝。
3. 腹侧：漏斗隐窝。

这 3 个亚段中的每一分段沿其边缘都有一个 CSF 空间和与之相关的孔道，该孔道提供了直接进入第三脑室前部相应分段的入口（图 16.2、图 16.3）：

1. 背侧：侧脑室经室间孔。
2. 前部：视交叉池前方经终板。
3. 腹侧：脚间池经漏斗隐窝膜。

与此类似，同时存在一个外部神经结构和 CSF 空间，该空间提供了进入第三脑室内各亚段外周边界对应的内部 CSF 空间（图 16.2、图 16.3）：

1. 侧脑室：已经描述了通往侧脑室的各种途径：

（a）经额叶脑回的经脑回入路。

（b）通过半球间裂的经胼胝体入路。

（c）经脑沟纤维束旁入路：经一系列的个性化途径，经脑沟内上纵束和扣带束间的白质通道和内囊前肢的长轴穿刺，从而保留了这些大的白质束的完整性。

2. 视交叉前池：通过侧裂池近端和颈内动脉视神经池。

3. 脚间池：通过 EEA（扩大经鼻入路）进入腹侧，或者经眶颧经侧裂入路在后交通动脉和动眼神经之间进入外侧。

过渡区和中段

最好将第三脑室的过渡区和中段视为单一体，因为到达这些区域考虑因素相似。设计一个手术入路穿过外围实质（ORC）的进入通道可能会受到限制，因为经脑回入路从额叶向后向中央沟移动时，经脑回的选择变得更加危险。运动障碍风险随着入路向后移动逐步增加（图 16.3）。同样，经胼胝体入路可能需要切开胼胝体中 1/3 段，这会增加神经认知障碍的风险，特别是如果皮层下和边缘系统已经受到病变影响的话。因此，我们更喜欢经脑沟纤维束旁通道进入侧脑室以进入该部分（参见下面的讨论）（图 16.1~ 图 16.3）。

一旦进入侧脑室，从理论上讲就可经穹隆间入路进入室间孔后方的过渡区或者第三脑室中段（图 16.1、图 16.2）。但是，在实际工作中我们认为此入路没有用途。因为在室间孔水平双侧穹隆间空间有限，经二者之间的间隙进行手术而不引起穹隆损伤几乎不可能。因此，当需要进入第三脑室过渡区或中段时，我们更喜欢通过中间帆脉络带入路（图 16.2、图 16.3）。应当指出的是，脉络带入路在向后延伸至中间块时受到限制。丘脑间连合产生了一个相对边界，这一边界使通过侧脑室进入第三脑室的

后段成为问题。

第三脑室后段

进入第三脑室后段的通道包括一系列的放射状通道，这些后方的通道又分为背侧和腹侧方向（图 16.2、图 16.3）。注意手术通道是基于 3 个组成部分——ORC、IRC 和提供通向第三脑室后段的特定孔道，这一策略十分有用。这样很明显到达第三脑室后部的关键限制在于各个孔道。

进入第三脑室后段的背侧入路

不管使用哪个 ORC 进入侧脑室后部，IRC 限制了进入第三脑室后段的入路，因为介于二者之间的孔非常有限。明确地说，通过侧脑室底从背侧进入第三脑室后段不仅受中间块的限制，而且在通过中间帆时也被证明十分危险，因为 ICV（大脑内静脉）间的间隙在二者汇入 Galen 静脉时变窄。（见下文手术要点部分）。因此，实际情况下该背侧入路毫无用途，因为在目标靶点和所选 IRC 之间不存在有意义的孔道（图 16.3）。

进入第三脑室后段的后方入路

后方腹侧视角以四叠体池作为三脑室周边的直接脑脊液空间，并以此进入第三脑室的后段。根据选择的外部径向通道，可以从背侧或腹侧视角到达四叠体池。

背侧后方视角达到四叠体池

背侧后方经脑实质入路需要经外部通道进入，这将需要经胼胝体体部后 1/3 和胼胝体压部形成窗口（图 16.2、图 16.3）。由于存在严重的相关致病风险，这些方法尚未得到普遍应用。作为替代选择，我们采用了经脑沟入路来避免对脑实质的损伤。具体来说，我们采用了顶枕沟。当病变形成一个可接受的通道时，我们主要将此通道限制在大型外生或外源性肿瘤上使用。我们的经验主要是复杂脑膜瘤向前方延伸至第三脑室后段和松果体区肿瘤。

腹侧后方视角进入四叠体池

通过使用一种更腹侧方向的直接进入四叠体池的外部径向通道，可以避免经脑实质穿过。通常，这些可以通过小脑幕上（枕下）或小脑幕下（小脑上）的入路来实现（图 16.2、图 16.3）。手术医生的经验和解剖学因素——例如小脑幕的角度和深静脉引流（Dandy 静脉）可能会对手术入路的选择产生影响。

但是，无论选择哪种外部径向通道，在到达四叠体池后进入第三脑室的后段都是非常危险的，因为四叠体池没有直接进入第三脑室的孔道。而松果体柄和膜又被一系列重要的结构所保护。

总之，由于内侧径向通道之间的 CSF 空间内孔道有限，因此可以安全进入第三脑室的后段的径向

通道很少。由于不存在自然孔道，而在侧脑室后部底壁或四叠体池与第三脑室后段之间的丰富且拥挤的解剖结构又限制了经膜进入。因此，进入第三脑室后段的有意义的路径局限在前段的开口（室间孔）和中间块前方中段（脉络带和中间帆）的自然间隙。

针对这一限制，已经开发出带有工作通道的柔性内窥镜来解决。通过带有工作鞘的内窥镜［例如 Oi 或小的 LOTTA（Karl Storz）］，现在可以通过额叶穿刺点穿过侧脑室和室间孔进入第三脑室后段[94]。将在其他章节讨论经工作鞘和经通道手术的技术区别[95]。

通过通道手术时，医生可以双手操作，由于空气介质的作用，止血效果更佳，视野即使出血也可以保持可视。因此，必须调整经工作鞘内窥镜对第三脑室后段病变的手术目标。致密、纤维或血管病变必须谨慎处理，并且通常不应单纯活检。囊性病变，特别是囊壁不是特别厚或没有血管，则可以开窗并抽吸。Myriad（NICO）内窥镜手持系统是用于囊肿壁穿刺和囊内容物抽吸的有用工具。我们限制工作鞘内窥镜的使用，主要将其用于脑脊液内部分流（第三脑室前部造瘘术）和第三脑室后部需要活检或切除的病变（如果小于 3cm，则可以排除血管性病变和纤维状病变）。

工作鞘内窥镜的使用要点不在本章讨论范围之内，但有关其指征的讨论是相对的。尽管以上指征并非绝对，但我们认为这些原则具有很好的通用性指导意义。对于影响第三脑室前部或中部的病变，我们建议采用通道经脑沟纤维束旁入路而不是采用带工作鞘的内窥镜，因为经侧脑室的 IRC 进入第三脑室前部中部存在一个切实可行的自然腔隙。该通道有利于进行双手解剖和显微外科技术，并且通道内的空气介质有助于止血和可视化视野的改善。

手术基本注意事项

术中，我们更愿意使用术前影像（MRI/CT/DTI）的整合和配准来规划手术病例，并为手术医生构建术中使用的视角和入路。患者还与术中影像进行配准，以提供术中实时空间图。这种质量控制过程可帮助外科医生保持在规划的路径上，保护关键的神经血管结构并确定所需的切除范围，同时确保保留重要的神经传导通路。进入第三脑室要考虑的要点之一是认识到病变对神经认知通路的影响，并通过减少入路相关的损伤来减轻这一影响。我们将此称为零损伤手术。这需要重新审视和辨别众所周知的具有这些功能的新皮层、皮层下和边缘系统的关键组成部分。尽管这些系统的组成部分仍然模糊不清，但根据我们的经验，以下考虑已被证明有用：

神经认知系统

1. 新皮质控制系统的组成：
（a）前脑背侧：额上回和额中回；
（b）前脑内侧：扣带回，直回。
2. 皮质下主要白质通路：
（a）上纵束；
（b）扣带回；
（c）前投射纤维；
（d）额枕下束；
（e）胼胝体。
3. 边缘系统：
（a）穹隆（所有部分）；
（b）乳头丘脑束；
（c）边缘连合纤维。
i. 前连合；
ii. 中间块；
iii. 后连合。
4. 边缘调节系统：
（a）乳头体；
（b）僵核；
（c）松果体。

采用合适的术前影像（如 MRI DTI）可以仔细观察每一部分。手术入路的设计尽量避免损伤这些结构。此外，在这些特殊情况下，我们更多采用唤醒手术来监测患者的神经系统状况。这对于穹隆周围的病变特别有价值，例如胶体囊肿，术中可以密切监测记忆功能。

手术细节

关于手术入路的每一亚型的详细说明不在本章范围之内。但我们将在接下来的章节中讨论手术入路最相关部分的关键细节。

外部径向通道

ORC 分为经侧脑室的背侧入路，经视交叉池的嘴侧入路和经脚间池的腹侧入路（图 16.2、图 16.3）。嘴侧和腹侧入路提供了经脑池的通道类似于背侧入路利用半球间裂的方式。二者途径脑池不同，在嘴侧入路是经侧裂池近端、视神经颈内动脉池，而腹侧入路则采用 EEA 进入脚间池。在随后的章节讨论内侧径向通道时再回顾复习嘴侧和腹侧途径的脑池。本章将仅讨论经背侧入路进入侧脑室。

经脑回入路

从历史上看，一系列经脑回入路已被采用，但这些入路主要局限于被认为是功能亚区的额叶皮层。随着对额区的神经认知功能越来越深，尤其是在可能影响深部关键神经认知通路的病理生理学背景下，医生在选择经脑回入路时愈发谨慎（见前面关于神经认知系统的章节）。除了对脑实质损伤，水肿和出血以外，还引起了对诱发癫痫的担忧。最后一个关键问题是经脑回入路的使用仅限于冠状缝之前的皮质。

半球间裂

为了保护皮质功能，并逐渐提供冠状缝外更多的后部通路，ORC 已经迁移到了半球间裂处。骨瓣通常跨过中线，左侧 1/3，右侧 2/3。该入路通常沿矢状窦左侧，右侧额叶内侧逐步深入。一些外科医生主张将患者的受累侧朝下放置，使患者的大脑镰位于上方，以减轻牵拉的影响。但是，这一体位可能会迷失方向，尤其是一旦到达侧脑室。因此，我们倾向于正常体位。

必须对静脉结构，尤其是桥静脉进行详细评估。因此，我们常选择 CTV 或 MRV 评估静脉（图 16.4）。由于前后方向上相关桥静脉的位置，该入路可能变得相当受限。虽然可以牺牲静脉，但必须小心进行，因为这会导致额叶静脉回流受限，从而导致水肿和静脉梗死。尤其重要的是要确保刚好在胼胝体上方的扣带回能够很好地防止牵拉并保持静脉流出，因为胼胝体和穹隆不得不被切开（参见前面关于神经认知通路的章节）。该入路的下一个阶段需要移动上方的大脑前动脉的远段（A2），特别是胼周动脉和胼缘动脉。确定各个 A2 属于哪一侧可能很困难；因此，术中实时计算机断层扫描血管造影和导航可能会有所帮助。

接下来，在第三脑室前部或中部进行有限的胼胝体切开术。胼胝体切开的确切位置要考虑到进入相应自然孔道的理想角度（室间孔或中 1/3 的脉络带 / 中间帆）（图 16.3）。理想情况下，恰好位于特定孔道前方垂直线上的一个相对垂直的方向时最有利。这样可以避免调整，从而使胼胝体牵拉力度最小化。因为残留的脑脊液和任何出血向后流入枕角，手术医生会倍感舒适。最重要的是，它通过将相关的解剖结构置于外科医生的前方来最大限度地减少了方位迷失。胼胝体切开的优选位置在膝部之后并沿着纤维的长轴的方向。普遍的看法是，切开部位越靠后，第三后脑室的致残率就越大。因此，强烈建议不开放第三脑室后部和胼胝体毯部。

经脑沟纤维束旁入路

自 Yaşargil、Patrick Kelly 的最初开创性工作以来，经过了三代人的发展，显微外科领域进展显著。最近 Robert Spetzler 尤其在经脑沟入路进展明显。为了完成这一工作，我们将重点放在经脑沟入路手术的两个方面：创建通道的形式和选择入路的角度。

尽管经脑沟纤维束旁手术的详细讨论超出了本章的范围，但我们将回顾与进入第三脑室有关的一般性原则。最相关的考虑因素是两种主要的力，压力（施加到相邻结构上的单位面积的力）和剪切力（施加力的角度）。

应变力来源于建立的通道方法，包括维持通道和稳定通道的方式。2015 年，我们发表了使用特定径向入路的经验，该入路进入脑沟并使用特定的无创伤通道（Brain–Path，NICO）将其从 2mm 扩张至 13.5mm[96]。经脑沟插入通道的主要问题是有损伤脑血管的可能。但是，根据我们连续 100 例的经验，我们还没有面临这种不利事件。径向通道可以沿着通道的直径消散压力，我们发现这样会保护皮层下白质。

剪切力表示剪切白质束的可能性，这一效应不仅取决于力的大小而且取决于施加力的角度。因此，第二个要考虑的因素就是设计一条特定的轴线——该轨迹代表所选入口点和特定目标之间的一条线——经脑沟视角为中心的入路。通常我们发现，通过沿要保留的关键白质纤维束的长轴而不是与它们成锐角的角度选择入路，可以使剪切力最小化。我们选择在相关纤维束长轴 30° 以内的角度。这样不仅能够看到这些纤维束，而且还能够以可靠的几何拟合将它们精确地再现到三维空间中，而这些都是必需的。（图 16.5~ 图 16.7）。我们已经将其整合到一个集成平台（BrightMatter，Synaptive Medical），该平台可在 15 分钟内通过可靠的 3D 操作以友好的用户界面进行渲染，以计划个性化的患者特定手术入路。

在经脑沟纤维束旁至第三脑室的入路发展过程中，应该考虑的关键点是每一个同心径向通道相关的神经认知通路有关的主要纤维束：

1. 外侧径向路径：
（a）额叶背侧皮层和辅助运动区；
（b）扣带回；
（c）胼胝体；
（d）扣带回。
2. 内侧径向路径：
（a）穹隆柱；
（b）穹隆体。
3. 第三脑室：
（a）乳头丘脑束；
（b）穹隆伞；
（c）穹隆体；
（d）穹隆脚。

影响第三脑室的病变将显著影响第三脑室内的这些神经认知通路。因此，必须尽量减少术中对 ORC 和 IRC 沿线关键结构的医源性伤害。值得反复强调的是经脑沟纤维束旁入路需要为每位患者基于

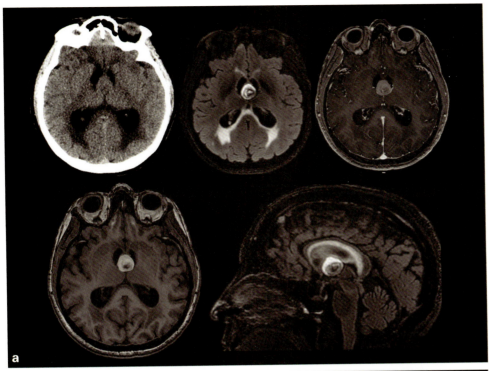

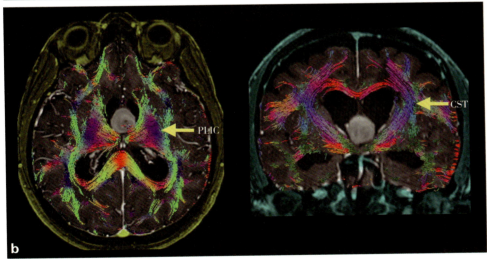

图 16.5 病例1：前段背侧入路。使用通道（BrainPath; NICO）机器人引导的光学放大平台（ROVOT-m; Synaptive Medical）联合术中导航进行 II 型胶样囊肿切除。肿瘤位于第三脑室的前段，并采用经脑沟纤维束旁、经侧脑室、经室间孔入路进行治疗。（a）轴位（顶行，从左至右）CT, FLAIR 像和 MRI 增强。轴位（左下）T1W 和矢状位（右下）FLAIR MRI 表现为第三脑室内异质、圆形肿块，符合胶体囊肿。囊肿在 CT 上是等密度影，在 T1W 和 T2W 上主要是高密度的。它似乎引起侧脑室梗阻，导致脑脊液（CSF）的室管膜渗出。（b）轴位（左）和冠状（右）MRI 弥散张量成像（DTI）图像显示由于侧脑室梗阻性脑积水导致皮质脊髓束向外移位

详细的 MRI DTI 图像重建和配准设计一条个性化的入路轨迹。

沿脑沟经纤维束旁入路保留了皮层下的白质纤维束，从而使进入第三脑室的 ORC 通道更向后方，而不受到经脑回入路的限制。我们采用的这一方法已完全消除了对脑回切除和胼胝体切除的需求。

内侧径向通道和小孔

将一起讨论进入第三脑室的 IRC 和相应的自然孔道的手术要点（图 16.2、图 16.3）。首先，考虑内侧径向通道的细节时要注意内源性肿瘤与外源性肿瘤之间存在关键差异。内生性的外源性肿瘤可长入第三脑室，外生性的内源性肿瘤可长出第三脑室，

在此过程中，途径孔道会变宽，并在第三脑室各部分与其相应的 IRC 之间形成一个潜在的手术窗口。利用这些病变产生的窗口可顺利进入第三脑室其他无法进入的部位。这可以减少那些没有外生成分的纯内生肿瘤相关的许多限制。

颅咽管瘤是这种现象的主要例证。IV 型颅咽管瘤代表第三脑室固有的病变，但没有孔道改变（如漏斗隐窝凹陷）而不选择腹侧入路。这些肿瘤位于第三脑室前壁，并没有生长进入漏斗隐窝。他们沿着第三脑室底与灰结节和垂体柄紧密相连

两者都不能安全地经腹侧进入。结果，这些肿瘤通常经背侧入路手术，最常见的是通过通道

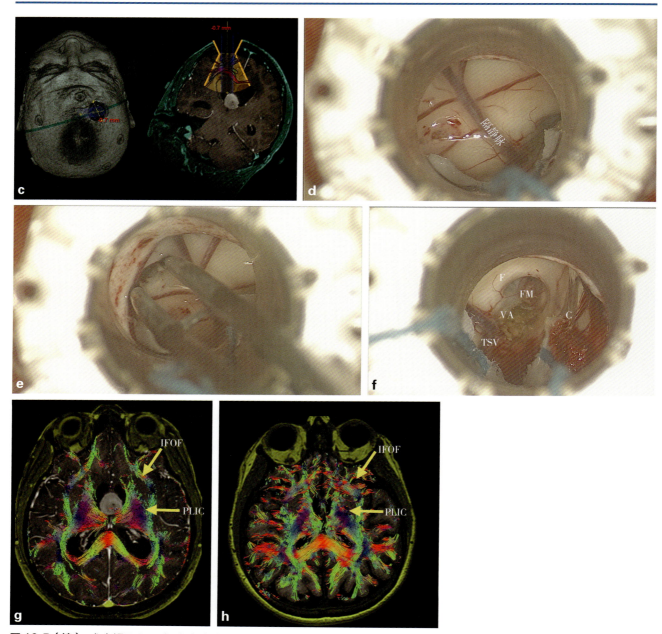

图 16.5（续） 术中视图显示（c）术中轨迹 – 中心配准，一个通道位于视野显示相交的纤维束。（d）隔静脉跨室间隔至静脉角；（e）将透明隔切开，使脑脊液流入对侧脑室；（f）显示血液下方的丘纹静脉和静脉角，穹隆和室间孔位于前方。术前（g）和术后（h）MRI–DTI 纤维束成像的比较，术后图像显示额枕下束（IFOF）和内囊后肢（PLIC）的保存。C. 扣带；CST. 皮质脊髓束

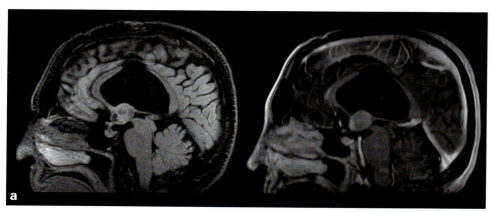

图 16.6 病例 2：复发性 I 型胶样囊肿采用背侧中段入路，初次手术在外院进行。矢状位（a）T1W（左）和增强 MRI（右）显示首次术中被显著破坏的胼胝体中 1/3。随后的肿瘤切除采用通道系统经脑沟经纤维束旁经侧脑室经室间孔入路

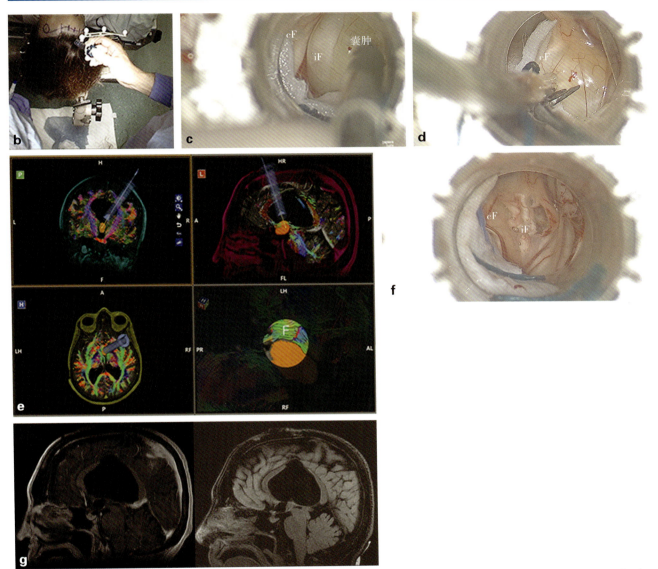

图 16.6（续）（b）术中照片显示了采用通道的术前计划和轨迹，该通道与 CT、MRI 成像和扩散张量成像（DTI）共同配准。（c，d）术中影像显示对侧（cF）和与右侧囊肿紧密相连的同侧（iF）的穹隆（c）以及（d）与左侧囊肿紧密相连的对侧穹隆。（e）（从左下开始）在轴位，冠状位，矢状位和正交平面中穹隆位于视野中。该序列与通道共同配准，以提供手术入路相关的术中实时纤维束影像。（f）病变切除后同侧穹隆被保留的最后视图。（g）比较术前（左）和术后（右）矢状位 MRIs，表明已完全切除囊肿

提供以下途径：经脑沟纤维束旁（ORC）→侧脑室（IRC）→脉络带／中间帆（孔道）→漏斗隐窝（第三脑室内靶点）。相反，Ⅱ型颅咽管瘤扩张了垂体柄，在灰结节和漏斗隐窝之间形成了一个窗口。该窗口经如下路径提供了一个很好的腹侧入路：EEA（ORC）→垂体移位（ORC）→脚间池（IRC）→灰结节之间的漏斗膜（孔道）→漏斗隐窝（第三脑室内靶点）。

IRC 和相关的孔道通常可分为背侧，嘴侧和腹侧。腹侧入路受间脑限制（图 16.2、图 16.3）。

背侧内侧径向通道和相关孔道：侧脑室

侧脑室代表覆盖第三脑室所有分段的 IRC。不管

进入侧脑室的 ORC 路线，有几个关键的手术要点需要讨论。如前所述，放置 ORC 角度非常重要，如果可以尽可能将其开口位于术者前方。第一个解剖标志是在脉络带中延伸出来的脉络丛（图 16.5）。一旦进入脑室后，应该侧方放置棉片保护尾状核，然后在后方放置棉片拦截流出的血液。沿脉络丛一直向前直到其消失在室间孔内。丘纹静脉通常沿左侧脑室脉络丛走行，必须小心保护。向前跟踪直到隔静脉位于内侧，而尾状核静脉位于外侧。室间孔的特点是三条静脉融合和脉络丛的消失。

关键的第一步是进行室间隔切开术，尤其是存在脑积水的情况下。我们从室间孔处穹隆的"C"形

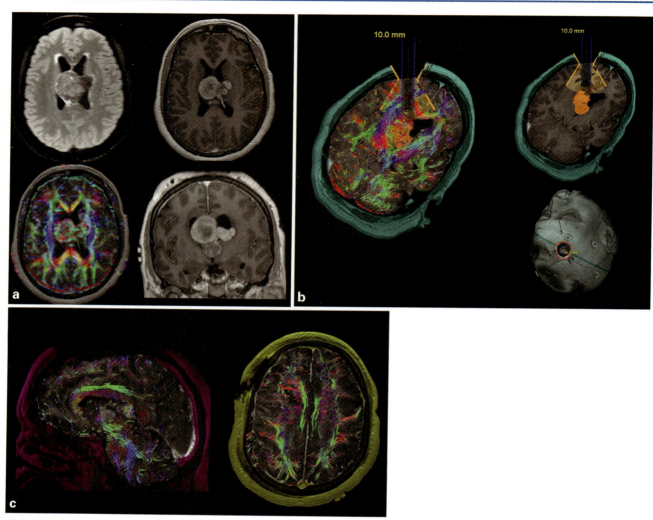

图 16.7 病例 3：第三脑室中段背侧入路。（a）术前的轴位（上排和左下）和冠状（右下 1）MRI 显示一个大的、分叶的、异质的并增强的中线肿块累及侧脑室和第三脑室，并引起脑积水。穹隆柱、穹隆体和穹隆脚、胼胝体体部和大脑内静脉受累及。穹隆完全被肿块破坏。（b）术前计划采用通道和 MRI 弥散张量成像（DTI）图像配准后来可视化沿手术通道入口的纤维束。（c）术后矢状位（左）和轴位（右）MRI DTI 图像显示肿瘤近全切除，沿穹隆残留小片肿瘤以便保护功能

位置向近端追踪至穹隆柱。然后，我们定位隔静脉并轻轻电凝两个结构之间的薄而通常为半透明的中隔。隔静脉与丘纹静脉和尾状核静脉不同，可以切断。但是，必须小心以保护位于外侧的尾状核，甚至内囊也位于其后下边界。

室间隔切开后，将仔细探查室间孔，以确定其是否适合作为进入第三脑室的孔道。如果病变是外源性或室间孔已被扩张，如 I 型胶样囊肿或室管膜下瘤，则可以使用（图 16.5）。脉络丛应在其入口处谨慎电凝，因为静脉角恰位于其下方。这一区域的脉络丛通常带有小动脉蒂，该小动脉蒂提供肿瘤血供，应牢记这一点，特别是对于胶样囊肿的病例。如果未识别并预防性处理这一血管蒂，则可能会发生严重的动脉出血。该区域的病变也可能黏附在静脉角的各个分支上。但是，锐性分离可以避免牵拉

和撕脱这些重要的静脉，从而阻止了这些血管进一步回缩至第三脑室（图 16.5）。

如果室间孔不是进入第三脑室合适的通道，或者需要一个更向后窗口进入第三脑室中段时，我们建议使用经脉络膜入路而不是经穹隆间入路（图 16.3）。穹隆柱之间的空间有限，由于穹隆受伤的可能性影响了经穹隆间进入的价值。这个有限的窗口最好从下面观看（图 16.5）。这在 II 型胶样囊肿中是常见的情形，该囊肿蒂部沿第三脑室中段顶部的过渡区向后，可能不存在与室间孔相关的扩张孔。

脉络膜入路从小心地向上提起靠近室间孔近端、丘脑远端的脉络丛，在电凝脉络丛之前孤立并保留丘纹静脉。还必须注意避免直接处理丘纹静脉，因为它有多个分支汇入。丘脑静脉通常位于由脉络膜脉络膜形成的正中裂的边界上（图 16.5）。我们更喜

欢从前到后的方向打开中间帆（如从室间孔开始到中间块）。我们并不切断中间块，因为这样做会导致明显的并发症，因为它是边缘连合纤维的关键一环。打开中间帆后，沿着外侧边界识别 ICV。因为 ICV 分别束缚在前、后汇合处，必须避免对其进行任何操作。

前方内侧径向通道和相关孔道

前方的 IRC 相关脑池可以根据其与视神经关系进行细分。因此，它们要么是背侧（视交叉前池／终板），要么是腹侧（脚间池／漏斗隐窝和漏斗膜）。

嘴侧 IRC 和相关孔道：视交叉前池／终板

近端侧裂池和视神经颈内动脉池是最重要的外侧径向通道的脑池，可进入视交叉前方脑池内（图16.2、图16.3）。进入此 IRC 的手术要点在于一开始就充分地打开侧裂近端，以使额叶不受阻碍地移动。常规的翼点开颅可能需要足够的额叶牵拉以提供足够的视野，并允许进行双手解剖，因为第三脑室视神经隐窝与视交叉前池和终板池存在一定的角度。为了改善这种情况，我们常规进行眶上外侧切开以此作为 ORC 的一部分，从而获得了一个最佳的工作角度，可尽量减少额叶牵拉（图16.3）。必须注意保护前交通动脉背侧发出的供应下丘脑前部的穿支血管。Huebner 回返动脉是另一根必须保护的穿支血管。有时，可能需要打开通向该区域的另一个外侧径向通道脑池（半球间裂），以允许额叶的进一步移动。我们宁愿打开纵裂也不愿切除直回进入终板池（请参阅前述神经认知系统章节）。如果必须移动前交通动脉来显露终板，我们使用小的 Teflon 垫片来固定血管位置。

可以通过向近端追踪双侧视神经来识别终板池，通常以半透明的相对无血管区为标志。我们倾向于将其锐性切开一个口，然后使用镊子沿相应视神经的长轴斜向扩张。在释放 CSF 后，进入脑室。在没有外生性肿瘤将通道拓宽的情况下，该孔不仅在直径上受到限制，而且在角度上也受到限制，即使进行眼眶切开术时，也可能存在麻烦。应当避免在近端窗口处扭转，一旦旋转就相当于从远处经视交叉进入脑室。视交叉基本上是给外科医生戴上手铐，防止其成角度进入脑室。因此，我们发现该窗口仅适用于外生性或内在性肿瘤并扩大了该窗口但通常局限于第三脑室前段的视神经隐窝处（图16.3）。但是，我们发现它是第三脑室前段造口术进行 CSF 分流的最佳方式。

腹侧前段 IRCs 和相关孔道：脚间池和漏斗隐窝

要进入漏斗隐窝，我们必须创建一个由 EEA 和垂体移位组成的腹侧 ORC。如前所述，我们将一起讨论此 ORC 和 IRC 的要点，以提供更有效的规划。

外侧径向通道

扩大经鼻入路（EEA）和垂体移位

先前我们描述的 EEA 和垂体移位作为一种有效的 ORC，可以达到嘴侧后方和漏斗后方区域。我们采用这种入路最常见的病变是垂体大腺瘤、颅咽管瘤和脊索瘤，这些肿瘤通常直接延伸到第三脑室的前段（内生的）。因此，当需要进入时，IRC 窗口及其孔道在许多情况下被加宽后形成一个可行的通道，可以经此通道进入漏斗隐窝（图16.8）。

如前所述，值得注意的是具有正常垂体柄的 III 型颅咽管瘤是一个例外。此时，还需要移动垂体腺和垂体柄。垂体移位有 4 个关键要素（图16.8c）。

1. 识别蝶鞍的两层硬脑膜（脑膜层和骨膜层）

2. 在两层硬膜之间沿垂体外侧的边界切开垂体韧带。

3. 打开垂体柄经鞍隔的小孔以松解垂体并允许其向前移位，

4. 沿垂体柄四周保护好垂体上动脉，因为垂体上动脉是视交叉重要的血液供应之一。

患者通常在术后第一个月需要垂体激素替代，但是长期的腺体功能保存率非常好并超过 87% [97]。

不论垂体是否被移位或脚间池内是否有直接的肿瘤通道，仍需要切除蝶背和后床突。初始的关键步骤是在移除相应的后床突之前通过骨质切除磨除鞍背，否则会损坏床突旁 ICAs [98]。

IRC 和相关孔道

一旦鞍背被切除，就可以在脚间窝显露出前所未有的视野，边界如下（图16.8）：

1. 后部：乳头体和基底动脉及分支。

2. 外侧：动眼神经。

3. 上方：漏斗隐窝。

如果肿瘤是外生性或外源性的，则可以通过扩大漏斗隐窝的膜来利用该上界。在 II 型和 III 型颅咽管瘤中，该层膜被扩大变薄，肿瘤通常会沿灰结节和乳头体扩大这一有限空间，从而提供了极好的通道。在 IV 型颅咽管神经瘤中，肿瘤是孤立且在第三脑室前部内在生长，就不适用于经此入路。此时，在漏斗隐窝内只有很小的安全通道，因此我们更倾向于经背侧入路。

如果可通过该腹侧入路进入第三脑室前段，则必须考虑以下几个关键的手术细节。首先，必须保留垂体上动脉，特别是下行的垂体上支，以避免垂体功能障碍。在该区域的病变中，向外侧侵犯下丘脑并不罕见，并且即使以留下残余肿瘤为代价，也必须保护下丘脑壁。为此，我们使用锐性分离和不产热的非烧灼性切除工具。这一入路的后部边界通常受限于中间块。有时，如果肿瘤导致丘脑向背侧移位，该入路可向后更多甚至到达第三脑室后段。（图 16.8d）。在 IRC 和第三脑室前段大部分工作都是采用的 45° 和 70° 内镜的反转位。

腹侧 EEA 的一个重要步骤是使用带血管蒂黏膜瓣进行重建（图 16.8d）。我们已经广泛报道了我们的重建技术，但是不得不强调必须进行血管重建[97]。即使在这些巨大的颅底缺损的情况下，也只有约 5% 的患者会发生 CSF 渗漏。我们对这一入路所有患者常规使用腰大池引流和鼻腔填塞。我们不使用骨头或钛合金的支撑物或"垫片密封件"；我们认为，如果手术入路开放彻底，则没有安全的地方可以楔入这些材料。

充分的带血运组织的重建也可以避免采取此类措施。

腹侧后方 IRC 和相关孔道：四叠体池和松果体柄

这些入路仅在存在外生性或外源性肿瘤而且肿瘤提供了进入第三脑室后段的扩展通道时可以应用。

■ 临床案例

为了显示径向结构在设计个体化患者特定通道中的实际应用，我们展现了一系列临床案例来说明进入通道的手术入路（图 16.5~ 图 16.9）。每个病例都说明了针对神经认知通路创建一个"零足迹"精准入路的要点和注意事项。值得注意的是，两名患

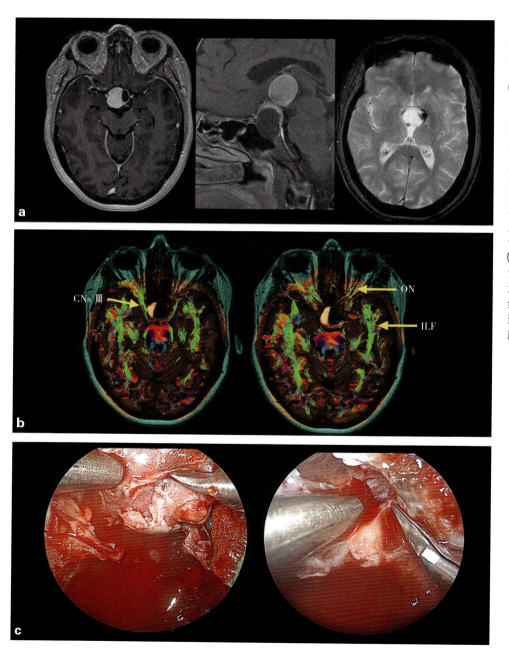

图 16.8 病例 4：前段腹侧入路。术前（a）轴位（左）和矢状位（中间）T1 加权增强磁共振成像（MRI）和轴位（右）梯度回波（GRE）MRI 显示一个较大、多发、钙化的颅内及鞍上病变，囊性为主，引起第三脑室前段的消失，并伴有颅咽管瘤的影像学特征。肿块在漏斗内向背侧延伸，远高于下丘脑和前连合（AC）的水平至室间孔（FM）的水平。（b）术前弥散张量成像显示动眼神经（CNs Ⅲ）紧邻肿块，另外外侧的视神经（ON）和下纵束（ILF）也限制了内侧入路。（c）选择的手术入路是腹侧经扩大经鼻入路经脚间池进入漏斗隐窝（IR）到达第三脑室前段。进入这一脑池通道需要垂体移位技术

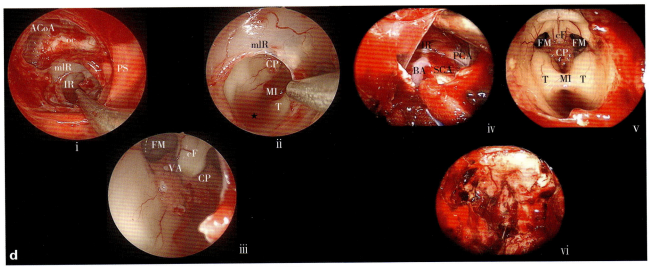

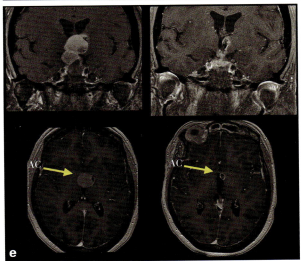

图16.8（续）（d）切除后的最终内镜视野（ⅰ）前交通动脉（ACoA）和漏斗隐窝（IR），垂体柄（PS）在右侧；（ⅱ）第三脑室后部的脑脊液（星形）流向中脑导水管，血块下方的中间块（MI）和右方的丘脑（T）。脉络丛（CP）在漏斗隐窝膜（mIR）下方一段距离。（ⅲ）随着内镜推进，室间孔（FM），对侧穹隆（cF）和穹隆与脉络丛交叉处下方的静脉角（VA）。（ⅳ）肿瘤切除后内镜下中心视野可见基底动脉（BA）发出大脑后动脉（PCA）和小脑上动脉（SCA）。（ⅴ）中间块（MI）连接双侧丘脑和穹隆隔开双侧室间孔（FM）的全景图。（ⅵ）放置在缺损处的鼻中隔黏膜瓣的视野（由于内窥镜旋转，图像顺时针旋转30°）。（e）T1W增强影像，分别对比术前（左）、术后（右）、冠状位（上）和轴位（底部），显示下丘脑、穹隆柱和视交叉（OC）减压术后改变

有胶体囊肿的患者均在清醒条件下进行手术，以优化神经认知结果。此外，所有经颅手术均采用经脑沟纤维束旁入路，因此无须脑回切除和胼胝体切开。手术入路通过BrainPath系统（Nico Corporation）重建。该系统进行配准后进行术前和术中3D渲染，并且采用BrightMatter基于特定患者的术中导航。2016年，我们描述了该技术及其在脑室内和脑室旁肿瘤手术中的应用。可视化和导航是通过一个独立且完全集成的光学和导航系统来提供的：术中视频监测手术显微镜（ROVOT-m）系统（Synaptive Medical）。ROVOT-m是由5个组件组成的光链系统：（1）光学载荷；（2）光源；（3）相机；（4）支架；（5）显示屏。手术通道被实时动态跟踪，并以3D模式渲染在多模态成像容积内，以显示手术通道相对于病变和正常结构（ORC、IRC和脑室）的实际运动。特别是关键白质纤维和边缘系统神经认知结构以及白质纤维束以精确的几何图形方式展现。ROVOT-m以免操作模式实时跟踪手术通道，确保在手术通道中心优化同轴光传输。与传统的立体显微镜不同，该集成系统为术者提供更大的视场和更大的景深（导致手术空间的扩大），扩大的景深始终位于焦点内并提供可分辨和可用的图像。

病例1　靶点：前段

病例1（图16.5）一例累及并扩张室间孔的第三

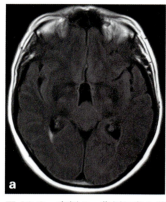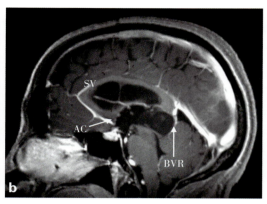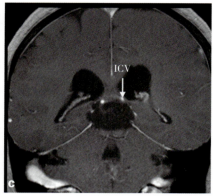

图 16.9 病例 5：背侧后段入路。（a）轴位 T2W 图像（MRI）和（b）矢状位和（c）冠状位 T1W 增强 MRI 显示扩大的，复杂的松果体区囊性病变，对顶盖，尤其是上丘和第三脑室的后段有严重的肿块压迫效应，压迫中脑导水管导致了脑积水。采用经脑沟纤维束旁，侧脑室，室间孔的背侧前段入路手术，通过通道内窥镜手术最后到达第三脑室的后部。缩写：AC. 前连合；BVR. 基底静脉；ICV. 大脑内静脉；SV. 中隔静脉

脑室内 I 型胶样囊肿患者，因此，第三脑室前段成为手术目标。选择的路径如下：

1. ORC：沿着上纵束和扣带长轴的经脑沟纤维束旁入路的前内侧穿入点，平行于内囊的前肢。这一进入点与传统进入侧脑室 Kocher 点相比更加靠前靠内（图 16.5c）。基于患者个体 MRI-DTI 引导的进入点和轨迹优化了通道的剪切力和压力。

2. IRC：穿透侧脑室的室管膜后正好在尾状核内侧，室间隔外侧，正对室间孔的后方。一旦进入脑室，我们立即进行室间隔切开（图 16.5j）。

3. 孔道：室间孔被扩大，可以有效地切除囊肿（图 16.5）。

4. 靶点：第三脑室前段并且在囊肿基底手术，该囊肿基底附着于静脉角区。

因此，我们针对这种情况的考虑如下：第三脑室（目标）的前段←室间孔（孔）←侧脑室（IRC）←前方经脑沟纤维束旁（ORC）入路。

术后影像检查显示手术创伤极小、关键纤维束得以保存，以及胶样囊肿被完整切除。解剖学上非常重要的大脑内静脉，隔前静脉、丘纹静脉和静脉角都完美保留。因此，将静脉结构作为进入第三脑室的路线图特别有用。

病例 2　靶点：第三脑室中段和过渡区

病例 2（图 16.6）是一名在外院接受过手术的患者，手术方式采用传统的经胼胝体中 1/3 切开进入第三脑室切除 II 型胶样囊肿。囊肿复发，患者出现进行性神经认知功能障碍。再次复查的 MRI 显示了先前手术的创伤——实质性破坏了外侧径向路径上的皮层下神经认知功能系统。这包括作为手术入路的

扣带和胼胝体中间 1/3 的缺损。

对于这种 II 型胶样囊肿，目标是第三脑室的中段。尽管之前外科医生创造了巨大的外侧径向路径（ORC），但他们显然无法经室间孔进入第三脑室中段，因此囊肿部分残留，从而导致了复发。

1. ORC：与病例 1 类似，欲保留的纤维束的更前和更内侧的经脑沟纤维束旁入路。胼胝体中 1/3 部分的破坏使我们特别注意保留额叶脑回、胼胝体前部和残留的扣带。

2. IRC：与病例 1 类似。

3. 孔道：因为胶样囊肿抬高了脉络膜 / 中间帆，并压迫室间孔，使穹隆明显变薄，所以室间孔完全消失并不可见（图 16.6b，c）。鉴于神经认知系统的许多结构都存在协调性，我们认为保护穹隆最为重要。因此，我们选择了脉络膜 / 脉络裂 / 中间帆入路，而不是穹隆间入路。基于 DTI 影像的神经导航已经用于提供囊肿上方穹隆的实时可视化（图 16.6c）。

4. 中段和过渡区：切除胶样囊肿后，穹隆和残留的薄的中间帆一起保留（图 16.6f）。

在这种情况下，我们的规则如下：第三脑室的中段（目标）←脉络膜 / 中间帆（孔）←侧脑室（IRC）←前方经脑沟纤维束旁（ORC）入路（图 16.7）。

术后 MRI 显示完全清除了整个胶样囊肿，包括位于第三脑室中段的部分。没有发现新的组织受损，并且保留了胼胝体前部。

病例 3　靶点：中段背侧

病例 3（图 16.7）是一名患者认知障碍的 50 岁女性。术前 MRI 显示异质性增强的多叶肿块，其两侧脑室均扩张，并延伸至第三脑室的过渡区（前 / 中

段）和左侧尾状核体部。病变也经过渡区延伸进入后段。病灶因肿块效应严重破坏了她的神经认知系统：（1）ORC：扣带和胼胝体的中间 1/3 中断；（2）IRC：穹隆柱；（3）第三脑室：穹隆体。这为规划通往第三脑室中后段的入路提供了有用的信息，如下所示：

1. ORC：由于肿瘤已经影响了胼胝体中部 1/3，采用通道经前方经脑沟纤维束旁入路来避免扣带和胼胝体前部进一步的医源性损伤。

2. IRC：采取从前到后的角度来保护穹隆。

3. 孔径 / 第三脑室：

（a）侧脑室内的两个肿瘤根据角度采用单个通道进入。

（b）使用脉络膜 / 中间帆入路切除第三脑室顶部的肿瘤，以及进入第三脑室前部的成分。

（c）考虑到肿瘤良性，并且它侵犯了大脑内静脉、丘脑和下丘脑，因此保留了位于第三脑室后段和后方过渡区的肿瘤。

因此，在这种情况下，我们的规则如下：第三脑室中段（目标）←脉络膜 / 中间帆（孔道）←侧脑室（IRC）←前方经脑沟纤维束旁（ORC）入路。

病理已经明确是脉络膜脑膜瘤，虽然肿瘤较大，但仍采用了经通道经纤维束旁入路进行手术。术后 MRI DTI 显示神经认知控制系统显著恢复。

病例 4　靶点：脑室前段腹侧

病例 4（图 16.8）是一名 59 岁的女性，她因一过性头晕、头痛和右眼逐渐失明而到神经外科门诊就诊。术前 MRI 提示一个巨大、多叶且囊性改变的肿块，累及蝶鞍并延伸至鞍上和视交叉后方。病变进一步扩展进入海绵窦内侧，并在鞍上进一步生长上抬 A1 段和前交通动脉。此外，病变向上延伸到第三脑室前段，并向上抬静脉角、室间孔和前连合。MRI DTI 证实穹隆向上移位，前连合向前移位和视交叉前脑池向前外侧移位。我们针对这种情况的规则如下：

第三脑室前段←漏斗隐窝（孔道）←脚间池（IRC）←经 EEA 行垂体移位（ORC）。

我们认为 EEA 是到达第三脑室前段的腹侧入路，因此决定采用 EEA。显露脚间池到漏斗隐窝的通路必须垂体移位，漏斗隐窝发挥中间孔道孔的作用。可以在蝶鞍上方观察到有明显的囊性成分。垂体上动脉，视交叉和第三脑室前方隐窝，最后下丘脑全部可见，并从这些部位切除了肿瘤的固体成分。

当影响第三脑室的病变位于垂体和垂体柄的正后方、视交叉和椎 - 基底动脉复合体时，通常很难

接近整个病灶，尤其是在 EEA 入路。

病例 5　靶点：经通道至第三脑室后段

病例 5（图 16.9）是一名 56 岁的女性，她到诊所就诊时视力模糊，并在几个月内逐渐恶化。她还表现为抑郁和焦虑的慢性发作。影像学检查显示，一个迅速扩大的、复杂的松果体区囊性病变，严重压迫顶盖、上丘、第三脑室后段以及中脑导水管导致了脑积水。决定对囊肿进行开窗减压。我们针对这种情况的规则如下：第三脑室后段（目标）←室间孔（孔道）←侧脑室←采用经通道内镜技术经前方经脑沟经纤维束旁入路。

■ 结论

第三脑室肿瘤和畸形是最难以处理的病变中的一部分。位于大脑正中央的第三脑室被最重要的解剖结构紧密地包裹着并与之相连。因此，在到达第三脑室时，必须详细了解动脉、静脉和皮层的径向结构。Walter Dandy 和 Jr. Albert Rhoton 的开创性工作为第三脑室肿瘤的手术入路和治疗奠定了基础。在本章中，我们提出了一种基于入路的规则来进入第三脑室。我们希望它将为手术医生提供一个更有条理的思维决策，以决定进入这个重要空间时使用最优化的手术通道。此外，基于前人的工作和我们进一步的努力，我们引入了经通道系统进入和切除第三脑室病变这一理念，即经脑沟纤维束旁入路。这可以提供更安全、侵入性更小的方法来减少皮质损伤。决策规则独立于治疗方案，无论手术、放疗还是化疗。而决策规则仅由解剖推动。如今，尽管解剖还处于宏观和微观神经解剖结构的水平，但是它必将被分子解剖持续推动。

参考文献

[1] Rhoton AL Jr. The lateral and third ventricles. Neurosurgery 2002; 51(4, Suppl):S207–S271.

[2] de Witt Hamer PC, Verstegen MJ, van Furth WR, Bosch DA. Colloid cysts. J Neurosurg 2000;92(5):906–907.

[3] Maeder PP, Holtås SL, Basibüyük LN, Salford LG, Tapper UA, Brun A. Colloid cysts of the third ventricle: correlation of MR and CT findings with histology and chemical analysis. AJNR Am J Neuroradiol 1990; 11(3):575–581.

[4] Mathiesen T, Grane P, Lindgren L, Lindquist C. Third ventricle colloid cysts: a consecutive 12-year series. J Neurosurg 1997;86(1):5–12.

[5] Pollock BE, Huston J, III. Natural history of asymptomatic colloid cysts of the third ventricle. J Neurosurg 1999;91(3):364–369.

[6] Glastonbury CM, Osborn AG, Salzman KL. Masses and malformations of the third ventricle: normal anatomic relationships and differential diagnoses. Radiographics 2011;31(7):1889–1905.

[7] Kassam AB, Gardner PA, Snyderman CH, Carrau RL, Mintz

AH, Prevedello DM. Expanded endonasal approach, a fully endoscopic transnasal approach for the resection of midline suprasellar craniopharyngiomas: a new classification based on the infundibulum. J Neurosurg 2008;108(4):715–728.

[8] Behari S, Banerji D, Mishra A, et al. Intrinsic third ventricular craniopharyngiomas: report on six cases and a review of the literature. Surg Neurol 2003;60(3):245–252, discussion 252–253.

[9] Choi SH, Kwon BJ, Na DG, Kim JH, Han MH, Chang KH. Pituitary adenoma, craniopharyngioma, and Rathke cleft cyst involving both intrasellar and suprasellar regions: differentiation using MRI. Clin Radiol 2007; 62(5):453–462.

[10] Steno J, Malácek M, Bízik I. Tumor-third ventricular relationships in supradiaphragmatic craniopharyngiomas: correlation of morphological, magnetic resonance imaging, and operative findings. Neurosurgery 2004;54(5):1051–1058, discussion 1058–1060.

[11] Johnson RR, Baehring J, Piepmeier J. Surgery for third ventricular tumors. Neurosurg Q 2003;13(3):207–225.

[12] Mishra A, Ojha BK, Chandra A, Singh SK, Chandra N, Srivastava C. Choroid plexus papilloma of posterior third ventricle: a case report and review of literature. Asian J Neurosurg 2014;9(4):238.

[13] Santos MM, Souweidane MM. Purely endoscopic resection of a choroid plexus papilloma of the third ventricle: case report. J Neurosurg Pediatr 2015;16(1):54–57.

[14] Tahiri Elousrouti L, Lamchahab M, Bougtoub N, et al. Subependymal giant cell astrocytoma (SEGA): a case report and review of the literature. J Med Case Reports 2016;10:35.

[15] Roth J, Roach ES, Bartels U, et al. Subependymal giant cell astrocytoma: diagnosis, screening, and treatment. Recommendations from the International Tuberous Sclerosis Complex Consensus Conference 2012. Pediatr Neurol 2013;49(6):439–444.

[16] Stein JR, Reidman DA. Imaging manifestations of a subependymal giant cell astrocytoma in tuberous sclerosis. Case Rep Radiol 2016; 2016:3750450.

[17] Abou-Khalil BW. Hypothalamic hamartomas-what determines seizure types and other clinical manifestations? Epilepsy Curr. 2012; 12(2):59–60.

[18] Keravel Y, Sindou M. Giant intracranial aneurysms: therapeutic approaches. Berlin, Germany: Springer-Verlag; 2012.

[19] Kurwale N, Kumar R, Sharma MC, Sharma BS. Suprasellar dermoid cyst associated with colloid cyst of the third ventricle: Disordered embryogenesis or a mere coincidence? J Neurosci Rural Pract 2013; 4(3):345–347.

[20] Orakcioglu B, Halatsch ME, Fortunati M, Unterberg A, Yonekawa Y. Intracranial dermoid cysts: variations of radiological and clinical features. Acta Neurochir (Wien) 2008;150(12):1227–1234, discussion 1234.

[21] Jaiswal S, Vij M, Mehrotra A, et al. Choroid plexus tumors: a clinicopathologic and neuro-radiological study of 23 cases. Asian J Neurosurg 2013;8(1):29–35.

[22] de Lara D, Ditzel Filho LF, Muto J, Prevedello DM. Endoscopic treatment of a third ventricle choroid plexus cyst. Neurosurg Focus 2013;34(1, Suppl):Video 9.

[23] Pasquier B, Péoc'h M, Morrison AL, et al. Chordoid glioma of the third ventricle: a report of two new cases, with further evidence supporting an ependymal differentiation, and review of the literature. Am J Surg Pathol 2002;26(10):1330–1342.

[24] Pomper MG, Passe TJ, Burger PC, Scheithauer BW, Brat DJ. Chordoid glioma: a neoplasm unique to the hypothalamus and anterior third ventricle. AJNR Am J Neuroradiol 2001;22(3):464–469.

[25] Jamieson KG. Excision of pineal tumors. J Neurosurg 1971;35(5):550–553.

[26] Smith AB, Rushing EJ, Smirniotopoulos JG. From the archives of the AFIP: lesions of the pineal region: radiologic-pathologic correlation. Radiographics 2010;30(7):2001–2020.

[27] Baehring J, Vives K, Duncan C, Piepmeier J, Bannykyh S. Tumors of the posterior third ventricle and pineal region: ependymoma and germinoma. J Neurooncol 2004;70(2):273–274.

[28] Fang AS, Meyers SP. Magnetic resonance imaging of pineal region tumours. Insights Imaging 2013;4(3):369–382.

[29] Lejeune JP, Le Gars D, Haddad E. [Tumors of the third ventricle: review of 262 cases.] Neurochirurgie 2000;46(3):211–238.

[30] Villani R, Papagno C, Tomei G, Grimoldi N, Spagnoli D, Bello L. Transcallosal approach to tumors of the third ventricle. Surgical results and neuropsychological evaluation. J Neurosurg Sci 1997;41(1):41–50.

[31] Zacharia BE, Gulati AP, Bruce JN, et al. High response rates and prolonged survival in patients with corticotroph pituitary

tumors and refractory Cushing disease from capecitabine and temozolomide (CAPTEM): a case series. Neurosurgery 2014;74(4):E447–E455, discussion E455.

[32] Jiang XB, Hu B, He DS, et al. Expression profiling of O(6) methylguanine-DNA-methyl transferase in prolactinomas: a correlative study of promoter methylation and pathologic features in 136 cases. BMC Cancer 2015;15:644.

[33] Paranjpe A, Zhang R, Ali-Osman F, Bobustuc GC, Srivenugopal KS. Disulfiram is a direct and potent inhibitor of human O6-methylguanine-DNA methyltransferase (MGMT) in brain tumor cells and mouse brain and markedly increases the alkylating DNA damage. Carcinogenesis 2014; 35(3):692–702.

[34] Zhao Y, Xiao Z, Chen W, Yang J, Li T, Fan B. Disulfiram sensitizes pituitary adenoma cells to temozolomide by regulating O6-methylguanine-DNA methyltransferase expression. Mol Med Rep 2015;12(2):2313–2322.

[35] Brastianos PK, Santagata S. Endocrine tumors: BRAF V600E mutations in papillary craniopharyngioma. Eur J Endocrinol 2016;174(4):R139–R144.

[36] Brastianos PK, Shankar GM, Gill CM, et al. Dramatic response of BRAF V600E mutant papillary craniopharyngioma to targeted therapy. J Natl Cancer Inst 2015;108(2):108.

[37] Aylwin SJ, Bodi I, Beaney R. Pronounced response of papillary craniopharyngioma to treatment with vemurafenib, a BRAF inhibitor. Pituitary 2016;19(5):544–546.

[38] Wickström M, Dyberg C, Milosevic J, et al. Wnt/β-catenin pathway regulates MGMT gene expression in cancer and inhibition of Wnt signalling prevents chemoresistance. Nat Commun 2015;6:8904.

[39] Moazzam AA, Wagle N, Zada G. Recent developments in chemotherapy for meningiomas: a review. Neurosurg Focus 2013;35(6):E18.

[40] Chamberlain MC. IFN- α for recurrent surgery- and radiation-refractory high-grade meningioma: a retrospective case series. CNS Oncol 2013; 2(3):227–235.

[41] Chamberlain MC, Barnholtz-Sloan JS. Medical treatment of recurrent meningiomas. Expert Rev Neurother 2011;11(10):1425–1432.

[42] Kaley T, Barani I, Chamberlain M, et al. Historical benchmarks for medical therapy trials in surgery- and radiation-refractory meningioma: a RANO review. Neuro Oncol 2014;16(6):829–840.

[43] Le Rhun E, Taillibert S, Chamberlain MC. Systemic therapy for recurrent meningioma. Expert Rev Neurother 2016;16(8):889–901.

[44] Alanin MC, Klausen C, Caye-Thomasen P, et al. Effect of bevacizumab on intracranial meningiomas in patients with neurofibromatosis type 2—a retrospective case series. Int J Neurosci 2016;126(11):1002–1006.

[45] Nayak L, Iwamoto FM, Rudnick JD, et al. Atypical and anaplastic meningiomas treated with bevacizumab. J Neurooncol 2012;109(1):187–193.

[46] Puchner MJ, Hans VH, Harati A, Lohmann F, Glas M, Herrlinger U. Bevacizumab-induced regression of anaplastic meningioma. Ann Oncol 2010;21(12):2445–2446.

[47] Furuse M, Nonoguchi N, Kawabata S, et al. Intratumoral and peritumoral post-irradiation changes, but not viable tumor tissue, may respond to bevacizumab in previously irradiated meningiomas. Radiat Oncol 2015;10:156.

[48] Shaked Y, Bocci G, Munoz R, et al. Cellular and molecular surrogate markers to monitor targeted and non-targeted antiangiogenic drug activity and determine optimal biologic dose. Curr Cancer Drug Targets 2005;5(7):551–559.

[49] Wilson PM, LaBonte MJ, Lenz HJ. Assessing the in vivo efficacy of biologic antiangiogenic therapies. Cancer Chemother Pharmacol 2013;71(1):1–12.

[50] Shih KC, Chowdhary S, Rosenblatt P, et al. A phase II trial of bevacizumab and everolimus as treatment for patients with refractory, progressive intracranial meningioma. J Neurooncol 2016;129(2):281–288.

[51] Lou E, Sumrall AL, Turner S, et al. Bevacizumab therapy for adults with recurrent/progressive meningioma: a retrospective series. J Neurooncol 2012;109(1):63–70.

[52] Bi WL, Abedalthagafi M, Horowitz P, et al. Genomic landscape of intracranial meningiomas. J Neurosurg 2016;125(3):525–535.

[53] Gunel M; Yale-Bonn-Cologne Brain Tumor Genetics Study Group. 218 meningioma driver mutations determine their anatomical site of origin. Neurosurgery 2016;63(Suppl 1):185.

[54] Goutagny S, Nault JC, Mallet M, Henin D, Rossi JZ, Kalamarides M. High incidence of activating TERT promoter mutations in meningiomas undergoing malignant progression. Brain Pathol 2014;24(2):184–189.

[55] Sahm F, Schrimpf D, Olar A, et al. TERT promoter mutations

and risk of recurrence in meningioma. J Natl Cancer Inst 2015;108(5):108.

[56] Roth JJ, Fierst TM, Waanders AJ, Yimei L, Biegel JA, Santi M. Whole chromosome 7 gain predicts risk of recurrence in pediatric pilocytic astrocytomas independently from KIAA1549-BRAF fusion status. J Neuropathol Exp Neurol 2016;75(4):306–315.

[57] Faulkner C, Ellis HP, Shaw A, et al. BRAF fusion analysis in pilocytic astrocytomas: KIAA1549-BRAF 15-9 fusions are more frequent in the midline than within the cerebellum. J Neuropathol Exp Neurol 2015;74(9):867–872.

[58] Zaveri J, La Q, Yarmish G, Neuman J. More than just Langerhans cell histiocytosis: a radiologic review of histiocytic disorders. Radiographics 2014;34(7):2008–2024.

[59] Langerhans cell histiocytosis treatment (PDQ): health professional version. In: PDQ Cancer Information Summaries. Bethesda, MD: National Cancer Institute; 2002.

[60] Kanamori M, Kumabe T, Tominaga T. Is histological diagnosis necessary to start treatment for germ cell tumours in the pineal region? J Clin Neurosci 2008;15(9):978–987.

[61] Sawamura Y, de Tribolet N, Ishii N, Abe H. Management of primary intracranial germinomas: diagnostic surgery or radical resection? J Neurosurg 1997;87(2):262–266.

[62] Rogers SJ, Mosleh-Shirazi MA, Saran FH. Radiotherapy of localised intracranial germinoma: Time to sever historical ties? Lancet Oncol 2005; 6(7):509–519.

[63] Shirato H, Aoyama H, Ikeda J, et al. Impact of margin for target volume in low-dose involved field radiotherapy after induction chemotherapy for intracranial germinoma. Int J Radiat Oncol Biol Phys 2004; 60(1):214–217.

[64] Fraser E, Gruenberg K, Rubenstein JL. New approaches in primary central nervous system lymphoma. Linchuang Zhongliuxue Zazhi 2015;4(1):11.

[65] Wu J, Armstrong TS, Gilbert MR. Biology and management of ependymomas. Neuro Oncol 2016;18(7):902–913.

[66] Liauw SL, Byer JE, Yachnis AT, Amdur RJ, Mendenhall WM. Radiotherapy after subtotally resected or recurrent ganglioglioma. Int J Radiat Oncol Biol Phys 2007;67(1):244–247.

[67] Rades D, Zwick L, Leppert J, et al. The role of postoperative radiotherapy for the treatment of gangliogliomas. Cancer 2010;116(2):432–442.

[68] Prakash V, Batanian JR, Guzman MA, Duncavage EJ, Geller TJ. Malignant transformation of a desmoplastic infantile ganglioglioma in an infant carrier of a nonsynonymous TP53 mutation. Pediatr Neurol 2014;51(1):138–143.

[69] Khubchandani SR, Chitale AR, Doshi PK. Desmoplastic non-infantile ganglioglioma: a low-grade tumor, report of two patients. Neurol India 2009;57(6):796–799.

[70] Tarnaris A, O'Brien C, Redfern RM. Ganglioglioma with anaplastic recurrence of the neuronal element following radiotherapy. Clin Neurol Neurosurg 2006;108(8):761–767.

[71] Compton JJ, Laack NN, Eckel LJ, Schomas DA, Giannini C, Meyer FB. Longterm outcomes for low-grade intracranial ganglioglioma: 30-year experience from the Mayo Clinic. J Neurosurg 2012;117(5):825–830.

[72] Haydon DH, Dahiya S, Smyth MD, Limbrick DD, Leonard JR. Greater extent of resection improves ganglioglioma recurrence-free survival in children: a volumetric analysis. Neurosurgery 2014;75(1):37–42.

[73] Fassunke J, Majores M, Tresch A, et al. Array analysis of epilepsy-associated gangliogliomas reveals expression patterns related to aberrant development of neuronal precursors. Brain 2008;131(Pt 11):3034–3050.

[74] Dahlya S, Haydon DH, Alvarado D, Gurnett CA, Gutmann DH, Leonard JR. BRAF (V600E) mutation is a negative prognosticator in pediatric ganglioglioma. Acta Neuropathol 2013;125(6):901–910.

[75] Aguilera D, Janss A, Mazewski C, et al. Successful retreatment of a child with a refractory brainstem ganglioglioma with vemurafenib. Pediatr Blood Cancer 2016;63(3):541–543.

[76] Picard D, Miller S, Hawkins CE, et al. Markers of survival and metastatic potential in childhood CNS primitive neuro-ectodermal brain tumours: an integrative genomic analysis. Lancet Oncol 2012;13(8):838–848.

[77] Clark AJ, Sughrue ME, Ivan ME, et al. Factors influencing overall survival rates for patients with pineocytoma. J Neurooncol 2010;100(2):255–260.

[78] Hua X, Yang P, Zhang M, Zhao Y, Wang B. Papillary tumor of the pineal region: a case report and review of the literature. Exp Ther Med 2015; 10(4):1375–1379.

[79] Fogarasi A, De Waele L, Bartalini G, et al. EFFECTS: an expanded access program of everolimus for patients with subependymal giant cell astrocytoma associated with tuberous sclerosis complex. BMC Neurol 2016;16:126.

[80] Cardamone M, Flanagan D, Mowat D, Kennedy SE, Chopra M, Lawson JA. Mammalian target of rapamycin inhibitors for intractable epilepsy and subependymal giant cell astrocytomas in tuberous sclerosis complex. J Pediatr 2014;164(5):1195–1200.

[81] Romero MM, Flood LS, Gasiewicz NK, Rovin R, Conklin S. Validation of the National Institutes of Health Patient-Reported Outcomes Measurement Information System survey as a quality-of-life instrument for patients with malignant brain tumors and their caregivers. Nurs Clin North Am 2015;50(4):679–690.

[82] Romero-Rojas AE, Díaz-Pérez JA, Ariza-Serrano LM. CD99 is expressed in chordoid glioma and suggests ependymal origin. Virchows Arch 2012;460(1):119–122.

[83] Bielle F, Villa C, Giry M, et al; RENOP. Chordoid gliomas of the third ventricle share TTF-1 expression with organum vasculosum of the lamina terminalis. Am J Surg Pathol 2015;39(7):948–956.

[84] Hewer E, Beck J, Kellner-Weldon F, Vajtai I. Suprasellar chordoid neoplasm with expression of thyroid transcription factor 1: evidence that chordoid glioma of the third ventricle and pituicytoma may form part of a spectrum of lineage-related tumors of the basal forebrain. Hum Pathol 2015;46(7):1045–1049.

[85] Wong M, Crino PB. mTOR and epileptogenesis in developmental brain malformations. In: Noebels JL, Avoli M, Rogawski MA, et al, eds. Jasper's Basic Mechanisms of the Epilepsies. 4th ed. New York, NY: Oxford University Press; 2012, 835–844.

[86] Kobayashi T, Tsugawa T, Hashizume C, et al. Therapeutic approach to chordoid glioma of the third ventricle. Neurol Med Chir (Tokyo) 2013;53(4):249–255.

[87] Ki SY, Kim SK, Heo TW, Baek BH, Kim HS, Yoon W. Chordoid glioma with intraventricular dissemination: a case report with perfusion MR imaging features. Korean J Radiol 2016;17(1):142–146.

[88] Emami B, Lyman J, Brown A, et al. Tolerance of normal tissue to therapeutic irradiation. Int J Radiat Oncol Biol Phys 1991;21(1): 109–122.

[89] Grimm J, LaCouture T, Croce R, Yeo I, Zhu Y, Xue J. Dose tolerance limits and dose volume histogram evaluation for stereotactic body radiotherapy. J Appl Clin Med Phys 2011;12(2):3368.

[90] Marks LB, Ten Haken RK, Martel MK. Guest editor's introduction to QUANTEC: a users guide. Int J Radiat Oncol Biol Phys 2010;76(3, Suppl):S1–S2.

[91] Timmerman RD. An overview of hypofractionation and introduction to this issue of seminars in radiation oncology. Semin Radiat Oncol 2008; 18(4):215–222.

[92] Suh JH. Hippocampal-avoidance whole-brain radiation therapy: a new standard for patients with brain metastases? J Clin Oncol 2014; 32(34):3789–3791.

[93] Gondi V, Pugh SL, Tome WA, et al. Preservation of memory with conformal avoidance of the hippocampal neural stem-cell compartment during whole-brain radiotherapy for brain metastases (RTOG 0933): a phase II multi-institutional trial. J Clin Oncol 2014;32(34): 3810–3816.

[94] Berhouma M, Baidya NB, Ismaïl AA, Zhang J, Ammirati M. Shortening the learning curve in endoscopic endonasal skull base surgery: a reproducible polymer tumor model for the trans-sphenoidal trans-tubercular approach to retro-infundibular tumors. Clin Neurol Neurosurg 2013; 115(9):1635–1641.

[95] Eliyas JK, Glynn R, Kulwin CG, et al. Minimally invasive transsulcal resection of intraventricular and periventricular lesions through a tubular retractor system: multicentric experience and results. World Neurosurg 2016;90:556–564.

[96] Kassam AB, Labib MA, Bafaquh M, et al. Part I: The challenge of functional preservation: an integrated systems approach using diffusionweighted, image-guided, exoscopic-assisted, transulcal radial corridors. Innovative Neurosurgery 2015;3(1–2):5–23.

[97] Kassam AB, Prevedello DM, Thomas A, et al. Endoscopic endonasal pituitary transposition for a transdorsum sellae approach to the interpeduncular cistern. Neurosurgery 2008;62(3, Suppl 1):57–72, discussion 72–74.

[98] Kassam AB, Thomas A, Carrau RL, et al. Endoscopic reconstruction of the cranial base using a pedicled nasoseptal flap. Neurosurgery 2008;63 (1, Suppl 1):ONS44–ONS52, discussion ONS52–ONS53.

第十七章 第四脑室肿瘤

Semra Isik, Saira Alli, James T. Rutka

摘要

第四脑室肿瘤具有共同的特征：肿瘤引起的脑脊液循环通路阻塞导致的脑积水。然而，基于不同的分子分类和预后，肿瘤具有组织学上的多样性。通过神经影像了解不同肿瘤所独有的特征，有助于制订手术计划和确定最佳手术策略。枕下后正中膜帆入路是最常用的手术入路，术中联合使用（神经导航、神经生理监测和术中磁共振成像）这些辅助手段，可以减少致残率。当肿瘤与脑组织之间没有明确界限时，保护第四脑室底部至关重要，但是具有挑战性。近几十年来，我们对这些肿瘤的潜在基因突变和分子通路的了解明显提高。我们目前知道这些突变的通路具有临床意义，影响患者的生存质量和预后。因此，各分子亚组已被纳入 2016 年 WHO 对中枢神经系统肿瘤的最新分类。因此，脑肿瘤治疗的未来可能会受到分子靶向疗法的影响。在本章中，我们总结了涉及第四脑室的主要肿瘤病理类型、流行病学、分子生物学、治疗和预后。

关键词：星形细胞瘤，非典型畸胎瘤 / 横纹肌样瘤（AT/RT），脉络丛乳头状瘤 / 脉络丛癌（CPP/CPC），室管膜瘤，血管母细胞瘤，脑积水，髓母细胞瘤，毛细胞皮样囊肿，枕下入路

■ 临床表现

第四脑室肿瘤会导致阻塞性脑积水，从而出现颅内压（ICP）升高的症状和体征[1]。脑干或小脑受累，产生的相关功能障碍常发生在晚期。间歇性额部或枕部疼痛是最常见的症状，其次是恶心、呕吐、复视和精神改变，而且随着脑积水的加重而恶化。神经系统检查发现，如乳头水肿、ICP 升高、外展神经［脑神经（CNs）Ⅵ］麻痹、上视受限以及下肢深反射异常有关。反射亢进、病理反射和痉挛表明肿瘤压迫脑干[2]。

■ 围手术期评估

通常，首先通过 CT 对怀疑有后颅窝占位的患者进行评估，这样简单、迅捷。脑和脊髓的对比增强磁共振成像（MRI）是诊断的金标准，准确率在 80% 以上。但是，MRI 可能不足以完成鉴别诊断。进一步的检查，包括弥散加权成像（DWI）和磁共振波谱学，对于提高预测很有价值（表 17.1）[3, 4]。

■ 管理

手术入路

最好通过枕下正中入路来显露第四脑室的肿瘤，上至小脑上部，下至枕骨大孔。患者体位的选择包括：坐位、半坐位、侧俯卧位和俯卧位。较少使用坐位，主要是容易出现高风险的并发症，如心率血压不稳、空气栓塞和硬膜下血肿。俯卧位最常使用头架或头枕，同时上颈部适度屈曲。Trendelenburg 卧位稍向后移可降低静脉回流阻力。中线皮肤切口从枕外隆凸开始，切向颈部。切口沿枕肌中线，减少出血。然后向两侧剥离骨面。导静脉出血可以用骨蜡封闭。开颅手术从横窦向下至枕大孔。硬脑膜 Y 形打开，注意明显的枕窦，可能需要提前结扎，尤其是在年幼的儿童。经小脑蚓入路，是仔细切开下蚓部，上界不超过上髓帆，进入第四脑室的位置在牵开的小脑半球之间。切开下蚓部的目的是为了保护小脑上脚内的交叉纤维[5]。但是，切开蚓部并向两侧牵拉位于小脑半球内的齿状核，会导致双侧齿状核 - 丘脑 - 皮质通路损伤，从而出现小脑性缄默和平衡障碍。因此，出现一种改进的中线入路、膜帆入路[6]。这一入路可以直接通过小脑延髓裂到达脉络膜。向上抬起小舌并侧拉扁桃体可暴露脉络膜和下髓帆。进入第四脑室的视野，可以从导水管到闩部。为了显露 Luschka 孔，可能需进一步向侧方打开脉络膜[7]。应当注意保护菱形窝、齿状核（扁桃体头侧）、小脑脚和小脑后下动脉。通常去除 C1 后弓，以实现脑干和上颈髓的减压，并充分显露进入 Luschka 孔的路径。扁桃体突出和病变较大者可能更需要这样做[8]。

并发症

后颅窝手术后的一个重要问题是小脑性缄默，

表 17.1　第四脑室肿瘤的影像学特征

肿瘤	CT	磁共振成像（MRI）	磁共振波谱（MRS）
髓母细胞瘤	·界限清楚 ·高密度 ·均匀增强 ·囊肿形成或坏死（40%～50%） ·成人位于小脑半球	·起源于小脑蚓部（75%） ·T1：灰质低信号 ·T2/FLAIR：灰质高信号 ·均匀增强 ·水肿 ·DWI：扩散受限，ADC 低	↓ NAA ↑↑ 胆碱 ↑↑ 脂质 ↑ 牛磺酸
室管膜瘤	·钙化 ·不均匀增强 ·等密度或低密度 ·囊性的 ·出血	·源于四脑室底 ·通过 Luschka 孔和 Magendie 孔延伸 ·T1：白质等信号或低信号 ·T2：白质高信号 ·不均匀增强 ·SWI：出血（或钙化） ·DWI：如果钙化或出血难以辨别	↑↑ 肌醇 ↑↑ 脂质 ↑ 胆碱 ↑ 胆碱 – 肌酸比 ↓ NAA
毛细胞型星形细胞瘤	·界限清楚 ·低密度 ·大囊肿或多个小囊肿 ·瘤壁结节增强 ·可变的囊壁增强 ·钙化（20%）	·T1：等信号或低信号实质成分 ·T2 或 FLAIR：高信号实质成分 ·瘤壁结节增强 ·DWI：扩散不受限（高 ADC）	↓ 肌醇 ↓↓ 肌酸 ↓ 总胆碱
非典型畸胎瘤 / 横纹肌样瘤	·等密度或高密度 ·不均匀增强 ·出血 ·坏死 ·钙化	·T1：灰质等信号或稍高信号 ·T2：高信号 ·周围水肿 ·不均匀增强 ·DWI：可变扩散限制	↑ 脂质峰 ↑ 胆碱 ↓ NAA
脉络丛乳头状瘤	·分叶状 ·等密度或高密度 ·细小钙化（25%） ·均质增强；不规则，叶状	·分叶状 ·T1：等信号或低信号 ·T2：等信号或高信号 ·均匀增强	↑↑ 肌醇（相比 CPC） ↑ 肌酸 ↓ NAA ↑ 胆碱
脉络膜癌	·分叶状 ·等密度或高密度 ·细小钙化（25%） ·异质增强；脑积水	·分叶状 ·T1：等信号或低信号 ·T2：等信号或高信号 ·不均匀增强，实质侵入 ·磁共振灌注：↑ rCBV 比	↑↑ 胆碱（相比 CPP） ↑ 肌醇 ↓ 肌酸
血管母细胞瘤	·明显均匀增强的瘤壁结节 ·不增强的囊壁	·T1：等信号或低信号 ·瘤壁结节增强 ·T2：高信号的瘤壁结节 ·囊肿周边的流空（扩张的供血或引流血管） ·类似于 CSF 的囊肿液 ·磁共振灌注：↑ rCBV 比	↑ 胆碱 ↑ 肌酸 ↑ 脂质峰 NAA（或不存在）
皮样囊肿	·低密度（由于脂肪成分） ·中线位置 ·后颅窝可能是高密度的 ·很少增强	·T1：高信号（胆固醇） ·蛛网膜下腔的高信号提示破裂；软膜会对比增强 ·T2：低信号或高信号 ·FLAIR：高于 CSF 信号（不像蛛网膜囊肿） ·无周围水肿 ·DWI：信号增强，可变受限	

缩写：↓ . 减少；↑ . 增加；ADC. 表观扩散系数；CPC. 脉络丛癌；CPP. 脉络丛乳突状瘤；CSF. 脑脊液；DWI. 弥散加权成像；FLAIR. 流体衰减反转恢复；NAA. N– 乙酰天门冬氨酸；rCBV. 相对脑血容量；SWI. 磁敏感加权成像
Ellenbogen 等的数据，2018

即发音能力良好却术后即刻出现失语。通常发生在术后的前几天，持续 7~8 周[9]。在某些群体中，这种并发症的发生率高达 29%，患病的儿童通常会经历长期的语言障碍[9, 10]。也可能出现肌张力减退、共济失调和情绪不稳。小脑认知情感综合征（CCAS）的患者，较高级的认知功能会受损[11]。这些患者可能表现出性格的改变或执行能力、语言和空间认知方面的障碍[12]。CCAS 被认为是小脑后叶受损的结果，而小脑性缄默则是因为双侧齿状核－丘脑－皮层通路损伤所致[13, 14]。

损伤第四脑室底和其深方的 CNs 核［外展神经、面神经、迷走神经和舌下神经（CNs Ⅵ、Ⅶ、Ⅹ 和 Ⅻ）］会导致眼肌瘫痪、面部无力、吞咽困难、发音障碍和咳嗽反射消失。要避免这些并发症的发生，可能无法实现全切除（GTR）。

脑积水的治疗

大多数第四脑室肿瘤患者会有脑积水的临床症状或影像学表现。有 10%~40% 的患者会在术后出现持续性脑积水。脑积水的处理可以在早期（肿瘤切除前）或晚期（肿瘤切除后）进行，并且可以是暂时性的（脑室外引流）或永久性的（内镜下第三脑室造瘘或脑室－腹腔分流），各有其优缺点。

Riva-Cambrin 等在患儿中验证了一种称为"加拿大脑积水术前预测量表"的术前分级系统[15]。根据年龄（< 2 岁）、是否有视盘水肿或转移、脑积水的程度以及可能的肿瘤诊断这些因素，对患者进行评分。制定 0~10 分，这同持续性脑积水存在的概率相匹配。然后可以将其分为低危和高危组，低危患者在肿瘤切除后可以实现治疗预期，高危患者在切除前应考虑先行永久性脑脊液分流[3]。

■ 患者结果

第四脑室肿瘤的治疗效果，因肿瘤的类型而异（表 17.2）[4]。毛细胞型星形细胞瘤的患者预后要比脉络丛癌或非典型畸胎瘤／横纹肌样瘤好得多。影响预后的其他因素包括肿瘤的大小、等级、组织学、手术切除范围以及辅助治疗。

■ 特别的肿瘤

髓母细胞瘤

流行病学

髓母细胞瘤是儿童最常见的恶性脑瘤，占 20%（图 17.1）。然而在成年人中，髓母细胞瘤极为罕见，仅占原发性中枢神经系统（CNs）肿瘤的 1%[16]。确诊患者的中位年龄是 8 岁，在男性中更为常见（1.5:1）[17]。髓母细胞瘤也可能在家族性癌症易感综合征的背景下出现，如神经纤维瘤病 1 或 Li-Fraumeni，Gorlin

表 17.2　第四脑室肿瘤患者的总生存率

肿瘤	总生存率
毛细胞型星形细胞瘤	10 年 85%~95%
髓母细胞瘤	高风险：5 年 < 50%
室管膜瘤	儿童：5 年 50%~60% 婴儿：5 年 42%~55%
非典型畸胎瘤／横纹肌样瘤	未行 RT，2 年 53% 行 RT，2 年 70%
脉络丛乳头状瘤	5 年 100% 10 年 85%
脉络膜癌	GTR 之后：2 年 52% STR 之后：2 年 21%

缩写：GTR. 全切除；RT. 放疗；STR. 次全切除
Ellenbogen 等的数据，2018

或 Turcot 综合征[18]。

病理生理学

髓母细胞瘤一词于 1925 年被创造出来，源于肿瘤与胚胎髓质相似[19]。从历史上看，肿瘤在组织学上被分为经典型、纤维增生型或结节型、广泛结节型以及大细胞或间变型。经典型髓母细胞瘤占 2/3，表现为高细胞性肿瘤，有未分化的、小而圆的蓝色细胞[20, 21]。纤维增生型或结节型，由密集的细胞间网状区和散在的无网状区组成[22]。广泛结节型髓母细胞瘤罕见，是分化程度最高的一种[23, 24]。成片的大而圆的细胞构成了大细胞型髓母细胞瘤。核成形、细胞间包裹和核多形性是间变型髓母细胞瘤的关键特征（图 17.2）[25]。

尽管仍使用这种组织学分类法，但 2016 年 WHO 对中枢神经系统肿瘤的分类囊括了构成该疾病基因分类的分子数据[26]。基因定义的组包括：（1）活化无翅型（WNT）；（2）Sonic Hedgehog（SHH）和肿瘤蛋白 53（TP53）突变体；（3）活化 SHH 和 TP53 野生型；（4）非 WNT/ 非 SHH。后一组进一步分为组 3 和组 4 髓母细胞瘤。缺乏诊断突变的肿瘤被指定为"未特别定义的"。这些组表明潜在的分子途径影响并导致肿瘤的发生。

这些遗传亚型表现出不同的人口统计学、复发模式和预后（表 17.3）[26-30]。因此，肿瘤生物学现在正被纳入危险分级的范畴，此前这一范畴仅仅是依据临床和病理[26, 29]。而现在这种分级也为治疗决策提供依据。

临床表现

髓母细胞瘤患者常出现与颅内压升高和脑积水相关的症状，这是所有后颅窝肿瘤的典型表现。症

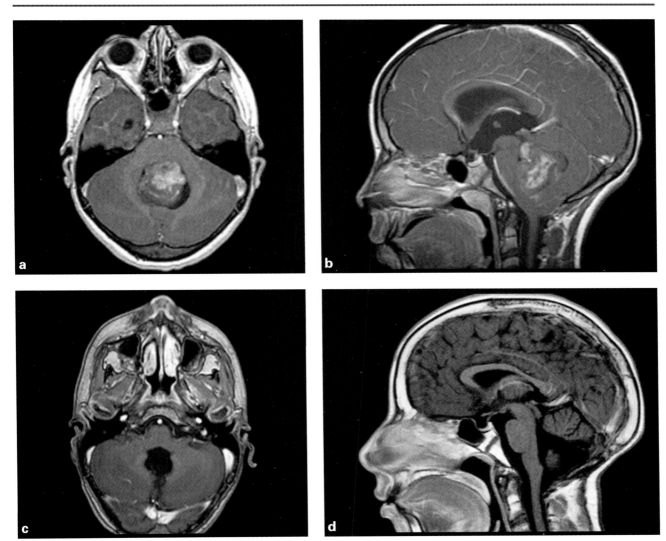

图 17.1　髓母细胞瘤（a）轴位磁共振图像（MRI）显示位于中线并源自小脑蚓部的髓母细胞瘤，第四脑室明显扩张。（b）矢状 T1 增强 MRI 显示整个第四脑室的肿瘤不均匀增强。术后（c）轴位和（d）矢状位 MRI 证实肿瘤已完全切除。枕下中线入路的手术道在轴位片清晰可见（c）

状出现在诊断前的数周至数月[31, 32]。

围手术期评估

在术前影像中，儿童髓母细胞瘤表现为中线肿瘤，起源于小脑蚓部，并从第四脑室顶部向下延伸至第四脑室底。然而，成年人肿瘤更多见于小脑半球的侧方。肿瘤不均匀增强，可能有钙化（图 17.1）。通常在 CT 上出现高密度，而在 T1 加权 MRI 上出现低信号[33]。95% 的患者出现脑积水。影响预后的一个关键影像学表现是脑脊液播散后脑脊髓轴是否存在转移。

管理

髓母细胞瘤的传统治疗方法是 GTR，然后对脑脊髓轴、颅后窝和瘤床进行放射治疗[34]。由于高剂量的放射治疗，在年幼的儿童中会导致严重的长期后遗症。现在，术后采用低剂量放疗的联合治疗方案。对于 3 岁以下的儿童，通常推迟放疗。具有高危特征（转移、明显的肿瘤残留以及大细胞或间变性病理）的患者与一般风险的患者相比，应接受更高剂量的放疗。

最近，有证据表明，近全切除与全切除相比，术后生存率相当，但可能降低并发症。因此，追求全切除受到了质疑[35]。此外，以前报道的全切除的好处，现在被认为是被分子亚组影响的结果。因此，目前的建议是选择最大限度的安全切除。如果可能降低手术并发症，则应近全切除（< 1.5cm² 肿瘤残留）[29]。约 22% 的髓母细胞瘤患者需行脑积水手术。但是，Schneider 等证实，WNT 亚组不需要任何 CSF 分流手术，因为这种类型肿瘤脑积水风险低[32]。例如，WNT 型肿瘤患者在就诊时年龄较大，在修订的"加拿大脑

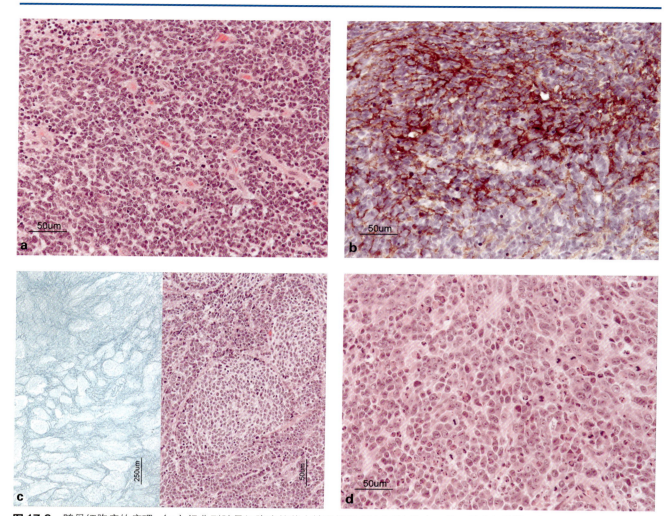

图 17.2 髓母细胞瘤的病理。（a）经典型髓母细胞瘤的苏木精和伊红（H＆E）染色，是一种高细胞性、小而圆的肿瘤细胞。（b）神经丝蛋白（神经元轴突和树突的结构成分）的免疫组织化学显示肿瘤细胞浸润正常脑组织。（c）纤维增生型髓母细胞瘤可以在网状蛋白染色（左，蓝色）和 H＆E 染色（右，粉红色）中被看到。可以看到富含网状蛋白的区域使肿瘤稳定一致。浅色区域不含网状蛋白。H＆E 染色显示结节状结构。（d）大细胞型或间变型髓母细胞瘤的 H＆E 染色。可以看到核多态性和高有丝分裂

积水术前预测量表"中得分较低，且没有脑膜播散。

针对潜在亚组特异性分子通路的化疗可能成为髓母细胞瘤新的治疗途径。Vismodegib 是已知的 SHH 途径抑制剂，已显示出疗效。在成年复发的髓母细胞瘤患者中[36]，这种效果却是短暂的，这表明需要多种药物作用于肿瘤通路的不同部分。

血管母细胞瘤未来临床试验的重心是靶向治疗，而不是特异性治疗[37]。此外，还强调了个体化治疗的目的是针对个体肿瘤的独特分子结构进行的。

患者结果

髓母细胞瘤患者总体生存率的主要决定因素是年龄、分子亚组、转移程度、全脑脊髓照射和肿瘤的位置[35]。中危儿童的 5 年生存率为 70％～80％，而高危儿童的 5 年生存率为 60％～65％[38]。病灶局限的婴儿 5 年生存率为 30％～50％。

尽管中等风险患者的生存率有所提高，但治疗负担却很大，患者会出现内分泌功能障碍、听力下降、早衰和神经认知功能减退。这些患者中风和继发恶性肿瘤的风险也相应增加[39]。

室管膜瘤

流行病学

室管膜瘤是儿童中第三大常见的脑肿瘤，占中枢神经系统肿瘤的 8％～12％。比较而言在成年人中很少见，仅占颅内肿瘤的 2％～6％。儿童发病的中位年龄是 4～6 岁，男孩比女孩受到的影响略大。在成人，30～50 岁发病，男女患病率相同[40, 41]。10％的室管膜瘤出现在脊柱，并且在成年人中更为常见。在颅内肿瘤中，2/3 发生在颅后窝。这些肿瘤通常是偶然发生，但可能与神经纤维瘤病有关[42]。

表 17.3　基因定义的髓母细胞瘤变异的特征 *

特征	WNT 激活	SHH 激活	组 3	组 4
TP53 状态	—	TP53 突变 TP53 WT	—	—
发生率	10%	30%	25%	35%
年龄	较大的儿童和青少年（中位年龄，10 岁）	双峰： 婴儿（＜3 岁）青少年或年轻人（＞16 岁）	婴幼儿	高峰年龄： 10 岁儿童 MB 的 50% 成人 MB 的 25%
性别比例	M：F=1：1	M：F=1：1	M：F=2：1	M：F=3：1
中线位置	中线或第四脑室，可能侵袭脑干背侧	小儿：中线或蚓部 成人：小脑半球	中线或第四脑室	中线或第四脑室
组织学	经典 大细胞或间变性（稀有）	经典 大细胞或间变纤维化或结节（TP53 突变体中罕见） 广泛结节（仅在 TP53 WT）	经典 大细胞或间变性	经典 大细胞或间变（稀有）
转移	5%~10%	15%~20%	40%~50%	30%~40%
复发	罕见	局灶	脑膜	脑膜
预后	经典组织学：低风险 大细胞或间变性：不确定	TP53 突变体：高风险 TP53 WT：中或低风险	经典组织学：中等风险 大细胞或间变性：高风险	经典组织学：中等风险 大细胞或间变性：不确定
5 年生存	＞90%	75%	45%~55%	75%

*：髓母细胞瘤的分子亚群已被证明与不同的患者人口统计学特征和临床特征相对应。现在，组织学和分子遗传学结合在一起可用于判断预后。

缩写：F. 女；M. 男；MB. 髓母细胞瘤；SHH. Sonic Hedgehog；TP53. 肿瘤蛋白 53；WNT. 活化无翅型；WT. 野生型

病理生理学

室管膜瘤的起源细胞被认为是放射状神经胶质干细胞，而不是脑脊液隔室的室管膜[43]。肿瘤主要分为 3 个组织学等级。Ⅰ级包括黏液乳头状瘤和室管膜下瘤，它们均被视为良性肿瘤。黏液乳头状瘤主要发生在脊髓下段的脊髓圆锥以下。相反，室管膜下瘤最常见于第四脑室或侧脑室。Ⅱ级是典型的室管膜瘤，分为乳头状、透明细胞和单核细胞 3 种，而Ⅲ级是间变性室管膜瘤。这种组织学分类在临床上的应用被认为是局限的，因为肿瘤遗传学可以更好地判断预后[44]。WHO 最新的肿瘤分类还包括 RELA 融合阳性的室管膜瘤另一个分子类别，儿童幕上室管膜的 70% 是由它引起的，且预后不良[26, 45]。

室管膜瘤的关键病理学特征是血管周围的假菊形团（室管膜细胞胞浆突向血管放射状聚集）和室管膜玫瑰结（肿瘤细胞呈单层排列形成管腔）。假髓鞘坏死和微血管增生是间变性室管膜瘤的常见特征。室管膜瘤的特征是良好的界限，周围脑组织无浸润。

分子生物学

最近的研究表明，基于全基因组 DNA 甲基化模式，中枢神经系统内的室管膜瘤有 9 个不同的分子亚型，后颅窝中有两个不同的亚型[46, 47]。后颅窝肿瘤被称为 A 组和 B 组[46]。A 组肿瘤的染色体 1q 增益增加，B 组肿瘤主要表现为染色体畸变。临床上，在婴儿和幼儿中发现 A 组肿瘤。它们更常见于侧方，表现出浸润性，复发率更高，且生存率较低（总生存率为 69%）。B 组肿瘤多发于青少年和中年人，位于中线位置。B 组肿瘤患者的总生存率为 95%。室管膜瘤中其他导致不良结局的分子改变包括 PI3K/Akt 和表皮生长因子受体（EGFR）通路的激活以及 hTERT 和肌腱蛋白 -C 的过表达[48-51]。幕上室管膜瘤的 RELA 融合是指染色体破碎，导致基因 C11orf95 与 RELA 融合，从而激活 NF-κB 转录途径[45]。

临床表现

室管膜瘤患者的特征表现取决于肿瘤大小、解剖位置和肿瘤的等级。颅后窝肿瘤通常引起梗阻性脑积水，出现继发性颅内压升高的症状和体征。患有大型或浸润性肿瘤的患者可能出现小脑和脑干症状。颈髓肿瘤患者有脊髓病特征，而下段脊髓肿瘤患者背痛更常见[42]。

围手术期评估

室管膜瘤通常是界限分明的病变，伴有囊变和钙化。MRI 是首选的诊断方式，根据 MRI 表现，室管膜瘤可分为 3 种类型：中间型、侧向型和屋顶型 3 种类型。在中间型中，肿瘤从闩部发展而来，仅位于第四脑室的底部，并且严格外生生长。在侧向型中，肿瘤起源于外侧隐窝，向脑桥小脑角池延伸，并累及脑干和脑神经。在屋顶型中，肿瘤起自下髓帆，并位于第四脑室的顶部。外侧型明显的影像学表现是脑干向侧方移位，而闩部无肿瘤浸润。而中间型的影像学表现是脑干向前方移位并累及闩部 [53]（图 17.3）。

由于难以实现全切除，侧向型患者的生存率较低 [52]。这些肿瘤经常延伸到小脑延髓池或小脑脑桥池，并累及小脑下脚，低位脑神经和 PICA。

软脑膜播散最常见于 8% ~12% 患者的腰骶部 [54]。这些病变的典型表现是沿表面的结节状或弥漫性增强。

管理

室管膜瘤的治疗包括最大限度的安全切除，持续性术后脑积水的治疗以及局部放疗。手术切除的程度是影响肿瘤复发、总生存率和无进展生存率的最重要因素 [54, 55]。然而，某些幕下室管膜瘤很难实现全切除，因为这些肿瘤附着在第四脑室的底部，并累及重要的结构，如脑干、神经核和血管。神经导航，超声和神经电生理监测（感觉诱发电位、运动诱发电位、脑干听觉诱发电位和肌电图检查）这些外科手术辅助手段可能有助于实现 GTR，并降低复发率和死亡率 [40]。术中神经监测出现持续的神经放电或心动过缓导致的血压不稳，说明需要停止进一步切除 [56]。

室管膜瘤的复发最常见于原发部位，建议行再次切除。第二次复发时，转移扩散率更高 [57]。放疗通常在第二次手术后进行，被证明可以显著提高无进展生存期 [58]。

术后辅助局部放疗已被证明可以改善室管膜瘤患者的无进展生存期，尤其是有肿瘤残留或病理 III

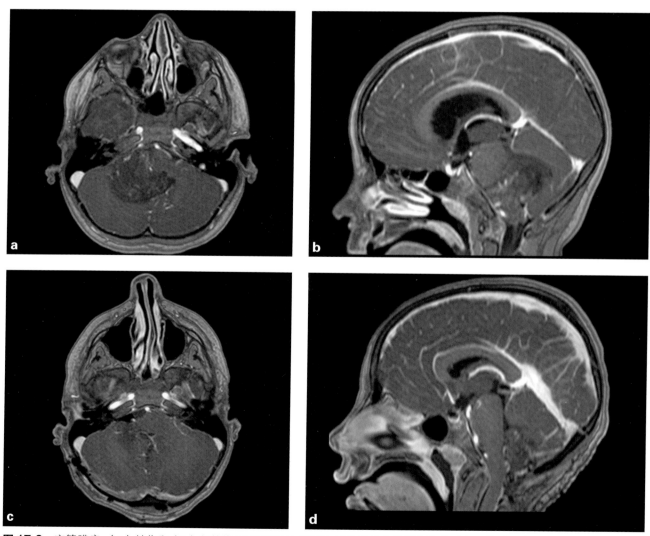

图 17.3 室管膜瘤。（a）轴位和（b）矢状位 T1 加权对比度增强 MRI 显示右外侧型室管膜瘤延伸到小脑脑桥角并累及脑干。术后（c）轴位和（d）矢状位 MRI 证实有肿瘤残留，显示了侧向型肿瘤实现全切除困难

级时 [44]。达到 GTR 的 Ⅱ 级患者获益与否尚不清楚。最近的证据还表明，放疗对无进展生存期有影响可能仅限于后颅窝肿瘤，而不包括幕上和脊髓的肿瘤 [59]。此外，B 型后颅窝室管膜瘤表现出低复发风险；因此，建议在此组中进行一项研究，来比较术后随访与术后放疗的区别 [60]。

全脑或脑脊髓放射仅用于散播的患者，而适形放射对于局灶的患者则是优选的。适形放射的使用有助于减少正常脑组织的辐射，并相应地改善了神经认知结果 [61]。此外，在一项回顾性研究中，质子束疗法显示出令人鼓舞的效果，证明了可比的生存率并降低了病发率 [62]。但在国际上，质子束疗法的使用受到了限制。

术后联合化疗对多达 40% 的室管膜瘤有效 [63, 64]。然而，放疗的优越性使得化疗主要用于 3 岁以下放疗被延迟的儿童。

靶向疗法治疗复发性室管膜瘤的效果有限，包括 EGFR 抑制剂、法尼基转移酶抑制剂、整合素拮抗剂和雷帕霉素作用靶点（mTOR）抑制剂 [50]。地西他滨，一种影响肿瘤表观遗传的 DNA 脱甲基剂，在对 A 组后颅窝室管膜瘤患者的前期临床研究中显示出希望 [65]。

患者结果

对颅后窝室管膜瘤患者数据的多变量分析表明肿瘤的位置和等级、患者的年龄和初始治疗与无进展生存有关 [44]。手术切除及放疗后，5 年无发病生存率和总生存率，分别为 23%~57% 和 50%~71% [40]。1/3 患者的复发中位时间在首次诊断的 2 年之内 [54]。

星形细胞瘤

流行病学

小脑星形细胞瘤是儿童最常见的脑肿瘤，占所有神经胶质瘤的 5%~6%，占所有小儿中枢神经系统肿瘤的 12%~17%，且 25%~35% 的肿瘤在后颅窝。发病率最高的年龄段为 4~10 岁（中位年龄为 6 岁），无性别倾向。肿瘤多见于小脑半球。然而，很大一部分小脑星形细胞瘤也起源于小脑蚓部，并延伸到第四脑室。这与常染色体显性遗传性疾病神经纤维瘤病 1 相关，但在这些病例中，肿瘤通常出现在视神经和视交叉。

病理生理学

脑星形细胞瘤组织学有不同的肿瘤类型。然而，大多数是 WHO Ⅰ 级毛细胞型星形细胞瘤 [66]。肉眼可见边界清晰的粉灰色实性组织，称为壁结节，瘤壁内有囊性成分。囊肿的内容物是黄色的，可能含有钙和含铁血黄素沉积。囊肿壁可能包括肿瘤组织或非肿瘤性神经胶质组织 [67, 68]。镜下，毛细胞型星形细胞瘤具有双相结构，有致密的毛样组织和松散的胶质组织，肿瘤以一种或另一种组织类型为优势 [69]。毛样组织区的特征是双极性细胞（其毛发状过程产生毛细胞）和 Rosenthal 纤维。原生质星形胶质细胞、微囊、空泡和嗜酸颗粒小体是松散胶质组织的组成部分 [67]。在毛细胞型星形细胞瘤可见邻近脑组织的浸润，而在小脑则常常累及软脑膜 [2, 70]。

分子生物学

RAS- 丝裂原活化蛋白激酶（MAPK）通路是参与细胞分化、增殖和存活的关键细胞通路 [71]。突变导致这一通路激活，会引起多种人类癌症。BRAF 是 RAF 丝氨酸 – 苏氨酸激酶家族的成员，并且在调节 MAPK 中起关键作用。毛细胞型星形细胞瘤最常见的遗传改变是在染色体 7q34 上出现片段重复，这导致 BRAF 与 KIAA1549 融合 [72, 73]。此外，BRAF 中最常见的点突变称为 BRAF^{V600E}，它导致密码子 600 的缬氨酸被谷氨酸取代 [74]。

临床表现

患有小脑星形细胞瘤的儿童，通常有脑积水引起的 ICP 增加 [75]，见于 90% 以上的患者。症状通常持续数月，由脑积水（头痛、嗜睡、恶心和呕吐）或小脑受累（共济失调、眼球震颤和运动障碍）所致。在未确诊的病例中，未治疗脑积水的患者意识可能变差。

围手术期评估

第四脑室毛细胞型星形细胞瘤通常是实体瘤，具有不规则的增强，没有囊性成分。但是，毛细胞型星形细胞瘤的形态各不相同，尤其是在其他脑区，通常由明显增强的瘤结节和不一定增强的囊壁构成（图 17.4）。也可以表现为较大的实性和囊性肿块，并伴有中央坏死区 [76]。坏死并不代表是恶性肿瘤 [77]。由于星形细胞瘤的病理级别较低，但它反而会增强，这可能令人惊讶。这是因为它们是高度血管性肿瘤，囊肿的液体内容物被认为会增强血管增生 [70]。肿瘤实性成分在 T2 加权像表现为高强度，而在 T1 加权像则为低强度或等强度。

管理

完全切除毛细胞型星形细胞瘤通常是治愈的，手术目标是切除瘤结节而非囊壁。囊壁的切除没有

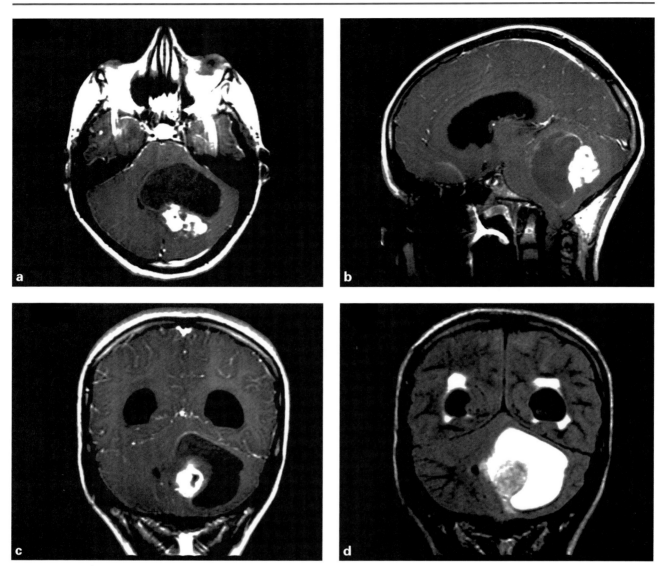

图 17.4 毛细胞型星形细胞瘤。T1 加权对比增强（a）轴位、（b）矢状位和（c）冠状位磁共振成像（MRI）显示毛细胞型星形细胞瘤，可以看到明显增强的瘤结节，囊壁有些增强。（d）冠状液体衰减反转恢复 MRI 显示较大肿物阻塞第四脑室，并引起脑积水，且伴有室管膜旁水肿

显示出影响预后，无论它是否强化[78]。然而，术中情况往往影响手术切除，大多数外科医生只有在囊壁内见到肿瘤时才选择进行囊壁切除[2]。

术后 MRI 在 48~72h 内完成，当证实 GTR 时，其 10 年总生存率高达 90%[79]。50%~89%患者可实现 GTR[80]。有肿瘤残留的患者，如果条件允许，可再次手术。由于疾病进展不确定，并且发现有自发性肿瘤消退的病例，一些人主张进行随访观察[81]。

在大多数情况下，肿瘤切除了脑积水也就解决了。但是，有 15% 的患者会发展为持续性脑积水，需要进行 CSF 分流手术[82]。

对于达到 GTR 的患者，建议在 3~6 个月以及 1 年、2 年、3.5 年和 5 年进行术后影像学检查[83]。毛细胞型星形细胞瘤通常在初次手术后 5 年内复发，正因这些肿瘤生长缓慢，因此不宜更频繁地进行影像学检查。

手术也是复发或进展性肿瘤的主要治疗选择。当肿瘤无法切除时（累及小脑脚或脑干），化疗是优选。尽管相当一部分患者会出现超敏反应，但卡铂和长春新碱的联合治疗方案经常被用作一线药物[84, 85]。然而，Shah 等的研究表明，卡铂再刺激，无论是长期输注和预先用药，还是脱敏治疗方案，都可以解决超敏问题。

放射疗法治疗毛细胞型星形细胞瘤的作用似乎不明确。它对无进展生存期的影响有相互矛盾的报道，但并未显示出改善总体生存期[1, 87, 88]。最近，

对次全切除患者进行术后放疗已被证明能减少低级别胶质瘤儿童患者的长期总体生存率，并导致所有死亡风险增加 3 倍[89]。

分子靶向疗法（例如雷帕霉素）在毛细胞型星形细胞瘤的治疗中显示出一定的希望。靶点主要是复发肿瘤中的 mTOR 和 BRAF 通路。mTOR 抑制剂 Everolimus 对复发的低级别胶质瘤有部分疗效。在一项针对低级别神经胶质瘤和 $BRAF^{V600E}$ 突变患者的一期研究中，BRAF 抑制剂达布拉非尼产生了有希望的反应[90]。但不幸的是，替代 BRAF 抑制剂的索拉非尼，却导致了 BRAF 融合患者肿瘤生长加速[91]。

在儿童免疫完好的情况下，疫苗形式的免疫疗法是有前途的，因为它是用于启动针对癌症特异性抗原的免疫应答反应。一项二期研究目前正在招募复发的、不能切除的低级别胶质瘤患儿。

患者结果

小儿星形细胞瘤的全切率在某些中心高达 90%，但相应的永久性神经功能缺失却占 18%[80]。因此，一些作者提倡更保守的方法，行次全切和监测残余肿瘤的间隔核磁共振检查[80]。该方法部分基于以下事实：残余肿瘤在 30%~60% 的患者中稳定或自发消退[79, 81, 92, 93]。GTR 被认为是影响无进展生存的唯一最重要因素[94]。多变量分析证实，在未完全切除的肿瘤中，BRAF 融合的存在对无进展生存的影响最大[95]。融合阳性患者的 5 年无进展生存率为 61%，而融合阴性患者为 18%。完全手术切除患者 10 年总生存率大于 90%[79]。

非典型畸胎瘤 / 横纹肌样瘤

流行病学

AT/RT 是中枢神经系统的一种极具侵袭性的恶性肿瘤[96]。它们占小儿脑肿瘤的 1%~2%，占婴儿所有胚胎性中枢神经系统肿瘤的 40%~50%。90% 以上的肿瘤发生在 3 岁以下的儿童。中位发病年龄大约在 18 个月，男性稍多，1.3:1~1.5:1。儿童的 AT/RTs 可出现在小脑半球或第四脑室（50%）、大脑半球和基底节（34%）、中脑和松果体区（4%）以及脊柱（1.7%）[97]。尽管 AT/RT 被认为是小儿肿瘤，但迄今为止，医学文献中已记录 55 例成人病例[98]。在成人中，这些肿瘤更常见于幕上。

横纹肌样瘤有可能在体内的两个或多个部位同时发生，其中一个位置在大多数情况下是中枢神经系统。这通常是由于特定种系突变所致[99]。22%~30% 的患者存在 CSF 转移扩散[97]。

病理生理学

从组织学上讲，AT/RT 似乎具有横纹肌样细胞（排列成片状或巢状），与原始的神经外胚层肿瘤（PNET）、恶性间充质成分和上皮分化没有区别[100]。横纹肌样细胞有明显的大的、偏心的小泡状核，核仁明显，胞质内包体密集呈嗜酸性（图 17.5）[101]。常见的表现是有丝分裂象、坏死灶、出血和邻近脑组织或硬脑膜边缘不清。

分子生物学

SWI/SNF 复合体是一种多蛋白染色质重塑，介导染色质的改变（DNA 包裹在组蛋白八聚体周围），后者在基因调控中发挥作用。SWI/SNF 复合体由关键蛋白 SMARCC1、SMARCC2 和 SMARCB1 以及 ATP（腺苷三磷酸酶）（SMARCA4 或 SMARCA2）和其他附件亚基组成。位于横纹肌样瘤的驱动突变是位于 22q11.2 染色体上的 SMARCB1 基因突变[102]。双等位基因缺失导致细胞核中蛋白质表达缺失，免疫组织化可以检测到这一点。这可以用来帮助组织学诊断[103]。

在 AT/RT 中几乎没有发现其他基因突变。相反，这些肿瘤已被分为 3 种不同的基因亚组：AT/RT-TYR、AT/RT-SHH 和 AT/RT-MYC[104]。AT/RT-TYR 肿瘤主要出现在幕下，其特征在于酪氨酸酶激酶（TYR）和参与纤毛发生的基因过表达（DNAH11 和 SPEF1）。AT/RT-SHH 肿瘤表现出 SHH 信号和活跃的 NOTCH 信号。在幕上和幕下都能出现。在 AT/RT-MYC 亚型中，MYC onco- 基因和 HOX 簇基因过表达。这些肿瘤主要位于幕上。此外，潜在的药物靶点在 AT/RT 亚群中过表达，包括 AURKA 和 HDAC1/2。

临床表现

第四脑室 AT/RT 的患者通常表现为 ICP 升高后的继发症状，如巨头畸形、呕吐、眼球运动异常和姿势不良[105]。易怒的行为变化和重要事件的延迟也可能发生。另外，还有 CNs Ⅵ 和 CNs Ⅶ 麻痹，以及听力丧失。

围手术期评估

AT/RT 的神经影像学特征与 PNETs 和髓母细胞瘤相似。这些肿瘤增强程度不一，DWI 弥散受限。它们通常表现为大肿瘤（图 17.5）。已经描述了一些放射学特征，这些特征将使得诊断 AT/RT 而不是 PNET 或髓母细胞瘤的准确性更高。这些特征包括中线外、瘤内出血、周围囊肿以及 DWI 上更加不均匀的高信号[106]。但是，这些发现来自一小部分患者，

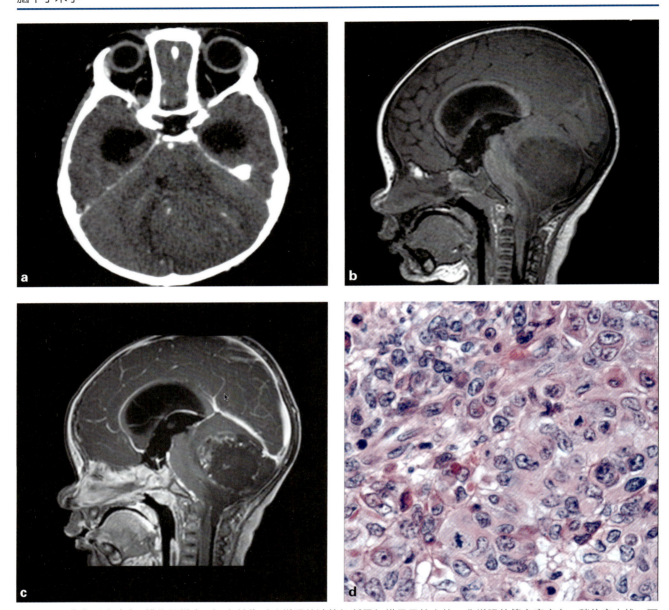

图 17.5 非典型畸胎瘤／横纹肌样瘤。（a）轴位对比增强的计算机断层扫描显示较大的、非增强的等密度病变，稍偏离中线。可以看到明显的脑积水，颞角扩张。（b）矢状位对比增强前和（c）对比增强后的 T1 加权磁共振图像显示肿瘤部分增强，同时伴有脑干前移和小脑扁桃体下疝。（d）苏木精和伊红染色显示一个非典型畸胎瘤／横纹肌样瘤，横纹肌样细胞明显，有大的细胞核、突出的核仁和嗜酸性的细胞质包涵体，还可以看到大量的有丝分裂象

尚未在较大的样本中得到验证。组织学分析仍然是诊断这些肿瘤的主要手段。

管理

AT/RT 的最佳治疗方法尚未确定。影响治疗的因素包括肿瘤部位、初始分期和患者年龄。目前，采取了一种综合治疗方法，结合了手术切除、脑脊髓照射和强化化疗。

从外科手术的角度来看，已证明 GTR 在 2 年总生存率要高于部分切除（60％比 21.7％）[107]。由于 AT/RT 的发病高峰期在 3 岁以下儿童，放疗引起的放

射性坏死和白质脑病的风险增加，导致首选化疗作为辅助治疗。通常使用由蒽环类药物和烷化剂组成的联合用药方案[97]。高剂量化疗的益处尚不清楚，但儿童肿瘤学小组的一项三期研究将高剂量化疗、放射治疗和自体干细胞移植结合在一起（ClinicalTrials.gov Identifier: NCT00653068）。

放疗已被证明可以改善生存率，其作用在术后早期和 3 岁以下的儿童中更为明显[108, 109]。质子束治疗提供了一种更集中放射的方法，因而减少了长期后遗症。但是，仍然存在与放射坏死有关的问题，特别是在脑干[110, 111]。

目前，针对 AT/RT 患者的许多分子疗法正在进行一期或二期试验。这些试验旨在针对异常信号通路，包括细胞周期蛋白 D1/CDK4 和 6、极光激酶 A 和组蛋白脱乙酰基酶的抑制剂[97]。

患者结果

AT/RT 患者的生存率通常很差，中位生存期为 6~11 个月[112]。由于 AT/RT 患者的治疗方案差异很大，因此生存统计数据很难解释。一项针对 AT/RT 的单一临床试验结果显示，患者在手术切除后接受了多个阶段的放疗和化疗，平均（标准差）2 年无进展生存率和总生存率分别为 53%（13%）和 70%（10%）[113]。

脉络丛乳头状瘤和脉络丛癌

流行病学

脉络丛的肿瘤很罕见，每年发病率为 0.3/100 万[114]。它们占所有原发性颅内肿瘤的 0.4%~0.8%，多见于小儿，占所有脑瘤的 2%~4%[115]。它们的范围从良性脉络丛乳头状瘤（CPP）（WHO Ⅰ 级）到恶性脉络丛癌（CPC）（WHO Ⅲ 级），乳头状瘤的发病率是癌的五倍。CPP 可以转变成 CPC，但在大多数情况下 CPC 都是自发出现。

脉络丛肿瘤主要发生在脑室系统内，最常见于侧脑室（50%~70%）和第四脑室（20%~40%）。在成人中，已知它们会在小脑脑桥角出现[116]。尽管一般是散在发生，脉络膜丛肿瘤可以在 Li–Fraumeni 癌症易感性综合征患者中出现[117]。

病理生理学

肉眼看，脉络丛肿瘤具有紫红色的"菜花状"外观，表面不规则但界限分明，钙化和血管丰富[118]。WHO 将其镜下分为 3 种类型：（1）CPP（Ⅰ 级）；（2）非典型 CPP（ACPP）（Ⅱ 级）；（3）CPC（Ⅲ 级）（表 17.4）[119, 120]。

CPP 类似于正常的脉络丛组织，由被乳头状排列的立方形上皮包围的纤维血管柄组织组成[119]。这些肿瘤的有丝分裂活性很低。与 CPP 相比，ACPP 的特征是有丝分裂活性增加。它与 CPC 具有共同的特征，如细胞增多，核多态性和坏死。ACPP 仅在 2007 年才被公认是一个独特的实体，部分原因是 3 岁以上患者的复发风险明显高于 CPP[121]。CPC 具有恶性组织学的经典特征，包括细胞增多，有丝分裂活性高，核多态性，坏死和脑侵袭[119]。

分子生物学

2015 年，Merino 等[122]使用拷贝数、DNA 甲基化和基因表达特征来区分脉络丛肿瘤的 3 种组织学类型。他们能够证明 CPP 和 ACPP 是具有分子同质性的单一肿瘤实体。这种成分与 CPC 明显不同，后者具有明显的分子异质性。

最近，甲基化已被用于将脉络丛肿瘤分类为 3 个亚组[123]。甲基化亚组 1 由低进展风险的 CPP 和 ACPP 的儿科肿瘤患者组成。甲基化亚组 2 由成年患者组成，并且肿瘤进展风险低。甲基化亚组 3 由所有 3 种肿瘤类型组成，但主要是 CPC，具有更高的肿瘤进展风险。这种分子分类具有特殊的临床意义，因为它可以帮助识别可能进展的患者，从而可以帮助确定适当的监测方法，并实施更积极的治疗。这对于 ACPP 尤其重要，因为 ACPP 可能存在于低风险甲基化亚组 1 和 2 或高风险甲基化压组 3 中。

已确定 CPC 亚组的患者预后较差。这些患者的抑癌基因 TP53 有突变[122]。此外，在 10 年随访中，有两个突变 TP53 拷贝的患者比只有一个突变 TP53 拷贝的患者的总体生存率更差（14.3% 比 66.7%）。

临床表现

由于脉络丛肿瘤位于脑室，患者可能一直没有

表 17.4　脉络丛肿瘤特征汇总

特征	脉络丛乳头状瘤	非典型脉络丛乳头状瘤	脉络膜癌
WHO 分级	Ⅰ	Ⅱ	Ⅲ
组织学	纤维血管柄周围立方上皮的乳头状结构	介于二者之间	5 个特征中的 4 个：细胞增多、有丝分裂活性高、核多态性、坏死和乳头状结构改变
有丝分裂活性（每 10 HPF）	< 2	> 2	> 5
放射学	脑室内分叶状肿物；清楚界限；叶状增强；非侵袭性	CPP，但具有一些高级别特征（如侵袭、周围水肿）	大的浸润性肿块伴周围水肿；不均质增强；钙化、坏死、出血和转移扩散的可能性更高
大体 5 年生存	100%	89%	36%

缩写：CPP. 脉络丛乳头状瘤；HPF. 高倍视野；WHO. 世界卫生组织

症状，直到肿块明显增大。第四脑室肿瘤患者最常出现脑积水症状，但也可能出现小脑或脑干症状。脑积水的机制不仅仅是梗阻性的，因为这些肿瘤还可能会产生过量脑脊液、出血或表现出转移性扩散。因此，GTR 后持续性脑积水的发生率高达 30%[124, 125]。

围手术期评估

脉络丛肿瘤的现代诊断评估包括对脑和脊髓进

行的对比增强 CT 或 MRI，同时进行磁共振血管成像（图 17.6）。随后的脑血管造影，是明确供应肿瘤的血管位置。在后颅窝，它们是小脑后下动脉或小脑上动脉的脉络膜分支。在有肿瘤的情况下，这些动脉可表现为增大且弯曲。

管理

脉络丛肿瘤患者的主要治疗是手术达到 GTR。

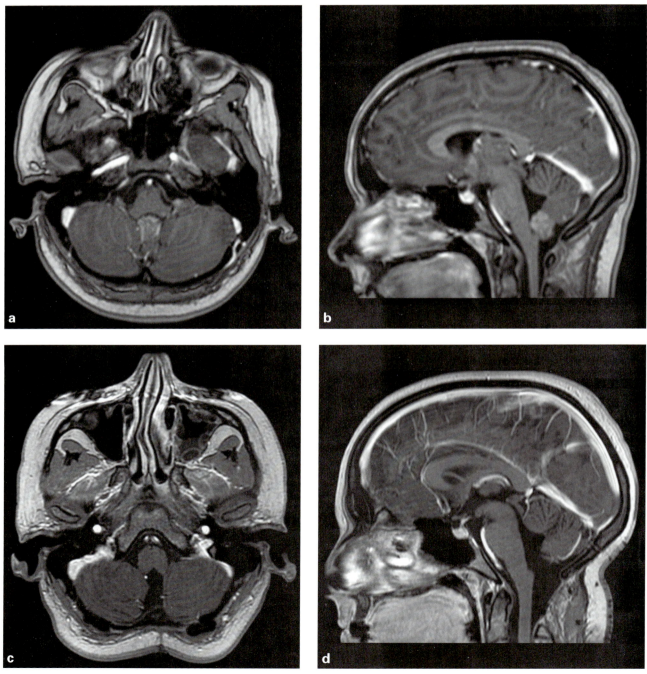

图 17.6　脉络丛乳头状瘤（a）轴位和（b）矢状位 T1 加权对比成像（MRIs）显示脉络丛乳头状瘤起源于第四脑室闩部。边界清楚的肿瘤均匀增强并没有脑侵袭的影像表现。术后（c）轴位和（d）矢状位 MRI 显示肿瘤已完全切除

然而，由于这些肿瘤血供丰富，GTR 可能是困难的。早期切断血供和肿瘤的大块切除可以帮助减少出血[125]。一些中心主张在术前栓塞肿瘤的血供或进行新辅助化疗[126, 127]。在患儿中，提供及时的容量补充以及术中充分的吸引以保持手术野的清晰是至关重要的。对 CPP 只进行 GTR 即可获得极好的效果[128]。通常对残留肿瘤进行监测，建议对复发或有进展的患者进行二次切除或放疗。

CPC 患者的 GTR 可能不足以治愈。与仅接受一次手术的患者相比，第二次手术被证明可以提高生存率。但是，尚不清楚当发现肿瘤有残留时或在肿瘤进展时，是否应在初次手术后接着进行第二次手术[115]。放射疗法已被证明可以改善大部切除的肿瘤患者以及老年患者的生存率。但是，由于 3 岁以下儿童放疗会产生神经心理后遗症，一般避免在婴幼儿中使用。

化学疗法已被证明可以改善 CPC 患者的生存率。Wrede 等[129]证实了化疗在大部切除患者中以及在实现 GTR 但未进行放射治疗的患者中有积极作用。对次全切病例的荟萃分析显示，患者接受化疗和放疗的总体 2 年生存率最高（63%），高于单独化疗（44.5%）或放疗（31.8%）。

患者结果

研究表明，CPP 患者仅进行 GTR 时，10 年生存率可高达 77%[114]。在 CPC 患者中，预后受切除范围和辅助治疗的影响。达到 GTR 可使 5 年总生存率达到 58.1%，而次全切除则为 20.9%[129]。当有明显肿瘤残留时，放化疗可使 2 年总生存率达到 63%。CPT-SIOP-2000 研究以最大限度地安全切除治疗脉络丛肿瘤。3 岁以上的患者、病理为 ACPP、有肿瘤残留、病理为 CPC 或有转移迹象的患者需接受辅助放化疗。39 例 CPP 患者的 5 年总生存率为 100%，24 例 ACPP 患者的则为 89%，29 例 CPC 患者为 36%[120]。

血管母细胞瘤

流行病学

血管母细胞瘤是良性血管病变，可散发于中枢神经系统（60%~75%）或与常染色体显性 Von Hippel-Lindau（VHL）综合征（25%~40%）相关[130]。血管母细胞瘤占全部原发性中枢神经系统肿瘤的 2%，最常见于小脑，其次是脑干、小脑脑桥角和幕上[131]。VHL 患者的临床表现包括视网膜血管瘤、肾细胞癌、嗜铬细胞瘤和腹部脏器内的囊肿。血管母细胞瘤更常见于成年人，30~50 岁发病率最高[132]。男性比女性更常见，比率为 1.3∶1~2∶1[133]。

5%~20% 的血管母细胞瘤发生在脑干，这些肿瘤通常累及第四脑室[134]。根据其位置分类：A 型是肿瘤附着在第肿四脑室底部，E 型是部分长入第四脑室底部，I 型是在延髓的髓内。在胎儿第三个月的时候，第四脑室血管母细胞瘤发生于后髓帆的血管间质板[135]。

病理生理学

血管母细胞瘤宏观上边界清晰，通常由一个实性血管瘤结节和一个包绕的囊组成[136]。囊内液体成分被认为是由壁瘤结节的血管渗漏形成的血清[137]。囊壁不是真正的上皮细胞壁，而是周围实质对囊肿液的反应而导致胶质细胞改变的结果[132]。在微观上，血管母细胞瘤由 4 种细胞类型组成：位于毛细血管腔内的内皮细胞、带有基底膜的周细胞、基质细胞和肥大细胞。在这些细胞类型中，仅基质细胞本质上是肿瘤，但其胚胎起源尚不清楚。

分子生物学

在散发性和家族性病例中，VHL 基因（染色体 3p25-26）的失活被认为是导致血管母细胞瘤形成的主要原因[138, 139]。VHL 蛋白（VHLp）具有肿瘤抑制功能，更具体地调节转录因子 HIF。VHLp 能在缺氧条件下有效的保留 HIF，从而导致血管生成和增殖的下游反应，但在常氧条件下会降低 HIF。然而，灭活的 VHLp 不能降低 HIF，因此该通路持续保持活性，导致肿瘤形成。此外，基质细胞被认为在 VHL 失活的情况下是不同的，能够向周围的内皮细胞发出旁分泌信号，这形成了血管母细胞瘤的独特结构。VHL 病患者在单个基因拷贝中具有种系突变，但是形成血管母细胞瘤需要在易感器官的野生型等位基因中进一步突变[140]。

临床表现

脑干血管母细胞瘤患者可以有脑积水的症状和体征，以及脑神经缺损（球功能障碍）或锥体征。侵及闩部的肿瘤可影响其深方的迷走神经核，导致厌食、体重减轻和胃痛等症状[141]。由于这些肿瘤生长缓慢，因此症状通常会缓慢进展，但急性发作的神经功能障碍可能提示出血。40% 的患者存在红细胞增多症是血管母细胞瘤的独特临床特征，这是由于基质细胞分泌促红细胞生成素所致[142]。

围手术期评估

CT 和 MRI 显示一个增强的瘤结节，并有典型的非增强的囊性成分。脑干血管母细胞瘤以实性为主，囊性成分很少（图 17.7）。术前血管造影可以帮助描述这些肿瘤的供血和引流，一些中心主张进行术前血管内栓塞[143]。

管理

配有精细术后护理的显微外科手术是脑干血管母细胞瘤的主要治疗方法[134, 135, 141]。对于有症状的患者，手术适应证很明确。对于无症状患者，干预时机不明确。但是，已有研究表明，大型脑干血管母细胞瘤（> $245mm^3$）或每月生长速度大于 $14mm^3$ 的患者出现症状的可能性很高[144]。由于血管母细胞瘤的复发率很高，并且其生长模式是间歇性的。因此，如果用影像学增长的阈值标准作为手术指征，可以避免进行大量的手术干预。

关于手术，在大多数情况下可以在肿瘤和脑干之间划定清楚的边界，从而便于切除。可以沿周边切除肿瘤以减少其血供来控制出血[134]。保留引流静脉直至切断动脉血供，这对防止术中肿瘤肿胀至关重要。术中监测有助于安全的手术切除。

尤其在手术过程中可能发生血压不稳和心动过缓，可能需要药物干预[141]。术后注意监测球麻痹及呼吸功能障碍，对于避免吸入性肺炎很重要。尽管立体定向放射外科已用于大脑其他区域的血管母细胞瘤，但在脑干区血管母细胞瘤的使用经验有限，由于该区域功能至关重要，致使在这种情况下使用缺乏指导原则[141, 145]。

皮样囊肿和表皮样囊肿

流行病学

皮样和表皮样囊肿是先天性良性病变，占脑肿瘤的 1%。皮样囊肿由真皮和表皮组织组成，而表皮样囊肿不包含真皮成分。这两种类型的肿瘤是由于在胚胎发育过程中，外胚层母细胞仍然存留在于神经管中所致[149]。皮样囊肿的特征是沿神经轴中线位置分布。虽然皮样囊肿主要发生在幕上，但也可以出现在幕下，包括第四脑室和脑干[150, 151]。表皮样囊肿最常见于小脑脑桥角和第四脑室。表皮样肿瘤呈蜡白色外观，这是由于其浅层角质化的层状鳞状上皮脱落所致。在内部，它们由含有碎屑、角蛋白、水和胆固醇的囊性液体组成[152]。表皮样肿瘤通常沿 CSF 通路生长，并逐渐包裹周围的神经血管结构。

临床表现

由于这些病变生长缓慢，通常 30~40 岁发病，但是解剖位置可能会影响其发展[153]。肿瘤通常伴有真皮窦道（向前至鞍区或后至枕骨隆突）和 Klippel-Feil 综合征[151, 154-156]。

在出现占位效应和脑积水症状之前，患者可能会出现感染或皮肤窦道分泌物[153]。无菌性脑膜炎也很常见，其原因是囊破裂囊液渗入蛛网膜下腔[149]。这也可能引起脑积水。

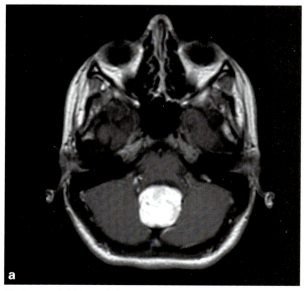
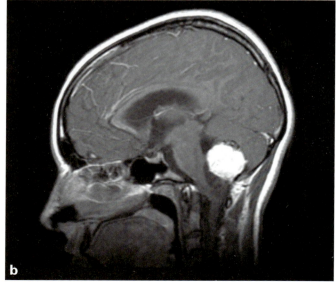

图 17.7 血管母细胞瘤。（a）轴位和（b）矢状 T1 加权对比增强磁共振成像（MRI）显示一个实性的明显增强的第四脑室血管母细胞瘤。（b）矢状位 MRI 上可以看到肿瘤上方的流空。这些流空代表了扩张的供血和引流血管

管理和患者结果

手术全切除可以治愈；但是，由于肿瘤包膜与周围神经组织之间存在明显的粘连，这种方法可能不可行。在这种情况下，建议保守切除[150]。

其他肿瘤

起源于脑干的背部外生型肿瘤向后突出，充满第四脑室（图 17.8）。这些肿瘤通常有一个低级别的组织学，属于毛细胞型星形细胞瘤或神经节胶质瘤，它们起源于室管膜下的胶质组织[157]。手术切除这些肿瘤的挑战是肿瘤缺乏与第四脑室底部清晰的界面。因此，很少实现 GTR。尽管如此，次全切除术和脑脊液分流相结合可以达到 90% 以上的长期存活[158, 159]。可以通过再次切除或局部放疗来控制肿瘤复发。

重要的是区分第四脑室的其他少见肿瘤，如脑膜瘤和室管膜下瘤。脑室内脑膜瘤是少见的，占脑室内肿瘤的 0.5%~3%。其中，只有 6% 发生在第四脑室[160]。第四脑室脑膜瘤主要来自脉络丛或下方脉络膜。但是，它们可以延伸到后颅窝。可以相对较低风险的进行手术切除[161]。

在成人中，第四脑室室管膜下瘤占所有肿瘤的不到 1%。它们大多见于 40~60 岁的成年人，男性多于女性。这些肿瘤可出现在第四脑室底的尾侧、顶部和外侧隐窝[162]。手术切除可以实现肿瘤的长期控制，尤其是肿瘤很小时[163, 164]。

■ 结论

第四脑室的肿瘤是一组有趣的肿瘤，涵盖了从良性到具有转移潜力的高度恶性肿瘤。术前根据临床症状、体征和神经影像可提供重要的诊断线索。手术是治疗这些肿瘤的主要方法。前文提到的神经外科辅助工具——神经导航、术中神经监测和显微神经外科技术使得这些病变的切除成为可能，并有望获得良好的预后。针对这些肿瘤的分子诊断技术正在迅速发展，为未来的更高水平的靶向化疗提供了希望。尽管放疗为许多患有第四脑室恶性肿瘤的患者提供了重要的治疗方法，但是放疗对正在发育的中枢神经系统有影响，除非绝对需要，否则不使用该疗法。未来，随着这些肿瘤诊断和治疗手段的发展，可能会进一步改善患者的预后。

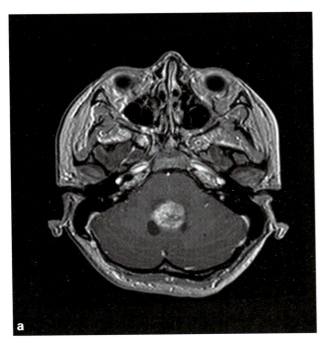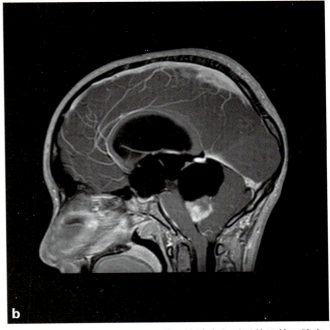

图 17.8 背侧外生型脑干肿瘤。（a）轴位和（b）矢状位 T1 加权对比增强磁共振成像，显示增强的肿瘤向后延伸至第四脑室，阻碍了脑脊液流入中央管，并导致脑积水。这些肿瘤与第四脑室底部边界不清，限制了手术切除的范围

参考文献

[1] Fisher PG, Tihan T, Goldthwaite PT, et al. Outcome analysis of childhood low-grade astrocytomas. Pediatr Blood Cancer 2008;51(2):245–250.

[2] Bonfield CM, Steinbok P. Pediatric cerebellar astrocytoma: a review. Childs Nerv Syst 2015;31(10):1677–1685.

[3] Lin CT, Riva-Cambrin JK. Management of posterior fossa tumors and hydrocephalus in children: a review. Childs Nerv Syst 2015;31(10): 1781–1789.

[4] Ellenbogen RG, Sekhar LN, Kitchen ND, eds. Principles of Neurological Surgery. 4th ed. Philadelphia, PA: Elsevier; 2018.

[5] Matsushima T, Rhoton AL Jr, Lenkey C. Microsurgery of the fourth ventricle: part 1. Microsurgical anatomy. Neurosurgery 1982;11(5):631–667.

[6] Mussi AC, Rhoton AL Jr. Telovelar approach to the fourth ventricle: microsurgical anatomy. J Neurosurg 2000;92(5):812–823.

[7] Mussi AC, Matushita H, Andrade FG, Rhoton AL. Surgical approaches to IV ventricle—anatomical study. Childs Nerv Syst 2015;31(10):1807–1814.

[8] Deshmukh VR, Figueiredo EG, Deshmukh P, Crawford NR, Preul MC, Spetzler RF. Quantification and comparison of telovelar and transvermian approaches to the fourth ventricle. Neurosurgery 2006;58(4, Suppl 2):ONS-202–ONS-206, discussion ONS-206–ONS-207.

[9] Gelabert-González M, Fernández-Villa J. Mutism after posterior fossa surgery: review of the literature. Clin Neurol Neurosurg 2001; 103(2):111–114.

[10] Gudrunardottir T, Sehested A, Juhler M, Schmiegelow K. Cerebellar mutism: review of the literature. Childs Nerv Syst 2011;27(3):355–363.

[11] Wells EM, Walsh KS, Khademian ZP, Keating RF, Packer RJ. The cerebellar mutism syndrome and its relation to cerebellar cognitive function and the cerebellar cognitive affective disorder. Dev Disabil Res Rev 2008; 14(3):221–228.

[12] Schmahmann JD. Disorders of the cerebellum: ataxia, dysmetria of thought, and the cerebellar cognitive affective syndrome. J Neuropsychiatry Clin Neurosci 2004;16(3):367–378.

[13] Puget S, Boddaert N, Viguier D, et al. Injuries to inferior vermis and dentate nuclei predict poor neurological and neuropsychological outcome in children with malignant posterior fossa tumors. Cancer 2009; 115(6):1338–1347.

[14] Schmahmann JD, Pandya DN. Disconnection syndromes of basal ganglia, thalamus, and cerebrocerebellar systems. Cortex 2008;44(8): 1037–1066.

[15] Riva-Cambrin J, Detsky AS, Lamberti-Pasculli M, et al. Predicting postresection hydrocephalus in pediatric patients with posterior fossa tumors. J Neurosurg Pediatr 2009;3(5):378–385.

[16] Ning MS, Perkins SM, Dewees T, Shinohara ET. Evidence of high mortality in long term survivors of childhood medulloblastoma. J Neurooncol 2015;122(2):321–327.

[17] Ostrom QT, Gittleman H, Fulop J, et al. CBTRUS Statistical Report: Primary Brain and Central Nervous System Tumors Diagnosed in the United States in 2008–2012. Neuro Oncol 2015;17(Suppl 4):iv1–iv62.

[18] Evans G, Burnell L, Campbell R, Gattamaneni HR, Birch J. Congenital anomalies and genetic syndromes in 173 cases of medulloblastoma. Med Pediatr Oncol 1993;21(6):433–434.

[19] Bailey P. Medulloblastoma cerebelli. Arch Neurol Psychiatry 1925; 14:192–224.

[20] Kool M, Korshunov A, Remke M, et al. Molecular subgroups of medulloblastoma: an international meta-analysis of transcriptome, genetic aberrations, and clinical data of WNT, SHH, group 3, and group 4 medulloblastomas. Acta Neuropathol 2012;123(4):473–484.

[21] Gilbertson RJ, Ellison DW. The origins of medulloblastoma subtypes. Annu Rev Pathol 2008;3:341–365.

[22] McManamy CS, Pears J, Weston CL, et al; Clinical Brain Tumour Group. Nodule formation and desmoplasia in medulloblastomas-defining the nodular/desmoplastic variant and its biological behavior. Brain Pathol 2007;17(2):151–164.

[23] Di Martino G, Guadagno E, Del Basso De Caro ML. Medulloblastoma: pathology. In: Özek MM, Cinalli G, Maixner W, Sainte-Rose C, eds. Posterior Fossa Tumors in Children. Basel, Switzerland: Springer International Publishing; 2015:333–347.

[24] Ellison D. Classifying the medulloblastoma: insights from morphology and molecular genetics. Neuropathol Appl Neurobiol 2002;28(4): 257–282.

[25] Brown HG, Kepner JL, Perlman EJ, et al. "Large cell/anaplastic" medulloblastomas: a Pediatric Oncology Group Study. J Neuropathol Exp Neurol 2000;59(10):857–865.

[26] Louis DN, Perry A, Reifenberger G, et al. The 2016 World Health Organization Classification of Tumors of the Central Nervous System: a summary. Acta Neuropathol 2016;131(6):803–820.

[27] Taylor MD, Northcott PA, Korshunov A, et al. Molecular subgroups of medulloblastoma: the current consensus. Acta Neuropathol 2012;123(4):465–472.

[28] Northcott PA, Korshunov A, Witt H, et al. Medulloblastoma comprises four distinct molecular variants. J Clin Oncol 2011;29(11):1408–1414.

[29] Ramaswamy V, Remke M, Bouffet E, et al. Risk stratification of childhood medulloblastoma in the molecular era: the current consensus. Acta Neuropathol 2016;131(6):821–831.

[30] Coluccia D, Figuereido C, Isik S, Smith C, Rutka JT. Medulloblastoma: tumor biology and relevance to treatment and prognosis paradigm. Curr Neurol Neurosci Rep 2016;16(5):43.

[31] Park TS, Hoffman HJ, Hendrick EB, Humphreys RP, Becker LE. Medulloblastoma: clinical presentation and management: experience at the Hospital for Sick Children, Toronto, 1950–1980. J Neurosurg 1983;58(4):543–552.

[32] Schneider C, Ramaswamy V, Kulkarni AV, et al. Clinical implications of medulloblastoma subgroups: incidence of CSF diversion surgery. J Neurosurg Pediatr 2015;15(3):236–242.

[33] Tortori-Donati P, Fondelli MP, Rossi A, et al. Medulloblastoma in children: CT and MRI findings. Neuroradiology 1996;38(4):352–359.

[34] Kann BH, Park HS, Lester-Coll NH, et al. Postoperative radiotherapy patterns of care and survival implications for medulloblastoma in young children. JAMA Oncol 2016;2(12):1574–1581.

[35] Thompson EM, Hielscher T, Bouffet E, et al. Prognostic value of medulloblastoma extent of resection after accounting for molecular subgroup: a retrospective integrated clinical and molecular analysis. Lancet Oncol 2016;17(4):484–495.

[36] Robinson GW, Orr BA, Wu G, et al. Vismodegib exerts targeted efficacy against recurrent sonic hedgehog-subgroup medulloblastoma: results from phase II Pediatric Brain Tumor Consortium studies PBTC-025B and PBTC-032. J Clin Oncol 2015;33(24):2646–2654.

[37] Northcott PA, Pfister SM, Jones DT. Next-generation (epi) genetic drivers of childhood brain tumours and the outlook for targeted therapies. Lancet Oncol 2015;16(6):e293–e302.

[38] American Society of Clinical Oncology. Medulloblastoma Childhood Statistics. https://www.cancer.net/cancer-types/medulloblastoma-childhood/statistics. Accessed September 5, 2018.

[39] Adamski J, Ramaswamy V, Huang A, Bouffet E. Advances in managing medulloblastoma and intracranial primitive neuro-ectodermal tumors. F1000Prime Rep 2014;6:56.

[40] Lin FY, Chintagumpala M. Advances in management of pediatric ependymomas. Curr Oncol Rep 2015;17(10):47.

[41] Asaid M, Preece PD, Rosenthal MA, Drummond KJ. Ependymoma in adults: local experience with an uncommon tumour. J Clin Neurosci 2015;22(9):1392–1396.

[42] Dorfer C, Tonn J, Rutka JT. Ependymoma: a heterogeneous tumor of uncertain origin and limited therapeutic options. Handb Clin Neurol 2016;134:417–431.

[43] Taylor MD, Poppleton H, Fuller C, et al. Radial glia cells are candidate stem cells of ependymoma. Cancer Cell 2005;8(4):323–335.

[44] Wu J, Armstrong TS, Gilbert MR. Biology and management of ependymomas. Neuro Oncol 2016;18(7):902–913.

[45] Parker M, Mohankumar KM, Punchihewa C, et al. C11orf95-RELA fusions drive oncogenic NF-κB signalling in ependymoma. Nature 2014;506(7489):451–455.

[46] Witt H, Mack SC, Ryzhova M, et al. Delineation of two clinically and molecularly distinct subgroups of posterior fossa ependymoma. Cancer Cell 2011;20(2):143–157.

[47] Pajtler KW, Witt H, Sill M, et al. Molecular classification of ependymal tumors across all CNS compartments, histopathological grades, and age groups. Cancer Cell 2015;27(5):728–743.

[48] Rogers HA, Kilday JP, Mayne C, et al. Supratentorial and spinal pediatric ependymomas display a hypermethylated phenotype which includes the loss of tumor suppressor genes involved in the control of cell growth and death. Acta Neuropathol 2012;123(5):711–725.

[49] Kilday JP, Mitra B, Domerg C, et al. Copy number gain of 1q25 predicts poor progression-free survival for pediatric intracranial ependymomas and enables patient risk stratification: a prospective European clinical trial cohort analysis on behalf of the Children's Cancer Leukaemia Group (CCLG), Societe Francaise d'Oncologie Pediatrique (SFOP), and International

Society for Pediatric Oncology (SIOP). Clin Cancer Res 2012;18(7):2001–2011.

[50] Hoffman LM, Salloum R, Fouladi M. Molecular biology of pediatric brain tumors and impact on novel therapies. Curr Neurol Neurosci Rep 2015;15(4):10.

[51] Araki A, Chocholous M, Gojo J, et al. Chromosome 1q gain and tenascin-C expression are candidate markers to define different risk groups in pediatric posterior fossa ependymoma. Acta Neuropathol Commun 2016;4(1):88.

[52] Ikezaki K, Matsushima T, Inoue T, Yokoyama N, Kaneko Y, Fukui M. Correlation of microanatomical localization with postoperative survival in posterior fossa ependymomas. Neurosurgery 1993;32(1):38–44.

[53] U-King-Im JM, Taylor MD, Raybaud C. Posterior fossa ependymomas: new radiological classification with surgical correlation. Childs Nerv Syst 2010;26(12):1765–1772.

[54] Cage TA, Clark AJ, Aranda D, et al. A systematic review of treatment outcomes in pediatric patients with intracranial ependymomas. J Neurosurg Pediatr 2013;11(6):673–681.

[55] Gilbert MR, Ruda R, Soffietti R. Ependymomas in adults. Curr Neurol Neurosci Rep 2010;10(3):240–247.

[56] Winkler EA, Birk H, Safaee M, et al. Surgical resection of fourth ventricular ependymomas: case series and technical nuances. J Neurooncol 2016;130(2):341–349.

[57] Thompson YY, Ramaswamy V, Diamandis P, Daniels C, Taylor MD. Posterior fossa ependymoma: current insights. Childs Nerv Syst 2015;31(10):1699–1706.

[58] Bouffet E, Hawkins CE, Ballourah W, et al. Survival benefit for pediatric patients with recurrent ependymoma treated with reirradiation. Int J Radiat Oncol Biol Phys 2012;83(5):1541–1548.

[59] Vera-Bolanos E, Aldape K, Yuan Y, et al; CERN Foundation. Clinical course and progression-free survival of adult intracranial and spinal ependymoma patients. Neuro Oncol 2015;17(3):440–447.

[60] Ramaswamy V, Hielscher T, Mack SC, et al. Therapeutic impact of cytoreductive surgery and irradiation of posterior fossa ependymoma in the molecular era: a retrospective multicohort analysis. J Clin Oncol 2016;34(21):2468–2477.

[61] Merchant TE, Mulhern RK, Krasin MJ, et al. Preliminary results from a phase II trial of conformal radiation therapy and evaluation of radiationrelated CNS effects for pediatric patients with localized ependymoma. J Clin Oncol 2004;22(15):3156–3162.

[62] MacDonald SM, Sethi R, Lavally B, et al. Proton radiotherapy for pediatric central nervous system ependymoma: clinical outcomes for 70 patients. Neuro Oncol 2013;15(11):1552–1559.

[63] Strother DR, Lafay-Cousin L, Boyett JM, et al. Benefit from prolonged dose-intensive chemotherapy for infants with malignant brain tumors is restricted to patients with ependymoma: a report of the Pediatric Oncology Group randomized controlled trial 9233/34. Neuro Oncol 2014;16(3):457–465.

[64] Grundy RG, Wilne SA, Weston CL, et al; Children's Cancer and Leukaemia Group (formerly UKCCSG) Brain Tumour Committee. Primary postoperative chemotherapy without radiotherapy for intracranial ependymoma in children: the UKCCSG/SIOP prospective study. Lancet Oncol 2007;8(8):696–705.

[65] Mack SC, Witt H, Piro RM, et al. Epigenomic alterations define lethal CIMP-positive ependymomas of infancy. Nature 2014;506(7489):445–450.

[66] Pollack IF, Jakacki RI, Butterfield LH, et al. Immune responses and outcome after vaccination with glioma-associated antigen peptides and poly-ICLC in a pilot study for pediatric recurrent low-grade gliomas. Neuro Oncol 2016;18(8):1157–1168.

[67] Louis DN, Ohgaki H, Wiestler OD, et al. The 2007 WHO classification of tumours of the central nervous system. Acta Neuropathol 2007;114(2):97–109.

[68] Weeks A, Fallah A, Rutka JT. Posterior fossa and brainstem tumors in children. In: Ellenbogen RG, Sekhar LN, Kitchen ND, eds. Principles of Neurological Surgery. Philadelphia, PA: Elsevier; 2012:169–185.

[69] Koeller KK, Rushing EJ. From the archives of the AFIP: pilocytic astrocytoma: radiologic-pathologic correlation. Radiographics 2004;24(6):1693–1708.

[70] Kleihues P, Cavenee WK; International Agency for Research on Cancer. Genetics of Tumours of the Nervous System: WHO Classification of Tumours. 3rd ed. Lyon, France: IARC; 2000.

[71] Masliah-Planchon J, Garinet S, Pasmant E. RAS-MAPK pathway epigenetic activation in cancer: miRNAs in action. Oncotarget 2016;7(25):38892–38907.

[72] Sievert AJ, Jackson EM, Gai X, et al. Duplication of 7q34 in pediatric lowgrade astrocytomas detected by high-density single-nucleotide polymorphism-based genotype arrays results in a novel BRAF fusion gene. Brain Pathol 2009;19(3):449–458.

[73] Jones DT, Kocialkowski S, Liu L, et al. Tandem duplication producing a novel oncogenic BRAF fusion gene defines the majority of pilocytic astrocytomas. Cancer Res 2008;68(21):8673–8677.

[74] Kilday JP, Bartels UK, Bouffet E. Targeted therapy in pediatric low-grade glioma. Curr Neurol Neurosci Rep 2014;14(4):441.

[75] Davis CH, Joglekar VM. Cerebellar astrocytomas in children and young adults. J Neurol Neurosurg Psychiatry 1981;44(9):820–828.

[76] Murray RD, Penar PL, Filippi CG, Tarasiewicz I. Radiographically distinct variant of pilocytic astrocytoma: a case series. J Comput Assist Tomogr 2011;35(4):495–497.

[77] Pencalet P, Maixner W, Sainte-Rose C, et al. Benign cerebellar astrocytomas in children. J Neurosurg 1999;90(2):265–273.

[78] Beni-Adani L, Gomori M, Spektor S, Constantini S. Cyst wall enhancement in pilocytic astrocytoma: neoplastic or reactive phenomena. Pediatr Neurosurg 2000;32(5):234–239.

[79] Sievert AJ, Fisher MJ. Pediatric low-grade gliomas. J Child Neurol 2009;24(11):1397–1408.

[80] Steinbok P, Mangat JS, Kerr JM, et al. Neurological morbidity of surgical resection of pediatric cerebellar astrocytomas. Childs Nerv Syst 2013;29(8):1269–1275.

[81] Steinbok P, Poskitt K, Hendson G. Spontaneous regression of cerebellar astrocytoma after subtotal resection. Childs Nerv Syst 2006;22(6):572–576.

[82] Due-Tønnessen BJ, Lundar T, Egge A, Scheie D. Neurosurgical treatment of low-grade cerebellar astrocytoma in children and adolescents: a single consecutive institutional series of 100 patients. J Neurosurg Pediatr 2013;11(3):245–249.

[83] Dodgshun AJ, Maixner WJ, Hansford JR, Sullivan MJ. Low rates of recurrence and slow progression of pediatric pilocytic astrocytoma after gross-total resection: justification for reducing surveillance imaging. J Neurosurg Pediatr 2016;17(5):569–572.

[84] Packer RJ, Ater J, Allen J, et al. Carboplatin and vincristine chemotherapy for children with newly diagnosed progressive low-grade gliomas. J Neurosurg 1997;86(5):747–754.

[85] Lafay-Cousin L, Sung L, Carret AS, et al. Carboplatin hypersensitivity reaction in pediatric patients with low-grade glioma: a Canadian Pediatric Brain Tumor Consortium experience. Cancer 2008;112(4):892–899.

[86] Shah AC, Minturn JE, Li Y, et al. Carboplatin rechallenge after hypersensitivity reactions in pediatric patients with low-grade glioma. Pediatr Blood Cancer 2016;63(1):21–26.

[87] Pollack IF, Claassen D, al-Shboul Q, Janosky JE, Deutsch M. Low-grade gliomas of the cerebral hemispheres in children: an analysis of 71 cases. J Neurosurg 1995;82(4):536–547.

[88] Garcia DM, Marks JE, Latifi HR, Kliefoth AB. Childhood cerebellar astrocytomas: is there a role for postoperative irradiation? Int J Radiat Oncol Biol Phys 1990;18(4):815–818.

[89] Krishnatry R, Zhukova N, Guerreiro Stucklin AS, et al. Clinical and treatment factors determining long-term outcomes for adult survivors of childhood low-grade glioma: a population-based study. Cancer 2016;122(8):1261–1269.

[90] Kieran MW. Targeting BRAF in pediatric brain tumors. Am Soc Clin Oncol Educ Book 2014;e436–e440.

[91] Karajannis MA, Legault G, Fisher MJ, et al. Phase II study of sorafenib in children with recurrent or progressive low-grade astrocytomas. Neuro Oncol 2014;16(10):1408–1416.

[92] Ogiwara H, Bowman RM, Tomita T. Long-term follow-up of pediatric benign cerebellar astrocytomas. Neurosurgery 2012;70(1):40–47, discussion 47–48.

[93] Fisher BJ, Leighton CC, Vujovic O, Macdonald DR, Stitt L. Results of a policy of surveillance alone after surgical management of pediatric low grade gliomas. Int J Radiat Oncol Biol Phys 2001;51(3):704–710.

[94] Villarejo F, de Diego JM, de la Riva AG. Prognosis of cerebellar astrocytomas in children. Childs Nerv Syst 2008;24(2):203–210.

[95] Hawkins C, Walker E, Mohamed N, et al. BRAF-KIAA1549 fusion predicts better clinical outcome in pediatric low-grade astrocytoma. Clin Cancer Res 2011;17(14):4790–4798.

[96] Ginn KF, Gajjar A. Atypical teratoid rhabdoid tumor: current therapy and future directions. Front Oncol 2012;2:114.

[97] Frühwald MC, Biegel JA, Bourdeaut F, Roberts CW, Chi SN. Atypical teratoid/rhabdoid tumors-current concepts, advances in biology, and potential future therapies. Neuro Oncol 2016;18(6):764–778.

[98] Wu WW, Bi WL, Kang YJ, et al. Adult atypical teratoid/rhabdoid tumors. World Neurosurg 2016;85:197–204.

[99] Seeringer A, Reinhard H, Hasselblatt M, et al. Synchronous congenital malignant rhabdoid tumor of the orbit and

atypical teratoid/rhabdoid tumor—feasibility and efficacy of multimodal therapy in a long-term survivor. Cancer Genet 2014;207(9):429–433.

[100] Rorke LB, Packer RJ, Biegel JA. Central nervous system atypical teratoid/rhabdoid tumors of infancy and childhood: definition of an entity. J Neurosurg 1996;85(1):56–65.

[101] Sandberg AA, Stone JF. Atypical teratoid/rhabdoid tumors of the central nervous system. In: Sandberg AA, Stone JF. The Genetics and Molecular Biology of Neural Tumors. Totowa, NJ: Humana Press; 2008:213–231.

[102] Jackson EM, Sievert AJ, Gai X, et al. Genomic analysis using high-density single nucleotide polymorphism-based oligonucleotide arrays and multiplex ligation-dependent probe amplification provides a comprehensive analysis of INI1/SMARCB1 in malignant rhabdoid tumors. Clin Cancer Res 2009;15(6):1923–1930.

[103] Judkins AR, Mauger J, Ht A, Rorke LB, Biegel JA. Immunohistochemical analysis of hSNF5/INI1 in pediatric CNS neoplasms. Am J Surg Pathol 2004;28(5):644–650.

[104] Johann PD, Erkek S, Zapatka M, et al. Atypical teratoid/rhabdoid tumors are comprised of three epigenetic subgroups with distinct enhancer landscapes. Cancer Cell 2016;29(3):379–393.

[105] DiPatri AJ Jr, Sredni ST, Grahovac G, Tomita T. Atypical teratoid rhabdoid tumors of the posterior fossa in children. Childs Nerv Syst 2015;31(10):1717–1728.

[106] Jin B, Feng XY. MRI features of atypical teratoid/rhabdoid tumors in children. Pediatr Radiol 2013;43(8):1001–1008.

[107] Lafay-Cousin L, Hawkins C, Carret AS, et al. Central nervous system atypical teratoid rhabdoid tumours: the Canadian Paediatric Brain Tumour Consortium experience. Eur J Cancer 2012;48(3): 353–359.

[108] Buscariollo DL, Park HS, Roberts KB, Yu JB. Survival outcomes in atypical teratoid rhabdoid tumor for patients undergoing radiotherapy in a Surveillance, Epidemiology, and End Results analysis. Cancer 2012;118(17):4212–4219.

[109] Pai Panandiker AS, Merchant TE, Beltran C, et al. Sequencing of local therapy affects the pattern of treatment failure and survival in children with atypical teratoid rhabdoid tumors of the central nervous system. Int J Radiat Oncol Biol Phys 2012;82(5):1756–1763.

[110] Kralik SF, Ho CY, Finke W, Buchsbaum JC, Haskins CP, Shih CS. Radiation necrosis in pediatric patients with brain tumors treated with proton radiotherapy. AJNR Am J Neuroradiol 2015;36(8):1572–1578.

[111] McGovern SL, Okcu MF, Munsell MF, et al. Outcomes and acute toxicities of proton therapy for pediatric atypical teratoid/rhabdoid tumor of the central nervous system. Int J Radiat Oncol Biol Phys 2014;90(5):1143–1152.

[112] Packer RJ, Biegel JA, Blaney S, et al. Atypical teratoid/rhabdoid tumor of the central nervous system: report on workshop. J Pediatr Hematol Oncol 2002;24(5):337–342.

[113] Chi SN, Zimmerman MA, Yao X, et al. Intensive multimodality treatment for children with newly diagnosed CNS atypical teratoid rhabdoid tumor. J Clin Oncol 2009;27(3):385–389.

[114] Wolff JE, Sajedi M, Brant R, Coppes MJ, Egeler RM. Choroid plexus tumours. Br J Cancer 2002;87(10):1086–1091.

[115] Sun MZ, Oh MC, Ivan ME, et al. Current management of choroid plexus carcinomas. Neurosurg Rev 2014;37(2):179–192, discussion 192.

[116] Shi YZ, Wang ZQ, Xu YM, Lin YF. MR findings of primary choroid plexus papilloma of the cerebellopontine angle: report of three cases and literature reviews. Clin Neuroradiol 2014;24(3):263–267.

[117] Gozali AE, Britt B, Shane L, et al. Choroid plexus tumors; management, outcome, and association with the Li-Fraumeni syndrome: the Children's Hospital Los Angeles (CHLA) experience, 1991–2010. Pediatr Blood Cancer 2012;58(6):905–909.

[118] Gaudio RM, Tacconi L, Rossi ML. Pathology of choroid plexus papillomas: a review. Clin Neurol Neurosurg 1998;100(3):165–186.

[119] Safaee M, Oh MC, Bloch O, et al. Choroid plexus papillomas: advances in molecular biology and understanding of tumorigenesis. Neuro Oncol 2013;15(3):255–267.

[120] Wrede B, Hasselblatt M, Peters O, et al. Atypical choroid plexus papilloma: clinical experience in the CPT-SIOP-2000 study. J Neurooncol 2009;95(3):383–392.

[121] Thomas C, Ruland V, Kordes U, et al. Pediatric atypical choroid plexus papilloma reconsidered: increased mitotic activity is prognostic only in older children. Acta Neuropathol 2015;129(6):925–927.

[122] Merino DM, Shlien A, Villani A, et al. Molecular characterization of choroid plexus tumors reveals novel clinically relevant subgroups. Clin Cancer Res 2015;21(1):184–192.

[123] Thomas C, Sill M, Ruland V, et al. Methylation profiling of choroid plexus tumors reveals 3 clinically distinct subgroups. Neuro Oncol 2016;18(6):790–796.

[124] Ogiwara H, Dipatri AJ Jr, Alden TD, Bowman RM, Tomita T. Choroid plexus tumors in pediatric patients. Br J Neurosurg 2012;26(1):32–37.

[125] Menon G, Nair SN, Baldawa SS, Rao RB, Krishnakumar KP, Gopalakrishnan CV. Choroid plexus tumors: an institutional series of 25 patients. Neurol India 2010;58(3):429–435.

[126] Haliasos N, Brew S, Robertson F, Hayward R, Thompson D, Chakraborty A. Pre-operative embolisation of choroid plexus tumours in children. Part II. Observations on the effects on CSF production. Childs Nerv Syst 2013;29(1):71–76.

[127] Schneider C, Kamaly-Asl I, Ramaswamy V, et al. Neoadjuvant chemotherapy reduces blood loss during the resection of pediatric choroid plexus carcinomas. J Neurosurg Pediatr 2015;16(2):126–133.

[128] Bettegowda C, Adogwa O, Mehta V, et al. Treatment of choroid plexus tumors: a 20-year single institutional experience. J Neurosurg Pediatr 2012;10(5):398–405.

[129] Wrede B, Liu P, Wolff JE. Chemotherapy improves the survival of patients with choroid plexus carcinoma: a meta-analysis of individual cases with choroid plexus tumors. J Neurooncol 2007;85(3):345–351.

[130] Patiroglu T, Sarici D, Unal E, et al. Cerebellar hemangioblastoma associated with diffuse neonatal hemangiomatosis in an infant. Childs Nerv Syst 2012;28(10):1801–1805.

[131] Le Reste PJ, Henaux PL, Morandi X, Carsin-Nicol B, Brassier G, Riffaud L. Sporadic intracranial haemangioblastomas: surgical outcome in a single institution series. Acta Neurochir (Wien) 2013;155(6):1003–1009, discussion 1009.

[132] Hussein MR. Central nervous system capillary haemangioblastoma: the pathologist's viewpoint. Int J Exp Pathol 2007;88(5):311–324.

[133] Vates GE, Auguste KI, Berger MS. Hemangioblastomas. In: Berger MS, Prados MD, eds. Textbook of Neuro-Oncology. Philadelphia, PA: Elsevier; 2005:294–300.

[134] Agrawal A, Kakani A, Vagh SJ, Hiwale KM, Kolte G. Cystic hemangioblastoma of the brainstem. J Neurosci Rural Pract 2010;1(1):20–22.

[135] Fukushima T, Sakamoto S, Iwaasa M, et al. Intramedullary hemangioblastoma of the medulla oblongata—two case reports and review of the literature. Neurol Med Chir (Tokyo) 1998;38(8):489–498.

[136] Conway JE, Chou D, Clatterbuck RE, Brem H, Long DM, Rigamonti D. Hemangioblastomas of the central nervous system in von Hippel-Lindau syndrome and sporadic disease. Neurosurgery 2001;48(1):55–62, discussion 62–63.

[137] Gläsker S, Vortmeyer AO, Lonser RR, et al. Proteomic analysis of hemangioblastoma cyst fluid. Cancer Biol Ther 2006;5(5):549–553.

[138] Shankar GM, Taylor-Weiner A, Lelic N, et al. Sporadic hemangioblastomas are characterized by cryptic VHL inactivation. Acta Neuropathol Commun 2014;2:167.

[139] Dwyer DC, Tu RK. Genetics of von Hippel-Lindau disease. AJNR Am J Neuroradiol 2017;38(3):469–470.

[140] Shanbhogue KP, Hoch M, Fatterpaker G, Chandarana H. Von Hippel-Lindau disease: review of genetics and imaging. Radiol Clin North Am 2016;54(3):409–422.

[141] Pavesi G, Berlucchi S, Munari M, Manara R, Scienza R, Opocher G. Clinical and surgical features of lower brain stem hemangioblastomas in von Hippel-Lindau disease. Acta Neurochir (Wien) 2010;152(2):287–292.

[142] So CC, Ho LC. Polycythemia secondary to cerebellar hemangioblastoma. Am J Hematol 2002;71(4):346–347.

[143] Wu P, Liang C, Wang Y, et al. Microneurosurgery in combination with endovascular embolisation in the treatment of solid haemangioblastoma in the dorsal medulla oblongata. Clin Neurol Neurosurg 2013;115(6):651–657.

[144] Ammerman JM, Lonser RR, Dambrosia J, Butman JA, Oldfield EH. Long-term natural history of hemangioblastomas in patients with von Hippel-Lindau disease: implications for treatment. J Neurosurg 2006;105(2):248–255.

[145] Asthagiri AR, Mehta GU, Zach L, et al. Prospective evaluation of radiosurgery for hemangioblastomas in von Hippel-Lindau disease. Neuro Oncol 2010;12(1):80–86.

[146] Liu X, Zhang Y, Hui X, et al. Surgical management of medulla oblongata hemangioblastomas in one institution: an analysis of 62 cases. Int J Clin Exp Med 2015;8(4):5576–5590.

[147] Zhou LF, Du G, Mao Y, Zhang R. Diagnosis and surgical treatment of brainstem hemangioblastomas. Surg Neurol 2005;63(4):307–315, discussion 315–316.

[148] Ma D, Wang Y, Du G, Zhou L. Neurosurgical management of brainstem hemangioblastomas: a single-institution experience with 116 patients. World Neurosurg 2015;84(4):1030–1038.

[149] Orakcioglu B, Halatsch ME, Fortunati M, Unterberg A, Yonekawa Y. Intracranial dermoid cysts: variations of radiological and clinical features. Acta Neurochir (Wien) 2008;150(12):1227–1234, discussion 1234.

[150] Caldarelli M, Colosimo C, Di Rocco C. Intra-axial dermoid/epidermoid tumors of the brainstem in children. Surg Neurol 2001;56(2):97–105.

[151] Higashi S, Takinami K, Yamashita J. Occipital dermal sinus associated with dermoid cyst in the fourth ventricle. AJNR Am J Neuroradiol 1995;16(4, Suppl):945–948.

[152] Forghani R, Farb RI, Kiehl TR, Bernstein M. Fourth ventricle epidermoid tumor: radiologic, intraoperative, and pathologic findings. Radiographics 2007;27(5):1489–1494.

[153] Caldarelli M, Massimi L, Kondageski C, Di Rocco C. Intracranial midline dermoid and epidermoid cysts in children. J Neurosurg 2004;100(5) Suppl Pediatrics:473–480.

[154] Schijman E, Monges J, Cragnaz R. Congenital dermal sinuses, dermoid and epidermoid cysts of the posterior fossa. Childs Nerv Syst 1986;2(2):83–89.

[155] Layadi F, Louhab N, Lmejjati M, Aniba K, Aït Elqadi A, Aït Benali S. Cerebellar dermoid cyst with occipital dermal sinus: report of two pediatric cases. Pediatr Neurosurg 2006;42(6):387–390.

[156] González-Darder JM, Feliu-Tatay R, Pesudo-Martínez JV, Vera-Román JM. Klippel-Feil syndrome associated with posterior fossa dermoid cyst. Case report. Neurol Res 2002;24(5):501–504.

[157] Jallo GI, Freed D, Roonprapunt C, et al. Current management of brainstem gliomas. Ann Neurol 2003;3(1):1–17.

[158] Pollack IF, Hoffman HJ, Humphreys RP, Becker L. The long-term outcome after surgical treatment of dorsally exophytic brain-stem gliomas. J Neurosurg 1993;78(6):859–863.

[159] Khatib ZA, Heideman RL, Kovnar EH, et al. Predominance of pilocytic histology in dorsally exophytic brain stem tumors. Pediatr Neurosurg 1994;20(1):2–10.

[160] Bertalanffy A, Roessler K, Koperek O, et al. Intraventricular meningiomas: a report of 16 cases. Neurosurg Rev 2006;29(1):30–35.

[161] Alver I, Abuzayed B, Kafadar AM, Muhammedrezai S, Sanus GZ, Akar Z. Primary fourth ventricular meningioma: case report and review of the literature. Turk Neurosurg 2011;21(2):249–253.

[162] Miller J, Hdeib A, Cohen A. Management of tumors of the fourth ventricle. In: Quiñones-Hinojosa A, ed. Schmidek and Sweet Operative Neurosurgical Techniques: Indications, Methods, and Results. 6th ed. Philadelphia, PA: Elsevier; 2012:367–397.

[163] Jain A, Amin AG, Jain P, et al. Subependymoma: clinical features and surgical outcomes. Neurol Res 2012;34(7):677–684.

[164] Kandenwein JA, Bostroem A, Feuss M, Pietsch T, Simon M. Surgical management of intracranial subependymomas. Acta Neurochir (Wien) 2011;153(7):1469–1475.

第十八章　小脑脑桥角肿瘤

Omar Arnaout, Ossama Al-Mefty

摘要

　　本章对小脑脑桥角区域最常见的肿瘤性病变进行了总结，探讨了这些病变的病理生理学、流行病学、临床表现、术前评估、治疗方案和预后等重要问题，并重点归纳最佳的循证医学建议。

　　关键词：小脑脑桥角，表皮样囊肿，脑膜瘤，前庭神经鞘瘤

■ 介绍

　　通常认为 Sir Charles Ballance 报道了第一例小脑脑桥（CP）角肿瘤切除术[1]，该患者听力丧失，并据 Ballance 描述肿瘤有广泛的硬膜附着，因此很可能是脑膜瘤[2]。当时的手术只求速战速决，用手指钝性摘除肿瘤。正如 Harvey Cushing 所说，"小脑脑桥角，正如葛底斯堡战场的围墙角落，可称之为'血腥角'"[2]。

　　过去一个世纪以来，后颅窝手术取得了长足的进步，手术死亡率从历来的 70%~80%[3] 下降至 1%[4]。该部位的手术依然对神经外科医生充满吸引和挑战。现代 CP 角手术已较为安全，罕有重大并发症出现，关注的焦点已从提高生存率转变为保留或改善神经功能，尤其是前庭蜗神经和面神经的功能。尽管 CP 角最常见的占位性病变是前庭神经鞘瘤（VS），但该区域还可出现多种肿瘤性或其他类型的病变。对临床表现和影像学的仔细评估有助于得出正确的诊断和治疗方案。

■ 前庭神经鞘瘤

　　前庭神经鞘瘤，又称听神经瘤，占 CP 角肿瘤的80%[5]，占所有脑肿瘤的 6%~8%[6]，是该部位最常见的病变（图 18.1、图 18.2）。

病理生理学、发病率、流行病学和自然史

　　前庭神经鞘瘤在世界卫生组织（WHO）分类中归为 I 级肿瘤[7]。该病变被认为起源于 Obersteiner-Redlich 区[8]，该区域的髓鞘构成介于少突胶质细胞和雪旺细胞之间，尽管这一理论仍存争议[9]。超过90% 的 VS 起源于前庭下神经[10]。神经鞘瘤与神经纤维瘤具有截然不同的特征，前者对邻近的神经纤维呈拉伸和移位，后者则是累及神经纤维的无包膜纺锤形肿瘤，可造成周围神经所有组分的异常增殖。

　　在丹麦，自 20 世纪 70 年代以来，每位 VS 患者都被纳入国家数据库，这些数据大大增进了我们对这种疾病的流行病学和自然史的理解[11]。丹麦的 VS 年发病率是 2.3/10 万人，而美国的流行病学研究显示相似的年发病率，为 1.6/10 万人[12]。确诊时的年龄平均为 68 岁，性别无差异。颞骨的组织病理学研究发现病变比例高达 0.57%~2.5%，提示存在更高的真实发病率，但这些肿瘤中的大多数从未出现症状[13]。

　　肿瘤的自然生长史是不同的；一些病变呈持续生长，而另一些则可停滞[14]。就诊时的肿瘤大小平均为 11mm，年平均增长 3 ± 1mm。在一项人群研究

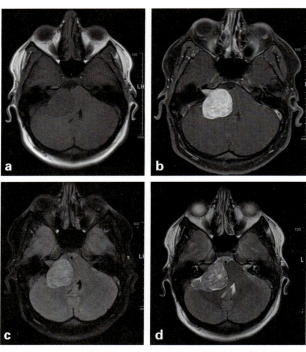

图 18.1　MRI 轴位图像显示一例位于右侧小脑脑桥角的巨大前庭神经鞘瘤，对脑干和小脑占位效应明显。肿瘤长入内听道直至内听道底水平。（a）平扫 T1 加权像显示该病变较邻近脑实质呈略低信号。（b）增强 T1 加权像可见肿瘤显著强化，且信号略有混杂。（c）T2-Flair 加权像显示病变较邻近脑实质呈略高信号。（d）T2 加权像上肿瘤呈混杂的高信号

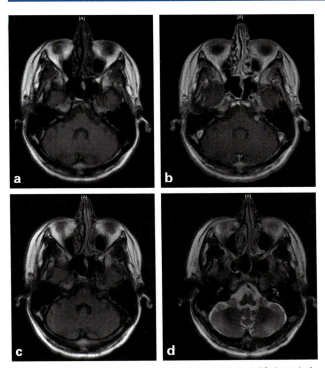

图 18.2　MRI 轴位图像显示一例位于左侧小脑脑桥（CP）角的小型前庭神经鞘瘤。肿瘤同时累及脑池和内听道，其内听道内部分延伸至内听道（IAC）中点附近。（a）平扫 T1 加权像显示左侧 CP 角一个呈等信号的小病灶。（b）增强 T1 加权像可见病灶强化明显，勾勒出其在脑池内和 IAC 内的界限。病变对脑干和小脑无占位效应。（c）Flair 序列显示病变较邻近脑实质呈等信号。（d）T2 加权像上肿瘤呈混杂的高信号，并提示在内听道底附近存在脑脊液

伴或不伴耳鸣和眩晕。虽然 VS 同样对面神经造成占位效应，但极少引起面瘫；事实上，对于疑似 VS 但表现为面瘫的患者，应该与其他诊断相鉴别。

随着肿瘤生长，占位效应可影响三叉神经，导致面部麻木、角膜反射消失，以及偶发的面部疼痛。当肿瘤进一步增大，可对后组脑神经造成影响，导致后组脑神经病变，包括声音嘶哑和吞咽困难。当肿瘤增大至压迫脑干，常可表现步态异常，晚期可阻塞四脑室引起脑积水症状。有趣的是，交通性脑积水也可见于 VS 患者，且在术前、术后早期和远期都有报道；推测是分泌的肿瘤因子造成脑脊液蛋白增高引起 [21]。表 18.1 和表 18.2 总结了 VS 最常见的症状和体征。

VS 中的一类特殊类型，即所谓的"内侧型听神经瘤"，并不向内听道（IAC）内生长，多在临床症状出现之前即已体积巨大。这类肿瘤往往血供丰富，并伴有较高的脑积水发生率。此类肿瘤的起源和生长方式导致蛛网膜的结构改变，在术中可见肿瘤与脑干面形成粘连 [22]。

围手术期评估

所有怀疑为 VS 的患者均应行全面的影像学评估。在本中心，我们常规进行 IAC 磁共振（MRI），包括后颅窝薄层的 T1 加权平扫和增强序列，薄层的

中，17% 的内听道内肿瘤长入脑池，有 30% 的内听道外肿瘤在随访期间持续生长 [11]。在保守治疗的 VS 中，有 1%~8% 的患者在随访中肿瘤缩小 [15]。有趣的是，有迹象表明，经最初 5 年随访未见生长的肿瘤，在此之后也不太会生长 [16]，而就诊时表现为耳鸣者，肿瘤持续生长的概率会增大 3 倍 [17]。

关于听力的保留，50% 的保守治疗患者会在 5 年随访期内丧失可用听力 [18]。有研究表明，就诊时即存在言语识别度轻度受损，预示听力进行性下降风险增高，经过 4.7 年的随访，38% 的患者保留良好听力。然而，就诊时言语识别度完全正常的患者中，59% 可在随访期间保留良好听力 [19]。有趣的是，无论肿瘤持续生长还是自行缩小，两类患者在随访期间都可出现听力受损 [15]；这可能与已知的 VS 分泌的听力毒性分子（包括 α–肿瘤坏死因子）有关 [20]。

临床表现

VS 的临床表现与肿瘤生长方式相关。起初，对前庭神经和耳蜗神经的占位效应可导致听力下降，

表 18.1　46 例前庭神经鞘瘤患者最常见的临床症状

症状	患者数量	百分比
听力下降	33	71.7%
头痛	4	8.7%
平衡障碍	3	6.5%
步态失调	3	6.5%
面部疼痛	1	2.2%
耳鸣	1	2.2%
面瘫	1	2.2%
数据来源于 Ojemann 等，1972		

表 18.2　46 例前庭神经鞘瘤患者最常见的临床体征

体征	患者数量	百分比
听觉 / 前庭功能	45	98%
面瘫	26	57%
三叉神经感觉功能	26	57%
味觉异常	26	57%
步态失调	19	41%
肢体共济失调	9	20%
数据来源于 Ojemann 等，1972		

T2 加权序列，例如 FIESTA 或 CISS 序列。MRI 辅以"动态"计算机断层扫描（CT）血管造影，非常适合研究骨质的三维解剖以及肿瘤与该区域的动脉和静脉之间的关系[23]。该信息有助于设计手术方案和避免并发症。应特别注意各种解剖变异，例如横窦和乙状窦的优势情况以及颈静脉球的位置和形态。对高位颈静脉球的识别非常重要，尤其采取坐位手术时。

某些影像学征象提示 VS 进展。以囊性为主的病变存在突然明显增大的可能[24, 25]，且可能与神经粘连更为紧密；对这类病变进行手术可造成更差的面神经[18, 26, 27]和听力结果[28]。内侧型 VS 常有脑干粘连和血供丰富的表现。

除外影像学评估，所有患者均应行标准听力图检查，以评估听力受损的程度，并作为术后评估的基准。对于怀疑后组脑神经受累的患者，还可进行吞咽功能评估。

手术和非手术方案

VS 的治疗方案包括随访观察、显微手术切除、放射外科 / 放射治疗或综合方案。一项跨度 10 年的针对美国当前治疗模式的调查表明，显微手术切除仍然最为常用，53.4% 的病例采用了此治疗方案。然而，放射外科 / 放射治疗和密切随访已广为普及，分别用于 24.2% 和 22.4% 的病例[29]。欧洲的情况相仿，人们对放射治疗 / 放射外科的热情更高[30]。美国神经外科医生协会最近发布了一项针对 VS 的治疗共识[85]。必须对每位特定患者制订个体化治疗方案；本节将对一般原则进行概述。

导致脑干受压、脑积水或神经功能障碍的大型肿瘤需行显微手术切除。另外，当肿瘤占据 CP 角并出现明确增大时，也存在治疗指征。上述两种情况，均是针对已经导致或将要导致神经功能障碍的肿瘤进行治疗。但对于内听道内的肿瘤，患者的唯一症状往往仅是听力下降；因此在过去数年中，密切观察已变普及。采用观察方案的依据是，70% 的病变保持原样[16]。因此，若以听力保留作为目标，治疗方案则会更为复杂。

放射治疗，尤其是立体定向放射外科，越来越多地用于适度大小的 VS，在美国用于约 24% 的病例。这些病例通常在门诊给予单次 13Gy 的平均剂量[31]。尽管根据 VS 的自然史，肿瘤可能自发停止生长[32]，故"控制"一词有待商榷，但有报道显示放射治疗后的十年控制率为 97%[31]。此外，CP 角内有不少放射敏感性结构，包括脑干和听觉器官；放射外科治疗后迟发性并发症的风险应予以重视，特

别是对于年轻患者[33]。为了最大化肿瘤控制率的同时减少神经功能受损的风险，一些中心已经开始采用分期给予放射剂量的方案［通常称为超分割（Hyperfractionation）］，尽管远期结果尚未明确[34]。

VS 的显微手术可采用多种入路[35]。保留听力的入路包括乙状窦后入路和经乳突入路[36]，或中颅窝入路。经迷路入路会牺牲听力，主要适用于已经丧失听力的大型肿瘤患者。选择何种保留听力的手术入路，部分取决于术者的经验和习惯，因为两种入路对听力的完好保留结果都有报道[4]。

患者结果

面神经功能

保留面神经功能是 VS 治疗中的重中之重；面神经损伤会导致面容缺陷和随之而来的社交障碍，以及言语发音、咀嚼吞咽功能障碍。为保留面神经功能，Cushing 提倡对 VS 行次全切除[2]。William House 将手术显微镜引入 VS 手术及其随后建立的经迷路入路和中颅窝入路等开创性工作，均旨在保留面神经完整性的同时能更彻底地切除肿瘤[37, 38]。

当代手术治疗 VS 的病例系列预估面神经解剖保留率在 93% 以内[39]，且肿瘤体积与神经损伤风险之间存在相关性[40]。常规进行行术中面神经监测可尽早发现医源性的神经损伤，有利于及时规避[41]。

当代放射外科病例系列报道的面神经功能保留率也可高达 99%[31]，这表明与周围其他结构相比，面神经更具有放射耐受性。

听力保护

VS 患者的术后生活质量调查显示，困扰患者的主要问题是听力丧失[42]。与面神经不同，文献中耳蜗神经相关的结果较差。占位性病变造成的脑神经形变，使得它们在术中更为脆弱，耳蜗神经尤为如此。手术病例系列中的听力保留率为 47%~92%，并且在中小体积肿瘤、基线听力良好的男性患者中结果最佳[43, 44]。相对于手术后早期即可明确听力状况，放射外科治疗后的听力保留结果则需要长期随访，因为放射效应可能延迟出现。在最近的一些保留听力的显微外科手术系列中，多达 80% 的患者可永久保留听力，而在观察期间尽管有一些肿瘤并未生长，但仍有 25%~30% 的患者会丢失听力[15]。

放射外科 / 放射治疗可有较高的早期听力保留率，但在治疗前存在有用听力的患者中，经 10 年随访仅 37% 的患者仍保有听力[45]。其他的病例系列也报道了相似的远期随访结果[46, 47]。此外，即使手术无法保

留有用听力，如今对耳蜗神经解剖保留的呼吁，仍可为这些患者将来通过耳蜗植入恢复听力保有希望[48]。

最佳循证建议

VS 的最佳治疗方案尚未明确。尽管有几个团队提出了治疗体系，但很明显，还没有一种"万全的"方案。因此，与每个患者详细讨论所有可选方案的风险和疗效变得越来越重要。患者年龄、偏好、听力状况、肿瘤大小、脑干受压及脑积水情况等只是众多考虑因素中的一部分。对于大型压迫型肿瘤，手术是必然的选择。对于能够耐受手术并重视听力保留的小型听瘤患者，仍应考虑将手术作为一线治疗，因为考虑到面神经功能和远期听力保留的综合结果，手术可提供最佳机会。最适合密切随访的病例，也许是那些肿瘤小且听力完全丧失的患者，无法耐受麻醉的老年人，以及小型内听道内肿瘤且言语识别能力完好者[44]。

■ 脑膜瘤

CP 角内第二常见的肿瘤性病变是脑膜瘤，约占该部位所有肿瘤的 13%[49]。"后颅窝脑膜瘤"这一术语涵盖了多个部位的病变，包括枕骨大孔、颈静脉结节、斜坡以及岩斜裂附近的脑膜瘤。由于与 CP 角关系更为密切，Cushing 和 Eisenhardt[50] 报道了 7 例类似于听神经瘤的脑膜瘤。在文献中，术语"CP 角脑膜瘤"涵盖多种不同部位起源的肿瘤，包括天幕、岩上窦、岩骨嵴、IAC 和颈静脉孔[51, 52]。这些肿瘤的共同之处在于它们最终占据了 CP 角间隙的一部分；然而，由于这些肿瘤的构成存在异质性，故很难进行研究。岩斜脑膜瘤与岩骨后壁起源脑膜瘤的自然史差异明显，因此值得单独研究。为避免混淆，在本章中，我们使用术语"CP 角脑膜瘤"指代由岩骨后表面（三叉神经外侧）起源的肿瘤，因为它们从 CP 角生发，并最终占据该区域（图 18.3）[53]。Castellano 和 Ruggiero[54] 将该部分肿瘤进一步细分为起源于内听道口内侧和外侧两种亚型，我们也对其重要性进行了论证，这种分型可提示肿瘤引发的解剖结构的改变，并为手术入路的选择提供依据。

病理生理学、发病率、流行病学和自然史

与中枢神经系统其他部位的脑膜瘤一样，CP 角脑膜瘤起源于蛛网膜帽细胞的祖细胞[54]。脑膜瘤占中枢神经系统所有原发性肿瘤的 35.8%[55]。大约 9% 的颅内脑膜瘤位于后颅窝[56]，其中大多数（42%）

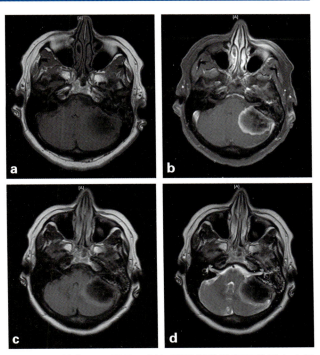

图 18.3 轴位 MRI 显示一例起源于岩骨后表面的巨大小脑脑桥角钙化脑膜瘤。（a）平扫 T1 加权像显示病灶呈不均一的低信号，对邻近小脑有占位效应。（b）增强 T1 加权像呈不均一的强化，低信号区域提示瘤内钙化。另可见脑膜尾征。（c）Flair 序列显示该巨大肿瘤呈低信号，其周边与小脑接触面呈环状高信号。（d）T2 加权像显示肿瘤呈低信号，部分区域呈高信号，其与小脑之间存在脑脊液间隙

起自岩骨后表面[54]。尚无报道表明这些病变与颅内脑膜瘤整体的自然史存在差异，大多数以每年不到 1cm 的速度增长[57]。要完全阐明该病变的自然史尚有难度，一方面是其较为罕见，另一方面，也因其与脑干和脑神经关系紧密而很少行保守治疗。

肿瘤相对于 IAC 的方位很重要，是理解患者症状和预测治疗结果的关键。有些作者将这些肿瘤分为 IAC 前方或后方亚型[49]，另一些作者进一步划分出上方和下方的亚型[58]。

临床表现

大多数 CP 角脑膜瘤患者的主要症状是听觉症状，其次是三叉神经症状。表 18.3 总结了当代外科手术病例系列的观察结果[60, 61]。已观察到一些患者存在前庭耳蜗功能障碍的临床表现，而并没有影像学证据显示肿瘤推挤或移位前庭蜗神经复合体。有人推测这些患者存在内淋巴囊受压，与内淋巴积水相似[59]。肿瘤起源于 IAC 前方的患者，其症状比 IAC 后方的肿瘤患者更早出现。此外，内听道前方型肿瘤更易出现三叉神经症状，而后方型肿瘤则易出

现小脑功能障碍[49]。

围手术期评估

有时仅根据患者的体征和症状是很难明确区分 CP 角脑膜瘤和神经鞘瘤的。尽管某些表现更多见于脑膜瘤患者，包括三叉神经病变或面肌痉挛[62]，但仅凭这些尚不足以明确鉴别。最终仍须行包括 MRI 和 CT 在内的影像学评估。MRI 的 T1 加权像存在脑膜尾征可提示脑膜瘤。VS 倾向于侵蚀和扩大内听道，而脑膜瘤无此表现，反而可在 CT 上显示骨质增生。瘤内钙化在脑膜瘤中相对常见，而在神经鞘瘤中则很少见。在 MRI 的 T2 加权像上，相对于脑实质，VS 往往表现为高信号，而脑膜瘤通常是等信号[63]。表 18.4 总结了影像学表现。术前区分 VS 和 CP 角脑膜瘤，以及确定脑膜瘤的起源位置，对于术前预估脑神经受推挤的方向至关重要[64]。

与 VS 一样，对于怀疑 CP 角脑膜瘤的患者，术前和术后均应行全面的听力评估[61]。还应进行动态 CT 检查以完善血管相关的影像学评估[23]。

手术和药物治疗方案

资深作者描述了乙状窦后入路的一种改良，称为经乳突入路，即在枕下外侧开颅的基础上还进行了乳突部分切除术，从而可将乙状窦向外侧移位，以减少对小脑的牵拉[36]。另有观点认为，对于向 IAC 内侧或向天幕上方延伸的病变，宜采用经岩骨入路[64]。

该入路可提供充足的暴露，同时也可保留听力并实现对神经血管结构牵拉的最小化。尽管该入路对于诸如岩斜脑膜瘤等后颅窝肿瘤疗效显著，但对位于天幕下方的岩骨后部脑膜瘤几乎没有应用的必要。

与所有脑膜瘤手术一样，只有切除附着的硬脑膜和受累的骨质才可认为达到 Simpson Ⅰ 级全切[65]。若病变延伸入内听道，则必须磨开内听道后壁才可全切肿瘤[66]。

目前，尚无可用于脑膜瘤的药物治疗方案，尽管这仍是一个值得关注和研究的领域[67]。放射治疗对于 WHO Ⅰ 级的 CP 角脑膜瘤意义不大，因为肿瘤的生物学特性呈良性，且毗邻的都为放射敏感性结构[33]。

患者结果

CP 角脑膜瘤手术后的患者预后取决于肿瘤的大小、相对于内听道口的位置、肿瘤血供和质地，以及肿瘤对周围结构（包括脑神经和脑干）的粘连程度。与位于内听道外侧的肿瘤相比，内听道内侧肿瘤的面听神经功能保留率相对较低[58]，尽管文献报道的面神经和听神经功能保留率分别可达 89% 和 91%[68, 69]。

最佳循证建议

CP 角脑膜瘤的手术适应证与其他脑膜瘤一样，包括神经系统症状的出现或进展、影像学进展、影像学提示间变型或高级别病理可能，以及存在显著的神经占位效应。

对于存在听力下降的后颅窝脑膜瘤患者，使用牺牲听力的手术入路应反复斟酌。与 VS 不同，脑膜瘤术后听力功能得以恢复的案例屡有报道[70]。因此，即使对于术前听力检查提示已无可用听力的患者，也应尽全力保留听觉器官。

■ 表皮样囊肿

目前认为，表皮样囊肿是由神经管异常闭合所致的先天性病变[71]，是颅内最常见的胚胎性肿瘤，通常位于 CP 角（图 18.4）[72]。

表18.3 小脑脑桥角脑膜瘤的临床表现

症状	Bassiouni 等，2004（n=50）	Voss 等，2000（n=40）
听力下降	27（54%）	28（73%）
头晕	25（50%）	4（10%）
耳鸣	14（28%）	17（43%）
三叉神经病变	9（18%）	8（20%）
面神经功能障碍	3（6%）	3（7.5%）
小脑体征	16（32%）	20（50%）

表18.4 小脑脑桥角肿瘤的影像学表现

病变	CT	T1 MRI	T2 MRI	T1+MRI	特征表现
前庭神经鞘瘤	等密度	低信号	高信号	强化	内听道口扩大
脑膜瘤	高密度，可含钙化	等信号	变量	均匀增强	脑膜尾征，骨质增生
表皮样瘤	低密度	低信号	高信号	无强化	弥散受限

缩写：CT. 计算机断层扫描；MRI. 磁共振成像；T1. T1 加权；T1+. T1 加权增强对比；T2. T2 加权

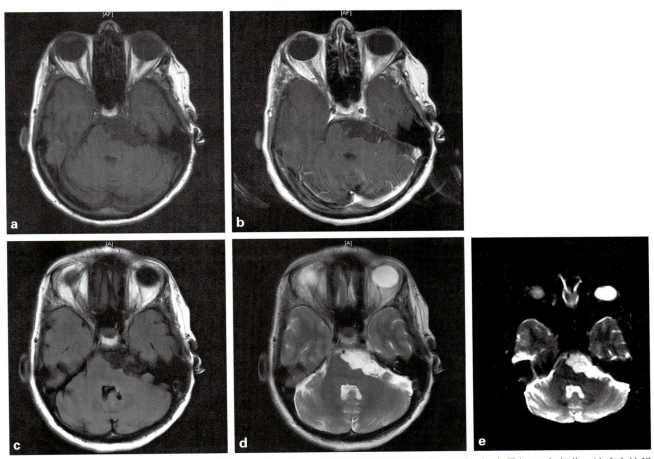

图 18.4　轴位 MRI 显示一例左侧小脑脑桥角表皮样囊肿，病灶沿天幕切迹延伸至幕上间隙。（a）平扫 T1 加权像，该病变较邻近脑组织呈低信号，与脑脊液信号相似，对脑干、小脑中脚和小脑产生占位效应。（b）增强 T1 加权像未见强化。（c）Flair 序列，病灶信号与脑脊液相似，略呈混杂。（d）T2 加权像，病灶信号与脑脊液相似，略呈混杂。（e）弥散加权相显示整个病灶呈明显的弥散受限，证实为表皮样囊肿

病理生理学、发病率、流行病学和自然史

表皮样囊肿是 CP 角区域第三常见的病变，占总数的 4%~7%[72, 73]。其囊壁由分层的鳞状上皮组成，而囊内容物由角蛋白组成，从而形成该病变特征性的"珍珠白"外观。层状上皮逐渐剥脱导致囊肿扩大，并沿后颅窝脑池内阻力最小的路径生长[72]。

基于此生长方式，表皮样囊肿易包裹神经血管结构。这与其他后颅窝占位性病变通常推挤脑神经和血管的情况不同。随着病程延长，可发展成紧密粘连神经血管结构和脑干，这对手术全切影响巨大[74]。

临床表现

表皮样囊肿患者往往在 30~60 岁出现症状，表现为长期的听力下降和耳鸣[75]。囊肿破裂虽然很少报道，但可能导致无菌性脑膜炎从而增加脑积水风险。表 18.5 总结了最常见的症状和体征[76]。

围手术期评估

与其他后颅窝病变一样，必须进行全面的神经影像学检查以了解疾病进展程度和相关的解剖情况。表皮样囊肿最主要的鉴别诊断是蛛网膜囊肿。在 CT 上，表皮样囊肿和蛛网膜囊肿具有相似的影像学特征，尽管蛛网膜囊肿对小脑和脑干的占位效应较小，并可伴有骨质重构，后者并不见于表皮样囊肿。

表皮样囊肿在 MRI 的 T1 和 T2 加权像上均显示与脑脊液相似的信号。但与蛛网膜囊肿不同的是，表皮样囊肿在 T2 加权像和 Flair 序列上通常表现出不均匀信号。表皮样囊肿的特征性影像，也是其区分于蛛网膜囊肿的关键表现是存在弥散受限[77]。此外，蛛网膜囊肿的表面通常光滑，而表皮样囊肿则多不规则。值得注意的是，表皮样囊肿不表现出强化。若表皮样囊肿出现了强化部分，则应考虑恶变[78]。

除神经影像学检查外，还应对表皮样囊肿患者

表 18.5 40 例小脑脑桥角表皮样囊肿的临床表现

症状和体征	所占比例
听力下降	55%
头晕	40%
步态障碍	18%
三叉神经痛	13%
耳鸣	11%
复视	10%
视觉障碍	5%
癫痫	3%
短暂脑缺血发作	3%

进行听力图检查。对于有视力障碍的患者，或当病灶从天幕切迹向环池和脚间池蔓延时，应进行完整的神经眼科评估，包括视野和眼外肌检查。对于累及后组脑神经者，尤其当患者诉吞咽困难时，应进行标准的吞咽功能评估。

手术和药物治疗方案

表皮样囊肿的治疗方案是显微手术切除。当前没有可替代的药物或放射治疗。关于手术入路，虽然作者曾探讨过经乳突入路的优势和应用价值[36]，但据文献报道，最常用的手术入路是乙状窦后入路[71, 79]。不同于其他 CP 角的病变，表皮样囊肿对脑神经和血管结构的影响不是推挤，而是包裹。这种特性尤其适合显微镜内镜相联合的手术方法[80]。手术目的是完全切除肿瘤，以减少术后复发的风险[71]。囊壁应在瘤内容物充分减压后进行切除；尽管有一定的挑战性，但完全切除囊壁可改善神经功能，减少并发症和降低复发率[74]。对于粘连严重的区域，强行剥除囊壁可能造成神经功能损伤，此时可残留少许囊壁。

若表皮样囊肿经天幕切迹延伸并广泛累及中颅窝，应考虑选用经岩骨入路[64]。不管使用何种入路，在切除过程中必须谨防瘤内容物溢出至蛛网膜下腔。这些物质对神经和脑膜有刺激性，并与术后无菌性脑膜炎[81]以及迟发性脑积水[82]的发生有关。

患者结果

CP 角表皮样囊肿的全切除率，文献报道为 38% ~ 75%[72, 74, 79]。手术致残主要与脑神经损伤和无菌性脑膜炎有关，后者可通过术后给予类固醇并逐渐减量来缓解。

已有充分证据表明表皮样囊肿的复发与次全切除有关，这种情况可能在长达 30 年后出现[83]。

最佳循证建议

对于有症状、较大或生长中的表皮样囊肿，手术切除仍是主要的治疗手段。大多数情况下均可实现全切除并完好保留神经功能。对于存在粘连的患者，可残留部分囊壁并密切随访。

■ 结论

CP 角肿瘤是一组异质性病变，通常具有共同的临床表现，但可通过影像学特征予以区分。本章回顾了 CP 角 3 种最常见肿瘤的关键方面。它们总共约占该部位轴外病变的 98%。其他已知的较不常见的 CP 角轴外病变包括由面神经或三叉神经起源的非前庭神经鞘瘤、蛛网膜囊肿、内淋巴囊肿瘤、脉络丛肿瘤和肠源性囊肿。

参考文献

[1] Ballance SCA. Some Points in the Surgery of the Brain and its Membranes. London: Macmillan; 1907.

[2] Cushing H. Tumours of the Nervus Acusticus and the Syndrome of the Cerebellopontile Angle. Philadelphia: W. B. Saunders Co.; 1917.

[3] Ramsden RT. The bloody angle: 100 years of acoustic neuroma surgery. J R Soc Med 1995;88(8):464P–468P.

[4] Samii M, Matthies C. Management of 1000 vestibular schwannomas (acoustic neuromas): surgical management and results with an emphasis on complications and how to avoid them. Neurosurgery 1997; 40(1):11–21, discussion 21–23.

[5] Springborg JB, Poulsgaard L, Thomsen J. Nonvestibular schwannoma tumors in the cerebellopontine angle: a structured approach and management guidelines. Skull Base 2008;18(4):217–227.

[6] Lanser MJ, Sussman SA, Frazer K. Epidemiology, pathogenesis, and genetics of acoustic tumors. Otolaryngol Clin North Am 1992;25(3):499–520.

[7] Louis DN, Perry A, Reifenberger G, et al. The 2016 World Health Organization Classification of Tumors of the Central Nervous System: a summary. Acta Neuropathol 2016;131(6):803–820.

[8] Silk PS, Lane JI, Driscoll CL. Surgical approaches to vestibular schwannomas: what the radiologist needs to know. Radiographics 2009; 29(7): 1955–1970.

[9] Roosli C, Linthicum FH, Jr, Cureoglu S, Merchant SN. What is the site of origin of cochleovestibular schwannomas? Audiol Neurootol 2012; 17(2):121–125.

[10] Meyer S, Post K. Acoustic Neuroma. In Youmans Neurological Surgery. Vol 2. 6th ed. Philadelphia Saunders; 2011.

[11] Stangerup SE, Caye-Thomasen P. Epidemiology and natural history of vestibular schwannomas. Otolaryngol Clin North Am 2012;45(2):257–268, vii.

[12] Ostrom QT, Gittleman H, Liao P, et al. CBTRUS statistical report: primary brain and central nervous system tumors diagnosed in the United States in 2007–2011. Neuro-oncol 2014;16(Suppl 4):iv1–iv63.

[13] Yoshimoto Y. Systematic review of the natural history of vestibular schwannoma. J Neurosurg 2005;103(1):59–63.

[14] Sughrue ME, Yang I, Aranda D, et al. The natural history of untreated sporadic vestibular schwannomas: a comprehensive review of hearing outcomes. J Neurosurg 2010;112(1):163–167.

[15] Pennings RJ, Morris DP, Clarke L, Allen S, Walling S, Bance ML. Natural history of hearing deterioration in intracanalicular vestibular schwannoma. Neurosurgery 2011;68(1):68–77.

[16] Stangerup SE, Caye-Thomasen P, Tos M, Thomsen J. The natural history of vestibular schwannoma. Otol Neurotol 2006;27(4):547–552.

[17] Agrawal Y, Clark JH, Limb CJ, Niparko JK, Francis HW. Predictors of vestibular schwannoma growth and clinical implications. Otol Neurotol 2010; 31(5):807–812.

[18] Hoa M, Drazin D, Hanna G, Schwartz MS, Lekovic GP. The approach to the patient with incidentally diagnosed vestibular schwannoma. Neurosurg Focus 2012;33(3):E2.

[19] Stangerup SE, Thomsen J, Tos M, Cayé-Thomasen P. Long-term hearing preservation in vestibular schwannoma. Otol Neurotol 2010; 31(2):271–275.

[20] Dilwali S, Landegger LD, Soares VY, Deschler DG, Stankovic KM. Secreted factors from human vestibular schwannomas can cause cochlear damage. Sci Rep 2015;5:18599.

[21] Al Hinai Q, Zeitouni A, Sirhan D, et al. Communicating hydrocephalus and vestibular schwannomas: etiology, treatment, and long-term follow-up. J Neurol Surg B Skull Base 2013;74(2):68–74.

[22] Dunn IF, Bi WL, Erkmen K, et al. Medial acoustic neuromas: clinical and surgical implications. J Neurosurg 2014;120(5):1095–1104.

[23] Bi WL, Brown PA, Abolfotoh M, Al-Mefty O, Mukundan S, Jr, Dunn IF. Utility of dynamic computed tomography angiography in the preoperative evaluation of skull base tumors. J Neurosurg 2015;123(1):1–8.

[24] Yashar P, Zada G, Harris B, Giannotta SL. Extent of resection and early postoperative outcomes following removal of cystic vestibular schwannomas: surgical experience over a decade and review of the literature. Neurosurg Focus 2012;33(3):E13.

[25] de Ipolyi AR, Yang I, Buckley A, Barbaro NM, Cheung SW, Parsa AT. Fluctuating response of a cystic vestibular schwannoma to radiosurgery: case report. Neurosurgery 2008;62(5):E1164–E1165, discussion E1165.

[26] Charabi S, Klinken L, Tos M, Thomsen J. Histopathology and growth pattern of cystic acoustic neuromas. Laryngoscope 1994;104(11 Pt 1):1348–1352.

[27] Thakur JD, Khan IS, Shorter CD, et al. Do cystic vestibular schwannomas have worse surgical outcomes? Systematic analysis of the literature. Neurosurg Focus 2012;33(3):E12.

[28] Jian BJ, Sughrue ME, Kaur R, et al. Implications of cystic features in vestibular schwannomas of patients undergoing microsurgical resection. Neurosurgery 2011;68(4):874–880, discussion 879–880.

[29] Patel J, Vasan R, van Loveren H, Downes K, Agazzi S. The changing face of acoustic neuroma management in the USA: analysis of the 1998 and 2008 patient surveys from the acoustic neuroma association. Br J Neurosurg 2014;28(1):20–24.

[30] Rutherford SA, King AT. Vestibular schwannoma management: What is the 'best' option? Br J Neurosurg 2005;19(4):309–316.

[31] Lunsford LD, Niranjan A, Flickinger JC, Maitz A, Kondziolka D. Radiosurgery of vestibular schwannomas: summary of experience in 829 cases. J Neurosurg 2005;102(suppl):195–199.

[32] Miller T, Lau T, Vasan R, et al. Reporting success rates in the treatment of vestibular schwannomas: are we accounting for the natural history? J Clin Neurosci 2014;21(6):914–918.

[33] al-Mefty O, Kersh JE, Routh A, Smith RR. The long-term side effects of radiation therapy for benign brain tumors in adults. J Neurosurg 1990; 73(4):502–512.

[34] Hansasuta A, Choi CY, Gibbs IC, et al. Multisession stereotactic radiosurgery for vestibular schwannomas: single-institution experience with 383 cases. Neurosurgery 2011;69(6):1200–1209.

[35] Chamoun R, MacDonald J, Shelton C, Couldwell WT. Surgical approaches for resection of vestibular schwannomas: translabyrinthine, retrosigmoid, and middle fossa approaches. Neurosurg Focus 2012; 33(3):E9.

[36] Abolfotoh M, Dunn IF, Al-Mefty O. Transmastoid retrosigmoid approach to the cerebellopontine angle: surgical technique. Neurosurgery 2013; 73(1, Suppl Operative):ons16–ons23, discussion ons23.

[37] Camins MB, Oppenheim JS. Anatomy and surgical techniques in the suboccipital transmeatal approach to acoustic neuromas. Clin Neurosurg 1992;38:567–588.

[38] House WF. Surgical exposure of the internal auditory canal and its contents through the middle, cranial fossa. Laryngoscope 1961; 71:1363–1385.

[39] Samii M, Matthies C. Management of 1000 vestibular schwannomas (acoustic neuromas): the facial nerve-preservation and restitution of function. Neurosurgery 1997;40(4):684–694, discussion 694–695.

[40] Bloch O, Sughrue ME, Kaur R, et al. Factors associated with preservation of facial nerve function after surgical resection of vestibular schwannoma. J Neurooncol 2011;102(2):281–286.

[41] Arriaga MA, Luxford WM, Atkins JS, Jr, Kwartler JA. Predicting long-term facial nerve outcome after acoustic neuroma surgery. Otolaryngol Head Neck Surg 1993;108(3):220–224.

[42] Rigby PL, Shah SB, Jackler RK, Chung JH, Cooke DD. Acoustic neuroma surgery: outcome analysis of patient-perceived disability. Am J Otol 1997;18(4):427–435.

[43] Samii M, Matthies C. Management of 1000 vestibular schwannomas (acoustic neuromas): hearing function in 1000 tumor resections. Neurosurgery 1997;40(2):248–260, discussion 260–262.

[44] Yamakami I, Ito S, Higuchi Y. Retrosigmoid removal of small acoustic neuroma: curative tumor removal with preservation of function. J Neurosurg 2014;121(3):554–563.

[45] Hasegawa T, Kida Y, Kobayashi T, Yoshimoto M, Mori Y, Yoshida J. Long-term outcomes in patients with vestibular schwannomas treated using gamma knife surgery: 10-year follow up. J Neurosurg 2005;102 (1):10–16.

[46] Carlson ML, Jacob JT, Pollock BE, et al. Long-term hearing outcomes following stereotactic radiosurgery for vestibular schwannoma: patterns of hearing loss and variables influencing audiometric decline. J Neurosurg 2013;118(3):579–587.

[47] Roos DE, Potter AE, Brophy BP. Stereotactic radiosurgery for acoustic neuromas: what happens long term? Int J Radiat Oncol Biol Phys 2012; 82(4):1352–1355.

[48] Upadhyay U, Almefty RO, Dunn IF, Al-Mefty O. Letter to the Editor: Save the nerve. J Neurosurg 2015;123(3):821–822.

[49] Schaller B, Merlo A, Gratzl O, Probst R. Premeatal and retromeatal cerebellopontine angle meningioma. Two distinct clinical entities. Acta Neurochir (Wien) 1999;141(5):465–471.

[50] Cushing H, Eisenhardt L. Meningiomas: Their Classification, Regional Behaviour, Life History, and Surgical End Results. In Classics of Neurology & Neurosurgery Library. Birmingham, Ala: The Classics of Neurology & Neurosurgery Library; 1988.

[51] Yaşargil MG, Mortara RW, Curcic M. Meningiomas of basal posterior cranial fossa. In: Krayenbühl H, et al. eds. Advances and Technical Standards in Neurosurgery. Vol 7. Vienna: Springer; 1980: 3-115.

[52] Sekhar LN, Jannetta PJ. Cerebellopontine angle meningiomas. Microsurgical excision and follow-up results. J Neurosurg 1984;60 (3):500–505.

[53] Al-Mefty O. Meningiomas. New York: Raven Press; 1991.

[54] Castellano F, Ruggiero G. Meningiomas of the posterior fossa. Acta Radiol Suppl 1953;104:1–177.

[55] Ostrom QT, Gittleman H, Fulop J, et al. CBTRUS Statistical Report: Primary Brain and Central Nervous System Tumors Diagnosed in the United States in 2008–2012. Neuro-oncol 2015;17(Suppl 4):iv1–iv62.

[56] Quest DO. Meningiomas: an update. Neurosurgery 1978;3(2):219–225.

[57] Nakamura M, Roser F, Michel J, Jacobs C, Samii M. The natural history of incidental meningiomas. Neurosurgery 2003;53(1):62–70, discussion 70–71.

[58] Samii M, Gerganov V. Surgery of Cerebellopontine Lesions. New York: Springer; 2013.

[59] Friedman RA, Nelson RA, Harris JP. Posterior fossa meningiomas intimately involved with the endolymphatic sac. Am J Otol 1996;17(4):612–616.

[60] Bassiouni H, Hunold A, Asgari S, Stolke D. Meningiomas of the posterior petrous bone: functional outcome after microsurgery. J Neurosurg 2004; 100(6):1014–1024.

[61] Voss NF, Vrionis FD, Heilman CB, Robertson JH. Meningiomas of the cerebellopontine angle. Surg Neurol 2000;53(5):439–446, discussion 446–447.

[62] Ogasawara H, Oki S, Kohno H, Hibino S, Ito Y. Tentorial meningioma and painful tic convulsif. Case report. J Neurosurg 1995;82(5):895–897.

[63] Mulkens TH, Parizel PM, Martin JJ, et al. Acoustic schwannoma: MR findings in 84 tumors. AJR Am J Roentgenol 1993;160(2):395–398.

[64] Al-Mefty O, Ayoubi S, Smith RR. The petrosal approach: indications, technique, and results. In: Koos W, Richling B, eds. Processes of the Cranial Midline. Vol 53. Vienna: Springer; 1991.

[65] Simpson D. The recurrence of intracranial meningiomas after surgical treatment. J Neurol Neurosurg Psychiatry 1957;20(1):22–39.

[66] Al-Mefty O. Operative Atlas of Meningiomas. New York: Lippincott-Raven; 1998.

[67] Chamberlain MC. The role of chemotherapy and targeted therapy in the treatment of intracranial meningioma. Curr Opin Oncol 2012; 24(6):666–671.

[68] Nassif PS, Shelton C, Arriaga M. Hearing preservation

following surgical removal of meningiomas affecting the temporal bone. Laryngoscope 1992;102(12 Pt 1):1357–1362.

[69] Nakamura M. Facial and cochlear nerve function after surgery of cerebellopontine angle meningiomas. In: Ramina R, Pires de Aguiar PH, Tatagiba M, eds. Samii's Essentials in Neurosurgery. 2nd ed. Berlin: Springer; 2014, 251–264.

[70] Goebel JA, Vollmer DG. Hearing improvement after conservative approach for large posterior fossa meningioma. Otolaryngol Head Neck Surg 1993;109(6):1025–1029.

[71] Yaşargil MG, Abernathey CD, Sarioglu AC. Microneurosurgical treatment of intracranial dermoid and epidermoid tumors. Neurosurgery 1989; 24(4):561–567.

[72] deSouza CE, deSouza R, da Costa S, et al. Cerebellopontine angle epidermoid cysts: a report on 30 cases. J Neurol Neurosurg Psychiatry 1989; 52(8):986–990.

[73] Altschuler EM, Jungreis CA, Sekhar LN, Jannetta PJ, Sheptak PE. Operative treatment of intracranial epidermoid cysts and cholesterol granulomas: report of 21 cases. Neurosurgery 1990;26(4):606–613, discussion 614.

[74] Aboud E, Abolfotoh M, Pravdenkova S, Gokoglu A, Gokden M, Al-Mefty O. Giant intracranial epidermoids: is total removal feasible? J Neurosurg 2015;122(4):743–756.

[75] Mallucci CL, Ward V, Carney AS, O'Donoghue GM, Robertson I. Clinical features and outcomes in patients with non-acoustic cerebellopontine angle tumours. J Neurol Neurosurg Psychiatry 1999;66(6):768–771.

[76] Samii M, Tatagiba M, Piquer J, Carvalho GA. Surgical treatment of epidermoid cysts of the cerebellopontine angle. J Neurosurg 1996;84(1):14–19.

[77] Tsuruda JS, Chew WM, Moseley ME, Norman D. Diffusion-weighted MR imaging of the brain: value of differentiating between extraaxial cysts and epidermoid tumors. AJR Am J Roentgenol 1990;155(5):1059–1065, discussion 1066–1068.

[78] Mohanty A, Kolluri VR, Santosh V. Squamous cell carcinomatous change in a posterior fossa epidermoid: case report with a review of the literature. Br J Neurosurg 1996;10(5):493–495.

[79] Mohanty A, Venkatrama SK, Rao BR, Chandramouli BA, Jayakumar PN, Das BS. Experience with cerebellopontine angle epidermoids. Neurosurgery 1997;40(1):24–29, discussion 29–30.

[80] Abolfotoh M, Bi WL, Hong CK, et al. The combined microscopic-endoscopic technique for radical resection of cerebellopontine angle tumors. J Neurosurg 2015;123(5):1301–1311.

[81] Abramson RC, Morawetz RB, Schlitt M. Multiple complications from an intracranial epidermoid cyst: case report and literature review. Neurosurgery 1989;24(4):574–578.

[82] Ahmed I, Auguste KI, Vachhrajani S, Dirks PB, Drake JM, Rutka JT. Neurosurgical management of intracranial epidermoid tumors in children. Clinical article. J Neurosurg Pediatr 2009;4(2):91–96.

[83] Tancredi A, Fiume D, Gazzeri G. Epidermoid cysts of the fourth ventricle: very long follow up in 9 cases and review of the literature. Acta Neurochir (Wien) 2003;145(10):905–910, discussion 910–911.

[84] Ojemann RG, Montgomery WW, Weiss AD. Evaluationand surgical treatment of acoustic neuroma. N Engl J Med 1972 Nov 2;287(18):895–9. DOI: 10.1056/NEJM197211022871802 PMID:5075549.

[85] Olson JJ, Kalkanis SN, Ryken Timothy C. Congress of Neurological Surgeons systematic review and evidence-based guidelines on the treatment of adults with vestibular schwannomas: executive summary. Neurosurgery 2018;82(2):129–134. DOI: 10.1093/neuros/ nyx586. PMID: 29309649.

第十九章　松果体区肿瘤

Stephen G. Bowden, Adam M. Sonabend, Jeffrey N. Bruce

摘要

　　松果体区肿瘤生物学性质特殊、组织学类型多样，这一特征几乎决定了其治疗的每一步。术前需要监测肿瘤标志物来识别对化疗敏感的生殖细胞肿瘤，从而避免进行不必要的手术切除。如果缺乏肿瘤标志物结果，病理诊断就变得势在必行。多个因素可能会影响活检与手术的选择，其宗旨是最大限度地获得准确的诊断。反而言之，精准诊断指导后续的一系列治疗，包括辅助治疗、患者预后和临床随访。显微外科技术的不断发展使手术切除成为主要的治疗手段。此区域几乎所有良性肿瘤患者术后都可以长期生存，大多数恶性肿瘤患者也取得了良好的预后。随着更精准的诊断和更有效的辅助治疗方案的发展，这种罕见疾病患者的预后将进一步改善。

　　关键词：生殖细胞肿瘤，显微外科手术，枕部经天幕入路，松果体细胞瘤，松果体区，松果体区肿瘤，坐位，幕下小脑上入路，畸胎瘤

■ 病理生理学

　　松果体区肿瘤可能起源于多种不同的细胞，因此松果体区是颅内病理类型最多样、最为复杂的病变区域之一。生殖细胞、松果体实质性细胞和神经胶质细胞肿瘤是松果体区最常见的 3 种肿瘤类型。此外，可能会包括其他多种肿瘤，包括脑膜瘤、黑色素瘤、转移瘤、淋巴瘤及囊肿[1, 2]。也有包含多种细胞成分的混合性肿瘤。这些肿瘤存在良恶性之分[3]。该区域也可能发生血管性病变，例如海绵状血管瘤、动静脉畸形和 Galen 静脉畸形等[4]。

　　生殖细胞肿瘤是生殖细胞起源的多能性肿瘤，具有非常复杂的组织学类型和恶性特征。畸胎瘤、皮样囊肿和表皮样囊肿属于良性病变，而内胚窦瘤、胚胎细胞瘤和绒毛膜癌则归于恶性肿瘤。生殖细胞瘤和未成熟畸胎瘤介于这两种类型之间。松果体细胞瘤，也称为松果体实质细胞肿瘤，起源于松果体内的松果体实质细胞。它们可以细分为松果细胞瘤，松果体母细胞瘤，以及中分化松果体细胞瘤。

■ 发病率和患病率

　　根据美国脑肿瘤注册中心（CBTRUS）2012 年统计的结果，松果体区肿瘤非常罕见，仅占所有中枢神经系统肿瘤的 1.2%[5]。既往报道的发病率约为 1.0%，但在多个日本人群的队列研究中其发病率高达 6.2%[6]。这些研究可能说明，松果体肿瘤在日本发病率更高，但也有学者认为，这些结果可能是由于选择偏移造成的。基于人群发病率的前瞻性研究，未能证明日本与其他任何国家有显著性差异[7-10]。然而，考虑到此区域组织学的多样性，统计不同肿瘤亚型的发病率具有更为重要的临床意义。

　　根据 CBTRUS 报道，生殖细胞瘤、囊肿和异位症占美国颅内肿瘤总数的 0.5%，美国每 100 000 人年发病率为 1.0%[5]。在生殖细胞瘤中，畸胎瘤、内胚窦瘤、胚胎瘤和绒毛膜癌的发病率相对较低[11]。此外，大量研究表明混合性生殖细胞肿瘤占生殖细胞肿瘤的 25%[12-14]。

　　松果体细胞瘤较少见，仅占所有中枢神经系统肿瘤的 0.2%，在美国，其发病率估计为每年为 0.01/100 000 人[5, 15]。根据既往报道，这一分类中的亚型分布参差不齐，但汇总来自美国临床病例库结果，松果体细胞瘤占 42%，松果体母细胞瘤占 32% 以及中分化松果体细胞瘤占 26%[14-16]。值得注意的是，松果体细胞瘤在日本较少见，仅占松果体区肿瘤的 11%，而在美国，约占松果体区肿瘤的 30%。但是，鉴于日本的总体发病率较高，松果体细胞瘤的患者数量在两个国家大致相当[6]。

■ 流行病学

年龄分布

　　松果体区肿瘤常见于年轻患者，某些组织学亚型尤其好发于儿童。几乎所有颅内生殖细胞肿瘤都发生在 30 岁之前。生殖细胞瘤在这一年龄段分布相对均匀，但非生殖细胞瘤性生殖细胞肿瘤（NGGCT）和绒毛膜癌在 9 岁以下患儿中的发病率更高。畸胎瘤在儿童中也很常见，但在 16~18 岁之间有一个额

外的发病高峰。相反，内胚窦瘤和胚胎细胞瘤分别始发于青春期中期和晚期。

在成年患者中，松果体细胞瘤比生殖细胞肿瘤更常见。大多数患者的年龄集中于 20~40 岁，但患者年龄范围可以跨越婴儿期到老年 [12, 15, 17]。松果体细胞瘤患者的平均发病年龄为 40 岁，这些肿瘤好发于年轻人 [12]。恶性松果体母细胞瘤多发生在年轻的人群中。在 Schild 等的 15 项队列研究中，发病的平均年龄为 18 岁。

性别分布

男性生殖细胞肿瘤的发病率比女性的高 2 倍，纯生殖细胞瘤的比例略低，为 1.88∶1，而 NGGCTs 男性更为好发，达到 3.25∶1。在一系列关于松果体细胞瘤的研究中，没有表现出明显的性别差异，但日本的学者发现男性好发（男性∶女性为 7∶5）[6]。

家族史和遗传联系

与其他类型的颅内肿瘤相比，松果体区肿瘤家族多发的可能性较小。仅有零星的家族性生殖细胞瘤或松果体实质细胞瘤报道。然而，在儿童综合征三侧视网膜母细胞瘤中发现了一个显著的家系，由松果体母细胞瘤和双侧视网膜母细胞瘤组成。这两类肿瘤之间的重叠可能归因于松果体细胞和视网膜感光细胞具有相似的胚胎起源 [18]。即使没有三侧视网膜母细胞瘤，伴有家族性 RB1 基因突变的松果体母细胞瘤患儿的预后也更差。

■ 临床表现

松果体区肿瘤患者最常出现的症状是梗阻性脑积水，脑干或小脑受压以及内分泌功能紊乱。肿瘤

引起的中脑导水管梗阻通常会导致颅内压逐渐升高（图 19.1）。

肿瘤生长经常直接压迫小脑，引起局灶症状，由于病灶靠近上丘，通常会导致视觉障碍。相比之下，内分泌功能紊乱较少见，但可继发于梗阻性脑积水或肿瘤直接侵犯下丘脑。

头痛是脑积水最常见的早期症状。患者通常为亚急性起病。如果不进行治疗，导水管梗阻就会进一步引起恶心、呕吐、视盘水肿、共济失调和认知障碍等症状和体征。在松果体肿瘤卒中的情况下，患者也可能出现急性症状 [20]。松果体细胞瘤和绒毛膜癌由于血供丰富更容易引起出血（图 19.2）。眼外肌运动障碍是中脑压迫的常见症状。Parinaud 综合征是由上丘水平的压迫引起的，表现为上视障碍，两侧瞳孔散大或不等大、光反应消失而调节反射存在。中脑导水管综合征，包括向下或水平凝视障碍，当存在进一步的中脑压迫时，可能与 Parinaud 综合征同时发生。中脑背侧受压的其他体征还包括眼睑后移（Collier 征）或上睑下垂。滑车神经麻痹比较罕见，可引起复视，并可能发生头部倾斜。值得注意的是，脑积水和直接压迫都可能引起视觉障碍。引流脑脊液（CSF）后，如症状缓解可证实脑积水为诱发原因。脑干或小脑受累可表现为其他症状，包括小脑上脚功能障碍引起的共济失调，或者，极少数情况下，听力障碍或耳鸣，可能是由于压迫与下丘相关的结构所致 [21]。

沿第三脑室底部播散的生殖细胞瘤即使在影像学检查上隐匿，也会在病程早期诱发尿崩症。松果区病变也与性早熟有关，尽管很少有实际记录到的病例 [22]。考虑到下丘脑 – 性腺轴的不成熟，它被定义为假早熟症可能更为合适。这种综合征特发于男性绒毛膜癌或生殖细胞瘤患者，由于异位的绒毛膜上皮滋养细胞分泌 β – 人绒毛膜促性腺激素（β –hCG）。β –hCG 反过来刺激睾丸间质细胞分泌雄激素，引起性早熟特征 [11, 22]。

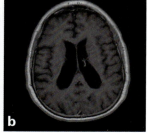
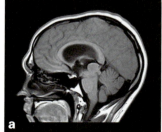
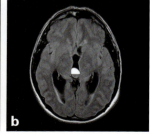

图 19.1 一位 56 岁松果体实质性肿瘤患者的磁共振成像（MRI）。（a）矢状 T1 MRI 显示前部的占位效应和对中脑导水管的压迫。（b）矢状图像中黄色箭头处的轴位 T1 MRI 表现为脑积水，双侧脑室扩张

图 19.2 一名 24 岁男性患者的磁共振成像（MRI），主诉头痛和一过性左侧面部麻木。（a）矢状位 T1 增强 MRI 显示松果体区占位。（b）水平磁共振成像液体衰减反转恢复序列（Flair）显示松果体区液平征，提示存在松果体肿瘤卒中

■ 围手术期评估

松果体区肿瘤患者的术前应评估包括影像学检查，神经查体和肿瘤标志物检测。钆增强磁共振成像（MRI）对于确定肿瘤与周围毗邻结构（如第三脑室、四叠体、深部引流静脉和小脑幕）的关系是必要的。虽然 MRI 成像可能夸大局部肿瘤浸润程度，但这一评估对治疗决策尤为重要。应注意鞍上区，垂体柄和第三脑室是否存在散发病灶，因为生殖细胞肿瘤可能会出现这些位置的播散。脊柱 MRI 可用于识别已扩散的软脑膜病变或转移灶（图 19.3），这提示预后不良并需要更保守的非手术治疗。

在进行手术之前，都需要先测定 α-甲胎蛋白（AFP）和人绒毛膜促性腺激素（β-hCG），因为这两者阳性都说明存在恶性生殖细胞成分（表 19.1）。血清水平不如脑脊液水平敏感，但建议同时测定两者。AFP 水平升高说明含有胎儿卵黄囊成分，内胚窦瘤的 AFP 水平较高，而胚胎细胞癌或未成熟畸胎瘤的水平较低。同样，β-hCG 水平升高表明可能与绒毛膜癌有关，而 β-hCG 水平较低更倾向于胚胎细胞癌和生殖细胞瘤[11, 24-26]。虽然生殖细胞标志物的

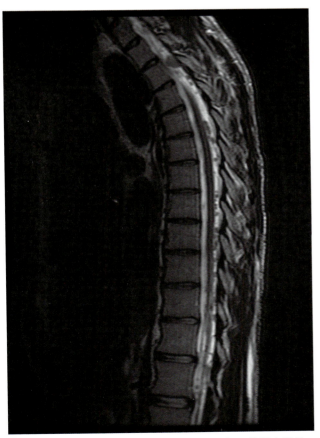

图 19.3　颈椎和胸椎的矢状 T2 加权 MRI，提示椎管内播散

特异性提示恶性生殖细胞肿瘤，但在这些标志物正常时仍需保持警惕。即使两个生殖细胞标志物正常，仍有可能是生殖细胞瘤或胚胎细胞癌[2]。这些标志物的特异性使得检测结果阳性的患者不需要再进行有创活检，而直接进行放化疗。

是否存在梗阻性脑积水决定了脑脊液取样的策略（图 19.4）。开颅手术前，可以采用立体定向引导的脑室镜第三脑室造瘘治疗脑积水，通过逐渐降低颅内压力以缓解症状。这种方法比脑室–腹膜分流术更可取，因为它可将感染风险降到最低，并避免分流失败，过度分流或腹膜播散等风险。对于有轻度症状的患者，在手术时放置脑室外引流管是一种合理的选择[27]。脑室外引流管的优势在于，根据术后情况的要求，其易于拔除或转换为分流管。轻度或无症状脑积水通常在切除肿瘤后会自然消退，无须提前治疗。

■ 手术要点活检与切除

活检或开颅切除均可提供病理诊断，这对于指导松果体区肿瘤和生殖细胞标志物阴性患者的治疗决策至关重要。组织学亚型强烈影响术后决策（确定转移评估的效用，评估预后并制订长期随访计划）。尽管 MRI 表现和 CSF 检测可以帮助诊断特定的亚型，但它们仍不足以替代病理诊断[28]。

不应死板的选择活检或手术切除，尽管一些情况下强烈倾向于其中之一。立体定向活检适用于已知原发性松果体区肿瘤，多发病变或有手术禁忌的患者[24, 27]。当 MRI 上有脑干侵犯的证据时，活检似乎更受青睐，但这种证据往往与术中所见不符。

一般而言，开颅切除术优于活检术，因为它提供了大量的组织用于病理诊断，肿瘤切除具有预后优势、良性病变往往可以治愈（表 19.2）[13, 16]。由

表 19.1　生殖细胞肿瘤中的生物标志物

肿瘤	β-人类绒毛膜促性腺激素	α-甲胎蛋白
良性生殖细胞	−	−
未成熟畸胎瘤	?	+/−
生殖细胞瘤：	−	−
生殖细胞瘤伴合体滋养层细胞	+	−
胚胎细胞癌	+/−	+/−
绒毛膜癌	++	−
内胚窦瘤	−	++

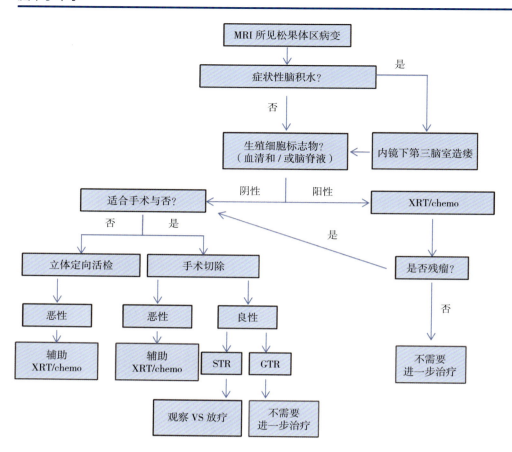

图 19.4 松果体区肿瘤患者的治疗策略。缩写：GTR. 全切；MRI. 磁共振成像；STR. 次全切除；XRT/chemo. 体外放疗和化疗

表 19.2 纽约神经病学研究所（1990—2014 年）连续 181 个松果体肿瘤的手术切除程度

肿瘤类型	活检	次全切除	根治性次全切除或全切
良性	2	5	70
恶性	12	29	63
共计	14（8%）	34（19%）	133（73%）

注意：根治性次全切除术 = 手术时或术后磁共振成像无可见肿瘤，但肿瘤预后不佳

于这些肿瘤中混合细胞群的多样性，不能轻易将小样本的组织学特征外推到整个肿瘤 [27, 29]。

相比之下，立体定向活检的操作相对容易，通常仅需局部麻醉即可，减少并发症的发生 [30]。即使如此，仍然存在一些相关的手术并发症。其中最令人担忧的是出血的风险。在穿刺过程中，当肿瘤血供丰富或深静脉受损时，可能会导致出血。特别令人关注的是出血破入脑室，因为周围组织无法起到压迫止血的作用 [27, 29, 31]。一位松果体母细胞瘤患者的病例报告描述了沿活检针道转移性播散 [32]。脑室镜下活检近年逐渐流行。其优势来自于柔性脑室镜的应用，可以只使用单骨孔同时进行第三脑室造瘘和活检。值得注意的是，这种方法的风险和局限性与立体定向活检相似，包括诸如出血的风险和取样偏差之类的问题。

■ 活检

立体定向活检

尽管大多数其他区域的立体活检相对容易，但仍应谨慎进行松果体区病变的立体定向活检。需要彻底熟悉活检部位穿刺路径的解剖。

大部分立体定向框架系统可以设定目标为靶点，并且在 CT 和 MRI 影像上准确地显示靶点和穿刺轨迹。

采用前冠状入路，可以提供肿瘤的前外侧上通道，避开了侧脑室和大脑内静脉（图 19.5）[24, 30]。靠近顶枕交界处的后外侧上入路较少使用；然而，这种入路可能适用于向外侧或上方扩散的肿瘤 [33]。由于前述的与组织取材误差的问题，应尽可能进行多点取材，但在病灶体积较小的情况下可能会限制采样的次数。

在此过程中，侧切式套管穿刺活检针比杯形钳更可取，因为后者撕裂血管的风险较高。一旦发生出血，可能需要进行连续抽吸冲洗。当怀疑有脑室内出血时，应立即进行影像学检查，并应根据出血和脑积水的程度来决定是否需要进行脑室外引流。

脑室镜活检

活检也可以通过脑室镜进行。这种替代技术的主要缺点是沿肿瘤的脑室表面取材时有出血的风险。这种风险并非微不足道，因为脑室内出血很难控制。许多松果体区肿瘤的富血供特点进一步加剧了该区域止血的难度。脑室镜技术的潜在优势是可以同时一期进行第三脑室造瘘术。不幸的是，这个优势受到不同穿刺路径的限制，即使使用灵活的柔性脑室镜，同时完成活检和造瘘也具有挑战性。

■ 手术切除

患者体位

松果体区可以采用几个不同的手术体位。包括坐位、侧卧位、3/4 侧卧位和俯卧位。

坐位（图 19.6）更适合于小脑上 – 天幕下入路[27]。该体位利用重力来减少手术区域的血液积聚，并促进肿瘤从深部静脉上剥离。坐位有几种特有的并发

症，包括气栓、气颅或与皮层塌陷相关的硬膜下血肿[27, 34]。但是，可以采取适当的预防措施来减少这些风险，例如呼气末二氧化碳分压和多普勒监测检测空气栓子。此外，如有必要，放置中央静脉导管可能有助于在手术过程中清除残留的空气。为了安全地设置坐位，应注意屈曲患者的头部，使小脑幕与地面大致平行。必须注意确保下巴和胸骨之间留有超过两指宽的空间。然后抬高患者的腿以帮助静脉回流。

格林伯格自固定式牵开器或类似的构架的牵开器可用于牵拉小脑并固定脑棉。

侧卧位更常用于枕下经天幕入路。患者头部固定时，非优势的右半球位于矢状面中部水平上方约30°处。当使用经胼胝体入路时，此位置尤为必要。当采用枕下经天幕入路时，应使患者鼻子向地面旋转大约30°。

3/4 侧俯卧位是此入路更理想的体位。患者应将腿部弯曲地固定绑在手术台上，以便在手术过程中可以自由旋转。3/4 俯卧位和侧位之间的主要区别在于，将头部旋转45°，这适合于后方的入路，例如

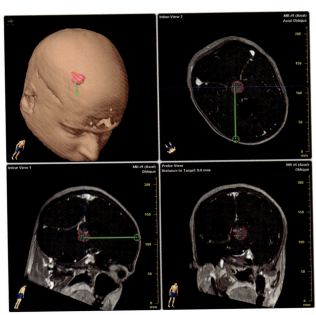

图 19.5 使用 iPlan 立体定向软件（Brainlab）设计的前外侧或低前侧穿刺路径的立体定向计划。图像（从左上方逆时针方向）是三维重建图、直线视图、穿刺直视图和其他直线视图

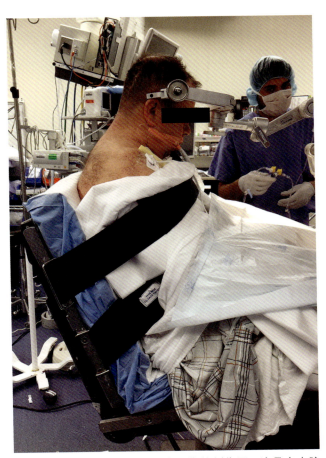

图 19.6 术前照片显示了患者坐位的侧位图，这是在小脑上 – 天幕下入路常用的体位。值得注意的是，患者的头部处于屈曲状态，以使小脑幕与地板平行，同时在下巴和胸骨之间保持至少两指宽的空间

枕下经天幕上入路。非优势半球在重力下垂和脑脊液引流的帮助下只需要最小限度的牵拉。但是，此体位的摆放非常麻烦，因为它需要多个额外的支撑。患者的右腋窝由腋窝卷支撑，右臂由吊带支撑。还应在左胸下方放置一个支撑卷，并在患者的两腿之间放置一个枕头以减轻受压。

俯卧位有时对于幕上入路来说是一种简单而安全的选择[27]，但由于小脑幕的倾斜角度，小脑幕下入路通常无法选择此体位。尽管对于手术医生来说非常舒适，但是手术区的抬高导致只能在站立下进行手术。如果手术显微镜配有助手镜，则两个外科医生可以一起工作。该体位对于儿科患者可能很有用，如果患者的头部向开颅手术侧旋转15°，操作可以更加方便。这种变化被称为协和体位（Concorde Position）[35]。

入路概述

松果体区肿瘤的手术入路一般分为幕上或幕下。枕下经天幕和经胼胝体半球间入路是该区域两种常用的幕上入路。唯一常用的幕下入路是幕下小脑上入路。在这些入路之间进行选择是多因素决定的，具体取决于外科医生的经验，手术舒适度和肿瘤的解剖学特征。尽管这些入路通常是可以互换的，但是某些肿瘤特征使其适合于特定入路。例如，幕上入路通常最适合于较大的、肿瘤主体在幕上或横向延伸至侧脑室三角区的病变[27]。尽管此入路可以提供更大的暴露，但围绕肿瘤的大脑内静脉和Galen静脉交汇处会干扰手术切除。

幕下小脑上入路在处理松果体区的幕下中线位置的大多数肿瘤时具有很多优势[27]。小脑与小脑幕之间的自然通道在坐位下因重力而增加，从而导致肿瘤自然下降。促进其从大脑中帆和深部静脉之间剥离。此外，这种入路在很大程度上避免了损伤在肿瘤上方的深静脉系统。超长的器械帮助可以切除向第三脑室生长的肿瘤，但是这种入路对伴有向幕上或侧方生长的肿瘤暴露不佳。

幕下小脑上入路

幕下小脑上入路可以说是松果体区肿瘤最常用的手术入路之一。通常在坐位下进行（图19.6）[13, 27]。如果有需要，可以使用在人字缝的瞳孔中线上钻孔，进行侧脑室三角区穿刺外引流。后正中直切口需要从枕突和枕外隆突的正上方延伸至C4棘突。通过扁平状的自动牵开器牵开肌肉和筋膜以暴露后颅骨质。

在窦汇下方切开颅骨，形成一个足够大的骨瓣，为器械操作和显微镜光源提供充分的通道。推荐术后骨瓣复位而不是弃去骨瓣，因为前者发生术后无菌性脑膜炎，皮下积液和不适的可能性较低。首先钻4个骨孔（在矢状窦上方、窦汇正上方以及两侧横窦上方）（图19.7a）。在枕大孔中线上方1~2cm处磨一个槽。必须在横窦上方去除足够的骨质，确保不遮挡小脑幕方向的视线。由于坐位有空气栓塞的危险，因此需要注意使用骨蜡封闭骨窗缘和控制静脉出血。

从侧面弧形剪开硬脑膜。使用悬吊线和橡皮筋牵拉硬脑膜瓣。同时应注意避免牵拉过度，否则可能导致静脉窦闭塞（图19.7b）。下方硬脑膜可支撑自然下坠的小脑半球。如果后颅压力偏高，需要通过脑室外引流或打开小脑延髓池引流脑脊液降低颅压。

烧灼并切断粘连的蛛网膜和中线桥静脉，在小脑的背侧表面和小脑幕之间开放手术通道。虽然，广泛的侧支循环可能会降低牺牲静脉的风险，但在可能的情况下，应谨慎保留静脉，尤其是外侧静脉[36]。解剖幕下的通道后，小脑会从小脑幕上自然脱落。可放置人工合成的神经外科敷料（例如Covidien公司的Telfa）用于保护小脑的背面。如有必要，可以使用小型脑压板牵拉小脑后部和下部。

通常随着手术的进展可以移除该脑压板，因为脑脊液的引流已经使后颅窝压力足够低。当小脑向下牵拉时，在小脑蚓部附近可见粘连的蛛网膜和桥静脉，还可以看到覆盖松果体区域的乳白色蛛网膜结构。

在这个阶段，引入手术显微镜。锐性剪开覆盖四叠板的蛛网膜。尽量避免电凝此处基本无血供的结构。而遇到小脑中央静脉时，应仔细分离、电凝和剪断（图19.8）。牺牲小脑中央静脉不会导致特别严重的后果。但是，应避免牺牲其他深部静脉。然后

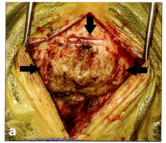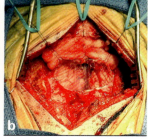

图19.7 在幕下小脑上入路中使用的（a）颅骨钻孔和（b）硬膜切口照片。注意上矢状窦和横窦上的钻孔位置（a，黑色箭头）。避免张力过大的情况下，使用硬膜悬吊线和橡皮筋（b）适当牵拉硬脑膜

牵拉小脑使其回缩以暴露肿瘤的下侧面。同样，沿肿瘤中心轴向下调整显微镜轨迹，以避免直接接触 Galen 静脉。现在可以看到肿瘤的后表面（图 19.9）。电灼肿瘤的后表面，锐性剪开肿瘤。可切除囊内肿瘤进行快速冰冻切片。鉴于这些肿瘤的异质性，并不能保证快速病理的诊断准确性，如果根据冰冻病理来指导临床决策，则应考虑这种不确定性。鉴于这些肿瘤通常较软，继续进行内部减瘤，可以使用大口径的吸引器完成。随着肿瘤逐渐减压，肿瘤包膜与周围丘脑分离。包膜处的脉络膜血管不需要保留。完全打开第三脑室后，可从脑干下方切除肿瘤。该步骤通常是解剖肿瘤中最具挑战性的一步。向上牵拉肿瘤，可以帮助外科医生在直视下剥离肿瘤和脑干之间的界面。完成此步骤后，仔细分离大脑中髓帆和深静脉从而切除肿瘤的上界。

切除的程度主要取决于肿瘤的浸润程度。学者们普遍认为，更彻底地切除肿瘤可以提高对辅助治疗的反应并降低术后出血的风险。但是，必须权衡积极切除的获益和风险，尤其是在肿瘤侵犯脑干的情况下。因此，浸润的程度仍然是判断这些肿瘤是否安全切除的关键。

切除肿瘤后，外科医生可以清楚地看到第三脑室（图 19.10）。可用柔性脑室镜检查瘤床，验证切除范围并清除残留的血肿。应避免大量使用止血剂，因为脑室系统的梗阻可能会导致脑积水。如有必要，可将纤维素止血敷料（例如 Surgicel、Ethicon）覆盖在小脑表面和瘤床上，从而降低肿瘤播散风险。硬膜水密缝合对于预防假性脑膜膨出至关重要。患者应该在头部抬高的情况下拔管，以免减压后发生大脑移位。

经胼胝体半球间入路

经胼胝体半球间入路使用沿顶枕交界处的通道。

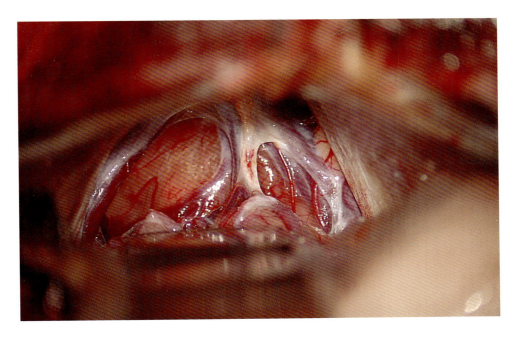

图 19.8 术中照片显示了通过手术显微镜观察到的小脑前中央静脉

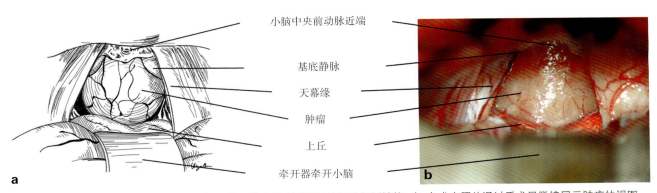

小脑中央前动脉近端
基底静脉
天幕缘
肿瘤
上丘
牵开器牵开小脑

a

b

图 19.9 （a）使用幕下小脑上入路暴露松果体区肿瘤后表面可见的相关解剖结构。（b）术中照片通过手术显微镜展示肿瘤的视图

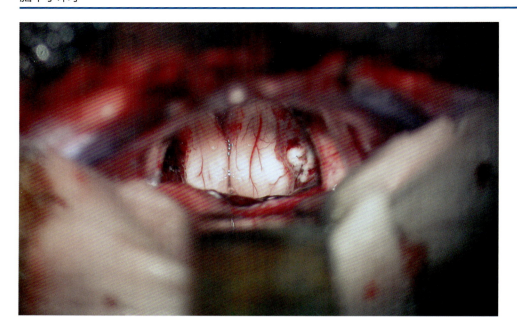

图 19.10 术中照片显示肿瘤切除后进入第三脑室的结构

通常倾向于俯卧或坐位。但是，也可以使用任何先前描述的患者体位。

开颅手术的计划取决于肿瘤位于第三脑室的中心位置 [12, 37]。制作一个横跨中线的"U"形皮瓣。直径 8cm 左右的宽皮瓣可灵活选择避开大多数桥静脉的手术通道。在顶部开颅可最大限度地减少对枕叶的骚扰。我们更喜欢在矢状窦上的前和后方钻孔。然后使用铣刀形成跨矢状窦 1~2cm 的骨瓣。

"U"形剪开朝向矢状窦开口的硬膜瓣。仔细检查桥静脉，因为将它们的牺牲减到最小就决定了此入路的最佳通道。有时为了获得足够的暴露，可能需要牺牲一根桥静脉，但应尽量避免过多的牺牲静脉。一个小型造瘘口可为深部肿瘤提供足够的暴露角度。在半球通过明胶海绵或神经外科敷料和牵开器来构筑此造瘘口。可以使用两个牵开器轻轻地牵拉顶叶，必要时可使用额外的牵开器牵拉大脑镰。如有必要，也可以切开大脑镰以利于进一步暴露。

用手术显微镜可以很容易地识别出胼胝体醒目的白色外观。覆盖胼胝体上成对的胼周动脉可以用来作为解剖标志。这些可以轻轻地向一侧牵拉，或使用两个牵开器向胼胝体的两侧牵拉。在位于肿瘤最大隆起的中心处切开胼胝体 2cm。尽管在压部切开通常不会有严重后果，但我们推荐采用更前方切开的方法尽量降低半球间失连接综合征的风险。通过轻柔的吸引和电凝切开胼胝体。切开的侧向范围取决于肿瘤暴露的需要，同时应避免损伤胼周动脉。如果需要，可以通过切开小脑幕及大脑镰来提供额外的暴露。

现在应该可以看到肿瘤的背侧面。尽早识别深

部静脉以确保其不受损伤是决定手术成败的关键。深静脉的重要性和静脉侧支代偿的程度尚不清楚。但原则上应避免牺牲任何静脉。即便如此，有时牺牲一条静脉可能不会出现严重并发症。但是，两条静脉的损伤可能会造成毁灭性的后果 [2]。肿瘤暴露后，如前所述进行切除。

枕下经天幕入路

枕下经天幕入路是一种可选的幕上入路（图 19.11）[38]。患者最好采用 3/4 俯卧位。如果术者对此入路不熟悉，则此入路中使用的倾斜角度会导致迷失方向。然而，切开小脑幕可以很好地暴露四叠体板，并且使得该入路特别适用于向幕下生长的肿瘤

一个"U"形向下的右枕皮瓣，内侧位于中线的左侧，大约在窦汇的水平 [38, 39]。在窦汇的上方钻第一个骨孔，在其上方 6~10cm 处钻第二个骨孔。或者，可以在矢状窦附近钻骨孔，避开中线或窦的交汇处。然而，在这种情况下，此入路的骨孔应尽可能靠近矢状窦，以使手术视野最大化。大脑牵拉和松弛可以通过以下方式完成：

与坐姿一样，3/4 俯卧位利用重力牵拉非优势侧枕叶，使其自然松弛。由于枕极附近没有桥静脉，因此可以安全地进一步牵开。脑脊液引流和甘露醇通常用于进一步使大脑松弛，并最大限度地减少对枕叶的骚扰。在没有梗阻性脑积水的情况下，腰大池引流已经足够使脑压下降，无须脑室引流。

在手术显微镜下，在直窦附近切开小脑幕（图 19.11）。如有必要，可以在大脑镰上使用牵开器增加

暴露程度。通过分离下矢状窦和大脑镰可以获得额外的暴露空间。现在应该可以看到覆盖在肿瘤和四叠体池上的蛛网膜。如前述切除肿瘤，注意避免损伤深部静脉（图 19.12、图 19.13）。

术后监护

松果区肿瘤患者术后需要密切监护、加强护理。术后早期可以使用大剂量皮质类固醇，随着病情的改善可以逐渐减量[34, 39]。幕上入路的患者也建议早期预防性使用抗癫痫药物。术后即刻可能很难评估神经状态，因为嗜睡和轻度认知障碍很常见。坐位术后的患者中尤其如此，空气容易积聚在硬膜下。无论如何，任何神经系统的变化均应通过影像学检查明确，尤其要注意是否存在脑积水、出血或气颅。我们的经验表明，在物理疗法的帮助下，早期锻炼和下床活动可改善临床预后。最后，应在术后 24~48h 内复查钆增强 MRI，以评估切除范围并指导后续的辅助治疗。

患者结果

并发症

由于病灶靠近脑干，眼球活动障碍是松果体区肿瘤术后最常见的神经功能损伤。上视及辐辏受限比较常见，但也会出现瞳孔受损和聚焦困难的情况[16, 34]。这些神经功能缺损一般会在术后几天内改善，尽管在某些情况下可能会持续几个月。永久性的神经功能缺损非常罕见。可能出现轻微的上视障碍，但临床意义不大。同样，共济失调很常见，但通常会在术后几天内改善。虽然轻微的一过性并发症是可以

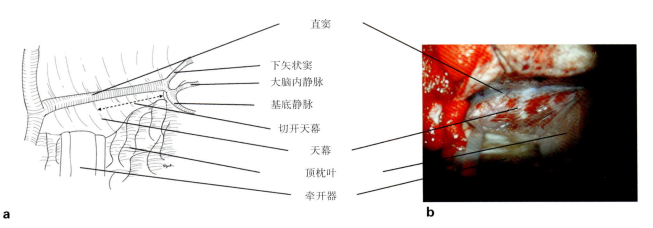

图 19.11（a）图示了枕下经天幕入路，标明了小脑幕切开部位（虚线）。（b）术中照片展示了通过手术显微镜可见的结构

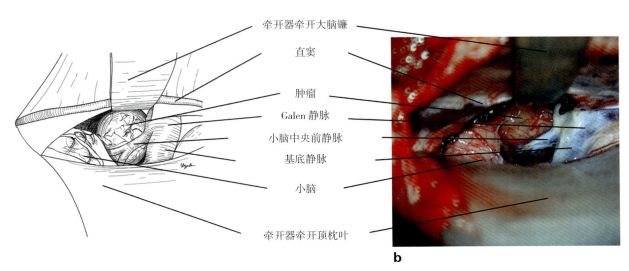

图 19.12（a）使用枕下经天幕入路暴露松果体区肿瘤时所见的相关解剖。（b）相应的术中照片，显示了通过手术显微镜看到的肿瘤

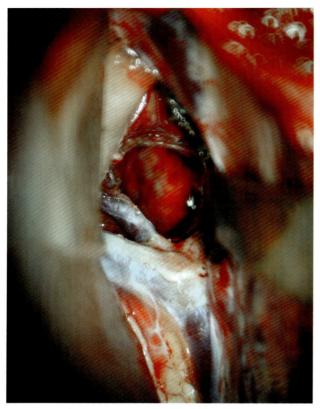

图 19.13 术中照片显示了采用枕下经天幕入路切除肿瘤后的瘤腔

预料的，但由于过度骚扰脑干也可能导致严重并发症。这样的操作可能导致认知障碍或其极端形式 – 无动性缄默症。

未完全切除的瘤床渗血也可能会导致严重并发症。绒毛膜癌和恶性松果体实质性细胞瘤往往具有丰富的血供和浸润性，因此术后出血风险较大 [30, 34]。少量血肿通常可以安全地进行保守治疗。但是，大量血肿通常需要立即开颅清除，避免继发的梗阻性脑积水。术后也会发生静脉梗死，如累及中脑可能会危及生命。不幸的是，这种并发症一般是无法预测的。一部分患者似乎无法耐受桥静脉的牺牲，并可能出现致死性的并发症。空气、血液和手术异物经常在术后即刻引起分流管堵塞。对于依赖分流的患者，这是一个特别严重的并发症，因为分流管堵塞可能导致病情迅速恶化。

与坐位有关的并发症通常是自限性的。脑室壁塌陷，积液和硬膜下血肿通常需要密切随访 [13, 16, 34]。幕上入路的并发症通常也可以自发改善。其中包括由于大脑牵拉或牺牲桥静脉引起的刺激或水肿导致的偏瘫 [34, 37]。顶叶牵拉可引起对侧的感觉或实体感觉障碍。在经天幕入路时，牵拉枕叶可引起视野缺损 [37–39]。大脑半球失连接综合征是牵拉胼胝体的常

见并发症。我们的经验表明，即使切开胼胝体压部，这种并发症也很少见 [12, 39]。一般来说，在以前接受过放疗、肿瘤浸润性生长以及术前有症状的患者更容易出血并发症 [34]。松果体区的肿瘤患者通常很年轻，并且很少有内科合并疾病，因此医疗并发症的发生率较低。

长期预后

对于外科医生来说，松果体区肿瘤的手术切除仍然是一项艰巨的挑战，但是随着新技术的发展和手术技巧的进步，患者的治疗效果将继续得到改善。在过去的几十年中，大宗病例报道的手术死亡率高达 4%，永久致残率高达 5.6%（表 19.3）[3, 16, 40–44]。长期预后取决于肿瘤的组织学特征和对辅助治疗的敏感性。良性肿瘤，如高度分化的室管膜瘤、脑膜瘤、畸胎瘤、松果体实质性细胞瘤和很少见的毛细胞型星形细胞瘤，预后通常较好。不幸的是，由于这些肿瘤非常罕见，我们对每种亚型的结果只能进行有限的分析。

恶性肿瘤的预后变数更大，并且同样取决于肿瘤的组织学结果以及放化疗的疗效 [13, 24, 27]。生殖细胞瘤对减瘤术和辅助放疗的反应良好，长期控制良好。据报道，其 10 年生存率可达到 69%，但是如果含有合胞体滋养层细胞，则可能会导致治疗失败 [45]。非生殖细胞瘤性生殖细胞肿瘤对放化疗反应显著。自从采用综合治疗以来，5 年生存率已提高到 90%以上 [46]。松果体神经胶质瘤患者的预后差异较大。具有低度恶性组织学特征的松果体星形细胞瘤和室膜瘤相对容易切除，预后良好。相比之下，尽管脑干星形细胞瘤的级别较低，但肿瘤往往是浸润性的，手术切除会引起听力缺陷 [13]。对于年轻的松果体母细胞瘤患者和存在转移性播散的患者，预后较差。

一般而言，良性肿瘤患者推荐手术切除，因为全切后几乎所有组织学亚型均具有良好的长期预后。恶性肿瘤之间的治疗方法和预后差异更大，但除了分泌特异性肿瘤标志物的 NGGCT 外，手术均可获益。

■ 辅助治疗

如上所述，显微外科切除仍然是松果体区大多数肿瘤治疗的金标准。但是，包括放射疗法，化学疗法和立体定向放射治疗在内的辅助疗法的作用越来越大，特别是对于恶性肿瘤患者。迄今为止，暂无基于循证医学的治疗指南，目前正在积极进行研究，以更好地针对这种难以治疗且罕见的患者群体进行辅助治疗。

表 19.3　松果体区肿瘤的显微外科手术汇总

作者，年份	人数	入路	年龄阶层	病理	全切率（％）	死亡率（％）	严重并发症（％）	永久性轻度并发症（％）
Bruce 和 Stein，1995	160	SCIT TCIH OTT	A 和 P	所有	45	4	3	19
Chandy 和 Damaraju，1998	48	SCIT OTT	A 和 P	良性病变	55	0	不适用	不适用
Kang 等，1998	16	OTT SCIT TCIH	A 和 P	所有	37.5	0	0	19
Shin 等，1998	21	OTT	A 和 P	所有	54.5	0	0	5
Konovalov 和 Pitskhelauri，2003	201	OTT SCIT	A 和 P	所有	58	10	不适用	> 20
Hernesniemi 等，2008	119	SCIT OTT	A 和 P	所有	88	0	1	4.9
Qi 等，2014	143	OTT	A 和 P	所有	91.6	0.7	3.5	5.6
Bruce（未出版），2014	181	SCIT TCIH OTT	A 和 P	所有	73	2	2	不适用

缩写：A. 成人；GTR. 全切；NA. 不适用；OTT. 枕下经天幕；P. 儿童；SCIT. 幕下小脑上入路；TCIH. 经胼胝体半球间入路
在 Sonabend 和 Bruce 的允许下修改，2017[23]

放射治疗

恶性生殖细胞和松果细胞瘤应采用分次放疗方案。推荐剂量应分布在脑室系统和瘤床之间，尽管一些学者建议，尽量减少照射范围，从而减少脑室暴露的不良影响[24, 27]。相反，组织学上良性的松果体细胞瘤和室管膜瘤完全切除的患者无需进行放射治疗[13, 16, 27]。彻底切除往往可以很好地控制这些肿瘤。即使这样，患者也应进行规范的随访，以便发现肿瘤复发的证据后立即进行放疗。

生殖细胞瘤是中枢神经系统中对射线最敏感的恶性肿瘤，分次放疗后长期控制率高达 90%[15, 47]。长期随访报道 50Gy 的剂量分别获得了 75% 和 69% 以上的 5 年和 10 年生存率[45]。

在较低的放射剂量下，局部复发的发生率预计会更高[28, 45]。

放射治疗的长期不良影响主要包括认知障碍、下丘脑和内分泌紊乱、放射性坏死及诱发新生肿瘤等。

放疗的不良反应促使人们开始研究降低剂量的方法，例如将放疗与化疗相结合的治疗策略。

松果体区肿瘤的预防性脊髓放疗是存在争议的。过去，建议对所有恶性松果体肿瘤的患者进行全脑-脊髓放疗。现在的趋势是仅在明确存在脊髓播散时才进行全脊髓放疗。脊髓播散的发生率通常较低。对于预防性放疗是否能预防脊髓转移，目前尚无循证学依据。即使这样，对于术前或术后脊柱影像明确的脊髓病变，推荐剂量为 35Gy。

化疗

化疗对于 NGGCT 最有效，因为当前方案可显著改善长期预后。不幸的是，含有合体滋养性巨细胞的生殖细胞瘤预后较差，因此，这些肿瘤患者可能会从更积极的化疗方案中受益[13, 23, 27]。大多数化疗方案已在颅外生殖细胞肿瘤的治疗中获得令人瞩目的效果，但是颅内生殖细胞肿瘤的效果却没有那么乐观。

化疗常用于复发性或播散性的松果体细胞瘤[15]。涉及多种药物的联合疗法效果有限。因此，目前对于化疗，暂时没有明确的建议。放疗和化疗在这些肿瘤中的联合作用也尚无定论。目前还不确定联合放疗是否比单纯化疗更能提高生存率，但也有将放疗和化疗作为手术切除的辅助手段，采取积极的三管齐下的治疗方法。

放疗和化疗后延迟手术是治疗生殖细胞标志物正常的患者残留肿瘤的公认方法，因为这些残留肿瘤可能由辐射耐受的良性生殖细胞成分组成[48]。相比之下，单纯生殖细胞瘤对射线非常敏感，这些患者不推荐联合化疗。尽管这种组合是减少放射剂量的合理方法，但长期结果并未比单独放疗产生明显更好的预后。

放射外科

放射外科可用于治疗松果体区肿瘤。虽然放射外科治疗似乎相对安全，但长期随访结果尚不明确。它通常可以成功地治疗靶区肿瘤，但仍受限于肿瘤大小、照射范围以外的肿瘤仍然存在复发可能。

在选择治疗策略时，必须考虑到适形放疗与传统分次放射治疗之间的明显放射生物学差异。生殖细胞瘤对分次放疗有很好的反应，因此适形放疗并不能进一步改善其预后。此外，适形放疗的治疗靶点无法覆盖脑室系统，因此对容易发生脑室复发的松果体实质性细胞和生殖细胞肿瘤无益。分次放疗反而可以在为照射瘤床提供更大的益处，这可以减少脑室和使周围脑组织的照射剂量[49]。分次放疗在局部复发的情况下也可能有用。

迄今为止，大多数松果体区肿瘤放疗的研究仅限于特定病理类型的小队列报道。考虑到良性肿瘤良好的自然病史，放射治疗的预后良好，而恶性病变患者的预后较差[50]。一般说来，松果体细胞瘤的放射外科治疗取得了一些成功，但松果体母细胞瘤放射外科治疗的报告显示结果较差。立体定向放射外科在 NGGCT 中的作用更是难以确定。总体而言，目前普遍的共识是使用放射外科作为治疗松果体区肿瘤的替代治疗方案，特别是对于有手术禁忌、有播散性或转移性病灶，以及术后残留肿瘤再次生长的患者。

■ 结论

广泛的组织学多样性是松果体区肿瘤的标志，组织学类型几乎决定了治疗的每一步。为了识别无须手术的生殖细胞肿瘤，术前需要检测量肿瘤标志物。必须选择活检或手术切除，以最大限度地提高获得准确病理诊断的可能性。此外，辅助治疗、患者预后和随访方案的综合治疗决策也取决于病理学诊断。显微外科技术的不断进步使积极的手术切除成为治疗的主要手段，几乎所有良性肿瘤和相当大比例的恶性肿瘤患者的预后都很好。

随着更精准的诊断和更有效的辅助治疗方法的发展，以及根据组织学亚型对治疗效果进行分层，这种罕见病患者的预后将进一步改善。

参考文献

[1] Bruce JN. Management of pineal region tumors. Neurosurg Q 1993; 3(2):103–119.

[2] Sonabend AM, Bowden S, Bruce JN. Microsurgical resection of pineal region tumors. J Neurooncol 2016;130(2):351–366.

[3] Konovalov AN, Pitskhelauri DI. Principles of treatment of the pineal region tumors. Surg Neurol 2003;59(4):250–268.

[4] Ventureyra EC. Pineal region: surgical management of tumours and vascular malformations. Surg Neurol 1981;16(1):77–84.

[5] Dolecek TA, Propp JM, Stroup NE, Kruchko C. CBTRUS statistical report: primary brain and central nervous system tumors diagnosed in the United States in 2005–2009. Neuro Oncol 2012;14(Suppl 5):v1–v49.

[6] Koide O, Watanabe Y, Sato K. Pathological survey of intracranial germinoma and pinealoma in Japan. Cancer 1980;45(8):2119–2130.

[7] Ojeda VJ, Ohama E, English DR. Pineal neoplasms and third-ventricular teratomas in Niigata (Japan) and Western Australia. A comparative study of their incidence and clinicopathological features. Med J Aust 1987; 146(7):357–359.

[8] Araki C, Matsumoto S. Statistical reevaluation of pinealoma and related tumors in Japan. J Neurosurg 1969;30(2):146–149.

[9] Schoenberg BS, Christine BW, Whisnant JP. The descriptive epidemiology of primary intracranial neoplasms: the Connecticut experience. Am J Epidemiol 1976;104(5):499–510.

[10] Barker DJ, Weller RO, Garfield JS. Epidemiology of primary tumours of the brain and spinal cord: a regional survey in southern England. J Neurol Neurosurg Psychiatry 1976;39(3):290–296.

[11] Jennings MT, Gelman R, Hochberg F. Intracranial germ-cell tumors: natural history and pathogenesis. J Neurosurg 1985;63(2):155–167.

[12] Bruce JN. Posterior third ventricle tumors. In: Kaye AH, Black PM, eds. Operative Neurosurgery. Vol 1. London , UK: Churchill Livingstone; 2000: 769 –775.

[13] Stein BM, Bruce JN. Surgical management of pineal region tumors (honored guest lecture). Clin Neurosurg 1992;39:509–532.

[14] Russell DS, Rubinstein LJ. Tumors of central neuroepithelial origin. In: Russell DS, Rubinstein LJ. Pathology of Tumours of the Nervous System. 5th ed. Baltimore , MD: Williams and Wilkins; 1989.

[15] Schild SE, Scheithauer BW, Schomberg PJ, et al. Pineal parenchymal tumors: clinical, pathologic, and therapeutic aspects. Cancer 1993; 72(3):870–880.

[16] Bruce JN, Stein BM. Surgical management of pineal region tumors. Acta Neurochir (Wien) 1995;134(3–4):130–135.

[17] Surawicz TS, McCarthy BJ, Kupelian V, Jukich PJ, Bruner JM, Davis FG. Descriptive epidemiology of primary brain and CNS tumors: results from the Central Brain Tumor Registry of the United States, 1990–1994. Neuro Oncol 1999;1(1):14–25.

[18] Bader JL, Meadows AT, Zimmerman LE, et al. Bilateral retinoblastoma with ectopic intracranial retinoblastoma: trilateral retinoblastoma. Cancer Genet Cytogenet 1982;5(3):203–213.

[19] Plowman PN, Pizer B, Kingston JE. Pineal parenchymal tumours: II. On the aggressive behaviour of pineoblastoma in patients with an inherited mutation of the RB1 gene. Clin Oncol (R Coll Radiol) 2004;16(4):244–247.

[20] Higashi K, Katayama S, Orita T. Pineal apoplexy. J Neurol Neurosurg Psychiatry 1979;42(11):1050–1053.

[21] Missori P, Delfini R, Cantore G. Tinnitus and hearing loss in pineal region tumours. Acta Neurochir (Wien) 1995;135(3–4):154–158.

[22] Fetell MR, Stein B. Neuroendocrine aspects of pineal tumors. In: Zimmerman EA, Abrams GM, eds. Neuroendocrinology and Brain Peptides. Vol 4. Philadelphia, PA: W. B. Saunders;1986.

[23] Sonabend A, Bruce J. Pineal Tumors. In: Winn H, ed. Youmans and Winn Neurological Surgery. Vol 1. Philadelphia, PA: W. B. Saunders; 2017: 1048-1065.e4.

[24] Bruce JN, Connolly ES, Sonabend AM. Pineal cell and germ cell tumors. In: Kaye AH, Laws ER, eds. Brain Tumors : An Encyclopedic Approach. 3rd ed. New York , NY: Elsevier;2011, 646–671.

[25] Allen JC, Nisselbaum J, Epstein F, Rosen G, Schwartz MK. Alphafetoprotein and human chorionic gonadotropin determination in cerebrospinal fluid: an aid to the diagnosis and management of intracranial germ-cell tumors. J Neurosurg 1979;51(3):368–374.

[26] Arita N, Ushio Y, Hayakawa T, et al. Serum levels of alpha-fetoprotein, human chorionic gonadotropin and carcinoembryonic antigen in patients with primary intracranial germ cell tumors. Oncodev Biol Med 1980; 1(4–5):235–240.

[27] Bruce JN, Ogden AT. Surgical strategies for treating patients with pineal region tumors. J Neurooncol 2004;69(1–3):221–236.

[28] Kersh CR, Constable WC, Eisert DR, et al. Primary central nervous system germ cell tumors. Effect of histologic confirmation on radiotherapy. Cancer 1988;61(11):2148–2152.

[29] Chandrasoma PT, Smith MM, Apuzzo ML. Stereotactic

biopsy in the diagnosis of brain masses: comparison of results of biopsy and resected surgical specimen. Neurosurgery 1989;24(2):160–165.

[30] Dempsey PK, Kondziolka D, Lunsford LD. Stereotactic diagnosis and treatment of pineal region tumours and vascular malformations. Acta Neurochir (Wien) 1992;116(1):14–22.

[31] Regis J, Bouillot P, Rouby-Volot F, Figarella-Branger D, Dufour H, Peragut JC. Pineal region tumors and the role of stereotactic biopsy: review of the mortality, morbidity, and diagnostic rates in 370 cases. Neurosurgery 1996;39(5):907–912, discussion 912–914.

[32] Rosenfeld JV, Murphy MA, Chow CW. Implantation metastasis of pineoblastoma after stereotactic biopsy. Case report. J Neurosurg 1990; 73(2):287–290.

[33] Zacharia BE, Bruce JN. Stereotactic biopsy considerations for pineal tumors. Neurosurg Clin N Am 2011;22(3):359–366, viii.

[34] Bruce JN, Stein BM. Complications of surgery for pineal region tumors. In: Post KD, Friedman ED, McCormick PC, eds. Postoperative Complications in Intracranial Neurosurgery. New York , NY: Thieme; 1993:74–86.

[35] Kobayashi S, Sugita K, Tanaka Y, Kyoshima K. Infratentorial approach to the pineal region in the prone position: Concorde position. Technical note. J Neurosurg 1983;58(1):141–143.

[36] Ueyama T, Al-Mefty O, Tamaki N. Bridging veins on the tentorial surface of the cerebellum: a microsurgical anatomic study and operative considerations. Neurosurgery 1998;43(5):1137–1145.

[37] Apuzzo M, Litofsky NS. Surgery in and around the anterior third ventricle. In: Apuzzo M, ed. Brain Surgery: Complication Avoidance and Management. New York , NY: Churchill Livingstone;1993:541–579.

[38] Lapras C, Patet JD, Mottolese C, Lapras C, Jr. Direct surgery for pineal tumors: occipital-transtentorial approach. Prog Exp Tumor Res 1987;30:268–280.

[39] Apuzzo M, Tung H. Supratentorial approaches to the pineal region. In: Apuzzo M, ed. Brain Surgery: Complication Avoidance and Management. New York , NY: Churchill Livingstone;1993:486–511.

[40] Chandy MJ, Damaraju SC. Benign tumours of the pineal region: a prospective study from 1983 to 1997. Br J Neurosurg 1998;12(3):228–233.

[41] Kang JK, Jeun SS, Hong YK, et al. Experience with pineal region tumors. Childs Nerv Syst 1998;14(1–2):63–68.

[42] Shin HJ, Cho BK, Jung HW, Wang KC. Pediatric pineal tumors: need for a direct surgical approach and complications of the occipital transtentorial approach. Childs Nerv Syst 1998;14(4–5):174–178.

[43] Hernesniemi J, Romani R, Albayrak BS, et al. Microsurgical management of pineal region lesions: personal experience with 119 patients. Surg Neurol 2008;70(6):576–583.

[44] Qi S, Fan J, Zhang XA, Zhang H, Qiu B, Fang L. Radical resection of nongerminomatous pineal region tumors via the occipital transtentorial approach based on arachnoidal consideration: experience on a series of 143 patients. Acta Neurochir (Wien) 2014;156(12): 2253–2262.

[45] Sung DI, Harisiadis L, Chang CH. Midline pineal tumors and suprasellar germinomas: highly curable by irradiation. Radiology 1978; 128(3):745–751.

[46] Balmaceda C, Heller G, Rosenblum M, et al. Chemotherapy without irradiation—a novel approach for newly diagnosed CNS germ cell tumors: results of an international cooperative trial. The First International Central Nervous System Germ Cell Tumor Study. J Clin Oncol 1996; 14(11):2908–2915.

[47] Villano JL, Propp JM, Porter KR, et al. Malignant pineal germ-cell tumors: an analysis of cases from three tumor registries. Neuro Oncol 2008; 10(2):121–130.

[48] Friedman JA, Lynch JJ, Buckner JC, Scheithauer BW, Raffel C. Management of malignant pineal germ cell tumors with residual mature teratoma. Neurosurgery 2001;48(3):518–522, discussion 522–523.

[49] Casentini L, Colombo F, Pozza F, Benedetti A. Combined radiosurgery and external radiotherapy of intracranial germinomas. Surg Neurol 1990; 34(2):79–86.

[50] Mori Y, Kobayashi T, Hasegawa T, Yoshida K, Kida Y. Stereotactic radiosurgery for pineal and related tumors. Prog Neurol Surg 2009; 23: 106–118.

第二十章　脑干、丘脑和松果体区肿瘤的立体定向放射外科治疗

Amparo Wolf, Douglas Kondziolka

摘要

针对脑干、丘脑和松果体区肿瘤的立体定向放射外科（Stereotactic Radiosurgery, SRS），通过高分辨率成像确定靶向目标区域，可让患者接受集中、适形的电离辐射。本章回顾了伽马刀放射外科的基本技术及其在脑干、丘脑和松果体区最常见的良性和恶性肿瘤（包括内源性和外源性肿瘤）中有效治疗的证据。由于 SRS 具有很高的选择性，并能将辐射传递到狭窄的靶区，因此降低了邻近组织的损伤，从而提高了 SRS 的安全性。当治疗位于重要功能组织内的肿瘤时，这一精度至关重要。在局灶性脑干胶质瘤、丘脑胶质瘤和松果体区肿瘤中，SRS 的作用仍在不断进展，其可作为主要的治疗方式或作为手术切除的辅助治疗。绝大多数临床医生建议在可行的情况下对肿瘤进行组织学诊断。但是，当肿瘤位于脑干、丘脑或松果体区从而无法进行组织诊断时，SRS 可以作为一种比较适合的处理方法，在保持神经功能和生活质量的同时最大限度地控制肿瘤生长。

关键词：脑干，转移，松果体区，立体定向放射外科，丘脑，前庭神经鞘瘤

■ 介绍

自立体定向放射外科（SRS）诞生 30 多年以来，脑干、丘脑和松果体区的良性和恶性肿瘤的治疗已经取得了一定的进展。SRS 通过高分辨率成像，将聚焦、适形的电离辐射传送到靶向目标区域。由于辐射在进入目标周围的大脑结构后会发生急剧衰减，因此 SRS 具有高度选择性。这种选择性降低了组织损伤，提高了 SRS 的安全性。当治疗位于重要功能组织内的肿瘤时，这一精度至关重要。放射外科的生物学效应是时间和剂量依赖性的，包括抑制肿瘤细胞分裂、肿瘤血管血栓形成、诱导细胞凋亡或坏死以及改变局部脑血流 [1-3]。

脑干的内源性和外源性肿瘤均可通过放射外科治疗。本章回顾了伽马刀放射外科的基本技术及其在脑干、丘脑和松果体区最常见的良性和恶性肿瘤（包括内源性和外源性肿瘤）中有效治疗的证据。其他几种不太常见的脑干和后颅窝肿瘤也可以利用 SRS

进行有效治疗，但本章没有讨论这些类型，这些肿瘤包括其他神经鞘瘤、球体瘤、脊索瘤、血管母细胞瘤、血管外皮细胞瘤和其他肿瘤等。

■ 伽马刀放射外科治疗流程

在接受放射外科治疗之前，患者会与他们的临床医生讨论 SRS 的治疗方案、目标和潜在风险。在放射治疗当日给予患者轻度镇静。患者在局部麻醉下安装 Leksell 立体定向头架。在头架就位情况下进行高分辨率 MRI 或 CT 检查，包括增强像。使用软件在高分辨率图像上确定目标区域。放射治疗的剂量规划是由神经外科医生、放射肿瘤学家和医学物理学家共同商定。对于不规则形状的肿瘤，可以利用不同尺寸（4mm、8mm 或 16mm）和加权的多等中心，使靶体积符合选定的治疗剂量。边缘剂量的选择基于实现局部高控制率与降低肿瘤体积和位置相关风险之间的平衡。然后开始放射治疗。手术结束后，移除立体定向头架，局部敷料包扎。大多数患者当天出院回家。恶性肿瘤患者通常每 2~3 个月进行一次高分辨率影像学随访，而良性肿瘤患者在放疗后的最初几年内每 6~12 个月进行一次随访。以后的随访间隔逐渐减少。

2015 年 Elekta 公司（瑞典斯德哥尔摩）推出的 Icon 伽马刀，可以使用面罩固定进行 SRS。它集成了一个锥束 CT，其 CT 图像可与术前 MRI 进行对比登记，具有检测和测量患者体位变化的能力，允许在必要时调整剂量计划。该装置可以配合医生选择单次或多次放射治疗，从而提高了治疗的灵活性。

■ 立体定向放射外科治疗在脑干肿瘤中的应用

脑干转移瘤

脑干转移瘤占颅内转移瘤的 3%~5% [4]，其预后很差，总生存期为 4~6 个月 [5]。脑干肿瘤患者可出现进行性无力、复视、步态不稳、吞咽困难、构音障碍和头痛等症状。脑干内病变的进展可能导致急性

神经功能障碍。脑干转移瘤很少能够通过外科手术进行切除。而全身化疗对脑转移瘤的效果并不确切。与 SRS 相比，常规全脑放疗的肿瘤控制率下降，并且导致整体神经认知功能衰退 [6-9]。

多项回顾性研究评估了 SRS 在脑干转移瘤中的作用，并证明了其有效性。加州大学旧金山分校的研究小组研究了 42 例患者共 44 个肿瘤（7 个位于中脑，31 个位于脑桥，6 个位于延髓），报告称在 6 个月时局部控制率为 90%，1 年时为 77%[10]。其中 4 例（9.5%）患者有脑干放射性不良反应（Adverse Radiation Effects, ARE）。当脑干肿瘤直径大于 1cm，或来源于恶性黑色素瘤和肾细胞癌时，SRS 治疗的预后差。另一项回顾性研究对 53 例患者（8 例位于中脑，42 例位于脑桥，3 例位于延髓）进行随访研究，其中 37 例患者进行影像学检查 [11]。37 例肿瘤中有 32 例肿瘤保持稳定或显示部分缓解，5 例肿瘤局部进展，平均随访 9.8 个月。中位生存期为 11 个月。作者认为与单独观察相比，SRS 可以延长生存期。另外的回顾性研究见（表 20.1）[10-21]。国际伽马刀研究基金会最近发表了最大的脑干转移瘤患者系列研究，547 例患者共 596 个肿瘤 [21]，SRS 治疗 1 年后局部控制率约 82%。边缘剂量和最大剂量越高，局部控制率越高。1 年总生存率为 33%，这取决于年龄、性别、转移瘤数量、肿瘤组织学和整体评分。7.4% 的患者发生严重不良反应（通用不良反应术语标准≥ 3 级）。严重不良反应的预测危险因素包括全脑照射史

和更大的肿瘤体积边缘剂量，≥ 20Gy 的边缘剂量可改善局部控制，但具有更高不良反应 [21]。图 20.1 描述了一名巨大脑干转移瘤的患者，他接受了 14Gy 的边缘剂量 SRS 治疗（最大剂量为 28Gy）。SRS 后 2 个月进行 MRI 检查发现肿瘤明显消退。

这些回顾性研究大部分认为，SRS 可对脑干转移瘤具有良好的局部控制作用，并且不良反应发生率低。系统性疾病的严重程度仍然是决定脑干转移瘤患者预后的主要因素。随着系统疗法的改善，包括靶向疗法和免疫疗法，它们与 SRS 的结合可能会延长患者的总生存期。

前庭神经鞘瘤

在过去的 20 年中，前庭神经鞘瘤（Vestibular Schwannomas，VS）的治疗模式发生了很大变化。放射外科是手术切除的有效替代方法，在某些机构中，放射外科是中小型 VS 的首选治疗方法。在症状较轻的时候，患者通常会选择放射外科治疗，以避免与显微外科手术相关的风险，包括更高的面瘫概率、听力下降、伤口感染、脑脊液漏、脑膜炎和出血。放射外科的目的是在保留面神经和三叉神经功能［脑神经（CNs）Ⅴ 和 Ⅶ］的同时防止肿瘤进一步生长。对于听力正常的患者，会尽可能长时间的保持听力。

针对前庭神经鞘瘤的多个配对队列研究显示，

表 20.1　立体定向放射外科治疗脑干转移瘤的重点研究小结

研究项目	病例数（肿瘤数）	中值剂量（Gy），50%等剂量	肿瘤中位体积（cm³）	局部控制	症状性 ARE
Huang 等，1999	26（27）	16	1.1	95%，中位随访时间 9.5 个月	无
Huang 等，1999	28（28）	19.6	2.1	92%，中位随访时间 11 个月	12.5% 的患者在伽马刀术后 3 天出现短暂病情进展
Yen 等，2006	53（53）	17.6	2.8	86%，平均随访时间 9.5 个月	无
Kased 等，2008	42（44）	16	0.26	77%（1 年）	9.5%
Koyfman 等，2010	43（43）	15	0.37	85%（1 年）	1~2 级 9%；3~4 级无
Hatiboglu 等，2011	60	15（直线加速器）	1.0	35%（1 年）	20% 患者出现早期和晚期反应（偏瘫、神经功能障碍、出血、恶心 / 呕吐、头痛）
Kawabe 等，2012	200（222）	18	0.2	81.8%（2 年）	0.5%
Sengoz 等，2013	44（46）	16	0.6	96%	无
Kilburn 等，2014	44（52）	18	0.13	74%（1 年）	9.1%
Peterson 等，2014	41	17[a]	0.66[a]	91%	2.4%
Voong 等，2015	74（77）	16	0.13	94%，中位随访时间 5.5 个月	8%
Trifiletti 等，2016	547（596）	16	0.8	81.8%（1 年）	7.4%（等级≥ 3）

缩写：ARE. 放射性不良反应；F/U. 随访时间；LINAC. 直线加速器
[a]：平均值

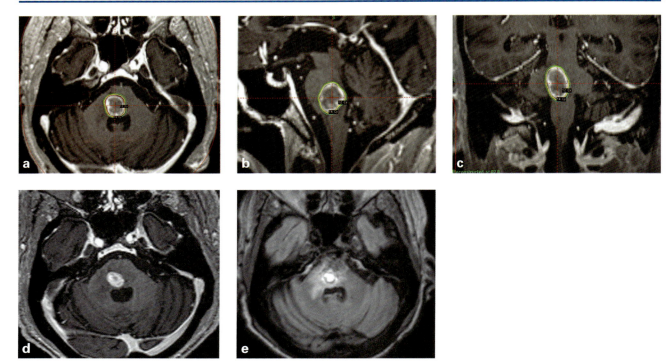

图 20.1 88 岁患者，胃肠道癌脑桥转移。SRS 计划：（a）轴位，（b）矢状位，（c）冠状位。50％等剂量下，边缘剂量为 14Gy，靶体积为 2.08cm³。12Gy 等剂量体积用绿色描绘。SRS 术后 2 个月，（d）T1 增强 MRI 和（e）液体衰减反转恢复序列（Fluid-Attenuated Inversion Recovery，Flair）MRI 显示肿瘤明显消退

显微外科手术和放射外科手术的 10 年肿瘤控制率分别为 95％和 98％ [22-24]。SRS 治疗的患者仅有不到 1％的患者出现面瘫 [24, 25]，1％~3％ 的患者出现三叉神经功能障碍。耳鸣和平衡失调比率则二者类似。

随着高分辨率成像的发展，前庭神经鞘瘤发现时间更早，肿瘤体积较小，并且听力得到保留。听觉正常的患者在放射外科术后一年听力维持的比率为 60％ ~85％ [27]。对于肿瘤单纯位于内听道内的患者，放射外科术后听力保留率大于 80％，并且优于保守治疗的听力保留率 [28, 29]。SRS 后听力保留的预测因素包括年龄、SRS 术前听力状况以及耳蜗处平均剂量 [25]。耳蜗的平均剂量小于 4Gy 的听力保护率更高 [25]。最近的回顾性研究表明，主观听力丧失之前，正常听力的前庭神经鞘瘤患者确诊 2 年内进行 SRS 会比延迟 SRS 获得更好的听力保留 [30, 31]。

在 50％等剂量线下，肿瘤边缘的平均剂量为 12.5Gy（12~13Gy）。可以根据听力状况，肿瘤体积和临床病史调整剂量。SRS 对大型前庭神经鞘瘤（3~4cm）的治疗是有效的，很少有患者需要进一步手术 [32-34]。尽管有少量报告认为 SRS 在囊性前庭神经鞘瘤的治疗效果不佳，但实际情况可能并非如此 [35]，而且缺乏证据（图 20.2）。在 SRS 术后的早期随访中，前庭神经鞘瘤通常显示肿瘤中心低信号，并且短时间肿瘤包膜扩张 [35]。总体而言，在前庭神经鞘瘤的治疗中，放射外科可以作为显微外科的微创替代方法。研究表明 SRS 长期疗效好，安全性高，并且成本合算。

脑膜瘤

脑膜瘤经常发生在颅底，包括枕骨大孔，斜坡和岩骨区。这些部位的肿瘤会压迫脑干。随着 SRS 的发展，颅底肿瘤包括脑膜瘤在内的治疗方法已经受到了一定的影响。除了手术切除、观察或分期放射治疗外，放射外科也可以作为主要或辅助治疗。

由于脑膜瘤的边界明确，并且很少侵入大脑，因此非常适合使用放射治疗。WHO Ⅰ 级脑膜瘤手术切除后进行 SRS 的总体肿瘤控制率为 93％ [36]。而单纯进行 SRS 的肿瘤控制也超过 90％ [36]。当肿瘤次全切除，例如海绵窦或矢状窦内的残留肿瘤，我们建议术后进行 SRS 以降低后期进展而导致的并发症 [37]。多项研究表明，未经治疗的脑膜瘤会随着时间的推移而增长，因此保守观察不再是最好的选择，尤其是对于压迫脑干的症状性脑膜瘤。肿瘤 WHO 级别高，靶体积大，手术失败后再进行 SRS 以及凸面肿瘤，是 SRS 疗效较差的预测因素 [38]。据报道，WHO Ⅱ 级和 Ⅲ 级肿瘤的控制率分别为 50％和 17％ [36]。与 WHO Ⅰ 级肿瘤常用的边缘剂量 12~14Gy 相比，

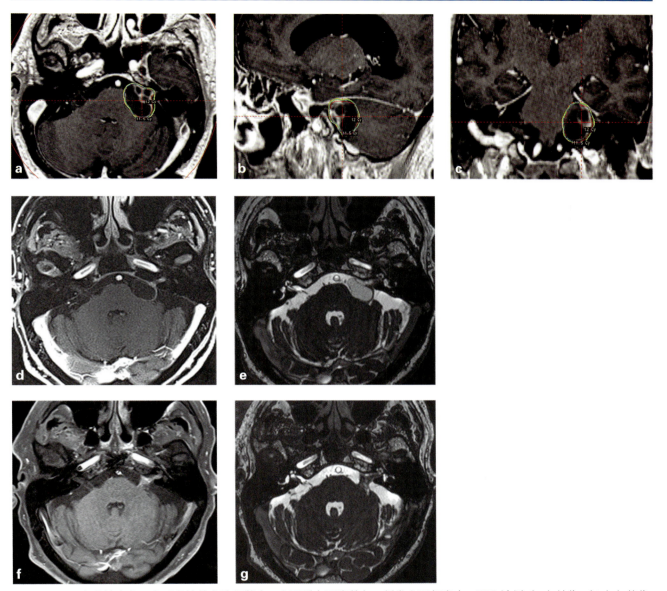

图 20.2　87 岁男性患者，大型囊性前庭神经鞘瘤，左耳听力下降数年，新发左面部麻木。SRS 计划：（a）轴位，（b）矢状位，（c）冠状位。在 50% 等剂量下，边缘剂量为 11.5Gy，靶体积为 6.16cm³。6 月后随访可见（d）T1 增强序列，（e）T2 加权稳态构成干扰序列。14 个月再次随访可见（f，g），提示囊肿塌陷，肿瘤部分消退

Ⅱ～Ⅲ级肿瘤边缘剂量超过 15Gy 时，可能获得较好的控制率[39]。据报道，所有颅内脑膜瘤的总发病率约为 7%[40]。一项研究报道，在 246 例脑干受压的良性颅底肿瘤中，有 44 例脑膜瘤，经 SRS 后脑膜瘤的控制率为 100%（缩小 52.3%，稳定 47.7%）[32]，其中 50% 的患者脑干受压改善，43.2% 症状改善。仅一名脑膜瘤患者（2.3%）术后出现面瘫的放射性不良反应[32]。

总体而言，对于脑干受压的良性颅底肿瘤，放射外科可以作为微创手术选择（图 20.3）。SRS 具有较高的肿瘤控制率和神经功能保护，同时避免了开放手术带来的风险。

脑干胶质瘤

成人脑干神经胶质瘤占所有颅内肿瘤的 1%～2%，儿童占儿童颅内肿瘤的 10%～20%[41, 42]。常见的体征和症状为梗阻性脑积水、复视、局灶性肌无力、步态不稳、吞咽困难和构音障碍。临床表现包括：脑神经功能障碍、长束征和共济失调的三联征。脑干胶质瘤的治疗取决于患者的年龄，瘤体在脑干内的确切位置，肿瘤的分级以及外生或囊性成分。治疗策略包括分流、观察、肿瘤切除、分次外照射或近距离放射治疗，以及最近的 SRS。

SRS 在脑干胶质瘤中的作用仍在进步，但它已

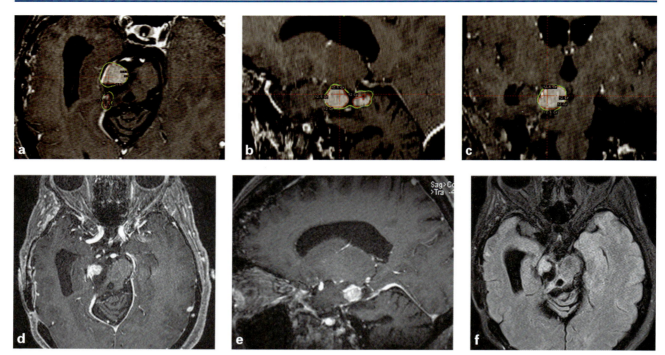

图 20.3 60 岁女性，右侧小脑幕 WHO Ⅰ级脑膜瘤术后复发 SRS 计划：（a）轴位，（b）矢状位，（c）冠状位。50% 等剂量下，边缘剂量为 12.5Gy，靶体积为 1.74cm³。（d）轴位、（e）矢状位、（f）Flair 显示：脑膜瘤在 SRS 术后 2 年消退

成为治疗局灶性脑干经胶质瘤的替代治疗策略。多项小样本单中心研究对脑干胶质瘤进行了报道，包括组织学为毛细胞和Ⅱ级星形细胞瘤的顶盖胶质瘤（表 20.2）[43-49]。在其中一些研究中，进行 SRS 时并未获得组织诊断，治疗仅基于脑干胶质瘤的影像学特征。由于顶盖胶质瘤的位置很关键，临床病程也很缓慢，因此其治疗一直是一个相当有争议的话题。以往的治疗方法包括梗阻性脑积水的分流，随后是系列的影像学随访。现在 SRS 成为另一种策略，可提供良好的局部控制率和较低的并发症发病率。据报道，低级神经胶质瘤（毛细胞型，Ⅱ级胶质瘤）的局部控制率在 3~5 年的随访中分别为 70% ~100% 不等（图 20.4）[43-49]。不同研究的放射性不良反应（Abbreviations, ARE）发生率波动介于 0~45% 之间，这可能是与报告 ARE 指征把握有关（基于影像的无症状 ARE 和有症状的 ARE）。一些患者在放射外科治疗后出现瘤周水肿，但临床症状很少。建议已经接受过分次放射治疗的患者，再接受放射手术治疗时减少剂量，以减少 ARE 的产生。总体而言，（表 20.2）中的研究结果认为 SRS 可以作为局灶性脑干胶质瘤首选治疗方案或开放手术的辅助手段，安全性可以接受。但是，这些研究的患者很少，并且是回顾性的，因此有必要进行前瞻性研究，评估 SRS 在低级别脑干胶质瘤治疗中的长期疗效和安全性。

SRS 在恶性脑干胶质瘤中的作用尚未定论。SRS 可能在间变性室管膜瘤中起到挽救治疗的作用，但这需要进一步的前瞻性研究 [50, 51]。

■ SRS 在丘脑肿瘤中的应用

除转移瘤外，丘脑肿瘤最常见的是胶质瘤。然而丘脑胶质瘤仍然很少见，占儿童颅内肿瘤的 1% ~5% [52]。丘脑胶质瘤的自然病史是无法预测的，这些肿瘤的最佳治疗方案仍不确定。传统认为丘脑肿瘤靠近关键结构，存在重大发病风险，通常无法进行手术治疗。

SRS 可能会为无法手术的深部肿瘤（包括丘脑胶质瘤）带来一定的疗效。若干回顾性和前瞻性研究表明，SRS 在治疗新诊断和复发的高级别胶质瘤中具有良好作用 [53]。对于新诊断的胶质母细胞瘤（GBM），SRS 合并替莫唑胺治疗，对于术后残余少，年龄较轻和全身功能状态良好患者，效果最好 [53]。但在随机试验（RTOG 93-05）中，发现 SRS 结合术后放化疗，未能明显改善新诊断 GBM 患者的预后 [54]。该试验并不包括当前的标准处理方法，包括替莫唑胺及其佐剂。此外，在该试验中，SRS 是在放疗前进行的。由于缺乏提供更高水平证据的研究，迄今为止，在新诊断的 GBM 中，SRS 作为独立治疗或外照射的补充手段都不能得到有效支持。关于复发性 GBM，有研究报道了 SRS 对复发性 GBM 的患者进行挽救性 SRS

表 20.2　低级别脑干胶质瘤患者的立体定向放射外科研究小结

研究项目	病例数（位置）	组织学	中值剂量（Gy），50%等剂量	中位体积（cm³）	局部控制	总体生存率	放射性不良反应
Hadjipanayis 等，2003	49（22 脑干）	37 例毛细胞，12 例 II 级	15	3.3	67%，中位随访时间 32 个月	91.8% 中位随访时间 32 个月	4% 症状性 AREs
Wang 等，2006	21（25 例肿瘤，5 例位于脑干）	8 例毛细胞，13 例 II 级	18	2.4	65%（10 年）	65%（10 年）	40% 瘤周水肿，患者无症状或轻度症状
Yen 等，2007	20（均位于脑干）	5 例毛细胞 5 例非毛细胞，10 例位置来源	13.5	2.5[a]	84%（5 年）	90%，平均随访时间 78 个月	5%
Kano 等，2009	14 例成人患者（6 例位于脑干）	毛细胞	13.3	4.7	83.9%（1 年）31.5%（5 年）	88.9%（5 年）	无
Kano 等，2009	50 例儿童患者（13 例位于脑干）	毛细胞	14.5	2.1	91.7%（1 年）70.8%（5 年）	98%，中位随访时间 55 个月	10% 瘤周水肿；有症状的约占 4%
Weintraub 等，2012	24（15 例位于脑干）	15 例毛细胞，4 例 II 级，1 例 III 级，4 例未知	15	2.4	83%，中位随访时间 74 个月	96%，中位随访时间 144 个月	12.5% 瘤周水肿
El-Shehaby 等，2015	11（全部位于顶盖区）	5 例毛细胞，6 例非毛细胞	12	4.5	100%，中位随访时间 40 个月	100%，中位随访时间 40 个月	45% 出现短暂神经系统功能障碍，36% 囊肿形成

缩写：ARE. 放射性不良反应；F/U. 随访
[a]：平均值

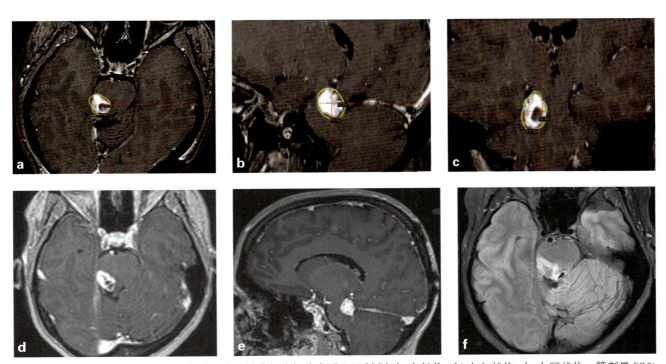

图 20.4　46 岁女性，脑干右后外侧毛细胞胶质瘤部分切除术后 SRS 计划：（a）轴位，（b）矢状位，（c）冠状位。等剂量 50% 时，边缘剂量为 13Gy，目标体积为 1.91cm³。24 个月随访 d（d）轴位、（e）矢状位和（f）Flair 序列，显示肿瘤缩小

治疗，中位总生存期为 9~18 月，中位无进展生存期为 4.6~15 个月[55]。接受多模式治疗的患者，包括 SRS 和贝伐单抗，生存优势最大。为了减轻选择偏差的影响，需要对复发性 GBM 进行随机对照试验。

传统上 SRS 的处理对象都是先前受照射的大脑，因此放射损伤是一种晚期并发症。在 Mehta 和 Colleagues[56] 报道 29 例新诊断的 GBM 患者中，有 4 例（14%）出现有临床症状并经活检证实的放射性坏死。一项对 114 例复发性 GBM 患者的前瞻性研究发现，SRS 作为挽救治疗后，24% 患者出现 ARE[57]。多个前瞻性和回顾性研究评估了贝伐单抗（一种抗血管内皮生长因子的单克隆抗体）结合 SRS 在复发性 GBM 中的应用。截止到目前，总生存期 12~15 个月不等，1 年生存率高达 50%，ARE 发生率约 10%[58, 59]。此外，目前有临床试验正在研究 PD-1 抑制剂联合 SRS 治疗复发性 GBM 的安全性和有效性。

在儿童患者中，丘脑的肿瘤通常是星形细胞，超过一半是良性的[52]。匹兹堡小组（Kano 等）报道了 50 例儿童低级别胶质瘤[47]，其中 6 例丘脑胶质瘤（表 20.2）。他们报告 SRS 在 1 年、3 年和 5 年的肿瘤控制率分别为 91.7%、82.8% 和 70.8%。在 14 例成人低级别胶质瘤中[46]，1 年、3 年和 5 年的肿瘤控制率分别为 83.9%、31.5% 和 31.5%。梅奥诊所报道了使用 SRS 治疗复发性和不能全切的毛细胞型星形细胞瘤，1 年、5 年和 10 年的肿瘤控制率分别为 65%、41% 和 15%[60]。在这些研究中，延迟的囊肿形成是肿瘤失控的主要因素，在成人患者中尤为突出。

■ SRS 在松果体区肿瘤中的应用

松果体区有多种肿瘤类型，包括良性和恶性肿瘤，如松果体实质肿瘤（PPT）、生殖细胞肿瘤（GCT）、松果体乳头状瘤（PTPR）、胶质瘤、原始神经外胚层肿瘤和脑膜瘤等。由于松果体区肿瘤相对少见，因此不足以设计临床试验来确定最佳治疗策略。这些肿瘤的治疗包括活检、显微外科切除、放疗、化疗和 SRS。放射外科在松果体区肿瘤治疗中的应用正在扩大，它可以作为主要的治疗方式，也可以最为外科手术的辅助手段。

一些研究对 SRS 在松果体区肿瘤中的有效性进行了探索（表 20.3）[61~68]。这些单中心研究主要针对松果体实质肿瘤及生殖细胞瘤的系列病例展开，发

表 20.3 立体定向放射治疗松果体区肿瘤研究小结 [a]

研究项目	肿瘤数目（类型）	中值剂量（Gy），50%等剂量	肿瘤中位体积（cm³）	局部控制	总体生存率	放射性不良反应
Kobayashi 等，2001	30（混合肿瘤）	13.5~16.8	NA	73%，平均随访时间 23 个月	76.7%，平均随访时间 23 个月	NA
Hasegawa 等，2002	16（松果体实质肿瘤）	15[b]	5.0[b]	100%，平均随访时间 52 个月	75%（2 年）67%（5 年）	12.5%
Amendola 等，2005	20（混合肿瘤）	11	3.1	90%	85%（2 年）	无
Reyns 等，2006	13（松果体实质肿瘤）	15[b]	NA	91.7%（松果体细胞瘤控制率 100%）	83%，平均随访时间 34 个月	3.8%
Lekovic 等，2007	17（混合肿瘤）	14	7.42	100%，平均随访时间 31 个月	82.3%，平均随访时间 31 个月	无
Kano 等，2009	20（松果体实质肿瘤）	15	4.4	89%（5 年）	95%（1 年）69%（5 年）	NA
Mori 等，2009	49（混合肿瘤）	9.9~25.7[c]	3.3[b]	生殖细胞瘤：82%（5 年）恶性生殖细胞肿瘤：62%（5 年）松果体细胞瘤：85%（5 年）混合性 / 松果体母细胞瘤：30%（2 年）	生殖细胞瘤 68%（5 年）松果体实质肿瘤 100%（5 年）	NA
Yianni 等，2012	49（混合肿瘤）	18	3.7[b]	92%（1 年）77%（5 年）	95%（1 年）84%（5 年）	无

缩写：ARE. 放射不良反应；F/U. 随访；GCT. 生殖细胞瘤；NA. 无；PPT. 松果体实质肿瘤
[a]：这些研究的对象是松果体实质肿瘤病例，或者是松果体实质肿瘤和生殖细胞瘤的混合病例。这些患者先接受手术切除然后进行放射外科手术，或将放射外科治疗作为首要处理措施
[b]：平均值
[c]：范围

现 SRS 处理后 2~5 年局部控制率为 67%~100%。但组织学诊断和肿瘤分级不同，使得各个研究结果之间无法进行有效的比较。由于松果体区肿瘤的发病率低，因此无法通过大样本组织学亚型的方式来研究 SRS 的结局。SRS 的治疗预后与肿瘤初始分级和既往放疗史相关[68]。生殖细胞瘤和松果体细胞瘤患者 SRS 术后的长期控制率较高，而松果体母细胞瘤和恶性生殖细胞瘤患者复发的概率更高[67]。据报道，部分患者在 SRS 术后复视和脑积水症状得到改善[68]。

松果体细胞瘤通常生长缓慢，预后良好。它们对常规的分次放疗不敏感，而通过手术全切可以达到治愈效果。但在某些情况下，手术切除后肿瘤可能会复发或扩散。对于局部进展的松果体细胞瘤，SRS 可以达到 90% 以上局部控制率[65, 69]。图 20.5 描述了一例播散性松果体细胞瘤病例接受挽救性 SRS 治疗，

在 2 年随访时疗效良好。

只有两例个案报道了 SRS 在松果体区乳头状瘤中的应用。通常认为，这些肿瘤起源于下联合器的特殊室管膜。其生物学行为类似于 WHO Ⅱ~Ⅲ级肿瘤。由于这是 WHO 在 2007 年时进行的一个相对较新分类，因此松果体区乳头状瘤可能在过去一直是被错误分类的。这些肿瘤在手术切除后经常局部复发。手术后的常规放疗的治疗效果并不确定[71, 72]。而在两例使用 SRS 治疗的个案报道中，肿瘤局部控制的时间超过 5 年[73, 74]。

由于无法通过 MRI 达到 100% 的确诊，而松果体区肿瘤组织学差异较大，因此建议在进行确切治疗前首先进行组织学活检，以明确诊断。但在松果体区内进行活检具有一定的风险。最近一项中国研究报道，松果体区肿瘤的发病率占颅内肿瘤的 2%，

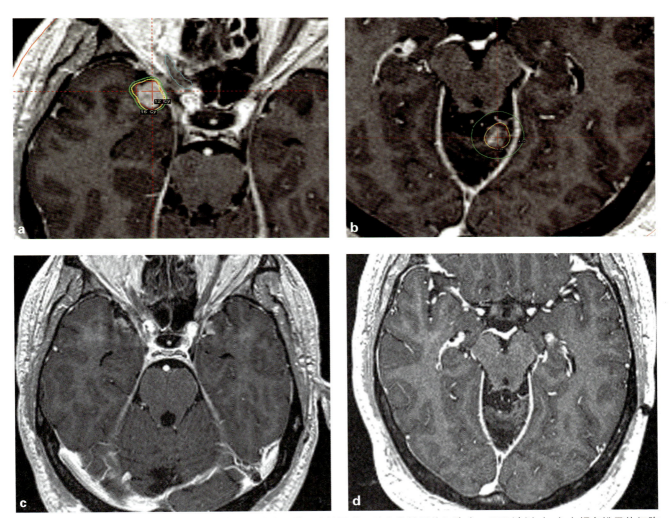

图 20.5　39 岁男子，既往松果体细胞瘤次全切除史，进展为蛛网膜下腔多发松果体细胞瘤。SRS 计划：（a）中颅窝松果体细胞瘤。（b）左小脑幕松果体细胞瘤。50% 等剂量下，边缘剂量为 16Gy，右中颅窝肿瘤靶体积为 0.63cm³，左小脑幕肿瘤靶体积为 0.439cm³。右侧视神经使用蓝色进行描绘。（c）SRS 治疗 2 年后右中颅窝肿瘤和（d）SRS 治疗 1 年后左小脑幕肿瘤的 MRI 复查，可见肿瘤明显消退

其中 147 例松果体区肿瘤患者，未经过组织学诊断就进行 SRS 治疗[75]。所有患者 3 年生存率为 72%，5 年生存率为 66%。对于影像学和临床确诊的生殖细胞瘤患者，3 年的总生存率为 62%，5 年时为 55%。所有患者 3 年局部控制率 94%，5 年局部控制率 91%，而对于生殖细胞瘤患者，3 年时局部控制率为 88%，5 年时局部控制率为 77%。作者认为，伽马刀 SRS 是一种有效并且低风险的治疗方法，不需要组织学诊断就可以广泛应用于松果体区肿瘤[75]。但该建议具有一定的争议性。

尽管 SRS 并未明确进入松果体区的肿瘤的治疗指南，但是这些研究的结果支持放射外科治疗可以作为手术切除的替代方法，或者在无法全切的情况下作为进一步的辅助治疗。我们需要进行大样本前瞻性队列研究，来比较 SRS 和其他既定治疗方法。

■ 结论

SRS 的出现使得脑干区域疾病的外科治疗模式发生了转变，包括良性肿瘤（前庭神经鞘瘤、脑膜瘤）和脑干转移瘤等。在局灶性脑干胶质瘤、丘脑胶质瘤和松果体区肿瘤中，SRS 的作用仍在不断进展，其可作为主要的治疗方式或作为手术切除的辅助治疗手段。目前大多数外科医生和肿瘤学家建议在可行时进行组织学诊断。但是，当肿瘤位于脑干、丘脑或松果体区从而无法进行组织学诊断时，SRS 可以作为一种比较适合的处理方法，在保持神经功能和生活质量的同时最大限度地控制肿瘤生长。

参考文献

[1] Kondziolka D, Lunsford LD, Claassen D, Maitz AH, Flickinger JC. Radiobiology of radiosurgery: Part I. The normal rat brain model. Neurosurgery 1992;31(2):271–279.

[2] Witham TF, Okada H, Fellows W, et al. The characterization of tumor apoptosis after experimental radiosurgery. Stereotact Funct Neurosurg 2005;83(1):17–24.

[3] Kamiryo T, Kassell NF, Thai QA, Lopes MB, Lee KS, Steiner L. Histological changes in the normal rat brain after gamma irradiation. Acta Neurochir (Wien) 1996;138(4):451–459.

[4] Delattre JY, Krol G, Thaler HT, Posner JB. Distribution of brain metastases. Arch Neurol 1988; 45(7):741–744.

[5] Trifiletti DM, Lee CC, Shah N, Patel NV, Chen SC, Sheehan JP. How does brainstem involvement affect prognosis in patients with limited brain metastases? results of a matched-cohort analysis. World Neurosurg 2016;88:563–568.

[6] Andrews DW, Suarez O, Goldman HW, et al. Stereotactic radiosurgery and fractionated stereotactic radiotherapy for the treatment of acoustic schwannomas: comparative observations of 125 patients treated at one institution. Int J Radiat Oncol Biol Phys 2001; 50(5):1265–1278.

[7] Chang EL, Wefel JS, Hess KR, et al. Neurocognition in patients with brain metastases treated with radiosurgery or radiosurgery plus whole-brain irradiation: a randomised controlled trial. Lancet Oncol 2009;10(11):1037–1044.

[8] Kocher M, Soffietti R, Abacioglu U, et al. Adjuvant whole-brain radiotherapy versus observation after radiosurgery or surgical resection of one to three cerebral metastases: results of the EORTC 22952–26001 study. J Clin Oncol 2011;29(2):134–141.

[9] Brown P, Asher A, Ballman K, et al. NCCTG N0574 (Alliance): a phase III randomized trial of whole brain radiation therapy (WBRT) in addition to radiosurgery (SRS) in patients with 1 to 3 brain metastases. Neuro Oncol 2015;17(5,Suppl):v45–v46.

[10] Kased N, Huang K, Nakamura JL, et al. Gamma Knife radiosurgery for brainstem metastases: the UCSF experience. J Neurooncol 2008;86(2):195–205.

[11] Yen CP, Sheehan J, Patterson G, Steiner L. Gamma Knife surgery for metastatic brainstem tumors. J Neurosurg 2006;105(2):213–219.

[12] Huang CF, Kondziolka D, Flickinger JC, Lunsford LD. Stereotactic radiosurgery for brainstem metastases. J Neurosurg 1999;91(4):563–568.

[13] Fuentes S, Delsanti C, Metellus P, Peragut JC, Grisoli F, Regis J. Brainstem metastases: management using Gamma Knife radiosurgery. Neurosurgery 2006;58(1):37–42, discussion 37–42.

[14] Koyfman SA, Tendulkar RD, Chao ST, et al. Stereotactic radiosurgery for single brainstem metastases: the Cleveland Clinic experience. Int J Radiat Oncol Biol Phys 2010;78(2):409–414.

[15] Hatiboglu MA, Chang EL, Suki D, Sawaya R, Wildrick DM, Weinberg JS. Outcomes and prognostic factors for patients with brainstem metastases undergoing stereotactic radiosurgery. Neurosurgery 2011;69(4): 796–806, discussion 806.

[16] Kawabe T, Yamamoto M, Sato Y, et al. Gamma Knife surgery for patients with brainstem metastases. J Neurosurg 2012;117(Suppl):23–30.

[17] Sengöz M, Kabalay IA, Tezcanlı E, Peker S, Pamir N. Treatment of brainstem metastases with Gamma-Knife radiosurgery. J Neurooncol 2013; 113(1):33–38.

[18] Peterson HE, Larson EW, Fairbanks RK, et al. Gamma Knife treatment of brainstem metastases. Int J Mol Sci 2014;15(6):9748–9761.

[19] Kilburn JM, Ellis TL, Lovato JF, et al. Local control and toxicity outcomes in brainstem metastases treated with single fraction radiosurgery: Is there a volume threshold for toxicity? J Neurooncol 2014;117(1):167–174.

[20] Voong KR, Farnia B, Wang Q, et al. Gamma Knife stereotactic radiosurgery in the treatment of brainstem metastases: The MD Anderson experience. Neurooncol Pract 2015;2(1):40–47.

[21] Trifiletti DM, Lee CC, Kano H, et al. Stereotactic radiosurgery for brainstem metastases: an international cooperative study to define response and toxicity. Int J Radiat Oncol Biol Phys 2016;96(2):280–288.

[22] Régis J, Pellet W, Delsanti C, et al. Functional outcome after Gamma Knife surgery or microsurgery for vestibular schwannomas. J Neurosurg 2013; 119(Suppl):1091–1100.

[23] Myrseth E, Møller P, Pedersen PH, Vassbotn FS, Wentzel-Larsen T, Lund- Johansen M. Vestibular schwannomas: clinical results and quality of life after microsurgery or Gamma Knife radiosurgery. Neurosurgery 2005; 56(5):927–935, discussion 927–935.

[24] Pollock BE, Driscoll CL, Foote RL, et al. Patient outcomes after vestibular schwannoma management: a prospective comparison of microsurgical resection and stereotactic radiosurgery. Neurosurgery 2006;59(1): 77–85, discussion 77–85.

[25] Kano H, Kondziolka D, Khan A, Flickinger JC, Lunsford LD. Predictors of hearing preservation after stereotactic radiosurgery for acoustic neuroma. J Neurosurg 2009;111(4):863–873.

[26] Flickinger JC, Kondziolka D, Niranjan A, Maitz A, Voynov G, Lunsford LD. Acoustic neuroma radiosurgery with marginal tumor doses of 12 to 13 Gy. Int J Radiat Oncol Biol Phys 2004;60(1):225–230.

[27] Lunsford LD, Niranjan A, Flickinger JC, Maitz A, Kondziolka D. Radiosurgery of vestibular schwannomas: summary of experience in 829 cases. J Neurosurg 2005;102(Suppl):195–199.

[28] Régis J, Carron R, Park MC, et al. Wait-and-see strategy compared with proactive Gamma Knife surgery in patients with intracanalicular vestibular schwannomas. J Neurosurg 2010;113(Suppl):105–111.

[29] Niranjan A, Mathieu D, Flickinger JC, Kondziolka D, Lunsford LD. Hearing preservation after intracanalicular vestibular schwannoma radiosurgery. Neurosurgery 2008;63(6):1054–1062, discussion 1062–1063.

[30] Akpinar B, Mousavi SH, McDowell MM, et al. Early radiosurgery improves hearing preservation in vestibular schwannoma patients with normal hearing at the time of diagnosis. Int J Radiat Oncol Biol Phys 2016;95(2):729–734.

[31] Mousavi SH, Niranjan A, Akpinar B, et al. Hearing subclassification may predict long-term auditory outcomes after radiosurgery for vestibular schwannoma patients with good hearing. J Neurosurg 2016; 125(4):845–852.

[32] Nakaya K, Niranjan A, Kondziolka D, et al. Gamma Knife

radiosurgery for benign tumors with symptoms from brainstem compression. Int J Radiat Oncol Biol Phys 2010;77(4):988–995.

[33] Yang HC, Kano H, Awan NR, et al. Gamma Knife radiosurgery for larger-volume vestibular schwannomas: clinical article. J Neurosurg 2013; 119(Suppl):801–807.

[34] Williams BJ, Xu Z, Salvetti DJ, McNeill IT, Larner J, Sheehan JP. Gamma Knife surgery for large vestibular schwannomas: a single-center retrospective case-matched comparison assessing the effect of lesion size. J Neurosurg 2013;119(2):463–471.

[35] Hasegawa T, Kida Y, Yoshimoto M, Koike J, Goto K. Evaluation of tumor expansion after stereotactic radiosurgery in patients harboring vestibular schwannomas. Neurosurgery 2006;58(6):1119–1128, discussion 1119–1128.

[36] Kondziolka D, Mathieu D, Lunsford LD, et al. Radiosurgery as definitive management of intracranial meningiomas. Neurosurgery 2008; 62(1):53–58, discussion 58–60.

[37] Lee JY, Niranjan A, McInerney J, Kondziolka D, Flickinger JC, Lunsford LD. Stereotactic radiosurgery providing long-term tumor control of cavernous sinus meningiomas. J Neurosurg 2002;97(1):65–72.

[38] Kaprealian T, Raleigh DR, Sneed PK, Nabavizadeh N, Nakamura JL, McDermott MW. Parameters influencing local control of meningiomas treated with radiosurgery. J Neurooncol 2016;128(2):357–364.

[39] Sethi RA, Rush SC, Liu S, et al. Dose-response relationships for meningioma radiosurgery. Am J Clin Oncol 2015;38(6):600–604.

[40] Santacroce A, Walier M, Régis J, et al. Long-term tumor control of benign intracranial meningiomas after radiosurgery in a series of 4565 patients. Neurosurgery 2012;70(1):32–39, discussion 39.

[41] Albright AL, Price RA, Guthkelch AN. Brain stem gliomas of children: a clinicopathological study. Cancer 1983;52(12):2313–2319.

[42] Packer RJ, Nicholson HS, Vezina LG, Johnson DL. Brainstem gliomas. Neurosurg Clin N Am 1992;3(4):863–879.

[43] Hadjipanayis CG, Kondziolka D, Flickinger JC, Lunsford LD. The role of stereotactic radiosurgery for low-grade astrocytomas. Neurosurg Focus 2003;14(5):e15.

[44] Wang LW, Shiau CY, Chung WY, et al. Gamma Knife surgery for lowgrade astrocytomas: evaluation of long-term outcome based on a 10-year experience. J Neurosurg 2006;105(Suppl):127–132.

[45] Yen CP, Sheehan J, Steiner M, Patterson G, Steiner L. Gamma Knife surgery for focal brainstem gliomas. J Neurosurg 2007;106(1):8–17.

[46] Kano H, Kondziolka D, Niranjan A, Flickinger JC, Lunsford LD. Stereotactic radiosurgery for pilocytic astrocytomas part 1: outcomes in adult patients. J Neurooncol 2009;95(2):211–218.

[47] Kano H, Niranjan A, Kondziolka D, et al. Stereotactic radiosurgery for pilocytic astrocytomas part 2: outcomes in pediatric patients. J Neurooncol 2009;95(2):219–229.

[48] Weintraub D, Yen CP, Xu Z, Savage J, Williams B, Sheehan J. Gamma Knife surgery of pediatric gliomas. J Neurosurg Pediatr 2012;10(6):471–477.

[49] El-Shehaby AM, Reda WA, Abdel Karim KM, Emad Eldin RM, Esene IN. Gamma Knife radiosurgery for low-grade tectal gliomas. Acta Neurochir (Wien) 2015;157(2):247–256.

[50] Kano H, Niranjan A, Kondziolka D, Flickinger JC, Lunsford LD. Outcome predictors for intracranial ependymoma radiosurgery. Neurosurgery 2009; 64(2):279–287, discussion 287–288.

[51] Murphy ES, Chao ST, Angelov L, et al. Radiosurgery for pediatric brain tumors. Pediatr Blood Cancer 2016;63(3):398–405.

[52] Puget S, Crimmins DW, Garnett MR, et al. Thalamic tumors in children: a reappraisal. J Neurosurg 2007;106(5, Suppl):354–362.

[53] Redmond KJ, Mehta M. Stereotactic radiosurgery for glioblastoma. Cureus 2015;7(12):e413.

[54] Souhami L, Seiferheld W, Brachman D, et al. Randomized comparison of stereotactic radiosurgery followed by conventional radiotherapy with carmustine to conventional radiotherapy with carmustine for patients with glioblastoma multiforme: report of Radiation Therapy Oncology Group 93–05 protocol. Int J Radiat Oncol Biol Phys 2004; 60(3):853–860.

[55] Larson EW, Peterson HE, Lamoreaux WT, et al. Clinical outcomes following salvage Gamma Knife radiosurgery for recurrent glioblastoma. World J Clin Oncol 2014;5(2):142–148.

[56] Mehta MP, Masciopinto J, Rozental J, et al. Stereotactic radiosurgery for glioblastoma multiforme: report of a prospective study evaluating prognostic factors and analyzing long-term survival advantage. Int J Radiat Oncol Biol Phys 1994;30(3):541–549.

[57] Kong DS, Lee JI, Park K, Kim JH, Lim DH, Nam DH. Efficacy of stereotactic radiosurgery as a salvage treatment for recurrent malignant gliomas. Cancer 2008;112(9):2046–2051.

[58] Cuneo KC, Vredenburgh JJ, Sampson JH, et al. Safety and efficacy of stereotactic radiosurgery and adjuvant bevacizumab in patients with recurrent malignant gliomas. Int J Radiat Oncol Biol Phys 2012; 82(5):2018–2024.

[59] Park KJ, Kano H, Iyer A, et al. Salvage Gamma Knife stereotactic radiosurgery followed by bevacizumab for recurrent glioblastoma multiforme: a case-control study. J Neurooncol 2012;107(2):323–333.

[60] Hallemeier CL, Pollock BE, Schomberg PJ, Link MJ, Brown PD, Stafford SL. Stereotactic radiosurgery for recurrent or unresectable pilocytic astrocytoma. Int J Radiat Oncol Biol Phys 2012;83(1):107–112.

[61] Kobayashi T, Kida Y, Mori Y. Stereotactic gamma radiosurgery for pineal and related tumors. J Neurooncol 2001;54(3):301–309.

[62] Hasegawa T, Kondziolka D, Hadjipanayis CG, Flickinger JC, Lunsford LD. The role of radiosurgery for the treatment of pineal parenchymal tumors. Neurosurgery 2002;51(4):880–889.

[63] Amendola BE, Wolf A, Coy SR, Amendola MA, Eber D. Pineal tumors: analysis of treatment results in 20 patients. J Neurosurg 2005; 102(Suppl):175–179.

[64] Reyns N, Hayashi M, Chinot O, et al. The role of Gamma Knife radiosurgery in the treatment of pineal parenchymal tumours. Acta Neurochir (Wien) 2006;148(1):5–11, discussion 11.

[65] Lekovic GP, Gonzalez LF, Shetter AG, et al. Role of Gamma Knife surgery in the management of pineal region tumors. Neurosurg Focus 2007; 23(6):E12.

[66] Kano H, Niranjan A, Kondziolka D, Flickinger JC, Lunsford D. Role of stereotactic radiosurgery in the management of pineal parenchymal tumors. Prog Neurol Surg 2009;23:44–58.

[67] Mori Y, Kobayashi T, Hasegawa T, Yoshida K, Kida Y. Stereotactic radiosurgery for pineal and related tumors. Prog Neurol Surg 2009;23:106–118.

[68] Yianni J. Rowe J, Khandanpour N, et al. Stereotactic radiosurgery for pineal tumours. Br J Neurosurg 2012;26(3):361–366.

[69] Wilson DA, Awad AW, Brachman D, et al. Long-term radiosurgical control of subtotally resected adult pineocytomas. J Neurosurg 2012; 117(2):212–217.

[70] Fèvre-Montange M, Hasselblatt M, Figarella-Branger D, et al. Prognosis and histopathologic features in papillary tumors of the pineal region: a retrospective multicenter study of 31 cases. J Neuropathol Exp Neurol 2006;65(10):1004–1011.

[71] Fauchon F, Hasselblatt M, Jouvet A, et al. Role of surgery, radiotherapy and chemotherapy in papillary tumors of the pineal region: a multicenter study. J Neurooncol 2013;112(2):223–231.

[72] Edson MA, Fuller GN, Allen PK, et al. Outcomes after surgery and radiotherapy for papillary tumor of the pineal region. World Neurosurg 2015;84(1):76–81.

[73] Cardenas R, Javalkar V, Haydel J, et al. Papillary tumor of pineal region: prolonged control rate after Gamma Knife radiosurgery—a case report and review of literature. Neurol India 2010;58(3):471–476.

[74] Riis P, van Eck AT, Dunker H, Bergmann M, Börm W. Stereotactic radiosurgery of a papillary tumor of the pineal region: case report and review of the literature. Stereotact Funct Neurosurg 2013;91(3):186–189.

[75] Li W, Zhang B, Kang W, et al. Gamma Knife radiosurgery (GKRS) for pineal region tumors: a study of 147 cases. World J Surg Oncol 2015;13:304.

第二十一章 松果体、丘脑和脑干的放射外科治疗

Susan G. R. McDuff, Shannon M. MacDonald, Kevin S. Oh

摘要

本章对支持使用放射治疗松果体、丘脑和脑干肿瘤的文献加以讨论。对包括外放疗、调强放疗、和质子束放疗等放疗照射的方式进行概述。对辐射照射松果体、丘脑和脑干肿瘤的包括危及器官和剂量约束等方面的特定技术上的问题做出评估。最后，解决有关急性和长期毒副作用的处理。

关键词：脑干肿瘤，松果体肿瘤，放疗副作用，放射治疗，放疗治疗计划，丘脑肿瘤

■ 放射外科治疗生物学

医用辐射概论

在 1895 年 Röntgen 发现 X 射线后不久，辐射就被用于治疗癌症，至今已有 100 多年的历史[1]。医疗实践中使用了许多类型的辐射，其中包括人造辐射和来自天然同位素（如铱、碘和铯）的辐射。绝大多数中枢神经系统恶性肿瘤的放射治疗是通过人造的 X 射线进行的。X 射线是在机器［通常是由直线加速器（Linac）］中产生的。其将电子加速到高能量，并阻止它们进入钨或金的靶，从而产生高能量的 X 射线[1]。X 射线可以被认为是由光子组成的能量"包"；X 射线的波长越短，能量就越高。直线加速器能够将高剂量的辐射照射到身体的精确位置，从而最大限度地降低对正常组织的损害，其被称为外放射治疗（EBRT）[2]。以直线加速器为基础的中枢神经系统放疗，射线能量通常为 6~10MV。相反，由天然同位素发出的辐射主要用于近距离放射治疗，即将辐射源直接置于体内（例如，在手术中进行放射治疗时，置于切除瘤腔内）。

虽然大多数医用辐射涉及电磁辐射（如 X 射线）的使用，但重要的是要注意粒子辐射在治疗中枢神经系统恶性肿瘤中新的应用。特别是，质子是带正电的粒子，其质量几乎是电子的 2000 倍[1]。鉴于质子的大小，它们需要回旋加速器的加速以达到治疗目的，而且由于它们有良好的剂量分布，在许多中枢神经系统恶性肿瘤治疗中被看好。

放射生物学

辐射的细胞毒性作用主要是来自对 DNA 的损伤[3]。辐射可以直接损害 DNA（直接作用），也可以与细胞内的其他分子，特别是水，相互作用产生自由基，进而损害 DNA（间接作用）（图 21.1）[1]。在 X 射线所造成的损伤中，大约有 2/3 是间接性的，使用游离自由基清除剂可能减轻这种损伤。对于像质子这样的重粒子，是通过直接作用发生较大比例的 DNA 损伤。辐射被认为通过多种机制损伤 DNA，特别是，辐射已被证明可以诱导单链或双链 DNA 断裂，诱导碱基损伤，诱导 DNA 链之间或蛋白质与 DNA 之间的异常交联，以及诱导染色体畸变[2, 3]。

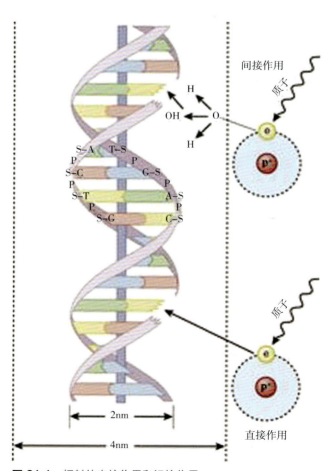

图 21.1　辐射的直接作用和间接作用

辐射敏感性描述的是辐射对细胞的作用，并受肿瘤细胞退行程度、退行速度和反应持续时间的影响[2]。细胞暴露于辐射后，可能在下一次有丝分裂期间死亡（有丝分裂死亡）或通过程序性细胞死亡（凋亡）[4]。一个细胞的 DNA 修复机制会影响其辐射敏感性：因为 DNA 修复能力不同，和正常细胞不一样，恶性细胞被认为优先被低剂量的辐射破坏。在受照低剂量的辐射（例如 1~2Gy）后，肿瘤细胞和正常细胞的 DNA 会受到亚致死性损伤。与肿瘤细胞相比，正常细胞能够较快地修复这种亚致死性损伤。因此，辐射通常是以（每天低剂量）分次的日程安排进行的，因为这样的日程安排能让正常细胞有机会自我修复，而对恶性细胞则产生致命性损害。

■ 实施放疗照射概述

大多数中枢神经系统恶性肿瘤是通过外放疗（EBRT）来实施照射的，就是通过针对人体的外部源的辐射照射靶区。当辐射穿过人体时，剂量会沉积在沿途的所有组织（恶性和非恶性）。本节介绍如何实施放疗，以最大的剂量照射靶区，并尽量减少不可避免的对正常组织的毒性损伤。

治疗计划

放疗的治疗计划包括制订实施放射照射的计划。治疗计划的第一步包括对患者进行"模拟"或"映射扫"描，典型地使因特计算断层采集，并考虑到患者的独特治疗位置。对照射靶区的界定首先勾画出大体肿瘤的体积，其中应包括所有可见的病变。然后勾画临床靶体积，将靶区扩大到包括推测的微小病变传播的区域。临床肿瘤体积取决于被治疗的肿瘤已知的自然史以及解剖边界。最后，靶区被均匀地扩展为计划靶体积，这解释了每日设置的不确定性。对于脑瘤，磁共振成像（MRI）经常与计算机断层扫描（CT）融合以便于对靶区的勾画。对于接受术后放疗的患者，外科医生会仔细审阅手术报告，以充分勾画出有显微病的危险区域。

在确定靶区之后，剂量学包括确定要使用的辐射射线束的数目、射线束进入的角度以及三维治疗挡块的形状和大小，目的是使靶区周围的剂量适形并尽量减少正常组织的毒性损伤。剂量测定法是一个反复的过程，在此过程中，辐射剂量的实施照射得到优化，使靶区通常被 95%~100% 的处方剂量所覆盖，而附近的关键结构不会受照被认为是不可接受的毒性剂量。所有的治疗方案都是独特的，取决于个体独特的解剖结构下靶区的大小和形状。为了使靶区受照剂量最大化和使未受累的脑实质受照剂量最小化，放射肿瘤学者采用三维适形放射治疗（3D-CRT），即多束射线汇聚在靶上。对于几何形状不理想或接近关键结构的靶区，调强放疗（IMRT）是三维适形放射治疗（3D-CRT）的一种复杂的形式，其通过优化软件创建虚拟射线束的影响模式，以实现对不规则形状的更大的适形性。

分割日程安排

辐射通常以"分割的"方式给予，每天给予低的剂量。分割的数目对应于给定治疗过程中放射治疗实施照射的次数。辐射控制或根除肿瘤的能力取决于所照射的总剂量以及每次分割所照射的剂量。每次分割照射的剂量较高会导致正常和恶性细胞有更多的细胞被杀死。随着时间的推移，较低剂量的辐射能让正常组织修复，并有可能减少对正常组织的迟发放射性作用。然而，较低的剂量可能会让恶性细胞在治疗中间细胞再生，因此累积治疗剂量必须较高。计算总的治疗剂量的方法是将每次分割的剂量乘以分割的次数。

标准分割外放疗

传统的外放疗（EBRT）的分割剂量为每次分割1.8~2Gy。如本章所述，通常用于治疗松果体、丘脑和脑干胶质瘤的总剂量在 45~66Gy。当立体定向放射外科（SRS）以每次分割 1.8~2Gy 的方式照射时，需要进行 25~33 次治疗才能照射总的治疗剂量。照射通常在周一至周五进行，并在周末中断治疗，以将毒性损伤降到最低。

立体定向放射外科

立体定向放射外科（SRS）涉及通过刚性固定和精确的图像引导，在 1~5 次分割中每次分割照射较高的剂量，以达到亚毫米的精度。SRS 一词特指的是在单次分割中实施照射。颅内 SRS 的剂量范围是12~35Gy，取决于组织学、靶区大小、关键结构的接近程度和医疗目标。SRS 是第二十章（脑干、丘脑和松果体区域肿瘤的立体定向放射治疗）的重点。

已经开发了几种商用专用辐射照射系统来实施 SRS 治疗，其中包括（Elekta 公司的）伽马刀和（Accuray 公司的）射波刀。伽马刀使用呈半球分布的钴 -60 源，精确地协调以覆盖靶区。患者在接受伽马刀治疗时会戴上金属准直器头盔。射波刀使用带有机械臂的小型直线加速器产生的辐射，这种辐射可以从各个方向照射到靶区。患者戴上面罩以固定头部，但射波刀还合并了颅底跟踪方法，以记录治疗期间靶区的任何运动。

标准分割外放疗与立体定向放射治疗治疗的适应证

在标准的外放疗（EBRT）和立体定向放射外科（SRS）之间进行的治疗选择，取决于对安全性和便利性之间的平衡。将总剂量分割为多个低剂量，每次分割治疗提供更大的安全性和更宽的治疗时间窗，以对肿瘤照射足够的剂量，同时保护附近的关键器官。SRS比EBRT方便得多，但其的使用受到肿瘤靶区大小和接近关键结构的限制，这就要求要仔细选择患者。一般来说，标准分割外放疗（EBRT）对于较大的靶区（＞3cm）和接近关键结构的靶区（如脑干、视交叉和视神经）是必要的。SRS可用于较小的靶区，一般来说，距离关键结构要超过5~10mm。

质子束放疗

考虑到使与中枢神经系统恶性肿瘤放疗相关的正常组织毒性损害最小化的重要性，在过去的50年里质子束放疗的发展引起人们极大的兴趣。质子是带正电荷的重粒子，它比光子治疗有优势，因为质子可以以最小的出口剂量（超出靶区照射到正常组织的剂量）向靶区照射等效剂量。传统的光子束或电子束将它们的大部分能量沉积在接近表面的地方，而在更深的组织中只有较小的剂量。相反，质子在表面附近沉积的剂量较低，并在其轨迹的最末的几毫米处留下大部分能量。使用质子束治疗时，靶肿瘤以外的组织受照极少的剂量。锐利的局部剂量称为布拉格峰。连续的较低能量的和强烈的射线束的汇集，创建出铺展的布拉格峰，从而能够将预设的剂量照射到3D靶区[5]。

在可应用的情况下，尤其是在儿童中，质子治疗是治疗中枢神经系统恶性肿瘤的受欢迎的选项（图21.2）[6]。质子治疗具有使正常组织毒性损害最小化的剂量学优势，以及理论上使迟发神经认知，以及神经内分泌缺乏和继发恶性肿瘤的风险最小化的临床优势[7]。

剂量约束：危及器官

松果体、丘脑和脑干肿瘤的位置表明，在几乎

所有情况下，关键的正常组织将受照相当大的辐射剂量。与放射治疗有关的并发症是由于辐射对附近结构引起的毒性损害所致。《临床正常组织效应的定量分析（QUANTEC）指南》[8]通过对大脑、视神经和视交叉、脑干、脊髓和耳蜗，确立重要的剂量范围，成为正常组织毒性的重要基准[9~12]。本章的重点是标准分割外放疗（EBRT）对正常组织的毒性损害，因为了解立体定向放射外科（SRS）所适用的不同剂量约束很重要，这些约束已在第二十章中讨论。

中枢神经系统放射的一个令人担心的并发症是放射性坏死。放射性坏死的风险在标准分割放疗后的头2年是最高的[13]。有症状的患者可出现非特异性症状，如癫痫发作、颅内高压和局灶性神经系统功能缺陷。遗憾的是，MRI很难区分放射性坏死与肿瘤进展，但一些数据表明，正电子发射断层扫描或单光子发射计算机断层扫描可以用于鉴别低代谢的放射性坏死和高代谢的肿瘤进展。脑部受照的最大剂量低于60Gy，放射性坏死的风险小于3%，但受照的最大剂量为72Gy时，放射性坏死的风险增加到5%；受照最大剂量为90Gy时，放射性坏死的风险为10%或更高。

特别要关心使脑干受损伤的风险最小化。脑干受照的最大剂量应保持在54~64Gy以内，以保持脑干发生神经病变或坏死的风险低于5%。如果受照59Gy或更低剂量的脑干体积保持在1~10cm³之间，

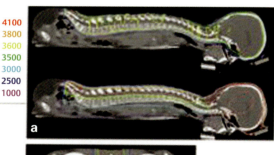

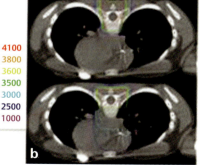

图21.2 质子和光子剂量学比较。接受质子放疗（上图）和光子放疗（下图）颅脑脊髓照射的儿科患者的矢状位（a）和轴位（b）图像。以cGy标注的辐射剂量显示在每个图的左侧。质子放疗的覆盖范围与光子放疗相同，同时限制靶区远端的剂量

则神经病变或坏死的风险被认为会小于5%[14]。脊髓受照的最大剂量为50Gy时，与辐射相关的脊髓病变的风险估计为0.2%；受照的最大剂量为60Gy时，与辐射相关的脊髓病变的风险估计为6%，而受照的最大剂量为69Gy时，与辐射相关的脊髓病变的风险估计为50%[12, 14]。由此，45Gy被认为是脊髓受照的保守的辐射最大剂量。

据估计，辐射诱发视神经病变的最大剂量低于55Gy，发生率小于3%[11, 14]。最大剂量为55~60Gy时，视神经病变的风险增加到3%~7%，而最大剂量大于60Gy时，视神经病变的风险估计为7%~20%。据估计，耳蜗受照的最大剂量为45Gy时，听觉丧失的频率低于30%[9, 14]。鉴于这些毒副作用，有必要精心制定治疗计划，以确保辐射安全实施照射。

最后，重要的是要注意时常在放射增敏性化疗的同步给予放射照射。由于化疗增加了放疗的预期毒性，因此安全的剂量限制可能比不进行化疗的放疗所照射的剂量低。

■ 松果体肿瘤

概述

松果体位于四叠体池中第三脑室的后壁上，其周围的上方为胼胝体压部，前方为丘脑，下方为四叠体板和小脑蚓部[15]。松果体的实质中包含松果体细胞和支持的星形胶质细胞。虽然Descartes的观点认为松果体是灵魂的所在，但我们现在知道松果体细胞分泌褪黑激素，这是一种与昼夜节律有关的激素[17]。松果体肿瘤很罕见，占原发性中枢神经系统肿瘤的1%。

因为松果体肿瘤可阻塞中脑导水管，阻碍脑脊液（CSF）从第三脑室流向第四脑室，松果体肿瘤患者临床上可表现有继发于脑积水的颅内压增高的征象（如恶心、呕吐、和头痛）。Parinaud综合征（无法向上凝视、汇聚－回缩性眼球震颤、瞳孔对光和调节功能受损）是松果体肿瘤压迫上丘患者的典型表现。压迫导水管周围灰质可导致瞳孔放大、会聚痉挛和瞳孔不等。可在松果体肿瘤患者中发生内分泌异常，特别是性早熟和尿崩症[16, 17]。

由于松果体区域的各种结构成为肿瘤，松果体肿瘤显现出广泛的组织病理学异质性[15, 16]。胚胎的残留引起生殖细胞性肿瘤，室管膜层引起室管膜瘤，脉络膜丛引起脉络膜丛乳头状瘤[15]。此外，第三脑室连合下器可引起松果体区乳头状瘤（PTPR），中间帆可转变为脑膜瘤，深静脉系统可产生血管畸形。

生殖细胞性肿瘤（35%）是最常见的累及松果体的肿瘤，其次是神经胶质肿瘤（包括室管膜瘤和松果体区乳头状瘤，32%），以及松果体实质细胞肿瘤（28%）[15, 18]。

生殖细胞性肿瘤

生殖细胞性肿瘤通常影响青少年，占儿童期脑瘤的3%~5%[19]。这些肿瘤通常发生在松果体或鞍上区域。男性易患松果体肿瘤（男女比例为5:1），而男性和女性的鞍上肿瘤发生频率相同。在生殖细胞性肿瘤中，10%为双灶性。生殖细胞性肿瘤被分为两种预后的组织学组：生殖细胞瘤，其预后最为良好；和非生殖细胞瘤的生殖细胞性肿瘤（NGGCT），其预后较差[19]。区分单纯的生殖细胞瘤和非生殖细胞瘤的生殖细胞性肿瘤（NGGCT）是很重要的，因为这种区别对预后和治疗建议有意义深远的影响。新诊断为生殖细胞性肿瘤的患者应进行脑部和脊柱的对比增强MRI、检测血清和脑脊液的β－人绒毛膜促性腺激素和α－甲胎蛋白，以及脑脊液细胞学检查接受完整的分阶段检查。如果可以安全地进行腰椎穿刺，则应通过腰穿获取脑脊液。

生殖细胞瘤

放疗是单纯生殖细胞瘤患者治疗的标准组成部分[16, 20]。历史上，对生殖细胞瘤单独用颅脑脊髓照射（CSI）治疗[19]。颅脑脊髓照射（CSI）涉及对整个大脑和脊柱用18~36G进行治疗，然后对原发肿瘤推量到50~54Gy（图21.3）。应用颅脑脊髓照射（CSI）可达到持久控制（＞90%）[21]；然而，颅脑脊髓照射（CSI）与显著的长期神经认知和神经内分泌的不良反应有关[19]。MAKEI 83/86/89方案是一项前瞻性非随机性研究，调查60例生殖细胞瘤患者的剂量减少情况[22]。在该项研究中，颅脑脊髓照射（CSI）30Gy再给予15Gy的推量，与颅脑脊髓照射（CSI）36Gy再给予14Gy的推量相比较。所有患者均达到完全缓解（CR），平均随访59个月，5年无复发生存率为91%。

对于大多数有局部的生殖细胞瘤患者，全脑室系统放疗（WVRT）已经取代了颅脑脊髓照射（CSI）的应用（图21.4）。Rogers等汇总了来自20项研究的788例生殖细胞瘤患者的结果，发现随着放射容积的减少，复发率增加：CSI肿瘤后的复发率为4%，全脑放疗（WBRT）或全脑室系统放疗（WVRT）后的复发率为8%，单独局灶治疗后的复发率为23%。在CSI组和WBRT/WVRT组之间，单纯脊柱的复发率

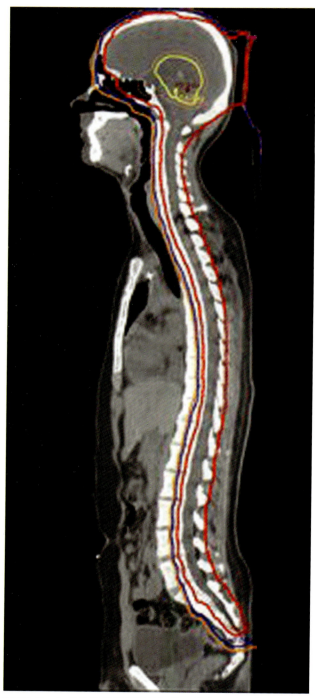

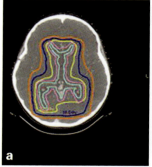 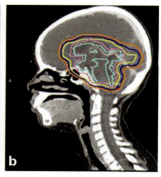

图 21.4 轴位（a）和矢状位（b）计算机断层显示鞍上生殖细胞性肿瘤患者的全脑室系统质子治疗计划。她接受全脑室系统照射至21Gy，推量至15Gy。所示的（从最外层到最内层）等剂量线为：10GyE（橙色）、15GyE（蓝色）和20GyE（黄色）。粉色线表示计划靶体积，绿色线表示临床靶体积

限野放疗的非转移性生殖细胞瘤患者的失效模式和结果的分析中，队列中的16%出现脑室内复发，说明全脑室系统放疗（WVRT）在局部生殖细胞瘤初始治疗中的重要性。考虑到生殖细胞瘤有沿脑室播散的倾向，全脑室系统放疗（WVRT）是有必要的。与通过以3D-适形放疗（CRT）或调强放疗方式给予光子放疗相比，质子放疗可用于全脑室系统放疗（WVRT）以减少对健康组织的辐射，而不影响靶区受照的剂量[19]。

为了减少对局部生殖细胞瘤放疗的迟发不良反应，儿科肿瘤学家赞成使用化疗（最常见的是应用2~4个周期的卡铂-依托泊苷），然后再减少放疗的剂量/容积[25]。对于局部生殖细胞瘤，最标准的治疗方案是化疗，再对整个脑室进行21Gy的治疗，然后对肿瘤1.5Gy的分割剂量进行推量治疗，照射的总剂量至少为30Gy。正在进行的儿童肿瘤组（COG）试验（ACNS1123）在对123例有局部生殖细胞瘤的患者的调查中，将总的照射整个脑室剂的量安全减少到18Gy，再对肿瘤照射12Gy的推量，患者对使用卡铂和依托泊苷进行4个周期的诱导化疗表现有完整的或部分的反应。仅对脑脊液阳性或转移性疾病的患者应用颅脑脊髓照射（CSI）。值得注意的是，双病灶疾病被认为是局限性疾病。

非生殖细胞瘤的生殖细胞性肿瘤

非生殖细胞瘤的生殖细胞性肿瘤（NGGCT）较生殖细胞瘤少见，且预后较差。目前对NGGCT的首选治疗包括基于铂的化疗、颅脑脊髓照射（CSI）和必要时的手术。在美国和欧洲，由于血清和脑脊液标志物升高，诊断通常不需要活检。进行先期手术是很少见的，但是建议对诱导化疗没有完全缓解的患者进行手术。一系列描述单独放疗（CSI加推量治

图 21.3 矢状位计算机断层显示松果体非生殖细胞瘤性生殖细胞肿瘤患者接受颅脑脊髓照射并对松果体和鞍上区域进行推量治疗的质子治疗计划。（从最外层到最内层）治疗以等剂量线表示：10GyE（橙色）、15GyE（蓝色）、26GyE（红色）、45GyE（粉红色）、54GyE（黄色）和55.8GyE（栗色）

无显著性差异（1.2% 比 2.9%），但有限野/局灶放疗组的复发率明显高于对照组，为11%。因此，对整个脑室系统实施放射后再对肿瘤床推量治疗已取代了对局部生殖细胞瘤的颅脑脊髓照射（CSI）[19]。在法国儿科肿瘤学会（SFOP）对60例接受化疗和有

疗）的结果的报告显示，NGGCT 患者的总体生存率不令人满意[26]。

COG ACNS0122 试验是一项 II 期试验，旨在评估 NGGCT 患儿在 CSI 治疗前接受或不接受二次手术探查下新辅助化疗（6 个周期的卡铂 – 依托泊苷与异环磷酰胺酰胺 – 依托泊苷交替使用）后的反应率和生存率[27]。纳入 ACNS0122 的 102 例患者的结果数据对接受诱导化疗后达到完全缓解（CR）的患者非常有希望。完全缓解（CR）被定义为有放射影像学的和肿瘤标志物的完全缓解，而部分缓解（PR），被定义为放射影像学上可测量的病变减少超过 65% 和肿瘤标志物正常化。总之，诱导化疗在可评估患者中产生了 69% 的客观有效率（CR 或 PR）。在诱导治疗后接受二次手术探查的 15 例患者中，只有 2 例（13%）有残留的 NGGCT。9 例患者为畸胎瘤，其中 6 例为成熟畸胎瘤，3 例为恶性畸胎瘤。对患者进行 36Gy 的 CSI，随后对瘤床推量治疗至总剂量 54Gy。无副反应事件患者的中位随访时间为 5.1 年；5 年无副反应事件的生存率和总体生存率分别为 84% 和 93%。对未达到 CR 或 PR 的患者建议采用噻替哌、依托泊苷巩固性化疗，再行外周血干细胞解救，然后行 CSI 并对瘤床推量治疗。

该项研究令人鼓舞的结果和该化疗方案的疗效促使正在进行的 COG ACNS1123（NCT01602666）采用相同的化疗方案，以维持相关的对照组。如上所述，该项试验是针对局部肿瘤患者的基于反应的放射治疗的 II 期试验。患者需要通过单纯化疗或化疗来达到完全缓解（CR），且通过二次手术探查确认成熟畸胎瘤、瘢痕或纤维化，接受全脑室放疗加肿瘤推量治疗，以代替 CSI。对 NGGCT 患者的全脑室的照射剂量为 30.6Gy，再给受累野推量治疗 23.4Gy，总剂量为 54Gy。这项试验的结果可能会影响对化疗有良好反应的局部 NGGCT 儿童的美国的实践模式。

因此，目前 NGGCT 的首选方法是 6 周期化疗（卡铂 – 依托泊苷与异环磷酰胺 – 依托泊苷交替），随后进行 CSI 剂量为 36Gy，再对原发肿瘤瘤床推量治疗加上（累及野）边缘扩展至 54Gy。正在进行的 COG 试验（ACNS1123）调查了 125 例对诱导化疗有良好反应的 NGGCT 患者使用全脑室放疗（WVRT）而非 CSI 治疗的安全性，结果可能会让该患者群体不进行 CSI 治疗。

松果体实质肿瘤

松果体实质肿瘤是一组起源于松果体的原发性肿瘤。它们被分类为松果体细胞瘤［世界卫生组织（WHO）II 级］、中分化松果体实质肿瘤（WHO II 级或 III 级）和松果体母细胞瘤（WHO IV 级）。

松果体细胞瘤

松果体细胞瘤是一种分化良好的低级别肿瘤（WHO II 级），具有与正常松果体相似的小叶结构，并显示特征性的玫瑰花结[18]。鉴于松果体细胞瘤的罕见性，现有的数据仅限于回顾性系列研究[28, 29]。松果体细胞瘤在所有松果体肿瘤中预后最好；在一个包括 9 例松果体细胞瘤患者的系列研究中，松果体细胞瘤患者的 5 年生存率为 86%[29]。对于松果体细胞瘤的管理策略通常是从 WHO II 级胶质瘤的治疗中推断出的。偶尔，对有惰性表现的松果体肿瘤患者，根据年龄、合并症和医疗目标，进行放射影像学随诊，而不进行治疗。当需要治疗时，对脊柱以最大限度地安全性切除。术后放射治疗是保留针对有大体残留病变的或被认为有局部失效高风险的患者。放射治疗可作为无症状和难以手术的肿瘤的确定性治疗方法。接受辅助放射治疗的松果体细胞瘤患者应接受每次分割 1.8~2Gy，剂量为 45~54Gy 的治疗[29]。放射靶区包括大体残留病变（大体肿瘤体积）、术前肿瘤最初接触的表面（临床肿瘤体积）和针对设置不确定性的 1~5mm 的小的边缘扩展（计划靶体积）。需要最小限度地将靶区扩展到周围的实质，因为这些肿瘤倾向于有很清楚的边界和推移而非浸润周围的组织。

中分化松果体实质肿瘤

中分化松果体实质肿瘤（PPTID）于 2007 年被 WHO 确认为一种介于松果体细胞瘤（I 级）和松果体母细胞瘤（IV 级）之间的不确定恶性的（WHO 级 II 或 III 级）新型松果体实质肿瘤[30]。据估计，PPTID 至少占松果体实质肿瘤的 20%；PPTID 可发生在所有年龄段的患者中（高峰发生在成年早期），女性发病略多于男性。在有 30 例松果体实质肿瘤患者的系列研究中，其中包括 4 例 PPTID 患者，描述了对原发肿瘤照射超过 50Gy，有局部控制的整体改善。对具有播散潜力的肿瘤（松果体母细胞瘤、混合性肿瘤和 PPTID），给予 CSI 治疗后，肿瘤控制得到改善；然而，这个系列研究规模很小。

目前还没有得到确认的 PPTID 的治疗指南，因此对它们的管理是从松果体细胞瘤和松果体母细胞瘤的治疗指南中推断出的。组织学上良好的 PPTID 可通过对受累野的放疗治疗，总剂量为 54Gy，每次分割为 1.8~2Gy。对于组织学上表现不佳且有沿颅脑脊髓轴播散迹象的患者，常给予 23.4~36Gy 的 CSI 并同步化疗，随后对受累野推量治疗到总剂量 54~55.8Gy。

松果体母细胞瘤

松果体母细胞瘤是高级别（WHO Ⅳ级）快速生长的肿瘤，主要发生在儿童和年轻人中。显微镜下，松果体母细胞瘤由密集的蓝色细胞片组成，类似髓母细胞瘤[18]。松果体母细胞瘤有强烈的侵袭邻近结构的倾向，有高度的有丝分裂活性和坏死。一般来说，松果体母细胞瘤患者应接受最大限度地安全地切除，然后因为肿瘤有沿颅脑脊髓轴播散的倾向，行辅助化疗和 CSI 治疗。

试图排除或延迟对年幼儿童放疗的试验结果较差[32-34]。根据德国的经验，在对 11 例患有松果体母细胞瘤的儿童（HIT-SKK87、HIT-SKK92 和 HIT91）的研究中，6 例年龄大于 3 岁的儿童中有 5 例接受术后立即行化疗和 CSI 治疗，照射 35.2Gy 并对局部肿瘤行推量治疗 20Gy[32]。5 例 3 岁以下的儿童接受术后化疗，直到他们有资格接受放疗（大于 3 岁或肿瘤进展）。6 例年长的儿童中有 5 例经历了持续的完全缓解（CR），平均总体生存期为 7.9 年；所有年长的儿童都患有 M0 疾病。相比之下，所有 5 例年幼的儿童死于进展性疾病，平均生存期为 0.9 年；年长的儿童或患有 M1 疾病，或术后有肿瘤残留。作者的结论是，术后放化疗对 3 岁以上的患者是可行的和有效的，对 3 岁以下的儿童需要更强化的方案。

儿童癌症组 921 试验包括 25 例患有松果体母细胞瘤的儿童[33]。8 例小于 18 个月的婴儿接受化疗（八合一）而不接受放疗。其余 17 例年龄大于 18 个月的患者接受 CSI 治疗，并随机接受长春新碱/洛莫司汀/泼尼松或八合一（译者注：8 种化疗药物一天内给药）化疗。所有婴儿出现疾病进展，中位无进展生存期为 4 个月。年长的儿童 3 年无进展生存率为 61%。年长的松果体母细胞瘤组的无进展生存期比其他幕上原始神经外胚层肿瘤的患儿的无进展生存期长。因此，单独化疗（八合一）似乎对婴儿无效，而 CSI 加上化疗对年长的儿童是有希望的。儿科肿瘤 1 组是对 198 例恶性脑瘤儿童的前瞻性试验，其中包括 11 例 3 岁以下（其中 8 例小于 1 岁）患有松果体母细胞瘤的婴儿。这些婴儿接受了部分手术切除和化疗。尽管进行了化疗，11 例患儿无人出现好转，生存期范围为 4~13 个月。因此，在治疗患有松果体母细胞瘤的年幼的儿童中，排除放疗的努力有不可接受的结果。

松果体母细胞瘤在成人中很少见。来自日本脑肿瘤登记处的患者人数最多的研究系列中，共有 34 例患者[35]。该研究系列包括 22 例男性，中位年龄为 35 岁。5 例患者接受大体全切除术，29 例患者接受中位剂量为 50Gy 的 CSI 治疗。中位总体生存期为 2.2 年。CSI 的剂量大于 40Gy 和大体全切除术与生存率提高相关[35]。在对加利福尼亚大学旧金山分校的 11 例成年松果体母细胞瘤患者的回顾性研究中，中位年龄为 36 岁[36]。1 例患者接受了大体全切除术，11 例患者中 10 例接受了剂量为 24~45Gy 的 CSI 治疗，对肿瘤推量治疗至 54~59.4Gy，7 例接受了化疗。5 例 M+ 疾病患者中位无进展生存期为 10 个月，总体生存期为 2.5 年。5 例 M0 疾病患者在 2.2 年的随诊中仍生存。因此，M0 患者术后进行辅助 CSI 治疗可以康复良好。目前儿童和成人的标准性治疗是手术，然后是化疗和 CSI 治疗。

松果体区乳头状肿瘤

松果体区乳头状肿瘤（PTPR）非常罕见，在 2007 年 WHO 脑肿瘤分类中首次被分类为独特的实体[37]。发病时平均年龄 31 岁，女性稍多。在 MRI 上，PTPR 通常是边界清晰、对比强化的、T2 高信号的肿块。一个突出的组织学特征是乳头状结构。

松果体区乳头状肿瘤（PTPR）经常出现局部复发，但仅偶尔有脊髓内播散[37]。PTPR 患者生存率良好，但手术切除后局部复发的风险高。考虑到 PTPR 局部复发的趋势，许多机构推荐手术切除后进行辅助放射治疗，但由于这种疾病的罕见性，对于剂量或治疗体积没有形成共识[38, 39]。在来自欧洲和日本多个中心的 44 例经组织病理学证实的 PTPR 患者中，64% 的患者在手术后接受了放疗，18% 的患者在手术后接受了化疗[38]。中位随访 63 个月，73% 的患者生存，化疗和放疗均不影响总体生存期或无病生存期，但接受治疗的患者人数少。在另一组病例研究系列中，有 8 例患者在 MD 安德森癌症中心接受治疗，其中 5 例接受辅助放疗[39]。在 5 年随诊中，接受辅助放疗患者的无进展生存率为 64%。

■ 脑干和丘脑肿瘤

丘脑是一个中线结构，负责将感觉和运动信息从身体传递到大脑皮层的关键功能。两等分的丘脑的内表面包括第三脑室的上侧壁，并且两等分通过丘脑间黏合连接。轴突携带着丘脑核神经元上的感觉和运动信息突触，然后通过丘脑皮质辐射投射到大脑皮层。唯一不投射到丘脑的感觉系统是嗅球。

脑干和丘脑肿瘤主要由高级别和低级别胶质瘤组成，占所有脑瘤的 1%~1.5%[40, 41]。这些胶质瘤的治疗与大脑其他部位的胶质瘤相似，取决于 WHO 级别。

丘脑肿瘤患者可能表现为轻微的对侧半球感觉或运动缺陷、认知或步态障碍[41]。下丘脑的肿瘤可能与食欲或情绪障碍或由于邻近视神经束和视交叉而导致的视野缺损有关。丘脑肿瘤患者可表现为颅内压增高和脑积水。脑干肿瘤患者通常表现有后窝功能障碍（共济失调、脑神经病变、复视、恶心和眩晕）[42]。第四脑室受压也可导致脑积水。

脑干胶质瘤

在儿童中，脑干胶质瘤约占脑瘤的 10%，可分为 3 个不同的类别：弥漫性内生性脑桥胶质瘤（DIPG）、对比强化的背向外生性低级别胶质瘤和局灶性顶盖胶质瘤[43]。在成人中，脑干胶质瘤占胶质瘤的不到 2%，并且与儿童脑干胶质瘤相比，有较好的生存率。

弥漫性内生性脑桥胶质瘤和组蛋白 H3 肿瘤

在所有类型的脑肿瘤患者中，弥漫性内生性脑桥胶质瘤（DIPG）患者的预后最差，平均生存时间不到 1 年[43]。弥漫性内生性脑桥胶质瘤在 MRI 上表现为脑干弥漫性增大。组蛋白 H3 经常在高级别胶质瘤患儿中发生突变，多达 78% 的弥漫性内生性脑桥胶质瘤患者和 36% 的非脑干胶质瘤患者携带 H3 基因突变[44, 45]。携带 K27M–H3.3 突变的患者比野生型弥漫性内生性脑桥胶质瘤患者的总体生存率更差[46]。一项系列研究调查 42 例弥漫性内生性脑桥胶质瘤患者，该组包含 H3.3 突变的患者，在尸体解剖中，根据组织学发现，这些患者肿瘤会被分类为 WHO Ⅱ级，但他们的生存期短暂，于经典的弥漫性内生性脑桥胶质瘤所预期的相同[46]。因此，H3.3 突变状态，在预测这些患者的预后方面，可能比单纯组织学和分级在临床上更为有用[44–46]。

与高级别星形细胞瘤一样，弥漫性脑干胶质瘤的治疗包括化疗和放疗联合治疗。在完成放射治疗后不久，弥漫性内生性脑桥胶质瘤患者就会出现临床和影像学反应，这是很常见的。但在 6~9 个月的时间内，患者会不可避免地出现肿瘤复发，且难以挽救，最终导致极差的预后。

希望提高治疗效果，人们做了一些尝试。儿科肿瘤学组 9239 是一项对 132 例患弥漫性内生性脑桥胶质瘤的儿童的随机性Ⅲ期研究，患儿接受放疗（总剂量为 70.2Gy，每日两次 117cGy 的超分割放疗，或总剂量 54Gy，每日 180cGy 的标准放疗）和同步顺铂治疗[47]。即便采用超分割方案，两组患者的中位出现疾病进展的时间和总体生存率均未得到改善，两组患者的预后均较差，2 年的总体生存率为 7%。因此，目前的标准治疗包括总剂量为 54Gy，每次 1.8Gy 的放疗。

背向外生性胶质瘤

生长缓慢的脑干胶质瘤通常产生在颈髓连接处或第四脑室底[43]。这些低级别胶质瘤通常有对比增强背向外生性成分，适合手术切除。中位生存期大于 5 年。对背向外生性胶质瘤的放射治疗是从对位于幕上的类似的胶质瘤的放疗中推断出的。对于大体、残留或有症状的肿瘤患者或肿瘤具有预期进袭性行为的患者，可提供总剂量 50.4~54Gy，每次分割 1.8Gy 的放疗。根据疾病的进袭性与患者的竞争风险之间的平衡，对一些患者最好予以监测。

顶盖、下丘脑和儿科局灶性脑干胶质瘤

局灶性顶盖胶质瘤的病程是惰性的，中位生存期在 10 年以上，许多患者经历了数十年的无病生存。顶盖胶质瘤最初通常采用脑脊液分流治疗，随后进行观察或放疗。对顶盖胶质瘤和背向外生性局灶性脑干胶质瘤的患者可以进行手术切除，术后治疗或不治疗。髓质性局灶性脑干胶质瘤通常采用每日分割 1.8Gy，剂量 45~54Gy 的放疗。

低级别胶质瘤的患儿经历极好的长期无进展生存率，10 年生存率为 80%~90%[48]。在单中心对 181 例低级别胶质瘤患儿的回顾性系列研究中，大体全切除术与改善无进展和更好的总生存率相关[48]。辅助放疗改善了无进展，但并不能改善总体生存率。由于补救性治疗的成功，在视路和下丘脑位置的肿瘤与无进展降低有关，但与较差的总体生存率无关。近 20% 的队列中的患者患有神经纤维瘤病Ⅰ型。因此，对这一人群，可避免立即进行辅助放疗，而赞同早期补救性放疗。

■ 室管膜瘤

室管膜瘤是儿童第三常见的脑瘤，占 14 岁以下儿童脑瘤的 10%[49]。诊断时的中位年龄为 3~5 岁，虽然这些肿瘤也可能在婴儿时出现。室管膜瘤起源于室管膜细胞，可发生在脑室系统或椎管的任何部

位。大部分（90%）出现在脑部（1/3 在幕上，2/3 在幕下）[49]，10% 出现在脊髓。治疗后生存率仍然中等，总体 5 年生存率约为 45%[49]；这些患者中的大多数作为长期幸存者继续生存。

室管膜瘤的主要治疗方法是最大限度安全地切除后辅助术后放疗 [49]。手术切除的程度是预后最重要的预测因素之一。在 80 例室管膜瘤患儿中，接受完全手术切除的患者 5 年生存率显著提高（75% 比 41%，P=0.001）[50]。术后放射治疗可显著改善后颅窝室管膜瘤全切除术后 10 年的局部控制率（100% 比 50%，P=0.018）[51]。化疗在室管膜瘤治疗中的作用是有限的。Head Start Ⅲ 是一项前瞻性多国参与的试验，纳入 19 例（中位年龄 20 个月）室管膜瘤儿童手术后接受多种药物的化疗（5 个诱导周期后一个巩固周期的脊髓抑制化疗和自体造血细胞解救），目的是减少或排除术后应用放疗 [52]。所有 3 例幕上室管膜瘤及残留病变患者术后都对化疗有完全缓解，但 6 例幕下病变患者中只有 1 例达到完全缓解（CR），3 例幕下病变患者在化疗期间进展。

在目前的 COG 协议（ACNS0831）中，室管膜瘤患者正在接受最大限度的安全手术切除；辅助治疗取决于切除的范围、幕上与幕下的位置，以及组织学（典型相对于间变性）。只有在显微镜下大体全切除术后有典型组织学幕上肿瘤的患者才进行观察。间变性组织学、小脑幕下肿瘤位置，或近全切除术的患者随机接受单独放疗或放疗后再行 4 周期化疗。接受次全切除术的患者接受诱导化疗，并根据其对诱导化疗的反应接受进一步治疗。

就放疗技术而言，以每日分割 1.8Gy 照射 54~59.4Gy 的剂量。因为室管膜瘤可沿室管膜表面插入（如枕骨大孔、第四脑室外侧孔、第四脑室正中孔），沿这些表面有 1cm 的边缘扩展。室管膜瘤侵袭脑实质的倾向性低，因此在这些方向需要最小的靶区扩展。对于局部的室管膜瘤不推荐 CSI 治疗。沿神经轴的播散性疾病（约 10% 的患者有）可考虑 CSI 治疗。然而，即使在这些情况下，CSI 也可能被忽略，因为对整个脊髓的最大安全辐射剂量（约 36Gy）被认为不足以杀灭胶质来源的细胞（不像髓母细胞瘤）。

■ 脑转移瘤

脑转移瘤是最常见的颅内肿瘤。有 10%~20% 的成年癌症患者会在其疾病过程中发生脑转移 [53, 54]。脑转移瘤患者表现为头痛、认知功能障碍、局灶性神经功能障碍和癫痫发作。导致发生脑转移的最常见的原发性癌症是肺癌、乳腺癌和黑色素瘤。大多数脑转移瘤发生在大脑半球的灰白质交界处（80%）或小脑内（15%），但也有一部分发生在脑干内（5%）。脑转移瘤的发生率正在增加，这可能是由于全身系统性治疗的改进和生存率的提高以及在这一人群中 MRI 筛查的应用增加。

脑转移瘤患者的治疗选择包括维持疗法、手术、全脑放疗（WBRT）、立体定向放射外科（SRS）、能渗透中枢神经系统的系统性治疗或这些治疗的组合。皮质类固醇通过减少炎症来缓解症状。手术切除是为了立即缓解症状和病理证实，并且在随机数据的基础上，单个脑转移瘤患者被认为是有指征的 [55]。全脑放疗（WBRT）历来被应用于多发性脑转移瘤患者，虽然在现在的时代，基于多项随机试验的结果，使用全脑放疗越来越少。全脑放疗能减少颅内失效（新的或复发的颅内肿瘤），但与因单个脑转移瘤接受手术治疗 [56]，或因 1~4 处转移瘤接受 SRS 治疗 [57-59] 的患者的生存获益没有关联。

最近，SRS 治疗治疗脑转移瘤方面起着越来越重要的作用，因为它在部分选择的患者中的毒性情况是有利的。当放射治疗脑干转移瘤时，特别重要的是遵守对脑干和视交叉的剂量约束。中线结构的转移瘤患者可能不是 SRS 治疗的理想候选者。通常，对治疗脑干的转移瘤，大分割放疗是必要的。对于单次分割 SRS 治疗，剂量大于 12Gy 时，对脑干和视交叉的毒性风险增加。然而，对脑干的转移性疾病进行单次分割或大分割放疗的经验正在积累。

■ 急性和迟发放射作用的管理

辐射会产生短期（几周到几个月）和长期（几个月到几年）的副作用。这种不良反应的组成与附近接受临床显著剂量辐射的正常结构有关。与松果体、丘脑和脑干的肿瘤有关的危及器官包括脑干、脑实质、视神经和垂体腺。通过使用先进的放射计划和放射治疗技术，临床医生可以使对周围正常结构的照射剂量最小化，以减少短期和长期的毒性损害。本节重点讨论标准分割（1.8~2Gy/ 分割）EBRT 后的放射副作用；在第二十章中已讨论 SRS 放疗常见的副作用。

头痛

出现恶性脑损伤的头痛患者通常经历头痛作为疾病过程的结果。辐射可引起短暂的炎症或肿胀，而引起或加重头痛。然而，在早期反应期间，短期使用皮质类固醇可以有效地减少肿胀和改善头痛。

视觉障碍

有关视觉障碍的详细信息，请参阅前面的剂量限制部分。这种副作用的可能性要求仔细进行治疗计划。

放射性坏死

当采用标准分割时，当总剂量低于60Gy时，累及脑实质的放射性坏死相对少见（小于3%）[14]。

继发恶性肿瘤

放射治疗最令人担忧的后果之一是放射引起继发性癌症的风险。要被认为是辐射诱发的癌症，肿瘤必须起自先前在预期时间范围内受到照射的身体部位。一般来说，放疗后继发恶性肿瘤需要10~20年的时间。

年幼的儿童对辐射的作用比中年人更为敏感。相比辐射的总剂量，受照射的组织体积看上去好像是更值得注意的作用预测因子，而且患者可能存在遗传风险因素，增加他们遭受放射副作用的风险[61]。儿童癌症幸存者研究回顾性分析了1970—1986年间确诊的14 000例儿童恶性肿瘤幸存者，在1877例（4.1%）中位年龄为16岁的中枢神经系统恶性肿瘤儿童幸存者中发现76例恶性肿瘤[62]。接受放疗的患者随着时间过去进行监测，并根据继发恶性肿瘤的类型，在其出现时对其进行治疗。

■ 结论

放射治疗是管理松果体、丘脑和脑干肿瘤的重要组成部分。由于这些部位肿瘤组织的多样性，放射治疗作为多学科治疗的一个组成部分的结果是可变的。治疗松果体、丘脑和脑干的技术方面，关于固定、图像引导和治疗计划有许多共同点。此外，在尽量减少对邻近关键结构（如视神经、视交叉、脑干、脊髓）的毒副作用，而对危及器官的剂量限制方面有一套共同的指南。最近在治疗计划、粒子治疗、立体定向固定、图像引导和其他先进技术方面的改进，可以改善临床效果最大化和毒性最小化之间的治疗时间窗。

参考文献

[1] Hall EJ, Giaccia A. Physics and Chemistry of Radiation Absorption. Radiobiology for the Radiologist. Philadelphia, PA: Lippincottt Williams & Wilkins; 2006:5–15.

[2] Yashar CM. Basic principles in gynecologic radiotherapy. In: Di Saia PJ, Creasman WT, Mannel RS, McMeekin DS, Mutch DG, eds, Clinical Gynecology Oncology. 8th ed. Philadelphia, PA: Elsevier; 2012:659–680.

[3] Hall EJ, Giaccia AJ. Molecular mechanisms of DNA and chromosome damage and repair. In: Radiobiology for the Radiologist. 7th ed. Philadelphia, PA: Lippincott Williams & Wilkins; 2012:12–34.

[4] Hall EJ, Giaccia AJ. Cell survival curves. In: Radiobiology for the Radiologist. 7th ed. Philadelphia, PA: Lippincott Williams & Wilkins; 2012:35–53.

[5] Terasawa T, Dvorak T, Ip S, Raman G, Lau J, Trikalinos TA. Systematic review: charged-particle radiation therapy for cancer. Ann Intern Med 2009;151(8):556–565.

[6] Cotter SE, McBride SM, Yock TI. Proton radiotherapy for solid tumors of childhood. Technol Cancer Res Treat 2012;11(3):267–278.

[7] Shih HA, Sherman JC, Nachtigall LB, et al. Proton therapy for low-grade gliomas: results from a prospective trial. Cancer 2015;121(10):1712–1719.

[8] Bentzen SM, Constine LS, Deasy JO, et al. Quantitative Analyses of Normal Tissue Effects in the Clinic (QUANTEC): an introduction to the scientific issues. Int J Radiat Oncol Biol Phys 2010;76(3 Suppl):S3–S9.

[9] Bhandare N, Jackson A, Eisbruch A, et al. Radiation therapy and hearing loss. Int J Radiat Oncol Biol Phys 2010;76(3, Suppl):S50–S57.

[10] Mayo C, Yorke E, Merchant TE. Radiation associated brainstem injury. Int J Radiat Oncol Biol Phys 2010;76(3, Suppl):S36–S41.

[11] Mayo C, Martel MK, Marks LB, Flickinger J, Nam J, Kirkpatrick J. Radiation dose-volume effects of optic nerves and chiasm. Int J Radiat Oncol Biol Phys 2010;76(3, Suppl):S28–S35.

[12] Kirkpatrick JP, van der Kogel AJ, Schultheiss TE. Radiation dosevolume effects in the spinal cord. Int J Radiat Oncol Biol Phys 2010;76(3, Suppl):S42–S49.

[13] Soussain C, Ricard D, Fike JR, Mazeron JJ, Psimaras D, Delattre JY. CNS complications of radiotherapy and chemotherapy. Lancet 2009; 374(9701):1639–1651.

[14] Marks LB, Yorke ED, Jackson A, et al. Use of normal tissue complication probability models in the clinic. Int J Radiat Oncol Biol Phys 2010;76(3, Suppl):S10–S19.

[15] Fèvre-Montange M, Vasiljevic A, Champier J, Jouvet A. Histopathology of tumors of the pineal region. Future Oncol 2010;6(5):791–809.

[16] Bruce JN, Fetell MR, Balmaceda CM. Tumors of the pineal region. In: Black PM, Loeffler JS, eds. Cancer of the Nervous System. 2nd ed. Philadelphia, PA: Lippincott Williams & Wilkins; 2005:573–588.

[17] Scheithauer BW. Pathobiology of the pineal gland with emphasis on parenchymal tumors. Brain Tumor Pathol 1999;16(1):1–9.

[18] De Girolami U, Smith TW. Neuropathology of central nervous system tumors. In: Black PM, Loeffler JS, eds. Cancer of the Nervous System. 2nd ed. Philadelphia, PA: Lippincott Williams & Wilkins; 2005:15–45.

[19] MacDonald SM, Trofimov A, Safai S, et al. Proton radiotherapy for pediatric central nervous system germ cell tumors: early clinical outcomes. Int J Radiat Oncol Biol Phys 2011;79(1):121–129.

[20] Konovalov AN, Pitskhelauri DI. Principles of treatment of the pineal region tumors. Surg Neurol 2003;59(4):250–268.

[21] Maity A, Shu HK, Janss A, et al. Craniospinal radiation in the treatment of biopsy-proven intracranial germinomas: twenty-five years' experience in a single center. Int J Radiat Oncol Biol Phys 2004;58(4):1165–1170.

[22] Bamberg M, Kortmann RD, Calaminus G, et al. Radiation therapy for intracranial germinoma: results of the German cooperative prospective trials MAKEI 83/86/89. J Clin Oncol 1999;17(8):2585–2592.

[23] Rogers SJ, Mosleh-Shirazi MA, Saran FH. Radiotherapy of localised intracranial germinoma: Time to sever historical ties? Lancet Oncol 2005; 6(7):509–519.

[24] Alapetite C, Brisse H, Patte C, et al. Pattern of relapse and outcome of non-metastatic germinoma patients treated with chemotherapy and limited field radiation: the SFOP experience. Neuro Oncol 2010;12(12):1318–1325.

[25] Khatua S, Dhall G, O'Neil S, et al. Treatment of primary CNS germinomatous germ cell tumors with chemotherapy prior to reduced dose whole ventricular and local boost irradiation. Pediatr Blood Cancer 2010; 55(1):42–46.

[26] Matsutani M. Combined chemotherapy and radiation therapy for CNS germ cell tumors–the Japanese experience. J Neurooncol

2001; 54(3):311–316.

[27] Goldman S, Bouffet E, Fisher PG, et al. Phase II trial assessing the ability of neoadjuvant chemotherapy with or without second-look surgery to eliminate measurable disease for nongerminomatous germ cell tumors: a Children's Oncology Group study. J Clin Oncol 2015;33(22):2464–2471.

[28] Deshmukh VR, Smith KA, Rekate HL, Coons S, Spetzler RF. Diagnosis and management of pineocytomas. Neurosurgery 2004;55(2):349–355, discussion 355–357.

[29] Schild SE, Scheithauer BW, Haddock MG, et al. Histologically confirmed pineal tumors and other germ cell tumors of the brain. Cancer 1996; 78(12):2564–2571.

[30] Ito T, Kanno H, Sato K, et al. Clinicopathologic study of pineal parenchymal tumors of intermediate differentiation. World Neurosurg 2014; 81(5–6):783–789.

[31] Schild SE, Scheithauer BW, Schomberg PJ, et al. Pineal parenchymal tumors: clinical pathologic, and therapeutic aspects. Cancer 1993; 72(3):870–880.

[32] Hinkes BG, von Hoff K, Deinlein F, et al. Childhood pineoblastoma: experiences from the prospective multicenter trials HIT-SKK87, HIT-SKK92 and HIT91. J Neurooncol 2007;81(2):217–223.

[33] Jakacki RI, Zeltzer PM, Boyett JM, et al. Survival and prognostic factors following radiation and/or chemotherapy for primitive neuroectodermal tumors of the pineal region in infants and children: a report of the Childrens Cancer Group. J Clin Oncol 1995;3(6):1377–1383.

[34] Duffner PK, Cohen ME, Sanford RA, et al; Pediatric Oncology Group. Lack of efficacy of postoperative chemotherapy and delayed radiation in very young children with pineoblastoma. Med Pediatr Oncol 1995; 25(1):38–44.

[35] Lee JY, Wakabayashi T, Yoshida J. Management and survival of pineoblastoma: an analysis of 34 adults from the brain tumor registry of Japan. Neurol Med Chir (Tokyo) 2005;45(3):132–141, discussion 141–142.

[36] Chang SM, Lillis-Hearne PK, Larson DA, Wara WM, Bollen AW, Prados MD. Pineoblastoma in adults. Neurosurgery 1995;37(3):383–390, discussion 390–391.

[37] Roncaroli F, Scheithauer BW. Papillary tumor of the pineal region and spindle cell oncocytoma of the pituitary: new tumor entities in the 2007 WHO Classification. Brain Pathol 2007;17(3):314–318.

[38] Fauchon F, Hasselblatt M, Jouvet A, et al. Role of surgery, radiotherapy and chemotherapy in papillary tumors of the pineal region: a multicenter study. J Neurooncol 2013;112(2):223–231.

[39] Edson MA, Fuller GN, Allen PK, et al. Outcomes after surgery and radiotherapy for papillary tumor of the pineal region. World Neurosurg 2015; 84(1):76–81.

[40] Partlow GD, del Carpio-O'Donovan R, Melanson D, Peters TM. Bilateral thalamic glioma: review of eight cases with personality change and mental deterioration. AJNR Am J Neuroradiol 1992;13(4):1225–1230.

[41] Tovi D, Schisano G, Liljeqvist B. Primary tumors of the region of the thalamus. J Neurosurg 1961;18:730–740.

[42] Packer RJ, Nicholson HS, Vezina LG, Johnson DL. Brainstem gliomas. Neurosurg Clin N Am 1992;3(4):863–879.

[43] Guillamo JS, Monjour A, Taillandier L, et al; Association des Neuro-Oncologues d'Expression Française (ANOCEF). Brainstem gliomas in adults: prognostic factors and classification. Brain 2001;124(Pt 12):2528–2539.

[44] Kallappagoudar S, Yadav RK, Lowe BR, Partridge JF. Histone H3 mutations—a special role for H3.3 in tumorigenesis? Chromosoma 2015; 124(2):177–189.

[45] Wu G, Broniscer A, McEachron TA, et al; St. Jude Children's Research Hospital–Washington University Pediatric Cancer Genome Project. Somatic histone H3 alterations in pediatric diffuse intrinsic pontine gliomas and non-brainstem glioblastomas. Nat Genet 2012;44(3):251–253.

[46] Khuong-Quang DA, Buczkowicz P, Rakopoulos P, et al. K27M mutation in histone H3.3 defines clinically and biologically distinct subgroups of pediatric diffuse intrinsic pontine gliomas. Acta Neuropathol 2012; 124(3):439–447.

[47] Mandell LR, Kadota R, Freeman C, et al. There is no role for hyperfractionated radiotherapy in the management of children with newly diagnosed diffuse intrinsic brainstem tumors: results of a Pediatric Oncology Group phase III trial comparing conventional vs. hyperfractionated radiotherapy. Int J Radiat Oncol Biol Phys 1999;43(5):959–964.

[48] Oh KS, Hung J, Robertson PL, et al. Outcomes of multidisciplinary management in pediatric low-grade gliomas. Int J Radiat Oncol Biol Phys 2011;81(4):e481–e488.

[49] Goldwein JW, Sutton LN. Ependymomas. In: Black PM, Loeffler JS, eds. Cancer of the Nervous System. 2nd ed. Philadelphia, PA: Lippincott Williams & Wilkins; 2005:533–542.

[50] Rousseau P, Habrand JL, Sarrazin D, et al. Treatment of intracranial ependymomas of children: review of a 15-year experience. Int J Radiat Oncol Biol Phys 1994;28(2):381–386.

[51] Rogers L, Pueschel J, Spetzler R, et al. Is gross-total resection sufficient treatment for posterior fossa ependymomas? J Neurosurg 2005; 102(4):629–636.

[52] Venkatramani R, Ji L, Lasky J, et al. Outcome of infants and young children with newly diagnosed ependymoma treated on the "Head Start" III prospective clinical trial. J Neurooncol 2013;113(2):285–291.

[53] Nayak L, Lee EQ, Wen PY. Epidemiology of brain metastases. Curr Oncol Rep 2012;14(1):48–54.

[54] McDuff SG, Taich ZJ, Lawson JD, et al. Neurocognitive assessment following whole brain radiation therapy and radiosurgery for patients with cerebral metastases. J Neurol Neurosurg Psychiatry 2013; 84(12):1384–1391.

[55] Patchell RA, Tibbs PA, Walsh JW, et al. A randomized trial of surgery in the treatment of single metastases to the brain. N Engl J Med 1990; 322(8):494–500.

[56] Patchell RA, Tibbs PA, Regine WF, et al. Postoperative radiotherapy in the treatment of single metastases to the brain: a randomized trial. JAMA 1998;280(17):1485–1489.

[57] Aoyama H, Shirato H, Tago M, et al. Stereotactic radiosurgery plus whole-brain radiation therapy vs stereotactic radiosurgery alone for treatment of brain metastases: a randomized controlled trial. JAMA 2006;295(21):2483–2491.

[58] Kocher M, Soffietti R, Abacioglu U, et al. Adjuvant whole-brain radiotherapy versus observation after radiosurgery or surgical resection of one to three cerebral metastases: results of the EORTC 22952-26001 study. J Clin Oncol 2011;29(2):134–141.

[59] Chang EL, Wefel JS, Hess KR, et al. Neurocognition in patients with brain metastases treated with radiosurgery or radiosurgery plus wholebrain irradiation: a randomised controlled trial. Lancet Oncol 2009; 10(11):1037–1044.

[60] Trifiletti DM, Lee CC, Kano H, et al. Stereotactic radiosurgery for brainstem metastases: an international cooperative study to define response and toxicity. Int J Radiat Oncol Biol Phys 2016;96(2):280–288.

[61] Hall EJ, Wuu CS. Radiation-induced second cancers: the impact of 3D-CRT and IMRT. Int J Radiat Oncol Biol Phys 2003;56(1):83–8861.

[62] Armstrong GT, Stovall M, Robison LL. Long-term effects of radiation exposure among adult survivors of childhood cancer: results from the Childhood Cancer Survivor Study. Radiat Res 2010;174(6):840–850.

第二十二章　松果体、丘脑和脑干肿瘤的神经肿瘤学治疗

Abdulrazag Ajlan, Lawrence Recht

摘要

在神经肿瘤学治疗方面，必须考虑到丘脑、松果体区和脑干肿瘤包括了累及中线附近脑室旁区域的多类肿瘤，以及如何选择最佳的治疗策略。鉴别这些深部解剖部位的肿瘤（例如胶质瘤、生殖细胞肿瘤和松果体实质肿瘤）对于做出正确的诊断和治疗是至关重要的，而这些肿瘤常常是不需要手术切除的。完整的诊断包括全面的神经系统检查，血清肿瘤标志物，脑和脊髓影像学检查，全身影像学检查，脑脊液分析和肿瘤活检。诊断的结果可以更好地指导治疗，治疗方法包括随访观察、化疗、放疗、手术切除，或是联合治疗。针对这些患者应采用多学科方法来制定合适的治疗方案，以改善总体疗效。

关键词：脑干胶质瘤，脑干肿瘤，生殖细胞肿瘤，松果体肿瘤，丘脑肿瘤

■ 介绍

很多肿瘤可累及中线附近脑室旁区域，包括脑干，丘脑和松果体区。这些解剖位置深在的肿瘤由于毗邻重要的神经核团和传导束，因而具有特殊的临床表现。这些特征使外科手术变得具有挑战性。在不是一定要手术的情况下，更倾向于依赖非手术的治疗方式。

对于累及丘脑、松果体腺和脑干的病灶而言，可根据临床表现、年龄、解剖部位和影像学特征将鉴别诊断的范围缩小。长在这个区域的肿瘤主要可分为胶质瘤、生殖细胞肿瘤、松果体实质肿瘤、脑膜瘤和转移性病变[1-3]。这些肿瘤的治疗策略不同，从单纯观察随访到积极地放化疗辅助联合治疗，所以临床神经肿瘤医生必须对它们进行鉴别。

概述

患有丘脑、松果体和脑干肿瘤患者具有其他脑肿瘤相似的临床表现，包括头痛、轻偏瘫和意识水平改变[1, 4-7]。但是，由于这些肿瘤位于中线部位，极易造成早期脑神经（CNs）功能异常、脑积水和脑脊液播散。脑干肿瘤最常出现的症状是脑神经尤其是面神经（CNs Ⅶ）[8, 9]的损伤。由于肿瘤发现时

可能比较小，还要考虑与其他疾病（尤其是脱髓鞘疾病）相鉴别，这种情况下由于不愿意进行有创性诊断，可能会延误诊断时间[10]。尽管丘脑肿瘤通常引起运动性或感觉性症状，但仍有10%的患者有临床上明显的锥体外系症状（例如震颤、肌张力障碍、舞蹈症、投掷症和肌阵挛）[11]。

认知功能正常的患者会因脑神经麻痹造成严重神经功能受损，导致频繁严重的功能障碍，常极大影响生活质量[12]。位于脑干下段的肿瘤累及舌咽神经（CNs Ⅸ）和迷走神经（CNs Ⅹ），可导致呼吸受限、吞咽困难、咳嗽、发声困难、反复肺部感染及难以维持基本的营养需求[13]。这些症状在切除肿瘤后可能会得到改善，但也有可能快速进展到需要机械通气治疗[14]。早期行气管切开术或鼻饲管可使部分患者受益[15]，尤其是在他们需要完成治疗的情况下。尽管患者早期通常需要行气管切开或鼻饲管，但大多并不需要长期依赖。

丘脑和松果体区肿瘤常会通过阻塞中脑导水管近端和第四脑室，而在早期就引起梗阻性脑积水[9, 15, 16]；相对而言，脑桥胶质瘤的患者在早期并不常伴有脑积水。当早期出现脑积水时，尤其对于顶盖胶质瘤而言，促进脑脊液转流可使症状长期得到缓解，可成为唯一需要的治疗方法[17]。更多的时候，脑脊液分流只是更复杂的治疗计划中的一部分，计划中还包括外科切除或是活检[18]。脑室分流是脑肿瘤患者实施永久脑脊液分流中最常用到的一种手段。分流对于缓解梗阻症状可能有很大价值，但是有理论上通过分流管发生腹腔播散的风险。尽管只有不到30例累及腹腔的病例报道，这些大多数肿瘤位于脑室旁区，大多是胚胎和生殖细胞肿瘤[19-21]。尽管十分罕见，但由于分流导致的肿瘤播散可造成严重后果，所以需要考虑其他方法来缓解脑室梗阻[16-21]。譬如，内镜下第三脑室造瘘就可以作为一种备选治疗手段，尽管其成功率较脑室腹腔分流会低一些。此外，内镜下第三脑室造瘘还兼备做活检的价值。

由于丘脑和松果体区肿瘤在脑室系统附近，在确诊时就可能发现肿瘤脑脊液播散，及累及脊髓和幕上等远隔部位[22, 23]，尽管远隔部位累及较少见[24]。需重视的是，这种情况下发现时通常是没有症状的，

因此是否有必要把脊髓影像学和脑脊液化验作为诊断的常规筛查是需要考虑的问题。在我们的临床工作中，把脊髓影像学和脑脊液化验作为这些肿瘤患者的常规检查[22, 25]。有时尽管脊髓影像学表现无异常，脑脊液中也可以找到肿瘤异形细胞[26]。除细胞学检查外，生化检测有助于鉴别特定肿瘤的类别，尤其是生殖细胞肿瘤[27, 28]。早期发现脊髓及软脑膜受累对治疗方案起重要作用。

松果体肿瘤伴随出现的另一特有症状是睡眠周期障碍[29-31]。松果体相关睡眠障碍可能与褪黑素过量分泌、分泌不足或分泌节律异常有关[32]。异常睡眠模式通常与褪黑素分泌不足有关，常出现于肿瘤治疗后[30]。针对睡眠异常和夜间血浆褪黑素水平的详细临床评估有助于治疗。虽然缺乏明确的指南，一些报道建议对褪黑素水平低的患者给予褪黑素补充治疗，可显著改善睡眠状况[30-33]。我们建议从小剂量短效褪黑素开始治疗（睡前 5mg），逐渐加量至 10mg。其他一些传统方法也可以用来治疗失眠症，如苯二氮卓类或选择性血清素再摄取抑制剂[34, 35]。

■ 根据部位对肿瘤分类

丘脑胶质瘤

胶质瘤是累及丘脑区域最常见的颅内病变[36]。2016 世界卫生组织（WHO）分类将毛细胞型星形细胞瘤（Ⅰ级）与其他弥漫性胶质瘤（Ⅱ~Ⅳ级）区分开（表 22.1）[37]。相较于组织学诊断而言，弥漫性胶质瘤的诊断更依赖于生物标记物，而新的修订版本还需要更多关于此方面研究的支持，这部分内容目前并没有全部整合到治疗指南中。

总体而言，毛细胞型星形细胞瘤应该通过外科手术来治疗，在条件允许的情况下全切肿瘤可治愈该疾病[38]。但是当这些肿瘤位置深在，如位于丘脑和脑干时，手术风险增加至绝大多数患者不能耐受[29, 36]。尽管放疗常适用于这些患者，我们的经验是尽量延后放疗开始的时间，因为总的长期生存期仅与组织病理学相关。因此，一旦疾病进展，我们将采取对该肿瘤类型有效的化疗。

弥漫性胶质瘤可划分为低级别（WHO Ⅱ级）和高级别（WHO Ⅲ级和Ⅳ级）。对于丘脑弥漫性胶质瘤，由于其外科手术的致残率和致死率高，因此不论肿瘤级别如何，都被广泛认为是无法外科切除的疾病[7, 15, 36]。如果影像学表现提示低级别胶质瘤，可考虑观察随访。尽管如此，我们还是建议手术活检来确诊，并尝试分子检测以指导后续治疗。因为

表 22.1 WHO 2016 年对中枢神经系统胶质瘤分类的修订

WHO2016 分类（WHO 分级）
弥漫性星形细胞和少突胶质肿瘤
弥漫性星形细胞瘤（Ⅱ级）
IDH 突变型
IDH 野生型
NOS
少突星形细胞瘤 NOS（Ⅱ级）
少突胶质瘤（Ⅱ级）
IDH 突变型，1p19q 联合缺失
NOS
间变性星形细胞瘤（Ⅲ级）
IDH 突变型
IDH 野生型
NOS
间变性少突星形细胞瘤 NOS（Ⅲ级）
间变性少突胶质瘤（Ⅲ级）
IDH 突变型，1p19q 联合缺失
NOS
胶质母细胞瘤（Ⅳ级）
IDH 突变型
IDH 野生型
NOS
弥漫性中线胶质瘤，H3K27M– 突变（Ⅳ级）
其他星形细胞肿瘤
毛细胞型星形细胞瘤（Ⅰ级）

缩写：NOS. 非特指型；WHO. 世界卫生组织

无法手术切除肿瘤，而肿瘤进展风险高，这个部位的胶质瘤建议行放疗[40]。近期研究数据显示，对于幕上低级别胶质瘤高危患者[41]，化疗可延长其生存期，且应该放化疗联合。

如果影像学表现支持高级别胶质瘤的诊断（如磁共振上有强化及有临床意义的血管性水肿），我们建议最大限度安全切除肿瘤。一旦诊断为 WHO Ⅳ级胶质瘤，治疗方法就依照幕上胶质母细胞瘤的类似治疗进行[42, 43]（图 22.1）。

中枢神经系统淋巴瘤也可以出现在丘脑脑室旁区域，任何出现在此区域的有强化的病灶都需考虑与淋巴瘤相鉴别。虽然中枢系统淋巴瘤需要行活检来确诊，但是大多可根据临床和影像学表现做出初步诊断[44]。治疗方法与其他部位的中枢系统淋巴瘤一致[43]。

松果体实质性肿瘤

累及松果体区的原发性肿瘤有很多，可根据组

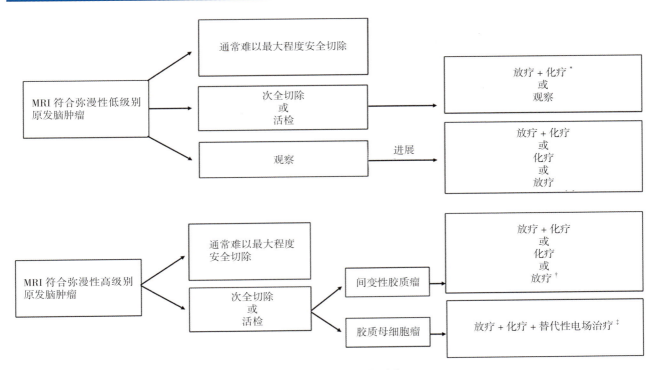

图 22.1　丘脑、脑干、松果体区胶质瘤的治疗流程图。缩写：MRI. 磁共振成像
*：该组被认为高危，化疗和放疗可使该组患者受益；[†]：治疗和剂量可根据 1p19q 缺失情况和患者功能状况来调整；[‡]：治疗和剂量可根据年龄、KPS（Karnofsky Performance Status）功能状况和 MGMT（O6– 甲基鸟嘌呤 –DNA– 甲基转移酶）启动子甲基化来调整

织学病理进行分类（表 22.2）。松果体实质性肿瘤可分为松果体细胞瘤（WHO Ⅰ 级）、中间分化的松果体实质性肿瘤（WHO Ⅱ 和 Ⅲ 级）、松果体区乳头状肿瘤以及松果体母细胞瘤（WHO Ⅳ 级）。

　　松果体细胞瘤通过外科手术切除治疗效果最好[45]。肿瘤全切的患者不采用术后辅助治疗，远期生存率超过 90%。次全切除肿瘤患者术后可以辅助放疗，但医学文献中支持该治疗策略的数据并不多[45]。尽管外科手术有一定的致残率，但一经确诊后还是应该尝试全切肿瘤[46]。近期，根据当前 WHO 分类的数据，立体定向放疗和化疗被认为是外科手术切除[47]的备选治疗方案[48]。

　　中间分化的松果体实质性肿瘤由于相对罕见，以前文献报道多将其同低级别（松果体细胞瘤）和高级别肿瘤（松果体母细胞瘤）混在一起讨论。因此对于其治疗还没有明确共识。因此，从安全的手术切除加术后局部放疗，到手术切除加全脑全脊髓放化疗的多种治疗方法都有人尝试[49]。手术和放疗后患者生存期延长，但是同时也伴随明显的永久性神经系统毒性（图 22.2）[50]。更积极的治疗是否能使患者获益更多，还需要更多研究来确定。总之，在决定最终治疗方案时，应该考虑手术切除程度和有无远隔部位受累（如脑脊液、室管膜和脊髓播散）。

表 22.2　最常见的松果体区肿瘤

松果体区肿瘤
松果体实质性肿瘤
松果体细胞瘤
中间分化的松果体实质肿瘤
松果体母细胞瘤
松果体区乳头状肿瘤
生殖细胞肿瘤
松果体生殖细胞瘤
胚胎癌
绒毛膜癌
畸胎瘤
卵黄囊肿瘤
混合性生殖细胞肿瘤
胶质瘤
星形细胞瘤
松果体区转移瘤
脑膜瘤
室管膜瘤

　　松果体母细胞瘤具有侵袭性，5 年生存率仅为 10%[46]。因此，与髓母细胞瘤患者一样，需要积极地治疗[46]。我们建议安全切除肿瘤，加术后辅助全脑

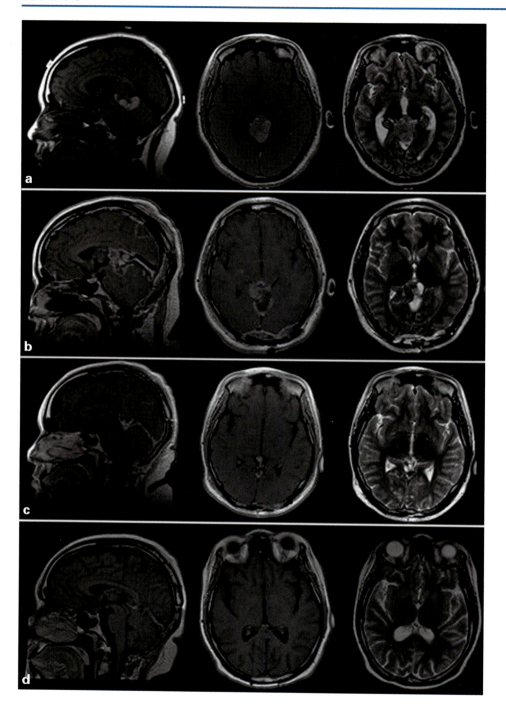

图 22.2 一名 29 岁女性临床表现为头痛和视盘水肿。全身检查未发现远处转移。（a）术前磁共振成像（MRI）T1 加权矢状位（左），T1 加权水平位（中），T2 加权水平位，提示松果体病灶。患者行开颅手术肿瘤减压，及脑室腹腔分流术。病理证实是中间分化的松果体实质性肿瘤（PPTID）。（b）术后 MRI 提示肿瘤部分切除。（c）患者接受了全脑全脊髓放疗，及洛莫司汀和卡铂方案的化疗。治疗后影像学评估显示肿瘤显著缩小。（d）术后 2 年复查 MRI 提示肿瘤完全缓解，未发现残留强化灶

全脊髓放疗及系统性化疗[46]。多想队列研究报道发现年龄＞ 24 岁的成人患者预后较好[51]。放疗标准剂量为肿瘤区域 55Gy（单次剂量 2Gy），再附加全脑全脊髓轴的放疗。系统性化疗方案报道不一，常包括 2~3 种药物，如长春新碱、顺铂 / 卡铂、环磷酰胺、依托泊苷和洛莫司汀。另有报道一些新的治疗方案取得了良好的效果，包括大剂量系统化疗加自体干细胞移植，放射外科和其他非毒性药物[46, 52, 53]，但是还不确定这些方案的治疗效果是否比以往传统方案更有效，传统方案更激进和简明。

生殖细胞肿瘤

生殖细胞肿瘤（GCT）相对少见，男性好发，发病高峰在 10~20 岁之间，且在东亚人口中多见[54, 55]。总体而言，可将其分为生殖细胞瘤和非生殖细胞瘤性生殖细胞肿瘤，其中前者更为常见[55]。松果体区生殖细胞肿瘤，尤其是非生殖细胞瘤性生殖细胞肿瘤，具有区别于其他松果体区肿瘤的独特特征，包括多可检测出肿瘤标记物的分泌、易出现颅外远隔部位转移，这两个特点都应加以检查和评估。所以，

表 22.3　松果体生殖细胞肿瘤

肿瘤类型	肿瘤特征	肿瘤标志物	目前标准治疗
生殖细胞瘤:	最常见; > 60% 的松果体 GCT 患者治疗后 10 年生存率达到 90%		全脑全脊髓放疗 + 局部瘤床增量放疗, 或全脑放疗 + 全身系统性化疗
胚胎癌	预后差	hCG+AFP	化疗 ± 切除残留肿瘤后放疗
卵黄囊肿瘤	预后差	AFP	化疗 ± 切除残留肿瘤后放疗
绒毛膜癌	预后差	hCG	化疗 ± 切除残留肿瘤后放疗
畸胎瘤			
成熟性	预后极佳		手术切除
未成熟性	预后差	hCG	手术切除 ± 放化疗
恶性	预后差	AFP, CEA	手术切除 ± 放化疗
混合性 GCT	预后不一 (取决于混合成分)	变量	化疗 ± 切除残留肿瘤后放疗

缩写: AFP. 甲胎蛋白; CEA. 癌胚抗原; GCT. 生殖细胞肿瘤; hCG. 人绒毛膜促性腺激素; PLAP. 胎盘碱性磷酸酶

全身影像学检查应作为 GCT 患者的常规检查,并且应常规检测血液和脑脊液中的肿瘤标记物,包括甲胎蛋白、人绒毛膜促性腺激素、癌胚抗原和胎盘碱性磷酸酶 (表 22.3)。倘若标志物阳性可以不用再行活检而确诊,但是标志物阴性并不能排除 GCT,这时还是需要组织学确诊[56]。

总之,除了畸胎瘤之外的其他生殖细胞肿瘤都没有手术切除的指征,因为尝试手术切除反而造成严重的功能障碍。除非出现脑积水、占位效应明显,或是生长性畸胎瘤综合征,外科手术一般仅限于明确诊断。

生殖细胞瘤对放疗敏感,远期控制率近 90%[57]。目前标准治疗是全脑全脊髓放疗加肿瘤局部放疗[57, 58]。近期,新辅助化疗被用作减少放疗剂量的方法[58]。尽管有报道称单用化疗也可以达到肿瘤全部缓解和患者长期生存的效果,但此方案由于复发率较高因此在临床试验中受到质疑[55, 59]。

非生殖细胞瘤性生殖细胞肿瘤 (如胚胎性癌、绒毛膜癌和卵黄囊肿瘤) 对放疗相对不敏感,预后较差[60]。并没有证实手术切除较活检更有价值。单单使用化疗仅对不足 1/3 的患者有效[61]。因此,对于这些患者而言,首先采用化疗,再辅助放疗或者手术是一种可接受的方案。以铂类为主的化疗方案是最常用的。化疗完成后,患者应接受影像学评估[62, 63]。倘若化疗没有起效或者仅部分起效,则需考虑进行手术切除,然后再行放疗。这种二次评估后的手术也可适用于切除混合性肿瘤中对化疗不敏感的肿瘤成分,或切除“生长性畸胎瘤综合征”中的肿瘤,即初期对治疗敏感、肿瘤标志物转阴,而后再次出现肿瘤生长的情况。假如治疗后肿瘤完全消失,则开始行放疗,放疗剂量和范围取决于治疗最初对肿瘤累及范围的评估。

成熟性畸胎瘤可以通过影像学判断,且通常不伴血清或脑脊液肿瘤标记物升高。磁共振成像上特征性表现为,T1 加权序列中出现混杂信号和局部高信号的分叶性病灶。尽管钙化在 CT 扫描上显示更有优势,但也可以在磁共振成像 T1 和 T2 加权序列上都表现为低信号。成熟性畸胎瘤是一类良性肿瘤,肿瘤全切除后的 10 年无进展期接近 100%[60]。未成熟性畸胎瘤的预后比成熟性畸胎瘤差,但较其他 GCT 好[3]。恶性畸胎瘤成分更均一,囊性成分较少。侵袭性强,3 年生存率为 50%,应积极行放化疗[60]。

■ 脑干胶质瘤

累及脑桥的脑干胶质瘤尽管在组织学表现为低级别肿瘤,但具有很强的侵袭性且预后差 (顶盖胶质瘤除外)。这类肿瘤常见于儿童及年轻人,中老年患者相对预后较好[64, 65]。

脑干胶质瘤常按解剖部位或者是否为外生型肿瘤而分类。通常不给肿瘤分级[10, 66]。总的来说,放疗是脑干胶质瘤的主要治疗方式;手术切除因为高风险而仅在有限的情况下采用,化疗仅作为二线治疗使用。

顶盖胶质瘤占所有脑干胶质瘤中的 5%[17]。相比其他脑干胶质瘤而言较偏良性[66]。顶盖胶质瘤最常见的临床表现是由梗阻性脑积水引起的颅内压升高。然而,这类肿瘤往往是无症状偶然发现的。不到 1/3 的患者随访中有进展。活检往往不是必需的,需要密切随访影像学。一旦肿瘤进展,可行手术切除外生部分界面清楚的肿瘤或是疑似的毛细胞型星形细胞瘤[67, 68]。放疗是肿瘤进展时最常用的辅助治疗手段,随访 4 年肿瘤无进展期为 25%[69]。

弥漫内生性脑桥胶质瘤 (DIPG) 是最常见的脑干胶质瘤。常出现在幼儿时期,且预后不佳。目前标准治疗方案是常规放疗，但仅能暂时有效[70]。化疗效果甚微，使用时要考虑化疗潜在的毒副作用[70, 71]。2016WHO 分类中新加入一类名为"弥漫性中线胶质瘤，H3K27M 突变（WHO Ⅳ级）"[37]。这一类肿瘤不论组织学特征如何，由于其行为学的恶性表现所以级别被归为 Ⅳ 级。根据 H3 组蛋白 H3F3A 基因有无 K27M 突变，而做出的分子诊断取代了 DIPG 这一组织学诊断。然而，成人 DIPG 由于缺乏 K27M 突变，被认为是另一种类型的脑干胶质瘤[64, 65, 72, 73]。

除了放疗外，抗血管生成类药物贝伐珠单抗可以用于有效缓解疾病。我们针对 11 例脑干胶质瘤患者使用该药物，其中 2 例因为占位效应产生的症状明显而作为初始治疗方案中一部分使用（图 22.3）。第一次随访时发现，4 例患者有部分缓解，4 例疾病稳定，3 例疾病进展。从开始使用贝伐珠单抗开始计算的总生存期为 8 个月，提示药物的潜在有效性。

累及延髓的背侧外生型胶质瘤，包括 WHO Ⅰ级和 Ⅱ级星形细胞瘤和室管膜下瘤，较 DIPG 少见，预

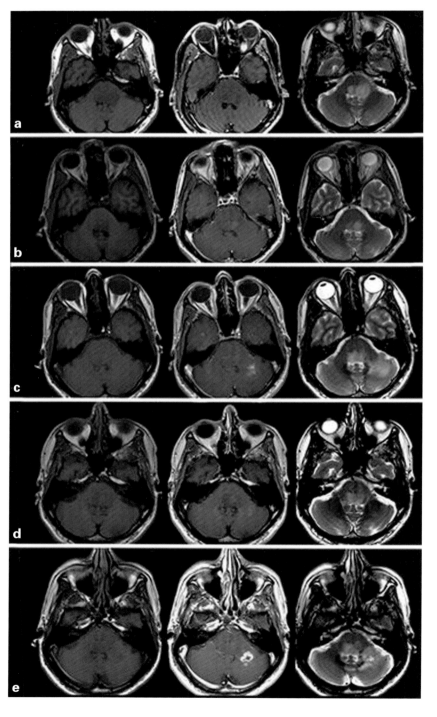

图 22.3 示例。一名 28 岁男性患者主诉面部抽搐和视物模糊。（a）术前磁共振成像（MRI）T1 加权水平位（左侧），T1 加权增强（中间）和 T2 加权（右侧）提示没有强化的脑桥弥漫性病灶。立体定向穿刺活检提示病理为低级别弥漫性星形细胞瘤，WHO Ⅱ 级。患者接受了脑干病灶局部适形放疗（54Gy/30 天）。（b）放疗后 9 个月随访复查，MRI 提示肿瘤部分缓解。患者临床症状稳定，因此决定继续随访观察。（c）放疗后 40 个月随访复查，MRI 提示肿瘤进展；随即开始替莫唑胺化疗，治疗后部分缓解（图中未显示）。患者完成了 12 个疗程替莫唑胺化疗。放疗后 60 个月随访复查，MRI 提示肿瘤再次进展（图中未显示）。患者出现了症状，开始使用洛莫司汀 + 贝伐珠单抗（每隔两周 7.5mg/kg）方案治疗。（d）开始洛莫司汀和贝伐珠单抗治疗 3 个月后，复查 MRI 提示部分缓解。患者接受了 4 个疗程洛莫司汀和贝伐珠单抗治疗，然后单用贝伐珠单抗治疗。单用贝伐珠单抗 10 个月后临床症状和影像学都稳定，因此停药。（e）停药 4 个月后复查MRI 显示肿瘤进展；再次单独使用贝伐珠单抗治疗，但是这时临床症状和影像学上都未能改善

后相对较好[74, 75]。这类肿瘤建议手术切除，因为在安全可行的前提下全切肿瘤，可获得较好的治疗效果。即使肿瘤未能全切，建议先随访观察，等到肿瘤进展时再考虑再次手术或者放疗[76]。

这些肿瘤的部位都处在手术不易到达的区域，因此常会有问题困扰我们：是否应该获取组织学确诊？迄今为止，对于脑桥胶质瘤而言，报道认为手术致残率大于 10%、致死率约为 0.9%[6, 79, 80]，因此在影像学诊断明确的情况下不建议行手术活检[77, 78]。然而，这个问题应该被重新评估，因为有报道认为影像学诊断和组织学诊断之间有显著不一致，脑干病变中这种不一致性约为 39%[6, 81, 82]。我们的经验是，在取得组织学诊断的基础上尽可能多采集组织样本用于分子标记物分析，指导后续治疗。

■ 结论

累及丘脑、松果体和脑干的肿瘤给患者和治疗团队都带来了挑战。不论是想为患者缓解症状，抑或是为了明确诊断，都不是轻而易举的。在很多情况下，我们无法获得组织病理学诊断，而需根据临床、影像学，或生物学标志物特点决定治疗方案。长在这些部位的肿瘤种类繁多，各种治疗方案的选择也存有争议。因此，应该采用多学科合作的方式制订治疗方案，改善病患的总体生存预后。

参考文献

[1] Ueoka DI, Nogueira J, Campos JC, Maranhão Filho P, Ferman S, Lima MA. Brainstem gliomas—retrospective analysis of 86 patients. J Neurol Sci 2009;281(1–2):20–23.

[2] Smith AB, Rushing EJ, Smirniotopoulos JG. From the archives of the AFIP: lesions of the pineal region: radiologic-pathologic correlation. Radiographics 2010;30(7):2001–2020.

[3] Fang AS, Meyers SP. Magnetic resonance imaging of pineal region tumours. Insights Imaging 2013;4(3):369–382.

[4] Gaillard F, Jones J. Masses of the pineal region: clinical presentation and radiographic features. Postgrad Med J 2010;86(1020):597–607.

[5] Reyes-Botero G, Mokhtari K, Martin-Duverneuil N, Delattre JY, Laigle-Donadey F. Adult brainstem gliomas. Oncologist 2012;17(3):388–397.

[6] Reithmeier T, Kuzeawu A, Hentschel B, Loeffler M, Trippel M, Nikkhah G. Retrospective analysis of 104 histologically proven adult brainstem gliomas: clinical symptoms, therapeutic approaches and prognostic factors. BMC Cancer 2014;14:115.

[7] Cao L, Li C, Zhang Y, Gui S. Surgical resection of unilateral thalamic tumors in adults: approaches and outcomes. BMC Neurol 2015;15:229.

[8] Fischbein NJ, Prados MD, Wara W, Russo C, Edwards MS, Barkovich AJ. Radiologic classification of brain stem tumors: correlation of magnetic resonance imaging appearance with clinical outcome. Pediatr Neurosurg 1996;24(1):9–23.

[9] Weiner HL, Freed D, Woo HH, Rezai AR, Kim R, Epstein FJ. Intra-axial tumors of the cervicomedullary junction: surgical results and long-term outcome. Pediatr Neurosurg 1997;27(1):12–18.

[10] Zhang L, Pan C-C, Li D. The historical change of brainstem glioma diagnosis and treatment: from imaging to molecular pathology and then molecular imaging. Chin Neurosurg J 2015;1:4.

[11] Krauss JK, Nobbe F, Wakhloo AK, Mohadjer M, Vach W, Mundinger F. Movement disorders in astrocytomas of the basal ganglia and the thalamus. J Neurol Neurosurg Psychiatry 1992;55(12):1162–1167.

[12] Mulhern RK, Heideman RL, Khatib ZA, Kovnar EH, Sanford RA, Kun LE. Quality of survival among children treated for brain stem glioma. Pediatr Neurosurg 1994;20(4):226–232.

[13] Frank Y, Schwartz SB, Epstein NE, Beresford HR. Chronic dysphagia, vomiting and gastroesophageal reflux as manifestations of a brain stem glioma: a case report. Pediatr Neurosci 1989;15(5):265–268.

[14] Qureshi AI, Suarez JI, Parekh PD, Bhardwaj A. Prediction and timing of tracheostomy in patients with infratentorial lesions requiring mechanical ventilatory support. Crit Care Med 2000;28(5):1383–1387.

[15] Nishio S, Morioka T, Suzuki S, Takeshita I, Fukui M. Thalamic gliomas: a clinicopathologic analysis of 20 cases with reference to patient age. Acta Neurochir (Wien) 1997;139(4):336–342.

[16] Roujeau T, Di Rocco F, Dufour C, et al. Shall we treat hydrocephalus associated to brain stem glioma in children? Childs Nerv Syst 2011;27(10):1735–1739.

[17] Griessenauer CJ, Rizk E, Miller JH, et al. Pediatric tectal plate gliomas: clinical and radiological progression, MR imaging characteristics, and management of hydrocephalus. J Neurosurg Pediatr 2014;13(1):13–20.

[18] Sabbagh AJ, Alaqeel AM. Focal brainstem gliomas: advances in intraoperative management. Neurosciences (Riyadh) 2015;20(2):98–106.

[19] Shibasaki T, Takeda F, Kawafuchi J. [Extraneural metastases of malignant brain tumors through ventriculoperitoneal shunt: report of two autopsy cases and a review of the literature (author's transl)]. No Shinkei Geka 1977;5(1):71–79.

[20] Barajas RF Jr, Phelps A, Foster HC, et al. Metastatic diffuse intrinsic pontine glioma to the peritoneal cavity via ventriculoperitoneal shunt: case report and literature review. J Neurol Surg Rep 2015;76(1):e91–e96.

[21] Narayan A, Jallo G, Huisman TA. Extracranial, peritoneal seeding of primary malignant brain tumors through ventriculo-peritoneal shunts in children: case report and review of the literature. Neuroradiol J 2015; 28(5):536–539.

[22] Sethi R, Allen J, Donahue B, et al. Prospective neuraxis MRI surveillance reveals a high risk of leptomeningeal dissemination in diffuse intrinsic pontine glioma. J Neurooncol 2011;102(1):121–127.

[23] Calaminus G, Kortmann R, Worch J, et al. SIOP CNS GCT 96: final report of outcome of a prospective, multinational nonrandomized trial for children and adults with intracranial germinoma, comparing craniospinal irradiation alone with chemotherapy followed by focal primary site irradiation for patients with localized disease. Neuro Oncol 2013; 15(6):788–796.

[24] Raaijmakers C, Wilms G, Demaerel P, Baert AL. Pineal teratocarcinoma with drop metastases: MR features. Neuroradiology 1992;34(3):227–229.

[25] Donahue B, Allen J, Siffert J, Rosovsky M, Pinto R. Patterns of recurrence in brain stem gliomas: evidence for craniospinal dissemination. Int J Radiat Oncol Biol Phys 1998;40(3):677–680.

[26] Fouladi M, Gajjar A, Boyett JM, et al. Comparison of CSF cytology and spinal magnetic resonance imaging in the detection of leptomeningeal disease in pediatric medulloblastoma or primitive neuroectodermal tumor. J Clin Oncol 1999;17(10):3234–3237.

[27] Echevarría ME, Fangusaro J, Goldman S. Pediatric central nervous system germ cell tumors: a review. Oncologist 2008;13(6):690–699.

[28] Radovanovic I, Dizdarevic K, de Tribolet N, Masic T, Muminagic S. Pineal region tumors—neurosurgical review. Med Arh 2009;63(3):171–173.

[29] Jan JE, Tai J, Hahn G, Rothstein RR. Melatonin replacement therapy in a child with a pineal tumor. J Child Neurol 2001;16(2):139–140.

[30] Macchi MM, Bruce JN. Human pineal physiology and functional significance of melatonin. Front Neuroendocrinol 2004;25(3–4):177–195.

[31] Rousselle C, des Portes V, Berlier P, Mottolese C. Pineal region tumors: clinical symptoms and syndromes. Neurochirurgie 2015;61(2–3):106–112.

[32] Hardeland R. Neurobiology, pathophysiology, and treatment of melatonin deficiency and dysfunction. Sci World J 2012;2012:640389.

[33] Etzioni A, Luboshitzky R, Tiosano D, Ben-Harush M, Goldsher D, Lavie P. Melatonin replacement corrects sleep disturbances in a child with pineal tumor. Neurology 1996;46(1):261–263.

[34] Wellisch DK, Kaleita TA, Freeman D, Cloughesy T, Goldman J. Predicting major depression in brain tumor patients. Psychooncology 2002;11(3):230–238.

[35] Madhusoodanan S, Ting MB, Farah T, Ugur U. Psychiatric aspects of brain tumors: a review. World J Psychiatry 2015;5(3):273–285.

[36] Puget S, Crimmins DW, Garnett MR, et al. Thalamic tumors in children: a reappraisal. J Neurosurg 2007;106(5, Suppl):354–362.

[37] Louis DN, Perry A, Reifenberger G, et al. The 2016 World Health Organization Classification of Tumors of the Central Nervous System: a summary. Acta Neuropathol 2016;131(6):803–820.

[38] Louis DN, Ohgaki H, Wiestler OD, Cavenee WK. WHO Classification of Tumours of the Central Nervous System. 4th ed. Lyon, France: International Agency for Research on Cancer; 2007.

[39] McGirr SJ, Kelly PJ, Scheithauer BW. Stereotactic resection of juvenile pilocytic astrocytomas of the thalamus and basal ganglia. Neurosurgery 1987;20(3):447–452.

[40] Shaw EG, Berkey B, Coons SW, et al. Recurrence following neurosurgeondetermined gross-total resection of adult supratentorial lowgrade glioma: results of a prospective clinical trial. J Neurosurg 2008;109(5):835–841.

[41] Buckner JC, Shaw EG, Pugh SL, et al. Radiation plus procarbazine, CCNU, and vincristine in low-grade glioma. N Engl J Med 2016;374(14):1344–1355.

[42] Stupp R, Mason WP, van den Bent MJ, et al.; European Organisation for Research and Treatment of Cancer Brain Tumor and Radiotherapy Groups. National Cancer Institute of Canada Clinical Trials Group. Radiotherapy plus concomitant and adjuvant temozolomide for glioblastoma. N Engl J Med 2005;352(10):987–996.

[43] National Comprehensive Cancer Network. Central Nervous System Cancers. 2016. https://www.nccn.org/professionals/physician_gls/default.aspx. Accessed September 5, 2018.

[44] Eichler AF, Batchelor TT. Primary central nervous system lymphoma: presentation, diagnosis and staging. Neurosurg Focus 2006;21(5):E15.

[45] Clark AJ, Sughrue ME, Ivan ME, et al. Factors influencing overall survival rates for patients with pineocytoma. J Neurooncol 2010;100(2):255–260.

[46] Clark AJ, Sughrue ME, Aranda D, Parsa AT. Contemporary management of pineocytoma. Neurosurg Clin N Am 2011;22(3):403–407, ix.

[47] Park JH, Kim JH, Kwon DH, Kim CJ, Khang SK, Cho YH. Upfront stereotactic radiosurgery for pineal parenchymal tumors in adults. J Korean Neurosurg Soc 2015;58(4):334–340.

[48] Sakoda K, Uozumi T, Kawamoto K, et al. Responses of pineocytoma to radiation therapy and chemotherapy—report of two cases. Neurol Med Chir (Tokyo) 1989;29(9):825–829.

[49] Das P, Mckinstry S, Devadass A, Herron B, Conkey DS. Are we over treating pineal parenchymal tumour with intermediate differentiation? Assessing the role of localised radiation therapy and and surgical outcomes for adult pineoblastomas. World Neurosurg 2015;84(6):1816–1824.

[50] Watanabe T, Mizowaki T, Arakawa Y, et al. Pineal parenchymal tumor of intermediate differentiation: treatment outcomes of five cases. Mol Clin Oncol 2014;2(2):197–202.

[51] Gener MA, Conger AR, Van Gompel J, et al. Clinical, pathological, and surgical outcomes for adult pineoblastomas. World Neurosurg 2015;84(6):1816–1824.

[52] Raghuram CP, Moreno L, Zacharoulis S. Is there a role for high dose chemotherapy with hematopoietic stem cell rescue in patients with relapsed supratentorial PNET? J Neurooncol 2012;106(3):441–447.

[53] Motiei-Langroudi R, Sadeghian H, Soleimani MM, Seddighi AS, Shahzadi S. Treatment results for pineal region tumors: role of stereotactic biopsy plus adjuvant therapy vs. open resection. Turk Neurosurg 2016;26(3):336–340.

[54] Al-Hussaini M, Sultan I, Abuirmileh N, Jaradat I, Qaddoumi I. Pineal gland tumors: experience from the SEER database. J Neurooncol 2009;94(3):351–358.

[55] Chen YW, Huang PI, Ho DM, et al. Change in treatment strategy for intracranial germinoma: long-term follow-up experience at a single institute. Cancer 2012;118(10):2752–2762.

[56] Mufti ST, Jamal A. Primary intracranial germ cell tumors. Asian J Neurosurg 2012;7(4):197–202.

[57] Reddy MP, Saad AF, Doughty KE, et al. Intracranial germinoma. Proc (Bayl Univ Med Cent) 2015;28(1):43–45.

[58] Kenjo M, Yamasaki F, Takayasu T, et al. Results of sequential chemoradiotherapy for intracranial germinoma. Jpn J Radiol 2015;33(6):336–343.

[59] Farng KT, Chang KP, Wong TT, Guo WY, Ho DM, Hu WL. Pediatric intracranial germinoma treated with chemotherapy alone. Zhonghua Yi Xue Za Zhi (Taipei) 1999;62(12):859–866.

[60] Kyritsis AP. Management of primary intracranial germ cell tumors. J Neurooncol 2010;96(2):143–149.

[61] Kellie SJ, Boyce H, Dunkel IJ, et al. Primary chemotherapy for intracranial nongerminomatous germ cell tumors: results of the second international CNS germ cell study group protocol. J Clin Oncol 2004;22(5):846–853.

[62] Bromberg JE, Baumert BG, de Vos F, et al. Primary intracranial germ-cell tumors in adults: a practical review. J Neurooncol 2013;113(2):175–183.

[63] Ogiwara H, Kiyotani C, Terashima K, Morota N. Second-look surgery for intracranial germ cell tumors. Neurosurgery 2015;76(6):658–661, discussion 661–662.

[64] Guillamo JS, Monjour A, Taillandier L, et al; Association des Neuro-Oncologues d'Expression Française (ANOCEF). Brainstem gliomas in adults: prognostic factors and classification. Brain 2001;124(Pt 12):2528–2539.

[65] Salmaggi A, Fariselli L, Milanesi I, et al; Associazione Italiana di Neurooncologia. Natural history and management of brainstem gliomas in adults: a retrospective Italian study. J Neurol 2008;255(2):171–177.

[66] Grimm SA, Chamberlain MC. Brainstem glioma: a review. Curr Neurol Neurosci Rep 2013;13(5):346.

[67] Ramina R, Coelho Neto M, Fernandes YB, Borges G, Honorato DC, Arruda WO. Intrinsic tectal low grade astrocytomas: is surgical removal an alternative treatment? Long-term outcome of eight cases. Arq Neuropsiquiatr 2005;63(1):40–45.

[68] Bayoumi Y, Sabbagh AJ, Mohamed R, et al. Clinicopathological features and treatment outcomes of brain stem gliomas in Saudi population. World J Clin Oncol 2014;5(5):1060–1067.

[69] Pollack IF, Pang D, Albright AL. The long-term outcome in children with late-onset aqueductal stenosis resulting from benign intrinsic tectal tumors. J Neurosurg 1994;80(5):681–688.

[70] Hargrave D, Bartels U, Bouffet E. Diffuse brainstem glioma in children: critical review of clinical trials. Lancet Oncol 2006;7(3):241–248.

[71] Hu X, Fang Y, Hui X, Jv Y, You C. Radiotherapy for diffuse brainstem glioma in children and young adults. Cochrane Database Syst Rev 2016(6):CD010439.

[72] Landolfi JC, Thaler HT, DeAngelis LM. Adult brainstem gliomas. Neurology 1998;51(4):1136–1139.

[73] Kesari S, Kim RS, Markos V, Drappatz J, Wen PY, Pruitt AA. Prognostic factors in adult brainstem gliomas: a multicenter, retrospective analysis of 101 cases. J Neurooncol 2008;88(2):175–183.

[74] Pollack IF, Hoffman HJ, Humphreys RP, Becker L. The long-term outcome after surgical treatment of dorsally exophytic brain-stem gliomas. J Neurosurg 1993;78(5):859–863.

[75] Ghodsi M, Mortazavi A, Shahjouei S, et al. Exophytic glioma of the medulla: presentation, management and outcome. Pediatr Neurosurg 2013;49(4):195–201.

[76] Stroink AR, Hoffman HJ, Hendrick EB, Humphreys RP, Davidson G. Transependymal benign dorsally exophytic brain stem gliomas in childhood: diagnosis and treatment recommendations. Neurosurgery 1987;20(3):439–444.

[77] Albright AL. Diffuse brainstem tumors: when is a biopsy necessary? Pediatr Neurosurg 1996;24(5):252–255.

[78] Schumacher M, Schulte-Mönting J, Stoeter P, Warmuth-Metz M, Solymosi L. Magnetic resonance imaging compared with biopsy in the diagnosis of brainstem diseases of childhood: a multicenter review. J Neurosurg 2007;106(2, Suppl):111–119.

[79] Samadani U, Judy KD. Stereotactic brainstem biopsy is indicated for the diagnosis of a vast array of brainstem pathology. Stereotact Funct Neurosurg 2003;81(1–4):5–9.

[80] Kickingereder P, Willeit P, Simon T, Ruge MI. Diagnostic value and safety of stereotactic biopsy for brainstem tumors: a systematic review and meta-analysis of 1480 cases. Neurosurgery 2013;72(6):873–881, discussion 882, quiz 882.

[81] Massager N, David P, Goldman S, et al. Combined magnetic resonance imaging- and positron emission tomography-guided stereotactic biopsy in brainstem mass lesions: diagnostic yield in a series of 30 patients. J Neurosurg 2000;93(6):951–957.

[82] Manoj N, Arivazhagan A, Bhat DI, et al. Stereotactic biopsy of brainstem lesions: Techniques, efficacy, safety, and disease variation between adults and children: a single institutional series and review. J Neurosci Rural Pract 2014;5(1):32–39.

[83] El Saghir NS, Keating NL, Carlson RW, Khoury KE, Fallowfield L. Tumor boards: optimizing the structure and improving efficiency of multidisciplinary management of patients with cancer worldwide. Am Soc Clin Oncol Educ Book 2014:e461–e466.

第六部分
脑干和丘脑血管性病变的综合治疗

VI

第二十三章　脑干缺血、卒中以及后循环血管内血运重建

Stephan A. Munich, Jason Davies, Hussain Shallwani, Elad I. Levy

摘要

　　脑干缺血及卒中的症状轻重不一，可表现为描述不清的头晕、灾难性闭锁综合征，甚至死亡。事实证明，血管内治疗对这些症状的改善是安全有效的。血管内治疗可应用于年轻及老年患者，颅外段及颅内段病变，急性或慢性起病的症状。鉴于脑干及后颅窝的显微外科手术入路困难并且操作空间有限，血管内治疗正快速成为首选治疗方案。

　　在本章节中，我们回顾了后循环缺血导致中风的症状、诊断以及血管内治疗方案。我们也回顾了不同血管内治疗方案的结果以及其中的技术技巧。本章节对脑干及后循环缺血性卒中的血管内治疗做了全面回顾。

　　关键词：血管成形术，基底动脉，脑缺血，血管内治疗，后循环，狭窄，支架，中风，椎动脉，椎－基底动脉供血不足

■ 发病率、流行病学和自然病史

　　后循环缺血的临床表现较为宽泛，可以是基底动脉功能不全所致的轻微症状抑或是灾难性的闭锁综合征。后循环缺血最常见原因是心源性栓塞、大血管（椎动脉或基底动脉）动脉粥样硬化和小血管（脑干穿支动脉）病变[1]。后循环卒中约占所有缺血性卒中发生率的20%，可能是由于（大血管和小血管的）动脉粥样硬化，心源性栓塞，锁骨下动脉盗血，动脉夹层，椎基底动脉冗扩或血流动力学受限引起的。

　　了解后循环的解剖结构对于缺血性疾病的血管内介入治疗至关重要。椎动脉（VA）的正常直径为3~5mm[2]，而基底动脉（BA）在脑桥水平的平均直径为3mm。后循环的解剖学变化并不少见，但是受累患者通常不会因这些变异而引起症状。大约2/3的人群存在双侧椎动脉不等势的情况，而单侧椎动脉发育不全的人大约占12%[3]。尽管颈动脉－椎动脉的异常吻合容易增加后循环动脉瘤的发生率，但是极少会引起后循环缺血。胚胎型大脑后动脉是最常见的变异，发生率约为30%。对后循环卒中患者，对变异的认知及检查十分重要。对于前循环的血管评估至关重要，这是由于大脑后动脉由颈内动脉供血而

非基底动脉供血对于胚胎型大脑后动脉供血的患者，颈内动脉狭窄也会造成枕叶脑梗。丘脑旁正中动脉是另一种对后颅窝缺血有临床意义的解剖变异。这条丘脑穿通动脉起源于大脑后动脉P1段，供应双侧丘脑腹内侧及中脑嘴部。虽然双侧丘脑梗死有可能由静脉血栓形成或基底动脉尖闭塞引起，但当双侧丘脑梗死时，应高度怀疑该血管出现栓塞。

　　动脉粥样硬化通常会影响血管起始部及血管远端分支。椎动脉颅内段及基底动脉粥样硬化最常见于非洲、非裔美国人和东亚人群，而椎动脉颅外段的动脉粥样硬化在白种人中更为常见，与周围血管性疾病相关[4]。动脉粥样硬化性疾病可导致远端血管栓塞以及血流动力学受限。35%的后循环卒中与大血管动脉粥样硬化相关，13%与小血管病变相关[5]。

　　后循环腔梗大多是由椎动脉、基底动脉以及大脑后动脉的小穿支闭塞引起。在慢性高血压病患者中，小血管的脂肪玻璃样变性导致腔梗是较为常见的现象。

　　在对新英格兰医学中心407名后循环卒中患者的调查中，动脉栓塞被确定为最常见的病因，占卒中的40%[6]，其中24%为心源性，主要导致远端供血区梗死（小脑上动脉供应的延髓梗死）；大脑后动脉、小脑上动脉以及基底动脉尖的梗死大多为心源性梗死。

　　椎－基底动脉冗扩（VBD）是后循环出血及缺血性卒中中较为罕见且预后较差的疾病。尽管VBD会因为患者缺血性症状和体征为偶然诊断出。VBD的自然病史中，10.1%的患者表现为后循环的TIA发作[3]。VBD缺血的病因可能是多因素的，包括远端小血管栓塞、血流动力学损害以及由于进行性解剖紊乱导致的小血管阻塞。

　　上述提到的椎－基底动脉最常见的缺血原因与慢病的发展相关，因此在老年人群中更容易发生，而椎动脉夹层是年轻人后循环卒中的一个重要原因。椎动脉夹层常好发于V2或V3段[7]，发生于颅内段的占10%[8]。小脑后下动脉的局部缺血性改变是椎动脉夹层的重要表现[3]。然而，在高达12%的患者中可表现为无缺血性症状的孤立性颈痛。由于其位于横突孔内，血管特别容易受到颈部按摩和头部剧烈运动所致创伤。因此，有过颈部按摩及外伤史的卒

中患者应高度怀疑椎动脉夹层。与前循环夹层相比，椎动脉夹层的患者更年轻，更易表现为颈部疼痛以及蛛网膜下腔出血。这种不典型的表现往往使得诊断需要更长的时间[9]。自发性的夹层较少发生，主要发病于潜在结缔组织病（如马方综合征）的患者。

■ 临床表现

与其他血管疾病相同，椎 – 基底动脉缺血的症状表现为脑干、小脑、下颞叶、枕叶、丘脑等供血动脉缺血导致的功能异常。与前循环卒中相同，后循环卒中的症状在起病时表现最重。后循环缺血的症状从相对较轻的短暂性头晕到严重的广泛轻偏瘫（闭锁综合征）。

在新英格兰医学中心后循环调查中，最常见的症状是头晕（47%）、单侧肢体无力（41%）、构音障碍（31%）、头痛（28%）和恶心或呕吐（27%）[10]。后循环缺血的症状较为含糊890，包括步态共济失调（31%）、肢体共济失调（30%），构音障碍（28%）和眼球震颤（24%）。Logistic 回归分析显示临床症状与梗死部位之间存在一定相关性。任一症状出现且有视觉症状有助于提高诊断的准确性（表 23.1）[10]。这些症状中的任何一种合并颈部疼痛（尤其是年轻患者）更应该怀疑是否有椎动脉夹层[11, 12]。

有 25% 的患者在后循环卒中发生前会有椎 – 基底动脉短暂缺血发作的表现[3]。事实上，许多后循环缺血症状（如头晕、头痛、恶心）的高频发作是需要准确诊断并开始适当治疗的。一些临床医生认为复视、垂直方向双眼视野丧失、眩晕、共济失调、交叉感觉障碍（同侧脑神经缺损伴对侧长束征）是需要及时评估后循环缺血的定位体征[3]。但是通畅单靠临床评估是不够的。Flossmann 等[13]通过采用 3 名临床医生根据大脑影像独立预测受累血管区域的方法来评估症状性椎动脉 TIA 或者小中风患者临床诊断的可靠性。准确评估椎动脉受累范围的敏感度是 54.2%~70.8%，特异性是 84.4%~91.7%。他们发现，单纯表现为视觉症状的患者可以提高诊断的准确率。

■ 围手术期评估

对后循环缺血的患者保持高度关注是至关重要的。增强磁共振成像（MRI）仍然是检测急性缺血最敏感的成像方式。对于后循环的局部缺血尤其如此，颅底产生的伪影可能会掩盖计算机断层扫描（CT）上细微的早期局部缺血变化[14]。

考虑到后颅窝局部缺血性疾病的局限性体征和症状，必须从主动脉弓以及 VA 起始到颅内整个循环进行血管成像。动脉超声是评估颅外段颈动脉的主要手段。但很少用于后循环的评估。然而，最近的研究证明证实了其实用性[15, 16]。因为多普勒超声无创，廉价且较为普遍。它可用于识别逆向血流，这是锁骨下盗窃综合征的特征，以及在狭窄时可见湍流和波形衰减（图 23.1）[17]。收缩期峰值已被证明是评估狭窄的可靠指标，其速度范围 > 108~140cm/s 表示狭窄超过 50%[15]。多普勒超声对 50% ~99% 椎动脉狭窄检测的敏感性和特异性分别为 70.2% 和 93.4%。椎动脉闭塞检测的灵敏度为 98.8%，特异性为 90.8%。

椎动脉超声的局限性在于无法显示动脉全长，且高度依赖于操作者的操作。更加复杂的机器，通过增加彩色图像等手段提高了椎动脉夹层的检出率。尽管有时可以看到这些解剖，但可能难以用超声直接检查椎动脉开口，因此可能需要使用替代物（例如远端波形衰减）来识别该部位的疾病。椎动脉颅内段病变同样无法通过超声检出。尽管存在这些局限性，但在治疗前后，多普勒超声仍是椎动脉狭窄常用的筛查和监测手段。

CT 血管造影（CTA）和磁共振血管造影（MRA）均用于检查整个椎 – 基底动脉系统，包括椎动脉开口及颅内段血管。CTA 需要注射碘化造影剂，在有造影剂过敏或肾功能不全的患者中被禁止使用。在一项研究中发现，CTA 对检测椎动脉起始部 50% ~99% 狭窄具有 100% 的敏感度和 95.2% 的特异度[19]。但是，最近对超声、CTA 和 MRA 诊断椎动脉狭窄的比较发现，CTA 诊断 50% 以上狭窄的敏感度和特异度分别为 68% 和 92%[18]。而对于重度狭窄（> 70%）的灵敏度和特异度可以高达 80% 和 99%。

可以做增强或者非增强（TOF 法）的 MRA 重建血管。据报道，TOF-MRA 对 50%~99% 狭窄的诊

表 23.1 根据新英格兰医学中心后循环调查表中将临床症状与受影响的血管区域进行 Logistic 回归分析

血管区域	症状	P
椎动脉近端	吞咽困难	0.004
	恶心呕吐	0.002
	Dizziness	0.047
	Horner 综合征	0.001
中部（基底动脉主干）	单侧肢体无力	0.001
	面神经损伤	0.02
远端（延髓至小脑上动脉起始部）	肢体感觉异常	0.001
	嗜睡	0.001
	视野缺损	0.001

缩写：CNs. 脑神经

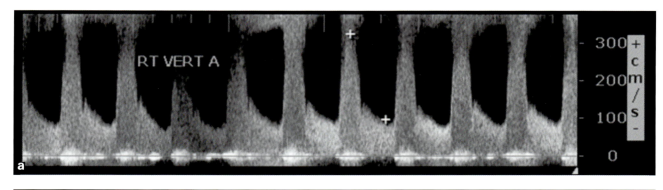

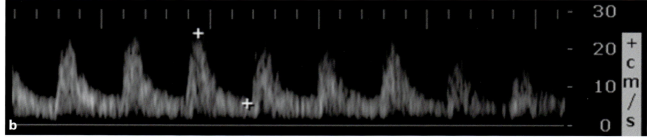

图 23.1 （a）椎动脉（VA）狭窄的多普勒波形说明狭窄部位的收缩期峰值增加。（b）可以在椎动脉狭窄部位远端看见多普勒波形的衰减

断敏感性和特异性分别为 71.4% 和 95.1%[18, 20, 21]。使用造影剂行 MRA 后诊断的敏感性和特异性提高到 93.9% 和 94.8%[18, 22-24]。通过 3 位放射科医生对超声、CTA 和 MRA 进行的盲评，发现 MRA 对 50%~99% 的椎 – 基底动脉狭窄具有最高的敏感性和特异性[25]。CTA 和 MRA 对椎动脉起始部狭窄的诊断是等效的。

尽管无创成像技术（如超声、CT/CTA 和 MR/MRA）不断改进，脑血管数字减影造影（基于导管的血管造影）仍然是诊断后循环疾病的金标准。这种成像方式可以评估整个后循环血管，可以很容易地区分导致后循环缺血的各种病理状况（包括动脉粥样硬化和夹层）。此外，动态影像还可以容易地获得这项技术对于评估患者特殊部位相关症状（例如 Bow Hunter's 综合征，即旋转性椎动脉闭塞综合征）特别有价值。然而，数字减影血管造影具有侵入性，医源性卒中及血管损伤的风险会高于非侵入性检查手段。

后循环缺血的症状可能是模糊或非局限性的。因此，很难确定患者是否真的有后循环狭窄的症状。对缺血的影像学评估可有助于决策诊疗方案。重度狭窄，尤其是弥散受限相关的病变（急性卒中）或既往脑梗死病史的患者需要进行治疗。

■ 治疗方案

血管内治疗可用于大多数后循环缺血的诊疗。

对于常见的部位的病变具有明确的适应证和血管内治疗方案。

锁骨下动脉盗血及狭窄

锁骨下动脉狭窄导致同侧椎动脉出现逆向血流（图 23.2）锁骨下动脉窃血只有很少部分是有症状且需要被治疗的。Labropoulos 等[26]在其研究报告中阐述，在 7881 名患者中只有 1.4% 需要治疗。其臂压差升高（＞40mmHg）与症状相关，需要治疗。锁骨下盗血综合征的开放手术包括颈动脉锁骨下搭桥术。该技术已被证明是安全有效的，10 年通畅率为 95%，并发症率非常低[27]。血管内治疗技术的发展改变了这类疾病的治疗方法，在不需要全麻的情况下，技术操作及疗效依旧维持较低风险。

锁骨下动脉狭窄的血管内治疗包括球囊扩张术伴或不伴支架成形术。2005 年，de Vries 等[28]报告了 10 年的回顾性研究，其中包括 110 名单独接受球囊扩张术的患者。手术成功率为 93%，永久致残率 1%。5 年血管通畅率为 89%，7% 的复发狭窄患者通过二次血管成形术成功得到治疗。最近，Wang 等[29]报道了 61 例锁骨下动脉闭塞支架治疗的成功经验。手术成功率为 95%，相关并发症率为 6.5%。1 年支架通畅率为 98%，2 年为 93%，5 年为 82%。

单纯的球囊扩张与支架成形治疗锁骨下动脉狭窄大多仅限于回顾观察性研究。最近一项系统回顾

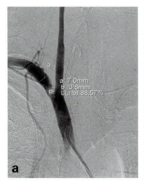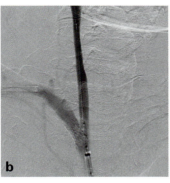

图 23.2　（a）前后位数字减影血管造影（DSA）显示右侧锁骨下动脉近端狭窄 88.57%。（b）支架置入术后前后位 DSA 造影提示无残余狭窄，锁骨下动脉血流通畅

研究发现支架成形相比血管内球囊扩张，术后 1 年血管通畅率更高 [30]。然而，由于缺乏随机对照试验，2011 年 Cochrane 的回顾研究和 2014 年的更新中都没有足够的证据支持这一论点 [31, 32]。

椎动脉开口狭窄

有大概 20% 出现椎 – 基底动脉缺血症状的患者存在椎动脉开口至少 50% 以上的狭窄 [6, 33, 34]。该部位的治疗方法包括内科保守治疗、开刀治疗以及血管内介入治疗。开放性手术包括内膜剥脱、搭桥以及转位等方式。开放性手术的手术入路相对困难，同时治疗椎动脉起始部狭窄并发症率较高，包括 Horner 综合征、淋巴管损伤和喉神经损伤 [35-37]。随着血管内介入治疗技术的发展，血管内治疗已经成为治疗的首选方法。

血管内介入治疗包括球囊成形术、支架置入术或同时使用这两种方法。椎动脉开口狭窄首选的血管内治疗方案是支架置入术（伴随或不伴球囊成形治疗）。最初的经验通常是使用冠状动脉球囊和支架治疗 [38-41]。不过这些报告也指出，这项技术的成功率高，临床结果往往较好，但是影像学结果喜忧参半。Fessler 等 [40] 的一份早期报告中提到，所有病例随访 8.4 个月，6 例患者出现神经后遗症，所有患者支架通畅。相反，Albuquerque 等指出，在平均随访 16.2 个月时，中重度再狭窄占 43%。

2011 年，Stayman 等 [43] 对有症状的椎动脉狭窄行球囊扩张及支架置入的病例做了系统评价。与早期报告相仿，他们对 980 名患者的回顾分析分析显示该项技术的成功率为 99.3%。围手术期卒中发生率（术后 30 天内发生卒中）为 1.2%，后循环 TIA 的发生率为 0.9%。平均随访时间 21 个月，1.3% 的患者发生椎动脉相关脑梗，6.5% 的患者出现复发性后循

环 TIA。药物洗脱支架后再狭窄发生率为 11.2%，裸支架使用后再狭窄率为 30%。

良好的临床结果和较低的手术并发症率使得球囊扩张及支架置入术成为治疗椎动脉开口狭窄的首选方案。而再狭窄的临床意义尚不清楚。在一定程度上，这可能是由于后循环缺血症状一般比较模糊、非局部症状，使定位变得困难。

然而，相对较高的再狭窄率也不容忽视。一些冠脉文献中指出，分支血管开口支架内再狭窄的发生率往往较高 [44]，这与冠脉开口狭窄的解剖结构类似，存在共性问题。此外，Lin 等 [41] 还证实了病变长度与支架内再狭窄发生率有关，< 5mm 的病变中再狭窄率为 21%，在 > 10mm 的病变中为 50%。考虑到药物洗脱支架与裸支架再狭窄率的差异，内膜增生是导致椎动脉开口支架内再狭窄的重要原因。

支架成形技术在椎动脉狭窄中也非常重要。与其他部位的狭窄相同，支架的大小（长度和直径）选择是必要的。因为这些病变的斑块负荷通常很高，通常会累及到锁骨下动脉管壁。因此，治疗此类病变的理想支架是具有较高径向支撑力的支架 [38]。因此球扩支架备受青睐 [38]。此外，精准的释放位置也格外重要。根据定义，椎动脉开口狭窄也应包括锁骨下动脉壁。因此，支架近端定位于锁骨下动脉至关重要。否则可能会导致病变覆盖不全或再狭窄。

Flash Ostial 系统（Ostial Corp）的发展可以解决这一问题。该系统由一个双球囊导管组成（一个传统的非顺应性球囊，一个开口的顺应性球囊）。使用标准技术将支架近端 5mm 置于锁骨下动脉内。将支架远端非顺应性球囊置入支架内，扩张近端非顺应性球囊（图 23.3）[45]。这使得支架近端边缘扩张，与锁骨下动脉壁贴合。Dumont 等详细叙述了该系统的使用技术 [45]。

根据 Rangel-Castilla 等 [33] 的研究，这项技术的早期经验已经产生了良好的结果。所有患者均取得了技术上的成功；有一例腹股沟并发症，但没有发生支架相关的围手术期并发症。与以往的观点不同。支架置入术后平均随访 10.8 个月，未见明确支架内再狭窄。尽管需要更多的经验和随访支撑，但该系统术后即刻的疗效可能会凸显在椎动脉开口病变中的有效性。

Bow Hunter's 综合征

旋转性椎动脉闭塞综合征（Bow Hunter's 综合征）指由在头颈旋转或伸展过程中导致椎动脉的机械性闭塞或狭窄造成的椎 – 基底动脉供血不足。患者通常在颈部旋转或伸展时出现症状。因此，有这

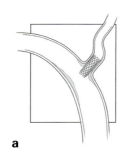
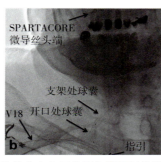
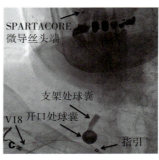
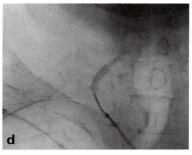

图 23.3 （a）椎动脉起始处病变支架术后血管解剖的模式图。支架近端开口位于锁骨下动脉内，使后续血管内导管置入变得困难。（b，c）右侧锁骨下动脉正位造影显示 Flashi Ostial 系统（Ostial Corp.）球囊导管的位置。开口处球囊位于椎动脉起始处。（b）显示球囊未扩张，（c）显示球囊扩张。（d）右侧锁骨下动脉正位造影显示开口处球囊血管成形后椎动脉开口处支架形态。支架近端与椎动脉起始处贴合良好，使后续血管内通路建立变得简单

种病史的患者，无论眩晕是否与体位相关，都必须进行血管造影诊断（图 23.4）[46]。主要的治疗方法是外科手术，包括有或没有融合的减压。尽管很少能通过脑血管造影被诊断，如下所述。

Sugiu 等 [47] 首次于 2009 年报道了血管内支架置入治疗 Bow Hunter's 综合征。Darkhabani 等 [48] 也报告了他们对 4 例 Bow Hunter's 综合征患者进行支架置入的经验。3 例患者使用了 Xpert 支架（雅培），1 例患者使用了 Wallstent 支架（波科）。所有患者均获得手术成功，无手术相关并发症，患者症状均得到缓解。尽管 Bow Hunter's 综合征的首要治疗手段仍然是手术减压，但血管内支架置入可能会成为一种创伤较小的替代方法。但是，血管造影仍然是鉴别旋转性椎动脉闭塞综合征的重要手段。

椎动脉夹层

椎动脉夹层是 45 岁以下患者卒中最常见的原因之一，每年的发病率在 1/10 万人 [11, 12]。尽管存在开放性手术的选择，如搭桥、结扎和移植物植入，但较高的并发症率限制了手术的成功率。因此，椎动脉夹层的治疗包括药物治疗（如抗血小板和抗凝治疗）和血管内治疗。传统上，抗凝是首选的治疗方法，尤其是在严重狭窄、闭塞或假性动脉瘤的情况下 [49]。最新的美国心脏病学会基金会 / 美国心脏协会指南指出伴有短暂性脑缺血发作（TIA）的椎动脉夹层患者，推荐使用抗凝剂或抗血小板药物至少 3~6 个月（IIa 类证据）[50]。

药物治疗通常被认为是一线治疗。但是，对于药物治疗失败或需要立即进行血运重建（严重的血流受限）患者可能需要进行血管内干预。尽管有多种血管内治疗策略（例如，血管闭塞、球囊闭塞），但伴或不伴有球囊辅助的支架置入术是首选的血管

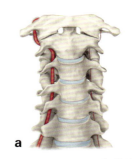
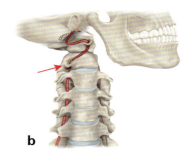

图 23.4 显示了旋转性椎动脉闭塞综合征的图示。（a）旋转性椎动脉闭塞的狭窄或异常，（b）侧位观椎动脉压缩在 C1~C2 水平（箭头）

内治疗方案。从技术上讲，用于椎动脉夹层支架置入过程与在其他位置夹层的支架置入过程相似。

尽管数量很少，但是所报道的使用支架置入治疗椎动脉夹层的取得了良好的治疗效果 [49, 51]，其手术成功率超过 90%。血管造影随访提示，超过 85% 的患者血管永久通畅。通常，即使在再狭窄或支架闭塞的患者中，也未留下临床后遗症。与夹层所造成的急性狭窄相比，支架的慢性狭窄导致充足的侧支血流代偿。除了这些血管内支架置入治疗策略外，Cohen 等 [52] 还描述了在这种情况下使用 Pipeline 置入（美敦力）的经验。他们假设这种高金属覆盖率的密网孔支架是有效防止栓塞的屏障。

椎 - 基底动脉颅内段狭窄

在新英格兰医学中心后循环登记中，颅内椎动脉（VA）和基底动脉（BA）狭窄是最常见的疾病部位 [6]。然而，颅内椎 - 基底动脉（VB）狭窄患者的最佳治疗策略尚未明确。在华法林 - 阿司匹林症状性颅内疾病（WASID）试验中研究了药物治疗，特别是阿司匹林与华法林，其中包括了 107 名经血管

造影证实颅内 BV 狭窄 50%~99% 的患者[53、54]。主要终点（中风、出血或死亡）事件发生在 15% 服用阿司匹林的患者和 28% 接受华法林治疗的患者中。考虑到显微手术进入颅内血管系统的比较困难，这些患者通常不考虑予以开放手术治疗。

虽然在参与支架置入术与积极药物治疗预防颅内狭窄复发性卒中（SAMMPRIS）试验的患者中，只有 16% 的患者患有 VB 狭窄[55]，但这项研究的阴性结果引起了人们对血管成形术和支架置入术治疗颅内狭窄的担忧，包括 VB 循环。但这项研究的阴性结果引起了人们对血管成形术和支架置入术治疗颅内狭窄的担忧，包括 VB 循环。更多的研究与 SAMMPRIS 试验的结果相呼应，发现在许多接受药物治疗的患者中，发现具有较高比例的围手术期并发症率和成功的二次中风的预防[56-58]。这些随机对照研究将血管内治疗与药物治疗进行比较，其结果将抗血小板治疗作为颅内 VB 狭窄的一线治疗方法。然而，由于有报道称颅内 VB 狭窄患者 TIA 后 90 天内中风的风险为 33%[59]，我们不应将这些研究解释为放弃血管内治疗策略。

在 2016 年进行的一项系统回顾和荟萃分析，以评估症状性颅内 VB 狭窄患者的卒中复发率[60]。共有 592 名患者接受了药物治疗，480 名患者接受了血管内治疗。在药物治疗组，脑卒中复发率为每 100 人每年中有 9.6 人（95%CI=5.1~14.1）；血管内治疗组为每 100 人每年有 7.2 人（95%CI=5.5~9）。在这两个队列中，发现 BA 狭窄患者的脑卒中复发率均高于 VA 狭窄患者。

虽然药物治疗可能是预防颅内 VB 狭窄患者二次脑卒中的一线治疗方法，但该疗法仍对一部分患者的症状治疗无效。事实上，VB 狭窄患者中风的风险已经被证明与其他心血管危险因素无关，这表明需要对狭窄进行强化治疗，而不是简单地调整危险因素[59]。在这些患者中，血管内治疗技术必须被视为必要的抢救策略。

在 97 例症状性颅内 VB 狭窄患者中，他们虽然接受了药物治疗但仍有 70% 到 99% 的狭窄，血管内治疗在这类患者群体中的应用中受到了强调[61]。根据病变和通路形态等因素，医生选择使用 Wingspan 支架（Stryker Neurovascular）或 Apollo 支架（MicroPort Scientific）进行支架植入治疗。所有患者手术均成功。平均术前狭窄 83.7%，平均残余狭窄 10.2%。30 天内中风、TIA 或死亡的主要结果事件发生在 7.2% 的患者中。最近应用的冠脉药物洗脱支架治疗颅内动脉狭窄也可能对血管内治疗的结果产生积极影响。在他们的系列研究中，Liu 等[61] 注意到所有

36 例患者手术均成功，并且在 30 天内没有出现围手术期并发症或中风。虽然还需要更多的长期随访研究，药物洗脱支架确实是血管内治疗 VB 狭窄的有效工具。

围手术期并发症的高发生率被认为是避免应用血管内重建治疗颅内椎动脉和基底动脉的主要原因[62、63]。症状性围手术期残死率的主要来源是穿支动脉的梗死。穿支动脉梗死可能是由于多种原因引起，比如长时间或反复球囊充气、球囊充气释放时不稳定斑块发生雪犁效应以及 VB 血管发生变形等[63]。注意减少围手术期残死率将改变风险 – 效益曲线，并可能使血管内介入策略成为一线治疗。

Dumont 等最近的一份报告评价了症状性颅内狭窄的次最大血管成形术的概念。利用泊肃叶定律，次最大血管成形术旨在通过血管直径的微小变化而非在解剖上正常血管直径的放射学恢复来恢复血流（图 23.5）。在他们的报告中，Dumont 等[64] 描述了 24 名患者（包括 4 名 BA 狭窄患者和 2 名 VA 狭窄患者）接受了次最大血管成形术。后循环狭窄患者围手术期并发症发生率为 0，改良 Rankin 评分为 0 分患者 5 例，1 分患者 1 例。这项技术需要在大型前瞻性研究中得到验证。然而，临床经验表明，机械取栓技术治疗颅内椎 – 基底动脉闭塞安全有效。

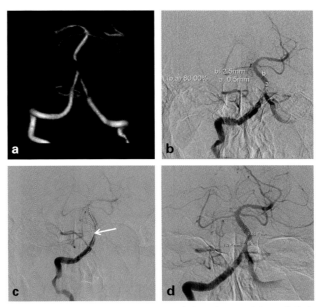

图 23.5 （a）CTA 三维重建显示基底动脉主干的颅内动脉粥样硬化性疾病。（b）前后位（AP）DSA 显示 80% 狭窄。（c）Gateway（Stryker）1.5mm×15mm 球囊导管定位在狭窄处（箭头），并进行球囊充盈（未显示充盈过程）。故意选用小球囊以得到血管的最大直径扩张。（d）正位显示狭窄程度改善，血管成形术后狭窄率为 52.0%。将术前和术后狭窄血管直径进行 Poiseulle's 定律计算，血管狭窄程度的改善可使血流改善 33 倍

急性椎－基底动脉闭塞

急性椎－基底动脉闭塞虽然在脑卒中罕见，但是一旦发生结果却是灾难性的，其特征表现为闭锁综合征，广泛的脑神经功能障碍以及心血管和呼吸中枢的紊乱。如果不进行治疗，可观察到90%的患者死亡。据报道即使采用静脉溶栓治疗，患者的残死率也高达78%[65]。一项比较动脉内溶栓和静脉溶栓治疗急性椎基底动脉闭塞的系统回顾发现，动脉内溶栓再通率高于静脉内溶栓（65%比53%，P=0.05），但是两者的残死率无明显差异[65]。Barlinn等[66]报道，采用静脉注射阿昔单抗和动脉内组织型纤溶酶原激活剂溶栓的联合治疗，85%的患者部分或完全再通，但仅15%的患者功能恢复良好。由于这些不太理想的结果，动脉内溶栓治疗椎－基底动脉闭塞仍然是一种辅助治疗，没有得到美国食品和药物管理局的批准。

随着机械取栓技术的发展，血管内治疗急性后循环大血管闭塞取得突破性进展。最近对十年文献的系统回顾发现，与接受动脉内溶栓治疗的患者相比，尽管机械血栓术的患者往往年龄更大，脑卒中症状更严重且更有可能在症状出现后12h以上接受治疗，但3个月的存活率和良好的临床结果反而较动脉内溶栓治疗患者更好。血栓抽吸器系统（Penumbra系统，Penumbra）和回收支架（Solitaire，美敦力公司，Trevo史塞克公司）提高了这些患者的再通率和改善了患者的临床结果（图23.6）。

采用Penumbra抽吸系统的早期经验表明，75%的患者恢复通畅，而且在美国国立卫生研究院脑卒中评分（NIHSS）测试的评分结果中位数提高9分[68]。随后相似的结果相继被重复报道，例如在采用抽吸系统后3个月时，有44.4%的患者获得了良好的临床结果，改良Rankin量表的平均评分为3.3[69]。对于急性后循环大血管闭塞的患者，回收支架的使用也产生了良好的影像学和临床效果。采用该技术早期的成功再通率为（脑梗死评分2b或3的溶栓）75%，在3个月时54%的患者NIHSS评分改善10分以上[70]。一项包括312名患者的系统综述证实了这些结果[71]，81%的患者获得了再通，症状性脑出血发生率为4%，3个月时临床效果良好率为（改良Rankin量表评分≤2分）42%，死亡率为30%。

通过对Penumbra抽吸系统和Solitaire可回收支架的比较，结果表明两种技术取得了相似的结果。Son等[69]发现，再通成功率（Solitaire组为84.6%，Penumbra组为100%，P=0.17）、出院时NIHSS评分（分别为17.6%和16.4%，P=0.83）、3个月后良好结局（分别为53.8%和44.4%，P=0.72）差异无统计学意义。然而，使用Penumbra抽吸系统治疗的患者的手术时间较Solitaire组明显更快（62.3min比101.9min，P=0.02）。

急性后循环大血管闭塞的血管内治疗结果必须与该病的自然病史和药物治疗相比较，而不能与前循环大血管闭塞的血管内治疗结果相比较。与前循环相似，尽管再通对临床结果有良好的影响，但其存在并不能保证良好的临床结果。此外，临床表现严重、后循环高弥散加权成像ASPECTS评分和较短的血栓长度也被发现是良好结果的预测因素[72, 73]。

■ 结论

后循环缺血的诊断至关重要，由于其症状常常不典型，因此高度的临床怀疑和敏锐的临床观察是必不可少的。未能认识到早期症状可能会导致毁灭性的后果，如闭锁综合征。后循环缺血的病因是多种多样的，从大血管闭塞到小血管穿支病变，病变的位置也是多种多样的，从锁骨下动脉狭窄到基底动脉尖闭塞。

因此，诊断性血管造影术对诊断的准确性和后循环缺血评估也是至关重要的。良好的侧支代偿主要由椎－基底动脉、肌支以及后交通动脉共同构成。相反，由于严重的椎－基底动脉发育不全或后交通动脉缺失，可能会导致局部的缺血。

由于后循环外科手术入路困难，血管内治疗成为治疗后循环缺血及卒中的首选。在本章节中，我

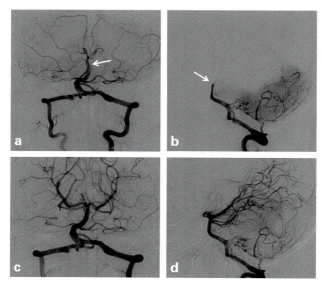

图23.6 （a）正位（AP）和（b）侧位血管造影（DSAs）显示基底动脉中段血栓（箭头），闭塞部位远端没有血流。（c）正位和（d）侧位显示支架取栓后血管重建，远端血流恢复

们阐述了该类手术的低发病率。随着血管内技术和技巧的进一步发展，治疗结果有望得到进一步改善。

参考文献

[1] Markus HS, van der Worp HB, Rothwell PM. Posterior circulation ischaemic stroke and transient ischaemic attack: diagnosis, investigation, and secondary prevention. Lancet Neurol 2013;12(10):989–998.

[2] Cloud GC, Markus HS. Diagnosis and management of vertebral artery stenosis. QJM 2003;96(1):27–54.

[3] Nouh A, Remke J, Ruland S. Ischemic posterior circulation stroke: a review of anatomy, clinical presentations, diagnosis, and current management. Front Neurol 2014;5:30.

[4] Markus HS, Khan U, Birns J, et al. Differences in stroke subtypes between black and white patients with stroke: the South London Ethnicity and Stroke Study. Circulation 2007;116(19):2157–2164.

[5] Labropoulos N, Nandivada P, Bekelis K. Stroke of the posterior cerebral circulation. Int Angiol 2011;30(2):105–114.

[6] Caplan LR, Wityk RJ, Glass TA, et al. New England Medical Center Posterior Circulation Registry. Ann Neurol 2004;56(3):389–398.

[7] Fusco MR, Harrigan MR. Cerebrovascular dissections—a review part I: Spontaneous dissections. Neurosurgery 2011;68(1):242–257, discussion 257.

[8] Debette S, Leys D. Cervical-artery dissections: predisposing factors, diagnosis, and outcome. Lancet Neurol 2009;8(7):668–678.

[9] von Babo M, De Marchis GM, Sarikaya H, et al. Differences and similarities between spontaneous dissections of the internal carotid artery and the vertebral artery. Stroke 2013;44(6):1537–1542.

[10] Searls DE, Pazdera L, Korbel E, Vysata O, Caplan LR. Symptoms and signs of posterior circulation ischemia in the New England Medical Center Posterior Circulation Registry. Arch Neurol 2012;69(3):346–351.

[11] Kristensen B, Malm J, Carlberg B, et al. Epidemiology and etiology of ischemic stroke in young adults aged 18 to 44 years in northern Sweden. Stroke 1997;28(9):1702–1709.

[12] Schievink WI. Spontaneous dissection of the carotid and vertebral arteries. N Engl J Med 2001;344(12):898–906.

[13] Flossmann E, Redgrave JN, Briley D, Rothwell PM. Reliability of clinical diagnosis of the symptomatic vascular territory in patients with recent transient ischemic attack or minor stroke. Stroke 2008;39(9):2457–2460.

[14] Chalela JA, Kidwell CS, Nentwich LM, et al. Magnetic resonance imaging and computed tomography in emergency assessment of patients with suspected acute stroke: a prospective comparison. Lancet 2007;369(9558):293–298.

[15] Hua Y, Meng XF, Jia LY, et al. Color Doppler imaging evaluation of proximal vertebral artery stenosis. AJR Am J Roentgenol 2009;193(5):1434–1438.

[16] Yurdakul M, Tola M. Doppler criteria for identifying proximal vertebral artery stenosis of 50% or more. J Ultrasound Med 2011;30(2):163–168.

[17] Sidhu PS. Ultrasound of the carotid and vertebral arteries. Br Med Bull 2000;56(2):346–366.

[18] Khan S, Cloud GC, Kerry S, Markus HS. Imaging of vertebral artery stenosis: a systematic review. J Neurol Neurosurg Psychiatry 2007;78(11):1218–1225.

[19] Farrés MT, Grabenwöger F, Magometschnig H, Trattnig S, Heimberger K, Lammer J. Spiral CT angiography: study of stenoses and calcification at the origin of the vertebral artery. Neuroradiology 1996;38(8):738–743.

[20] Strotzer M, Fellner C, Fraunhofer S, et al. Dedicated head-neck coil in MR angiography of the supra-aortic arteries from the aortic arch to the circle of Willis. Acta Radiol 1998;39(3):249–256.

[21] Wentz KU, Röther J, Schwartz A, Mattle HP, Suchalla R, Edelman RR. Intracranial vertebrobasilar system: MR angiography. Radiology 1994; 190(1):105–110.

[22] Yang CW, Carr JC, Futterer SF, et al. Contrast-enhanced MR angiography of the carotid and vertebrobasilar circulations. AJNR Am J Neuroradiol 2005;26(8):2095–2101.

[23] Leclerc X, Martinat P, Godefroy O, et al. Contrast-enhanced three-dimensional fast imaging with steady-state precession (FISP) MR angiography of supraaortic vessels: preliminary results. AJNR Am J Neuroradiol 1998; 19(8):1405–1413.

[24] Kim SH, Lee JS, Kwon OK, Han MK, Kim JH. Prevalence study of proximal vertebral artery stenosis using high-resolution

[25] Khan S, Rich P, Clifton A, Markus HS. Noninvasive detection of vertebral artery stenosis: a comparison of contrast-enhanced MR angiography, CT angiography, and ultrasound. Stroke 2009;40(11):3499–3503.

[26] Labropoulos N, Nandivada P, Bekelis K. Prevalence and impact of the subclavian steal syndrome. Ann Surg 2010;252(1):166–170.

[27] Osiro S, Zurada A, Gielecki J, Shoja MM, Tubbs RS, Loukas M. A review of subclavian steal syndrome with clinical correlation. Med Sci Monit 2012;18(5):RA57–RA63.

[28] De Vries JP, Jager LC, Van den Berg JC, et al. Durability of percutaneous transluminal angioplasty for obstructive lesions of proximal subclavian artery: long-term results. J Vasc Surg 2005;41(1):19–23.

[29] Wang KQ, Wang ZG, Yang BZ, et al. Long-term results of endovascular therapy for proximal subclavian arterial obstructive lesions. Chin Med J (Engl) 2010;123(1):45–50.

[30] Chatterjee S, Nerella N, Chakravarty S, Shani J. Angioplasty alone versus angioplasty and stenting for subclavian artery stenosis—a systematic review and meta-analysis. Am J Ther 2013;20(5):520–523.

[31] Burihan E, Soma F, Iared W. Angioplasty versus stenting for subclavian artery stenosis. Cochrane Database Syst Rev. 2011(10):CD008461.

[32] Iared W, Mourão JE, Puchnick A, Soma F, Shigueoka DC. Angioplasty versus stenting for subclavian artery stenosis. Cochrane Database Syst Rev 2014(5):CD008461.

[33] Rangel-Castilla L, Gandhi S, Munich SA, et al. Experience with vertebral artery origin stenting and ostium dilatation: results of treatment and clinical outcomes. J Neurointerv Surg 2016;8(5):476–480.

[34] Wityk RJ, Chang HM, Rosengart A, et al. Proximal extracranial vertebral artery disease in the New England Medical Center Posterior Circulation Registry. Arch Neurol 1998;55(4):470–478.

[35] Imparato AM. Vertebral arterial reconstruction: a nineteen-year experience. J Vasc Surg 1985;2(4):626–634.

[36] Spetzler RF, Hadley MN, Martin NA, Hopkins LN, Carter LP, Budny J. Vertebrobasilar insufficiency. Part 1: Microsurgical treatment of extracranial vertebrobasilar disease. J Neurosurg 1987;66(5):648–661.

[37] Thevenet A, Ruotolo C. Surgical repair of vertebral artery stenoses. J Cardiovasc Surg (Torino) 1984;25(2):101–110.

[38] Wehman JC, Hanel RA, Guidot CA, Guterman LR, Hopkins LN. Atherosclerotic occlusive extracranial vertebral artery disease: indications for intervention, endovascular techniques, short-term and long-term results. J Interv Cardiol 2004;17(4):219–232.

[39] Chastain HD II, Campbell MS, Iyer S, et al. Extracranial vertebral artery stent placement: in-hospital and follow-up results. J Neurosurg 1999; 91(4):547–552.

[40] Fessler RD, Wakhloo AK, Lanzino G, Qureshi AI, Guterman LR, Hopkins LN. Stent placement for vertebral artery occlusive disease: preliminary clinical experience. Neurosurg Focus 1998;5(4):e15.

[41] Lin YH, Juang JM, Jeng JS, Yip PK, Kao HL. Symptomatic ostial vertebral artery stenosis treated with tubular coronary stents: clinical results and restenosis analysis. J Endovasc Ther 2004;11(6):719–726.

[42] Albuquerque FC, Fiorella D, Han P, Spetzler RF, McDougall CG. A reappraisal of angioplasty and stenting for the treatment of vertebral origin stenosis. Neurosurgery 2003;53(3):607–614, discussion 614–616.

[43] Stayman AN, Nogueira RG, Gupta R. A systematic review of stenting and angioplasty of symptomatic extracranial vertebral artery stenosis. Stroke 2011;42(8):2212–2216.

[44] Mathias DW, Mooney JF, Lange HW, Goldenberg IF, Gobel FL, Mooney MR. Frequency of success and complications of coronary angioplasty of a stenosis at the ostium of a branch vessel. Am J Cardiol 1991;67(6):491–495.

[45] Dumont TM, Kan P, Snyder KV, Hopkins LN, Levy EI, Siddiqui AH. Stenting of the vertebral artery origin with ostium dilation: technical note. J Neurointerv Surg 2013;5(5):e36.

[46] Choi KD, Choi JH, Kim JS, et al. Rotational vertebral artery occlusion: mechanisms and long-term outcome. Stroke 2013;44(7):1817–1824.

[47] Sugiu K, Agari T, Tokunaga K, Nishida A, Date I. Endovascular treatment for bow hunter's syndrome: case report. Minim Invasive Neurosurg 2009;52(4):193–195.

[48] Darkhabani MZ, Thompson MC, Lazzaro MA, Taqi MA, Zaidat OO. Vertebral artery stenting for the treatment of bow hunter's syndrome: report of 4 cases. J Stroke Cerebrovasc Dis

2012;21(8):908.e1–908.e5.

[49] Mohan IV. Current optimal assessment and management of carotid and vertebral spontaneous and traumatic dissection. Angiology 2014; 65(4):274–283.

[50] Kernan WN, Ovbiagele B, Black HR, et al; American Heart Association Stroke Council, Council on Cardiovascular and Stroke Nursing, Council on Clinical Cardiology, and Council on Peripheral Vascular Disease. Guidelines for the prevention of stroke in patients with stroke and transient ischemic attack: a guideline for healthcare professionals from the American Heart Association/American Stroke Association. Stroke 2014; 45(7):2160–2236.

[51] Pham MH, Rahme RJ, Arnaout O, et al. Endovascular stenting of extracranial carotid and vertebral artery dissections: a systematic review of the literature. Neurosurgery 2011;68(4):856–866, discussion 866.

[52] Cohen JE, Gomori JM, Moscovici S, Bala M, Itshayek E. The use of flow diverter stents in the management of traumatic vertebral artery dissections.J Clin Neurosci 2013;20:731–734.

[53] Kasner SE, Lynn MJ, Chimowitz MI, et al; Warfarin Aspirin Symptomatic Intracranial Disease (WASID) Trial Investigators. Warfarin vs aspirin for symptomatic intracranial stenosis: subgroup analyses from WASID. Neurology 2006;67(7):1275–1278.

[54] Caplan LR. The intracranial vertebral artery: a neglected species. The Johann Jacob Wepfer Award 2012. Cerebrovasc Dis 2012;34(1):20–30.

[55] Derdeyn CP, Chimowitz MI, Lynn MJ, et al; Stenting and Aggressive Medical Management for Preventing Recurrent Stroke in Intracranial Stenosis Trial Investigators. Aggressive medical treatment with or without stenting in high-risk patients with intracranial artery stenosis (SAMMPRIS): the final results of a randomised trial. Lancet 2014;383(9914):333–341.

[56] Compter A, van der Worp HB, Schonewille WJ, et al; VAST investigators. Stenting versus medical treatment in patients with symptomatic vertebral artery stenosis: a randomised open-label phase 2 trial. Lancet Neurol 2015;14(6):606–614.

[57] Coward LJ, McCabe DJ, Ederle J, Featherstone RL, Clifton A, Brown MM; CAVATAS Investigators. Long-term outcome after angioplasty and stenting for symptomatic vertebral artery stenosis compared with medical treatment in the Carotid And Vertebral Artery Transluminal Angioplasty Study (CAVATAS): a randomized trial. Stroke 2007;38(5):1526–1530.

[58] Coward LJ, Featherstone RL, Brown MM. Percutaneous transluminal angioplasty and stenting for vertebral artery stenosis. Cochrane Database Syst Rev 2005(2):CD000516.

[59] Gulli G, Marquardt L, Rothwell PM, Markus HS. Stroke risk after posterior circulation stroke/transient ischemic attack and its relationship to site of vertebrobasilar stenosis: pooled data analysis from prospective studies. Stroke 2013;44(3):598–604.

[60] Abuzinadah AR, Alanazy MH, Almekhlafi MA, et al. Stroke recurrence rates among patients with symptomatic intracranial vertebrobasilar stenoses: systematic review and meta-analysis. J Neurointerv Surg 2016; 8(2):112–116.

[61] Liu L, Zhao X, Mo D, Ma N, Gao F, Miao Z. Stenting for symptomatic intracranial vertebrobasilar artery stenosis: 30-day results in a high-volume stroke center. Clin Neurol Neurosurg 2016;143:132–138.

[62] Fiorella D, Chow MM, Anderson M, Woo H, Rasmussen PA, Masaryk TJ. A 7-year experience with balloon-mounted coronary stents for the treatment of symptomatic vertebrobasilar intracranial atheromatous disease. Neurosurgery 2007;61(2):236–242, discussion 242–243.

[63] Jiang WJ, Yu W, Du B, Wong EH, Gao F. Wingspan experience at Beijing Tiantan Hospital: new insights into the mechanisms of procedural complication from viewing intraoperative transient ischemic attacks during awake stenting for vertebrobasilar stenosis. J Neurointerv Surg 2010; 2(2):99–103.

[64] Dumont TM, Sonig A, Mokin M, et al. Submaximal angioplasty for symptomatic intracranial atherosclerosis: a prospective Phase I study. J Neurosurg 2016;125(4):964–971.

[65] Lindsberg PJ, Mattle HP. Therapy of basilar artery occlusion: a systematic analysis comparing intra-arterial and intravenous thrombolysis. Stroke 2006;37(3):922–928.

[66] Barlinn K, Becker U, Puetz V, et al. Combined treatment with intravenous abciximab and intraarterial tPA yields high recanalization rate in patients with acute basilar artery occlusion. J Neuroimaging 2012; 22(2):167–171.

[67] Mak CH, Ho JW, Chan KY, Poon WS, Wong GK. Intra-arterial revascularization therapy for basilar artery occlusion—a systematic review and analysis. Neurosurg Rev 2016;39(4):575–580.

[68] Roth C, Mielke A, Siekmann R, Ferbert A. First experiences with a new device for mechanical thrombectomy in acute basilar artery occlusion. Cerebrovasc Dis 2011;32(1):28–34.

[69] Son S, Choi DS, Oh MK, et al. Comparison of Solitaire thrombectomy and Penumbra suction thrombectomy in patients with acute ischemic stroke caused by basilar artery occlusion. J Neurointerv Surg 2016;8(1):13–18.

[70] Möhlenbruch M, Stampfl S, Behrens L, et al. Mechanical thrombectomy with stent retrievers in acute basilar artery occlusion. AJNR Am J Neuroradiol 2014;35(5):959–964.

[71] Gory B, Eldesouky I, Sivan-Hoffmann R, et al. Outcomes of stent retriever thrombectomy in basilar artery occlusion: an observational study and systematic review. J Neurol Neurosurg Psychiatry 2016;87(5):520–525.

[72] Yoon W, Kim SK, Heo TW, Baek BH, Lee YY, Kang HK. Predictors of good outcome after stent-retriever thrombectomy in acute basilar artery occlusion. Stroke 2015;46(10):2972–2975.

[73] Gilberti N, Gamba M, Premi E, et al. Endovascular mechanical thrombectomy in basilar artery occlusion: variables affecting recanalization and outcome. J Neurol 2016;263(4):707–713.

第二十四章 显微外科取栓术在脑干紧急血运重建中的应用

Felix Goehre, Rokuya Tanikawa

摘要

当颅内主要血管发生栓塞时，显微外科取栓术在脑干紧急血运重建中显得非常必要，因为颅内主要血管栓塞可以危及患者生命，尤其是基底动脉分叉处的栓塞可导致脑干缺血，此时，如果不加以治疗的话，其死亡率可高达85%。因此，在较短的时间窗内进行积极治疗对于获得良好的预后是必要的。迄今为止，静脉或动脉内溶栓和血管内机械取栓被认为是最佳的治疗选择。然而，对于那些不适合进行血管内取栓或药物溶栓的患者，由经验丰富的专科医生进行显微外科取栓也是一种安全的治疗方法，血运重建率很高。在本章中，我们介绍了显微外科取栓术，用于基底动脉末端和大脑后动脉近端的紧急血运重建，并概述了颅内显微外科取栓术的一般状况。

关键词：基底动脉，栓塞，颈内动脉，颅内血管闭塞，显微外科取栓术，大脑中动脉闭塞，血栓栓子切除术，脑梗死溶栓

■ 病理生理学、发病率、流行病学和疾病自然史

缺血性脑卒中是全世界最常见的死亡原因之一[1]，也是身体和精神残疾的主要原因之一，大约85%的脑卒中是由缺血引起的[2]。近几十年来，缺血性脑卒中的预防措施和先进的治疗手段降低了西方国家脑缺血性卒中的发生率和死亡率[3]。但是，在未来几年中，随着人口老龄化带来的人口结构的变化只会增加缺血性卒中管理的艰巨性。

通常，缺血性脑卒中是由栓子栓塞、血流动力学障碍、局部血管病变、动脉粥样硬化和血栓形成等原因引起的。其他原因包括颈内动脉（ICA）和椎动脉切开、血管痉挛和医源性损伤等。在本章节中，我们将专门阐述影响脑干血供的缺血性脑卒中的栓塞原因。

后循环卒中

15%~20%的缺血性卒中发生在后循环。无论是因为动脉栓塞，还是局部动脉粥样硬化所致的急性基底动脉闭塞，虽然不到总卒中事件的1%，但却有着极高的死亡率[4, 5]。基底动脉远端闭塞的经典原因是血栓栓塞，因为这段血管直径突然变小，所以临床上是血栓栓塞的好发部位[6]。基底动脉远端的闭塞将会导致丘脑、中脑、颞叶下部和枕叶的梗死。

栓塞性卒中

源于动脉和心脏的栓塞是栓塞性事件中最常见的两个原因。栓子最常来源于心脏和起源于主动脉弓的动脉粥样硬化壁变性，如颈总动脉和颈内动脉（ICA）。

心源性栓塞占缺血性卒中的15%~30%[10, 11]。心源性栓子的3个主要形成机制分别是血流瘀滞导致左心房血栓形成（由心房纤颤、心肌梗死或心力衰竭所致）、瓣膜表面血栓形成（由心内膜炎、风湿性二尖瓣瓣膜病、二尖瓣脱垂、二尖瓣环钙化或主动脉瓣瓣膜病所致）、异位栓子（由残留的卵圆孔未闭所致）。

由颈动脉粥样硬化引起的缺血性卒中约占前循环卒中的20%[8, 9]。这种情况下，卒中发生的主要机制是粥样硬化斑块表面破裂后形成腔内血栓，以及血栓物质在血液中向下游血管区域流动阻塞远端血供。

■ 临床表现

既往无症状患者的急性发病往往提示是栓子脱落引发的，根据受影响的血管区域，临床症状往往会有所不同，有时可能会有明显不同。多种临床症状会进一步明确临床诊断，尤其是后循环卒中患者。

前循环

颈内动脉（ICA）、大脑前动脉或大脑中动脉（MCA）闭塞会引发对侧躯体偏瘫、麻痹，失语（左半球）和对侧中枢性（CNs Ⅶ）面瘫。恶性脑梗死发生颞叶钩回疝时可危及患者生命。

后循环

基底动脉末端的急性闭塞会影响颞叶下部、枕

叶、中脑和双侧丘脑的功能。意识清醒的患者可能会出现以下症状：垂直眼震、辐辏反射障碍、反应迟钝、斜视、对光反射迟钝或消失、头晕、呕吐、构音障碍、辩距困难和共济失调[5, 12, 13]。

同侧大脑后动脉（PCA）阻塞可导致对侧视野缺损，而双侧PCA阻塞可导致皮层盲；中脑梗死可导致动眼神经（CNs Ⅲ）麻痹，对侧偏瘫和半身共济运动障碍；中脑下部梗死可导致吞咽困难和滑车神经（CNs Ⅳ）麻痹[5, 12, 13]。

■ 时间管理和围手术期评估

时间管理

入院前和入院后的时间管理是影响患者预后的最关键因素，这段时间是可以人为控制的。这里要强调的是，快速将患者转运至既有介入治疗又有手术治疗救治条件的卒中中心非常重要，因为目前在院前阶段尚不能完全排除出血性卒中[14]。即使在具有完备院前急救系统的发达国家，也仅有10%~20%的缺血性卒中患者到达卒中中心的时间足以进行血运重建治疗。

影像学

虽然计算机断层扫描（CT）和磁共振成像（MRI）进行血管成像非常耗时，但在决定是否进行血运重建过程中至关重要[15-19]。必须仔细评估梗死核心和处在危险中可挽救的脑组织。此外，必须注意将栓塞性闭塞与局部动脉粥样硬化性闭塞区分开（图24.1），例如，仅35%的基底动脉闭塞是由心源性或动脉源性栓子引起的[10, 11]。

计算机断层扫描（CT）

普通CT可以快速排除出血或肿瘤病变。CT颅内血管造影（CTA），静脉内注射造影剂后于动脉期进行扫描，可在不到5s的时间内形成高度准确的血管造影影像。CT成像的速度优于其他成像方式，特别是对于不合作的患者。CTA对评估颅内血管中的大范围狭窄和闭塞也具有很高的效率。但是，CTA仅提供血管结构的静态图像，因此在评估流速和方向方面不如数字减影血管造影（DSA）。CT灌注成像可提供有关脑血流动力学的更多信息[15, 17]。

磁共振成像（MRI）

早期弥散加权成像（DWI）和表观弥散系数（ADC）的MRI检查对前循环和后循环缺血性卒中具有很高的敏感性[16]，因此，这种方法可以用于脑缺血性卒中的早期诊断。MRI DWI可以使高含水量的细胞外基质显影，细胞缺血性梗死后产生细胞毒性水肿，细胞内液扩散到周围细胞基质内产生弥散障碍性水肿。MRI灌注成像还可以确定每个区域

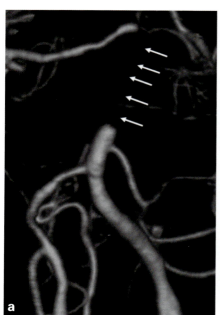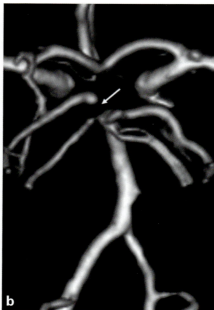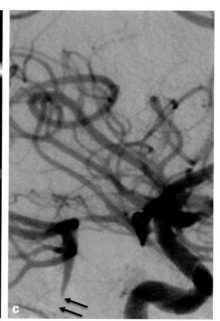

图24.1 术前计算机断层血管造影（CTA）重建显示（a）基底动脉远端和（b）左大脑后动脉近端典型的栓塞性闭塞（箭头）。（c）基底动脉中部动脉粥样硬化性闭塞（箭头）可以在数字减影血管造影（DSA）中显现：通过颈内动脉注射造影剂，后循环上部的逆行显影显示基底动脉中部闭塞（箭头）

的以下参数：灌注峰值的时间、平均灌注时间、脑血流量和脑血容量。对这些变量的评估可以得出以下结论：

- 灌注和弥散障碍（不可逆缺血）
- 灌注减少和正常弥散（可逆性缺血）
- 没有弥散障碍的灌注障碍（缺血半暗带）

■ 非手术治疗

药物治疗

对于急性缺血性卒中在 4.5h 时间窗内的患者，静脉使用重组组织纤溶酶原激活剂（rTPA）推荐级别为 IA 级，这已在多个国家的诊疗指南里建议。rTPA 的使用禁忌证已在表 24.1 中列出。

当符合适应证时，静脉内给予 0.9mg/kg rTPA，最大剂量为 90mg。剂量划分如下：首先静脉推注 10%，剩余的 90% 在 1h 内通过注射泵持续给完。但是，使用 rTPA 进行静脉溶栓治疗对主要分支闭塞（ICA、近端 MCA 和 BA）的作用有限[24-26]。

表 24.1 rTPA 使用的禁忌证

观察因素	结果
发病时间	> 4.5h
口服抗凝剂或 INR 值	> 1.7
蛛网膜下腔出血	任何时期
颅内出血	是
颅脑或脊髓手术	< 3 个月
颅内动脉瘤	是
颅内动静脉畸形或瘘	是
心内膜炎或心包炎	是
卒中伴癫痫发作	是
脑膜炎	是
分娩	< 10 天
胃肠道溃疡或出血	< 21 天
食管静脉曲张	是
急性胰腺炎	是
血小板减少症	< 100 × 10^9/L
高血压	> 185/110mmHg
低血糖症	< 50mg/dL
高血糖症	> 400mg/dL
NIHSS 评分（低）	< 5 分
NIHSS 评分（高）	> 25 分
大手术或外伤	< 2 周

缩写：NIHSS. 美国国立卫生研究院卒中量表；rTPA. 重组组织纤溶酶原激活剂

血管内治疗

在过去的 10 年中，对颅内主要血管闭塞的血管内治疗变得越来越重要。起初，使用 rTPA 或尿激酶进行动脉内溶栓是主要的治疗方式，一些研究显示对闭塞血管再通对改善预后有明显获益[27, 28]。近几年中，随着机械取栓设备的快速发展，越来越多的血管闭塞性疾病开始采用机械取栓术[11, 19, 30]。扩张支架技术明显提高了血管再通率和患者预后[1, 32-35]，表 24.2 列出了血管内机械血管重建的应用标准［基于美国心脏协会 / 美国中风协会（AHA/ASA）指南］[36, 37]。

■ 显微外科治疗

Welch[38] 在 1956 年报道了第一例颅内血管外科手术取栓术。从那时起，陆续出现几篇令人鼓舞的报道，报道了成功的显微外科取栓术具有很高的再通率（表 24.3）[39-42]。接下来的部分介绍了颅内取栓术的常规技术，可以将其应用于 ICA、MCA、远端 BA 和近端 PCA。到达基底动脉的显微外科手术入路比到达 MCA 分叉所需的更深，更窄（图 24.2）。显微外科解剖外侧裂（Sylvian 裂）被认为是标准的神经外科手术。图 24.3 介绍了经外侧裂颞前入路到达后循环顶端的显微外科解剖方法。图 24.4 提供了血管处置的详细信息，讲解了完整的基底动脉栓子切除术过程。这项技术可以应用于其他颅内动脉分叉处，如 ICA 和 MCA，这些分叉处容易发生栓塞。

开颅

患者仰卧，头部朝患侧相反方向旋转，并略高

表 24.2 大血管闭塞后血管内机械取栓适应证

适应证	结果
发病前 mRS 评分	0~1 分
根据 AHA/ASA 指南在急性缺血性卒中发作 4.5h 内静脉给予 rTPA	是
ICA 或 MCA 近端引起的闭塞	是
年龄	≥ 18 岁
NIHSS 评分	> 5 分
ASPECTS 评分	> 5 分
介入治疗	症状发作 ≤ 6h

缩写：AHA/ASA. 美国心脏协会 / 美国卒中协会；ASPECTS. 阿尔伯塔省卒中计划早期 CT 评分；ICA. 颈内动脉；MCA. 大脑中动脉；mRS. 改良兰金量表；NIHSS. 美国国立卫生研究院卒中量表；rTPA. 重组组织纤溶酶原激活剂

表 24.3 显微外科取栓术后的再通率

作者，年份	例数	血管	再通率（%）	良好预后，例数 / 总数（%）
Horiuchi 等，2009	30	MCA	100	16/30（53）
Inoue 等，2013	23	ICA，MCA	91	5/23（22）
Meyer 等，1985	20	MCA	80	7/20（35）
Hino 等，2016	14	ICA，MCA 近端	100	4/14（29）

缩写：ICA. 颈内动脉；MCA. 大脑中动脉

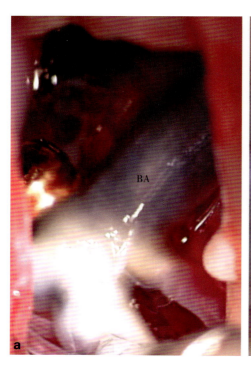
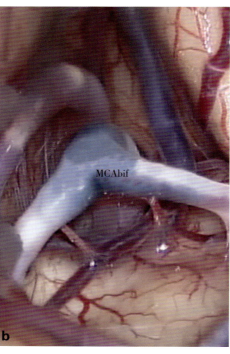

图 24.2（a）基底动脉（BA）分叉部栓子切除术比（b）大脑中动脉分叉部（MCAbif）栓子切除术，手术通道的工作空间和距离显著不同

于心脏水平，以增加静脉流出量。头部固定在三点式头部固定器中。于额颞部将皮肤弧形切开，可快速完成单层肌皮瓣。通常可以在头皮切开后 10min 内完成针对目标血管的额颞开颅。

有针对性地解剖外侧裂到达 MCA 闭塞处

认真仔细的术前计划可针对性开放侧裂，以准确地暴露出 MCA 闭塞段。在所有情况下，暴露都必须为外科医生提供完成手术所需的足够的操作空间。

经侧裂颞前入路到达 ICA、PCA 近端和 BA 远端的闭塞

认真仔细地解剖和游离浅表的侧裂静脉对充分地牵拉颞前叶、暴露颈内动脉动眼神经三角，通过显微外科手段处理 ICA、PCA 近端和 BA 远端的栓塞性闭塞都至关重要。这样才有可能在深部手术入路中获得足够的操作空间，以进行显微外科手术操作，并对受影响的血管进行近端和远端控制。虽然在颞极分离引流静脉很困难，但还是应该保护好主要的引流静脉。

动眼神经

在颈内动脉和动眼神经之间进行操作，例如经外侧裂治疗基底动脉顶端动脉瘤所需的必要显微外科解剖，可能会导致动眼神经麻痹[46]，直接的机械牵拉或血管损伤都可能损伤到动眼神经核和神经束。即使使用了颞前入路，但手术入路仍较深（7~8cm）且较窄。如果动眼神经和滑车神经不能控制在直视下，那么手术中的神经电生理监测可提供额外的帮助来防止这些神经的永久性损伤。

血管处置和栓子切除

手术区域解剖应足够充分，以便能临时阻断闭

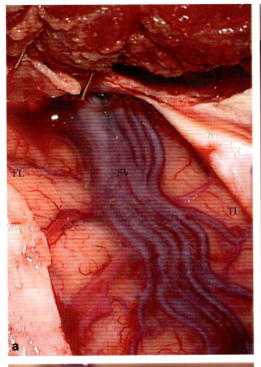

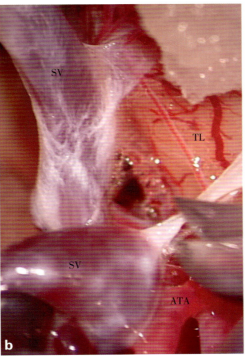

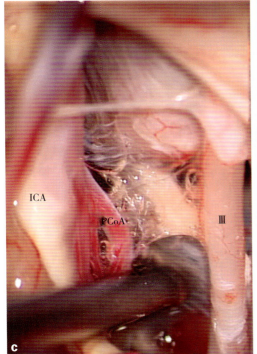

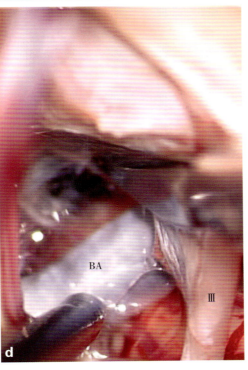

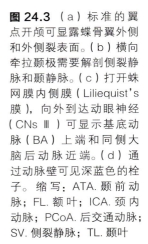

图 24.3 （a）标准的翼点开颅可显露蝶骨翼外侧和外侧裂表面。（b）横向牵拉颞极需要解剖侧裂静脉和颞静脉。（c）打开蛛网膜内侧膜（Liliequist's膜），向外到达动眼神经（CNs Ⅲ）可显示基底动脉（BA）上端和同侧大脑后动脉近端。（d）通过动脉壁可见深蓝色的栓子。缩写：ATA. 颞前动脉；FL. 额叶；ICA. 颈内动脉；PCoA. 后交通动脉；SV. 侧裂静脉；TL. 颞叶

塞段血管的近心端和远心端。在进行动脉切开之前应先阻断远心端，以防止栓子脱落进而导致继发性栓塞。通常情况下，在血管表面横行切开约 2/3，以提供足够的空间来取出栓子，常选择栓塞动脉栓子的远端部位进行血管切开，用尖端锐利的显微外科手术钳游离和切除栓子。栓子完全取出后，将临时阻断夹放置在动脉切开处的近心端和远心端，接下来使用 10-0 微螺纹缝合线缝合 3 或 4 针以缝合动脉切开处。

术中评估

取栓结束后，应确认再通血管的下游血管血流通畅，多普勒超声和吲哚菁绿荧光血管造影可以用

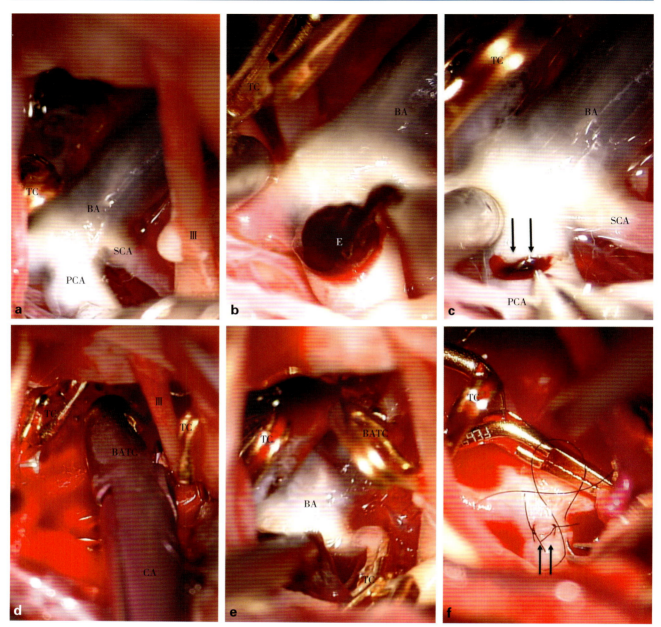

图 24.4 显微外科取栓术的首要任务是用临时阻断夹（TC）控制所有周边的分支血管。（a）在基底动脉（BA）栓塞切除术中，小脑上动脉（SCA）和大脑后动脉（PCA）均应受到控制。（b）在栓子远心端进行横向动脉切开（E）可以（c）用精细的显微外科镊子将栓塞物质（箭头）顺血流方向取出。（d）栓塞物质取出后，可以（e）使用临时阻断夹迅速控制输入血管的顺行性出血。（f）最后，间断缝合（箭头）关闭动脉切口。缩写：BATC. 基底动脉临时夹；CA. 施夹器；Ⅲ. 动眼神经（CNs Ⅲ）

于检查血运重建的程度[47]。

■ 患者预后

我们分析了 2012 年 4 月至 2016 年 2 月期间诊断为颅内大血管（ICA、MCA、BA 和 PCA）闭塞并接受了显微外科取栓术治疗的 30 例患者，其中女性 14 例，男性 16 例，中位年龄为 72 岁（52~89 岁），到达医院时 NIHSS（美国国立卫生研究院卒中量表）

评分的中位数为 14 分（范围为 6~40 分）。所有 30 例患者均出现卒中症状，因此怀疑栓塞性血管闭塞，阻塞影响了 ICA（$n=5$）、MCA（$n=21$）、BA（$n=3$）和 PCA–P1 段（$n=1$）。以上所有病例，决定显微外科取栓均是以灌注弥散不相符为基础（CTA 和 MRI）。

我们的时间管理如下：从症状发作至到达急诊科的时间中位数为 58min（30~660min）；稳定病情，评估和影像学检查所需时间的中位数为 67min（41~240min）；从决定介入到血运重建之间时间的中位数为 36min（22~100min）。

显微外科取栓术的疗效通过脑梗死溶栓（TICI）（表 24.4）分级系统进行评估[48]。经术后 CTA 影像证实，在所有 30 例病例中，均实现了完全再通（TICI 3）。

有 12 名患者介入前和介入后 NIHSS 评分对比评估显示，所有患者均得到改善［中位数：14 分（5~40 分）比 4 分（0~31 分）］，相差大于 10。在为期 3 个月的随访中，达到了以下治疗结果：ICA（n=5），2 例好转和 3 例稳定；MCA（n=21），8 例好转，13 例稳定；BA 或 PCA（n=4），3 例稳定，1 例恶化。在为期 12 个月的随访中，使用改良的 Rankin 量表（mRS）（表 24.5）评估预后[49, 50]。为进一步分析，预后分为 3 组：好（mRS 0~1），中（mRS 2~4），和差（mRS 5~6）。表 24.6 总结了最佳实践建议证据。

■ 讨论

颅内主要血管的闭塞，尤其是 BA 的急性闭塞，可以导致 30% ~40% 的高死亡率[4, 5]。现代卒中治疗

表 24.4　脑梗死（TICI）溶栓分级系统[a]

分级	说明
0	没有灌注；闭塞处远端没有顺行血液流动
1	很少的灌注；造影剂可以挤过阻塞区域，但在血管造影过程中未能使阻塞远端的整个脑组织显影。
2	部分灌注
2a	仅部分灌注，不足所有血管的 2/3 可见
2b	全部灌注，所有预期血管区域完全灌注，但灌注速度比正常速度慢
3	充分灌注所有远端分支

[a]：修改自 Higashida 等，2003

表 24.5　改良 Rankin Scale[a] 量表

分级	说明
0	完全没有症状
1	有症状无严重残疾：可以从事日常工作及活动
2	轻度残疾：无法进行之前的所有活动，但是能够在没有帮助的情况下照顾自己的事务
3	中度残疾：需要一些帮助，但能够在没有帮助的情况下行走
4	中度严重残疾：没有帮助就无法行走，没有帮助就无法满足身体需求
5	严重残疾：卧床不起，大小便失禁，需要不断地护理和关注
6[b]	死

[a]：Van Swieten 等修改，1988
[b]：原始的兰金量表不包括 6 级（死亡）

表 24.6　卒中管理的最佳操作指南

指南
- 早期临床诊断和稳定患者状态
- 快速转运至卒中中心，以选择血管内或外科治疗
- 先进的重症监护管理
- 先进的血管成像（CT、CTA、CT 灌注、MRI 灌注 – 弥散）
- 静脉溶栓（考虑禁忌证和时间窗）：0.9mg/kg rTPA（初始推注量的 10%，在 1h 内持续泵入剩余 90%）
- 血管内机械性血运重建（血管造影下）
- 显微外科血运重建术（个体治疗方法）
- 重症监护卒中管理和预防卒中并发症

缩写：CT. 计算机断层扫描；CTA. 计算机断层血管造影；MRI. 磁共振成像；rTPA. 重组组织纤溶酶原激活物

中早期采用血运重建措施可以改善患者预后，标准治疗方法是血管内 rTPA 溶栓和血管内支架取栓。

显微外科取栓术是一种备选的治疗方法[39-42]，应针对高级脑卒中中心的特定病例提供。此类情况包括治疗影响 BA 远端和 PCA 近端并引起后循环上部卒中的栓塞性闭塞[44, 45]。

但是，时间是脑卒中治疗中患者预后良好与否的最重要预测因素，住院前后对脑卒中的快速处置对于保护神经功能和生命至关重要[14]。住院前脑卒中早期诊断后，应将患者迅速转运到有经验的脑卒中治疗中心[36, 37]；转运，初级稳定，影像学检查，方案制订和介入治疗的准备工作都在时间压力下进行。

在治疗决策过程中，血管成像非常重要。一般而言，在大血管闭塞患者中用 MRI DWI 观察到的小病变被认为是可以治疗的。此外，通过观察闭塞区域的造影剂形态来将栓塞性闭塞与局部动脉粥样硬化性闭塞区分开来很重要（图 24.1），动脉粥样硬化性闭塞造影剂通常表现为纺锤形。

尽管通过静脉内应用 rTPA 进行溶栓治疗有严格的适用证，但在一些国家中，在 4.5h 时间窗内用于急性脑卒中的治疗被作为 IA 级推荐[36, 37]。颅内大血管的近端闭塞通常对全身性静脉溶栓反应不好，因此，应考虑动脉内药物溶栓或机械取栓（使用支架取回器或其他手段）进行血管内血运重建[31-35, 51, 52]。这些技术可以实现较高的再通率（72%~88%）[31-35]。

此外，已经发表了几篇成功的显微外科取栓术在前循环中具有较高的再通率（80%~100%）的报道[39-42]。预后不仅与再通有关，而且还受到其他因素的极大影响，例如手术时机、血管闭塞的位置和侧支循环情况，即便如此，直接显微外科取栓仍是血运重建的有效措施，迅速开颅和快速手术是必要条件。标准的额颞入路可快速进入同侧的 Willis 环和

MCA，牵拉颞极，可以到达后循环上部（BA、PCA和小脑上动脉）[44, 45]。吲哚菁绿荧光造影和多普勒超声可以立即评估血运再通情况[47]。开放手术在溶栓失败后仍可以进行，rTPA 仅增加了很小的手术风险。通过蛛网膜下腔间隙进行显微外科解剖，对脑组织的影响最小。

■ 结论

对于经验丰富的专科医生而言，颅内大血管的显微外科取栓虽然要求苛刻，但基于目前的显微外科技术，又是相对安全的。通过进行显微外科取栓比使用血管内取栓装置可以更好地实现大型血管阻塞节段的完全再通，尤其是那些具有高强度血凝块或对药物和介入治疗无效的血管段。

参考文献

[1] Howard G, Howard VJ. Stroke disparities. In: Grotta JC, Albers GW, Broderick JP, et al, eds. Stroke: Pathophysiology, Diagnosis, and Management. New York, NY: 2016:204–216.

[2] Sacco RL, Ellenberg JH, Mohr JP, et al. Infarcts of undetermined cause: the NINCDS Stroke Data Bank. Ann Neurol 1989; 25(4):382–390.

[3] Towfighi A, Saver JL. Stroke declines from third to fourth leading cause of death in the United States: historical perspective and challenges ahead. Stroke 2011; 42(8):2351–2355.

[4] Israeli-korn SD, Schwammenthal Y, Yonash-Kimchi T, et al. Ischemic stroke due to acute basilar artery occlusion: proportion and outcomes. Isr Med Assoc J 2010; 12(11):671–675.

[5] Voetsch B, DeWitt LD, Pessin MS, Caplan LR. Basilar artery occlusive disease in the New England Medical Center Posterior Circulation Registry. Arch Neurol 2004; 61(4):496–504.

[6] Caplan LR. "Top of the basilar" syndrome. Neurology 1980; 30(1):72–79.

[7] Gore I, Collins DP. Spontaneous atheromatous embolization: review of the literature and a report of 16 additional cases. Am J Clin Pathol 1960; 33:416–426.

[8] Barnett HJ, Peerless SJ, Kaufmann JC. "Stump" on internal carotid artery—a source for further cerebral embolic ischemia. Stroke 1978; 9(5):448–456.

[9] Imparato AM, Riles TS, Gorstein F. The carotid bifurcation plaque: pathologic findings associated with cerebral ischemia. Stroke 1979; 10(3):238–245.

[10] Jung S, Mono ML, Fischer U, et al. Three-month and long-term outcomes and their predictors in acute basilar artery occlusion treated with intraarterial thrombolysis. Stroke 2011; 42(7):1946–1951.

[11] Schonewille WJ, Wijman CA, Michel P, et al; BASICS study group. Treatment and outcomes of acute basilar artery occlusion in the Basilar Artery International Cooperation Study (BASICS): a prospective registry study. Lancet Neurol 2009; 8(8):724–730.

[12] Mehler MF. The rostral basilar artery syndrome: diagnosis, etiology, prognosis. Neurology 1989; 39(1):9–16.

[13] Segarra JM. Cerebral vascular disease and behavior. I. The syndrome of the mesencephalic artery (basilar artery bifurcation). Arch Neurol 1970; 22(5):408–418.

[14] Prabhakaran S, Ward E, John S, et al. Transfer delay is a major factor limiting the use of intra-arterial treatment in acute ischemic stroke. Stroke 2011; 42(6):1626–1630.

[15] European Stroke Organisation (ESO) Executive Committee; ESO Writing Committee. Guidelines for management of ischaemic stroke and transient ischaemic attack 2008. Cerebrovasc Dis 2008; 25(5):457–507.

[16] Förster A, Griebe M, Gass A, Hennerici MG, Szabo K. Recent advances in magnetic resonance imaging in posterior circulation stroke: implications for diagnosis and prognosis. Curr Treat Options Cardiovasc Med 2011; 13(3):268–277.

[17] Kan P, Snyder KV, Binning MJ, Siddiqui AH, Hopkins LN, Levy EI. Computed tomography (CT) perfusion in the treatment of acute stroke. World Neurosurg 2010; 74(6):550–551.

[18] Ostrem JL, Saver JL, Alger JR, et al. Acute basilar artery occlusion: diffusion-perfusion MRI characterization of tissue salvage in patients receiving intra-arterial stroke therapies. Stroke 2004; 35(2):e30–e34.

[19] Simonsen CZ, Madsen MH, Schmitz ML, Mikkelsen IK, Fisher M, Andersen G. Sensitivity of diffusion- and perfusion-weighted imaging for diagnosing acute ischemic stroke is 97.5%. Stroke 2015; 46(1):98–101.

[20] Adams HP, Jr, Brott TG, Furlan AJ, et al. Guidelines for thrombolytic therapy for acute stroke: a supplement to the guidelines for the management of patients with acute ischemic stroke. A statement for healthcare professionals from a Special Writing Group of the Stroke Council, American Heart Association. Circulation 1996; 94(5):1167–1174.

[21] Albers GW, Bates VE, Clark WM, Bell R, Verro P, Hamilton SA. Intravenous tissue-type plasminogen activator for treatment of acute stroke: the Standard Treatment with Alteplase to Reverse Stroke (STARS) study. JAMA 2000; 283(9):1145–1150.

[22] Hacke W, Donnan G, Fieschi C, et al; ATLANTIS Trials Investigators; ECASS Trials Investigators; NINDS rt-PA Study Group Investigators. Association of outcome with early stroke treatment: pooled analysis of ATLANTIS, ECASS, and NINDS rt-PA stroke trials. Lancet 2004; 363(9411):768–774.

[23] National Institute of Neurological Disorders and Stroke rt-PA Stroke Study Group. Tissue plasminogen activator for acute ischemic stroke. N Engl J Med 1995; 333(24):1581–1587.

[24] Hacke W, Kaste M, Bluhmki E, et al; ECASS Investigators. Thrombolysis with alteplase 3 to 4.5 hours after acute ischemic stroke. N Engl J Med 2008; 359(13):1317–1329.

[25] Lees KR, Bluhmki E, von Kummer R, et al; ECASS, ATLANTIS, NINDS, and EPITHET rt-PA Study Group. Time to treatment with intravenous alteplase and outcome in stroke: an updated pooled analysis of ECASS, ATLANTIS, NINDS, and EPITHET trials. Lancet 2010; 375(9727):1695–1703.

[26] Tomsick T, Brott T, Barsan W, et al. Prognostic value of the hyperdense middle cerebral artery sign and stroke scale score before ultraearly thrombolytic therapy. AJNR Am J Neuroradiol 1996; 17(1):79–85.

[27] Lindsberg PJ, Soinne L, Tatlisumak T, et al. Long-term outcome after intravenous thrombolysis of basilar artery occlusion. JAMA 2004; 292(15):1862–1866.

[28] Lindsberg PJ, Mattle HP. Therapy of basilar artery occlusion: a systematic analysis comparing intra-arterial and intravenous thrombolysis. Stroke 2006; 37(3):922–928.

[29] Lutsep HL, Rymer MM, Nesbit GM. Vertebrobasilar revascularization rates and outcomes in the MERCI and multi-MERCI trials. J Stroke Cerebrovasc Dis 2008; 17(2):55–57.

[30] Pfefferkorn T, Holtmannspötter M, Schmidt C, et al. Drip, ship, and retrieve: cooperative recanalization therapy in acute basilar artery occlusion. Stroke 2010; 41(4):722–726.

[31] Campbell BC, Mitchell PJ, Kleinig TJ, et al; EXTEND-IA Investigators. Endovascular therapy for ischemic stroke with perfusion-imaging selection. N Engl J Med 2015; 372(11):1009–1018.

[32] Costalat V, Machi P, Lobotesis K, et al. Rescue, combined, and stand-alone thrombectomy in the management of large vessel occlusion stroke using the solitaire device: a prospective 50-patient single-center study: timing, safety, and efficacy. Stroke 2011; 42(7):1929–1935.

[33] Goyal M, Demchuk AM, Menon BK, et al; ESCAPE Trial Investigators. Randomized assessment of rapid endovascular treatment of ischemic stroke. N Engl J Med 2015; 372(11):1019–1030.

[34] Jovin TG, Chamorro A, Cobo E, et al; REVASCAT Trial Investigators. Thrombectomy within 8 hours after symptom onset in ischemic stroke. N Engl J Med 2015; 372(24):2296–2306.

[35] Saver JL, Goyal M, Bonafe A, et al; SWIFT PRIME Investigators. Stentretriever thrombectomy after intravenous t-PA vs. t-PA alone in stroke. N Engl J Med 2015; 372(24):2285–2295.

[36] Jauch EC, Saver JL, Adams HP, Jr, et al; American Heart Association Stroke Council; Council on Cardiovascular Nursing;Council on Peripheral Vascular Disease;Council on Clinical Cardiology. Guidelines for the early management of patients with acute ischemic stroke: a guideline for healthcare professionals from the American Heart Association/American Stroke Association. Stroke 2013; 44(3):870–947.

[37] Powers WJ, Derdeyn CP, Biller J, et al; American Heart Association Stroke Council. 2015 American Heart Association/

American Stroke Association focused update of the 2013 guidelines for the early management of patients with acute ischemic stroke regarding endovascular treatment: a guideline for healthcare professionals from the American Heart Association/American Stroke Association. Stroke 2015; 46(10):3020–3035.

[38] Welch K. Excision of occlusive lesions of the middle cerebral artery. J Neurosurg 1956; 13(1):73–80.

[39] Inoue T, Tamura A, Tsutsumi K, Saito I, Saito N. Surgical embolectomy for large vessel occlusion of anterior circulation. Br J Neurosurg 2013; 27(6):783–790.

[40] Hino A, Oka H, Hashimoto Y, et al. Direct microsurgical embolectomy for acute occlusion of the internal carotid artery and middle cerebral artery. World Neurosurg 2016; 88:243–251.

[41] Horiuchi T, Nitta J, Ogiwara T, Sakai K, Hongo K. Outcome predictors of open embolectomy in middle cerebral artery occlusion. Neurol Res 2009; 31(9):892–894.

[42] Meyer FB, Piepgras DG, Sundt TM, Jr, Yanagihara T. Emergency embolectomy for acute occlusion of the middle cerebral artery. J Neurosurg 1985; 62(5):639–647.

[43] Elsharkawy A, Niemelä M, Lehečka M, et al. Focused opening of the sylvian fissure for microsurgical management of MCA aneurysms. Acta Neurochir (Wien) 2014; 156(1):17–25.

[44] Goehre F, Kamiyama H, Kosaka A, et al. The anterior temporal approach for microsurgical thromboembolectomy of an acute proximal posterior cerebral artery occlusion. Neurosurgery 2014; 10 Suppl 2:174–178, discussion 178.

[45] Goehre F, Yanagisawa T, Kamiyama H, et al. Direct microsurgical embolectomy for an acute distal basilar artery occlusion. World Neurosurg 2016; 86:497–502.

[46] Horikoshi T, Nukui H, Yagishita T, Nishigaya K, Fukasawa I, Sasaki H. Oculomotor nerve palsy after surgery for upper basilar artery aneurysms. Neurosurgery 1999; 44(4):705–710, discussion 710–711.

[47] Raabe A, Beck J, Gerlach R, Zimmermann M, Seifert V. Near-infrared indocyanine green video angiography: a new method for intraoperative assessment of vascular flow. Neurosurgery 2003; 52(1):132–139, discussion 139.

[48] Higashida RT, Furlan AJ, Roberts H, et al; Technology Assessment Committee of the American Society of Interventional and Therapeutic Neuroradiology; Technology Assessment Committee of the Society of Interventional Radiology. Trial design and reporting standards for intraarterial cerebral thrombolysis for acute ischemic stroke. Stroke 2003; 34(8):e109–e137.

[49] Rankin J. Cerebral vascular accidents in patients over the age of 60. II. Prognosis. Scott Med J 1957; 2(5):200–215.

[50] van Swieten JC, Koudstaal PJ, Visser MC, Schouten HJ, van Gijn J. Interobserver agreement for the assessment of handicap in stroke patients. Stroke 1988; 19(5):604–607.

[51] Furlan A, Higashida R, Wechsler L, et al. Intra-arterial prourokinase for acute ischemic stroke. The PROACT II study: a randomized controlled trial. Prolyse in Acute Cerebral Thromboembolism. JAMA 1999; 282(21):2003–2011.

[52] Hill MD, Rowley HA, Adler F, et al; PROACT-II Investigators. Selection of acute ischemic stroke patients for intra-arterial thrombolysis with prourokinase by using ASPECTS. Stroke 2003; 34(8):1925–1931.

第二十五章　脑干和丘脑实质内出血

Lynn B. McGrath, Michael R. Levitt

摘要

脑干和丘脑实质内出血（IPH）是高死亡率和高致残率的相对罕见疾病，传统上是通过药物来治疗的，尽管最近已证明立体定向抽吸术的应用是有前景的。在全球范围内每 10 万人中 10~20 人会发生脑干 IPH。慢性高血压患者发生脑干 IPH 的风险升高 4 倍，并且在高危人群中例如男性、55 岁以上的人群以及某些种族，IPH 的发生率要高得多。报道的死亡率在 30%~90% 之间，并且幸存者的预后通常是所有类型的中风患者中最差的。脑干 IPH 患者通常表现为严重的高血压，随后是意识状态的快速下降，瞳孔异常，呼吸紊乱和运动障碍。药物治疗是首选的治疗方法。但是，诸如立体定向抽吸术的微创手术正在扩大这种极具挑战性疾病的外科治疗选择。

关键词：脑干，脑出血，脑实质出血，脑桥，丘脑

■ 病理生理学

脑干出血通常被认为有 3 种类型：

（1）限于脑干实质内非创伤性的自发性出血；（2）自发性出血向上延伸至中脑或丘脑，或破入脑室系统；（3）因外伤后幕上占位效应和随后的小脑幕切迹疝引起的脑干点状出血。目前脑桥是脑干内 IPH 最易发的部位，无论血肿起源于哪里[1]。

脑干出血是一种相对罕见的疾病，几乎都以原发性脑桥出血（PPH）和丘脑出血（TH）为特征。自发性 IPH 病例的临床病理研究过去主要集中在更常见的幕上 IPH。尽管许多已被接受的对幕上 IPH 发生机制的理解可以合理地应用于 PPH 和 TH，但是每种类型的出血都有其独特的供血不同细胞群的系统，导致不同类型出血对 IPH 的反应可能不同。因此继续致力于开发 PPH 和 TH 的特定动物模型是非常必要的[2-4]。

长期高血压会导致脆弱的脑动脉血管壁内发生病理变化，是 IPH 的主要危险因素。这个因果关系已被认定 1 个世纪以上，但是血管破裂的具体机制仍具有争议。1868 年，Charcot 和 Bouchard 将 IPH 与小假性脑动脉瘤的破裂相关联，这些主要在小动脉血管壁中形成的动脉瘤往往预示大量的自发性脑出血[2]。最近的超微结构研究表明，Charcot–Bouchard 提出的这个机制只能解释少数的 IPH 病例。相反的是，大多数 IPH 都发生在动脉硬化后薄弱的动脉分叉部[5]。

Takebayashi 和 Kaneko[5] 率先报道了用电子显微镜检查这些破裂部位的方法。他们用发生脑出血 4h 内行手术治疗的患者中取出的豆纹动脉，与尸检时取出的双侧豆纹动脉和脑膜中动脉作为对比。作为对照的颞叶皮层小血管分支在培养基中存在正常平滑肌细胞。然而，中间和远端部分的豆纹动脉破裂点处的中层平滑肌细胞严重萎缩或者完全缺失，这些破裂点一般位于或靠近血管分叉处。所有的破裂部位都呈现管腔扩张、内膜增厚和因细胞外基质中细胞碎片增多引起的虫蚀样萎缩的中层平滑肌。

这些小的脑血管发生退行性改变在很大程度上是由于慢性高血压加速了脂质的浸润和血管壁顺应性下降的过程，例如发生脂肪玻璃样变性和纤维蛋白样坏死的动脉硬化。这些退行性改变使血管易因血压自发波动而破裂，其中影响最大的是大脑中动脉和前动脉发出的豆纹动脉。然而，Takebayashi 和 Kaneko[5] 的研究却揭示了在 4 例 PPH 和 TH 病例中有类似的发现。

Takebayashi 和 Kaneko[5] 推断小穿支动脉分叉部中层平滑肌细胞的退化是导致 IPH 的主要机制。在检查的 61 个病例中，有 2 例发生了符合 Charcot–Bouchard 动脉瘤特征的小节段扩张血管的破裂。然而，最终得出的结论是，尽管这些动脉瘤确实存在，但它们并不是导致 IPH 患者动脉破裂的主要机制。

Takebayahsi 和 Kaneko[5] 的研究主要集中在由于豆纹动脉破裂导致的需要通过手术减压和清除的幕上 IPH。尽管有些可解释这个现象的机制同样适用于 PPH 和 TH，但认为这些出血的发生途径完全相同是不合适的。事实证明，建立脑干出血模型来研究解剖位置截然不同的出血是有挑战性的[4, 5]。

一项对 18 例脑干出血患者的尸检研究创建了一个基于解剖位置的脑干出血分类（图 25.1）[6]。发现大多数 PPH 病例（18 例中的 15 例）起源于脑桥中段的基底和被盖边界内侧区域。这种出血方式被称

为被盖基底型，如在磁共振成像中所见（图 25.2），并进一步细分为"上被盖基底型"和"下被盖基底型"，其发病率几乎相等。少部分患者（18 名患者中的 3 名）的出血源自于脑桥中间水平的被盖，被称为被盖型（图 25.3）。

被盖基底型脑桥出血被发现以可预测的方式延伸[6]，即向对侧、腹背侧和向上扩展。18 例患者中有 15 例出血向对侧延伸形成双侧 PPH。也有 15 例患者出现了向腹背侧延伸，其中 12 例破入了第四脑室。有 13 例患者被记录到向上延伸，其中 11 例穿入中脑，2 例远达丘脑。在所有 18 例患者中，有 5 例出血局限于脑桥内。在所有出血模式中均未记录到直接延伸至延髓。由于快速发作和出血量大（＜40mL）的特征，被盖基底型 PPH 被认为是动脉性出血。由

于出血量小（＜10mL）并且一般局限在脑桥一侧，被盖型出血被认为是毛细血管或静脉性出血。

无论哪种亚型，出血形成最初都是单个血管破裂，随后由于张力的增加诱发相邻的动脉破裂，快速以"雪崩"方式累及多个破裂点形成更大的血肿[5]。IPH 侵及的脑组织切片的特征是水肿、神经元损伤、周围组织中巨噬细胞和中性粒白细胞的浸润[2]。出血被发现在血肿包埋的完整白质平面之间延伸。

血脑屏障的破坏和神经元死亡的过程导致的血管源性水肿和细胞毒性水肿通常维持 5~14 天[7]。尽管曾经广泛认为血肿对周围组织的机械压迫是 IPH 原发和继发缺血性损伤的主要因素，但现在认为血液和血浆中神经元死亡的副产物可对神经组织产生继发损伤[2]。

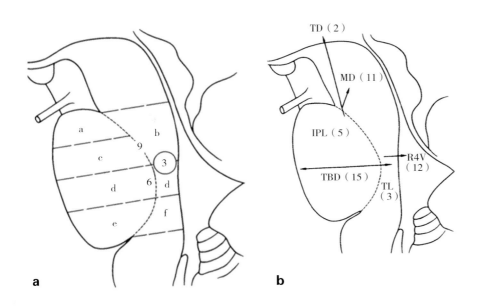

a

b

图 25.1 （a，b）插图显示脑桥实质出血的起源。数字表示 18 例患者在这些区域里出血的例数。缩写：IPL. 局限于脑桥；中脑延伸；R4V. 破入第四脑室；TBD. 向被盖基底部延伸；TD. 向丘脑延伸；TL. 局限于被盖部

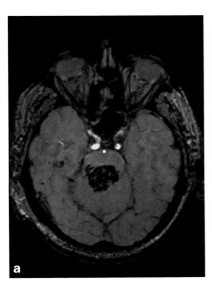
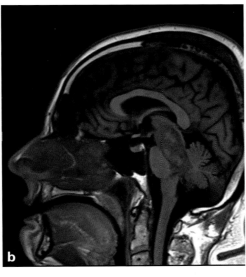

图 25.2 一例被盖基底型脑桥实质出血患者的（a）轴位和（b）矢状位磁共振成像梯度回波序列

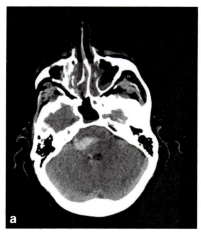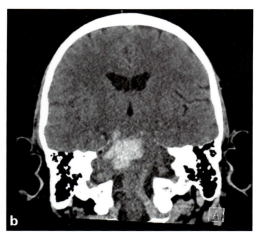

图 25.3 单侧被盖型脑桥实质出血患者的（a）轴位和（b）冠状位平扫 CT

■ 发病率和流行病学

在全球范围内每 10 万人中有 10~20 人会发生自发性 IPH[2]。该发病率涵盖大脑中所有部位的自发性出血。一项综述研究美国近 30 年所有与 IPH 相关的入院患者，发现了 1 545 000 例 IPH 病例，占所有住院病例的 0.15%[8]。1979 年至 1988 年间，与 IPH 相关的住院人数急剧增加，这归因于 CT 开始应用于神经系统急症和 1979 年引入的《国际疾病分类》第九版临床修改（ICD-9-CM）。自这次增长以后，IPH 的入院率到 2008 年（研究的最后一年）基本保持稳定。

在这组大宗研究中，PPH 是相对罕见的，每年每 50 000 人中有 1 例发病，全世界每年近 140 000 例病例。尽管 PPH 仅占全球每年 200 万例 IPH 中的约 7%~10%，但它是所有中风类型中致残率和死亡率最高的[2-4, 9-14]。TH 比 PPH 更常见，占所有 IPH 病例的 30%，它的致残率和死亡率也很高[15-17]。

慢性高血压患者患 IPH 的风险增加 4 倍[18]。可以预见，鉴于 IPH 与慢性高血压的关系，其发病率也会随着常规医疗服务的下降而增加，因此其在贫困和低教育水平人群中更为普遍[2]。但是，在高危人群中，例如男性、55 岁以上以及某些种族，IPH 的发病率可能要高得多[2-4, 9-11]。

例如日本和非裔美国人等几类人种的 PPH 和 TH 发生率异常高。一项对美国中西部非裔和白人不同解剖位置颅内出血发生率的研究发现，美国非裔的 IPH 发生率更高（风险系数 =1.9）[19]。尽管存在这种差异，但非裔美国人的脑叶 IPH 发病率几乎没有增高（风险系数 =1.4）。PPH 和 TH（风险系数 =3.3）的增加是造成非裔美国人 IPH 风险高的最重要因素。此外，相对年轻的非洲裔美国人（35~54 岁）的发病风险要大大增高（风险系数 =9.8）。

■ 疾病自然史

患 PPH 和 TH 的预后通常较差。某些临床和影像学特征［发病后格拉斯哥昏迷量表（GCS）评分＜8 分、脑积水、男性、出血量大和瞳孔改变］可能预示更差的预后[9, 10, 12-14, 16, 20, 21]。文献报道 PPH 和 TH 死亡率为 30%~90%。1 年内有 62% 的患者死亡，3 年内 74% 的患者死亡，幸存者绝大多数都严重残疾[4, 22]。肺炎等全身并发症导致死亡很常见，并且与高龄高度相关。鉴于这种疾病急性期的致残率和死亡率，PPH 和 TH 幸存者的功能预后是所有中风类型中最差的[2, 3, 9, 10, 12-14, 16, 17, 20, 21]。

■ 临床表现

PPH 和 TH 的患者通常会出现严重的高血压，随后意识状态迅速变差、瞳孔异常、呼吸紊乱和运动功能障碍[6, 12, 21]。这些症状因脑桥出血类型的不同而有所不同。尽管快速发展的意识障碍可能使体格检查变得困难，但体检发现有时可以帮助定位出血的位置。例如，患有眼肌麻痹或不自主的眼球垂直运动的患者可能在同侧或双侧脑桥被盖的中间水平处发生病变，而呼吸紊乱的患者则可能累及了被盖基底结构[6]。在 TH 患者中，运动障碍是常见的，85% 的患者出现了偏瘫（104 例中的 88 例），而 55%（104 例中的 57 例）的患者出现足底反射异常（Babinski 征）[17]。在大约 1/3 的患者中观察到了动眼神经功能障碍和包括瞳孔缩小在内的瞳孔异常。

■ 围手术期评估

由于如此严重的病程，许多 PPH 和 TH 的患者要么状态不稳定无法进行干预，要么不适合手术治疗，预后往往很差。与患者家属进行坦率的沟通以及考虑患者本人的意愿至关重要。

尽管脑干或丘脑出血很少适合手术干预，但还是可以根据基本原则选择手术对象。一些作者主张将出血的位置和体积作为决定是否实施微创治疗（如立体定向抽吸术）的依据。例如，Hara 等[23] 报道在双侧被盖型和被盖基底型的 PPH 中使用立体定向抽吸术的结果令人鼓舞。对于 TH 患者，出血量小（＜10mL）的情况下通常采用保守疗法，因为这些患者通常会有良好的预后，因此是手术禁忌。Chen 等[15] 指出，在大多数情况下，无论采用何种治疗方法，出血量大（＞30mL）都会导致不良预后和高死亡率。他们在 2012 年进行的针对立体定向抽吸的研究表明，这种治疗对出血量中等（10~30mL）的患者可能有益。但是，这些选择标准是有争议的，尚未经过前瞻性验证。

■ 治疗方案

通常，PPH 或 TH 的患者出现意识水平下降，需要进行气管插管以保持气道开放和防止继发性损伤[24]。需要尽早决定实施过度通气，脱水治疗和放置脑室内导管以进行监测和控制颅内压。尽管 2015 年美国心脏协会指南建议对合并脑积水且 GCS 评分 ≤ 8 分[26] 的患者进行脑室引流并且将脑灌注压维持在 50~70mmHg 之间，但颅内压的初始治疗指南仍是一个颇具争议的话题[2, 25]。

有些作者试图评估使用更加侵入性的手术方式治疗 PPH 和 TH，但这些方法仍需长期的研究探索。截至 1996 年，有 315 项以上针对急性缺血性脑卒中治疗的随机临床试验，75 项以上针对蛛网膜下腔出血（SAH）的试验。与此同时，尽管 IPH 发病率是 SAH 的两倍以上，并且致残率和死亡率都高于急性缺血性卒中和 SAH，同期仅实施了 4 项 IPH 的手术治疗随机临床试验[27]。遗憾的是，在过去的 10 年中，最重要的针对 IPH 外科治疗的随机临床试验［缺血性心力衰竭（STICH）］是专门评估幕上 IPH 的治疗，因此并未涉及对脑桥或丘脑出血的治疗[28]。

开颅手术清除 PPH 和 TH 后的预后几乎都不好，这种做法已不受欢迎[29]。药物治疗仍然是首选的治疗方法，尽管从 1978 年开始尝试使用微创手术减少 TH 的体积[15]。CT 引导和超声引导的抽吸术可分别平均清除 71% 和 81% 的血肿，再出血率接近 5%，与抽吸血肿同时给予溶栓药物无显著差异[27]。幕上 IPH 的抽吸术是目前研究比较多的课题，但是大多数此类研究经常排除 PPH 和一部分 TH 患者。

目前有一些经手术治疗后有良好预后的患者[6, 20, 29]，其中最显著的是对双侧被盖基底型 PPH 患者进行立体定向抽吸治疗后表现出更好的功能预后和意识水平的提高[11, 22]。Chen 等在 2012 年对立体定向抽吸治疗 15 例中等量 TH 患者的研究显示，血肿量 3 天内减少了 12mL，7 天内减少了 18mL。作者直接穿过内囊到达血肿，因为这些脑组织往往在最初出血时已经被破坏了。抽吸组在 30 天内的再出血率为 9%，与保守治疗组的 5% 无明显差异。最重要的是，作者发现接受抽吸治疗的患者出现良好结果（GCS 评分 ＞ 3 分）的比率为 51%，而保守治疗组为 30%。同样，行抽吸手术患者的 90 天累计死亡率为 15%，而保守治疗组为 33%。

■ 患者预后

PPH 和 TH 是高度致死性的病变，文献报道的死亡率在 30% 至 90% 之间，但通常认为在一年死亡率超过 65%[2-4, 9, 10, 12-14, 16, 20, 21]。高达 74% 的 PPH 康复患者将在发病 3 年内死亡，幸存者通常也会严重残疾。高达 80% 的 IPH 康复患者 6 个月后无法恢复到生活自理，而 PPH 患者则更加严重，以至于他们通常无法参与有效的康复训练[30, 31]。

Lekic 等[3] 认为该死亡率之所以如此之高，是由于过多的维持正常脑干网状结构、呼吸和心血管功能必需的上行和下行脑干、丘脑投射。Qureshi 和 Broderick 等[29, 32] 发现，GCS 评分 ＜ 9 分且出血量大（＜60mL）的患者在 1 个月后的死亡率为 90%；而 GCS 评分 ＞ 9 分且出血量中等的患者（＜30mL）在 1 个月后的死亡率为 17%。

Balci 等[12] 发现 PPH 患者的总体死亡率为 56%。患者发生以下情况死亡风险会明显升高：入院时 GCS 评分 ＜ 10 分；血肿位于腹侧、双侧血肿或巨大被盖型出血；合并脑积水。此外，Balci 等[12] 还发现患者入院时的意识状态、血肿位置和脑积水之间存在显著相关性。

总的来说，出血量大或双侧被盖起源的出血患者预后更差，可能是由于血肿靠近脑神经核，网状激活系统和第四脑室。相反的是，Murata 等[21] 发现，PPH 血肿量小（横截面直径 ≤ 20mm）的患者，瞳孔异常和发生脑积水时预后更差。

■ 结论

PPH 和 TH 是高致残的疾病，外科手术干预被证明效果不佳。尽管 PPH 和 TH 仅占中风病例总数的一小部分，但它们是致残率和死亡率最高的卒中亚型。慢性高血压是脑血管系统改变的主要驱动因素，继而导致出血。尽管通过血压调节进行预防仍然是处理的主要方法，但最近的研究表明，对部分筛选的患者使用立体定向抽吸术可取得良好的效果。尽管对于这些患者手术还远远不是标准的治疗方法，但立体定向技术应用的持续改进可能会扩充外科手段的选择，在合适的患者中治疗这一具有挑战性的疾病。

参考文献

[1] Scarabino T, Salvolini U, Jinkins JR, eds. Emergency Neuroradiology. New York, NY: Springer; 2006.

[2] Qureshi AI, Tuhrim S, Broderick JP, Batjer HH, Hondo H, Hanley DF. Spontaneous intracerebral hemorrhage. N Engl J Med 2001; 344(19):1450–1460.

[3] Lekic T, Rolland W, Manaenko A, et al. Evaluation of the hematoma consequences, neurobehavioral profiles, and histopathology in a rat model of pontine hemorrhage. J Neurosurg 2013;118(2):465–477.

[4] Tao C, Zhang R, Hu X, et al. A novel brainstem hemorrhage model by autologous blood infusion in rat: white matter injury, magnetic resonance imaging, and neurobehavioral features. J Stroke Cerebrovasc Dis 2016;25(5):1102–1109.

[5] Takebayashi S, Kaneko M. Electron microscopic studies of ruptured arteries in hypertensive intracerebral hemorrhage. Stroke 1983;14(1):28–36.

[6] Goto N, Kaneko M, Hosaka Y, Koga H. Primary pontine hemorrhage: clinicopathological correlations. Stroke 1980;11(1):84–90.

[7] Zazulia AR, Diringer MN, Derdeyn CP, Powers WJ. Progression of mass effect after intracerebral hemorrhage. Stroke 1999;30(6):1167–1173.

[8] Rincon F, Mayer SA. The epidemiology of intracerebral hemorrhage in the United States from 1979 to 2008. Neurocrit Care 2013;19(1):95–102.

[9] Matsukawa H, Shinoda M, Fujii M, Takahashi O, Murakata A. Risk factors for mortality in patients with non-traumatic pontine hemorrhage. Acta Neurol Scand 2015;131(4):240–245.

[10] Seong JW, Kim MH, Shin HK, Lee HD, Park JB, Yang DS. Usefulness of the combined motor evoked and somatosensory evoked potentials for the predictive index of functional recovery after primary pontine hemorrhage. Ann Rehabil Med 2014;38(1):13–18.

[11] Qureshi AI, Mendelow AD, Hanley DF. Intracerebral haemorrhage. Lancet 2009;373(9675):1632–1644.

[12] Balci K, Asil T, Kerimoglu M, Celik Y, Utku U. Clinical and neuroradiological predictors of mortality in patients with primary pontine hemorrhage. Clin Neurol Neurosurg 2005;108(1):36–39.

[13] Takeuchi S, Suzuki G, Takasato Y, et al. Prognostic factors in patients with primary brainstem hemorrhage. Clin Neurol Neurosurg 2013; 115(6):732–735.

[14] Wessels T, Möller-Hartmann W, Noth J, Klötzsch C. CT findings and clinical features as markers for patient outcome in primary pontine hemorrhage. AJNR Am J Neuroradiol 2004;25(2):257–260.

[15] Chen M, Wang Q, Zhu W, et al. Stereotactic aspiration plus subsequent thrombolysis for moderate thalamic hemorrhage. World Neurosurg 2012;77(1):122–129.

[16] Osawa A, Maeshima S. Aphasia and unilateral spatial neglect due to acute thalamic hemorrhage: clinical correlations and outcomes. Neurol Sci 2016;37(4):565–572.

[17] Mori S, Sadoshima S, Ibayashi S, Fujishima M, Iino K. Impact of thalamic hematoma on six-month mortality and motor and cognitive functional outcome. Stroke 1995;26(4):620–626.

[18] Osborn AG. Osborn's Brain: Imaging, Pathology, and Anatomy. Philadelphia, PA: Lippincott Williams & Wilkins; 2012.

[19] Flaherty ML, Woo D, Haverbusch M, et al. Racial variations in location and risk of intracerebral hemorrhage. Stroke 2005;36(5):934–937.

[20] Miyai I, Suzuki T, Kang J, Volpe BT. Improved functional outcome in patients with hemorrhagic stroke in putamen and thalamus compared with those with stroke restricted to the putamen or thalamus. Stroke 2000;31(6):1365–1369.

[21] Murata Y, Yamaguchi S, Kajikawa H, Yamamura K, Sumioka S, Nakamura S. Relationship between the clinical manifestations, computed tomographic findings and the outcome in 80 patients with primary pontine hemorrhage. J Neurol Sci 1999;167(2):107–111.

[22] Ye Z, Huang X, Han Z, et al. Three-year prognosis of first-ever primary pontine hemorrhage in a hospital-based registry. J Clin Neurosci 2015; 22(7):1133–1138.

[23] Hara T, Nagata K, Kawamoto S, et al. [Functional outcome of primary pontine hemorrhage: conservative treatment or stereotaxic surgery]. No Shinkei Geka 2001;29(9):823–829.

[24] Gujjar AR, Deibert E, Manno EM, Duff S, Diringer MN. Mechanical ventilation for ischemic stroke and intracerebral hemorrhage: indications, timing, and outcome. Neurology 1998;51(2):447–451.

[25] Toyoda K, Steiner T, Epple C, et al. Comparison of the European and Japanese guidelines for the acute management of intracerebral hemorrhage. Cerebrovasc Dis 2013;35(5):419–429.

[26] Hemphill JC III, Greenberg SM, Anderson CS, et al. Guidelines for the management of spontaneous intracerebral hemorrhage: a guideline for healthcare professionals from the American Heart Association/American Stroke Association. Stroke 2015;46(7):2032–2060.

[27] Broderick JP, Adams HP Jr, Barsan W, et al. Guidelines for the management of spontaneous intracerebral hemorrhage: a statement for healthcare professionals from a special writing group of the Stroke Council, American Heart Association. Stroke 1999;30(4):905–915.

[28] Mendelow AD, Gregson BA, Rowan EN, Murray GD, Gholkar A, Mitchell PM; STICH II Investigators. Early surgery versus initial conservative treatment in patients with spontaneous supratentorial lobar intracerebral haematomas (STICH II): a randomised trial. Lancet 2013; 382(9890):397–408.

[29] Broderick JP, Brott T, Zuccarello M. Management of intracerebral hemorrhage. In: Batjer HH, ed. Cerebrovascular Disease. Philadelphia, PA: Lippincott-Raven; 1997;611–627.

[30] Ruhland JL, van Kan PL. Medial pontine hemorrhagic stroke. Phys Ther 2003;83(6):552–566.

[31] Gebel JM, Broderick JP. Intracerebral hemorrhage. Neurol Clin 2000; 18(2):419–438.

[32] Broderick JP, Brott TG, Duldner JE, Tomsick T, Huster G. Volume of intracerebral hemorrhage: a powerful and easy-to-use predictor of 30-day mortality. Stroke 1993;24(7):987–993.

第二十六章　后循环动脉瘤的外科治疗

Behnam Rezai Jahromi, Tarik F. Ibrahim, Ferzat Hijazy, Danil A. Kozyrev, Felix Goehre, Hugo Andrade-Barazante, Hanna Lehto, Juha Hernesniemi

摘要

后循环脑动脉瘤占所有颅内动脉瘤的 10%~16%。由于后循环脑动脉瘤与敏感的神经解剖结构密切相关，因此对这些病变进行显微神经外科手术始终充满挑战。在本章中，我们将根据病变在椎-基底动脉系统中的部位，回顾不同复杂后循环脑动脉瘤的手术入路和技术。尽管血管内介入治疗技术的进步使得后循环动脉瘤的个体手术经验明显下降，但本章的资深作者（J.H.）治疗过 1650 多个后循环动脉瘤，本章的内容也基于他的个人经验所著。

关键词：动脉瘤，小脑前下动脉，入路，基底动脉，大脑后动脉，小脑后下动脉，后循环，小脑上动脉，椎动脉

■ 后循环脑动脉瘤的外科治疗

后循环脑动脉瘤占所有颅内动脉瘤的 10%~16%。由于后循环脑动脉瘤与敏感的神经解剖结构密切相关，因此对这些病变进行显微神经外科手术始终充满挑战[1-4]。在过去的 20 年中，由于现代血管内介入技术的进步，后循环脑动脉瘤的首选治疗策略已从显微外科手术向血管内治疗转变，并导致后循环脑动脉瘤的手术治疗量明显下降。尽管血管内治疗取得了明显进展，但部分选择性的复杂病例仍需要通过显微外科治疗。此外，在发展中国家，血管内介入治疗技术的高昂成本使得显微外科专业技术和知识的需求持续存在。

由于后循环脑动脉瘤所在位置的颅骨形状各异、基底池狭窄、毗邻脑神经、载瘤血管通常也是行程扭曲，因此后循环脑动脉瘤通常需要通过复杂的颅底手术入路才能获得显露。通常，这些手术是在深而狭窄的手术通道中进行的，因此不能笼统地描述后循环脑动脉瘤的显微外科治疗。

在本章中，我们将在每个不同部位的动脉瘤小节中，介绍其特殊的解剖特征和与毗邻结构的解剖关系。我们还将根据复杂动脉瘤在椎基底动脉系统中的位置，介绍经典的显微外科手术方法、步骤以及治疗策略（图 26.1）。

■ 后循环脑动脉瘤的外科手术入路

基底动脉上段动脉瘤

基底动脉上段动脉瘤包括基底动脉瘤分叉部、基底动脉与大脑后动脉（PCA）或小脑上动脉（SCA）交界处、PCA 近端 P1 段动脉瘤[5]。处理这些动脉瘤的主要手术入路包括颞下入路、翼点经侧裂入路及其各种改良、颞极（Temporopolar）或"Half-and-Half"入路[6-8]。

选择基底动脉上段动脉瘤的手术入路时，一个重要的解剖标志是瘤颈与后床突之间的位置关系。位于后床突上方 5~6mm 的动脉瘤可经由翼点经侧裂入路处理。但当动脉瘤颈不高于后床突上方 6mm，或不低于其下方 8mm 时，颞下入路会是合适的手术方式。在以下章节，我们将描述如何利用这些手术入路及其改良处理基底动脉上段动脉瘤[9, 10]。

颞下入路

在 1954 和 1959 年，Olivecrona 和 Drake 分别描述了颞下入路处理基底动脉瘤[9, 11]。随后，该入路也被用于 PCA 动脉瘤的治疗。自首次报道颞下入路开颅法后，该入路已进行了多次改良[12, 13]。颞下入路可很好地暴露中颅窝底和脚尖窝，主要用于基底动脉上段动脉瘤的治疗。但该入路也可额外获得 P2 近端的显露[7, 14]。

手术体位

患者采用侧俯卧位（又称公园椅卧位），头部自然放置，用 Sugita 或 Mayfield 头架固定。头部抬高至略高于心脏水平，上方的肩部向后下牵拉。做颞下入路时，应放置腰椎引流管释放脑脊液（CSF），在打开硬脑膜之前先排出 50~100mL 的 CSF。该操作可促使脑压降低、大脑松弛，也是避免颞叶过度牵拉的必要步骤。

皮肤切口

从耳屏前方 1cm 起始，于颧弓上方向上做马蹄形切口（图 26.2a）。皮肤切口向上延伸 6~8cm，然后向后拐绕至耳后，到达外耳门上缘中点（Porion）和星点（Asterion）之间的连线。翻开皮肌瓣，并用固定在 Sugita 框架上的弹簧钩向后方牵开。游离颞肌

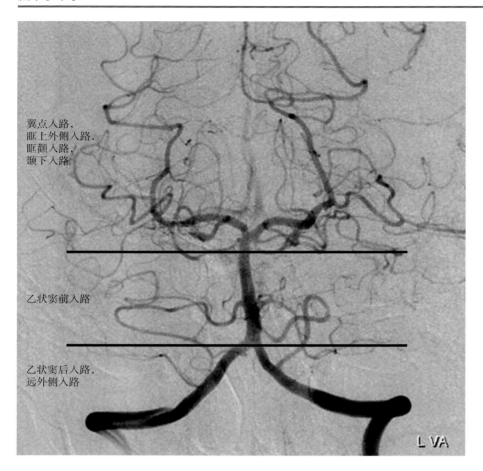

图 26.1 根据前后视图的血管造影片选择后循环脑动脉瘤的手术入路

翼点入路，
眶上外侧入路，
眶颧入路，
颞下入路

乙状窦前入路

乙状窦后入路，
远外侧入路

LVA

时可用单极，直至暴露出颧弓和道上嵴。在游离时，因为外耳道周围的皮肤非常薄，注意保护和保持外耳道完好无损非常重要（图 26.2b）。

开颅方法

在靠近皮肤切缘的最上方钻颅孔一枚，另可在颧弓的正上方钻另一枚颅孔（图 26.2c）。该孔（指靠近皮肤切缘最上方处的颅孔）可用于游离硬膜或用来穿出桥血管（如行血管搭桥术）。当硬膜游离后，即可做直径 4~5cm 大小的骨窗。

铣刀先从第一枚颅孔开始，先向前、再向下铣至中颅底。然后再从颅孔开始向后方铣开至中颅底。最后，将两个切线之间残留的靠近中颅底方向的骨质磨薄，骨瓣即可抬起并折断（图 26.2d）。沿骨窗缘钻多枚小孔并悬吊硬膜，防止硬膜外血肿[15]。颅底方向骨质可用金刚钻磨平并向两侧拓宽，充分暴露中颅底[7, 13]。

颅内解剖操作

弧形打开硬膜，翻向颅底。硬膜切缘用细线悬吊。颞下入路操作的首要目标是迅速到达天幕游离缘，同时避免颞叶的损伤和过度压迫。为此，首先从前方游离抬起颞叶，然后向后沿其底面分离。因为存在撕裂 Labbé 静脉、导致颞叶水肿和静脉梗死

的风险，需注意不要对颞叶的中份过度牵拉。此时可以关闭腰穿引流。在颞叶成功游离抬起、暴露天幕游离缘时，可用一宽大的牵开器抬起钩回，暴露脚间池和动眼神经（CNs Ⅲ）。动眼神经可通过松解周围的蛛网膜粘连获得游离和移位，但即便轻微的操作、也有导致动眼神经麻痹的高风险。在某些情况下，即便抬起钩回和游离动眼神经，能暴露的脚间池空间仍然很狭窄。这个问题可通过在滑车神经（CNs Ⅳ）进入天幕处放置一枚小直迷你夹，将天幕游离缘向术野上方牵拉（图 26.3）[13]。如果需要更宽范围的暴露，可从滑车神经进入天幕处后方、垂直于天幕游离缘将天幕切开，一般切开不得超过 10mm。然后，用直动脉瘤夹将切开游离后的天幕抬起固定，从而增加对基底动脉上段的显露。天幕的静脉渗血可用纤维蛋白胶注射入破口予以止血。

是否进一步解剖游离取决于需要处理的动脉瘤位置。对于低位的基底动脉瘤，必须切开天幕。仔细的术前计划是决定是否需要术中切开天幕以利增加手术暴露的关键（图 26.4）。

额颞入路

基底动脉上段动脉瘤的手术入路包括颞下入路、

翼点经侧裂入路以及颞极或 "Half-and-Half" 入路。由于翼点经侧裂入路和颞极入路遵循相似的手术路径，我们将其归在额外侧或额颞入路中。但这些入

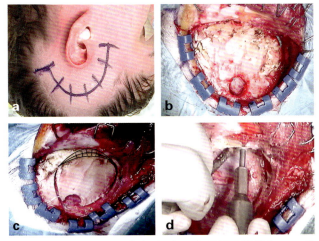

图 26.2 左侧颞下入路（a）该入路采用马蹄形切口，从耳屏前方 1cm 起始、于颧弓上方切开皮肤，接着向上延伸 6~8cm，然后向后拐绕至耳后，到达外耳门上缘中点（Porion）和星点（Asterion）之间的连线。（b）用单极游离颞肌，直至暴露出颧弓和道上嵴。在游离时，因为外耳道周围的皮肤非常薄，注意保护和保持外耳道完好无损非常重要。在靠近皮肤切缘的最上方钻孔孔 1 枚。（c）从颅孔两侧做两道切线开颅。铣刀先从第一枚颅孔开始，先向前、再向下铣至中颅底。然后再从颅孔开始向后方铣至中颅底。最后，将 2 个切线之间残留的靠近中颅底方向的骨质磨薄。（d）骨瓣抬起并折断。颞底方向骨质可用金刚钻磨平并向两侧拓宽，充分暴露中颅底

路中颅内操作的部分有些许不同，我们将在接下来的章节描述更多这方面的细节。

额外侧或额颞入路包括翼点、外侧眶上、扩大的外侧眶上、颞前、颞极和眶颧入路[6, 10, 16-19]。这些入路在基底动脉分叉部、P1 近端以及小脑上动脉（SCA）分叉部的动脉瘤治疗中应用广泛。额外侧入路的主要目标在于减少对于颞叶的牵拉和对动眼神经和滑车神经的损伤，同时提供对脚间池更好的暴露，以及处理并发的前循环动脉瘤。

手术体位，皮肤切口和开颅方法

对于额外侧入路，患者采用平卧位，头偏向对侧 15°~30°（根据不同的入路偏角不同，图 26.5）。额外侧入路采用弧形的额颞皮肤切口，其长度和范围根据所需暴露的大小而定。表 26.1 总结了这些不同入路的手术体位、皮肤切口和开颅方法的细节。

颅内解剖操作（翼点经侧裂入路）

半圆形切开硬膜，骨窗边缘多处悬吊防止硬膜外出血。从额叶额盖部起始、沿着大脑中动脉（MCA）向前下方锐性游离侧裂，直至完全暴露颈内动脉（ICA）分叉部。侧裂浅静脉必须仔细的从额部向颞侧游离，以增加手术暴露。松解视神经颈动脉池（视交叉池）、颈内动脉池和 Liliequist 膜的蛛网膜粘连，获得对于后交通动脉（PCoA）的充分暴露。沿着后交通动脉向后暴露至其与同侧大脑后动脉（P1~P2 段）的结合处。此时，基底动脉及

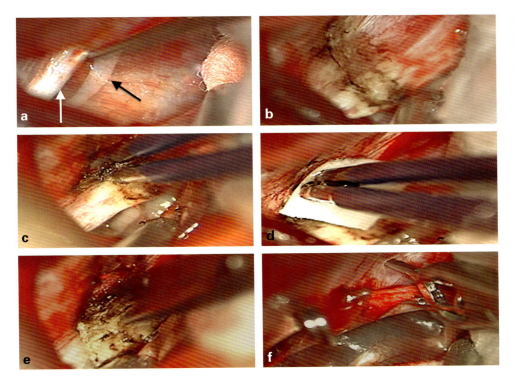

图 26.3 左侧颞下入路切开天幕。（a）通过颞下入路显露天幕游离缘（白色箭头）。滑车神经（CNs Ⅳ，黑色箭头）进入天幕前，走行于天幕游离缘下方。（b）如欲扩大暴露，可行天幕切开。首先电凝滑车神经进入点后方约 10m 长的天幕。（c）然后边切开天幕、边电凝止血。静脉出血可用纤维蛋白胶止血。（d）用一块小脑棉（Johnson & Johnson）插入切开处，保护走行于小脑上方的小脑上动脉。（e）继续向内切开天幕各层直至游离缘，其间注意不断将脑棉向内侧移动保护下方血管结构。（f）天幕切开完成后，后方游离的部分可用直的迷你夹翻起固定，从而拓宽基底动脉上段的显露范围

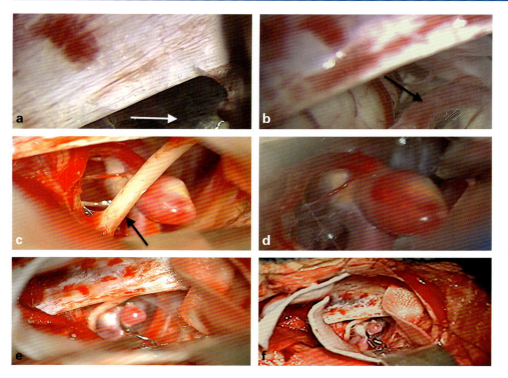

图 26.4 左侧颞下入路颅内操作。(a) 通过颞下入路,天幕游离缘和脚间池(白色箭头)得以显露。(b) 通过打开脚间池和释放脑脊液,获得更多空间暴露基底动脉干和小脑上动脉(SCA,黑色箭头)。(c) 用宽大的牵开器抬起钩回和保持手术空间。动眼神经(CNs Ⅲ,黑色箭头)可通过松解周围的蛛网膜粘连得以游离和移位。这里,一枚基底动脉 – 小脑上动脉分叉部、伴部分粥样硬化的动脉瘤,获得了显露。(d) 动眼神经移位后可暴露瘤颈并准备夹闭。(e) 采用一枚弯夹夹闭瘤颈。术中吲哚菁绿造影可用于确认动脉瘤闭塞及其流入/流出道的通畅性。(f) 术中照片展示通过颞下入路治疗动脉瘤所必需的手术通道和术野深度

其分叉部可由其前外侧方向、从颈内动脉与大脑中动脉之间抵达。可进一步向后交通动脉外侧游离,或向内侧的穿支解剖。此外,作为次选的手术通道,也可利用内侧的经同侧的视神经颈动脉三角(Yaşargil 等首先报道)进入[20]。但是该路径使用的频率并不高。在特殊情况下,例如低位基底动脉瘤,可采用翼点经海绵窦或颞前经海绵窦经颧弓入路进行手术[18, 19]。经海绵窦入路最早由 Dolenc 等作为一项改良的扩大翼点入路进行报道[21],简述如下:当翼点入路开颅完成后,从外向内磨平蝶骨嵴直至前床突。接着,将眶上裂顶部去除,暴露脑膜 – 眶襞(Meningo-Orbital Fold)及其中的脑膜 – 眶动脉(Meningo-Orbital Artery),并将后者电凝后切断,从而可将颞侧的硬膜固有层(Dura Propria)从海绵窦外侧壁上剥下。此外需将眶上壁和侧壁的骨质磨除扩大手术暴露,但注意保护眶筋膜。行硬膜外前床突切除术,然后将硬膜"T"形切开,其中"T"形的垂直线位于蝶骨嵴凹陷处的硬膜,并沿着侧裂方向展开[6, 7, 10, 14]。硬膜切开直至动眼神经入动眼神经三角处,以利于动眼神经的移位、暴露脚间池和后床突。如有需要可进一步磨除后床突。对于高位的基底动脉瘤,可采用眶颧或颞前入路(同时颧弓移位加强颞下中颅底的暴露),可提供较浅的颞侧术野、及向上的动脉瘤暴露和游离的手术角度和通道。

颅内解剖操作(颞前入路)

与翼点经侧裂入路方法类似,颞前入路也需要充分地打开侧裂,以暴露大脑中动脉的 M2 段和颈内动脉的床突上段。如前所述,侧裂浅静脉必须仔细地从额部向颞侧游离,直至其进入蝶顶窦处。侧裂浅静脉的移位是颞前入路的关键步骤,有助于向后内方向牵拉颞叶。向后牵拉前颞叶可显露后交通动脉、脉络膜前动脉和大脑后动脉 P1 段(图 26.6)。此外,颞前入路侧方手术路径的获得还需要向内牵拉并抬起前颞叶,接着打开和锐性松解动眼神经和环池周边的蛛网膜带,直至暴露大脑后动脉。

椎 – 基底动脉瘤

乙状窦前入路(岩骨后入路或联合幕上下入路)

该入路是神经外科中最困难的入路之一,起初用于脑干病灶或斜坡肿瘤的治疗,但后来其适应证逐步扩大到传统的颞下、翼点或乙状窦后入路难以暴露的血管性疾病。乙状窦前入路能够同时暴露中、后颅窝,并提供对于基底动脉中段的良好显露。在我们的临床实践中,该入路可以用于处理低位的基底动脉尖动脉瘤和基底动脉干(BT)动脉瘤[10, 14]。根据 Hakuba 等[22]和 Al-Mefty 等[23]作者的描述,在改良乙状窦前入路中如欲减少听力丧失的风险,需要在离断天幕和岩上窦之后、彻底的游离和轮廓化

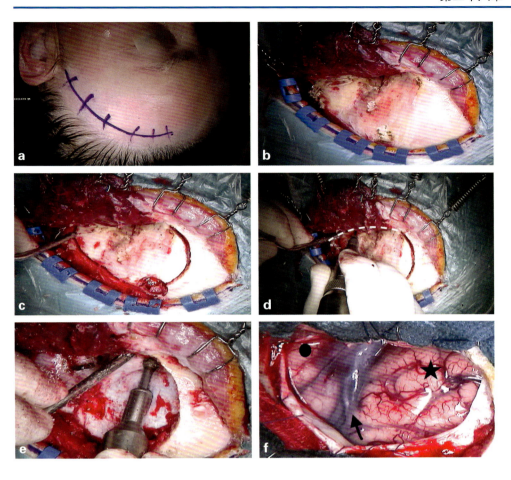

图26.5 左侧翼点入路暴露基底动脉尖。（a）患者采用平卧位，头偏向对侧15°~30°，后仰20°。弧形皮肤切口起自发迹内颧弓根部，向上延伸至中线方向。（b）翻开皮肌瓣，用弹簧钩牵向额部方向。充分游离颞肌。（c）于颞线下方钻颅孔1枚，用弧形剥离器游离硬膜。（d）沿骨孔两侧铣开：首先铣向额骨的颧突方向，然后铣向颞骨方向。（e）将两个切线之间残留骨质磨薄，之后折断并翻开骨瓣。外侧蝶骨嵴磨除至眶上裂处。（f）从而获得额叶（星形标记）、颞叶（圆形标记）和侧裂（箭头）的充分暴露

表26.1 基底动脉尖或相当于其水平的后循环脑动脉瘤的手术体位、皮肤切口和开颅方法细节

手术入路	翼点入路	外侧眶上入路	眶颧入路	颞前或颞极入路
手术体位	水平位，头偏向对侧15°~20°，后仰20°	水平位，头偏向对侧15°~30°，根据病灶位置头部后仰或屈曲	水平位，头偏向对侧30°~90°，颈后仰（同侧颧突位于最高点）	水平位，头偏向对侧30°，稍抬高至心脏水平以上
皮肤切口	发迹线后方，从颧弓根部起始延伸至中线	发迹线后方，从颧弓上方3cm起始延伸至同侧瞳孔中线	发迹线后方，从颧弓根部起始延伸过中线至对侧瞳孔中线	发迹线后方，从颧弓根部起始绕过眼球后区域，并越过中线
颞肌游离	筋膜间分离，将颞肌完全游离	皮肌瓣（仅将颞肌的上方和前部游离）	筋膜间和筋膜下分离，将颞肌完全游离	筋膜间和筋膜下分离，将颞肌完全游离并向后方牵拉
开颅位置	额部、翼点、颞骨鳞部	额部（额骨的颧突、蝶骨大翼和上颞线之间）	额部、翼点、颞骨鳞部以及去除眶颧骨质（眶周、眶顶、眶外侧壁和颧弓）	额部、翼点、颞骨鳞部；此外还需去除颧弓
开颅大小	6cm×6cm	4cm×4cm	约8cm×8cm（根据所需的额部或颞部暴露范围而定）	直径6~8cm
蝶骨嵴磨除	磨至眶上裂	无须磨除	磨至眶上裂	磨至眶上裂

乙状窦、并只做部分迷路切除。

手术体位

患者采用侧俯卧位（公园椅卧位），类似颞下入路的体位。如颞下入路章节所述，在进行该入路深部操作之前，须做腰穿或脑室引流以使大脑处于良好的松弛状态（图26.7）。

皮肤切口

采用类似颞下入路马蹄形切口，在皮肤上标出。切口起自颧弓根部前上方1cm处直向上绕过耳上2~3cm向后延伸，止于乳突线下2cm。单层皮肌瓣翻开后用多枚弹簧钩拉向后方。将颞、枕部肌肉向后方游离，彻底暴露颞骨、颧弓和乳突。

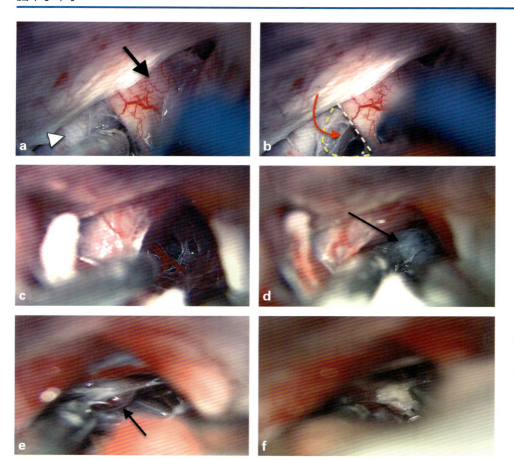

图 26.6 左侧翼点入路的颅内镜下显微解剖操作。(a)先从额叶底面、稍偏向侧裂近端内侧游离，旨在到达左侧视神经（黑色箭头），并打开视交叉池和颈动脉池（白色箭头）释放脑脊液。(b)在本例中，经由视神经颈动脉三角（虚线标出）向深部解剖分离（红色箭头）至基底动脉上段。(c)从侧裂近端锐性分离，完全暴露颈内动脉分叉部。(d)暴露并打开Liliequist膜（箭头）。(e)暴露基底动脉尖及该部位的动脉瘤（箭头），游离瘤体以利夹闭。(f)由于此类患者在夹闭动脉瘤时，我们通常采用静脉注射腺苷诱发一过性心搏停止的方法降低动脉瘤内压，所以我们不用临时阻断夹。该患者的动脉瘤采用一枚小弯夹夹闭

开颅方法

开颅时钻3~4个颅孔：第一个靠近切口的最上缘；第二个位于颧弓正上方；第三个在切口的后缘、横窦投影的下方；第四个（选择性的）骨孔可钻在预估的横窦走行的上方，该孔有助于先将硬膜与骨瓣内面游离，减少开颅时横窦损伤的风险。

用铣刀从第一个切口最上缘的骨孔开始开始向颧弓上方的骨孔铣开，然后从后颅窝骨孔向前上方切向第一个骨孔（图26.7）。最后从颧弓上方的骨孔向后切向岩骨的前部。剩余的骨嵴用金刚钻磨薄，然后将骨瓣沿该磨除线折断后抬起。当开颅完成后，横窦、中后颅窝的硬膜和乙状窦将获得足够的暴露。

颞骨磨除方法

在手术显微镜下，先用金刚钻磨除颞骨鳞部残余骨质，在减少颞叶牵拉的同时获得足够的幕上手术通道。然后接着磨除颞骨乳突区域的上部和后部，增加窦脑膜角（Sinodural Angle）的暴露。

磨除后必须暴露乙状窦前的硬膜，但注意不要累及鼓室，避免内耳和中耳结构的破坏。在后岩骨的骨质切除中，可做半规管的轮廓化以减少听力丧失的风险。如果不慎打开了某个半规管，必须用骨

蜡、生物蛋白胶、脂肪或肌肉瓣严密封闭。

硬膜切开方法

部分后岩骨磨除术完成后，乙状窦、岩上窦、乙状窦前硬膜和颞部的硬膜须得以显露。在显微镜下切开后颅硬膜，切口起自后颅乙状窦前数毫米处，然后向岩上窦延伸（此时需保持岩上窦完整）。然后弧形切开中颅窝的硬膜，并同样向岩上窦方向延伸。最后将岩上窦从两条切口汇合处缝扎2针后离断，牵开缝扎线从而抬起硬膜。

天幕切开方法

从外向内，于Labbé静脉前方、滑车神经入天幕处的后方切开天幕（图26.8）。通过额下牵开、并逐步切开天幕。首先于外侧做一小天幕切口，并双极电凝以减少出血风险。在确认滑车神经幕上下走行的情况下，反复切开与电凝操作，直到天幕完全切开。游离的天幕可用小动脉瘤夹固定在颞窝的硬膜上[13]。

椎动脉与小脑后下动脉的动脉瘤

用于处理椎动脉（VA）或椎动脉–小脑后下动

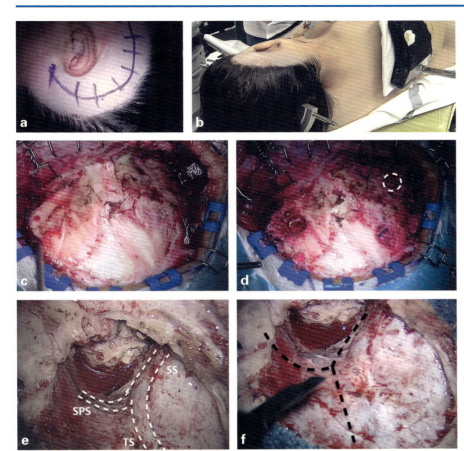

图 26.7 右侧乙状窦前入路。（a）在皮肤上标出马蹄形切口，切口起自颧弓根部前上方 1cm 处直向上绕过耳上 2~3cm 向后延伸，止于乳突线下 2cm。（b）患者采用侧卧公园椅卧位，放置腰穿或脑室穿刺引流以利于在深部操作之前使脑组织获得良好的松弛状态。（c）单层皮肌瓣翻开后用多枚弹簧钩拉向后方。将颞、枕部肌肉向后方游离，彻底暴露颞骨、颧弓和乳突。（d）开颅时钻 3 枚颅孔（白色虚线）：第一枚靠近切口的最上缘；第二枚位于颧弓正上方；第三枚在切口的后缘、横窦投影的下方。（e）铣好骨瓣后，将骨瓣折断后抬起。在手术显微镜下，先用金刚钻磨除颞骨鳞部残余骨质，在减少颞叶牵拉的同时获得足够的幕上手术通道。磨除范围直到颞骨乳突区域的上部和后部。必须暴露乙状窦（SS，白色虚线）前的硬膜。磨除时注意不要累及鼓室，避免内耳和中耳结构的破坏。SPS. 岩上窦（白色虚线）；TS. 横窦（白色虚线）（f）硬膜切开（黑色虚线）起自后颅乙状窦前数毫米处，然后向岩上窦延伸。然后弧形切开中颅窝的硬膜，并同样向岩上窦方向延伸。最后将岩上窦从两条切口汇合处结扎后离断

脉（VA-PICA）动脉瘤的最常用手术入路是远外侧和外侧枕下（或称乙状窦后入路）[11, 24-26]。这些部位的动脉瘤手术入路如何选择需考虑两个主要的解剖因素。一是动脉瘤与枕骨大孔的位置关系，比如那些至少位于枕骨大孔上方 10mm 的动脉瘤可以采用乙状窦后入路进行处理。二是动脉瘤的体积与朝向[24-26]。位于小脑后下动脉吻合皮层支的动脉瘤靠近中线部位，因此需要通过枕下正中或旁正中入路获得显露。

远外侧入路

绝大部分术者喜欢和广泛使用远外侧入路处理 VA-PICA 动脉瘤。该入路最先由 Heros 描述[27]，之后也经历了许多不同的改良，包括髁上入路、经髁入路或髁旁入路。

同必须切除 C1 后弓和近乎全枕骨髁磨除的经典远外侧入路相比，后者这些"足够的外侧入路"改良术式更加快速和简便，不仅磨除枕骨髁的范围很小，也仅在必要的情况下进行 C1 半椎板切除[24-26, 28]。

手术体位

患者采用侧俯公园椅卧位，同时头部抬高至心脏水平上约 20cm。头部头架固定，稍向前屈曲并侧向地面方向。该手术体位可以增加从后向前的枕骨大孔方向的手术视角（图 26.9）。

皮肤切口

在乳突后方 2cm 处标出皮肤直切口的位置：起自颧弓水平。并向下方延伸 4~5cm 至乳突尖。切开皮肤后，用单极直线切开皮下脂肪和肌肉。在切口的首尾两端各放置一个自动牵开器，然后继续切开肌肉直至暴露枕骨。用手指触摸并确认 C1 的后弓和枕骨大孔的位置，此时改用显微镜继续进行入路的操作。主要的目标是确认椎动脉颅外段靠近 C1 横突处的走行。可用微型多普勒超声辅助定位椎动脉。手术理念是暴露椎动脉位于 C1 后弓上方的颅外段和枕骨大孔入颅处。一旦椎动脉和 C1 获得确认，枕骨上的残余附着肌肉即可安全的分离至枕骨大孔处。

开颅方法

在暴露的骨质的后上放钻颅孔 1 枚，用铣刀从颅孔稍向上拐向乳突方向（尽可能向外切开）切开颅骨。然后再从颅孔稍向后下、朝向枕骨大孔方向、椎动脉入颅处的后方切开颅骨。接着用没有隔板保护的铣刀或者金刚钻、磨薄两侧颅骨切口之间的骨质，将骨瓣折断并抬起，并磨除所计划的骨窗前外

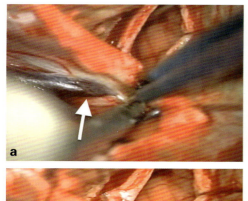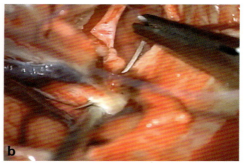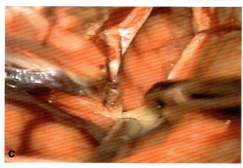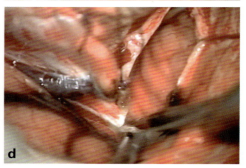

图 26.8 右侧乙状窦前入路的天幕切开方法。(a)如图 26.7 将后颅和中颅窝的硬膜切开后的状态，用双极电凝岩上窦（箭头）。(b)将岩上窦从两条切口汇合处缝扎 2 针后离断，牵开缝扎线从而抬起硬膜。(c)从外向内、于 Labbé 静脉前方、滑车神经入天幕处的后方切开天幕。(d)首先于外侧做一小天幕切口，并双极电凝以减少出血风险。在确认滑车神经幕上下走行的情况下，反复切开与电凝操作，直到天幕完全切开。游离的天幕可用小动脉瘤夹固定在颞窝的硬膜上

侧方的骨嵴。抬起骨瓣时可出现椎旁静脉丛的静脉渗血，可通过抬高头位、止血材料填塞和生物蛋标胶封闭的方法很容易地得到控制。

当开颅完成后，抬高手术床以增加枕骨髁方向的术野。用金刚钻向前方扩大骨窗。通常不需要完全切除枕骨髁和轮廓化乙状窦。如手术需要，枕骨髁的磨除范围应尽可能小，并保持舌下神经管完整。如果需要获得更靠下方的手术暴露，可行 C1 半椎板切除术。可用金刚钻或咬骨钳，从内向外侧横突孔方向进行 C1 后弓的切除[28]。

颅内解剖操作

从椎动脉颅内起始段的后方弧形向前外侧向骨窗的最上方切开硬膜，并在硬膜周边多处严密悬吊。外侧的硬膜向肌肉方向拉紧悬吊以增加外侧暴露。硬膜打开后，锐性松解蛛网膜粘连。可通过向内侧额外释放枕大池的脑脊液增加小脑的松弛度。在处理近端 VA-PICA 动脉瘤时，可沿着椎动脉走行方向探查一小段距离至小脑后下动脉，即可很容易的于后者起始部找到动脉瘤。

更大的动脉瘤或者位于小脑后下动脉更远端的动脉瘤，需要从后组脑神经之间进行暴露。椎 - 基底动脉瘤需要从更靠下外侧的方向，同样需要从盘根错节的后组脑神经中获得操作的入路空间[24-26]。

乙状窦后入路（外侧枕下入路）

在治疗 VA-PICA 动脉瘤时，Drake 等[11] 更倾向采用乙状窦后入路。该入路较远外侧入路而言，更

加简便、开颅范围也更小。但是，更小的开颅也需要更细致的操作，可利用腰穿引流使脑组织最大化松弛，以及广泛的松解蛛网膜来提供动脉瘤游离的必须操作空间。

手术体位和皮肤切口

患者采用侧俯公园椅卧位，头部用 Sugita 或 Mayfield 头架固定，略屈曲和偏向对侧（图 26.10）。摆好手术体位后，放置腰穿引流，并在硬膜打开前释放 50~100mL 的脑脊液。

在乳突后方 2cm 处标出皮肤直切口（颧弓水平上方 2~3cm 至其下方 4~6cm）。皮肤切口必须较计划开颅的位置低数厘米，从而保证开颅器具的进出通道。沿直线切口方向分离皮下脂肪和肌肉，后者分离至二腹肌沟处。枕大孔的位置可用手指触摸确认。在乙状窦后入路中，通常无须分离和暴露出枕骨大孔。

开颅方法

在最靠手术切口后上方的位置钻颅孔 1 枚。用弧形剥离子将骨瓣内层与硬膜分离，注意不要损伤乙状窦和横窦。然后用铣刀做两道颅骨切口：首先从颅孔向下铣向乳突方向，然后再从颅孔向前上方弧形铣开，最后拐向乳突方向。两道切口之间的骨桥没有隔板保护的铣刀或金刚钻磨薄，再将骨瓣抬起移除。用金刚钻向外侧磨除扩大骨窗，直至暴露乙状窦。如果乳突气房开放，须用脂肪、肌肉和纤维蛋白胶填塞封闭防止术后脑脊液漏。

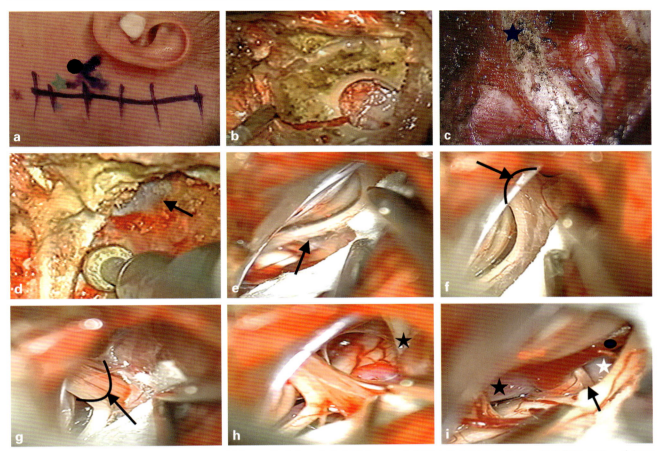

图 26.9 左侧远外侧入路。（a）患者采用侧俯公园椅卧位，在乳突后方 2cm 处标出皮肤直切口的位置：起自颧弓水平。并向下方延伸 4~5cm 至乳突尖（黑色实心圆）（b）在暴露的骨质的后上放钻颅孔 1 枚，用铣刀从颅孔稍向上拐向乳突方向（尽可能向外切开）切开颅骨。然后再从颅孔稍向后下、朝向枕骨大孔方向切开颅骨。（c）如需获得更靠下方的手术暴露，可显露 C1 后弓（星形）后行 C1 半椎板切除术。（d）通常不需要完全切除枕骨髁和轮廓化乙状窦（箭头）。如手术需要，枕骨髁的磨除范围应尽可能小。（e）打开硬膜后，锐性松解蛛网膜粘连。脊髓侧副神经（CNs XI，箭头）可经由其向颈静脉孔方向的颅内走行方式获得确认。（f，g）显露颈静脉孔、舌咽神经（CNs IX）、迷走神经（CNs X）和副神经（CNs XI，箭头）（h）当后组脑神经周围的蛛网膜松解后，暴露术野的上半部显露面神经（CNs VII）–前庭蜗神经（CNs VIII）复合体（星形）（i）在处理近端 VA–PICA 动脉瘤（白色星形）时，可沿着椎动脉（黑色星形）走行方向探查一小段距离至小脑后下动脉（黑色实心圆），即可很容易地于后者起始部找到动脉瘤。本例中动脉瘤的瘤颈被舌下神经（CNs XII）纤维所覆盖

颅内解剖操作

一般底部翻向乳突方向弧形打开硬膜，并将硬膜多处悬吊在骨窗缘。如需暴露横窦和矢状窦，也可采用三叶状或"Y"形剪开硬膜。

如果腰穿引流后脑组织仍然鼓胀，可通过打开枕大池或小脑脑桥池释放脑脊液减压。当减压满意后，可将小脑逐步向内侧牵开，锐性松解蛛网膜粘连后进入小脑脑桥池，接着确认后组脑神经。

需要尤其注意保护包括岩静脉复合体在内的桥静脉。考虑到乙状窦后入路采用的定制的开颅理念，因此开颅时的最佳骨窗位置和扩展范围取决于动脉瘤与枕骨大孔之间的位置关系。

■ 大脑后动脉瘤

表 26.2[11, 14, 15, 19, 24, 26, 29-76] 总结了一些关于后循环脑动脉瘤微创手术的大宗病例报道文献中的预后情况。

流行病学和疾病特征

大脑后动脉的动脉瘤极为罕见，其总发病率低于 1%、占所有后循环脑动脉瘤的 5%~7%。大脑后动脉最常用的分段方法是 Zeal 和 Rhoton 分类[77]，其将大脑后动脉分为 4 段：P1 段：在基底动脉瘤分叉

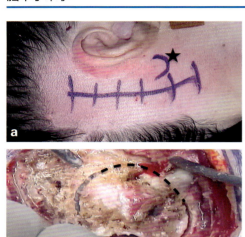
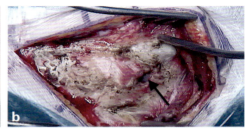
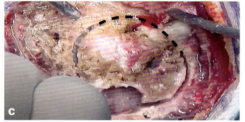
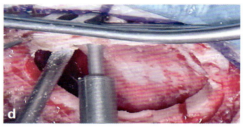
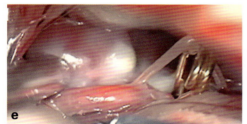
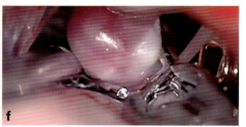

图 26.10 右侧乙状窦后入路夹闭 1 个未破裂右侧小脑后下动脉瘤。（a）直切口用于暴露外侧枕下区域和乳突（星形）。（b）肌肉分离后，枕下骨质向下暴露至乳突尖（箭头提示乳突导静脉）。（c）钻 1 个颅孔用于暴露后颅硬膜。两侧铣开后，准备抬起骨瓣完成开颅（虚线提示要磨薄折断的骨质）。（d）向外侧扩大磨除岩骨从而使桥小脑角的暴露最佳化。（e）显露小脑后下动脉瘤，并在椎动脉上防治临时阻断夹获得近端控制。（f）用 1 枚直夹夹闭瘤颈，同时保证流入道和流出道血流通畅

部与后交通动脉之间；P2 段：在后交通动脉与中脑外侧面的后缘之间；P3 段：在中脑外侧面后缘与顶枕和距状动脉起始部之间；P4 段：属终末分支。我们认为 P1 和 P1~P2 交界处的动脉瘤属于大脑后动脉近端动脉瘤，且位于 Willis 血管环上，而 P2、P3 和 P4 段动脉瘤为大脑后动脉远端动脉瘤。大部分大脑后动脉瘤小于 10mm（即便是破裂的病例）。大脑后动脉远端动脉瘤较近端者更容易破裂。在大脑后动脉瘤中，梭形动脉瘤的发病率约为 25%，且大部分位于 P2 段（图 26.11）。囊性大脑后动脉瘤的朝向通常与其起始段相关：起源于 P1 段者朝向上方；起源于 P1 和 P2 交界处者朝向前方或上方；起源于 P2 段者朝向侧方；起源于 P3 段者朝向后方 [6, 7, 11, 12, 78]。

临床表现

动脉瘤破裂导致的蛛网膜下腔出血（SAH）是大脑后动脉瘤患者最常见的临床表现。另可根据不同的近端或远端大脑后动脉瘤分布模式，表现为脑室或脑实质内出血。动眼神经麻痹也可见于某些患者中。伴有大型或巨大型的动脉瘤患者可常出现伴随栓塞事件或局部占位效应引起的脑缺血症状。某些患者则由体检或其他症状偶然发现。

微创手术方案

在选择大脑后动脉瘤微创手术方案时，术者必须考虑许多重要因素，例如动脉瘤的构型、载瘤动脉的走行、动脉瘤与颅底和基底池的精确位置关系。额颞和颞下入路是最常用的大脑后动脉瘤手术入路。无论采用何种入路，主要的手术挑战在于避免脑组织牵拉造成的挫伤、避免静脉系统（如侧裂静脉和 Labbé 静脉）的损伤、避免脑干穿支动脉的损伤以及保障大脑后动脉供血区足量血供避免脑梗死 [6-8, 12, 16, 77-81]。

额外侧入路

近端大脑后动脉瘤（P1 和 P2 段）的微创手术通常采用额外侧入路 [8, 12, 80, 81]。额外侧入路还可额外提供颈内动脉颅内段、大脑前动脉近端（A1 段）、前交通动脉复合体，大脑前动脉 A2 段和大脑中动脉（M1 和 M2 段以及分叉部）的显露，从而帮助术者处理 Willis 环上伴发的其他动脉瘤。这也需要将侧裂近端充分打开、获得游离动脉瘤的足够手术空间。但是通往大脑后动脉的手术通道又窄又深、毗邻重要神经血管结构，有时需要做选择性杏仁核海马切除以增加暴露，方能获得足够的手术空间处理位于此处的复杂动脉瘤。如必要，需切除前、后床突以增加手术显露。

表 26.2　医学文献中后循环动脉瘤手术治疗的大宗病例报道总结

作者，年代	患者数量	动脉瘤数量	动脉瘤完全全闭塞，数量（%）	搭桥	非常好/良好结局（%）	一般/差结局（%）	死亡率（%）	并发症（%）	随访（年）	再治疗，数量（%）	再出血，数量（%）
小脑上动脉显微夹闭											
Gács 等, 1983	6	6	NA（NA）	NA	67	33	0	NA	NA	NA	NA
Sagoh 等, 1997	1	1	NA（NA）	0/1	100	0	0	0	NA	NA	NA
Ogilvy 等, 2002	26	26	20/26（77）	0/26	73	21.7	8.7	NA	1	NA	NA
Zhang 等, 2003	1	1	NA（NA）	0/1	0	0	100	0	0	0	0
Iizuka 等, 2008	14	14	9/14（64）	0/14	70	30	0	4.3	NA	NA	0
Sanai 等, 2008	22	23	23/23（100）	1/23	68.1	31.9	9.1	4.5	13.6	0	0
Rodríguez-Hernández 等, 2013	2	2	NA（NA）	0/2	100	0	0	NA	0.7	NA	NA
Nair 等, 2015	14	14	14/14（100）	0/14	64	21	14.3	38.0	2.8	0	0
Patra 等, 2016	3	3	2/3（67）	0/3	33.3	33.3	33.3	NA	2.4	0	0
基底动脉－小脑上动脉显微夹闭											
Samson 等, 1978	3	3	NA（NA）	NA	NA	NA	NA	NA	NA	NA	NA
Peerless 等, 1994	NA	29	25/29（86）	NA	79	21	10.3	NA	NA	NA	3
Drake 等, 1996	NA	266	NA（NA）	NA	85	9	6	17	NA	NA	NA
Sagoh 等, 1997	6	6	4/6（67）	0/6	67	33	17	17	NA	NA	NA
Tanaka 等, 2000	8	8	NA（NA）	0/9	100	0	11	NA	5.1	0	0

续表

表 26.2 医学文献中后循环脑动脉瘤手术治疗的大宗病例报道总结

作者，年代	患者数量	动脉瘤数量	动脉瘤完全闭塞，数量（%）	搭桥	非常好/良好结局（%）	一般/差结局（%）	死亡率（%）	并发症（%）	随访（年）	再治疗，数量（%）	再出血，数量（%）
Yasui 等，2003	37	37	NA（NA）	NA	68	32	NA	33	3	NA	6
Zhang 等，2003	1	1	NA（NA）	0/1	100	0	0	0	6	0	0
Jin 等，2012	12	12	9/12（75）	NA	66.7	33.3	0	58.3	2.7	0	0
Patra 等，2016	9	9	6/9（67）	0/9	77.8	11.1	11.1	NA	2.4	0	0
小脑前下动脉显微夹闭											
Gócs 等，1983	2	2	NA（NA）	NA	50	50	0	NA	NA	NA	NA
Drake 等，1996	57	41	34/41（83）	NA	88	7	5	NA	NA	NA	NA
Ogilvy 等，2002	2	2	1/2（50）	0/2	50	0	50	NA	1	NA	NA
Gonzalez 等，2004	32	34	31/34（91）	1/34	44.1	8.8	5.9	56	3.5	NA	NA
Sanai 等，2008	8	8	8/8（100）	0/8	75	25	0	0	13.6	0	0
Rodríguez-Hernóndez 等，2013	7	7	NA（NA）	0/7	89	11	0	NA	0.7	NA	NA
基底动脉分叉处显微夹闭											
Peerless 等，1994	113	NA	106/113（94）	NA	82	10	8	NA	NA	NA	36
Drake 等，1996	NA	895	NA（NA）	NA	84	11	5	NA	NA	NA	NA
Samson 等，1999	NA	303	231/246（94）	NA	81	10	9	14	0.5	NA	NA
Tanaka 等，2000	8	8	NA（NA）	0/9	100	0	11	NA	5.1	0	0

续表

表 26.2　医学文献中后循环脑动脉瘤手术治疗的大宗病例报道总结

作者，年代	患者数量	动脉瘤数量	动脉瘤完全闭塞，数量（%）	搭桥	非常好/良好结局（%）	一般/差结局（%）	死亡率（%）	并发症（%）	随访（年）	再治疗，数量（%）	再出血，数量（%）
Ogilvy 等，2002	72	NA	60/72（83）	0/72	83.3	12.5	4.2	NA	1	NA	NA
Yasui 等，2003	111	111	NA（NA）	NA	74	26	NA	23	3	NA	1
Zhang 等，2003	4	4	NA（NA）	0/4	100	0	0	25	6	0	0
Lozier 等，2004	98	98	36/84（43）	1/84	67	10.8	22.3	80	7.3	NA	1
Krisht 等，2007	50	50	49/50（98）	0/50	92	4	4	14	2.7	0	0
Sanai 等，2008	105	106	103/106（97）	1/106	57.1	32.4	10.5	10.5	13.6	0	0
Jin 等，2009	28	NA	19/26（73）	NA	71	25	4	36	2.4	NA	NA
Sekhar 等，2013	37	NA	34/37（92）	4/37	39	76	19	5	3.5	2.7	0
Tjahjadi 等，2016	96	96	62/96（65）	NA	78	10	12	NA	0.3	NA	NA
基底动脉干显微夹闭											
Peerless 等，1994	9	9	NA（NA）	NA	66	0	44	NA	NA	NA	NA
Drake 等，1996	44	44	31/44（70）	NA	79	7	14	NA	NA	NA	NA
Peerless 等，1996	NA	58	NA（NA）	NA	81	9	10	NA	NA	NA	NA
Seifert 等，2001	16	16	NA（NA）	NA	69	19	12	NA	NA	NA	NA
Ogilvy 等，2002	3	3	3/3（100）	0/3	67	33	0	NA	1	NA	NA
Sanai 等，2008	5	5	5/5（100）	0/5	100	0	0	0	13.6	0	0

续表

表 26.2 医学文献中后循环脑动脉瘤手术治疗的大宗病例报道总结

作者，年代	患者数量	动脉瘤数量	动脉瘤完全闭塞，数量（%）	搭桥	非常好/良好结局（%）	一般/差结局（%）	死亡率（%）	并发症（%）	随访（年）	再治疗，数量（%）	再出血，数量（%）
Lawton 等，2016	16	16	NA（NA）	16/16	6	19	75	NA	2.8	NA	NA
椎基底动脉结合部显微夹闭											
Peerless 等，1994	14	14	10/14（71）	NA	86	7	7	NA	NA	NA	NA
Drake 等，1996	77	77	57/77（74）	NA	84	9	7	NA	NA	NA	NA
Peerless 等，1996	NA	61	NA（NA）	NA	90	3	7	NA	NA	NA	NA
Seifert 等，2001	8	8	NA（NA）	NA	87.5	12.5	0	NA	NA	NA	NA
Ogilvy 等，2002	2	2	2/2（100）	0/2	100	0	0	NA	1	0	0
Zhang 等，2003	1	1	1/1（100）	0/1	100	0	0	0	6	0	0
Kalani 等，2013	7	7	NA（NA）	7/7	14	14	43	46	6	14	NA
血管内 - 手术联合治疗											
Hacein-Bey 等，1998	1	1	1/1（100）	0/1	100	0	0	0	2.8	0	0
大脑后动脉显微夹闭											
Drake 等，1996	125	NA	123/125（98）	0/125	78	7	6	10	1~35	NA	2
Taylor 等，2003	30	NA	28/28（100）	0/28	47	11	4	NA	1	0	0
Yonekawa 等，2011	20	NA	20/20（100）	3/20	50	30	20	NA	1~15	0	0
Wang 等，2015	30	NA	29/30（97）	5/30	87	3	1	27	0.08~6.5	NA	NA
Goehre 等，2016	58	NA	52/58（90）	4/58	47	NA	NA	29	1	2	0

续表

表26.2 医学文献中后循环脑动脉瘤手术治疗的大宗病例报道总结

作者，年代	患者数量	动脉瘤数量	动脉瘤完全闭塞，数量（%）	搭桥	非常好/良好结局（%）	一般/差结局（%）	死亡率（%）	并发症（%）	随访（年）	再治疗，数量（%）	再出血，数量（%）
椎动脉 显微夹闭											
Yamaura 等，1990	19	NA	NA（NA）	NA	79	21	0	26	5.5	0	0
Andoh 等，1992	38	38	NA（NA）	NA	68	5	27	NA	NA	NA	NA
Drake 等，1996	NA	221	191/221（86）	NA	89.6	5.9	4.5	NA	NA	NA	NA
Sano 等，1997	16	16	NA（NA）	NA	56	19	19	NA	3.7	NA	12
Bertalanffy 等，1998	6	6	NA（NA）	0/6	83	0	17	0	5	0	0
Bohnstedt 等，2015	27	NA	NA（NA）	NA	NA	NA	NA	NA	1	NA	NA
Lehto 等，2015	NA	125	NA（NA）	3/125	NA	NA	NA	50	6.8	1	3.2
Saito 等，2016	5	5	NA（NA）	5/5	100	0	0	60	3.3	NA	NA
椎动脉 - 小脑后下动脉和小脑后下动脉 显微夹闭											
Gócs 等，1983	8	8	NA（NA）	NA	87	0	13	NA	NA	NA	NA
Yamaura 等，1988	NA	68	NA（NA）	NA	78	22	0	16	3.7	0	0
Bertalanffy 等，1998	15	NA	NA（NA）	0/15	80	13	7	33	4.3	0	0
Horowitz 等，1998	38	38	NA（NA）	NA	89	4	7	66	1	NA	NA
Matsushima 等，2001	8	8	NA（NA）	0/8	87	0	13	37	2.8	0	0
Lewis 等，2002	20	22	NA（NA）	2/20	85	10	5	60	0.3	NA	NA

续表

表 26.2 医学文献中后循环脑动脉瘤手术治疗的大宗病例报道总结

作者，年代	患者数量	动脉瘤数量	动脉瘤完全闭塞，数量（%）	搭桥	非常好/良好结局（%）	一般/差结局（%）	死亡率（%）	并发症（%）	随访（年）	再治疗，数量（%）	再出血，数量（%）
Horiuchi 等，2003	23	27	NA（NA）	1/23	83	17	0	NA	NA	NA	NA
Nussbaum 等，2003	7	7	NA（NA）	6/7	86	14	0	NA	1.5	0	0
D' Ambrosio 等，2004	20	20	18/20（90）	0/20	67	33	0	NA	1	10	5
Liew 等，2004	13	NA	NA（NA）	NA	77	23	0	NA	NA	0	0
Al-khayat 等，2005	52	52	NA（NA）	0/52	90	8	2	48	0.8	NA	NA
Lin 等，2012	3	3	NA（NA）	NA	100	0	0	NA	NA	NA	NA
Singh 等，2012	20	20	NA（NA）	0/20	75	10	15	NA	0.5~2.5	0	0
Lehto 等，2014	80	91	NA（NA）	3/91	69	11	20	16	8.8	2	NA
Viswanathan 等，2014	27	27	27/27（100）	0/27	89	7	4	NA	0.5	0	0
Bohnstedt 等，2015	38	NA	NA（NA）	NA	78	NA	NA	NA	1	NA	0
Williamson 等，2015	22	22	NA（NA）	1/18	32	63	5	NA	3	NA	NA
Abla 等，2016	35	NA	31/35（89）	35	64	6	6	17	1~17	NA	3
Sejkorová 等，2016	9	9	7/7（100）	0/9	67	11	22	33	NA	NA	0

缩写：NA. 无信息。

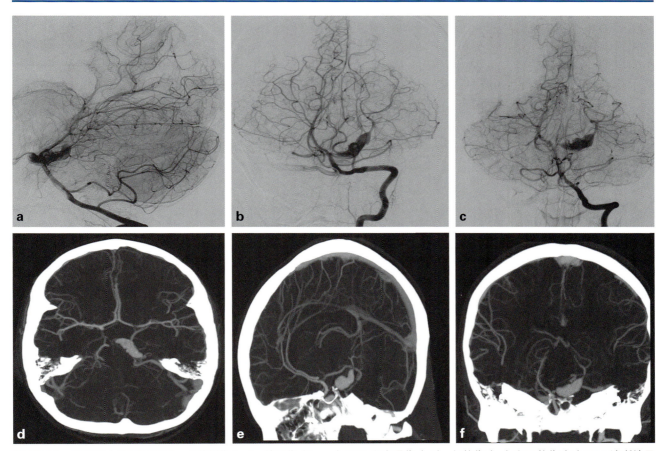

图 26.11　未破裂大脑后动脉瘤。术前侧位（a）、前后位（b、c）DSA 和水平位（d）、矢状位（e）和冠状位（f）CTA 清晰地显示一枚左侧 P1~P2 段梭形动脉瘤。该动脉瘤采用公园椅卧位、左侧颞下入路得以夹闭

经侧裂入路是高位 P1 段动脉瘤的首选入路方式[80]。

颞下入路

颞下入路是处理靠近天幕缘的大脑后动脉近端动脉瘤极为有效的入路，能获得脚间池和环池的良好显露。通过颞下入路，P2 段平行于天幕走行的特点有助于早期获得载瘤动脉近、远端的血流控制。但颞下入路不是大脑后动脉极远端动脉瘤和位于后床突上方 3mm 以上的动脉瘤的理想手术入路[6, 7, 11]。颞下入路的主要缺点是需要牵拉并抬起额叶，因此伴有颞叶挫伤和 Labbé 静脉损伤的潜在风险。术者可通过腰穿大量释放脑脊液减少对颞叶的牵拉，获得足够的手术空间分离至天幕游离缘，然后进一步打开脚间池释放脑脊液获得对脑压的良好控制。但如果伴有严重的脑水肿和脑内血肿，应用颞下入路就变得极具挑战性。因此我们的经验认为该入路不适合破裂动脉瘤的手术[6, 7, 12, 78, 80]。

后纵裂入路

一般情况下，通过额外侧或颞下入路暴露大脑

后动脉极远端（P3 和 P4 段）的动脉瘤是不可能的。P3 和 P4 段动脉瘤的直接处理需要不同的入路方式。Yonekawa 等[80] 报道了通过坐位、小脑上经天幕入路可到达中脑后表面周边的深在部位，可用于处理 P3 段动脉瘤。后纵裂入路则适合于暴露大脑后动脉终末分支，处理 P4 段动脉瘤。

血流重建的需求

直接闭塞大脑后动脉近端常继发缺血性梗死和失明。如果需要牺牲载瘤的大脑后动脉，术者须考虑行脑血流重建术以避免大脑后动脉供血区的梗死。文献中报道了许多将大脑后动脉作为受体血管的搭桥方法，例如枕动脉 – 大脑后动脉、颞浅动脉 – 大脑后动脉、脑膜中动脉 – 大脑后动脉，以及颈外动脉 – 桡动脉 – 大脑后动脉搭桥术，或颈外动脉 – 椎动脉 – 大脑后动脉搭桥术这类高流量搭桥方法[82]。

患者预后和最佳循证实践

由于大脑后动脉瘤的发病例极低，因此大部

分相关文献都是通常少于 25 例、采用不同评价方法的小型病例报道。这里总结了 1996 至 2015 年间 5 个最严谨的、多于 30 例关于大脑后动脉瘤治疗效果的文献。在 1996 年，Drake 等 [11] 报道了在 125 患者（其中 75 例伴有 SAH）中，约 78% 获得了良好或极好的的疗效。在 2003 年，Taylor 等 [52] 分析了 30 例患者，其中 44%（8/18）未破裂的和 50%（6/12）破裂的大脑后动脉瘤患者在一年期随访时预后良好，但有 1 例在治疗过程中死亡。在 2010 年，Barrow Neurological Institute 的 Chang 等 [82] 报道了 87%（29/33）的患者疗效良好或极好，但是仍有 9%（3/33）患者死亡，且该队列中仅有 27%（9/33）的患者因 SAH 起病。在 2015 年，来自芬兰的 Helsinki 和 Kuopio 的 121 例病例系列研究发现，治疗的结局取决于动脉瘤部位和入院时患者的状态 [6, 7, 12]。最后，在 2015 年，尽管出现 1 例死亡病例，Wang 等 [54] 的报道中 87%（26/30）患者预后良好，其中 18 例（60%）患者有破裂史，18 例为大型或巨大型动脉瘤。

对于非巨大型的囊性大脑后动脉瘤，血管内介入和微创手术都是适宜的治疗选项。但是，由于直接闭塞载瘤动脉常常导致脑梗死，因此复杂和梭形的大脑后动脉瘤通常需要通过脑血流重建的治疗策略进行处理。

■ 小脑上动脉瘤

流行病学和疾病特征

小脑上动脉（SCA）动脉瘤十分罕见，占所有颅内动脉瘤的 1.2% 以下，而在 Helsinki 动脉瘤数据库中约占后循环脑动脉瘤中的 15%。

既往研究报道此类动脉瘤通常体积较小、呈囊性并朝向外侧（图 26.12），常起源于脑桥中脑前段或 S1 段（根据 Rodríguez-Hernández 等 [35, 84] 报道的小脑上动脉解剖分段），尤其是好发于基底动脉 – 小脑上动脉交界处。在一组经治的小脑远端动脉瘤病例报道中，仅 4.4% 的小脑上动脉瘤位于 S1 段以远。Drake 等 [11] 指出小脑上动脉通常起源于动脉瘤，而不是基底动脉。约 40% 的小脑上动脉瘤患者伴有多发动脉瘤。

临床表现

大部分小脑上动脉瘤患者因 SAH 起病，导致生命垂危并处于高 Hunt-Hess 评分状态。未破裂者则通常由于动脉瘤压迫动眼或滑车神经的占位效应所引起的复视就诊而发现，或因头痛、眩晕或其他症状拍片检查偶然发现。因为滑车神经的走行高于小脑上动脉脑桥中脑外侧段，而此处的小脑上动脉瘤极为罕见，因此临床上滑车神经麻痹较动眼神经麻痹少见 [3, 4, 85, 86]。

微创手术方案

最佳的手术计划应能实现最短、最直接的病灶显露，且对生命攸关的神经血管结构造成的风险最小 [15, 41, 87–89]。

额颞入路

大部分小脑上动脉瘤位于其脑桥中脑前段的近端，因此可采用额颞入路获得显露。与大脑后动脉瘤类似，伴有小脑上动脉瘤的患者可能伴发其他动脉瘤。额颞入路在处理大脑上动脉近端动脉瘤的同时，也可处理大部分伴发的病变。翼点、眶颧和外侧眶上入路是处理这些病变常用的开颅方法。能否充分显露病变是手术的关键，而为了获得安全的手术空间，切除前、后床突可能是必要的步骤。这些额颞入路也可用于处理位于小脑上动脉脑桥中脑外侧段的动脉瘤 [35, 84]。

颞下经天幕入路

颞下经天幕入路可用于治疗小脑上动脉瘤，也可用于处理大脑后动脉和基底动脉尖部动脉瘤。该入路是术者治疗小脑上动脉瘤所必须掌握的技巧。在额颞入路中，由于脑桥中脑前段和外侧段的动脉瘤可能藏在后床突下方被其遮挡，即使做了相应的骨质磨除，也可能不能建立安全的手术通道。在此情况下，颞下入路（马蹄形切口）能够为小脑上动脉瘤提供很好的侧方暴露，也可显露额颞入路中被阻碍显露的基底动脉穿支。弧形的切口设计能将开颅范围向后扩大，广泛暴露天幕和滑车神经，从而使得天幕的抬起和切开更加容易。由于此处的中颅窝较平缓，由前向后的手术路径也可减少颞叶牵拉。

外侧幕下小脑上入路

外侧幕下小脑上（SCIT）入路是经典的中线 SCIT 的改良，可用于处理由于部位太远、颞下入路不能安全到达的小脑中脑段和皮层支小脑上动脉瘤。旁正中和单侧的枕下开颅可以防止窦汇和对侧横窦损伤。相比后正中入路，外侧小脑上入路不仅碰到

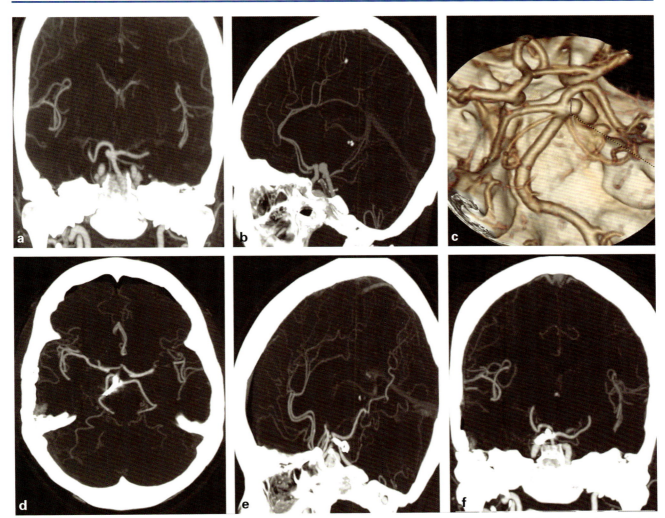

图 26.12　右侧小脑上动脉（SCA）未破裂动脉瘤。术前冠状位（a）和矢状位 CTA（b）提示 1 枚右侧小脑上动脉瘤，朝向上外方。（c）术前冠状位三维重建 CTA（后前视图）。通过右侧公园椅卧位、颞下入路，采用 1 枚弯夹夹闭动脉瘤。术后水平位（d），矢状位（e）和冠状位（f）CTA 提示动脉瘤完全闭塞，后侧大脑后动脉瘤和小脑上动脉血流通畅

的桥静脉较少，对远端小脑上动脉瘤的暴露也更加直接。因为天幕有一定倾斜角度，后正中 SCIT 往往很陡峭。但在外侧 SCIT 过程中，通过松解蛛网膜使小脑自然下垂后，其手术通道较后正中入路更平缓。但手术通道长和角度陡仍是限制 SCIT 广泛应用的局限性所在。

其他手术入路

　　枕下经天幕入路也可用于处理小脑上动脉 S1 和 S2 段的动脉瘤，尽管我们并不推荐该入路。复杂或梭形的小脑上动脉瘤可能需要采用孤立的办法处理，也就需要像孤立大脑后动脉瘤那样，首先进行脑血流重建。如需要，可行颞浅动脉 –S1 段（通过颞前入路）和颞浅动脉 –S2 段（通过颞下入路）搭桥术。但远端小脑上动脉闭塞后脑梗死的可能性很低，位于此处的动脉瘤可无须脑血流重建直接孤立[35, 84]。

患者预后和最佳循证实践

　　在后循环脑动脉瘤中，相比基底动脉尖部动脉瘤，小脑上动脉瘤由于周边脑干穿支缺乏和手术显露更容易，因此理论上其手术预后更好。但是大部分小脑上动脉瘤实质上是基底动脉 – 小脑上动脉交界处动脉瘤，因此它们的预后更接近基底动脉尖部动脉瘤。直至本文撰写时，仍没有长期的关于小脑上动脉瘤动脉瘤的手术效果长期随访队列报道。但我们强烈相信，手术夹闭将较介入弹簧圈栓塞有着更加好的长期预后，尤其对于期望寿命长的患者更是如此。但是，我们也需要认识到大部分患者年龄较大、伴有 SAH、常常伴有多发动脉瘤和其他心血管危险因素[1-3, 17, 41, 87]。在选择最佳治疗方案时，需要同时考虑这些危险因素。对于复杂小脑上动脉瘤，为获得最好疗效，可能需要采用脑血流重建术（相

关手术技术参见大脑后动脉瘤章节）。

■ 基底动脉瘤

流行病学和疾病特征

基底动脉瘤可发生于基底动脉的各个部位，如：椎基底动脉分叉部、基底动脉干、基底动脉分叉部，以及基底动脉–小脑上动脉交界处（如前文所述），但基底动脉–大脑后动脉瘤临床上很少观察到（图26.13~图26.16）。基底动脉分叉部赫尔基底动脉–小脑上动脉瘤大部分呈囊性[1-4, 83]，而基底动脉干和椎–基底动脉瘤则主要呈梭形。整个椎–基底循环系统也可能呈梭形改变或冗长扩张症[5, 49, 50]（图26.16）。椎–基底动脉夹层的患者可表现为脑缺血症状、故常通过血管内介入技术进行治疗。基底动脉穿支动脉瘤和霉菌性基底动脉瘤极为罕见。基底动脉瘤的自然史不一，取决于所累及的动脉部位，但

通常较前循环的动脉瘤差。

基底动脉分叉部动脉瘤（基底动脉顶端或基底动脉尖部动脉瘤）

基底动脉分叉部动脉瘤（图26.13、图26.14）占所有颅内动脉瘤的4%。Helsinki数据库显示8%的颅内动脉瘤分布在后循环，基底动脉分叉部动脉瘤约占其所含颅内动脉瘤的3%，或后循环脑动脉瘤的37%。椎动脉瘤占所有椎基底循环动脉瘤的1/3，其余则起自基底动脉干。诚如Tjahjadi等[10, 14]和其他术者[18, 19]的报道，基底动脉分叉部动脉瘤的手术入路取决于动脉瘤的形态、朝向和与神经血管结构的解剖相关性。

基底动脉干动脉瘤

基底动脉干动脉瘤通常呈梭形，但此处也可出现囊性动脉瘤，后者即使仅为很小的体积也可发生破裂（图26.15）。梭形动脉瘤占所有颅内动脉瘤的

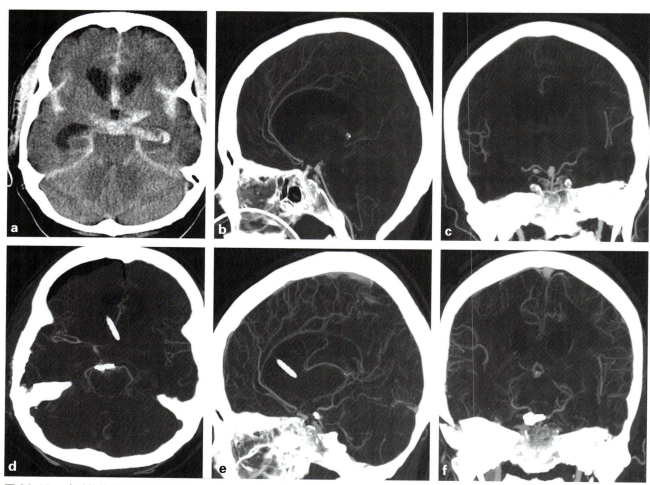

图26.13 破裂的基底动脉尖动脉瘤。术前（a）水平位CT提示弥散的SAH，伴有脑积水。（b）矢状位和（c）冠状位CTA提示1枚基底动脉尖部动脉瘤，其位于后床突水平。该患者通过公园椅卧位、右侧颞下入路开颅后将动脉瘤夹闭。术后（d）水平位、（e）矢状位和（f）冠状位CTA提示动脉瘤完全闭塞、大脑后动脉血流通畅

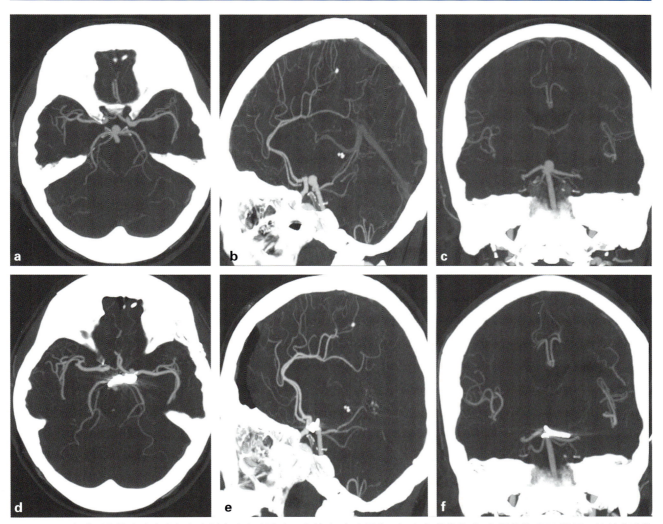

图 26.14　未破裂的基底动脉尖部和右侧小脑上动脉瘤。术前（a）水平位、（b）矢状位和（c）冠状位 CTA 提示 1 枚基底动脉尖部动脉瘤伴 1 枚右侧小脑上动脉未破裂小动脉瘤。该患者通过平卧位、右侧翼点入路夹闭这些动脉瘤。术后（d）水平位、（e）矢状位和（f）冠状位 CTA 提示 2 枚动脉瘤完全闭塞，大脑后动脉和小脑上动脉血流保持通畅

1%~2%，且绝大部分位于后循环。因此，相当数量的基底动脉干梭形动脉瘤可在临床上观察到。梭形或冗长扩张的基底动脉干动脉瘤通常仅能通过近端阻断或孤立、联合或不联合脑血流重建术的方式进行处理（图 26.16）[10, 14, 49, 91-94]。

椎基底动脉交界处动脉瘤

椎基底动脉交界处动脉瘤极为罕见，通常伴随基底动脉开窗现象。

临床表现

如前所述，与其他位置的动脉瘤相比，基底动脉瘤（尤其是破裂者）的自然史结局往往呈致死性。基底动脉瘤很少由于占位效应和脑缺血而获诊断。

占位效应导致的症状取决于脑干或脑神经局部受压的状态。巨大的、梭形的和冗长扩张的基底动脉瘤可能由于一过性的脑缺血而被发现。眩晕、视力障碍和其他较少见的特异性症状也可能促使动脉瘤得以发现[1, 5, 9, 11, 49, 95]。

术前评估

干预处理的时机取决于患者入院时的状况，包括 SAH 的程度、Hunt-Hess 分级水平、体格检查和是否伴有脑积水[92, 94, 95]。采用 CTA 非侵袭性影像学检查常常是显示动脉瘤的主要形式，同时也可对动脉瘤周边相关的、可能影响手术入路的骨性结构进行评估。在复杂的病例中，尤其是血栓性或钙化的动脉瘤中，需行 DSA 来更好地评估动脉瘤的解剖形

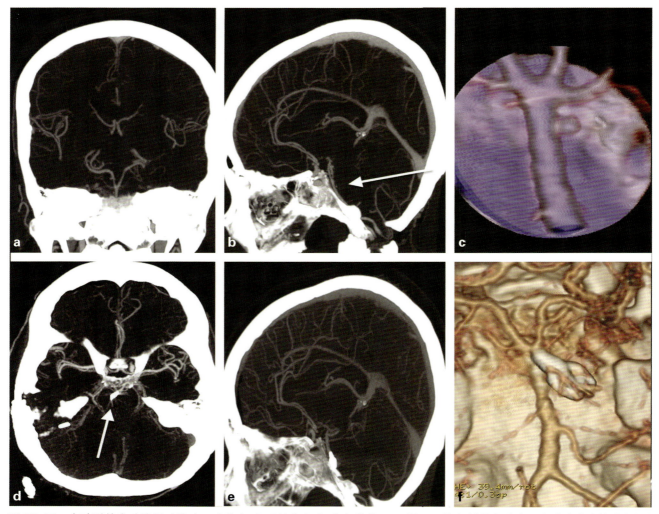

图 26.15 未破裂基底动脉干动脉瘤。术前（a）冠状位和（b）矢状位 CTA 提示 1 枚右侧基底动脉干小动脉瘤（箭头）（c）3D–CTA 重建（冠状位后前视图）。该患者通过公园椅卧位、右侧岩前入路夹闭动脉瘤。术后（d）水平位和（e）矢状位 CTA 提示动脉瘤被 1 枚直夹完全夹闭，基底动脉血流通畅。（f）3D–CTA 重建（冠状位后前视图）

态。如预计需要牺牲血管来处理动脉瘤，脑血管造影可帮助术者评估侧支循环状态。由于再破裂及其致死致残的风险较其他部位动脉瘤高得多，破裂的基底动脉瘤必须在超急性期进行治疗。手术入路往往由此类动脉瘤的内、外在因素决定[8, 10, 14, 79]。基底动脉瘤入路选择所需考虑的因素包括动脉瘤的部位及与后床突的关系、动脉瘤的朝向、胚胎型后交通动脉 – 大脑后动脉或其他变异、后交通动脉的大小和脑血流重建术的潜在需求。

微创手术方案

　　许多基底动脉尖部动脉瘤可用前述的大多数入路进行处理。最安全的入路往往根据患者特定的解剖因素、结合术者的喜好和经验所决定。

经侧裂（额颞或翼点）入路

　　经侧裂（额颞或翼点）入路应用于高位的基底动脉尖部动脉瘤（高于后床突 1cm 或以上），或须同时处理合并的前循环脑动脉瘤时。一些术者更喜欢经侧裂入路的理由是与熟悉的手术操作（与处理前循环脑动脉瘤类似），以及该入路牵拉颞叶的要求和导致动眼神经麻痹的风险更少。对于低位的基底动脉瘤而言，鞍背的遮挡可导致动脉瘤显露困难或无法显露，因此除非将鞍背磨除，经侧裂入路通常不能胜任此类动脉瘤的手术。

颞下入路

　　为避免对主侧大脑颞叶的牵拉损伤，基底动脉瘤通常由右侧的手术入路进行处理。对于右利手的术者而言，从右侧入路进行操作也更加简单和熟悉。

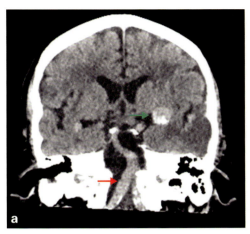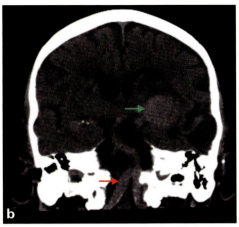

图 26.16 椎－基底动脉冗长扩张症伴发 1 枚大脑中动脉瘤。（a）冠状位 CT 提示一位 90 岁的患者患有椎－基底动脉冗长扩张症伴钙化（红色箭头）和巨大钙化的大脑中动脉瘤（绿色箭头）（b）3年复查的冠状位 CT 显示大脑中动脉瘤显著增大，但椎－基底动脉冗长扩张症并无明显改变

鞍背的水平越高、对牵拉的程度要求越大方能获得进行手术的必需暴露空间。如果动脉瘤的瘤颈位于脚尖窝的尖端、那么瘤颈和脑干穿支将会被前方的乳头体和侧、后方的大脑脚所遮挡。此类极为罕见的情况（＜1% 的患者伴有高位的基底动脉分叉部）最好由经侧裂入路，并从颈内动脉分叉部的上方进行显露，或采用终板或穿隆间入路处理 [96]。

基底动脉尖的穿支

再没有比基底动脉分叉部拥有更多和更关键脑干穿支的地方了。大多数穿支可在基底动脉临时阻断或孤立时用显微剥离子游离。当用颞下入路处理朝向后方的动脉瘤时、脑干穿支从瘤颈上分离操作更加容易。在处理这些病例时将动脉瘤向前倾，从而可在瘤颈和穿支之间创造出足够的空间来进行夹闭。除非遇上非常复杂的穿支结构，大部分患者的预后良好。

患者预后

由于后循环脑动脉瘤的罕见性和复杂性，许多术者已经放弃采用手术的方式对这些病变进行治疗。更为不幸的是，在许多中心，对后循环脑动脉瘤，血管内治疗已经完全取代了显微外科手术。由于受训精通显微外科手术技艺的术者逐渐凋零，后循环脑动脉瘤的显微外科手术、甚至是所有脑动脉瘤的显微外科手术技艺的消亡很有可能成为现实。尽管存在着治疗模式变化的趋势，但对许多动脉瘤而言，显微外科手术仍然是最佳的治疗模式 [88, 97, 98]。

总的来说，医学文献支持大多数基底动脉瘤可采用血管内治疗的方式进行处理。但较高的复发率和需要采用复杂的支架介入方案，尤其对于年轻患者而言，仍是临床面临的主要挑战。穿支血管损伤和脑神经麻痹是显微外科手术治疗动脉瘤时的关键

问题。但是，随着经验的积累，穿支损伤的风险可得以减少，且显微外科手术的疗效更加确切持久。大多数脑神经麻痹也只是一过性的 [49, 93, 97, 98]。

最佳循证实践

时至今日，从 Olivecrona 首次采用手术治疗基底动脉瘤以来已经过了 60 余年，而自 Guglielmi 等 [99] 首次采用弹簧圈介入栓塞治疗以来也过了 20 余年 [100]。尽管时光荏苒，但有关手术夹闭和弹簧圈介入栓塞的争论在今天仍未停歇 [49, 93, 97, 98]。许多研究已经表明显微外科手术效果更加牢靠，而血管内介入治疗的致残率较低。普遍的共识认为患者需要在高患者流量的同时精于显微手术和介入技术的脑血管病中心治疗才能获得最佳预后。对老年患者，或有手术高风险因素的患者，由于弹簧圈栓塞后动脉瘤的自然史结局（即便是部分栓塞者）可能较患者的预期生存期要长，血管内介入治疗须作为首选方案。而对于具有预期生存期长的年轻患者，需同患者及其家人仔细的讨论各种治疗方案的利弊，如条件合适应倾向于采用显微外科手术治疗。基底动脉的动脉瘤将是一个神经外科医生从医生涯中碰到的最困难的神经外科病变之一，其治疗没有错误的余地，因为哪怕仅仅牺牲一根中脑穿支也可能给患者带来永久性的伤害。因此，术者必须仔细地选择合适的病例进行手术、并和他们的患者详细讨论手术风险，以及诚实地基于术者自身的技术和能力制订治疗方案。

■ 小脑前下动脉瘤

流行病学和疾病特征

小脑前下动脉瘤是最罕见的颅内动脉瘤之一，

约仅占所有颅内动脉瘤的 1%（图 26.17）。小脑前下动脉瘤分为 4 段，从近到远分别为：脑桥前段、脑桥外侧段、绒球小脑脚段和皮层段[101]。小脑前下动脉也可被分为内听道前段、内听道段和内听道后段。小脑前下动脉在桥小脑角后分为头、尾分支。大部分小脑前下动脉瘤好发于血管起始部的近端的脑桥前段[102]。远端小脑前下动脉瘤好发于头端内听道后段分支。小脑前下动脉瘤通常呈囊性。如果动脉瘤直接发自小脑前下动脉而不是基底动脉 – 小脑前下动脉交界处，位于近端者可直接夹闭而位于远端者可直接通过载瘤动脉闭塞获得治愈。因为小脑前下动脉的第一段有着许多脑干穿支发出，牺牲该段血管可能造成并发症，因此载瘤动脉直接闭塞不是小脑前下动脉近端动脉瘤合适的治疗方案。

临床表现

大部分小脑前下动脉瘤患者表现为 SAH 及其后遗症。在一个病例系列报道中，20% 的动脉瘤出现脑干压迫，18% 为偶然发现[103]。表现为脑干压迫症状的患者数量反映了该系列中巨大型动脉瘤的数量；其中 24% 的动脉瘤大于 25mm[88, 103]。

微创手术方案

术前仔细的阅片是诊治小脑前下动脉瘤的必需步骤。决定显微外科夹闭手术入路的两个关键因素是动脉瘤相对于斜坡的高度及其在血管上的位置[104]。相对于斜坡高位的小脑前下动脉瘤可采用合并前床突磨除的额颞入路进行处理。在进行前床突切除术时，须注意避免外展神经的损伤[105]。远外侧入路适合于处理靠近其基底动脉起始部的低位小脑前下动脉瘤，并可合并乙状窦后入路来暴露大型或巨大型动脉瘤。Drake 等[11] 则采用颞下入路治疗了他们 41 例动脉瘤中的大部分病例。

乙状窦后和扩大的乙状窦后入路

乙状窦后和扩大的乙状窦后入路有助于对小脑前下动脉远端和脑桥前内听道后段动脉瘤进行极佳的显露。乙状窦后入路可用于处理非大型或巨大型的、不伴脑干压迫的小脑前下动脉近端动脉瘤。如遇到大型或巨大型动脉瘤病例，尤其是那些伴有脑干压迫症状者，通过磨除乙状窦前的乳突骨质有助于实现安全的手术暴露、动脉瘤显露和病变处理。发自小脑前下动脉起始部附近脑干面的外展神经是游离小脑前下动脉瘤过程中最可能损伤的脑神经。

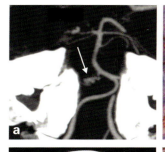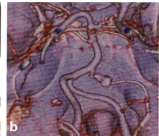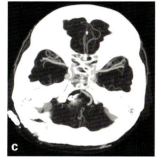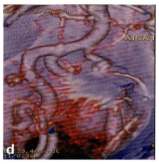

图 26.17 右侧未破裂小脑前下动脉瘤。术前（a）冠状位 CTA 和（b）3D 重建 CTA 提示 1 枚部分血栓形成的右侧小脑前下动脉瘤（a，箭头）。该患者通过公园椅卧位、右侧岩前入路夹闭动脉瘤。术后（c）水平位 CTA 和 3D 重建 CTA（d）提示动脉瘤完全闭塞、右侧小脑前下动脉血流保持通畅

患者预后和最佳循证实践

考虑到小脑前下动脉瘤的罕见性，鲜有关于其预后的报道。Gonzalez 等[42] 报道了在 Barrow Neurological Institute 治疗的 32 例患者、共 34 个小脑前下动脉瘤的预后。大多数［n=21（62%）］动脉瘤有破裂史，但 7 例（21%）是由于脑干压迫症状而发现的。较大的动脉瘤需通过颅底入路技术处理，中、小型动脉瘤则可采用经典的乙状窦后入路进行治疗。患者的预后与患者发病时的表现密切相关。在 Drake 等[11] 41 例小脑前下动脉瘤的治疗经验中，41 例患者术后均出现一根或多根脑神经的麻痹症状。当小脑前下动脉和动脉瘤的解剖形态不能保证确切的手术疗效时，须考虑采用血管内介入治疗[11, 106]。

■ 椎动脉和小脑后下动脉瘤

流行病学与疾病特征

椎动脉和小脑后下动脉瘤占所有脑动脉瘤的 5%。位于椎动脉和小脑后下动脉交界处的囊性动脉瘤是最常见的类型，占了该部位动脉瘤的近一半[42, 46, 49, 52, 56, 62]。

最早关于椎动脉和小脑后下动脉瘤的手术治疗的报道是因为病变疑似肿瘤、行开颅探查后才确诊为动脉瘤的。第一例经血管造影确诊、并行手术治疗的小脑后下动脉瘤于 1956 年由 DeSaussure 报道[107]。这例动脉瘤经手术孤立后治愈。考虑到小脑后下动脉瘤临近脑干和后组脑神经，术者会畏难、并担心出现并发症[74]。采用血管内介入治疗能够规避一些问题，但梭形的、巨大的和冗长扩张的动脉瘤，无论通过何种治疗模式处理均充满风险。医学文献中对基底动脉和小脑后下动脉瘤的属于存在着一些矛盾之处。首先，关于小脑后下动脉的定义不一。第一种定义为起自于椎动脉并为小脑供血的血管，第二种定义是起自椎动脉或基底动脉、为小脑后下方区域供血的血管。由于小脑后下动脉供血区域变异极大，我们采用第一种定义方法。其他易混淆的术语包括小脑后下动脉瘤的分类。术语"小脑后下动脉瘤"一般指位于从椎动脉 - 小脑后下动脉交界处开始及其以远部位的动脉瘤。术语"近端小脑后下动脉瘤"则用于描述位于椎动脉 - 小脑后下动脉交界处，或位于延髓前段，或任何延髓临近节段位置的动脉瘤。

完全起自于小脑后下动脉，不累及椎动脉 - 小脑后下动脉交界处的动脉瘤也被称为"真性小脑后下动脉瘤"。迄今为止，椎动脉 - 小脑后下动脉瘤呈囊性者占绝大多数，而文献报道梭形动脉瘤占所有病例的 13%~26%，夹层动脉瘤为 7%~28%。椎动脉冗长扩张样改变同样可能累及小脑后下动脉。仅考虑远端小脑后下动脉瘤，梭形动脉瘤占 7%~41%，而夹层呈瘤样改变者可高达 41%[42, 46, 49, 51, 52, 55]。

围手术期评估和临床表现

椎动脉 - 小脑后下动脉瘤最常见的临床表现为 SAH。这些动脉瘤也可引起脑缺血和脑干压迫症状。此处的大量 SAH 也可导致脑干受压，引起咽喉麻痹和复视。在大多数病例中，椎动脉 - 小脑后下动脉瘤除了可引起 SAH 外，还会形成脑室内积血，但形成脑实质内血肿则比较罕见。动脉瘤破裂后出血常常充满后颅窝的脑池，且大部分位于动脉瘤侧，但出血也可向上进入前颅窝的基底池。能够正确辨认典型的出血形态对认识是否存在动脉瘤很重要，尤其是小脑后下动脉远端小动脉瘤常常在非侵袭性血管造影诊断中被遗漏。CTA 能够显示临近骨质结构的动脉瘤，相关脑血管构筑与骨质结构之间的关系能有助于引导术者定位和选择合适的手术入路[54]。

微创手术方案和患者预后

椎动脉和小脑后下动脉远端动脉瘤治疗的挑战与动脉瘤相对于血管构筑、后颅窝、脑干和脑神经的解剖关系，以及动脉瘤的形态和成因相关。虽然从 1946 年第一例成功的直接后颅窝脑动脉瘤闭塞手术以来，相关治疗方法有了极为显著的进展，但椎动脉夹层动脉瘤的治疗仍需进一步改进。在关于小脑后下动脉远端囊性动脉瘤的最佳手术疗效报道中，94% 的动脉瘤完全闭塞。椎动脉和小脑后下动脉远端动脉瘤的总体疗效令人满意，80%~85% 患者能恢复和保持生活自理状态。但动脉瘤确诊后一年内的死亡率非常高，有将近 1/3 的患者死亡，主要原因是严重的首次出血。但是存活下来的患者可恢复良好，仅 7% 生活无法自理[46, 49, 55]。

最佳循证实践

椎动脉 - 小脑后下动脉瘤的复杂多样导致存在多种可选择的治疗方案。最新的手术治疗技术包括动脉瘤夹闭术、孤立术、包裹术和近端阻断术，联合或不联合不同的搭桥技术。与血管内介入手术不同，由于需要在后组脑神经间操作，主动脉和远端小脑后下动脉瘤的显微手术充满了挑战。

典型椎动脉 - 小脑后下动脉交界处动脉瘤的显微手术治疗很少受小脑后下动脉和椎动脉本身条件所限制（图 26.18），但椎动脉夹层动脉瘤的处理并非如此。由于大部分通过近端血管阻断治疗的梭形或夹层椎动脉瘤患者预后良好，因此当血管解剖结构条件允许时，须考虑此种治疗方式[50]。据我们所知，尚无涉及椎动脉夹层动脉瘤的随机对照研究。根据医学文献和我们的经验，我们相信如必需，应考虑行搭桥手术后将病变血管完全孤立。

血管内介入治疗不引起脑神经功能障碍。但是对于术者来说，由于小脑后下动脉自椎动脉发出后常急转下行，因此保留小脑后下动脉血流的通畅性极具挑战。在远端小脑后下动脉瘤中，有着明确瘤颈的动脉瘤可予栓塞治疗，但梭形动脉瘤的介入治疗仍是挑战。后者如位于脉络膜点的远端，可考虑通过直接血管闭塞的方案进行处理。不建议在一个小口径的脑动脉血管，如小脑后下动脉中植入支架。如果患者症状与占位效应有关，血管内介入治疗技术不见得能使患者的症状获得改善。对常规的血管内介入和显微手术来说，破裂的椎动脉夹层动脉瘤的治疗均对术者充满挑战，而血流转向装置可能是这些病变的最佳治疗方式。但是，在撰写本章

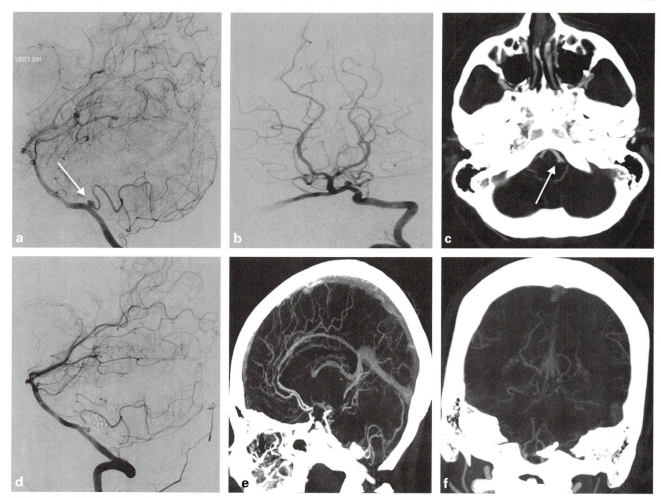

图 26.18 未破裂左侧小脑后下动脉瘤（PICA）：术前（a）侧位和（b）前后位数字减影血管造影（DSA），以及（c）轴位 CTA 显示左侧 PICA 小动脉瘤。（a，c 白色箭头）。患者通过公园椅卧位、左侧乙状窦后入路夹闭该动脉瘤。术后（d）侧位 DSA 和（e）矢状位及（f）冠状位 CTA 显示动脉瘤完全闭塞，左侧 PICA 血流通畅

节的时候，血流转向转置相关的病例系列报道仍然匮乏[108]。

最近的一项关于血管内介入治疗小脑后下动脉动脉瘤的造影结果显示 63% 患者的动脉瘤获得完全闭塞。在另一项破裂椎动脉夹层动脉瘤的血管内孤立治疗病例报道中，21% 原本完全闭塞的病例发生了再通，提示我们需对此类病例进行密切随访[109]。

对于巨大型动脉瘤，采用直接夹闭联合瘤体切除或搭桥的方法进行处理是一项可选的治疗方案，但存在咽喉麻痹的重大风险。如采用弹簧圈栓塞，弹簧圈有可能被压实，从而引起占位效应造成问题。在一些病例中，通过搭桥手术联合介入栓塞或近端阻断进行治疗可以获得不错的疗效[46, 49, 55, 68]。

■ 结论

后循环脑动脉瘤的手术治疗量已经显著减少。

目前随着后循环脑动脉瘤的治疗越来越向血管内介入转变，越来越少的术者对处理这类手术禁区的动脉瘤感到畏难。然而，虽然血管内介入技术有了显著的进步，部分后循环动脉瘤的最佳治疗方式仍是手术。由于能够手术处理的术者减少，将这些患者转诊至有经验的高流量的中心变得非常重要。"非常坦白地说，如果开放性脑血管微创手术要继续有一席之地，我们必须做得又好又高效"。

■ 纪念

谨以此文纪念我的好友、同事和神经外科医生 Tarik F. Ibrahim（1981—2016）。他永恒的微笑提醒着我们生命的真谛。

参考文献

[1] Thompson BG, Brown RD, Jr, Amin-Hanjani S, et al; American

Heart Association Stroke Council, Council on Cardiovascular and Stroke Nursing, and Council on Epidemiology and Prevention. American Heart Association. American Stroke Association. Guidelines for the management of patients with unruptured intracrnial aneurysms: a guideline for healthcare professionals from the American Heart Association/American Stroke Association. Stroke 2015;46(8):2368–2400.

[2] Huttunen T, von und zu Fraunberg M, Frösen J, et al. Saccular intracranial aneurysm disease: distribution of site, size, and age suggests different etiologies for aneurysm formation and rupture in 316 familial and 1454 sporadic eastern Finnish patients. Neurosurgery 2010;66(4):631–638, discussion 638.

[3] Juvela S, Poussa K, Lehto H, Porras M. Natural history of unruptured intracranial aneurysms: a long-term follow-up study. Stroke 2013; 44(9):2414–2421.

[4] Korja M, Kaprio J. Controversies in epidemiology of intracranial aneurysms and SAH. Nat Rev Neurol 2016;12(1):50–55.

[5] Drake CG, Peerless SJ. Giant fusiform intracranial aneurysms: review of 120 patients treated surgically from 1965 to 1992. J Neurosurg 1997; 87(2):141–162.

[6] Goehre F, Jahromi BR, Elsharkawy A, et al. Lateral supraorbital approach to ipsilateral PCA-P1 and ICA-PCoA aneurysms. Surg Neurol Int 2015;6:91.

[7] Goehre F, Kamiyama H, Noda K, et al. Technical description of the medial and lateral anterior temporal approach for the treatment of complex proximal posterior cerebral artery aneurysms. World Neurosurg 2016; 86:490–496.

[8] Yaşargil MG, Antic J, Laciga R, Jain KK, Hodosh RM, Smith RD. Microsurgical pterional approach to aneurysms of the basilar bifurcation. Surg Neurol 1976;6(2):83–91.

[9] Drake CG. Bleeding aneurysms of the basilar artery: direct surgical management in four cases. J Neurosurg 1961;18:230–238.

[10] Tjahjadi M, Kivelev J, Serrone JC, et al. Factors determining surgical approaches to basilar bifurcation aneurysms and its surgical outcomes. Neurosurgery 2016;78(2):181–191.

[11] Drake CG, Peerless SJ, Hernesniemi J. Surgery of Vertebrobasilar Aneurysms: London, Ontario, Experience on 1,767 Patients. New York, NY: Springer-Verlag/Wien; 1996.

[12] Goehre F, Lehecka M, Jahromi BR, et al. Subtemporal approach to posterior cerebral artery aneurysms. World Neurosurg 2015;83(5):842–851.

[13] Hernesniemi J, Ishii K, Karatas A, et al. Surgical technique to retract the tentorial edge during subtemporal approach: technical note. Neurosurgery 2005;57(4, Suppl):E408–, discussion E408.

[14] Tjahjadi M, Niemelä M, Kivelev J, et al. Presigmoid approach to vertebrobasilar artery aneurysms: a series of 31 patients and review of the literature. World Neurosurg 2016;92:313–322.

[15] Nair P, Panikar D, Nair AP, Sundar S, Ayiramuthu P, Thomas A. Microsurgical management of aneurysms of the superior cerebellar artery—lessons learnt: an experience of 14 consecutive cases and review of the literature. Asian J Neurosurg 2015;10(1):47.

[16] de Oliveira E, Tedeschi H, Siqueira MG, Peace DA. The pretemporal approach to the interpeduncular and petroclival regions. Acta Neurochir (Wien) 1995;136(3–4):204–211.

[17] Kato Y, Sano H, Kuno S, Yoshida K, Yoneda M, Kanno T. Mutual link among the approaches to clipping of basilar aneurysms. Neurol Res 1998;20(4):302–306.

[18] Krisht AF, Kadri PA. Surgical clipping of complex basilar apex aneurysms: a strategy for successful outcome using the pretemporal transzygomatic transcavernous approach. Neurosurgery 2005;56(2, Suppl):261–273, discussion 261–273.

[19] Krisht AF, Krayenbühl N, Sercl D, Bikmaz K, Kadri PA. Results of microsurgical clipping of 50 high complexity basilar apex aneurysms. Neurosurgery 2007;60(2):242–250, discussion 250–252.

[20] Yaşargil MG, Antic J, Laciga R, Jain KK, Hodosh RM. Smith RD. Microsurgical pterional approach to aneurysms of the basilar bifurcation. Surg Neurol 1976;6(2):83–91.

[21] Dolenc VV, Skrap M, Sustersic J, Skrbec M, Morina A. A transcavernoustranssellar approach to the basilar tip aneurysms. Br J Neurosurg 1987; 1(2):251–259.

[22] Hakuba A, Nishimura S, Jang BJ. A combined retroauricular and preauricular transpetrosal-transtentorial approach to clivus meningiomas Surg Neurol 1988;30(2):108–116.

[23] Al-Mefty O, Fox JL, Smith RR. Petrosal approach for petroclival meningiomas. Neurosurgery 1988;22(3):510–517.

[24] Lehto H, Harati A, Niemelä M, et al. Distal posterior inferior cerebellar artery aneurysms: clinical features and outcome of 80 patients. World Neurosurg 2014;82(5):702–713.

[25] Lehto H, Kivisaari R, Niemelä M, et al. Seventy aneurysms

of the posterior inferior cerebellar artery: anatomical features and value of computed tomography angiography in microneurosurgery. World Neurosurg 2014;82(6):1106–1112.

[26] Lehto H, Niemelä M, Kivisaari R, et al. Intracranial vertebral artery aneurysms: clinical features and outcome of 190 patients. World Neurosurg 2015;84(2):380–389.

[27] Heros RC. Lateral suboccipital approach for vertebral and vertebrobasilar artery lesions. J Neurosurg 1986;64(4):559–562.

[28] Lehecka M, Laakso A, Hernesniemi J. Helsinki Microneurosurgery Basics and Tricks. Helsinki, Finland: B. Braun Aesculap; 2011.

[29] Gács G, Viñuela F, Fox AJ, Drake CG. Peripheral aneurysms of the cerebellar arteries. Review of 16 cases. J Neurosurg 1983;58(1):63–68.

[30] Sagoh M, Hirose Y, Murakami H, Mayanagi K. The outcome of early surgical management of ruptured posterior circulation aneurysms. Neurol Res 1997;19(4):385–388.

[31] Ogilvy CS, Hoh BL, Singer RJ, Putman CM. Clinical and radiographic outcome in the management of posterior circulation aneurysms by use of direct surgical or endovascular techniques. Neurosurgery 2002; 51(1):14–21, discussion 21–22.

[32] Zhang YJ, Barrow DL, Cawley CM, Dion JE. Neurosurgical management of intracranial aneurysms previously treated with endovascular therapy. Neurosurgery 2003;52(2):283–293, discussion 293–295.

[33] Iizuka H, Miyachi S, Ohshima T, Izumi T, Tsurumi A, Yoshida J. Morphological study of aneurysms at the junction of the superior cerebellar artery. Interv Neuroradiol 2008;14(3):259–266.

[34] Sanai N, Tarapore P, Lee AC, Lawton MT. The current role of microsurgery for posterior circulation aneurysms: a selective approach in the endovascular era. Neurosurgery 2008;62(6):1236–1249, discussion 1249–1253.

[35] Rodríguez-Hernández A, Zador Z, Rodríguez-Mena R, Lawton MT. Distal aneurysms of intracranial arteries: application of numerical nomenclature, predilection for cerebellar arteries, and results of surgical management. World Neurosurg 2013;80(1–2):103–112.

[36] Patra DP, Bir SC, Maiti TK, et al. Superior cerebellar artery aneurysms, the "sui generis" in posterior circulation: the role of microsurgery in the endovascular era. World Neurosurg 2016;94(Jul):229–238.

[37] Samson DS, Hodosh RM, Clark WK. Microsurgical evaluation of the pterional approach to aneurysms of the distal basilar circulation. Neurosurgery 1978;3(2):135–141.

[38] Peerless SJ, Hernesniemi JA, Gutman FB, Drake CG. Early surgery for ruptured vertebrobasilar aneurysms. J Neurosurg 1994;80(4):643–649.

[39] Tanaka Y, Hongo K, Nagashima H, Tada T, Kobayashi S. Double aneurysms at distal basilar artery: report of nine cases. Neurosurgery 2000; 47(3):587–592, discussion 592–593.

[40] Yasui N, Hadeishi H, Nishimura H, Uemura K; Tohoku Ruptured Vertebro-basilar Aneurysm Study Group. Cooperative study of ruptured ver-tebrobasilar artery aneurysms in the Tohoku district in Japan. Neurol Med Chir (Tokyo) 2003;43(5):219–226, discussion 227.

[41] Jin SC, Park ES, Kwon DH, et al. Endovascular and microsurgical treatment of superior cerebellar artery aneurysms. J Cerebrovasc Endovasc Neurosurg 2012;14(1):29–36.

[42] Gonzalez LF, Alexander MJ, McDougall CG, Spetzler RF. Anteroinferior cerebellar artery aneurysms: surgical approaches and outcomes—a review of 34 cases. Neurosurgery 2004;55(5):1025–1035.

[43] Samson D, Batjer HH, Kopitnik TA, Jr. Current results of the surgical management of aneurysms of the basilar apex. Neurosurgery 1999; 44(4):697–702, discussion 702–704.

[44] Lozier AP, Kim GH, Sciacca RR, Connolly ES, Jr, Solomon RA. Microsurgical treatment of basilar apex aneurysms: perioperative and long-term clinical outcome. Neurosurgery 2004;54(2):286–296, discussion 296–299.

[45] Jin SC, Ahn JS, Kwun BD, Kwon DH. Analysis of clinical and radiological outcomes in microsurgical and endovascular treatment of basilar apex aneurysms. J Korean Neurosurg Soc 2009;45(4):224–230.

[46] Sekhar LN, Tariq F, Morton RP, et al. Basilar tip aneurysms: a microsurgical and endovascular contemporary series of 100 patients. Neurosurgery 2013;72(2):284–298, discussion 298–299.

[47] Peerless S, Hernesniemi JA, Drake CG. Posterior circulation aneurysms. In: Wilkins RH, Rengachary SS, eds. Neurosurgery. New York, NY: McGraw-Hill; 1996.

[48] Seifert V, Raabe A, Stolke D. Management-related morbidity and mortality in unselected aneurysms of the basilar trunk

and vertebrobasilar junction. Acta Neurochir (Wien) 2001;143(4):343–348, discussion 348–349.

[49] Lawton MT, Abla AA, Rutledge WC, et al. Bypass surgery for the treatment of dolichoectatic basilar trunk aneurysms: a work in progress. Neurosurgery 2016;79(1):83–99.

[50] Kalani MY, Zabramski JM, Nakaji P, Spetzler RF. Bypass and flow reduction for complex basilar and vertebrobasilar junction aneurysms. Neurosurgery 2013;72(5):763–775, discussion 775–776.

[51] Hacein-Bey L, Connolly ES, Jr, Mayer SA, Young WL, Pile-Spellman J, Solomon RA. Complex intracranial aneurysms: combined operative and endovascular approaches. Neurosurgery 1998;43(6):1304–1312, discussion 1312–1313.

[52] Taylor CL, Kopitnik TA, Jr, Samson DS, Purdy PD. Treatment and outcome in 30 patients with posterior cerebral artery aneurysms. J Neurosurg 2003;99(1):15–22.

[53] Yonekawa Y, Roth P, Fandino J, Landolt H. Aneurysms of the posterior cerebral artery and approach selection in their microsurgical treatment: emphasis on the approaches: SAHEA and SCTTA. Acta Neurochir Suppl (Wien) 2011;112:85–92.

[54] Wang WX, Xu BN, Wang FY, Wu C, Sun ZH. Microsurgical management of posterior cerebral artery aneurysms: a report of thirty cases in modern era. Br J Neurosurg 2015;29(3):406–412.

[55] Goehre F, Jahromi BR, Lehecka M, et al. Posterior cerebral artery aneurysms: treatment and outcome analysis in 121 patients. World Neurosurg 2016;92:521–532.

[56] Yamaura A, Watanabe Y, Saeki N. Dissecting aneurysms of the intracranial vertebral artery. J Neurosurg 1990;72(2):183–188.

[57] Andoh T, Shirakami S, Nakashima T, et al. Clinical analysis of a series of vertebral aneurysm cases. Neurosurgery 1992;31(6):987–993, discussion 993.

[58] Sano H, Kato Y, Okuma I, et al. Classification and treatment of vertebral dissecting aneurysm. Surg Neurol 1997;48(6):598–605.

[59] Bertalanffy H, Sure U, Petermeyer M, Becker R, Gilsbach JM. Management of aneurysms of the vertebral artery–posterior inferior cerebellar artery complex. Neurol Med Chir (Tokyo) 1998;38(Suppl):93–103.

[60] Bohnstedt BN, Ziemba-Davis M, Edwards G, et al. Treatment and outcomes among 102 posterior inferior cerebellar artery aneurysms: a comparison of endovascular and microsurgical clip ligation. World Neurosurg 2015;83(5):784–793.

[61] Saito N, Kamiyama H, Takizawa K, et al. Management strategy for bilateral complex vertebral artery aneurysms. Neurosurg Rev 2016;39(2):289–295, discussion 295–296.

[62] Yamaura A. Diagnosis and treatment of vertebral aneurysms. J Neurosurg 1988;69(3):345–349.

[63] Horowitz M, Kopitnik T, Landreneau F, et al. Posteroinferior cerebellar artery aneurysms: surgical results for 38 patients. Neurosurgery 1998; 43(5):1026–1032.

[64] Matsushima T, Matsukado K, Natori Y, Inamura T, Hitotsumatsu T, Fukui M. Surgery on a saccular vertebral artery-posterior inferior cerebellar artery aneurysm via the transcondylar fossa (supracondylar transjugular tubercle) approach or the transcondylar approach: surgical results and indications for using two different lateral skull base approaches. J Neurosurg 2001;95(2):268–274.

[65] Lewis SB, Chang DJ, Peace DA, Lafrentz PJ, Day AL. Distal posterior inferior cerebellar artery aneurysms: clinical features and management. J Neurosurg 2002;97(4):756–766.

[66] Horiuchi T, Tanaka Y, Hongo K, Nitta J, Kusano Y, Kobayashi S. Characteristics of distal posteroinferior cerebellar artery aneurysms. Neurosurgery 2003;53(3):589–595, discussion 595–596.

[67] Nussbaum ES, Mendez A, Camarata P, Sebring L. Surgical management of fusiform aneurysms of the peripheral posteroinferior cerebellar artery. Neurosurgery 2003;53(4):831–834, discussion 834–835.

[68] D'Ambrosio AL, Kreiter KT, Bush CA, et al. Far lateral suboccipital approach for the treatment of proximal posteroinferior cerebellar artery aneurysms: surgical results and long-term outcome. Neurosurgery 2004;55(1):39–50, discussion 50–54.

[69] Liew D, Ng PY, Ng I. Surgical management of ruptured and unruptured symptomatic posterior inferior cerebellar artery aneurysms. Br J Neurosurg 2004;18(6):608–612.

[70] Al-khayat H, Al-Khayat H, Beshay J, Manner D, White J. Vertebral artery–posteroinferior cerebellar artery aneurysms: clinical and lower cranial nerve outcomes in 52 patients. Neurosurgery 2005;56(1):2–10, discussion 11.

[71] Lin RS, Wang W, Guo A. Management of distal posterior inferior cerebellar artery aneurysms. J Craniofac Surg 2012;23(5):1388–1390.

[72] Singh RK, Behari S, Kumar V, Jaiswal AK, Jain VK. Posterior

[73] Viswanathan GC, Menon G, Nair S, Abraham M. Posterior inferior cerebellar artery aneurysms: operative strategies based on a surgical series of 27 patients. Turk Neurosurg 2014;24(1):30–37.

[74] Williamson RW, Wilson DA, Abla AA, et al. Clinical characteristics and longterm outcomes in patients with ruptured posterior inferior cerebellar artery aneurysms: a comparative analysis. J Neurosurg 2015;123(2):441–445.

[75] Abla AA, McDougall CM, Breshears JD, Lawton MT. Intracranial-tointracranial bypass for posterior inferior cerebellar artery aneurysms: options, technical challenges, and results in 35 patients. J Neurosurg 2016;124(5):1275–1286.

[76] Sejkorová A, Cihlář F, Hejčl A, Lodin J, Vachata P, Sameš M. Microsurgery and endovascular treatment of posterior inferior cerebellar artery aneurysms. Neurosurg Rev 2016;39(1):159–168, discussion 168.

[77] Zeal AA, Rhoton AL Jr. Microsurgical anatomy of the posterior cerebral artery. J Neurosurg 1978;48(4):534–559.

[78] Goehre F, Jahromi BR, Hernesniemi J, et al. Characteristics of posterior cerebral artery aneurysms: an angiographic analysis of 93 aneurysms in 81 patients. Neurosurgery 2014;75(2):134–144, discussion 143–144, quiz 144.

[79] Yaşargil MG. Microneurosurgery: Microsurgical Anatomy of the Basal Cisterns and Vessels of the Brain, Diagnostic Studies, General Operative Techniques and Pathological Considerations of the Intracranial Aneurysms. Stuttgart, Germany: Georg Thieme-Verlag; 1984:1–371.

[80] Yonekawa Y, Roth P, Fandino J, Landolt H. Aneurysms of the posterior cerebral artery and approach selection in their microsurgical treatment: emphasis on the approaches: SAHEA and SCTTA. In: Tsukahara T, Regli L, Hänggi D, Turowski B, Steiger HJ, eds. Trends in Neurovascular Surgery. New York, NY: Springer-Verlag/Wien; 2011:85–92.

[81] Zador Z, Lu DC, Arnold CM, Lawton MT. Deep bypasses to the distal posterior circulation: anatomical and clinical comparison of pretemporal and subtemporal approaches. Neurosurgery 2010;66(1):92–100, discussion 100–101.

[82] Chang SW, Abla AA, Kakarla UK, et al. Treatment of distal posterior cerebral artery aneurysms: a critical appraisal of the occipital artery-to-posterior cerebral artery bypass. Neurosurgery 2010;67(1):16–25, discussion 25–26.

[83] Locksley HB. Natural history of subarachnoid hemorrhage, intracranial aneurysms and arteriovenous malformations: based on 6368 cases in the cooperative study. J Neurosurg 1966;25(2):219–239.

[84] Rodríguez-Hernández A, Rhoton AL Jr, Lawton MT. Segmental anatomy of cerebellar arteries: a proposed nomenclature. Laboratory investigation. J Neurosurg 2011;115(2):387–397.

[85] Sato M, Kodama N, Sasaki Y, Watanabe Z. Aneurysms arising from the cortical segment of the superior cerebellar artery—two case reports. Neurol Med Chir (Tokyo) 1999;39(12):858–862.

[86] Kulwin C, Matsushima K, Malekpour M, Cohen-Gadol AA. Lateral supracerebellar infratentorial approach for microsurgical resection of large midline pineal region tumors: techniques to expand the operative corridor. J Neurosurg 2016;124(1):269–276.

[87] Kim CH, Cho YD, Jung SC, et al. Endovascular treatment for superior cerebellar artery aneurysms: morphological features, technique, and outcome. Neuroradiology 2014;56(8):647–654.

[88] Peluso JP, van Rooij WJ, Sluzewski M, Beute GN. Distal aneurysms of cerebellar arteries: incidence, clinical presentation, and outcome of endovascular parent vessel occlusion. AJNR Am J Neuroradiol 2007;28(8):1573–1578.

[89] Velioglu M, Selcuk H, Kizilkilic O, Basekim C, Kocer N, Islak C. Endovascular management of superior cerebellar artery aneurysms: mid and longterm results. Turk Neurosurg 2015;25(4):526–531.

[90] Anson JA, Lawton MT, Spetzler RF. Characteristics and surgical treatment of dolichoectatic and fusiform aneurysms. J Neurosurg 1996;84(2):185–193.

[91] Sacho RH, Saliou G, Kostynskyy A, et al. Natural history and outcome after treatment of unruptured intradural fusiform aneurysms. Stroke 2014; 45(11):3251–3256.

[92] Spetzler RF, McDougall CG, Zabramski JM, et al. The Barrow Ruptured Aneurysm Trial: 6-year results. J Neurosurg 2015;123(3):609–617.

[93] van Eijck M, Bechan RS, Sluzewski M, Peluso JP, Roks G, van Rooij WJ. Clinical and imaging follow-up of patients with coiled basilar tip aneurysms up to 20 years. AJNR Am J Neuroradiol 2015;36(11):2108–2113.

[94] Wiebers DO, Whisnant JP, O'Fallon WM. The natural

history of unruptured intracranial aneurysms. N Engl J Med 1981;304(12):696–698.

[95] Schievink WI, Wijdicks EF, Piepgras DG, Chu CP, O'Fallon WM, Whisnant JP. The poor prognosis of ruptured intracranial aneurysms of the posterior circulation. J Neurosurg 1995;82(5):791–795.

[96] Hernesniemi J, Korja M. Microsurgical Clipping of Ruptured Wide-Neck Basilar Aneurysms. In: Al-Mefty O, ed. Controversies in Neurosurgery II. New York, NY: Thieme Medical Publishers; 2014:279–281.

[97] Pandey AS, Koebbe C, Rosenwasser RH, Veznedaroglu E. Endovascular coil embolization of ruptured and unruptured posterior circulation aneurysms: review of a 10-year experience. Neurosurgery 2007;60(4):626–636, discussion 636–637.

[98] Rutledge WC, Lawton MT. Basilar artery aneurysm: role for open surgery. In: Veznedaroglu E, ed. Controversies in Vascular Neuorsurgery. Cham, Switzerland: Springer, 2016;83–92.

[99] Guglielmi G, Viñuela F, Dion J, Theiss C, Duckwiler G. Electrothrombosis of saccular aneurysms via endovascular approach. Part 2: preliminary clinical experience. J Neurosurg 1991;75(1):8–14.

[100] Vinuela F, Duckwiler G, Guglielmi G. Guglielmi detachable coil embolization of intracranial aneurysms. J Stroke Cerebrovasc Dis 1997;6:249–252.

[101] Martin RG, Grant JL, Peace D, Theiss C, Rhoton AL Jr. Microsurgical relationships of the anterior inferior cerebellar artery and the facial-vestibulocochlear nerve complex. Neurosurger 1980;6(5):483–507.

[102] Russin JJ, Spetzler RF. Microsurgical management of aneurysms of the posterior cerebral, superior cerebellar, and anterior inferior cerebellar arteries. In: Spetzler RF, Kalani MYS, Nakaji P, eds. Neurovascular Surgery. New York, NY: Thieme Medical Publishers; 2015:661–678.

[103] Gonzalez LF, Alexander MJ, McDougall CG, Spetzler RF. Anteroinferior cerebellar artery aneurysms: surgical approaches and outcomes—a review of 34 cases. Neurosurgery 2004;55:(5)1025–1035.

[104] Sanmillan JL, Lawton MT, Rincon-Torroella J, et al. Assessment of the endoscopic endonasal transclival approach for surgical clipping of anterior pontine anterior-inferior cerebellar artery aneurysms. World Neurosurg 2016;89:368–375.

[105] Kawase T, Toya S, Shiobara R, Mine T. Transpetrosal approach for aneurysms of the lower basilar artery. J Neurosurg 1985;63(6):857–861.

[106] Hernesniemi J, Karatas A, Ishii K, Niemelä M. Anteroinferior cerebellar artery aneurysms: surgical approaches and outcomes—a review of 34 cases. Neurosurgery 2005;57(3):E601; author reply E601.

[107] Desaussure RL, Hunter SE, Robertson JT. Saccular aneurysms of the posterior fossa. J Neurosurg 1958;15:385–391.

[108] Levitt MR, Park MS, Albuquerque FC, Moon K, Kalani MY, McDougall CG. Posterior inferior cerebellar artery patency after flow-diverting stent treatment. AJNR Am J Neuroradiol 2016;37(3):487–489.

[109] Chalouhi N, Jabbour P, Starke RM, et al. Endovascular treatment of proximal and distal posterior inferior cerebellar artery aneurysms. J Neurosurg 2013;118(5):991–999.

第二十七章　后循环动脉瘤的介入治疗

Pervinder Bhogal, Marta Aguilar Pérez, Elina Henkes, Hansjörg Bäzner, Oliver Ganslandt, Hans Henkes

摘要

后循环动脉瘤的介入治疗是神经介入最具挑战性且发展迅速的学科之一。尽管乍看之下这些病变的血管解剖结构似乎相对简单，但这种认识掩盖了一个事实，即这些血管所供应的脑组织区域极为重要，对解剖结构的细致理解对正确治疗该区域的血管病变至关重要。神经介入医生手中可用材料的推陈出新为更多更具挑战病变的治疗带来可能。诸如血流导向装置、瘤颈桥接装置和囊内血流干扰装置等材料的使用为这些迄今为止虽然可以治疗但仍十分困难的动脉瘤提供多种不同的治疗策略。在本章中，我们将对后颅窝动脉性病变，尤其是不同解剖位置所对应的治疗策略，以及最新的关于后循环动脉瘤治疗的临床试验以及病例研究结果进行详尽探讨。

关键词：动脉瘤，弹簧圈栓塞，介入治疗，血流导向，MED，瘤颈桥接，pCANvas，pCONus，Pipeline血流导向装置，后循环，WEB

■ 介绍

伴随着新型介入材料以迅猛的速度不断进入市场，颅内血管病变的介入治疗取得了指数级的发展。这项持续进步的技术，以及不断增加的知识和经验，使得成功治疗即使在10年前还没有治愈的希望的动脉瘤成为现实。这些技术和科技的进步会持之以恒，使更多的患者通过微创介入的方式得到治疗。在本章中，我们将讨论后循环动脉瘤的介入治疗方法，并重点介绍新技术以及当前的循证医学证据。

■ 基底动脉尖和基底分叉部动脉瘤

临床方面

基底动脉顶端是后循环动脉瘤最常见的部位。基底尖和基底动脉分叉部动脉瘤占所有后循环动脉瘤的近50%。和所有颅内动脉瘤的约5%。这些动脉瘤指向上方，但同时可以向腹侧或背侧成角度，并且根据个体的解剖差异，它们可以指向左侧或右侧。国际蛛网膜下腔动脉瘤试验（ISAT）证实，除了动

脉瘤大小以外，动脉瘤位于基底动脉顶端是动脉瘤破裂的最强预测因子[1]。日本未破裂动脉瘤自然史队列研究（UCAS Japan）显示动脉瘤伴有子囊同样会增加其破裂风险[2]。基于这些因素，基底动脉顶端动脉瘤需要更为积极地进行治疗。

治疗策略

窄颈动脉瘤可采用单纯弹簧圈栓塞治疗（图27.1）。然而，高达60%的源自基底尖的动脉瘤是宽颈的，并且瘤颈可能累及大脑后动脉（PCA）。因此，需要对每个患者的解剖结构进行详细分析，以确定合适的个性化治疗策略。针对分叉部动脉瘤的治疗已开发了多种技术和材料。

球囊塑形

球囊塑形是最广泛使用的技术之一[3, 4]。该技术不需要抗血小板药物干预，对治疗急性期破裂动脉

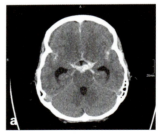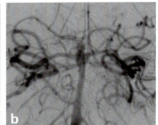
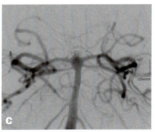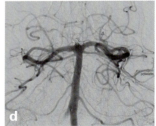

图27.1　一名48岁女性患者，表现为头痛和颈部僵硬1周。（a）计算机断层扫描轴位影像显示基底池出血。（b）数字减影血管造影（DSA）前－后位影像显示基底动脉分叉处1枚小动脉瘤，（c）微导管到位后用2mm/4cm三维弹簧圈1枚和1mm/2cm二维弹簧圈1枚（均为Target Nano，Stryker）将动脉瘤栓塞。（d）3个月后的DSA随访证实了动脉瘤闭塞但瘤颈处少量残留

瘤尤为有用。有多种不同的球囊塑形技术：

・将一枚超顺应性球囊置入其中一根基底动脉顶端分支中，充盈球囊使其"凸入"到动脉瘤颈部。

・使用两枚球囊，分别置入分叉部两根分支中（球囊接吻技术）。

・通过一根后交通动脉放置一枚球囊，使其能够覆盖双侧 PCA（水平放置），随后使用弹簧圈栓塞。

・使用双腔球囊，将球囊的尖端放置在动脉瘤内，在球囊充盈时通过其放置弹簧圈。在这种方法中，球囊直接指向动脉瘤。

球囊塑形技术已被证明是安全的，通过该技术能够取得更高的瘤内填塞密度和更佳的血管造影结果。新型双腔球囊（如 Scepter；MicroVention）的中央管腔能够通过直径较小的支架，这种设计为手术结束阶段，神经外科医生认为有必要放置支架的情况提供了操作便利。这种新型球囊的特性对治疗急性破裂动脉瘤尤为重要。一开始栓塞时可能放置支架的需求并不强烈，但当操作接近尾声卸去球囊后，弹簧圈开始突入载瘤动脉或邻近分支血管管腔，此时放置支架就成为必要的选择。

支架

支架是球囊以外的另一种选择，两者适用情形类似。支架的实际放置情况取决于动脉瘤及其周围分支的解剖结构。例如，对于完全位于分叉部中央的宽颈动脉瘤，仅用一枚支架就很难保护双侧 PCA。因此，应考虑采用"Y"形支架技术或水平放置支架技术[5]。使用"Y"形支架技术时，第二枚支架穿越第一枚支架的网眼放置，两枚支架的远端分别放置在两根需要保护的 PCA 中（图 27.2）。Lozen 等[6]报告了 6 例使用"Y"形支架技术治疗的动脉瘤，在所有病例中均取得了良好的效果。"Y"形支架技术的一个优点是其改变了两根 PCA 与基底动脉（BA）间的角度，有利于血液向动脉瘤以外的方向流动[7]。"Y"形支架技术的一种变体，即改良"Y"形支架技术或"T"形支架技术，与"Y"形支架技术非常相似，但其第二枚支架不穿越第一枚支架，放置于 BA 中。与"Y"形支架技术不同，其近端紧贴第一枚支架并覆盖动脉瘤瘤颈。

Barrel 装置（Medtronic）是为避免需要向两根流出道分别放置支架所设计的一种新型支架。Barrel 装置是一种圆锥形的支架，在支架的中部有一较宽的桶形结构，该段结构应放置在动脉瘤颈的水平。该装置随即自膨支撑于载瘤动脉管壁和瘤颈处，在保护瘤颈的同时对动脉瘤进行栓塞，与普通支架或球囊跨越动脉瘤颈的使用方法类似。这一装置已在动物模型和少量患者中进行了试验评估。早期结果令

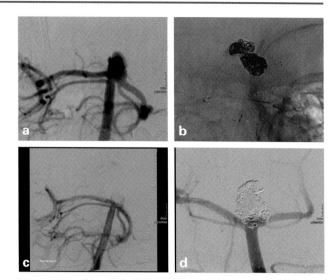

图 27.2　一例因自发性蛛网膜下腔出血（Hunt 和 Hess 分级 V 级）就诊的 49 岁男性患者。（a）数字减影血管造影（DSA）斜位影像显示基底动脉分叉部破裂宽颈动脉瘤。（b，c）使用 Solitaire 支架（Medtronic）通过"Y"形支架技术进行介入治疗，将两枚支架分别覆盖双侧大脑后动脉及基地动脉主干。（d）65 个月后的长期 DSA 随访显示，动脉瘤保持稳定闭塞状态

人鼓舞，操作成功率高且发现动脉瘤颈有新生血管内皮化表现[8]。一项法国的前瞻性登记试验研究了该装置用于治疗宽颈分叉部动脉瘤的效果[9]。该研究招募了 7 名患者，动脉瘤完全或近全闭塞率达 85%。作者报道该装置到位容易，并在必要时可以收回。弹簧圈导管既可以通过侧方锚定技术也可以通过穿网眼技术到达瘤腔内，Barrel 装置本身能够良好地覆盖瘤颈并为弹簧圈提供支撑。

偶尔两支 PCA 超选都非常困难。解决方法之一是用一根或多根微导丝或微导管在动脉瘤内成襻。这种方法有导致动脉瘤出血的内在风险，在破裂动脉瘤中应避免使用。但在治疗未破裂的大动脉瘤时，可以采用这项技术进行谨慎仔细的操作。支架远端在 PCA 中打开锚定后，轻柔地拉直支架输送导管，即可准确释放支架。另一种解决方案是采用"华夫冰激凌筒"技术。该技术将支架直接朝上放置入动脉瘤颈内。然后进行弹簧圈栓塞，支架的远端起支撑作用以防止弹簧圈突入载瘤动脉中。Sychra 等[10]报道了使用该技术治疗的 4 例患者的情况，所有患者均预后良好。但有学者指出，将支架直接放入动脉瘤可能会引导血流灌入动脉瘤；然而，目前的报道并未显示会因此导致不良后果[11]。

pCONus 支架（phenox GmbH）是基于"华夫冰激凌筒"技术概念研发的新型支架。这种类似于支架的装置是同时放置于动脉瘤内和载瘤动脉内的。支架的远端是具有 4 个或 6 个瓣叶的皇冠样结构，

该结构放置于动脉瘤内底部水平。这些瓣叶可防止弹簧圈突入载瘤动脉（图 27.3）。

多篇已发表的关于该装置治疗破裂及未破裂动脉瘤的临床研究均显示出良好的治疗效果，并发症发生率低[12-15]。该装置的迭代产品 pCANvas（phenox GmbH）在冠状结构底部有一层膜性结构，已经证实起能够即刻显著减少进入动脉瘤的血流[11]。微导丝和微导管可以刺穿该膜性结构进而放置弹簧圈，因此该装置既可单独使用，也可配合弹簧圈栓塞一同使用。

其他装置

最近，还有一些放置于动脉瘤外的栓塞材料也进入了市场，包括 PulseRider（Pulse Vascular）和 eCLIPS（Evasc Neurovascular Enterprises）。PulseRider 是一种自膨式植入物，其远端支杆于瘤颈水平打开，既可放置于动脉瘤内也可放置在载瘤动脉内。与 pCONus 和 pCANvas 一样，PulseRider 也是能够完全回收的，并具有各种不同的尺寸以及两种不同的形态配置："Y"形和"T"形。这些特性，加上该装置能够轴向转动，使其能够适应大多数动脉瘤形态。目前关于此装置使用的公开报道尚罕见；不过 Spiotta 等[16]最近发表了在 3 例患者中使用该装置的初步经验，治疗的影像学结果非常令人满意且无并发症。最近，宽颈动脉瘤栓塞和重塑的辅助神经血管支持（ANSWER）研究发表了其研究结果[17]。这是一项在

美国的 10 个神经血管中心开展的前瞻性，非随机，单臂，多中心的研究。该研究的主要安全终点是术后 180 天内的死亡或载瘤动脉供血区的脑卒中。技术成功的终点包括装置放置率和装置将弹簧圈限制在动脉瘤内的能力以及在第 0 天和第 180 天核心研究单位根据 Raymond-Roy 分类对其所进行的血管造影结果评判后得出的动脉闭塞率。34 例（29 例女性）患者入选了此研究；平均年龄是 60.9 岁。9 例患者既往接受过动脉瘤弹簧圈栓塞治疗，5 例患者既往有远隔部位蛛网膜下腔出血（SAH）。平均动脉瘤颈大小为 5.2mm（2.3~11.6mm），瘤体高度为 2.4~15.9mm（平均 7.2mm），瘤体大小为 2.8~16.3mm（平均 7.0mm）。平均瘤体/瘤颈比为 1.4（范围 0.53~1.93），平均纵横比为 1.46（范围 0.3~2.76）。大部分接受治疗的动脉瘤位于基底动脉顶端（n=27）。其余（n=7）的动脉瘤位于颈内动脉分叉部。23 例动脉瘤中使用了"T"形装置，其余 11 例动脉瘤使用了"Y"形装置。装置放置在分支血管中 23 例，放置在动脉瘤中 2 例，以混合方式放置 9 例（装置的支杆一部分放置于动脉瘤囊内，一部分放置在分支血管中）。没有装置或操作引起的死亡。在术后 180 天随访时，有 32 例患者（94%）的改良 Rankin 评分 ≤ 2 分。3 例患者有术中并发症，但均未导致临床后果或动脉瘤破裂。这些并发症包括用弹簧圈填塞过程中血栓形成以及股动脉夹层，前者通过阿昔单抗得到治疗。从技术角度来看，在所有动脉瘤中均成功输送并放置了此装置。没有发生支架移位或弹簧圈疝出的情况，仅有一例发生了分支血管的支架内狭窄（3%），狭窄程度小于 50%，患者无症状。理想的动脉瘤闭塞率在手术当天为 79%，在术后 180 天随访时为 88%。

血管内夹闭系统（eCLIP）是一种具有与血流导向装置相似原理的复合装置。这种装置的外观类似于蛇的骨骼结构。它由两部分组成："锚定"部分和"叶片"部分。根据设计，锚定部分放置在动脉分支中，起稳定装置作用，而叶片部分覆盖动脉瘤颈，既能起到血流导向的作用，还能在需要同时行弹簧圈栓塞时起到支撑弹簧圈的作用。临床前研究表明，该装置到位简单。猪动物试验显示，植入后的即刻血管造影上，动脉瘤完全或几乎完全闭塞，载瘤动脉通畅。组织病理学检查还显示动脉瘤颈上有新生血管内皮化[18]。关于此装置临床应用的临床证据目前有限。2018 年，Chiu 等[19]报道了其在加拿大和欧洲的 13 个中心利用此装置治疗的 33 例患者的经验。33 例患者中有 23 例有术后 6 个月的随访资料，其中 7 例达 Raymond-Roy Ⅰ级栓塞，10 例达 Raymond-Roy Ⅱ级栓塞，因此充分闭塞率达 74%。2 例患者发

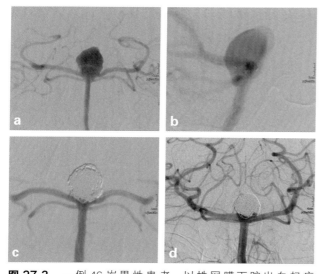

图 27.3 一例 46 岁男性患者，以蛛网膜下腔出血起病（Hunt 和 Hess 分级 Ⅲ 级，Fisher 分级 Ⅳ 级）。（a）数字减影血管造影（DSA）前-后位影像显示基底动脉分叉部宽颈（8mm）破裂动脉瘤。（b）DSA 侧位影像显示瘤颈水平 pCONus（phenox GmbH）10mm 规格瓣叶的不透射线标记。（c）以 9/28 三维弹簧圈成篮，最终将动脉瘤完全闭塞。（d）30 个月的 DSA 随访证实治疗效果稳定

生了急性围手术期短暂性脑缺血发作。2 例患者出现无症状性血栓形成事件（6 个月随访时发病率为 9%）；两名患者的远期动脉瘤相关死亡与装置本身无关。作者报道有 8 例患者由于各种原因未能放置该装置，包括装置无法正确定向、分支血管痉挛以及手术医生根据情况决定不放置该装置。大约 24% 的总体失败率的一部分原因可以用学习曲线来解释。与其他可用的瘤颈桥接装置不同，eCLIPS 装置需要介入科医生在流出道先后置入两根微导管。但这是治疗复杂分叉部宽颈动脉瘤过程中最复杂的操作。此外，"Y" 形支架或 eCLIPS 装置在放置时均需在两根流出道子血管中均放置微导管，但尽管尚无长期的随访数据，eCLIPS 理论上无法产生改变流出道血管分叉角度的潜在作用与优势。拉直和缩小分差血管的角度能够将瘤颈

处的高切应力梯度转移，可能有助于动脉瘤闭塞并防治再通[20]。虽然这种装置本身的自带的血流导向作用可能消除了对这种血管重塑作用的需求，但该装置的长期效果是否优于标准 "Y" 形支架尚待观察。

尽管基底动脉尖动脉瘤的标准弹簧圈栓塞治疗是安全的，但一些研究显示动脉瘤完全闭塞的比例相对较低（32% ~85%）[3, 21-24]，复发和再治疗的比例较高（17% ~23%）[3, 21, 22]。同样，弹簧圈压缩现象经常发生，发生率达 24% ~35%[3, 22]。一些新型动脉瘤内栓塞装置已面市用于解决这些弹簧圈的缺陷。这些囊内血流干扰装置，即 Woven EndoBridge（WEB，MicroVention）和 Medina Embolization Device（MED，Medtronic），旨在扰乱动脉瘤内的血流，从而促进血栓形成以及动脉瘤颈部的血管内皮新生（图 27.4）。

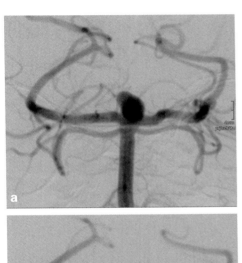
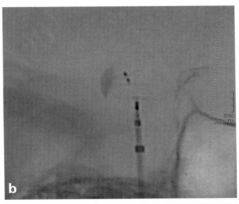
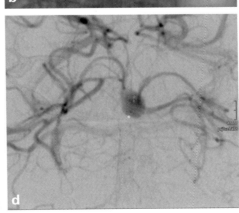
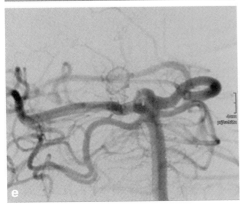

图 27.4 （a）一名转诊来的基底动脉分叉部动脉瘤患者，前后位数字减影血管造影（DSA）显示动脉瘤基底部直径约 5mm（b）未减影的侧位血管造影图像显示动脉瘤中置入了 6/4 规格的 WEB（MicroVention）装置。（c，d）最终的 DSA 显示仍有持续血流进入动脉瘤；但瘤内造影剂明显迟滞。（e）4 个月后的 DSA 随访显示动脉瘤颈残留和基底部完全闭塞

MED 是由不透射线的固定形态金属丝核心和记忆形状的合金丝制成的三维分层结构，它们形成多叶片的自膨网从而实现血流转向作用。这些叶片沿着金属丝核心的长轴排列，当被释放后，该装置设计的释放形态呈球形。MED 有两种类型：成篮型和填充型。填充型更柔软，用于填塞成篮形 MED 成篮后产生的内部空间[25, 26]。迄今为止，MED 尚未在随机对照试验中得到评估。但是，已发表的小样本研究显示该装置的动脉瘤闭塞率和安全性良好[25, 27]。Aguilar Pérez 等[27] 指出，由于 MED 呈球形，因此可能不适合所有动脉瘤，在使用该新装置时需要仔细选择合适患者。另外，MED 可以配合其他辅助栓塞装置一起使用，如弹簧圈，pCONus 或血管腔内血流转向装置。

与 MED 相比，WEB 进入市场更早，因而相关研究也更全面。在 "WEB 动脉瘤囊内治疗临床评估"研究中，56% 的患者（41 例中的 23 例）在 6 个月时动脉瘤完全闭塞，而 29% 的患者（41 例中的 12 例）有瘤颈残留[28]。但近期发表的研究对该装置的长期疗效提出了质疑。Cognard 和 Januel[29] 发表了用 WEB 治疗的 15 例动脉瘤的结果。在该研究中，初次随访（3~6 个月）时，14 例患者中有 10 例出现动脉瘤形态的影像学恶化。在长期随访的 7 例患者中，有 4 例也出现了这一现象。该研究小组还展示了 WEB 是有可能压缩的，并且这可能与动脉瘤复发有关。Sivan-Hoffmann 等[30] 发现，在 12 个月随访时发现 8 名患者中只有 2 例出现影像学回退。这些差异表明需要对该装置进行进一步的长期评估。

■ 大脑后动脉瘤

临床方面

PCA 动脉瘤罕见，发生率为 0.5%~2.3%[31, 32]。与其他部位动脉瘤不同，PCA 动脉瘤常为梭形、夹层或巨大动脉瘤。P1 段的动脉瘤通常有中脑穿支发出，而那些更远端的动脉瘤可能大多是夹层动脉瘤，通常起源于 P2 和后交通动脉的交界处。这些动脉瘤患者的症状可以是 SAH 也可以是占位效应，动眼神经（CNs Ⅲ）麻痹是典型症状，尤其当动脉瘤位于 PCA 近端部分时。视力障碍、癫痫发作和颞部疼痛被认为是 PCA 动脉瘤占位效应导致的症状[33]。

治疗策略

与其他部位的动脉瘤一样，弹簧圈栓塞是一种经过检验的治疗 P1 段动脉瘤的方法，目标是要保护

载瘤动脉[31]。球囊辅助栓塞和支架辅助栓塞都是宽颈动脉瘤治疗的辅助技术[34]。只要存在可能，P1 段必须尽全力保留，因为此处存在末梢穿支动脉，一些个体 Percheron 动脉也起源于此。对于小型 P1 段动脉瘤，血流转向是一种可行的选择（图 27.5）。治疗位于 P1/P2 结合部更远端的 PCA 动脉瘤，或 PCA 夹层动脉瘤，可能需要采用载瘤动脉闭塞（PAO）的方法。栓塞材料有可解脱弹簧圈、可解脱球囊和聚合物胶（图 27.6）[31, 32, 35, 36]。载瘤动脉闭塞后，大多数患者能够通过大脑中动脉的软膜血管侧支，脉络膜前、后动脉的沟通以及胼周动脉得到代偿；然而，据报道 PAO 后仍有部分患者会出现缺血性并发症[31, 36]。

■ 小脑上动脉瘤

临床方面

小脑上动脉（SCA）起源的动脉瘤罕见。Peluso 等[36] 在其大型病例报道中显示其发生率为 1.7%（2112 例动脉瘤中有 36 例）。SCA 与动眼神经，滑车神经（CNs Ⅳ）和三叉神经（CNs Ⅴ）密切相关。因此，起源于此的动脉瘤除了表现为 SAH 外，还可能出现这些神经的麻痹症状。这些症状可能在治疗后缓解。37SCA 动脉瘤通常起源于 SCA 的最近端。

在 Peluso 等[37] 的系列研究中，SCA 动脉瘤的平均大小为 7.3mm，65% 的患者表现为 SAH（36 例中

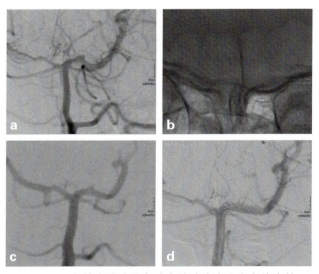

图 27.5 一名前来就诊的有致命性动脉瘤出血家族史的 41 岁女性患者（a）数字减影血管造影显示左侧 P1 段小动脉瘤。非减影（b）和减影（c）前后位影像显示了一枚小型血流导向装置 [p64 血流调节装置（phenox GmbH），2.5/6] 被植入到 P1 段中。（d）3 个月后的前后位数字减影血管造影检查证实动脉瘤闭塞

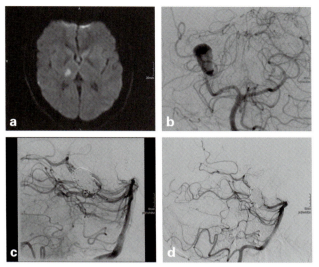

图 27.6　一名左侧肢体短暂麻木起病的 27 岁女性患者。（a）轴位磁共振弥散加权图像显示，在右侧脉络膜后动脉供血区有一小卒中灶。（b）前后位椎动脉造影显示右侧大脑后动脉夹层动脉瘤。该动脉瘤和载瘤动脉通过三阶段用弹簧圈进行闭塞。（c）侧位椎动脉造影证实动脉瘤闭塞。（d）最新随访检查未发现进一步的缺血，侧位造影显示载瘤动脉和动脉瘤维持闭塞状态；患者改良 Rankin 评分为 0

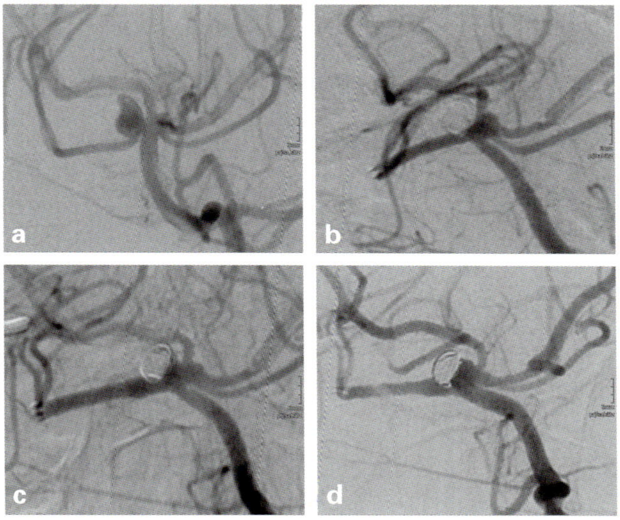

图 27.7　（a）一名 51 岁的女性患者，其前后位血管造影显示一偶然发现的小脑上动脉瘤。首先将一枚 Enterprise（Codman Neuro）支架从右侧小脑上动脉放置到基底动脉主干，然后用弹簧圈将动脉瘤闭塞。（b）前后位血管造影证实动脉瘤闭塞。前后位数字减影血管造影证实治疗后（c）14 个月和（d）63 个月动脉瘤部分闭塞且动脉瘤有进一步生长

的 22 例）。同样，在 Haw 等的系列研究中[38]，SAH 的发生率为 64%（11 例中的 7 例）。在 Kim 等的系列研究中[39]，大约 70%（53 例中的 37 例）的动脉瘤小于 5mm，并且超过 95%（53 例中的 51 例）的动脉瘤小于 10mm。

治疗策略

SCA 动脉瘤可以用常规的介入弹簧圈栓塞治疗。然而，这些动脉瘤通常是颈宽的[39]，可能需要使用球囊或支架进行辅助（图 27.7）。由于动脉瘤的瘤颈通常同时累及 BA 和 SCA，因此将球囊放置在 BA 中可能就能足够达到缩窄瘤颈帮助弹簧圈栓塞的作用。

Kim 等[39]分析了 53 例 SCA 动脉瘤的确切起源。在该系列研究中，55%（n=29）的动脉瘤的瘤颈位于近端 SCA 和 BA（BA-SCA 亚型），而 28%（n=15）的动脉瘤则单纯起源自 SCA。作者指出，动脉瘤同侧的 PCA 和 SCA 形成的角度是钝角。但是，同一患者动脉瘤对侧的 PCA-SCA 角度呈锐角。尽管尚不清楚这种现象是起因还是结果，但作者认为，由于尾端融合造成的这种 PCA 和 SCA 之间的钝角形态可以产生足够导致动脉瘤形成的血流动力学压力。

在 Peluso 等的系列研究中[37]，94%（34 例中的 32 例）的动脉瘤近全闭塞（90%~100%），2 例动脉瘤闭塞 80%。该队列随访期间未发生再次出血，在 28 例接受血管造影随访的患者中，有 27 例动脉瘤形态稳定。在 Kim 等[39]的 53 例动脉瘤的系列研究中，有 53 例患者中，有 82% 的患者闭塞良好，完全闭塞或仅见少量颈部残留。只有 1 例患者出现明显复发，而 90% 患者血管造影均呈稳定表现。

在大多数 SCA 动脉瘤中，可以使用常规弹簧圈栓塞技术。但是，Kim 等[39]指出，如果采用对侧椎动脉（VA）入路进行栓塞，那么用蒸汽熏蒸的方法将微导管远端塑形成"S"形，将有助于微导管进入动脉瘤中。但是，如果选择单侧入路，那么预塑形的 45/90/"J"形微导管的使用频率相近。血流导向是一种精巧的但尚未广泛应用于 SCA 动脉瘤的一种治疗方式（图 27.8）。

■ 基底动脉主干动脉瘤

临床方面

基底动脉主干的定义是从双侧 VA 结合部的基底动脉起点到 SCA 起点的这段血管。起源于该段的动脉瘤既可以是囊性的也可以是非囊性的。位于该段的囊状动脉瘤并不常见，占所有动脉瘤的不到 1%。

一般认为，动脉瘤出现在动脉分叉处。血管壁上血流动力学应力的改变和由此引起的血流诱导的血管重塑被认为是导致动脉瘤形成的原因。但是，

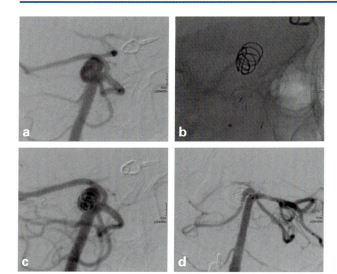

图 27.8 一例 60 岁女性患者在随访先前已接受夹闭治疗的动脉瘤时意外发现了另一个动脉瘤。（a）椎动脉侧位造影证实 1 个右侧小脑上动脉瘤（基底宽 9mm，瘤颈 5mm）。未减影侧位椎动脉血管造影显示动脉瘤囊内 1 枚 GDC-10 360° soft SR（Stryker）6/11 弹簧圈。（c）随后像侧位椎动脉造影显示的那样，将 1 枚 p64（phenox GmbH）3.5/15 血流导向装置从左侧大脑后动脉放置到基底动脉主干，对动脉瘤进行治疗。（d）3 个月的随访椎动脉造影前后位影像显示动脉瘤闭塞

基底动脉主干没有明确的分叉，因此起源于该部位的动脉瘤可能是继发于另一种病理过程的。Saliou 等[40]认为该部位动脉瘤患者可能伴有潜在的脑血管脆性问题，因为 54% 的基底动脉主干动脉瘤患者存在其他部位的颅内动脉瘤，这一比例明显高于通常的 10%~30%。基底动脉主干动脉瘤可能与胚胎血管未闭变异有关（例如，原始舌下动脉未闭、三叉动脉未闭、基底动脉开窗）。这些动脉瘤倾向于起源自该动脉的远端 1/2，并且约 40% 是侧壁动脉瘤[41]。该部位动脉瘤在女性中更为常见。在 Saliou 等[40]有关 52 例基底动脉主干动脉瘤的系列研究

中，13 例囊状动脉瘤患者中有 38% 表现为 SAH。但是，Higa 等[41]报道 22 例囊状动脉瘤患者中有 73% 表现为 SAH。在中位随访 84 个月后，Saliou 等[40]的研究中的动脉瘤均未显示增大或出现新的出血事件。Saliou 等[40]的研究队列中，动脉瘤的平均大小为 5mm，而在 Higa 等[41]的研究中为 9.3mm。

治疗策略

由于到达基底动脉的通路相对比较平直，因此与其他部位的囊性动脉瘤相比，用弹簧圈栓塞此处动脉瘤，无论是否需要球囊或支架进行辅助，都相对比较容易。新型栓塞装置，如 MED，是一种囊内血流导向装置，类似于 WEB，可以作为标准弹簧圈栓塞治疗的替代疗法，装置放置比标准弹簧圈栓塞容易（图 27.9）。

我们已经使用 MED 来治疗侧壁动脉瘤，并且发现囊内和腔内血流导向装置结合使用可能在侧壁动脉瘤治疗中益处明显，正如前文所提到的病变可能起源于血管壁内。与这一观点相一致，David 等[42]报道起源于 BA 上段并影响血管壁的宽颈动脉瘤在完全夹闭后经常会出现复发他们认为将动脉瘤颈和动脉管壁视为一体，并通过腔内血管导向装置上的血管内皮新生进而重建血管应该是远期防止动脉瘤颈复发甚至出血的最终方法。

■ 小脑后下动脉瘤

临床方面

小脑后下动脉（PICA）的动脉瘤罕见，占所有颅内动脉瘤的 0.5%~3%[43-45]。这些动脉瘤中的大多数位于或接近 PICA 从 VA 发出的起始部，而另外

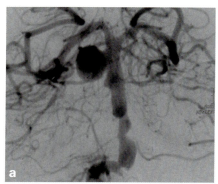
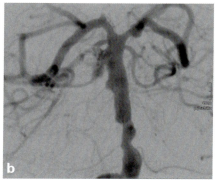
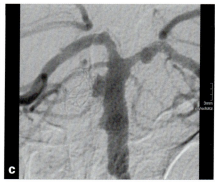

图 27.9 一名重度颅内动脉粥样硬化的 77 岁男性患者，偶然发现基底动脉主干侧壁囊性动脉瘤。（a）前后位椎动脉造影显示动脉瘤。（b）动脉瘤用 3 枚 Medinas（8/10 成篮圈，2×6/6 填塞圈；Medtronic）弹簧圈完全栓塞。（c）治疗后 4 周的早期随访血管造影证实了动脉瘤的闭塞和预期中的瘤颈残留

约 30％ 起源于 PICA 远端 [46, 47]。大部分 PICA 动脉瘤是囊性的，但梭形和夹层 PICA 动脉瘤也有见于报道 [48]。对于以 SAH 为表现的患者，由于报道的再出血率高达 78％，因此需要及时治疗 [49]。此外，这些患者与其他部位的动脉瘤患者相比，脑室内出血的发生率更高，从而导致脑积水。有人认为其原因是 PICA 在解剖学上接近 Luschka 和 Magendie 孔，从而使血液能够流入到第四脑室。Kallmes 等 [50] 报道，44 例破裂 PICA 动脉瘤患者中有 42 例（95％）发生了脑室内出血。这部分患者可能是病情危重的急性破裂 PICA 动脉瘤患者，Hunt 和 Hess 评分较高。在 Chalouhi 等的研究中 [51]，75％ 的 PICA 动脉瘤患者表现为 Hunt 和 Hess 分级 Ⅲ~Ⅴ 级的 SAH，其中近 50％ 为 Hunt 和 Hess 分级 Ⅳ~Ⅴ 级。尽管患者发病时 Hunt 和 Hess 分级差的比例较高，但这些患者有很大机会能够得到良好康复。Mericle 等 [44] 报道，入院时临床状况较差的 16 例患者中有 8 例（50％）恢复良好。Chalouhi 等 [51] 报道了类似的结果，19 例 Hunt 和 Hess 分级 Ⅳ 或 Ⅴ 级的患者中有 12 例（63％）在出院后临床恢复良好。

治疗策略

介入治疗 PICA 起源的动脉瘤是可行的。Chalouhi 等 [51] 报道了其治疗的 71 例 PICA 动脉瘤中有 66 例（93％）被成功栓塞这一结果优于 Peluso 等 [52] 报道的结果，后者成功治疗了总共 46 例 PICA 动脉瘤患者中的 35 例（76％）没有发生载瘤动脉栓塞。弹簧圈栓塞是目前的一线治疗方式，尤其是对于破裂的 PICA 动脉瘤（图 27.10）。

PICA 是治疗时技术上颇具挑战性的血管，主要因为其在起始部与主干血管成角陡峭，行程迂曲且管径相对较小。这些特征使得 PICA 远端动脉瘤的选择性介入治疗特别具有挑战性。在某些情况下，从对侧椎动脉进入同侧 PICA 对保持导管位置稳定可能是最理想的。出于类似的导管稳定性方面的考量，采用桡动脉或肱动脉入路也应当被考虑。

对于 PICA 近端动脉瘤，可能经常需要使用辅助装置，例如球囊和支架。这种治疗可能需要在双侧 VA 建立通路。Cho 等 [53] 报到了他们利用支架辅助弹簧圈栓塞治疗 7 例 PICA 动脉瘤患者的经验。其中 5 例他们通过对侧 VA 逆行放置支架，并通过被支架锚定的弹簧圈微导管的填塞弹簧圈作者指出，通过对侧 VA 逆向放置支架和跨越椎 - 基底连接处的"翻山"技术具有两个优点：

· 支架完全覆盖动脉瘤瘤颈，有助于弹簧圈致密

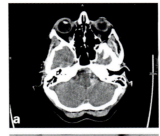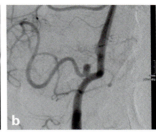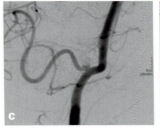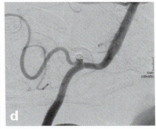

图 27.10 （a）一名通过轴位 CT 平扫发现自发性蛛网膜下腔出血（Hunt and Hess Ⅲ 级，Fisher Ⅳ 级）的 46 岁患者。（b）侧位椎动脉血管造影显示左侧 PICA 动脉瘤。（c）侧位椎动脉造影证实动脉瘤通过 3 枚弹簧圈（Deltaplush10 Cerecyte 3/4 和 3/6，Codman Neuro；MicroPlex 10 2/2，MicroVention）得到栓塞。（d）治疗后 34 个月的随访血管造影侧位影像显示，瘤颈进行性生长，最终需要治疗干预

填塞。

· 水平放置的支架可以防止其在锐角处发生打折或变窄（呈椭圆形），从而有助于最大限度地减小 PICA 自身内部的血流干扰并降低潜在的继发性血栓形成的可能性。

随着逆向入路的使用，Cho 等 [53] 发现只有两名患者需要建立双侧通路。此外，新型双腔球囊可用于保护动脉瘤。如果发现弹簧圈在球囊充盈时仍突入载瘤动脉管腔，则可以在弹簧圈栓塞结束时，通过球囊导管的内腔通过并放置一枚小尺寸支架以防止弹簧圈突出到载瘤动脉管腔中并引起栓塞。

像其他血管一样，只要是安全和可行的，就应该保留 PICA。血流导向装置尤其适用于 PICA 动脉瘤。此方法动脉瘤闭塞率高且 PICA 保留率也是最高的（图 27.11）。近端 PICA 可发出分支供应延髓。因此，将通过终末分支供应小脑扁桃体、蚓部和小脑半球的整根血管闭塞会导致延髓外侧综合征（Wallenberg 综合征）。尽管 PICA 供应脑组织的重要功能区，但载瘤动脉栓塞及其导致的梗死常常能够被很好地耐受（图 27.12）。

对于 PICA 远端动脉瘤，PAO 可能是唯一可行的治疗选择。Juszkat 等 [54] 报道 38 例患者中仅有 2 例（5％）PICA 远端动脉瘤需要 PAO 治疗，而 Chalouhi 等 [51] 报到 71 例患者中有 11 例（15.5％）需要 PAO。在他的后续报道中，11 例接受 PAO 治疗的患者中有

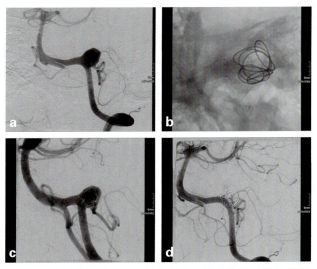

图27.11（a）一名48岁女性患者，前后位椎动脉造影偶然发现左侧V4/小脑后下动脉瘤（瘤颈7mm，瘤底9mm）。（b）前后位非减影血管造影影像显示单个弹簧圈（GDC-10 360° soft SR 7/15；插入动脉瘤囊中的Stryker）被植入动脉瘤腔内，而（c）侧位血管造影显示一枚血流导向装置（p64 3.5/18；phenox GmbH）被放置在瘤颈处。（d）10.5个月的随访前后位椎动脉造影证实动脉瘤完全闭塞并且小脑后下动脉得以保留

4例（36%）发生了梗死，但均没有导致永久残疾。某些病例的梗死没有临床症状。PAO可以采用弹簧圈，也可采用液体栓塞剂。无论哪种材料，重要的是要闭塞夹层动脉瘤的远近两端血管。使用液体栓塞剂时，应避免栓塞剂进入远端血管，以最大限度地降低梗死的风险。更重要的是，如果仅栓塞了夹层远端的血管，那么血流可能会再次进入夹层内，从而导致其破裂。因此，在进行PAO之前，应仔细查阅所有影像学资料。

■ 急性椎基动脉夹层动脉瘤

临床方面

自发性急性椎基动脉夹层是一种相对常见的疾病，表现形式多样。椎基动脉夹层动脉瘤破裂导致的急性SAH好发于中青年成人[55, 56]。夹层动脉瘤的特点是形态和大小快速变化。如果不加以治疗，可能会导致死亡，有些报道其死亡率超过80%。未经治疗的动脉瘤很可能会在24h内出现超急性再出血[57]。

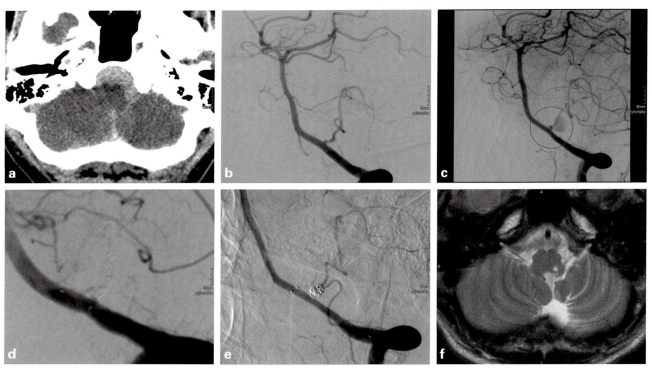

图27.12 一名25岁的男性在被拳击后出现了外伤性蛛网膜下腔出血。（a）轴位头颅CT平扫显示出血位于脑干周围。（b）受伤当天的首次椎动脉血管造影未能提示出血的来源。入院后2天患者再次出现出血。（c）复查前后位椎动脉血管造影显示左侧小脑后下动脉起始部假性夹层动脉瘤。（d）放大的椎动脉造影图像证实，动脉瘤和小脑后下动脉通过支架辅助弹簧圈栓塞的方法得到完全闭塞：1枚支架（Solitaire 4/15；Medtronic）和3枚弹簧圈（Deltaplush Cerecyte 10 1.5/4、1.5/2和1.5/2；Codman Neuro）。（e）3个月随访时的椎动脉血管造影证实动脉瘤闭塞。患者功能状态恢复正常（改良的Rankin评分=0）。（f）轴位T2加权磁共振成像显示仍有微量脑桥和小脑缺血的表现

因此，治疗的主要目的是消除动脉瘤并防止再次出血。相反，未破裂的夹层动脉瘤在没有出现卒中事件和占位效应时呈良性病程；但当出现症状时，这些动脉瘤的出血可能便增加了[58, 59]。这些动脉瘤的患者也可能由于穿支闭塞或远端栓塞而表现为缺血症状，或占位效应。

治疗策略

这种疾病的治疗方式可分为两大类：牺牲策略——闭塞载瘤动脉或重建策略——保留载瘤动脉。PAO 通常被认为是最安全的选择（图 27.13）。

Tsukahara 等[60] 和 Yamaura 等[61] 的小型病例报道虽然采用了不同的介入治疗方法来闭塞载瘤动脉，但在随访期间均没有出现再出血。但是，闭塞动脉瘤近端血管并不总是能够防止动脉瘤再破裂，因为仍会存在来自对侧 VA、甲状颈干或其他分支的血流[60]。对破裂部位进行弹簧圈栓塞可能取得更稳定的闭塞效果。然而，这种治疗方法并不总是可行。如果采用牺牲血管的方式，那么确定夹层和重要分支（例如脊髓前动脉）的确切位置就非常重要，因为这种治疗方法可能会导致梗死，包括脊髓梗死[62]。

其他 PAO 的潜在风险包括弹簧圈向远端移位以及远端供血区栓塞性梗死。诸如 UNO（Medtronic）之类的新型装置旨在快速确切地达到 PAO。

重建策略的目的是保持载瘤动脉通畅。有多种保留载瘤动脉的方法，包括假性动脉瘤的选择性弹簧圈栓塞[63]，以及如 Higashida 等[64] 和 Lylyk 等[65] 报道的支架辅助弹簧圈栓塞。2015 年，Bhogal 等[66] 报道了 15 例急性破裂夹层动脉瘤的治疗经验，其中 14 例采用单纯支架治疗的方式，1 例采用支架和血流导向装置结合的治疗方式。其他作者报道了使用血流导向装置治疗急性破裂椎基动脉夹层动脉瘤的经验（图 27.14）。

Chan 等[67] 报告了 8 例急性破裂的椎基底动脉瘤，均通过 Pipeline（Medtronic）栓塞装置治疗。在该系列中，所有动脉瘤均在 6 个月时完全愈合，尽管进行了双重抗血小板治疗，但未再出血。支架（包括血流导向装置）使病变血管愈合的确切方式尚不清楚，目前认为在急性期，放置支架后流入假性动脉瘤的血流减少，内膜瓣"锚定复位"。从远期看，支架会发生新生内皮化，从而发现并愈合所有假性动脉瘤[68]。如果采用重建策略，则必须用计算机断层扫描或正规血管造影进行密切的影像学随访，以

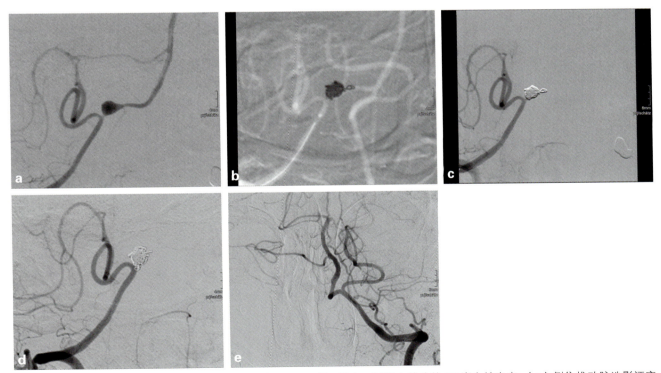

图 27.13 一名因自发性蛛网膜下腔出血（Hunt 和 Hess II 级，Fisher IV 级）就诊的 57 岁女性患者。（a）侧位椎动脉造影证实出血原因是右侧 V4 段夹层动脉瘤。（b）侧位路图影像显示动脉瘤囊内的弹簧圈。（c）侧位椎动脉血管造影显示动脉瘤被弹簧圈闭塞，右侧小脑后下动脉起始部保留。患者完全康复（改良 Rankin 评分 =0），并且 54 个月后长期随访的椎动脉血管造影显示，（d）右侧小脑后下动脉和（e）左椎动脉的辅助血管为桥小脑区提供了正常的血供

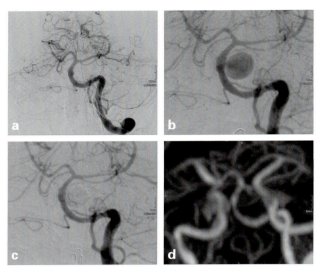

图 27.14 一名 30 岁的囊性中层坏死男性患者，出现自发性蛛网膜下腔出血和腹腔出血。（a）首次椎动脉血管造影显示基底动脉主干血泡样动脉瘤首次椎动脉血管造影显示基底动脉主干血泡样动脉瘤，未经治疗。（b）2 周后大量再次出血后，前后位椎动脉造影显示 1 个大型夹层动脉瘤。（c）前后位血管造影显示，先用弹簧圈部分填塞动脉瘤（Detlamaxx 2x 6/25; Codman Neuro），然后用 1 枚血流导向装置（p64 3/15; phenox GmbH）封闭动脉瘤。（d）4 个月后的时间飞跃法和增强磁共振血管造影显示假性动脉瘤中无血流通过

发现任何假性动脉瘤增大的情况。应该在治疗后的最初 24~48h 内考虑复查，如果有增大的迹象，则应根据增大的程度考虑增加血流导向装置甚至 PAO。

2015 年，Sönmez 等[69]发表了针对破裂型和未破裂型椎–基底动脉夹层动脉瘤采用重建和牺牲策略治疗的 Meta 分析。他们发现这两种技术在死亡率或病残率上无显著差异，但牺牲血管的做法在破裂动脉瘤的即刻闭塞率和长期血管造影闭塞率上均优于血管重建的方法（即刻血管造影闭塞率分别为 94%和 43%，长期随访闭塞率分别为 95%和 83%），未破裂动脉瘤的治疗也有类似结果（即刻血管造影闭塞率分别为 94%和 57%，长期随访闭塞率分别为 97%和 68%）。但是，最重要的是对于破裂动脉瘤，两种治疗方式在再出血率和患者长期临床预后上没有统计学差异。对于未破裂动脉瘤也是类似结果。

■ 椎－基底动脉非囊性动脉瘤

临床方面

后循环非囊性动脉瘤不常见，发生率不到 1%。在一项哥伦比亚大学的尸体解剖研究中，此类动脉瘤的发生率为 0.1%[70]，而在退伍军人事务医院的类似研究中为 0.07%[71]。此类动脉瘤的特征是病变血管的延长、扩张和迂曲。患者可以有各种不同的表现，从无症状者因常规影像学检查偶然发现到缺血性卒中、脑干压迫、脑神经麻痹[最常见，包括三叉神经、外展神经（CNs Ⅵ）、面神经（CNs Ⅶ）和前庭神经（CNs Ⅷ）神经]、梗阻性脑积水以及出血。

2005 年，Flemming 等[72]报道了一项包括 159 例患者共 719 患者年的最全面的纵向研究。此项研究除外了夹层动脉瘤，其对病变的影像学定义如下：

·梭形扩张＞正常的 1.5 倍，累及 VA 或 BA 的一部分，无明确颈部，可伴有任意程度的血管扭曲。

·延长扩张型均匀扩张＞正常的 1.5 倍，累及整段 BA、VA 或两者均累及，可伴有任意程度的血管扭曲。

·中间型：一段动脉血管的匀称扩张＞正常的 1.5 倍，累及 VA，BA 或两者，受累血管中的一段扩张特别明显。

在 Flemming 等[72]的队列研究中，45.3%的患者为延长扩张型，19.5%为中间型，14.5%为梭形，还有 21%的患者无明确分型。中间型和梭形动脉瘤患者更容易出现症状，而延长扩张型患者的临床病程则更趋良性。调整年龄后，梭形、中间型和基底动脉瘤受与死亡风险增加相关[危险系数（HR）分别为 7.7、3.56 和 8.77]。发现时无症状的患者通常之后也不会出现症状，卒中的发生率为 7.8%，占位效应发生率为 3.1%，出血为 1.6%。在 Mizutani 等[73]1999 年的分类中，他们同样发现，偶然发现的延长扩张型的患者在随访期间没有出现严重的神经系统症状，且两组均未报告发生从延长扩张型向梭形转变的情况。2016 年，Nasr 等[74]分析了 152 例患者（542 患者年）中，与椎基底动脉系统中非囊性和延长扩张型动脉瘤生长和破裂相关的影像学特征。他们明确了各种亚型的此类动脉瘤均会出现生长；但中间型的发生率最高（56.3%），梭形其次（24.4%），而只有 8%的延长扩张型动脉瘤在随访期间出现生长（延长扩张型平均随访 40 个月）。同样，Passero 和 Rossi[75]发现，延长扩张型动脉瘤在 5 年的随访期内出现进展（定义为扭曲度增加或扩张增大）的比例约为 5%。该组病例还显示各种亚型的动脉瘤其 Kaplan-Meier 生存曲线存在显著差异，延长扩张型患者 100 个月生存率约为 90%，而中间型患者低于 30%。

这类疾病的自然史差异很大，取决于患者发病时的表现，而这些表现也完全与其形态学有关。Flemming 等[72]发现，缺血性卒中发生的风险高于出血，动脉瘤相关梗死的发生率从 1 年的 2.7%上升至 10 年的 15.9%。对于最初以卒中为表现的患者，其卒中再发的风险为每年 6.7%（中位数 1.73 年）。有

症状的病变，继发于动脉瘤的缺血史以及中间型亚型均与卒中风险增加相关（HR 分别为 16.2、3.88、3.2）。同样，在 Nasr 等 [74] 的研究队列中，有 18.8% 的中间型动脉瘤患者和 14.7% 的延长扩张型动脉瘤患者发生了新的梗死。引起缺血的机制有多种学说，包括由基底动脉严重扭曲引起的其发出的小穿支血管闭塞、载瘤动脉内血栓栓塞以及载瘤动脉和小穿支血管内的原位血栓形成。

在 Flemming 等 [72] 的研究队列中，有 22% 的患者出现了占位效应，其中 75% 的患者只有轻度症状或没有功能障碍。随访 1 年时，只有 46% 的患者有轻度症状或无症状，重要的是，7.5% 最初没有压迫症状的患者出现了症状。动脉瘤的生长与压迫症状的出现有关。与生长相关的特征包括中间型和梭形亚型、大型动脉瘤以及动脉瘤壁 T1 高信号。动脉瘤的生长也会影响死亡率，扩大动脉瘤的 5 年死亡率为 56.5%，而稳定动脉瘤的 5 年死亡率为 76% [76]。

与其他动脉瘤一样，动脉瘤破裂也是非囊性动脉瘤的一种危险表现，尽管其破裂的风险似乎小于发生缺血和脑干压迫的风险。在 Nasr 等的研究队列中 [74]，中间型动脉瘤发生破裂的比例为 12.5%，梭形动脉瘤为 6.7%，而延长扩张型为 1.3%。类似地，在 Flemming 等的研究队列中 [72]，梭形和中间型动脉瘤的年破裂风险为 2.3%，而延长扩张型动脉瘤的年破裂风险为 0.4%。除了产生压迫症状外，大型动脉瘤也与破裂有关。在 Passero 等 [77] 的多因素分析中，与颅内出血相关的中位 BA 直径为 6.8mm。

治疗策略

鉴于出现这种情况后预后较差，治疗的主要目的是改变病变的自然病。主要通过调节血流和减少流量来达到治疗目的，具体可以通过 Hunterian 结扎或介入方法来实现（图 27.15）。

Leibowitz 等 [78] 通过介入技术治疗了 13 例患者，其中 10 例为椎基系统梭形动脉瘤。对于 6 例椎基结合部或基底动脉瘤患者，尝试通过闭塞主侧 VA 减少血流。这 6 例患者中有 4 例死亡，1 例临床恶化，1 例病情保持稳定。其余 4 例患者病变局限于 VA，这些患者均取得了临床改善。类似地，Sluzewski 等 [79] 报道了 6 例通过闭塞双侧椎动脉治疗的基底动脉梭形动脉瘤。在这 6 例患者中，3 例术前状况良好的患者术后同样情况良好，但术前状况较差的 3 例患者术后预后也较差。这些作者指出，后交通动脉发达提示功能预后良好。

血流导向装置也已应用于这些动脉瘤的治疗。

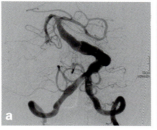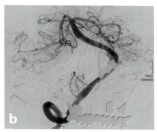

图 27.15　一名 63 岁的男性，因严重头痛和头晕就诊。（a）前后位椎动脉血管造影显示巨大延长扩张型基底动脉瘤。在接下来的 2 年中，使用 5 个 Pipeline（Medtronic）血流导向装置和 9 个 p64（phenox GmbH）血流导向装置重建了基底动脉主干。（b）左椎动脉远端用弹簧圈闭塞，前后位椎动脉血管造影所显示基底动脉直径减小，提示患者病情得到改善。椎动脉交界处远端的血流支架外渗漏可能需要进一步治疗

尽管此类产品刚面世时被报以热切期望，但初步研究结果并不令人满意。2012 年，Siddiqui 等 [80] 报道了他们使用血流导向装置治疗非囊性椎基动脉瘤的经验。在这个小型研究中，接受治疗的 7 例患者中有 4 例死亡，1 例有严重的神经功能障碍，2 例预后良好。这些结果使作者得出结论，血流导向装置治疗椎基底动脉瘤的病残率和死亡率均相当高。Raphaeli 等 [81] 也报道了类似的不理想结果，他们的死亡率为 25%。但从那时起，后来的报道逐步取得了更理想的结果。最近，Phillips 等 [82] 报道了其 32 例患者的治疗经验，其中永久性神经功能并发症的总发生率为 9%（32 例中的 3 例）。并且据其报告，所有 3 例出现永久性神经系统并发症的患者的后遗症状轻微、临床预后良好（改良 Rankin 评分为 1），并且可以独立生活和工作。该系列中的动脉瘤闭塞率为 96%，随访时间超过 1 年。

Phillips 等 [82] 的治疗结果的改善归因于严格的抗血小板治疗方案和合适的患者选择。其他作者指出，在出现压迫症状或缺血性症状之前早期治疗，对改善这些患者的预后十分重要，因为如前所述，后期出现症状会导致不良预后。我们相信早期干预是必要的；但必须在对患者进行全面评估，通过详细影像学检查确认确切的非囊性动脉瘤亚型以及明确动脉瘤壁内存在 T1 加权高信号后才能进行。通常，需要多个血流导向装置通过套叠的方式进行放置，不仅要覆盖整个病变血管节段，还要能够恰当地重新引导血流、改变血管壁上的血流动力学应力。需要双重抗血小板治疗，并且治疗时间可能是终身的。

■ 结论

随着介入技术的迅速进步以及新型装置的开发，

介入治疗可能成为几乎所有颅内动脉瘤的一线治疗方案。尽管取得了初步成功，但目前尚未获得采用新型装置进行动脉瘤介入治疗的长期结果。对于某些后循环动脉瘤病例可能仍需要开颅手术干预。

参考文献

[1] Molyneux AJ, Kerr RS, Yu LM, et al; International Subarachnoid Aneurysm Trial (ISAT) Collaborative Group. International subarachnoid aneurysm trial (ISAT) of neurosurgical clipping versus endovascular coiling in 2143 patients with ruptured intracranial aneurysms: a randomised comparison of effects on survival, dependency, seizures, rebleeding, subgroups, and aneurysm occlusion. Lancet 2005;366(9488):809–817.

[2] Morita A, Kirino T, Hashi K, et al; UCAS Japan Investigators. The natural course of unruptured cerebral aneurysms in a Japanese cohort. N Engl J Med 2012;366(26):2474–2482.

[3] Pierot L, Cognard C, Spelle L, Moret J. Safety and efficacy of balloon remodeling technique during endovascular treatment of intracranial aneurysms: critical review of the literature. AJNR Am J Neuroradiol 2012; 33(1):12–15.

[4] Moret J, Cognard C, Weill A, Castaings L, Rey A. Reconstruction technic in the treatment of wide-neck intracranial aneurysms: long-term angiographic and clinical results. Apropos of 56 cases [in French]. J Neuroradiol 1997;24(1):30–44.

[5] Fargen KM, Mocco J, Neal D, et al. A multicenter study of stent-assisted coiling of cerebral aneurysms with a Y configuration. Neurosurgery 2013;73(3):466–472.

[6] Lozen A, Manjila S, Rhiew R, Fessler R. Y-stent-assisted coil embolization for the management of unruptured cerebral aneurysms: report of six cases. Acta Neurochir (Wien) 2009;151(12):1663–1672.

[7] Sağlam M, Kızılkılıç O, Anagnostakou V, Yıldız B, Koçer N, Işlak C. Geometrical characteristics after Y-stenting of the basilar bifurcation. Diagn Interv Radiol 2015;21(6):483–487.

[8] Tateshima S, Niemann D, Moskowitz S, Baxter B, Frei, D. 0-017 Preliminary experience with a new barrel shaped bifurcation aneurysm bridging device [oral abstract]. J Neurointerv Surg 2013;5(Suppl 2).

[9] Piotin M, Blanc R, Berge J, Turjman F. O-030 Preliminary French registry clinical experience with the barrel bifurcation vascular reconstruction device. J Neurointerv Surg 2014;(Suppl 1):A15–6. doi: 10.1136/neurintsurg-2014-011343.30.

[10] Sychra V, Klisch J, Werner M, et al. Waffle-cone technique with Solitaire AB remodeling device: endovascular treatment of highly selected complex cerebral aneurysms. Neuroradiology 2011;53(12):961–972.

[11] Pérez MA, Henkes H, Bouillot P, Brina O, Slater LA, Pereira VM. Intraaneurysmal hemodynamics: evaluation of pCONus and pCANvas bifurcation aneurysm devices using DSA optical flow imaging. J Neurointerv Surg 2016;8(11):1197–1201.

[12] Lubicz B, Morais R, Alghamdi F, Mine B, Collignon L, Eker OF. The pCONus device for the endovascular treatment of wide neck bifurcation aneurysms. J Neurointerv Surg 2016;8(9):940–944.

[13] Aguilar-Pérez M, Kurre W, Fischer S, Bäzner H, Henkes H. Coil occlusion of wide-neck bifurcation aneurysms assisted by a novel intra- to extraaneurysmatic neck-bridging device (pCONus): initial experience. AJNR Am J Neuroradiol 2014;35(5):965–971.

[14] Pérez MA, Bhogal P, Moreno RM, et al. Use of the pCONus as an adjunct to coil embolization of acutely ruptured aneurysms. J Neurointerv Surg 2016;9(1):39–44.

[15] Fischer S, Weber A, Titschert A, Brenke C, Kowoll A, Weber W. Single-center experience in the endovascular treatment of wide-necked intracranial aneurysms with a bridging intra-/extra-aneurysm implant (pCONus). J Neurointerv Surg 2016;8(11):1186–1191.

[16] Spiotta AM, Chaudry MI, Turk AS, Turner RD. Initial experience with the PulseRider for the treatment of bifurcation aneurysms: report of first three cases in the USA. J Neurointerv Surg 2016;8(2):186–189.

[17] Spiotta AM, Derdeyn CP, Tateshima S, et al. Results of the ANSWER trial using the PulseRider for the treatment of broad-necked, biifurcation. Neurosurgery 2017;81(1):56–65.

[18] Marotta TR, Gunnarsson T, Penn I, et al. A novel endovascular clip system for the treatment of intracranial aneurysms: technology, concept, and initial experimental results. Laboratory investigation. J Neurosurg 2008; 108(6):1230–1240.

[19] Chiu AH, De Vries J, O'Kelly CJ, et al. The second-generation eCLIPs Endovascular Clip System: initial experience. J Neurosurg 2018;228(2): 482–489.

[20] Gao B, Baharoglu MI, Cohen AD, Malek AM. Stent-assisted coiling of intracranial bifurcation aneurysms leads to immediate and delayed intracranial vascular angle remodeling. AJNR Am J Neuroradiol 2012; 33(4):649–654.

[21] Sekhar LN, Tariq F, Morton RP, et al. Basilar tip aneurysms: a microsurgical and endovascular contemporary series of 100 patients. Neurosurgery 2013;72(2):284–298, discussion 298–299.

[22] Jin SC, Ahn JS, Kwun BD, Kwon DH. Analysis of clinical and radiological outcomes in microsurgical and endovascular treatment of basilar apex aneurysms. J Korean Neurosurg Soc 2009;45(4):224–230.

[23] Tateshima S, Murayama Y, Gobin YP, Duckwiler GR, Guglielmi G, Viñuela F. Endovascular treatment of basilar tip aneurysms using Guglielmi detachable coils: anatomic and clinical outcomes in 73 patients from a single institution. Neurosurgery 2000;47(6):1332–1339, discussion 1339–1342.

[24] Vallee JN, Aymard A, Vicaut E, Reis M, Merland JJ. Endovascular treatment of basilar tip aneurysms with Guglielmi detachable coils: predictors of immediate and long-term results with multivariate analysis 6-year experience. Radiology 2003;226(3):867–879.

[25] Turk AS, Maia O, Ferreira CC, Freitas D, Mocco J, Hanel R. Periprocedural safety of aneurysm embolization with the Medina Coil System: the early human experience. J Neurointerv Surg 2016;8(2):168–172.

[26] Henkes H, Weber W. The past, present and future of endovascular aneurysm treatment. Clin Neuroradiol 2015;25 Suppl 2:317–324.

[27] Aguilar Pérez M, Bhogal P, Martinez Moreno R, Bäzner H, Ganslandt O, Henkes H. The Medina Embolic Device: early clinical experience from a single center. J Neurointerv Surg 2017;9(1):77–87.

[28] Pierot L, Costalat V, Moret J, et al. Safety and efficacy of aneurysm treatment with WEB: results of the WEBCAST study. J Neurosurg 2016; 124(5):1250–1256.

[29] Cognard C, Januel AC. Remnants and recurrences after the use of the WEB intrasaccular device in large-neck bifurcation aneurysms. Neurosurgery 2015;76(5):522–530, discussion 530.

[30] Sivan-Hoffmann R, Gory B, Riva R, et al. One-year angiographic followup after WEB-SL endovascular treatment of wide-neck bifurcation intracranial aneurysms. AJNR Am J Neuroradiol 2015;36(12):2320–2324.

[31] Ciceri EF, Klucznik RP, Grossman RG, Rose JE, Mawad ME. Aneurysms of the posterior cerebral artery: classification and endovascular treatment. AJNR Am J Neuroradiol 2001;22(1):27–34.

[32] Hallacq P, Piotin M, Moret J. Endovascular occlusion of the posterior cerebral artery for the treatment of p2 segment aneurysms: retrospective review of a 10-year series. AJNR Am J Neuroradiol 2002;23(7):1128–1136.

[33] Drake CG, Peerless SJ, Hernesniemi J. Surgery of Vertebrobasilar Aneurysms: London, Ontario, Experience on 1,767 Patients. New York, NY: Springer-Verlag Wien; 1996.

[34] Huang Q, Liu J, Zhao R, et al. The safety and efficacy of stenting in the treatment of complex posterior cerebral artery aneurysms: a seven-case report and literature review. Clin Neuroradiol 2013; 23(3):175–187.

[35] van Rooij WJ, Sluzewski M, Beute GN. Endovascular treatment of posterior cerebral artery aneurysms. AJNR Am J Neuroradiol 2006; 27(2):300–305.

[36] Cotroneo E, Gigli R, Guglielmi G. Endovascular occlusion of the posterior cerebral artery in the treatment of P2 ruptured aneurysms. Interv Neuroradio 2007;13(2):127–132.

[37] Peluso JP, van Rooij WJ, Sluzewski M, Beute GN. Superior cerebellar artery aneurysms: incidence, clinical presentation and midterm outcome of endovascular treatment. Neuroradiology 2007;49(9):747–751.

[38] Haw C, Willinsky R, Agid R, TerBrugge K. The endovascular management of superior cerebellar artery aneurysms. Can J Neurol Sci 2004;31(1):53–57.

[39] Kim CH, Cho YD, Jung SC, et al. Endovascular treatment for superior cerebellar artery aneurysms: morphological features, technique, and outcome. Neuroradiology 2014;56(8):647–654.

[40] Saliou G, Sacho RH, Power S, et al. Natural history and management of basilar trunk artery aneurysms. Stroke 2015;46(4):948–953.

[41] Higa T, Ujiie H, Kato K, Kamiyama H, Hori T. Basilar artery

trunk saccular aneurysms: morphological characteristics and management. Neurosurg Rev 2009;32(2):181–191, discussion 191.

[42] David CA, Vishteh AG, Spetzler RF, Lemole M, Lawton MT, Partovi S. Late angiographic follow-up review of surgically treated aneurysms. J Neurosurg 1999;91(3):396–401.

[43] Lewis SB, Chang DJ, Peace DA, Lafrentz PJ, Day AL. Distal posterior inferior cerebellar artery aneurysms: clinical features and management. J Neurosurg 2002;97(4):756–766.

[44] Mericle RA, Reig AS, Burry MV, Eskioglu E, Firment CS, Santra S. Endovascular surgery for proximal posterior inferior cerebellar artery aneurysms: an analysis of Glasgow Outcome Score by Hunt-Hess grades. Neurosurgery 2006;58(4):619–625, discussion 619–625.

[45] Bradac GB, Bergui M. Endovascular treatment of the posterior inferior cerebellar artery aneurysms. Neuroradiology 2004;46(12):1006–1011.

[46] Hudgins RJ, Day AL, Quisling RG, Rhoton AL Jr, Sypert GW, Garcia-Bengochea F. Aneurysms of the posterior inferior cerebellar artery: a clinical and anatomical analysis. J Neurosurg 1983;58(3):381–387.

[47] Horiuchi T, Tanaka Y, Hongo K, Nitta J, Kusano Y, Kobayashi S. Characteristics of distal posteroinferior cerebellar artery aneurysms. Neurosurgery 2003;53(3):589–595, discussion 595–596.

[48] Wu J, Xu F, Yu ZQ, et al. Clinical experiences of ruptured posteroinferior cerebellar artery aneurysms and anatomical analysis in the cadaver in a single center of China. Clin Neurol Neurosurg 2012;114(4):366–371.

[49] Ishikawa T, Suzuki A, Yasui N. Distal posterior inferior cerebellar aneurysm—report of 12 cases. Neurol Med Chir(Tokyo) 1990;30(2):100–108.

[50] Kallmes DF, Lanzino G, Dix JE, et al. Patterns of hemorrhage with ruptured posterior inferior cerebellar artery aneurysms: CT findings in 44 cases. AJR Am J Roentgenol 1997;169(4):1169–1171.

[51] Chalouhi N, Jabbour P, Starke RM, et al. Endovascular treatment of proximal and distal posterior inferior cerebellar artery aneurysms. J Neurosurg 2013;118(5):991–999.

[52] Peluso JP, van Rooij WJ, Sluzewski M, Beute GN, Majoie CB. Posterior inferior cerebellar artery aneurysms: incidence, clinical presentation, and outcome of endovascular treatment. AJNR Am J Neuroradiol 2008; 29(1):86–90.

[53] Cho YD, Kang HS, Lee WJ, Kim KM, Kim JE, Han MH. Stent-assisted coil embolization of wide-necked posterior inferior cerebellar artery aneurysms. Neuroradiology 2013; 55(7):877–882.

[54] Juszkat R, Kram P, Stanisławska K, et al. Ten years of experience in endovascular treatment of ruptured aneurysms of the posterior inferior cerebellar artery. Interv Neuroradiol 2016;22(2):129–137.

[55] Sasaki O, Ogawa H, Koike T, Koizumi T, Tanaka R. A clinicopathological study of dissecting aneurysms of the intracranial vertebral artery. J Neurosurg 1991;75(6):874–882.

[56] Yamaura A, Watanabe Y, Saeki N. Dissecting aneurysms of the intracranial vertebral artery. J Neurosurg 1990;72(2):183–188.

[57] Yamada M, Kitahara T, Kurata A, Fujii K, Miyasaka Y. Intracranial vertebral artery dissection with subarachnoid hemorrhage: clinical characteristics and outcomes in conservatively treated patients. J Neurosurg 2004;101(1):25–30.

[58] Yoshimoto Y, Wakai S. Unruptured intracranial vertebral artery dissection: clinical course and serial radiographic imagings. Stroke 1997;28(2):370–374.

[59] Kobayashi N, Murayama Y, Yuki I, et al. Natural course of dissecting vertebrobasilar artery aneurysms without stroke. AJNR Am J Neuroradiol 2014;35(7):1371–1375.

[60] Tsukahara T, Wada H, Satake K, Yaoita H, Takahashi A. Proximal balloon occlusion for dissecting vertebral aneurysms accompanied by subarachnoid hemorrhage. Neurosurgery 1995;36(5):914–919, discussion 919–920.

[61] Yamaura I, Tani E, Yokota M, et al. Endovascular treatment of ruptured dissecting aneurysms aimed at occlusion of the dissected site by using Guglielmi detachable coils. J Neurosurg 1999;90(5):853–856.

[62] Kashiwazaki D, Ushikoshi S, Asano T, Kuroda S, Houkin K. Long-term clinical and radiological results of endovascular internal trapping in vertebral artery dissection. Neuroradiology 2013;55(2):201–206.

[63] Halbach VV, Higashida RT, Dowd CF, et al. Endovascular treatment of vertebral artery dissections and pseudoaneurysms. J Neurosurg 1993;79(2):183–191.

[64] Higashida RT, Smith W, Gress D, et al. Intravascular stent and endovascular coil placement for a ruptured fusiform aneurysm of the basilar artery: case report and review of the literature. J Neurosurg 1997; 87(6):944–949.

[65] Lylyk P, Cohen JE, Ceratto R, Ferrario A, Miranda C. Combined endovascular treatment of dissecting vertebral artery aneurysms by using stents and coils. J Neurosurg 2001;94(3):427–432.

[66] Bhogal P, Brouwer PA, Söderqvist AK, et al. Patients with subarachnoid haemorrhage from vertebrobasilar dissection: treatment with stent-instent technique. Neuroradiology 2015;57(6):605–614.

[67] Chan RS, Mak CH, Wong AK, Chan KY, Leung KM. Use of the Pipeline embolization device to treat recently ruptured dissecting cerebral aneurysms. Interv Neuroradiol 2014;20(4):436–441.

[68] Kadirvel R, Ding YH, Dai D, Rezek I, Lewis DA, Kallmes DF. Cellular mechanisms of aneurysm occlusion after treatment with a flow diverter. Radiology 2014;270(2):394–399.

[69] Sönmez Ö, Brinjikji W, Murad MH, Lanzino G. Deconstructive and reconstructive techniques in treatment of vertebrobasilar dissecting aneurysms: a systematic review and meta-analysis. AJNR Am J Neuroradiol 2015;36(7):1293–1298.

[70] Housepian EM, Pool JL. A systematic analysis of intracranial aneurysms from the autopsy file of the Presbyterian Hospital, 1914 to 1956. J Neuropathol Exp Neurol 1958;17(3):409–423.

[71] Hayes WT, Bernhardt H, Young JM. Fusiform arteriosclerotic aneurysm of the basilar artery: five cases including two ruptures. Vasc Surg 1967; 1(3):171–178.

[72] Flemming KD, Wiebers DO, Brown RD Jr, et al. The natural history of radiographically defined vertebrobasilar nonsaccular intracranial aneurysms. Cerebrovasc Dis 2005;20(4):270–279.

[73] Mizutani T, Miki Y, Kojima H, Suzuki H. Proposed classification of nonatherosclerotic cerebral fusiform and dissecting aneurysms. Neurosurgery 1999;45(2):253–259, discussion 259–260.

[74] Nasr DM, Brinjikji W, Rouchaud A, Kadirvel R, Flemming KD, Kallmes DF. Imaging characteristics of growing and ruptured vertebrobasilar nonsaccular and dolichoectatic aneurysms. Stroke 2016;47(1):106–112.

[75] Passero SG, Rossi S. Natural history of vertebrobasilar dolichoectasia. Neurology 2008;70(1):66–72.

[76] Mangrum WI, Huston J, III, Link MJ, et al. Enlarging vertebrobasilar nonsaccular intracranial aneurysms: frequency, predictors, and clinical outcome of growth. J Neurosurg 2005;102(1):72–79.

[77] Passero SG, Calchetti B, Bartalini S. Intracranial bleeding in patients with vertebrobasilar dolichoectasia. Stroke 2005;36(7):1421–1425.

[78] Leibowitz R, Do HM, Marcellus ML, Chang SD, Steinberg GK, Marks MP. Parent vessel occlusion for vertebrobasilar fusiform and dissecting aneurysms. AJNR Am J Neuroradiol 2003;24(5):902–907.

[79] Sluzewski M, Brilstra EH, van Rooij WJ, Wijnalda D, Tulleken CA, Rinkel GJ. Bilateral vertebral artery balloon occlusion for giant vertebrobasilar aneurysms. Neuroradiology 2001;43(4):336–341.

[80] Siddiqui AH, Abla AA, Kan P, et al. Panacea or problem: flow diverters in the treatment of symptomatic large or giant fusiform vertebrobasilar aneurysms. J Neurosurg 2012;116(6):1258–1266.

[81] Raphaeli G, Collignon L, De Witte O, Lubicz B. Endovascular treatment of posterior circulation fusiform aneurysms: single-center experience in 31 patients. Neurosurgery 2011;69(2):274–283.

[82] Phillips TJ. Wenderoth JD, Phatouros CC, et al. Safety of the pipeline embolization device in treatment of posterior circulation aneurysms. AJNR Am J Neuroradiol 2012;33(7):1225–1231.

第二十八章　丘脑和脑干动静脉畸形的外科治疗

Caleb Rutledge, Michael T. Lawton

摘要

丘脑和脑干动静脉畸形（Arteriovenous Malformation，AVM）与脑神经、深部核团和脑干锥体束关系密切，手术治疗困难。治疗方式与所有 AVM 一样，包括非干预性随访观察、手术切除、血管内栓塞、立体定向放射外科，或这些方式的某些组合。Spetzler-Martin 及其补充分级系统有助于指导选择手术方式。合适的患者行手术切除的指征是出血和再破裂、已有功能障碍、放射外科治疗失败。基于脑干 AVM 在脑干的部位及其基底的附着面进一步分类，有助于指导选择最佳的手术入路。采用现有的入路和安全的脑干进入区，外侧亚型的预后最好，而切除脑桥和延髓前部 AVM 具有无法接受的高致残率和致死率，应避免。尽管 AVM 手术的目标是完全切除，但与脑干界面不清以及长入实质的 AVM，更适合原位闭塞。

关键词：血管内栓塞，出血，颅底，自发性破裂，立体定向放射外科，手术切除

■　概述

丘脑和脑干的深部动静脉畸形罕见，治疗困难。由于颅底限制了脑干的手术显露，这类 AVM 的治疗要求高。治疗包括非干预性随访观察，以及手术切除、血管内栓塞、立体定向放射外科（Stereotactic Radiosurgery，SRS），或这些方式的某些组合。选择治疗方式时，任何干预措施的风险都必须与自发性破裂和出血的风险相权衡[1, 2]。当前的 AVM 治疗呈多模态，一般包括 SRS 和血管内栓塞，但对于合适选择的患者，显微手术切除的治愈率高且手术致残率和致死率低[3-5]。Spetzler-Martin 和 Lawton-Yong 补充分级系统可预测手术并发症，指导治疗的选择[6, 7]。分级系统为不同的 AVM 特征赋分，包括 AVM 大小、功能部位、静脉引流、患者年龄、血管巢弥散性、出血表现。Spetzler-Martin Ⅳ 和 Ⅴ 级或补充评分＞6 分的患者，手术切除具有无法接受的高致残率和致死率。

丘脑和脑干的深部 AVM 所在的脑组织邻近脑神经（Cranial Nerve，CNs）、CNs 核团和脑干锥体束，

不可损伤，因而是高级别病灶；均为深静脉引流。与天幕上 AVM 相比，虽然深部 AVM 和脑干 AVM 由于与功能结构关系密切，这类患者更可能表现为出血且预后更差，但仔细选择治疗方式有助于避免手术并发症和预后不良[8-10]。

考虑安全消除手术不可及的深部供血动脉时，常规行手术前血管内栓塞来降低 AVM 的血流量、减少手术中失血、缩短手术时间。尽管血管内技术在包括微导管系统和液态栓塞剂方面取得了进展，但栓塞 AVM 仍有相当大的风险[11-13]。对于发自丘脑穿支和脑干穿支的深部 AVM，栓塞剂从血管结构中逃逸可能引起卒中。虽然某些情况下，通路和栓塞在技术上可行，但血管内治疗的治愈率很低[14]。并且，尚无部分消除病灶可降低再出血风险的证据。

SRS 常被选为显微手术切除深部 AVM 的一种替代方案，以避免切除深部或高级别 AVM 导致的并发症和可能引起的死亡；但消除率低于手术，并且潜伏期有出血风险和继发于放射效应副作用的并发症[15]。脑干和丘脑 AVM 出现这类并发症的概率比脑其他部位的 AVM 更高[16]。最好的结果见于小型 AVM。

干预的绝对指征包括出血、已有功能障碍、SRS 治疗失败、年轻。手术预后良好是可能的，特别是沿现有手术通道生长的小型和表浅 AVM。Solomon 和 Stein[17] 报道了 12 例脑干 AVM 患者的预后，其中 9 例行手术；没有死亡，仅 2 例在手术后预后变差，9 例手术治疗中的 8 例达到 AVM 消除。一项类似的 32 例患者的手术系列中，Batjer 和 Samson[18] 报道的 30 例手术治疗患者的死亡率为 7%（2 例），严重并发症发生率 13%（4 例）。另一项脑干 AVM 的大型手术系列中，Han 等[19] 的完全消除率达到 90%（26/29 例），手术并发症率和死亡率分别为 7%（2 例）和 14%（4 例）。预后最好的是脑桥和延髓外侧 AVM 的患者，而预后最差的是脑桥和中脑前部病灶的患者（表 28.1）。

阐明 AVM 的解剖亚型（包括丘脑和脑干的深部病灶），能进一步完善现有的入路和手术技巧，确定适合手术治愈的亚型，使并发症率和死亡率可接受。丘脑 AVM 与侧裂、岛叶和基底节 AVM 一起归类为

表 28.1　显微手术治疗的脑干动静脉畸形患者的预后 [a]

AVM 特征	改善 / 无变化，例数（%）	恶化 / 死亡，例数（%）	总例数（29 例）
部位			
中脑	4（57）	3（43）	7
脑桥	10（77）	3（23）	13
延髓	7（78）	2（22）	9
亚型			
中脑前部	1（100）	0（0）	1
中脑后部	3（50）	3（50）	6
脑桥前部	3（50）	3（50）	6
脑桥外侧	7（100）	0（0）	7
延髓前部	1（100）	0（0）	1
延髓外侧	6（75）	2（25）	8
技术			
切除	15（83）	3（17）	18
原位闭塞	6（55）	5（45）	11
表现			
未破裂	4（66）	2（33）	6
破裂	17（74）	6（26）	23

缩写：AVM. 动静脉畸形

[a]：经 Han 等 2015 年同意后引用

深部 AVM，而脑干 AVM 根据其在脑干的部位和基底的附着面分为 6 个不同亚型 [20]。

■ 丘脑动静脉畸形

解剖

　　丘脑被侧脑室包绕，被第三脑室分隔。丘脑 AVM 由发自后交通动脉的丘脑前穿支、发自大脑后动脉（Posterior Cerebral Artery，PCA）P1 段的丘脑后穿支、脉络膜后内侧和后外侧动脉供血；常经深部静脉引流。位于更上部的丘脑 AVM 引流入大脑内静脉（图 28.1），而内侧壁者引流入 Rosenthal 基底静脉（图 28.2）。

手术治疗

　　多数丘脑 AVM 经脑室到达，采用前部或后部经胼胝体入路到达上部或后部丘脑 AVM，采用经胼胝体 – 经脉络裂入路到达丘脑内侧 AVM。经皮层入路仅用于破裂 AVM 的血肿或脑软化灶形成手术通道者（表 28.2）。通过打开脉络膜和中间帆以及扩大 Monro 孔，可经 Monro 孔后方的侧脑室体底面到达丘脑上部、经 Monro 孔深部的第三脑室侧壁到达丘脑内侧的 AVM。两种入路均需开颅穿越中线并显露上矢状窦，

前部入路行双侧额部开颅，后部入路行窦汇区开颅。依靠重力牵开副侧半球打开半球间裂。

■ 脑干动静脉畸形

解剖

　　脑干包括中脑、脑桥和延髓。小脑上脚、中脚、下脚连接脑干与小脑。小脑中脑裂、小脑脑桥裂和小脑延髓裂将脑干与小脑分开。小脑上动脉（Superior Cerebellar Artery，SCA）、小脑前下动脉（Anterior Inferior Cerebellar Artery，AICA）和小脑后下动脉（Posterior Inferior Cerebellar Artery，PICA）供应脑干和小脑。根据与脑干、CNs、脚、裂和小脑动脉的关系定义了 3 个神经血管复合体。上复合体包括中脑；动眼神经、滑车神经、三叉神经（CNs Ⅲ ~ Ⅳ）；小脑上脚；小脑中脑裂；SCA。中复合体包括脑桥；外展神经、面神经、前庭蜗神经（CNs Ⅵ ~ Ⅷ）；小脑中脚；小脑脑桥裂；AICA。下复合体包括延髓；舌咽神经、迷走神经、脊髓副神经、舌下神经（CNs Ⅸ ~ Ⅻ）；小脑下脚；小脑延髓裂；PICA。重要的引流静脉（包括纵行和横行静脉）向上进入 Rosenthal 基底静脉和 Galen 静脉，向外侧走行至岩上和岩下静脉和窦，穿过蛛网膜间隙到达硬膜窦。脑干本身包含 CNs 核团和锥体束；因此，脑干 AVM 被

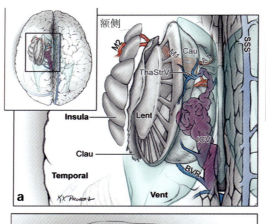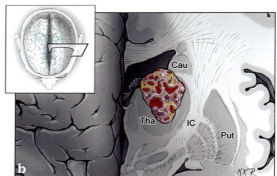

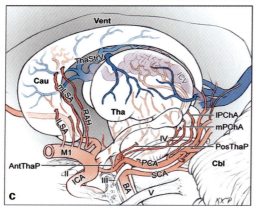

图 28.1 丘脑上部 AVM。（a）额侧和上面（嵌图）观。（b）冠状面（嵌图）的前面观。（c）侧面观。位于上部的丘脑 AVM 由发自 PCA P1 段的丘脑后穿支（Posterior Thalamoperforator，Pos ThaP）和脉络膜后动脉供血；静脉引流入大脑内静脉（Internal Cerebral Vein，ICV）。这类 AVM 通过经胼胝体入路显露。缩写：A1. 大脑前动脉的交通前段或水平段；AntThaP. 丘脑前穿支；BA. 基底动脉；BVR. Rosenthal 基底静脉；Cau. 尾状核；Cbl. 小脑；Clau. 屏状核；IC. 内囊；ICA. 颈内动脉；ILSA. 外侧豆纹动脉；IPChA. 脉络膜后外侧动脉；Lent. 豆状核；M2. 大脑中动脉的岛盖段；mLSA. 内侧豆纹动脉；mPChA. 脉络膜后内侧动脉；Put. 壳核；RAH. Heubner 回返动脉；SCA. 小脑上动脉；SSS. 上矢状窦；Tha. 丘脑；ThaStrV. 丘纹动脉；Vent. 脑室；Ⅱ. 视神经（CNs Ⅱ）；Ⅲ. 动眼神经（CNs Ⅲ）；Ⅳ. 滑车神经（CNs Ⅳ）；Ⅴ. 三叉神经（CNs Ⅴ）

认为位于功能区。

手术治疗

所有脑干 AVM 的手术都须避免侵入实质内。与丘脑 AVM 一样，先前的破裂和出血可创造到达血管巢的通道，以利于切除。保留正常的穿支至关重要。虽然手术切除的目标通常是完全切除 AVM，但必须与保留神经功能相权衡。原位闭塞对与脑干分界不清或显露困难的 AVM 很有用；也有助于保留穿支动脉。对位于脑干软膜表面的外生型而非实质型 AVM，在软膜环形闭塞供血动脉并切断引流静脉，遗留闭塞的血管巢以减少分离和操作实质。

亚型

脑干 AVM 根据其在脑干的部位（中脑、脑桥、延髓）以及 AVM 基底的附着面（前部、后部或外侧）进行分类，对手术计划很有用[20]。每种亚型都有其独有的特征——动脉供血、引流静脉、周围功能结构、理想手术入路和治疗策略。

脑干 AVM 有 6 种亚型：（1）中脑前部；（2）中脑后部；（3）脑桥前部；（4）脑桥外侧；（5）延髓前部；（6）延髓外侧。中脑前部 AVM 位于小脑脚内或之间，通常长至脚间池（图 28.3）；与动眼神经有关。血供来自 PCA P1 段的丘脑穿支。静脉引流经前部静脉，包括中脑前内侧静脉、脚静脉、后交通静脉，最终汇入 Rosenthal 基底静脉。中脑前部 AVM 经眶颧翼点开颅和经侧裂入路到达最好。经 Liliequist 膜到达脚间池。

中脑后部 AVM 位于松果体腺下方的顶盖和四叠体板，与双侧滑车神经关系密切（图 28.4）。由发自 PCA P1 和 P2 段以及 SCA 小脑中脑段（S3）的回旋穿支供血；常为双侧供血。静脉经顶盖静脉和小脑

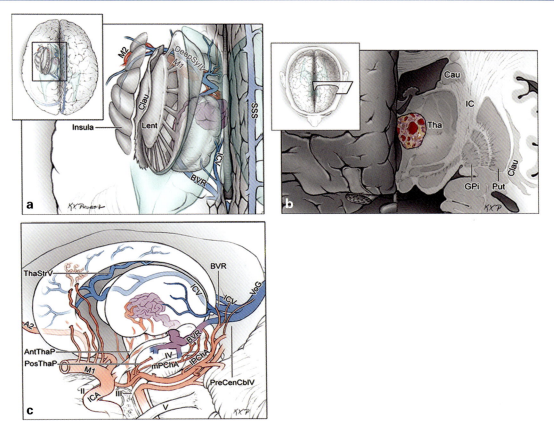

图 28.2　丘脑内侧 AVM。（a）上面观。（b）冠状面（嵌图）的前面观。（c）侧面观。丘脑内侧 AVM 由丘脑穿支供血，引流入 Rosenthal 基底静脉（Basal Vein of Rosenthal，BVR）。可通过经胼胝体 – 经脉络裂入路到达。缩写：A2. 大脑前动脉的交通后段或胼胝体下段；AntThaP. 丘脑前穿支；Cau. 尾状核；Clau. 屏状核；DeepSylV. 侧裂深静脉；GPi. 内侧苍白球；IC. 内囊；ICA. 颈内动脉；ICV. 颈内静脉；Lent. 豆状核；IPChA. 脉络膜后外侧动脉；mPChA. 脉络膜后内侧动脉；M1. 大脑中动脉的 M1 段；M2. 大脑中动脉的岛盖支；PosThaP. 丘脑后穿支；PreCenCblV. 小脑前中央静脉；Put. 壳核；SSS. 上矢状窦；Tha. 丘脑；ThaStrV. 丘纹静脉；VoG. Galen 静脉；Ⅱ. 视神经（CNs Ⅱ）；Ⅲ. 动眼神经（CNs Ⅲ）；Ⅳ. 滑车神经（CNs Ⅳ）；Ⅴ. 三叉神经（CNs Ⅴ）

表 28.2　13 例丘脑动静脉畸形使用的显微手术入路[a]

入路	例数（%）
经侧裂	1（8）
经岛叶 – 前部	0（0）
经岛叶 – 后部	1（8）
颈动脉上 – 额叶下	0（0）
经胼胝体	7（54）
前部 – 同侧	2（15）
前部 – 对侧	0（0）
经脉络膜	4（31）
后部	1（8）
经皮层	5（38）
经额叶	0（0）
经颞叶	3（23）
经顶叶	2（15）

[a]：改编自 Potts 等，2013

中脑裂的静脉引流入 Galen 静脉。这类 AVM 经窦汇区开颅和小脑上天幕下入路显露。患者取坐位或俯卧位。

脑桥前部 AVM 位于三叉神经根内侧、脑桥中脑沟与脑桥延髓沟之间；可突入脑桥中脑池或小脑脑桥池（图 28.5）。脑桥前部 AVM 常为单侧病灶，不穿过中线的基底沟。SCA 与 AICA 之间的分支和基底动脉的穿支供应这类 AVM。静脉通常向外侧引流入岩上静脉和窦，少见的情况下引流入中脑前内侧静脉。脑桥前部 AVM 采用扩大的乙状窦后开颅显露。这类 AVM 常位于三叉神经前方或内侧，常与神经根交织，三叉神经根将限制手术通路。到达这类 AVM 的通路限制在上界为 SCA 供血降支的三叉神经上三角以及下界为 AICA 供血降支的三叉神经下三角内。

脑桥外侧 AVM 位于小脑脑桥角（图 28.6）。与脑桥 AVM 位于神经的内侧不同，这类 AVM 位于三

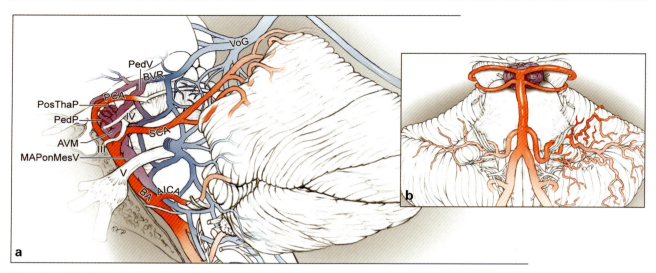

图 28.3 中脑前部 AVM。（a）侧面观和（b）前面观。该中脑前部 AVM 由大脑后动脉（Posterior Cerebellar Artery, PCA）P1 段的分支供血，经汇入 Rosenthal 基底静脉（Basal Vein of Rosenthal, BVR）的前部静脉引流。缩写：AICA. 小脑前下动脉；BA. 基底动脉；MAPonMesV. 前脑中脑前内侧静脉；PedP. 脚穿支；PedV. 脚静脉；PosThaP. 丘脑后穿支；SCA. 小脑上动脉；VoG. Galen 静脉；Ⅲ. 动眼神经（CNs Ⅲ）；Ⅳ. 滑车神经（CNs Ⅳ）；Ⅴ. 三叉神经（CNs Ⅴ）

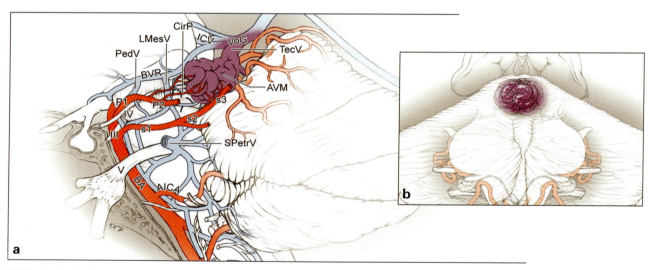

图 28.4 中脑后部 AVM。（a）侧面观和（b）后面观。该中脑后部 AVM 由发自 P1 和 P2 段的大脑后动脉（Posterior Cerebral Artery, PCA）穿支以及小脑上动脉（Superior Cerebellar Artery, SCA）供血，静脉向上引流入 Galen 静脉（Vein of Galen VoG）。缩写：AICA. 小脑前下动脉；BA. 基底动脉；BVR. Rosenthal 基底静脉；CirP. 回旋穿支；ICV. 大脑内静脉；LMesV. 中脑外侧静脉；P1. PCA 的交通前段；P2. PCA 的交通后段；PedV. 脚静脉；S1. SCA 的脑桥中脑前段；S2. SCA 的脑桥中脑外侧段；S3. SCA 的脑桥中脑段；SPetrV. 岩上静脉；TecV. 顶盖静脉；Ⅲ. 动眼神经（CNs Ⅲ）；Ⅳ. 滑车神经（CNs Ⅳ）；Ⅴ. 三叉神经（CNs Ⅴ）

叉神经根的外侧。此外，通常仅由 AICA 供血，而无 SCA 供血。静脉引流入岩上静脉和窦。脑桥外侧更能耐受手术侵入，使脑桥外侧 AVM 成为更可能切除的病灶。与脑桥前部 AVM 一样，采用扩大的乙状窦后开颅显露。由于其位于三叉神经根的外侧，通路不限于三叉神经上和三叉神经下三角。并且与其他脑干 AVM 不同，脑桥外侧 AVM 的上、下、外侧边界涉及的脑组织无功能，可行实质的环形切除。

延髓前部 AVM 见于脑桥延髓沟以下的橄榄前沟或前外侧沟、舌下神经根前方、中线椎基底移行处的后下方之间（图 28.7）。血供来自椎动脉的分支；静脉经延髓前内侧静脉引流。这类 AVM 到达困难，通常仅当破裂产生血肿从第四脑室形成手术通道时才能切除。这种情况下，枕下开颅可提供手术通路。经脑室底部清除血肿，到达延髓前部。

与延髓前部 AVM 一样，延髓外侧 AVM 位于脑

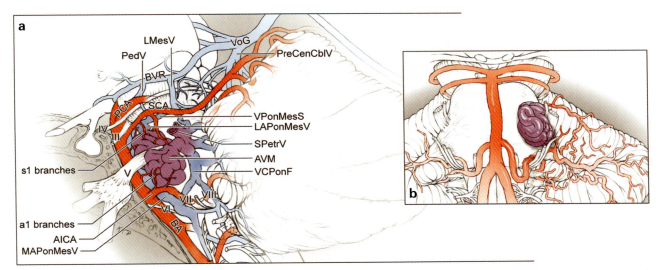

图 28.5　脑桥前部 AVM。（a）侧面观和（b）上面观。该脑桥前部 AVM 位于内侧界为基底沟、外侧界为三叉神经（CNs Ⅴ）、脑桥中脑沟和脑桥延髓沟之间。由小脑上动脉（Superior Cerebellar Artery，SCA）和小脑前下动脉（Anterior Inferior Cerebellar Artery，AICA）分支，以及基底动脉干的穿支单侧供血，引流入中脑前内侧静脉或岩上静脉（Superior Petrosal Vein，SPetrV）。缩写：A1. AICA 的脑桥前段；BA. 基底动脉；BVR. Rosenthal 基底静脉；LAPonMesV. 脑桥中脑前外侧静脉；LMesV. 中脑外侧静脉；MAPonMesV. 脑桥中脑前内侧静脉；PCA. 大脑后动脉；PedV. 脚静脉；PreCenCblV. 小脑前中央静脉；S1. SCA 的脑桥中脑前段；VCPonF. 小脑脑桥裂静脉；VoG. Galen 静脉；VPonMesS. 脑桥中脑沟静脉；Ⅲ. 动眼神经（CNs Ⅲ）]；Ⅳ. 滑车神经（CNs Ⅳ）；Ⅴ. 三叉神经（CNs Ⅴ）；Ⅵ. 外展神经（CNs Ⅵ）；Ⅶ. 面神经（CNs Ⅶ）；Ⅷ. 听神经（CNs Ⅷ）

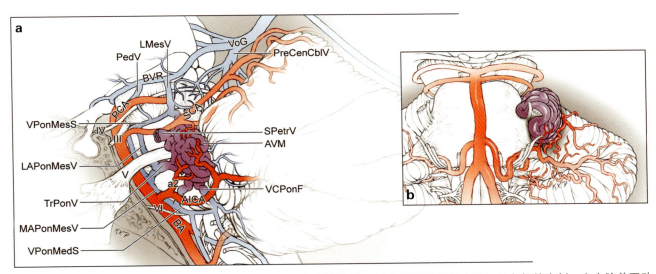

图 28.6　脑桥外侧 AVM。（a）侧面观和（b）前面观。该脑桥外侧 AVM 位于三叉神经（CNs Ⅴ）根的内侧。由小脑前下动脉（Anterior Inferior Cerebellar Artery，AICA）单侧供血，经岩上静脉（Superior Petrosal Vein，SPetrV）引流。缩写：A2. AICA 的脑桥外侧段；BA. 基底动脉；BVR. Rosenthal 基底静脉；LAPonMesV. 脑桥中脑前外侧静脉；LMesV. 中脑外侧静脉；MAPonMesV. 脑桥中脑前内侧静脉；PCA. 大脑后动脉；PedV. 脚静脉；PreCenCblV. 小脑前中央静脉；SCA. 小脑上动脉；SPetrV. 岩上静脉；TrPonV. 脑桥横静脉；VCPonF. 小脑脑桥裂静脉；VoG. Galen 静脉；VPonMedS. 脑桥延髓沟静脉；VPonMesS. 脑桥中脑沟静脉；Ⅲ. 动眼神经（CNs Ⅲ）；Ⅳ. 滑车神经（CNs Ⅳ）；Ⅵ. 外展神经（CNs Ⅵ）

桥延髓沟以下，但在橄榄前沟外侧和舌下神经根后方（图 28.8）。由椎动脉和 PICA 的分支供血，经延髓前外侧和前内侧静脉引流。延髓外侧 AVM 经远外侧开颅显露。

■ **结论**

深部的丘脑和脑干 AVM 罕见，占所有脑 AVM 的比例很小。这类 AVM 患者比天幕上 AVM 更可能

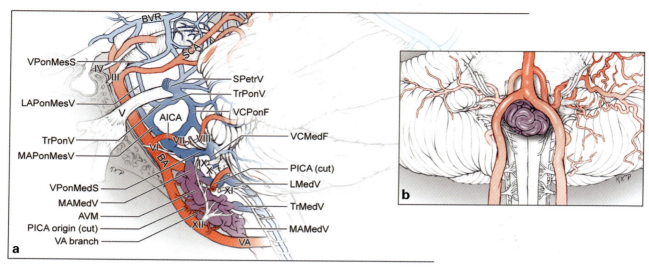

图 28.7 延髓前部 AVM。（a）侧面观和（b）前面观。该延髓前部 AVM 位于脑桥延髓沟以下，在前外侧沟、舌下神经（CNs Ⅻ）根前方之间。由椎动脉（Vertebral Artery，VA）的分支供血，在中线经延髓前内侧静脉（Median Anterior Medullary Vein，MAMedV）引流。缩写：AICA. 小脑前下动脉；BA. 基底动脉；BVR. Rosenthal 基底静脉；LAPonMesV. 脑桥中脑前外侧静脉；LMedV. 延髓外侧静脉；MAPonMesV. 脑桥中脑前内侧静脉；PICA. 小脑后下动脉；SCA. 小脑上动脉；SPetrV. 岩上静脉；TrMedV. 延髓横静脉；TrPonV. 脑桥横静脉；VCMedF. 脑桥延髓裂静脉；VCPonF. 小脑脑桥裂静脉；VPonMedS. 脑桥延髓沟静脉；Ⅲ. 动眼神经（CNs Ⅲ）；Ⅳ. 滑车神经（CNs Ⅳ）；Ⅴ. 三叉神经（CNs Ⅴ）；Ⅵ. 外展神经（CNs Ⅵ）；Ⅶ. 面神经（CNs Ⅶ）；Ⅷ. 听神经（CNs Ⅷ）；Ⅸ. 舌咽神经（CNs Ⅸ）；Ⅹ. 迷走神经（CNs Ⅹ）；Ⅺ. 脊髓副神经（CNs Ⅺ）

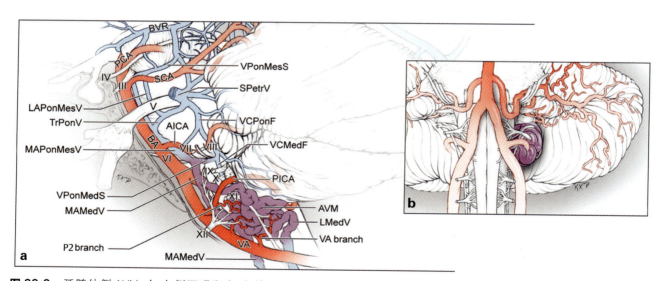

图 28.8 延髓外侧 AVM。（a）侧面观和（b）前面观。该延髓外侧 AVM 位于脑桥延髓沟以下、前外侧沟外侧、舌下神经（CNs Ⅻ）根的后方。由椎动脉（Vertebral Artery，VA）和小脑后下动脉（Posterior Inferior Cerebellar Artery，PICA）的分支供血，向内侧或外侧引流。缩写：AICA. 小脑后下动脉；BA. 基底动脉；BVR. Rosenthal 基底静脉；LAPonMesV. 脑桥中脑前外侧静脉；LMedV. 延髓外侧静脉；MAMedV. 延髓前内侧静脉；MAPonMesV. 脑桥中脑前内侧静脉；P2. PCA 的交通后段；PCA. 大脑后动脉；SCA. 小脑上动脉；SPetrV. 岩上静脉；TrPonV. 脑桥横静脉；VCMedF. 小脑延髓裂静脉；VPonMedS. 脑桥延髓沟静脉；VPonMesS. 脑桥中脑沟静脉；Ⅲ. 动眼神经（CNs Ⅲ）；Ⅳ. 滑车神经（CNs Ⅳ）；Ⅴ. 三叉神经（CNs Ⅴ）；Ⅵ. 外展神经（CNs Ⅵ）；Ⅶ. 面神经（CNs Ⅶ）；Ⅷ. 听神经（CNs Ⅷ）；Ⅸ. 舌咽神经（CNs Ⅸ）；Ⅹ. 迷走神经（CNs Ⅹ）；Ⅺ. 脊髓副神经（CNs Ⅺ）

表现为出血，由于与 CNs、CNs 和小脑核团、脑干锥体束的关系密切，通常预后更差。治疗方式与所有 AVM 一样，包括非干预性随访观察、手术切除、血管内栓塞、SRS，或这些方式的某些组合。虽然手术前血管内栓塞能消除血流相关性动脉瘤和手术不可及的深部供血动脉，但并非没有风险，特别是累及后颅窝时，栓塞剂可能逃逸进入脑干穿支。很少能达到治愈性栓塞。虽然 SRS 治疗小型 AVM 的预后很好，但也有风险，包括随访期的出血和周围组织的损伤。提高放射剂量将增加并发症的可能性；但 AVM 的消除却取决于放射的总量。仔细选择的患者可能获得可接受的手术预后。Spetzler–Martin 及其补充分级系统有助于指导选择最佳的手术技术，但要权衡自发性 AVM 破裂的风险与手术的风险。合适的患者行手术切除的指征是出血和再破裂的风险、已有神经功能障碍、SRS 治疗失败。基于在脑干的部位及其基底的附着面对脑干 AVM 进一步分类，也有助于指导选择最佳的手术治疗。采用现有的入路和安全的脑干进入区域，外侧亚型的预后最好，而切除脑桥和延髓前部 AVM 有无法接受的高致残率和致死率，应避免。虽然 AVM 手术的目标是完全切除，但与脑干界面不清和长入实质的 AVM，原位闭塞更合适。

参考文献

[1] Mohr JP, Parides MK, Stapf C, et al; international ARUBA investigators. Medical management with or without interventional therapy for unruptured brain arteriovenous malformations (ARUBA): a multicentre, non-blinded, randomised trial. Lancet 2014;383(9917):614–621.

[2] Lawton MT, Rutledge WC, Kim H, et al. Brain arteriovenous malformations. Nat Rev Dis Primers 2015;1:15008.

[3] Potts MB, Lau D, Abla AA, Kim H, Young WL, Lawton MT; UCSF Brain AVM Study Project. Current surgical results with low-grade brain arteriovenous malformations. J Neurosurg 2015;122(4):912–920.

[4] Rutledge WC, Abla AA, Nelson J, Halbach VV, Kim H, Lawton MT. Treatment and outcomes of ARUBA-eligible patients with unruptured brain arteriovenous malformations at a single institution. Neurosurg Focus 2014;37(3):E8.

[5] van Beijnum J, van der Worp HB, Buis DR, et al. Treatment of brain arteriovenous malformations: a systematic review and meta-analysis. JAMA 2011;306(18):2011–2019.

[6] Spetzler RF, Martin NA. A proposed grading system for arteriovenous malformations. J Neurosurg 1986;65(4):476–483.

[7] Lawton MT, Kim H, McCulloch CE, Mikhak B, Young WL. A supplementary grading scale for selecting patients with brain arteriovenous malformations for surgery. Neurosurgery 2010;66(4):702–713, discussion 713.

[8] Koga T, Shin M, Terahara A, Saito N. Outcomes of radiosurgery for brainstem arteriovenous malformations. Neurosurgery 2011;69(1):45–51, discussion 51–52.

[9] Nozaki K, Hashimoto N, Kikuta K, Takagi Y, Kikuchi H. Surgical applications to arteriovenous malformations involving the brainstem. Neurosurgery 2006;58(4, Suppl 2):ONS-270–ONS-278, discussion ONS-278–ONS-279.

[10] Khaw AV, Mohr JP, Sciacca RR, et al. Association of infratentorial brain arteriovenous malformations with hemorrhage at initial presentation. Stroke 2004;35(3):660–663.

[11] Nakstad PH, Nornes H. Superselective angiography, embolisation and surgery in treatment of arteriovenous malformations of the brain. Neuroradiology 1994;36(5):410–413.

[12] Haw CS, terBrugge K, Willinsky R, Tomlinson G. Complications of embolization of arteriovenous malformations of the brain. J Neurosurg 2006; 104(2):226–232.

[13] Taylor CL, Dutton K, Rappard G, et al. Complications of preoperative embolization of cerebral arteriovenous malformations. J Neurosurg 2004;100(5):810–812.

[14] Liu HM, Wang YH, Chen YF, Tu YK, Huang KM. Endovascular treatment of brain-stem arteriovenous malformations: safety and efficacy. Neuroradiology 2003;45(9):644–649.

[15] Kano H, Kondziolka D, Flickinger JC, et al. Stereotactic radiosurgery for arteriovenous malformations, part 5: management of brainstem arteriovenous malformations. J Neurosurg 2012;116(1):44–53.

[16] Kano H, Flickinger JC, Tonetti D, et al. Estimating the risks of adverse radiation effects after Gamma Knife radiosurgery for arteriovenous malformations. Stroke 2017;48(1):84–90.

[17] Solomon RA, Stein BM. Management of arteriovenous malformations of the brain stem. J Neurosurg 1986;64(6):857–864.

[18] Batjer H, Samson D. Arteriovenous malformations of the posterior fossa. Clinical presentation, diagnostic evaluation, and surgical treatment. J Neurosurg 1986;64(6):849–856.

[19] Han SJ, Englot DJ, Kim H, Lawton MT. Brainstem arteriovenous malformations: anatomical subtypes, assessment of "occlusion in situ" technique, and microsurgical results. J Neurosurg 2015;122(1):107–117.

[20] Lawton MT. Seven AVMs: Tenets and Techniques for Resection. New York, NY: Thieme Medical Publishers; 2014.

[21] Potts MB, Young WL, Lawton MT. Deep arteriovenous malformations in the basal ganglia, thalamus, and insula: microsurgical management, techniques, and results. Neurosurgery 2013; 73(3):417–429.

第二十九章　脑干和丘脑动静脉畸形的血管内治疗

Fadi Al-Saiegh, Pascal M. Jabbour

摘要

　　脑干和丘脑动静脉畸形（AVM）在血管内治疗前需通过脑血管造影来明确动静脉之间异常连接的结构，因为它们之间缺少可对血液进行分流的正常毛细血管网。脑血管造影对于明确供血动脉的数量和直径、是否累及脑干和丘脑的穿支血管、静脉引流方式以及畸形团的内部结构是必不可少的。AVM的发生率约为 1/100 000。丘脑和脑干等深部 AVM 占所有 AVM 的 2%~6%，且每年的破裂出血风险为 9.8%~15%，治疗的目的是彻底闭塞 AVM。血管内栓塞可以作为 AVM 的主要治疗方法，或作为外科手术和放射治疗的辅助治疗手段。当供血动脉位置较深或为双侧供血时，在外科手术前进行栓塞尤其有效，因为它可以避免分期手术。血管内栓塞还可以缩小畸形团体积，从而降低对射线非常敏感的丘脑和脑干的辐射剂量，这对急性破裂出血的 AVM 特别有效。某些病灶较小、引流静脉和供血动脉比较单一的 AVM，可以实现治愈性栓塞。除了常规经单支供血动脉注射液体栓塞剂栓塞以外，一些 AVM 还可以采用双动脉入路、静脉入路甚至固体栓塞材料来治疗。血管内栓塞的缺血和出血并发症常常由于栓子栓塞和血管损伤引起，总体致残率为 0~16.7%。由于脑干和丘脑 AVM 的复杂性，需要依靠经验丰富的介入治疗专家才能最大限度地发挥血管内治疗的优势。

　　关键词：动静脉畸形，栓塞，血管内，微导管，Onyx

■ 病理生理学，流行病学和自然史

　　脑动静脉畸形（AVM）的特征是发育不良的血管网，由于缺乏正常的毛细血管网的分流能力，动脉端高流量的血流产生的高动脉压力直接传递到薄弱的引流静脉中，导致静脉扩张和静脉高压。病灶中心是位于供血动脉和引流静脉之间的异常血管网，称为畸形团。AVM 血管造影的特征是通过畸形团的高流量的动静脉分流，表现为静脉的早期显影和通过时间的缩短。畸形团含有的胶质细胞成分可参与水肿、炎症和血流动力学变化等病理过程，在它们的共同作用下导致 AVM 的破裂风险升高。因此，畸

形团也是血管内栓塞的主要靶点。

　　脑 AVM 每年的发生率为 1/100 000，男女无明显差异，40 岁左右患者多见 [1-4]。其自然病史受到多种因素影响。年累积破裂出血风险为 2%~4% [4-7]，在首次出血后的第一年增加到 6% [8]。高血压、动脉端高压、合并动脉瘤、深部静脉引流以及体积小（<3cm）被认为是出血的危险因素 [9, 10]。另一个重要的危险因素是 AVM 的部位，深部 AVM（比如脑干和丘脑 AVM）具有比其他脑 AVM 更高的出血风险。脑干和丘脑 AVM 占所有颅内 AVM 的 2%~6% [1, 11-13]。大量证据表明，脑干和丘脑 AVM 的自然病史比其他 AVM 更凶险，患者平均年龄更小（平均 22.7 岁相比 29.0 岁）[14]。据报道脑干和丘脑 AVM 的年破裂率为 9.8%~15% [13, 15]，再出血率为 17.8% [7]，如果是单独的深部静脉引流，再出血率升高为 34% [16]，出血相关死亡率可高达 62.5% [17]。即使目前的治疗手段也难以治愈这类 AVM，并且由于其罕见和复杂，单一的手术策略往往行不通。

脑干 AVM 的解剖学分类和血管构筑

　　脑干 AVM 占据着大脑最脆弱的区域之一，并且紧邻脑神经（CNs）及其核团，周围还有重要的血管和纤维束。由于部位和血供影响治疗效果，在外科手术中，脑干 AVM 可被分类为几种类型 [13, 18]。这种分类在血管内治疗中同样重要，因为它有助于更好地了解血管构筑。脑干 AVM 可以位于中脑前部或后部，脑桥的前部或一侧，延髓的前部或一侧。中脑前部 AVM 与大脑脚和动眼神经（CNs Ⅲ）相邻，通常由大脑后动脉（PCA）P1 段和脉络膜前动脉参与供血，通过中脑前正中静脉引流。中脑后部 AVM 位于靠近滑车神经（CNs Ⅳ）的顶盖或松果体表面，通常由双侧大脑后动脉的穿支血管、小脑上动脉（SCA）和小脑后下动脉（PICA）供血，最后引流入 Galen 静脉。脑桥 AVM 的供血动脉通常来源于小脑前下动脉、PICA 和 SCA 的分支。与位于脑桥侧方和桥小脑角区的 AVM 不同，位于脑桥前部的 AVM 可能会从基底动脉接受额外的供血。两种类型的脑桥 AVM 都可能位于三叉神经（CNs Ⅴ）根的侧面，并经过岩上

静脉和岩上窦引流。在舌下神经（CNs Ⅻ）根的水平，延髓前部 AVM 通常由椎动脉 V4 段的分支参与供血，而延髓外侧的 AVM 可能同时有 PICA 的分支参与供血。两者都通过前中脑静脉引流，但是延髓外侧 AVM 也可通过延髓外侧静脉引流。中脑、脑桥和延髓 AVM 的畸形团可位于蛛网膜下腔的脑实质内和脑实质外。

丘脑 AVM 的解剖和血管构筑

丘脑 AVM 位于内囊后肢的内侧。在丘脑区域，它可以与侧脑室底部或第三脑室侧壁相毗邻。在 22 例丘脑尾部 AVM 患者中，13 例 AVM 的供血动脉同时来自脉络膜后动脉和后胼周动脉，9 例来自前胼周动脉的分支，4 例来自脉络膜前动脉[19]。也有研究指出 PCA 近端和后交通动脉的丘脑穿支动脉、脉络膜后内侧动脉、脉络膜后外侧动脉、脉络膜前动脉甚至豆纹动脉均可参与畸形团的主要供血[12, 20]，这些深部 AVM 最后通过内侧的丘纹静脉和大脑内静脉以及下方的基底静脉引流[12, 20]。

■ 临床症状

脑 AVM 患者可以有多种临床症状。脑 AVM 最常见的首发症状是蛛网膜下腔、脑实质或脑室出血，约占 50%[3, 21-23]。其次是癫痫，发生率为 20%~30%[2, 3, 23]，再次是慢性头痛，发生率为 5%~15%[3, 23]。脑干和丘脑等深部 AVM 以出血为首发症状的比例更高，为 70%~90%[3, 11, 13, 15, 24-26]。这些功能区的 AVM 破裂出血后会产生严重的神经功能障碍，比如偏瘫和偏身感觉障碍，此类患者比例高达 85%[15, 20]，这与所有脑 AVM 破裂后仅遗留轻度神经功能缺损（Rankin 量表评分为 0 或 1 分）的患者所占的比例（84%，97/115）相当。脑干 AVM 还可引起脑神经麻痹。小脑脑桥角的病变常引起三叉神经、外展神经、面神经和听神经（CNs Ⅴ~Ⅷ）功能障碍，脑桥 AVM 可影响三叉神经、外展神经、面神经、听神经、舌咽神经和迷走神经（CNs Ⅴ~Ⅹ），导致面部疼痛、面瘫、言语困难和共济失调[11, 28]。

尚不清楚为什么丘脑和脑干 AVM 比其他部位 AVM 更容易出血。在包含 3299 名患者的队列研究中，Tong 等[3] 发现丘脑和脑干 AVM 患者癫痫的发生率比大脑凸面的 AVM 患者低。因此，可以猜测，癫痫发生率低使这些 AVM 患者在临床上难以发现，使得出血患者的比例相对性增高[29]。出血比例高的另一个原因可能是其中一些深部 AVM 合并了动脉瘤[14]。

■ 术前评估

脑干和丘脑 AVM 的初始影像学评估通常包括急性期的 CT、MRI 和数字减影血管造影。MRI 可确定 AVM 的准确位置和大小，而数字减影血管造影可提供有关 AVM 特征的详细信息，这对于制定治疗策略不可或缺。由于丘脑和脑干 AVM 均分布在功能区并有深部静脉引流，因此，在默认条件下它们被分类为 Spetzler-Martin Ⅲ 级或更高的级别[30]，因而，Spetzler-Martin 分级仅用来区分 AVM 的大小。因此，对脑干和丘脑 AVM 进行术前评估的关键在于全面的血管造影，方法是选择性造影主要血管和畸形团，然后使用微导管进行超选造影。超选造影的目的是明确供血动脉的数量和直径、可能的血流相关性动脉瘤、AVM 的血流动力学、畸形团大小以及静脉引流途径。超选造影可提供畸形团血管结构的具体信息：是否合并动脉瘤或出口梗阻，静脉是否扩张或迂曲，畸形团的组成结构[30]，还有参与供血的重要穿支血管，这对于脑干和丘脑 AVM 非常重要。

诊断性血管造影也可用来评估血管内治疗的可行性。可用来实际检验供血动脉和畸形团的超选难度。微导管超选是安全并成功栓塞的前提，它不仅取决于供血动脉的直径，还取决于血管的迂曲程度。接近畸形团的成功超选和血管的构筑学分析有助于血管介入医生明确血管内栓塞在 AVM 中可达到的治疗效果。

■ 血管内治疗

治疗脑干和丘脑 AVM 的唯一目的是完全闭塞畸形团，来消除出血后导致的致残和致死风险。血管内栓塞为 AVM 提供了一种微创治疗方法，并且可将它用于辅助治疗、姑息性治疗或者根治性治疗。

血管内栓塞作为显微外科手术的辅助治疗

血管内栓塞最初被用来提高 AVM 显微外科手术的安全性和有效性。栓塞的目的是通过闭塞外科手术难以到达的深部供血动脉、缩小病灶的体积以及栓塞畸形团内动脉瘤使得 AVM 去血管化。它还可以为外科手术提供更清晰的层次和解剖信息，从而有助于 AVM 的完全切除。此外，术前栓塞可以缩短外科手术时间，减少术中出血量，这对于丘脑 AVM 尤其重要，因为丘脑 AVM 周围的出血可能需要对功能区进行扩大的切除以实现止血，由此可能增加手术并发症[31]。术前栓塞可用于双侧供血的脑干 AVM，尤其是位于中脑背侧的 AVM，因为栓塞可阻断对侧的供血动脉，从而避免多次手术[13]。对于由小脑前下动脉、PICA 和 SCA 供血的桥小脑角 AVM，术前栓塞也十分有效，因为预栓塞可避免因需要控制所有供血动脉而对乙状窦的过多显露。此外，术前栓塞可将 Spetzler-Martin 分级较高的 AVM 转变为低级别的 AVM，使其更适合外科手术。Lawton[32] 等在对深部 AVM 进行联合治疗的病例中，报告了 3 例最初被认为无法手术切除但在血管内栓塞后一期全部切除的病例，并建议对于可行手术切除的 AVM 在切除前进行血管内栓塞。

血管内栓塞作为立体定向放射治疗的辅助治疗

血管内栓塞可以联合立体定向放射治疗（SRS）来治疗脑干和丘脑 AVM。放射治疗对于中、小型 AVM 是有效的。然而，脑干和丘脑的大型 AVM 经过放射治疗后的闭塞率较其他部位低[1, 14, 33]，增加畸形团的放射剂量，可以提高这类 AVM 的闭塞率[34, 35]。然而，脑干和丘脑对射线特别敏感，难以在不产生永久性神经功能缺损的前提下耐受大剂量的射线[36]。Kiran 等回顾性分析了 53 例丘脑、基底节和脑干 AVM 以及 255 例其他部位的脑 AVM[14]。他们观察到，深部 AVM 与其他部位 AVM 相比，放射治疗相关的水肿发生率更高（15% 比 5%），闭塞率更低（3 年闭塞率，68% 比 76%）。此外，不推荐在破裂的丘脑和脑干 AVM 中单独应用放射治疗，因为在 2~5 年的随访中仍持续存在复发和致命性出血的风险[1, 35, 37]。在这种情况下，血管内栓塞可用于缩小畸形团的体积，残余部分可以接受较低剂量的放射治疗，从而减少射线带来的不良反应[38, 39]。然而，通过栓塞缩小畸形团体积是否能提高放射治疗后的 AVM 的闭塞率尚不明确[40]。一项纳入 1988 名患者的荟萃分析发现，放射治疗之前进行血管内栓塞使得 AVM 闭塞率从未栓塞组的 59% 降至栓塞组的 41%，但不增加出血和永久性神经功能缺损的风险[41]。部分学者解释认为栓塞材料可能分散或吸收电离辐射束，从而降低 AVM 的闭塞率[1]。在治疗每个患者前，应仔细权衡血管内栓塞的利与弊。然而，对于急性破裂出血 AVM，因其血流量高、合并动脉瘤和静脉扩张，血管内治疗应作为推荐治疗方法，因其可以消除以上危险因素，从而降低再出血风险[42]（图 29.1）。最后，对于经放射治疗后残留的难治性 AVM，血管内栓塞也是一种治疗选择[43]。

治愈性栓塞

尽管传统上将血管内栓塞作为 AVM 的辅助治疗手段，但最近的多项研究发现，AVM 在外科手术前和放射治疗前的预栓塞中便可以获得治愈[44]。Valavanis 和 Yaşargil 在 387 例 AVM 患者的队列研究中指出，选择合适的患者，加上经验丰富的介入治疗医生，可以在 40% 的患者中实现治愈性栓塞，死亡率和严重并发症发生率仅为 1.3%[45]。这应得益于过去几十年微导管性能的进步和液体栓塞材料的发展。尽管大多数证明可获得治愈性栓塞的研究都包含非功能区的浅表部位 AVM[46, 47]，但有证据表明，深部 AVM 的栓塞也可以获得完全的影像学闭塞。Hurst 在对中央深部 AVM 栓塞的早期病例中，获得了 14%（2/14）的完全闭塞率[48]。Consoli 对 5 例深部（丘脑、中脑和桥小脑角区）AVM 进行了血管内栓塞，均获得完全闭塞[49]。Mendes 在最近一项包括 12 例丘脑 AVM 的 22 例深部 AVM 患者的队列研究中，报道总体闭塞率为 82%（18/22），丘脑 AVM 亚组的闭塞率为 92%（11/12）[25]，且治愈的患者均未出现术后复发或出血。尽管这些研究获得的只是初步结果，但它们证明了血管内栓塞治疗 AVM 的潜力。治愈性栓塞对于不适合放射治疗和外科手术的丘脑和脑干 AVM 显得更有价值。选择合适的患者和全面的血管评估至关重要。血管内栓塞可作为体积较小（≤ 3cm）、引流静脉单一、供血动脉较少（1~2 条）的深部 AVM 的首选治疗方法。

姑息性栓塞

姑息性栓塞适合深部的大型 AVM，这些患者会因静脉高压和动脉盗血产生严重的进展性的神经功能缺损。脑干 AVM 可引起进展性脑神经功能障碍，目前的治疗方法都可能导致症状加重。这些患者的主要治疗目的是缓解症状，因此比较适合姑息性栓塞。但是，由于侧支循环可以迅速建立，症状只能得到暂时的缓解。对于急性破裂 AVM，部分栓塞可用来消除某些出血高危因素，然而，Miyamoto[50] 通过 46 例脑 AVM 指出，姑息性栓塞不能预防远期出血的发生，并且这些患者的预后可能比 AVM 的自然病史更糟糕。因此，不建议将部分栓塞作为 AVM 的常规治疗策略，但可用于改善特定症状或是分期手术[51]。

■ 技术注意事项

总的来说，当前可用的栓塞材料可分为固体材料和液体材料。固体栓塞材料包括聚乙烯醇颗粒、丝纤维、球囊和弹簧圈。液体栓塞材料为氰基丙烯酸酯单体，包括异丁基 -2- 氰基丙烯酸酯和氰基丙烯酸正丁酯（NBCA）。另一种液体栓塞材料是 Onyx

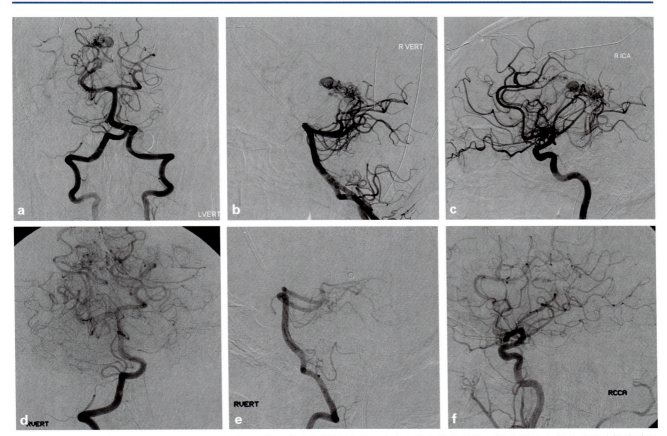

图 29.1　一例表现为严重头痛和嗜睡的患者 CT 发现有弥漫性蛛网膜下腔出血伴有脑室扩张。影像学检查考虑丘脑动静脉畸形（AVM）破裂。脑室外引流术后进行数字减影血管造影。（a）椎 – 基底动脉正位片（b）右椎动脉的侧位造影片显示由大脑后动脉（PCA）P2、P3 段参与供血的右侧丘脑 AVM。（c）右颈内动脉侧位造影片显示后交通动脉的分支也参与了畸形团供血。AVM 引流入深部的大脑内静脉和直窦。经右侧大脑后动脉 P4 段的分支注射 0.5mL 50% 的 NBCA。右侧椎动脉正位造影片（d）、侧位造影片（e）以及右侧颈总动脉侧位造影片（f）显示 AVM 次全栓塞。残留的畸形团进行立体定向放射治疗

（Medtronic, plc, Dublin, Ireland），它由溶于二甲基亚砜的乙烯 – 乙烯醇聚合物组成。液体栓塞材料可以顺应 AVM 的血管结构，并且对成功的血管内栓塞做出了重大贡献。常用的 AVM 栓塞材料是 NBCA 和 Onyx，有时候也辅助使用聚乙烯醇颗粒和弹簧圈。

液体栓塞材料

NBCA 是一种黏合剂，2000 年，美国食品药品监督管理局（FDA）批准其用于 AVM 的栓塞。由于它是射线可透试剂，因此需要添加硫黄化油和钽粉，以使其在射线照射时可见。NBCA 扩散到畸形团内的血管并在散热反应中通过聚合反应而凝固，从而产生机械性阻挡作用。聚合反应是通过与离子溶液（例如血液或盐水）接触而引发的，高浓度碘油可抑制聚合反应，还可以使得栓塞剂往更容易往远端的血管内弥散。在聚合反应过程中产生的热量可引起炎症和纤维化，最终强化机械阻挡效应[52]。但是，NBCA 引起的炎症反应可引起水肿，导致神经功能障碍，总

体致残率和死亡率分别为 1%~9% 和 1%~4%[53]。NBCA 不仅使 AVM 去血管化，而且可提供更清晰的解剖信息来指导显微外科手术。此外，NBCA 还可用于闭塞畸形团内高流量的动静脉瘘[54]。然而，它并非没有缺点。它是一种能快速聚合的黏合剂，并且要求注射速度相对恒定。如聚合反应发生在微导管末端，会导致导管粘连和微导管留管的发生。过快的聚合反应还可能过早的闭塞供血动脉，使栓塞剂无法充分到达畸形团内部。因此，NBCA 的使用既需要经验丰富的介入治疗专家，也需要可信任的技术人员来进行准备。

Onyx 于 2005 年在美国上市，此后便获得了极大的欢迎。它通过二甲基亚砜入血后的扩散来实现机械性阻塞，它使聚合物沉淀（而不是聚合）并顺应血管形态[55]。与 NBCA 相比，Onyx 具有更多优势。最重要的是它凝结较慢，允许术者有较长的注射时间，理论上可以对畸形团进行更好的弥散。如果遇到胶的反流，可以暂停注射让 Onyx 向远端迁移。也可以随时终止注射进行血管造影。此外，由于 Onyx 的非

黏附性，其粘管的风险极小[47]。Onyx 规格小巧方便使用，它具有 3 种不同浓度的乙烯乙烯醇（Onyx 18、20 和 34 的浓度分别为 6%、6.5% 和 8%），且黏度不断增加，从而使其适用于不同的血管病变。报道显示治疗 AVM 的总体致残率和死亡率分别约为 5% 和 2%[56]。Crowley 等回顾性分析了 342 例使用 Onyx 或 NBCA 栓塞的脑 AVM 患者，观察到使用 Onyx 栓塞的供血动脉数量更多，两种栓塞材料之间患者的神经功能缺损的比例无统计学差异[57]。这点很重要，因为已知 AVM 栓塞得越彻底复发的概率越低。Onyx 的一个缺点是其射线可透性，这使其在细小供血动脉中的可视性较差，因此反流容易被忽视[58]。另外，Onyx 的注射需要将微导管头端超选到畸形团内，这可能损伤脆弱而迂曲的血管导致出血[47]。相比 NBCA，Onyx 的使用也增加了射线透视时间和手术时间[59]。

固体栓塞材料

弹簧圈仍是 AVM 血管内治疗中一种重要的固体栓塞材料，由于其通过性能较差且不能到达畸形团内部，被认为不如液体栓塞材料有效。因此，弹簧圈主要用于外科手术前预栓塞或对畸形团内高流量动静脉瘘的栓塞。

■ 血管内栓塞策略和入路

为了实现彻底闭塞 AVM，除了液体栓塞材料的不断进步，到达畸形团的创新性的入路也在发展。除了传统的经单一动脉入路栓塞外，一些脑干和丘脑 AVM 可以通过静脉入路、双动脉入路或动静脉联合入路来进行有效栓塞。

静脉入路栓塞

经动脉入路栓塞脑干和丘脑动静脉畸形的难度较大，因为其供血动脉往往细小和迂曲。在这种情况下，可考虑经静脉入路的逆行栓塞，即经深部引流静脉和临近的静脉窦来接近畸形团。理论上静脉入路的优势是可避免迂曲的动脉入路更容易到达畸形团，降低了经动脉入路栓塞引起的缺血性并发症的风险，并有利于胶在畸形团内的弥散。经静脉栓塞已被证明可用于治疗硬脑膜动静脉瘘和颈内动脉海绵窦瘘[60]，但其较少用于脑 AVM 的治疗，因其与以往治疗 AVM 时闭塞引流静脉之前需闭塞所有供血动脉的基本原则不相符。在完全闭塞畸形团之前，静脉通道的意外闭塞会引起血管内压力升高，从而

可导致 AVM 破裂和出血。鉴于这种原因，Onyx 因其具有比 NBCA 更强的对畸形团的弥散能力和获得完全闭塞的能力而更受青睐。此外，选择静脉入路需要符合血管构筑学的入选要求，以预防严重并发症并获得良好结局，这些 AVM 最好具有单一的、无扩张的引流静脉且 AVM 大小最好小于 3cm。静脉入路的有效性在一些小样本量的脑 AVM 研究中得到了证实。Kessler 等[61] 经静脉途径栓塞了 5 例脑 AVM，完全闭塞率为 80%（4/5），且无神经系统并发症发生。栓塞过程中平均动脉压控制在 40~50mmHg，以促进栓塞材料的逆行弥散并避免栓塞材料返流到引流静脉中。在 Consoli[49] 经静脉入路或联合入路栓塞的 5 例深部 AVM 中，其中 4 例是具有单一深部静脉引流的丘脑 AVM，所有 5 例（100%）AVM 均完全闭塞，无术中和术后并发症发生。其他作者尝试在进行静脉入路栓塞时利用球囊临时阻断供血动脉，阻止流入畸形团的顺行血流，以实现胶的逆行弥散，同时最大限度地减少了 Onyx 胶向静脉端的反流[62]。

由于静脉入路的固有风险，逆行栓塞不是 AVM 的常规治疗方法。但是对于具有单一引流静脉的脑干和丘脑 AVM，当其他治疗手段不可行或不成功时，可以考虑使用该技术。

双动脉入路栓塞术

治愈性栓塞 AVM 的关键在于闭塞整个畸形团。然而，尽管介入医生可将微导管输送至接近畸形团，但是仍然较难控制胶在畸形团内部的弥散。因此，即使术者付出最大的努力，仍担心在完全闭塞畸形团之前闭塞引流静脉，最后导致出血。因此，有介入医学发明了双动脉入路栓塞技术，可同时通过两支供血动脉进行注胶，以实现胶在畸形团内的铸型并降低静脉早期闭塞的风险。Abud[63] 在栓塞具有多支供血动脉的 AVM 后描述了这项技术，双侧股动脉穿刺成功后，将两根微导管超选到位，然后通过其中一根微导管进行 Onyx 注胶，直到 Onyx 胶出现反流。此时停止注胶并且通过另外一根微导管重新开始注胶，直到胶的反流，然后同时进行双微导管的注胶。在他们经双动脉入路治疗的 17 例 AVM 病例中，94%（16/17）获得完全闭塞，并发症发生率为 11.7%。Mendes[25] 对 22 例深部 AVM 病例进行回顾分析，采用了双动脉入路的 AVM 均达到了完全闭塞。尽管需要更多的研究来确定双动脉入路在脑干和丘脑 AVM 血管内治疗中的效果，但初步结果显示应用该技术治疗复杂 AVM 可获得较高的闭塞率，这可能使其将来成为重要的治疗手段。

■ 血管内治疗的结果和并发症

血管内栓塞 AVM 的主要并发症包括缺血性和出血性脑卒中，其可导致短暂的或永久性神经功能缺损。出血性脑卒中的原因包括动脉机械损伤、动脉夹层、引流静脉的过早闭塞、AVM 急性破裂以及血流相关性动脉瘤破裂。缺血性脑卒中的原因则包括误栓正常动脉分支、动脉夹层以及胶误入正常动脉主干。此外，还可能出现所有介入手术都可引起的常见并发症，如腹股沟血肿、造影剂过敏和肾功能损害。

血管内栓塞脑 AVM 的致残率和死亡率报道各异。这些差异可归因于导管种类、栓塞材料、患者入选标准、栓塞目的以及术者经验的差异。大样本量研究报道其致残率和死亡率分别为 16% 和 4%[53]。据统计，血管内治疗包括脑干和丘脑 AVM 在内的深部 AVM 的致残率和死亡率分别为 0~16.7% 和 0~4.5%（表 29.1）[25, 48, 49, 64-66]。微导管和栓塞材料的发展以及最新的血管内栓塞技术，使某些脑干和丘脑 AVM 只通过血管内栓塞就可以获得完全闭塞。为了最大限度地提高完全闭塞率、消除出血风险，我们鼓励多学科联合治疗 AVM。显微外科手术、放射治疗和血管内栓塞可单独或组合应用以改善 AVM 患者的临床预后。

■ 结论

脑干和丘脑 AVM 比较罕见，与位于其他部位的 AVM 相比，此类患者发生出血的概率更高，出血导致的致残率和死亡率也更高。运用当前的治疗手段治疗脑干和丘脑 AVM 都比较棘手。显微外科手术难度较大，因为这些病变位置较深且位于较集中的功能区。放射治疗是一种有价值的治疗手段，但对脑干和丘脑 AVM 的闭塞率低于其他部位 AVM，且较长的起效时间限制了其在具有出血危险因素的破裂 AVM 中的应用。但是，血管内栓塞技术正在不断发展，并且成为 AVM 重要的治疗方法之一。由于脑干和丘脑 AVM 十分罕见和复杂，应由多学科团队制定个性化的治疗方案并确保最佳的治疗效果。综合 AVM 的血管构筑学、患者特征、神经功能以及并发症，血管内治疗可以结合一种或多种治疗手段。合理应用创新性的栓塞技术（如双动脉入路和静脉入路）也可以最大限度地发挥血管内治疗的优势。

表 29.1　血管内治疗脑干和丘脑 AVM 的致残率、致死率和完全闭塞率的统计

作者，年份	病例（n）	部位	栓塞材料	死亡率（%）	致残率（%）	完全闭塞率（%）
Hurst, 1995	14	丘脑，基底节，内囊	NBCA	0	14.3	14.3
Paulsen, 1999	38	丘脑，基底节	NBCA，聚乙烯醇，丝纤维	0	10.5	39.5[a]
Liu, 2003	6	脑干	NBCA	0	16.7	16.7
Thines, 2012	31	脑干	未报到	0	10	40[b]
Consoli, 2013	5	丘脑，中脑，桥小脑脚区	Onyx	0	0	100
Mendes, 2016	22	丘脑，基底节，岛叶	Onyx	4.5	14	82

[a]：所有治疗方法
[b]：血管内治疗

参考文献

[1] Cohen-Inbar O, Ding D, Chen CJ, Sheehan JP. Stereotactic radiosurgery for deep intracranial arteriovenous malformations, part 1: brainstem arteriovenous malformations. J Clin Neurosci 2016;24:30–36.

[2] Al-Shahi R, Warlow C. A systematic review of the frequency and prognosis of arteriovenous malformations of the brain in adults. Brain 2001; 124(Pt 10):1900–1926.

[3] Tong X, Wu J, Lin F, et al. The effect of age, sex, and lesion location on initial presentation in patients with brain arteriovenous malformations. World Neurosurg 2016;87:598–606.

[4] Abecassis IJ, Xu DS, Batjer HH, Bendok BR. Natural history of brain arteriovenous malformations: a systematic review. Neurosurg Focus 2014;37(3):E7.

[5] Ondra SL, Troupp H, George ED, Schwab K. The natural history of symptomatic arteriovenous malformations of the brain: a 24-year follow-up assessment. J Neurosurg 1990;73(3):387–391.

[6] Mohr JP, Parides MK, Stapf C, et al; international ARUBA investigators. Medical management with or without interventional therapy for unruptured brain arteriovenous malformations (ARUBA): a multicentre, nonblinded, randomised trial. Lancet 2014;383(9917):614–621.

[7] Mast H, Young WL, Koennecke HC, et al. Risk of spontaneous haemorrhage after diagnosis of cerebral arteriovenous malformation. Lancet 1997;350(9084):1065–1068.

[8] Graf CJ, Perret GE, Torner JC. Bleeding from cerebral arteriovenous malformations as part of their natural history. J Neurosurg 1983; 58(3):331–337.

[9] Langer DJ, Lasner TM, Hurst RW, Flamm ES, Zager EL, King JT, Jr. Hypertension, small size, and deep venous drainage are associated with risk of hemorrhagic presentation of cerebral arteriovenous malformations. Neurosurgery 1998;42(3):481–486, discussion 487–489.

[10] Marks MP, Lane B, Steinberg GK, Chang PJ. Hemorrhage in intracerebral arteriovenous malformations: angiographic

determinants. Radiology 1990;176(3):807–813.

[11] Solomon RA, Stein BM. Management of arteriovenous malformations of the brain stem. J Neurosurg 1986;64(6):857–864.

[12] Potts MB, Young WL, Lawton MT; UCSF Brain AVM Study Project. Deep arteriovenous malformations in the basal ganglia, thalamus, and insula: microsurgical management, techniques, and results. Neurosurgery 2013;73(3):417–429.

[13] Nozaki K, Hashimoto N, Kikuta K, Takagi Y, Kikuchi H. Surgical applications to arteriovenous malformations involving the brainstem. Neurosurgery 2006;58(4, Suppl 2):ONS-270–ONS-278, discussion ONS-278–ONS-279.

[14] Kiran NA, Kale SS, Kasliwal MK, et al. Gamma Knife radiosurgery for arteriovenous malformations of basal ganglia, thalamus and brainstem—a retrospective study comparing the results with that for AVMs at other intracranial locations. Acta Neurochir (Wien) 2009; 151(12):1575–1582.

[15] Fleetwood IG, Marcellus ML, Levy RP, Marks MP, Steinberg GK. Deep arteriovenous malformations of the basal ganglia and thalamus: natural history. J Neurosurg 2003;98(4):747–750.

[16] Stapf C, Mast H, Sciacca RR, et al. Predictors of hemorrhage in patients with untreated brain arteriovenous malformation. Neurology 2006; 66(9):1350–1355.

[17] Sasaki T, Kurita H, Saito I, et al. Arteriovenous malformations in the basal ganglia and thalamus: management and results in 101 cases. J Neurosurg 1998;88(2):285–292.

[18] Han SJ, Englot DJ, Kim H, Lawton MT. Brainstem arteriovenous malformations: anatomical subtypes, assessment of "occlusion in situ" technique, and microsurgical results. J Neurosurg 2015;122(1):107–117.

[19] Solomon RA, Stein BM. Interhemispheric approach for the surgical removal of thalamocaudate arteriovenous malformations. J Neurosurg 1987;66(3):345–351.

[20] Lee JP. Surgical treatment of thalamic arteriovenous malformations. Neurosurgery 1993;32(4):498–503, discussion 503–504.

[21] Batjer HH, Devous MD, Sr, Seibert GB, Purdy PD, Bonte FJ. Intracranial arteriovenous malformation: relationship between clinical factors and surgical complications. Neurosurgery 1989;24(1):75–79.

[22] Stapf C, Khaw AV, Sciacca RR, et al. Effect of age on clinical and morphological characteristics in patients with brain arteriovenous malformation. Stroke 2003;34(11):2664–2669.

[23] Hofmeister C, Stapf C, Hartmann A, et al. Demographic, morphological, and clinical characteristics of 1289 patients with brain arteriovenous malformation. Stroke 2000;31(6):1307–1310.

[24] Robert T, Blanc R, Ciccio G, et al. Endovascular treatment of posterior fossa arteriovenous malformations. J Clin Neurosci 2016;25:65–68.

[25] Mendes GA, Silveira EP, Caire F, et al. Endovascular management of deep arteriovenous malformations: single institution experience in 22 consecutive patients. Neurosurgery 2016;78(1):34–41.

[26] Batjer H, Samson D. Arteriovenous malformations of the posterior fossa. Clinical presentation, diagnostic evaluation, and surgical treatment. J Neurosurg 1986;64(6):849–856.

[27] Hartmann A, Mast H, Mohr JP, et al. Morbidity of intracranial hemorrhage in patients with cerebral arteriovenous malformation. Stroke 1998;29(5):931–934.

[28] Drake CG, Friedman AH, Peerless SJ. Posterior fossa arteriovenous malformations. J Neurosurg 1986;64(1):1–10.

[29] Khaw AV, Mohr JP, Sciacca RR, et al. Association of infratentorial brain arteriovenous malformations with hemorrhage at initial presentation. Stroke 2004;35(3):660–663.

[30] Pellettieri L, Svendsen P, Wikholm G, Carlsson CA. Hidden compartments in AVMs—a new concept. Acta Radiol 1997;38(1):2–7.

[31] Gross BA, Duckworth EA, Getch CC, Bendok BR, Batjer HH. Challenging traditional beliefs: microsurgery for arteriovenous malformations of the basal ganglia and thalamus. Neurosurgery 2008;63(3):393–410, discussion 410–411.

[32] Lawton MT, Hamilton MG, Spetzler RF. Multimodality treatment of deep arteriovenous malformations: thalamus, basal ganglia, and brain stem. Neurosurgery 1995;37(1):29–35, discussion 35–36.

[33] Cohen-Inbar O, Ding D, Sheehan JP. Stereotactic radiosurgery for deep intracranial arteriovenous malformations, part 2: basal ganglia and thalamus arteriovenous malformations. J Clin Neurosci 2016; 24:37–42.

[34] Yen CP, Steiner L. Gamma Knife surgery for brainstem arteriovenous malformations. World Neurosurg 2011;76(1–2):87–95, discussion 57–58.

[35] Koga T, Shin M, Terahara A, Saito N. Outcomes of radiosurgery for brainstem arteriovenous malformations. Neurosurgery 2011;69(1):45–51, discussion 51–52.

[36] Andrade-Souza YM, Zadeh G, Scora D, Tsao MN, Schwartz ML. Radiosurgery for basal ganglia, internal capsule, and thalamus arteriovenous malformation: clinical outcome. Neurosurgery 2005;56(1):56–63, discussion 63–64.

[37] Kano H, Kondziolka D, Flickinger JC, et al. Stereotactic radiosurgery for arteriovenous malformations, part 3: outcome predictors and risks after repeat radiosurgery. J Neurosurg 2012;116(1):21–32.

[38] Sirin S, Kondziolka D, Niranjan A, Flickinger JC, Maitz AH, Lunsford LD. Prospective staged volume radiosurgery for large arteriovenous malformations: indications and outcomes in otherwise untreatable patients. Neurosurgery 2008;62(Suppl 2):744–754.

[39] Kano H, Kondziolka D, Flickinger JC, et al. Stereotactic radiosurgery for arteriovenous malformations, part 4: management of basal ganglia and thalamus arteriovenous malformations. J Neurosurg 2012; 116(1):33–43.

[40] Andrade-Souza YM, Ramani M, Scora D, Tsao MN, terBrugge K, Schwartz ML. Embolization before radiosurgery reduces the obliteration rate of arteriovenous malformations. Neurosurgery 2007;60(3):443–451, discussion 451–452.

[41] Xu F, Zhong J, Ray A, Manjila S, Bambakidis NC. Stereotactic radiosurgery with and without embolization for intracranial arteriovenous malformations: a systematic review and meta-analysis. Neurosurg Focus 2014; 37(3):E16.

[42] Sahlein DH, Mora P, Becske T, Nelson PK. Nidal embolization of brain arteriovenous malformations: rates of cure, partial embolization, and clinical outcome. J Neurosurg 2012;117(1):65–77.

[43] Marks MP, Lane B, Steinberg GK, et al. Endovascular treatment of cerebral arteriovenous malformations following radiosurgery. AJNR Am J Neuroradiol 1993;14(2):297–303, discussion 304–305.

[44] Fournier D, TerBrugge KG, Willinsky R, Lasjaunias P, Montanera W. Endovascular treatment of intracerebral arteriovenous malformations: experience in 49 cases. J Neurosurg 1991;75(2):228–233.

[45] Valavanis A, Yaşargil MG. The endovascular treatment of brain arteriovenous malformations. Adv Tech Stand Neurosurg 1998;24:131–214.

[46] Potts MB, Zumofen DW, Raz E, Nelson PK, Riina HA. Curing arteriovenous malformations using embolization. Neurosurg Focus 2014;37(3):E19.

[47] Mounayer C, Hammami N, Piotin M, et al. Nidal embolization of brain arteriovenous malformations using Onyx in 94 patients. AJNR Am J Neuroradiol 2007;28(3):518–523.

[48] Hurst RW, Berenstein A, Kupersmith MJ, Madrid M, Flamm ES. Deep central arteriovenous malformations of the brain: the role of endovascular treatment. J Neurosurg 1995;82(2):190–195.

[49] Consoli A, Renieri L, Nappini S, Limbucci N, Mangiafico S. Endovascular treatment of deep hemorrhagic brain arteriovenous malformations with transvenous Onyx embolization. AJNR Am J Neuroradiol 2013; 34(9):1805–1811.

[50] Miyamoto S, Hashimoto N, Nagata I, et al. Posttreatment sequelae of palliatively treated cerebral arteriovenous malformations. Neurosurgery 2000 46(3):589–594, discussion 594–595.

[51] Ogilvy CS, Stieg PE, Awad I, et al; Stroke Council, American Stroke Association. Recommendations for the management of intracranial arteriovenous malformations: a statement for healthcare professionals from a special writing group of the Stroke Council, American Stroke Association. Circulation 2001;103(21):2644–2657.

[52] Howington JU, Kerber CW, Hopkins LN. Liquid embolic agents in the treatment of intracranial arteriovenous malformations. Neurosurg Clin N Am 2005;16(2):355–363, ix–x.

[53] Bruno CA, Jr, Meyers PM. Endovascular management of arteriovenous malformations of the brain. Interv Neurol 2013;1(3–4):109–123.

[54] Saatci I, Geyik S, Yavuz K, Cekirge HS. Endovascular treatment of brain arteriovenous malformations with prolonged intranidal Onyx injection technique: long-term results in 350 consecutive patients with completed endovascular treatment course. J Neurosurg 2011;115(1):78–88.

[55] Ghobrial GM, Marchan E, Nair AK, et al. Dural arteriovenous fistulas: a review of the literature and a presentation of a single institution's experience. World Neurosurg 2013;80(1–2):94–102.

[56] Consoli A, Scarpini G, Rosi A, et al. Endovascular treatment of unruptured and ruptured brain arteriovenous malformations with Onyx18: a monocentric series of 84 patients. J Neurointerv Surg

2014;6(8):600–606.

[57] Crowley RW, Ducruet AF, Kalani MY, Kim LJ, Albuquerque FC, McDougall CG. Neurological morbidity and mortality associated with the endovascular treatment of cerebral arteriovenous malformations before and during the Onyx era. J Neurosurg 2015;122(6):1492–1497.

[58] van Rooij WJ, Sluzewski M, Beute GN. Brain AVM embolization with Onyx. AJNR Am J Neuroradio 2007;28(1):172–177, discussion 178.

[59] Velat GJ, Reavey-Cantwell JF, Sistrom C, et al. Comparison of N-butyl cyanoacrylate and Onyx for the embolization of intracranial arteriovenous malformations: analysis of fluoroscopy and procedure times. Neurosurgery 2008;63(1, Suppl 1):ONS73–ONS78, discussion ONS78–ONS80.

[60] Chalouhi N, Dumont AS, Tjoumakaris S, et al. The superior ophthalmic vein approach for the treatment of carotid-cavernous fistulas: a novel technique using Onyx. Neurosurg Focus 2012;32(5):E13.

[61] Kessler I, Riva R, Ruggiero M, Manisor M, Al-Khawaldeh M, Mounayer C. Successful transvenous embolization of brain arteriovenous malformations using Onyx in five consecutive patients. Neurosurgery 2011; 69(1):184–193, discussion 193.

[62] Pereira VM, Marcos-Gonzalez A, Radovanovic I, et al. Transvenous embolization of a ruptured deep cerebral arteriovenous malformation: a technical note. Interv Neuroradiol 2013;19(1):27–34.

[63] Abud DG, Riva R, Nakiri GS, Padovani F, Khawaldeh M, Mounayer C. Treatment of brain arteriovenous malformations by double arterial catheterization with simultaneous injection of Onyx: retrospective series of 17 patients. AJNR Am J Neuroradiol 2011;32(1):152–158.

[64] Paulsen RD, Steinberg GK, Norbash AM, Marcellus ML, Marks MP. Embolization of basal ganglia and thalamic arteriovenous malformations. Neurosurgery 1999;44(5):991–996, discussion 996–997.

[65] Liu HM, Wang YH, Chen YF, Tu YK, Huang KM. Endovascular treatment of brain-stem arteriovenous malformations: safety and efficacy. Neuroradiology 2003;45(9):644–649.

[66] Thines L, Dehdashti AR, da Costa L, et al. Challenges in the management of ruptured and unruptured brainstem arteriovenous malformations: outcome after conservative, single-modality, or multimodality treatments. Neurosurgery 2012;70(1):155–161, discussion 161.

第三十章　丘脑和脑干海绵状血管畸形的外科治疗

Da Li, Zhen Wu, Jun-Ting Zhang

摘要

丘脑和脑干海绵状血管畸形（Cavernous Malformations，CM）的手术很常见。CM 是最常见的血管造影隐匿性的血管畸形。脑干和丘脑 CM 分别占大脑 CM 的 15% 和 9%。这些部位未经治疗的 CM 的年均出血率为 2.3% ~21.5% 之间。有必要行全面的术前临床和影像学评估以指导治疗策略和手术入路，并使患者神经功能预后最优化。在大多数情况下，反复出血发作和恶化的神经功能状态佐证了手术切除病灶的合理性。基于"两点法"和安全进入区，合适的手术入路可降低重要部位 CM 切除的手术并发症率及提高全切率的可能性。残留的 CM 和相关的发育性静脉畸形的存在预示术后复发和再出血风险的增加。在约 90% 病例中，手术可实现神经功能长期预后的改善或稳定。每年术后再出血的发生率在 0.4% ~5.3% 之间。手术可有效地消除再出血并防止神经功能的进一步恶化。非手术病例应行保守观察而不是放射治疗。

关键词：血管瘤，脑干，海绵状血管瘤，海绵状血管畸形，手术治疗，丘脑

■ 介绍

海绵状血管畸形（Cavernous Malformations，CM）是最常见的血管造影隐匿性的血管畸形。脑干和丘脑 CM 分别约占大脑 CM 的 15% 和 9%。这些重要部位的出血通常会导致神经功能恶化，并且既往出血史被广泛认为是再出血的预测因素。这些部位未治疗的 CM 的年出血率在 2.3% ~21.5% 之间，改善或稳定的功能预后在 46.7% ~95.7% 之间。必须行全面的术前临床和影像学评估，以指导治疗策略和手术入路的选择，以优化神经功能预后。尽管尚无明确的外科手术时机治疗指南，但在大多数情况下，反复出血发作和神经功能状态的恶化是一致认同的手术指征并佐证了手术的合理性。本章重点介绍丘脑和脑干部位病变的病例选择、手术技巧，以及预后。

■ 病理生理学、发病率、流行病学和疾病自然史

CM，也称为海绵状血管瘤或隐性血管畸形，是低流量的血管畸形[1]。CM 是具有多分叶，桑树样外观的血管错构瘤，其大小不等。病灶由内皮衬里的窦腔组成，没有成熟血管结构的管壁成分。这些病灶缺乏紧密连接、弹性层和平滑肌。与动静脉畸形（Arteriovenous Malformations，AVM）不同，CM 病灶内很少掺混着神经组织[1]。CM 的病理检查可见血栓形成、钙化、含铁血黄素的巨噬细胞和血管再通。

根据自然史和尸检研究，CM 是最常见的血管造影隐匿性血管畸形（62%~96%），其患病率在 0.4% ~0.6% 之间[2]。Mathiesen 等报道，每年每百万中偶然发现的脑深部和脑干 CM 为 0.8 人。脑干和丘脑 CM 分别约占大脑 CM 的 15% 和 9%，没有明显的好发性别[2, 4]。CM 通常以散发和家族性的形式出现，而后者至少占所有病例 6%。大约 1/5 的患者具有常染色体显性遗传的家族性疾病。CM 通常与编码任意 3 种结构不同蛋白质的基因突变相关，包括 KRIT1（CCM1）、CCM2 或程序性细胞凋亡因子 10（Programmed Cell Death 10，PDCD10；CCM3）[5]。

由于脑干和丘脑 CM 相对少见，因此此类疾病的自然病史通常与其他大脑 CM 或深部 CM 一起报道，并且前瞻性出血率和神经功能预后的具体数据较为有限。在既往研究中，脑干和丘脑 CM 的年出血率差异很大，从每人每年 2.3%（943 人年随访中，22 次出血）[2, 6, 7]，至每病灶每年 21.5%（计算该出血率的脑干 CM 出血次数或病灶数量均未报道）[8]。在一项早些年前的非家族性前瞻性的自然史研究中，Aiba 等 8 报道了基底节（n=7）和脑干（n=15）部位 CM 的再出血率分别为每病灶每年 11% 和 21.5%（但未报道计算该出血率的分子（出血次数）和分母（每个病灶随访时间总和））。1995 年，Kondziolka 等[9] 报道了脑干部位（n=43）和基底节 / 丘脑部位（n=20）CM 的每人年均出血率分别为 2.4% 和 2.9%；在有既

往出血史的脑干 CM（n=27）中，每人年均出血率增加到 5%（未报道该出血率的分子和分母）。1997年，Porter 等[10]报道了脑深部 CM（n=64）每人年均出血率为 4.1%（累计 170 患者年随访期间，7 次出血），这些病灶累及了脑干、小脑核团、丘脑、基底节，并报道了每人年均神经症状事件发生率为 10.6%（累计 170 患者年随访期间，共 18 次事件）。1999年，Moriarity 等[11]将丘脑或基底节（n=9）和脑干（n=16）CM 归为脑深部 CM，伴单发脑深部 CM 患者，每人年均出血率为 3.1%（64.5 人年随访期间 2 次出血）。在 Kupersmith 等[12]报道的一项针对于脑干 CM（n=37）自然史的研究中，每人年均再出血率为 5.1%（157 个患者年随访期间，有 8 次出血）。Li 等[6, 7]的最新研究表明，在 331 名成年脑干 CM 患者中，每人年均出血率为 13.6%（1364.3 个患者年中 185 次出血），另外在 85 名小儿脑干 CM 患者中为 11.7%（在401.6 个患者年中 47 次出血）。Gross 等[13, 14]总结了回顾性研究的结果，得出：脑干 CM（n=25）每人年均出血率为 2.3%（943 个患者年中 22 次出血），大脑半球深部 CM（n=13）为 2.8%（355 个患者年中10 次出血）。Barker 等[15]描述了在首次出血后第一个 2 年内 CM 相关出血事件的集聚现象，表明了自限性出血。Li 等[6, 7]在有症状的出血性脑干 CM 和小儿脑干 CM 中都证明了这一现象。

多种针对大脑 CM 的不良出血预测因素已被报道[6, 8, 11]，包括性别、年龄[6]、病变部位[10]、水肿的存在[6, 7]、既往出血[6, 8-10, 12]。既往出血是一个被广泛接受的出血风险，伴有出血史的脑干或丘脑 CM患者的年出血率会增加。既往出血史常佐证了治疗干预的合理性。

未治疗的脑干或丘脑 CM 患者的神经功能预后仅在例数较少的研究中得到报道。神经功能改善或稳定占 46.7% ~95.7%，据报道在长期随访的病例中近 20% 患者预后较差[6, 7, 12]。Li 等[7]最近回顾了 7项研究，包括 123 例未经治疗的脑干 CM，发现 88例（71.5%）病情好转或稳定，33 例（26.8%）病情恶化；因心肌梗死死亡的 2 例患者未纳入分析。他们还发现，在 11 项研究中，再出血的死亡率为4.1%（9/218）。在 Li 等[7]的 85 例小儿脑干 CM 患者中，平均随访时间 4.7 年，改善和恶化的预后分别为 76.5%（n=65）和 23.5%（n=20），25.9%（n=22）得到神经功能完全恢复。前瞻性出血是阻止神经功能完全恢复的独立危险因素。在 Li 等[6]的一项大宗队列研究中，纳入 331 例未经治疗的脑干 CM，平均随访 6.5 年后，有 307 例（92.7%）病情好转或神经功能稳定，其中 268 例（81.0%）独立生活，95 例

（28.7%）已完全恢复。有利于完全恢复的因素包括较长的无出血随访间期、年轻患者、和较小病灶。总体而言，未经治疗的脑干 CM 的预后是可以接受的，并没有像以前认为的那么差。然而，Aiba 等[8]报告，在 7 例基底节或丘脑 CM 患者中，4 例预后良好，而3 例为中度残疾。Pozzati[16]观察到的神经功能并发症为 40%（2/5 例），每次出血的并发症率为 29%（2/7出血）。

病例报道提示，孕期的出血风险增加。然而，两项大宗病例研究，包括一项来自 Barrow 神经研究所的前瞻性研究，表明妊娠通常不是 CM 出血的危险因素[17, 18]。

■ 临床表现

CM 患者的临床症状和病变的解剖位置相对应。在大多数既往手术队列中，伴出血的脑干和丘脑 CM 患者的临床病程具有进展性，并导致严重的神经功能恶化，而仅少数患者偶然或由于其他不相关原因被诊断（表 30.1、表 30.2）[3, 4, 19-53]。最初，没有磁共振成像（MRI）证据，血管造影隐匿性病变的临床表现可能与脱髓鞘、肿瘤、感染或梗死的患者的临床表现相混淆[4]。一些导致可疑梗死的症状与 Wallenberg、Millard–Gubler、Parinaud、Benedikt、或 Weber 综合征相似[2]。在最大宗的丘脑 CM 手术队列（n=46）中[48]，最常见的症状是出血（59%，n=27），其次是头痛（41%，n=19）、对侧身体麻木或感觉异常（22%，n=10）、复视（7%，n=3）、对侧面神经麻痹（4%，n=2）。Pozzati[12]报告的 12 例丘脑 CM 患者中，大多数（67%，n=8）表现为出血。其他学者报道，在 27 例丘脑 CM 患者中，100% 有出血表现[53]，就诊时最常见的症状包括力弱（63%，n=17），其次是感觉异常（56%，n=15）、头痛（48%，n=13）、视力障碍（22%，n=6）、语言缺陷（19%，n=5）。Gross 等[4]回顾并汇总了 33 例丘脑 CM，出血比例为 45%（15/33 例），其他症状包括偏瘫、半感觉障碍、偏盲、偏身性肌张力障碍、复视、丘脑疼痛综合征。帕金森病和锥体外系症状很少见。

在一个 176 例含 179 个 CM 的大宗队列中，累及脑干、丘脑和基底神经节部位，大多数患者表现出多种体征和症状[38]。176 例患者中最常见的症状是脑神经功能障碍（51.1%，n=90）、偏瘫（40.9%，n=72）、面部或身体麻木（34.7%，n=61）、小脑症状（38.6%，n=68）。其他非特异性症状包括头痛（36.4%，n=64）、复视（38.1%，n=67）、眩

表 30.1 脑干海绵状血管畸形的手术队列（至少 20 例）

研究项目	n	术前出血病例（%）	全切（%）	早期并发症（%）	手术死亡（%）	术后复发出血病例（%）和年均出血率（每患者年）	随访，平均周期	远期预后（例数/总数，%）
Abla 等，2010	40	1 次 =23（58） 2 次 =13（33） 3 次 =2（5） 4 次 =1（3）	34（85）	19（48）	1（3）	5（5） 5 次 /95.3	31.9 个月	改善 16/36（44） 稳定 9/36（25） 恶化 10/36（28）
Abla 等，2011	260	1 次 =106（40.8） 2 次 =96（36.9） 3 次 =32（12.3） > 3 次 =18（6.9）	231（88.8）	137（52.7）	3（1.2）	18（2） 20 次 /999.5	44.5 个月	改善 174/257（67.7） 稳定/恶化 83/257（32.3）
Bertalanffy 等，2002	24	NA	24（100）	14（58）	0	NA	~5.9 个月	改善 15（63） 稳定 7（29） 恶化 2（8）
Bradac 等，2013	37	NA	NA	≥ 13（≥ 35）	2（5）	NA	39 个月	改善/稳定 33（89） 恶化 4（11）
Bruneau 等，2006	22	1 次 =16（73） > 1 次 =6（27）	19（86）	9（41）	0	1（1） 1 次 /82.3	44.9 个月	改善 20（91） 恶化 1（5） 失访 1（5）
Cenzato 等，2008	30	1 次 =26（87） > 1 次 =4（13）	27（90）	8（27）	0	1	~6 个月	改善 21（70） 稳定 8（27） 恶化 1（3）
Chen 等，2011	55	1 次 =30（55） 2 次 =17（31） > 2 次 =8（15）	55（100）	14/52（27）	0	NA	49 个月	改善 38/52（73） 稳定 6/52（12） 恶化 8/52（15）
Chen 等，2014	38	1 次 =35（92） 2 次 =3（8）	37（97）	13（34）	0	0	9.7 个月	改善 21（55） 稳定 15（40） 恶化 2（5）
Chotai 等，2013	59	1 次 =28（48） > 1 次 =31（53）	53/54（98）	30/54（56）	2（1/54）	1	42.9 个月	改善或稳定 26/54（48） 恶化 4/54（7） 失访 24/54（44）
Dukatz 等，2011	71	≥ 1 次 =70（99）	69（97）	9（~13）	0	2 例患者 CM 增大，但没有再出血	中位 17 个月	改善 44（62） 稳定 19（27） 恶化 8（11）
Ferroli 等，2005	52	1 次 =18（35） > 1 次 =34（65）	48（92）	23（44）	1（2）	所有部分切除的病变均再出血（n=4）	4.7 年	改善/稳定 41（79） 恶化 10（19） 死亡 1（2）
Frischer 等，2014	29	总共 35 次	~83	~21	0	11（9） 11 次数 /125.2[a]	中位 9.6 年	NA
Garcia 等，2015	104	1~2 次 =77（74） > 2 次 =26（25）	95（91.3）	29（27.9）	1（1）	9（7） 无分子和分母信息	18.6 个月	改善 57（54.8） 稳定 36（34.6） 恶化 11（10.6）
Hauck 等，2009	44	1 次 =20（46） ≥ 2 次 =23（52）	42（96）	6（14）	0	2（5 次，第一个 2 年）；无分子和分母信息	中位 11 个月	改善 13（30） 稳定 26（59） 恶化 5（11）
Huang 等，2010	22	NA	20（91）	6（27）	0	1	48.5 个月	改善 10（46） 稳定 9（41） 恶化 3（14）
Li 等，2009	37	1 次 =26（70） > 1 次 =11（30）	37（100）	11（~30）	0	0	21.5 个月	改善 20（54） 稳定 15（41） 恶化 2（5）

表 30.1 脑干海绵状血管畸形的手术队列（至少 20 例） 续表

研究项目	n	术前出血病例（%）	全切（%）	早期并发症（%）	手术死亡（%）	术后复发出血病例（%）和年均出血率（每患者年）	随访，平均周期	远期预后（例数/总数，%）
Li 等，2013	242	1 次 =113（46.7）> 1 次 =129（53.3）	230（95）	112（46.3）	2（0.8）	6（0.4）8 次 /1787.4	89.4 个月	改善 147（60.7）稳定 70（28.9）恶化 25（10.3）
Li 等，2014	52	1 次 =29（56）> 1 次 =23（44）	49（94）	25（48）	0	2（1）2 次 /409.8	7.9 年	改善 32（62）稳定 20（39）
Mai 等，2013	22	1 次 =14（64）> 1 次 =5（23）	20（91）	NA	0	0	26.6 个月	改善 12（55）稳定 7（32）恶化 3（14）
Menon 等，2011	23	1 次 =5（22）> 1 次 =18（78）	NA	13（57）	2（9）	NA	42 个月	改善 9（39）稳定 6（26）恶化 6（26）死亡 2（9）
Ohue 等，2010	36	1 次 =9（25）2 次 =13（36）3 次 =5（14）4 次 =3（8）> 4 次 =6（17）	33（92）	18（50）	0	1	NA	改善 16（44）稳定 17（47）恶化 3（8）
Pandey 等，2013	134	1 次 =52（38.8）> 1 次 =82（61.2）	NA	55/176（~31）	5（3.7）	NA	~3.5 年	改善 80（59.7）稳定 34（25.4）恶化 17（12.7）失访 3（2.2）
Porter 等，1999	86	1 次 =43/100（43）2 次 =33/100（33）> 2 次 =21/100（21）	85（99）	30（35）	3（4）	NA	35 个月	改善 / 稳定 73（85）恶化 11（13）失访 2（2）死亡 7（8）
Ramina 等，2011	43	1 次 =31（72）2 次 =10（23）> 2 次 =2（5）	42（98）	6（14）	0	NA	~6 个月	改善 14（33）
Samii 等，2001	36	1 次 =20（56）> 1 次 =16（44）	36（100）	24（67）	0	NA	21.5 个月	失访 2（6）平均 KPS 78.2
Schwartz 等，2013	35	1 次 =12（34）多次 =12（34）	30（86）	12（34）	0	2（~1）2 次 /150.2	51.5 个月	改善 19（54）稳定 9（26）恶化 7（20）
Steinberg 等，2000	42	1 次 =17/56（30）> 1 次 =39/56（70）	51/56（91）	16/56（29）	0	4	~4.7 年	改善 29/56（52）稳定 24/56（43）恶化 3/56（5）死亡 3/56（5）失访 2/56（4）
Wang 等，2003	137	1 次 =45（32.8）> 1 次 =92（67.2）	131（96）	38（~28）	0	3	52 个月	工作 / 上学 / 家务 115（83.9）独立生活 10（7.3）死亡（肺炎）1（0.7）失访 8（5.8）
Wang 等，2015	23	NA	22（95.6）	1（~4）	0	0	~3.5 年	改善 15（65）稳定 7（30）恶化 1（4）

缩写：FU. 随访；GTR. 全切；KPS. Karnofsky Performance Status 评分；NA. 无信息；postop.. 术后；preop.. 术前；Pts.. 患者

[a]：10 例患者有残留 CM

表 30.2 至少包含 5 例患者的丘脑海绵状血管畸形手术切除病例序列

研究项目	n	术前出血病例（%）	全切（%）	早期并发症（%）	手术死亡（%）	术后再出血病例数（%）	平均随访时间	远期预后（%）
Chang 等，2011	6	NA	6（100）	0	0	0	~6 个月	改善 6（100）
Gross 等，2009	33	15 例（46）	27（82）	6（18）	2（6）	2（6）	NA	NA
Li 等，2013	27	1 次出血 =10（37） 2 次出血 =13（48） 3 次出血 =4（15）	26（96）	6（22）	0	1（4）	48.7 个月	改善 22（82） 稳定 3（11） 恶化 2（7）
Mathiesen 等，2003	7	NA	NA	NA	NA	NA	NA	NA
Otani 等，2008	6	1 次出血 =4（67） 2 次出血 =1（17）	6（100）	2（33）	0	1	2 and 7 yr for 1 pt each; FU was NA in 4 pts.	改善 4（67） 稳定 2（33）
Pandey 等，2013	16	1 次出血 =5（31） > 1 次出血 =11（69）	NA	5（~31）	1（6）	NA	~3.5 年	改善 9（56） 稳定 3（19） 恶化 3（19） 失访 1（6）
Rangel-Castilla 和 Spetzler，2015	46	27 例出血（59）	44（96）	10（22）	0	NA	1.7 年	改善或稳定 42（91） 恶化 4（9）
Tew 等，1995	6	NA	NA	NA	NA	NA	NA	改善 4（67） 稳定 1（17） 恶化 1（17）

缩写：GTR. 全切除；NA. 无信息；postop.. 术后；preop.. 术前；Pts. 患者

晕（11.4%，n=20）、吞咽困难（7.9%，n=14）、癫痫（5.7%，n=10）。在其他只有脑干 CM 的大宗队列中[19, 20, 25, 39, 44, 51, 52]，最常见的体征和症状是脑神经病变（63%~82.6%），其次是锥体束征和其他相对罕见的症状，如构音障碍、辩距不良、难治性呃逆、脑积水、呼吸困难。Wang 等[44]根据病变部位在其 137 例队列中描述了临床症状表现，表明了脑干的受影响水平。在 29 例中脑 CM 患者中，复视（69%，n=20）是最常见的症状，其次是偏瘫（48%，n=14）、共济失调（38%，n=11）、颅高压（38%，n=11）。在 90 例脑桥 CM 患者中，最常见的症状是 CNs Ⅴ ~ Ⅷ 神经功能障碍（76%，n=68），其次是偏瘫（57%，n=51）、偏身麻木（49%，n=44）、眩晕（44%，n=40）。在 18 例延髓 CM 患者中，所有患者均出现言语困难。

■ 围手术期评估

一般而言，围手术期神经功能通常采用改良的兰金量表（mRS）评分[30, 38, 51, 52]，格拉斯哥预后量表评分[19, 20, 24, 39]，Karnofsky 功能状态评分标准（KPS），Patzold 分级，或 36 项简式健康状况调查（SF-36）（自我评分量表）进行评估[28]。术前神经功能状态与远期神经功能预后相关，通常被人为地定义为预后好差的预测变量。Pandey 等[38]记录术前 mRS < 3 分是良好预后的独立因素。Li 等[52]发现术前 mRS 为 0~1 分是完全恢复的独立预测因素。同时，Dukatz 等[28]同时使用 Patzold 分级和 KPS 评分量表评估围手术期神经功能状态，发现 Patzold 分级可显示出更详细的神经症状情况，并且与 KPS 评分显著相关。另外，SF-36 在多种身体和心理健康概念上对生活质量进行了深刻评估。另一个优点是 SF-36 不是疾病特异性的，其有效性和可靠性已在多个神经病学和神经外科领域得到证实。Dukatz 等[28]在少数患者中发现，脑干 CM 产生的心理压力可通过手术缓解，从而实现情绪上的缓解，并且客观和主观评价之间存在差异，这些强调了患者对生活质量主观评估的重要性。

定义出血事件的标准如下：（1）CM 内部或外部出血；（2）出血的大血窦与突发的局灶神经功能障碍有关；（3）临床出血性卒中病史（出血）。含铁血黄素沉积不能被认为是急性出血[39]。Wang 等[44]将出血定义为 CM 病灶边界外部或内部的急性或亚急性出血，并伴有临床症状的突然发作或加重。反复出血，就像"滚雪球"效应，会导致新的或更多的神经功能障碍。出血定义的多样性将导致年均出血率的差异，如果仅依据患者的主观印象而没有影像学证据，将导致出血率的增大。这种不一致性是回顾 CM 和其他血管畸形自然病史数据的一个重大挑战。

　　脑干和丘脑解剖结构的复杂性给这些病变的手术切除带来了困难，并可能导致较差的神经功能并发症 [30]。选择手术入路需对影像学特征和术前神经功能进行全面评估（图 30.1~ 图 30.4），应视具体情况而定 [20, 54]。如果病灶与软脑膜或室管膜表面已相毗邻，则通常通过该界面以暴露病灶，以最大限度降低并发症率。对于远离软脑膜或室管膜表面的病变，手术入路的选择应结合"两点法"和安全进入区域，以最大限度地减少对周围脑实质的损伤 [20, 39, 54, 55]。根据术前 MRI，伴有发育性静脉异常（DVA）的 CM 比例占 3.8% ~32%，并且结合术中观察的结果，该比例增加到 16.6%~100% [51]。CM 被认为源自于 DVA，并且 DVA 可能负责邻近正常结构的静脉回流 [56]。DVA 应该被保留以避免术后静脉性梗死或出血，但它可能使患者处于复发的高风险 [51]。脑干通常分为 3 个或 5 个区域，但这种划分与预后或出血率无相关。最近，Rangel-Catilla 和 Spetzler[48] 将丘脑概念性的分为 6 个

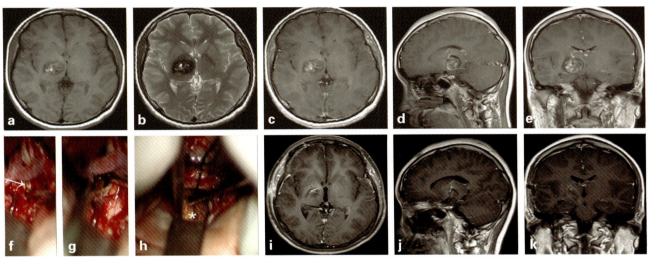

图 30.1　右侧丘脑一个较大海绵状血管畸形的手术切除。术前轴位（a）T1 加权和（b）T2 加权磁共振成像（MRI）显示一个右侧丘脑海绵状血管畸形（CM）。术前（c）轴位，（d）矢状位，和（e）冠状位 T1 加权增强 MRI 显示位于 CM 头侧的发育性静脉畸形（DVA）。术中照片显示了通过右侧眶颧入路切除了该病灶。（f）皮层切口位于颈内动脉分叉上方（箭头）。（g）切开皮层后暴露该病灶。（h）切除病灶，并仔细检查血肿腔（星号）。术后（i）轴位，（j）矢状位，和（k）冠状位 T1 加权增强 MRI 证实全切 CM，并保留了相关的 DVA

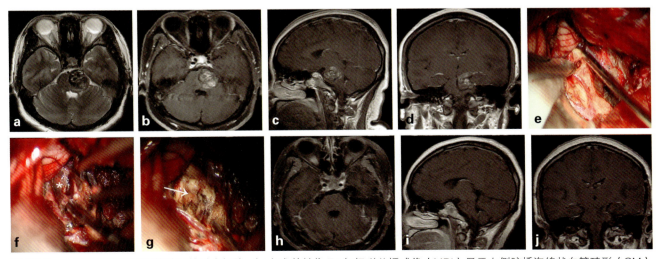

图 30.2　左侧脑桥海绵状血管畸形的手术切除。（a）术前轴位 T2 加权磁共振成像（MRI）显示左侧脑桥海绵状血管畸形（CM）。术前（b）轴位，（c）矢状位，和（d）冠状位 T1 加权增强 MRIs 显示脑桥 CM 累及脑桥中脑交界处。通过前经岩骨入路切除这个 CM。术中照片显示（e）皮层切口，（f）电凝后病变缩小（星号），以及（g）完全切除后的手术腔（箭头）。术后（h）轴位，（i）矢状位和（j）冠状位 T1 加权增强 MRI 显示完全切除

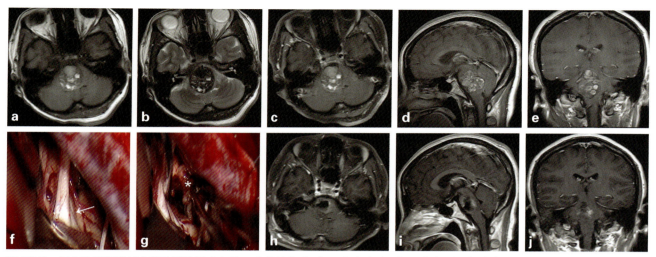

图 30.3 巨大脑桥海绵状血管畸形的手术切除。术前轴位（a）T1 加权和（b）T2 加权磁共振成像（MRI）以及术前（c）轴位，（d）矢状位和（e）冠状位 T1 加权增强 MRIs 显示巨大海绵状血管畸形（CM）具有明显的占位效应。乙状窦后入路的术中照片显示（f）含铁血黄素染色的脑干皮层（箭头），位于面神经和前庭蜗神经（CNs Ⅶ和Ⅷ）的腹侧，以及（g）从血肿腔中游离后，由镊子夹持的病灶（星号）。术后（h）轴位，（i）矢状位和（j）冠状位 T1 加权增强 MRIs 显示完全切除

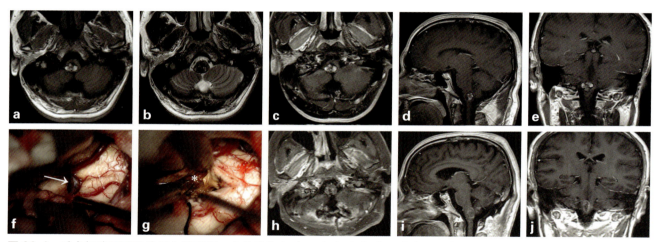

图 30.4 手术切除延髓海绵状血管畸形。术前轴位（a）T1 加权和（b）T2 加权磁共振成像（MRI）显示了海绵状血管畸形（CM）与延髓背侧软脑膜表面相邻。术前（c）轴位，（d）矢状位和（e）冠状位 T1 加权增强 MRIs 进一步描述了血管畸形的解剖关系。采用枕下后正中入路切除血管畸形（枕下入路）术中照片显示（f）病灶累及闩部和第四脑室底部并与软脑膜毗邻（箭头）。（g）切开后正中沟后暴露病灶（星号）。术后（h）轴位，（i）矢状位，和（j）冠状位 T1 加权增强 MRI 显示病灶完全切除

不同区域，这有助于为不同的丘脑区域选择理想的手术入路。他们发现丘脑的每个区域都有特定且不同的手术入路和通道。最重要的是，Garcia 等 [32] 还提出了一种脑干 CM 分级系统，该系统包括了基于多因素模型得出的 5 个重要参数，可预测患者预后。这些参数包括病变大小、横跨轴线中点、并发 DVA、患者年龄，以及出血与手术的间隔时间。该分级系统可识别可能期望获得良好手术预后的患者，并可以指导手术入路选择 [32]。

许多辅助技术已被用于治疗脑干病变，包括功能和术中 MRI，但无法精确地可视化纤维束的位置或移位情况 [30]。术前弥散张量成像（DTI）和弥散张量纤维束成像（DTT）可以实现纤维束移位的可视化，并可能影响手术入路或脑干进入区的选择，特别是远离软脑膜或室管膜位置深在的病灶 [30, 57]。此外，神经电生理监测，如体感，运动，和脑干听觉诱发电位，有利于切除深部病变 [58]。术中脑神经核团和神经纤维刺激可能有助于入路选择并改善预后 [59]。

根据术后 MRI 评估手术切除程度 [24]，如果未完全切除，则患者处于复发出血的风险，至少 40% 残留病灶发生再次出血 [24]。2008 年，Cenzato 等 [24] 回顾了 26 项研究，报道了 544 例接受手术治疗的脑干 CM 患者。在 31 例患者中发现了残余病灶，其中 13 例患者术后再出血。在 Gross 等的一项研究中 [13]，在

105 例部分切除的脑干 CM 中，有 65 例（62%）出现了术后出血。因此，重要的是要术后需密切随访患者至少 2 个月同时行影像学复查。影像学复查有利于外科医生从术后出血中区分残留的 CM 和包裹的血肿，并辨别残留 CM 和含铁血黄素沉着的脑组织。CM 增大或在随访 MRI 上的再出血可能是残留病灶增大或再次出血的结果[19, 20]。在本单位，规定在术后 72h 和 3 个月进行影像学复查，以观察术腔变化并检查是否有新发病变。残余病灶的处理策略因研究而异。Cenzato 等[24]提出，与部分切除的 CM 的自然病史相比，早期再次干预的风险较小。Abla 等[19, 20]建议对残余 CM 进行重复手术，除非反复手术神经功能并发症的风险很高。术中超声可能有助于最大限度地减少残留 CM 复发的可能性。它可用于定位在胶质增生层内或血肿腔机化腔壁内不明显的较小的残留病灶[2]。切除后，应彻底检查腔内以明确止血情况和残留病灶[2]。

■ 治疗方案

由于这些方面缺乏双盲、随机、对照的临床试验，因此很难为脑干或丘脑 CM 的手术治疗或观察方案提供 I 级证据。既往研究[2, 4, 6, 13, 15, 19, 20, 25, 29, 32, 51, 53]建议进行仔细而全面的术前评估，以区分手术患者和仅需观察的患者。患单次出血、体积小、位置深在、难以暴露的 CM 患者可能不是理想的手术对象。病灶较大（尤其是靠近软脑膜或室管膜表面的病变）或有多次出血的患者应考虑立即手术。观察期间反复出血是灾难性的，特别是对于具有手术可行性病灶的患者。应由医生和患者一同决定治疗的选择，这些患者应充分了解手术的风险和获益，并应全面了解手术的目标和相关的并发症。数项研究已报道了手术适应证，其中临床状况的进展或迅速恶化是关键因素。但是，只有少数作者，包括 Li[51]和 Chen[25]等描述了观察的适应证，并建议对深部 CM 进行保守治疗。在一项未治疗的脑干 CM 患者队列中[6]，如果满足以下标准之一，则建议采取保守治疗：（1）非出血或无症状的病灶；（2）仅伴有轻微症状的一次出血；（3）较小、位置深且难以暴露的病变；（4）手术会严重损害神经功能；（5）在诊断之前，患者经历功能恢复和血肿的吸收；（6）由于手术风险而拒绝手术。

从理论上讲，CM 的切除可能会减少出血后神经功能逐步恶化的风险[30]。随着显微外科、影像学、和术中电生理监测技术的发展，丘脑和脑干 CM 的手术预后逐渐得到改善，并发症率降到可接受的范围。

我们认识到手术的挑战和困难，可能对正常的脑实质产生固有的伤害，应与灾难性或甚至致命性的再出血风险权衡利弊。可以通过仔细的术前评估，精心的手术计划（合理的手术入路和使用安全的进入区）以及利用先进的术中技术来最大限度地降低手术并发症率。由于放疗相关并发症及放疗后再出血率的降低无法与 CM 的自然病程相区分，脑干 CM 的放射外科治疗是有争议的。在本医院，我们不推荐 CM 的放射外科治疗。

■ 患者结果

在过去 10 年中，脑干和丘脑 CM 病例的预后逐渐得到了改善。手术并发症率和死亡率分别为 5%~27.7% 和 0~6.3%[2, 25, 30]。然而，术后早期但一过性的并发症率可能比较高（57%~86%），应告知患者这一点的可能性。在一项包括 68 个队列的文献回顾研究中，共纳入 1390 例脑干 CM[13]，在 61 个队列中全切率 91%（1178/1291）；在 60 个队列中，预后改善或稳定占 84%；总体死亡率为 1.5%。具体来说，有 12% 的患者需要进行气管切开术和胃造瘘术。由于既往手术队列中患者的异质性，因此不同研究的结果差异很大。在一家经验丰富的机构中治疗了从 1985 年至 2009 年的 260 例脑干 CM 患者，234 例患者的平均随访时间为 51 个月；手术并发症发生率为 53%（n=137），永久性新发神经功能障碍的患者比例为 36%（n=93）；围手术期并发症的发生率为 28%（n=74），其中包括气管切开术、鼻饲营养、脑脊液漏。在预后分析中，有 67.7% 患者（174/257 名患者）得到了改善或正常神经功能[20]。入院时病变的大小是预后不良的唯一独立因素。在 Garcia 等的队列研究中，104 个病例中 89.4% 病情好转或稳定，有 79.8%（n=83）患者预后良好，其 mRS 评分 < 3 分。在其队列中，术后发病率为 28%（n=29），不良预后的风险因素（mRS > 2 分）包括年龄增加（每 5 年）、并发 DVA、延迟手术。在我们的 2013 年的 242 例脑干 CM 患者队列中，术后状况改善 147 例（60.7%），稳定 70 例（28.9%），而恶化 25 例（10.3%）[51]。术前不良状态、较大病灶、多次出血是预后不良的危险因素。由于锥体束对于运动和行走的重要性，位于腹侧的病变暗示了不良预后[51]。值得注意的是，Dukatz 等[28]使用 SF-36 评估术后生活质量，发现术后精神状态部分得到改善。

对于小儿患者人群，Barrow 神经病学研究所[19] 2010 年的队列研究发现 40 例患者的新发的一过性并发症率较高，达 48%（n=19），及新发的永久性症状为 25%（n=10）。总体而言，在平均随访31.9 个月后，有 40%（n=16）患者术前症状有所改善。在另一项 52 名小儿患者的队列中，预后得到改善（61.5%，n=32）或稳定（39.5%，n=20），并且19.2%（n=10）的患者得到完全康复[52]。多因素回归模型显示，完全康复的不利因素包括年龄 ≥ 12 岁，术前出血次数 ≥ 2 次，和术前状态差。

在迄今为止最大的手术队列中[48]，46 例丘脑 CM 患者平均随访 1.7 年后，91%（n=42）患者的预后改善或稳定，9%（n=4）患者恶化，其中 26%（n=12）患者经历短暂性的新发症状和术前神经功能障碍的恶化。这些预后与本院治疗的 27 例患者的结果相似：92.6% 患者好转（n=22）或稳定（n=3）[53]。Pandey等报道的 16 例患者的预后稍微逊色，有效随访 15例，其中 19%（n=3/16）恶化，75%（n=12/16）改善或稳定。从理论上讲，DTI 和 DTT 技术的使用应该可以改善 CM 患者手术治疗的预后。在 Flores 等[30]的 11 例队列中，长期预后不如手术前预期的好，并且在 6 例（55%）和 3 例（27%）患者中分别观察到新发的短暂性和永久性脑神经症状；术后有 4 名患者（36%）出现一定程度的神经功能减退。这种不是那么令人鼓舞的结果可能归因于 DTI 和 DTT 技术的初期使用，患者人数少，或随访时间短（平均32.04 个月）。

术后再出血与不完全切除显著相关。Li 等[51]观察了 6 例患者的 8 次出血，240 例患者的累计随访时间 1787.4 患者年，得出术后年均每人出血率为0.4%。在 40 例小儿患者队列中，复发率相对较高，年均每人再出血率为 5.25%[19]。在该中心的 260 名成年患者中有 6.9%（n=18）观察到 20 次再出血，总体术后年均每人出血风险为 2%[20]。对于再出血患者，建议手术治疗。

最佳证据实践

由于缺乏关于手术和观察的 I 级证据，因此很难提出可靠的建议，应根据具体情况考虑每位患者。神经功能状态、再出血率、手术可行性是决定是否干预或观察病变的决定性因素。

Porter 等[39]提出了几种干预标准，其中包括：（1）毗邻软脑膜表面或外生性生长的病灶；（2）反复出血导致神经功能恶化；（3）病灶外急性出血；（4）由于病变内出血引起明显的占位效应。手术指征和后续报道的大多数手术队列相似[2, 3, 13, 19-21, 25, 29, 37, 42, 44, 51, 53]。

在 Pandey 等[38]的队列中，出血是必不可少的手术指征，尽管他们没有建议对无症状和偶发性 CM 进

行手术，但该队列中的一些病变并未毗邻软脑膜或室管膜表面。在 Li 等[53]的最新研究中，丘脑 CM 切除的手术指征依据病变的大小和神经功能状态。建议对有以下病变的患者进行手术：大小 ≥ 2cm、病灶进行性增长、临床状态恶化、mRS 评分恶化、反复出血性发作、并发脑积水。对于病灶为 1~2cm，mRS评分 < 3 分或无严重症状的患者，建议进行密切的影像学随访。对于没有严重症状或 mRS 评分 < 3 分的且病变 < 1cm 的患者，不建议手术。基于大宗病例文献回顾[2, 4, 6, 13, 19, 20, 25, 28, 29, 33, 38, 44, 48, 51, 53]，反复出血发作引起的神经功能恶化伴显著占位的病灶是手术切除的合理指征。在所有情况下，建议完全手术切除时保留 DVA。

讨论

数十年前，脑干和丘脑 CM 被认为是无法手术的疾病，最终导致严重的神经功能损害。尽管脑干和丘脑 CM 仍然很难治疗，但由于新颖的外科手术技术和设备、神经影像学、术中电生理学，以及更好的重症监护管理的发展，它们现在已成为可手术切除的病变。由于脑干和丘脑 CM 比幕上病变具有更高且明显的出血率，因此需要仔细评估和干预治疗以最大限度地降低并发症率的可能性。

放疗的原理及其在这些病变治疗中的作用可以帮助阐明脑干和丘脑 CM 治疗的不同选择。考虑到AVM 的放射外科治疗的成功，使用放射外科治疗CM 似乎是合逻辑的拓展。与 AVM 不同，CM 在血管造影上是隐匿的，并且在放射治疗后的影像学上似乎没有明显变化。放疗对 CM 的作用的证据仅从临床随访或从组织病理学检查的改变中获得。放疗后的CM 发生的放射生物学变化可能是进行性的内皮细胞增生和透明样变，从而导致结缔组织间质内管腔的闭塞和纤维化[31]。放疗后每年出血风险减少，尤其是在头 2 年后。现在归因于出血的暂时性聚集现象，Frischer 等[31]报道的放疗后病变的缩小仍然存在争议。根据现有的可找到的数据，放疗不能替代手术，对于非手术治疗患者，建议进行密切随访。

最后一次出血与手术之间的间隔时间可能与神经功能预后有关[51]。这些时间间隔在不同研究中不一致。Bruneau 等[23]报道早期手术（< 19 天）可改善预后，但 22 例患者中有 13.6%（n=3）切除不完全，导致该研究术后再出血率高。Chen 等[25]建议将出血后的手术时间推迟至 6 周，以最大限度地清除瘤腔内的出血。Mathiesen 等[3]在出血后第 10 天到第20 天进行手术，因为在此时间间隔内，血肿易于清

除，周围的神经组织有足够的时间稳定下来。Pandey 等[38] 发现，最后一次出血后 4 周进行手术的患者术后立即发生神经功能恶化的比率较高。同时，这些患者神经功能立即改善的比率较低。他们主张在出血 4~8 周之间进行早期手术。最近，Garcia 等[32] 还发现，延迟手术（＞8 周）与不良预后相关。延迟手术可以使患者的病情得到稳定及病灶周围的水肿减少，但是延迟后使 CM 黏附于周围的脑实质，并伴有胶质增生、瘢痕组织形成、血肿机化，从而使手术切除复杂化。在我们的队列中[51]，优先在亚急性期（最近一次出血后 4~6 周）进行手术，手术界面将变得清晰易辨。从周围瘤腔中容易分离病变，有利于保护神经功能。

远离软脑膜或室管膜表面的深部 CM，可考虑应用术前 DTI 和 DTT[30]。Chen 等[25] 在 5 个深在的病变中使用 DTI 定位运动纤维束，但由于 DTI 的使用病例数较少，因此不能确定其有效性。DTI 的技术受到几个因素的限制，这些因素在很大程度上取决于技术员，并且受观察者之间的差异影响[30]。CM 本身、出血和含铁血黄素的沉积会限制影像的充分采集。DTI 的有效性应在以后的研究中进一步验证。神经导航可用于准确识别脑干的表面解剖标志，但在软脑膜没有含铁血黄素沉着且部位深在的病变中的应用可能会受到影响。术中超声检查是种可选的办法，可用于定位难以暴露或多叶的病灶和残余病变的检查。电生理监测可用于识别脑神经核团的位置，例如面神经丘，特别是在病变可能移位这些结构的情况下。

根据 CM 的影像学特征选择手术入路。丘脑 CM 的手术入路包括眶颧入路、同侧经胼胝体前入路、对侧经胼胝体前入路、经胼胝体后入路，顶枕经侧脑室入路、幕下小脑上入路[48]。一般而言，理想的入路应尽量减少正常脑实质造瘘并避免损伤穿支血管，同时允许外科医生完全切除病变。可采用眶颧入路经侧裂分离额下颈内动脉上间隙来切除丘脑前下部位 CM，但是这种方法可能会损伤穿支动脉，继而引起内囊卒中。可以使用同侧经胼胝体前入路（经室间孔或经脉络膜）切除丘脑内侧 CM。对侧经胼胝体前入路有几个优点，可用于切除丘脑外侧 CM，包括避免经皮层切口，通过重力来分开半球间纵裂，以及减少对大脑镰旁脑实质和扣带回的损伤。对于累及丘脑后上区域的病变，经胼胝体后入路提供从上而下的路径以暴露该区域，并且比幕下入路提供更宽的暴露。这 3 种经胼胝体入路具有损伤穹隆的潜在风险。顶枕经侧脑室入路可容易暴露突向侧脑室房部前壁的丘脑外侧后下 CM，从而避免了语言区和

视辐射，是我们 27 例患者中最常见的入路（48.1%，n=13）[53]。另外，顶枕经半球间纵裂楔叶前（胼胝体压部旁）入路的手术通道和入路角度有限，需要更宽的脑组织牵拉。丘脑内侧后下 CM 首选幕下小脑上入路伴或不伴经小脑幕，但该入路的手术自由度取决于小脑幕的倾斜度。丘脑 CM 的其他入路包括枕部经纵裂胼胝体下入路，这需要对脑深部静脉系统进行广泛的分离；和经侧裂经岛叶后入路，该入路可能会损伤岛叶和内囊后肢。脑干 CM 入路在既往研究中已被广泛报道，首选侧方入径，尤其是脑桥 CM 以避免面瘫。

■ 结论

脑干和丘脑 CM 进展性的自然病史是决定治疗策略的关键因素。由于潜在的出血风险，对于某些可能没有再出血存活的特定的患者，观察可能是更可取的，同时应充分告知患者手术干预的益处和风险后才能推荐手术治疗。临床实践中缺乏共识或指南，但以往研究的证据表明，得益于先进的围手术期辅助技术、合适的手术入路、经验丰富的外科医生，可以实现良好的手术预后。

参考文献

[1] Batra S, Lin D, Recinos PF, Zhang J, Rigamonti D. Cavernous malformations: natural history, diagnosis and treatment. Nat Rev Neurol 2009; 5(12):659–670.

[2] Gross BA, Batjer HH, Awad IA, Bendok BR. Brainstem cavernous malformations. Neurosurgery 2009;64(5):E805–E818, discussion E818.

[3] Mathiesen T, Edner G, Kihlström L. Deep and brainstem cavernomas: a consecutive 8-year series. J Neurosurg 2003;99(1):31–37.

[4] Gross BA, Batjer HH, Awad IA, Bendok BR. Cavernous malformations of the basal ganglia and thalamus. Neurosurgery 2009;65(1):7–18, discussion 18–19.

[5] Cavalcanti DD, Kalani MY, Martirosyan NL, Eales J, Spetzler RF, Preul MC. Cerebral cavernous malformations: from genes to proteins to disease. J Neurosurg 2012;116(1):122–132.

[6] Li D, Hao SY, Jia GJ, Wu Z, Zhang LW, Zhang JT. Hemorrhage risks and functional outcomes of untreated brainstem cavernous malformations. J Neurosurg 2014;121(1):32–41.

[7] Li D, Hao SY, Tang J, et al. Clinical course of untreated pediatric brainstem cavernous malformations: hemorrhage risk and functional recovery. J Neurosurg Pediatr 2014;13(5):471–483.

[8] Aiba T, Tanaka R, Koike T, Kameyama S, Takeda N, Komata T. Natural history of intracranial cavernous malformations. J Neurosurg 1995; 83(1):56–59.

[9] Kondziolka D, Lunsford LD, Kestle JR. The natural history of cerebral cavernous malformations. J Neurosurg 1995;83(5):820–824.

[10] Porter PJ, Willinsky RA, Harper W, Wallace MC. Cerebral cavernous malformations: natural history and prognosis after clinical deterioration with or without hemorrhage. J Neurosurg 1997;87(2):190–197.

[11] Moriarity JL, Wetzel M, Clatterbuck RE, et al. The natural history of cavernous malformations: a prospective study of 68 patients. Neurosurgery 1999;44(6):1166–1171, discussion 1172–1173.

[12] Kupersmith MJ, Kalish H, Epstein F, et al. Natural history of brainstem cavernous malformations. Neurosurgery 2001;48(1):47–53, discussion 53–54.

[13] Gross BA, Batjer HH, Awad IA, Bendok BR, Du R. Brainstem

cavernous malformations: 1390 surgical cases from the literature. World Neurosurg 2013;80(1–2):89–93.

[14] Gross BA, Lin N, Du R, Day AL. The natural history of intracranial cavernous malformations. Neurosurg Focus 2011;30(6):E24.

[15] Barker FG, II, Amin-Hanjani S, Butler WE, et al. Temporal clustering of hemorrhages from untreated cavernous malformations of the central nervous system. Neurosurgery 2001;49(1):15–24, discussion 24–25.

[16] Pozzati E. Thalamic cavernous malformations. Surg Neurol 2000; 53(1):30–39, discussion 39–40.

[17] Kalani MY, Zabramski JM. Risk for symptomatic hemorrhage of cerebral cavernous malformations during pregnancy. J Neurosurg 2013; 118(1):50–55.

[18] Witiw CD, Abou-Hamden A, Kulkarni AV, Silvaggio JA, Schneider C, Wallace MC. Cerebral cavernous malformations and pregnancy: hemorrhage risk and influence on obstetrical management. Neurosurgery 2012; 71(3):626–630, discussion 631.

[19] Abla AA, Lekovic GP, Garrett M, et al. Cavernous malformations of the brainstem presenting in childhood: surgical experience in 40 patients. Neurosurgery 2010;67(6):1589–1598, discussion 1598–1599.

[20] Abla AA, Lekovic GP, Turner JD, de Oliveira JG, Porter R, Spetzler RF. Advances in the treatment and outcome of brainstem cavernous malformation surgery: a single-center case series of 300 surgically treated patients. Neurosurgery 2011;68(2):403–414, discussion 414–415.

[21] Bertalanffy H, Benes L, Miyazawa T, Alberti O, Siegel AM, Sure U. Cerebral cavernomas in the adult. Review of the literature and analysis of 72 surgically treated patients. Neurosurg Rev 2002;25(1–2):1–53, discussion 54–55.

[22] Bradac O, Majovsky M, de Lacy P, Benes V. Surgery of brainstem cavernous malformations. Acta Neurochir (Wien) 2013;155(11):2079–2083.

[23] Bruneau M, Bijlenga P, Reverdin A, et al. Early surgery for brainstem cavernomas. Acta Neurochir (Wien) 2006;148(4):405–414.

[24] Cenzato M, Stefini R, Ambrosi C, Giovanelli M. Post-operative remnants of brainstem cavernomas: incidence, risk factors and management. Acta Neurochir (Wien) 2008;150(9):879–886, discussion 887.

[25] Chen L, Zhao Y, Zhou L, Zhu W, Pan Z, Mao Y. Surgical strategies in treating brainstem cavernous malformations. Neurosurgery 2011; 68(3):609–620, discussion 620–621.

[26] Chen LH, Zhang HT, Chen L, Liu LX, Xu RX. Minimally invasive resection of brainstem cavernous malformations: surgical approaches and clinical experiences with 38 patients. Clin Neurol Neurosurg 2014;116:72–79.

[27] Chotai S, Qi S, Xu S. Prediction of outcomes for brainstem cavernous malformation. Clin Neurol Neurosurg 2013;115(10):2117–2123.

[28] Dukatz T, Sarnthein J, Sitter H, et al. Quality of life after brainstem cavernoma surgery in 71 patients. Neurosurgery 2011;69(3):689–695.

[29] Ferroli P, Sinisi M, Franzini A, Giombini S, Solero CL, Broggi G. Brainstem cavernomas: long-term results of microsurgical resection in 52 patients. Neurosurgery 2005;56(6):1203–1212, discussion 1212–1214.

[30] Flores BC, Whittemore AR, Samson DS, Barnett SL. The utility of preoperative diffusion tensor imaging in the surgical management of brainstem cavernous malformations. J Neurosurg 2015;122(3):653–662.

[31] Frischer JM, Gatterbauer B, Holzer S, et al. Microsurgery and radiosurgery for brainstem cavernomas: effective and complementary treatment options. World Neurosurg 2014;81(3–4):520–528.

[32] Garcia RM, Ivan ME, Lawton MT. Brainstem cavernous malformations: surgical results in 104 patients and a proposed grading system to predict neurological outcomes. Neurosurgery 2015;76(3):265–277, discussion 277–278.

[33] Hauck EF, Barnett SL, White JA, Samson D. Symptomatic brainstem cavernomas. Neurosurgery 2009;64(1):61–70, discussion 70–71.

[34] Huang AP, Chen JS, Yang CC, et al. Brain stem cavernous malformations. J Clin Neurosci 2010;17(1):74–79.

[35] Mai JC, Ramanathan D, Kim LJ, Sekhar LN. Surgical resection of cavernous malformations of the brainstem: evolution of a minimally invasive technique. World Neurosurg 2013;79(5–6):691–703.

[36] Menon G, Gopalakrishnan CV, Rao BR, Nair S, Sudhir J, Sharma M. A single institution series of cavernomas of the brainstem. J Clin Neurosci 2011;18(9):1210–1214.

[37] Ohue S, Fukushima T, Kumon Y, Ohnishi T, Friedman AH. Surgical management of brainstem cavernomas: selection of approaches and microsurgical techniques. Neurosurg Rev 2010;33(3):315–322, discussion 323–324.

[38] Pandey P, Westbroek EM, Gooderham PA, Steinberg GK. Cavernous malformation of brainstem, thalamus, and basal ganglia: a series of 176 patients. Neurosurgery 2013;72(4):573–589, discussion 588–589.

[39] Porter RW, Detwiler PW, Spetzler RF, et al. Cavernous malformations of the brainstem: experience with 100 patients. J Neurosurg 1999;90(1):50–58.

[40] Ramina R, Mattei TA, de Aguiar PH, et al. Surgical management of brainstem cavernous malformations. Neurol Sci 2011; 32(6):1013–1028.

[41] Samii M, Eghbal R, Carvalho GA, Matthies C. Surgical management of brainstem cavernomas. J Neurosurg 2001;95(5):825–832.

[42] Schwartz C, Grillhösl A, Schichor C, et al. Symptomatic cavernous malformations of the brainstem: functional outcome after microsurgical resection. J Neurol 2013;260(11):2815–2822.

[43] Steinberg GK, Chang SD, Gewirtz RJ, Lopez JR. Microsurgical resection of brainstem, thalamic, and basal ganglia angiographically occult vascular malformations. Neurosurgery 2000;46(2):260–270, discussion 270–271.

[44] Wang CC, Liu A, Zhang JT, Sun B, Zhao YL. Surgical management of brainstem cavernous malformations: report of 137 cases. Surg Neurol 2003; 59(6):444–454, discussion 454.

[45] Wang Z, Qian C, Shi L, Wang L, Zhang J, Wang Y. Surgery approaches to brainstem cavernous malformations. J Craniofac Surg 2015; 26(7):e577–e580.

[46] Chang EF, Gabriel RA, Potts MB, Berger MS, Lawton MT. Supratentorial cavernous malformations in eloquent and deep locations: surgical approaches and outcomes. Clinical article. J Neurosurg 2011; 114(3):814–827.

[47] Otani N, Fujioka M, Oracioglu B, et al. Thalamic cavernous angioma: paraculminar supracerebellar infratentorial transtentorial approach for the safe and complete surgical removal. Acta Neurochir Suppl (Wien) 2008; 103:29–36.

[48] Rangel-Castilla L, Spetzler RF. The 6 thalamic regions: surgical approaches to thalamic cavernous malformations, operative results, and clinical outcomes. J Neurosurg 2015;123(3):676–685.

[49] Tew JM, Jr, Lewis AI, Reichert KW. Management strategies and surgical techniques for deep-seated supratentorial arteriovenous malformations. Neurosurgery 1995;36(6):1065–1072.

[50] Li H, Ju Y, Cai BW, Chen J, You C, Hui XH. Experience of microsurgical treatment of brainstem cavernomas: report of 37 cases. Neurol India 2009;57(3):269–273.

[51] Li D, Yang Y, Hao SY, et al. Hemorrhage risk, surgical management, and functional outcome of brainstem cavernous malformations. J Neurosurg 2013;119(4):996–1008.

[52] Li D, Hao SY, Tang J, et al. Surgical management of pediatric brainstem cavernous malformations. J Neurosurg Pediatr 2014; 13(5):484–502.

[53] Li D, Zhang J, Hao S, et al. Surgical treatment and long-term outcomes of thalamic cavernous malformations. World Neurosurg 2013; 79(5–6):704–713.

[54] Kalani MY, Yagmurlu K, Martirosyan NL, Cavalcanti DD, Spetzler RF. Approach selection for intrinsic brainstem pathologies. J Neurosurg 2016;125(6):1596–1607.

[55] Cavalcanti DD, Preul MC, Kalani MY, Spetzler RF. Microsurgical anatomy of safe entry zones to the brainstem. J Neurosurg 2016; 124(5):1359–1376.

[56] Kalani MY, Zabramski JM, Martirosyan NL, Spetzler RF. Developmental venous anomaly, capillary telangiectasia, cavernous malformation, and arteriovenous malformation: spectrum of a common pathological entity? Acta Neurochir (Wien) 2016;158(3):547–550.

[57] Ulrich NH, Ahmadli U, Woernle CM, Alzarhani YA, Bertalanffy H, Kollias SS. Diffusion tensor imaging for anatomical localization of cranial nerves and cranial nerve nuclei in pontine lesions: initial experiences with 3T-MRI. J Clin Neurosci 2014;21(11):1924–1927.

[58] Sarnthein J, Bozinov O, Melone AG, Bertalanffy H. Motor-evoked potentials (MEP) during brainstem surgery to preserve corticospinal function. Acta Neurochir (Wien) 2011;153(9):1753–1759.

[59] Bertalanffy H, Tissira N, Krayenbühl N, Bozinov O, Sarnthein J. Inter- and intrapatient variability of facial nerve response areas in the floor of the fourth ventricle. Neurosurgery 2011;68(1, Suppl Operative):23–31, discussion 31.

[60] Kalani MY, Yagmurlu K, Martirosyan NL, Spetzler RF. The retrosigmoid petrosal fissure transpeduncular approach to central pontine lesions. World Neurosurg 2016;87:235–241.

第三十一章　脑干血流重建

Anoop Patel, Harley Brito da Silva, Laligam N. Sekhar

摘要

脑干及周围结构的复杂性，以及本身对缺血的敏感性，增加了脑干手术的困难。需要脑干血流重建的病例大多为缺血、颅底肿瘤、椎－基底动脉瘤。当前有许多替代技术，包括治疗动脉瘤的脑血流转向装置，和肿瘤的放射治疗。因此需要采取血流重建的病例数量越来越少。但是，掌握脑干血流重建技术，能够帮助神经外科医生应对更加复杂多变的脑干相关疾病。

关键词：动脉瘤，脑干，脑血流重建，缺血，后循环，颅底肿瘤

■ 介绍

脑干是对血流阻断最敏感的区域之一。这是因为脑干相对缺乏侧支循环，且大多血供来自于大血管末端。不仅如此，由于脑干内重要核团和纤维束集中，缺血常导致严重的神经功能损害。所以脑血流重建技术应作为处理紧急情况的常备技术。

需要后循环重建的情形可分为 3 种：缺血、颅底肿瘤和动脉瘤。药物治疗、放射外科和介入技术的进步使得需要血运重建的病例越来越少。但对于一些复杂的病例，有时仍需要高超的外科技巧才能应对，包括血流重建。

在本章中，我们将回顾相关的脑干血管解剖结构和后循环搭桥的技术要点，并讨论搭桥手术的适应证和疗效，辅以病例展示。

■ 脑干血管解剖

脑干的血管构筑既复杂又多变。图 31.1a 概述了脑干血管的基本构成，但应注意实际会存在偏差。典型情况下的椎动脉起自锁骨下动脉（V1 段）、穿过 C6 的横突孔（V2 段）并向颅底方向上开，水平经过 C1 的动脉沟（V3 段），最终从寰枕关节外侧的硬膜入颅（V4 段）入颅后，椎动脉分出小脑后下动脉（PICA），但有 5%~20% 的病例会在入颅前分支[1]。较细的双侧脊髓前动脉会从腹侧分出，汇合后走行于脊髓腹侧表面。两条椎动脉在桥延水平汇合成为

基底动脉，之后相继分出小脑前下动脉（AICA）和小脑上动脉（SCA）。基底动脉的末端分支成为大脑后动脉（PCA），并通过后交通动脉（PCoA）与前循环沟通。这一区域存在重要的解剖变异。例如胚胎型大脑后动脉，即 PCA 的 P1 段闭锁，主要血流源自单侧或双侧扩张的 PCoA，发生率约 30%[2]。而与之相反的单双侧 PCoA 缺如闭锁发生率为 6%~21%[3]，这将导致后循环血管阻断后更严重缺血。鉴于患者间如此之大的解剖变异，术前进性 CT 血管成像或血管造影，对于可能需要血管重建的任何手术都至关重要。

脑干实质内的主要血供源自 PICA、AICA、SCA、PCA 或基底干中线附近的长短穿支（图 31.1b）。一般认为这些血管均为动脉末端，因而使得脑干对动脉阻断后的缺血十分敏感。但也有证据表明软膜血管或脑干深部的侧支会对基底干阻塞有所代偿[4, 5]。年轻的患者，或缓慢阻塞的患者，这种侧支代偿更容易建立。

■ 技术注意事项

手术技巧与监测

对于后循环搭桥而言，尤其需要外科医生、麻醉师和电生理技师的配合。总体来讲，手术应在经静脉麻醉下进行，且能够满足皮层电生理监护的需

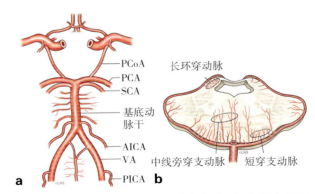

图 31.1 （a）脑干周围血管的基本构成。（b）源自 PICA、AICA、SCA、PCA 或基底干的穿支动脉的示意图。缩写：PICA. 小脑后下动脉；AICA. 小脑前下动脉；SCA. 小脑上动脉；PCA. 大脑后动脉

求。运动、感觉诱发电位和脑电监护需要全程使用。在后循环搭桥中，CNs V ~ XII 监护也有一定参考意义。丙泊酚诱导的爆发抑制能够降低临时阻断期间的脑代谢需求；同时血压应比基础升高 20% 以增加侧支灌注。所有搭桥患者术前给予 325mg 阿司匹林。若是动脉移植，则继续服药至术后 6 个月；若是静脉移植，则终身服药。在临时阻断期间，除非有使用禁忌，一般都需要 3000 单位肝素推注。搭桥后患者可使用多普勒监测，以便及时发现狭窄 / 血栓并尽早处理。

血流重建术分类

后循环血流重建包括：原位搭桥、颅内外搭桥（EC-IC）和颅外 – 颅外搭桥（EC-EC）[6]。原位搭桥包括：直接血管移植、动脉端 – 端吻合、侧 – 侧吻合或短血管移植。颅内 – 外搭桥和颅外 – 颅外搭桥可大致分为低、中和高流量。低流量搭桥一般是指颈外动脉分支与后循环的吻合。对于脑干血管重建，最常用的方法是枕动脉（OA）至 PICA 搭桥（图 31.2），但特殊情况下也会使用颞浅动脉（STA）。低流量搭桥的血流量为 30~60mL/min，目的是增加血流来源防止低灌注。这一类搭桥尤其适用于小于 2mm 受体血管。如果需要替换较大的动脉血管，则可使用中流量（60~80mL/min）或高流量搭桥（100mL/min）。这类搭桥常需借助血管移植，包括桡动脉（RAG）、大隐静脉（SVG）或胫前动脉（ATA），以导流来自颈外近端或椎动脉颅外段的大量血流。

搭桥种类的选择取决于以下关键因素：（1）侧支循环程度（低代偿需要较高流量搭桥）；（2）待替换动脉尺寸（如基底动脉等大动脉，常需高流量搭桥）；（3）受体血管尺寸；（4）供体血管（如 STA、OA）或移植血管（如 RAG、SVG、ATA）的条件和管径。应当注意的是，如果搭桥血流量明显高于正常血流量，则会发生高灌注综合征。这一现象已有文献报道，可以通过选择合适搭桥方式来避免。RAG 的流量为 50~150mL/min，而 SVG 由于管径更粗，流量可超过 200mL/min[7]。Amin-Hanjani 等曾报道过在搭桥术中血流监测技术指导精确的流量匹配[8]。

对于移植血管选择主要取决于流量需求，大多数后循环搭桥均属于中流量。因此，RAG 是最理想的选择（图 31.3）。随着压力扩张技术的出现，动脉移植中的血管痉挛问题已基本得到解决[9]。术前进行 Allen 试验可以确认手掌弓的血供充足。如果双侧均不达标，SVG 和 ATA 可以备选。供体动脉的直径同样会影响血流量，这也是制定搭桥策略的重要参考。

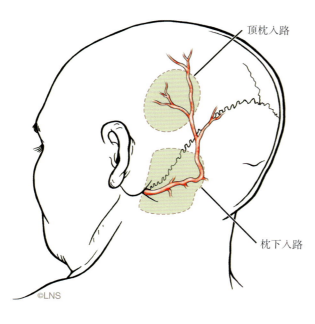

图 31.2 枕动脉的解剖

顶枕入路

枕下入路

©LNS

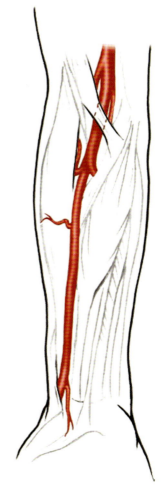

图 31.3 桡动脉的解剖

■ 原位搭桥与重建

直接搭桥

当术中或因肿瘤累及切除了一段动脉时，如果两个断端足够游离且接近，则可以直接吻合（图31.4a）。如果断端间隔较远，则可以进行短距离血管移植（图31.4b）。鱼口状剪裁吻合口可以让管径之间彼此协调。如果相差太大，则可以考虑端－侧吻合（图31.5a~c）。对于较细的血管如PICA、AICA、OA或STA，常采用这种移植。对于较粗的血管如VA，使用RAG或SVG移植可以确保管径匹配，流量充足。面对一些起始段动脉瘤或肿瘤侵袭的血管，可以使用上述方法重建血流。例如PICA或AICA动脉瘤，将载瘤动脉临时阻断后切断远端，切除动脉瘤。之后用9-0或10-0缝线将远端血管断端做端－侧吻合。

侧－侧吻合

除了血管移植和直接吻合外，对于远端动脉还可以做侧－侧吻合（图31.6）。这种方法对于后循环远端的小动脉最适合，例如PICA和AICA。

■ 低流量搭桥

对于流量需求为30~60mL/min的情况，可以使用低流量搭桥。使用OA或STA作为供体血管，SCA、AICA或PICA作为受体血管。如果管径合适，没有损伤，则OA是后循环搭桥的首选供体。如果OA末端有损伤，则可以采用一段RAG桥接，以到达PICA、SCA或PCA的位置。另外，极少数病例可以使用STA搭桥。最常见的搭桥是OA-PICA，用于处理PICA动脉瘤时可以实现很好的血流重建。

枕动脉－小脑后下动脉搭桥术

枕动脉的游离是具有挑战性的，且需要对颈项肌群的解剖层次有很好地理解。OA起源于颈外动脉，向后走行，并水平进入乳突尖端和二腹肌的起点的深部。枕动脉位于胸锁乳突肌、头夹肌和头最长肌的深面；外直肌、上斜肌和半棘肌的表面。然后穿筋膜并垂直向上延伸，并在头皮浅筋膜中的曲折上行。

用多普勒标记动脉轨迹后，采用倒"U"形切口或耳后"C"形切口。在显微镜下将肌肉层钝性分离，以防止意外损伤动脉。通常来说，胸锁乳突肌随皮瓣翻起，头夹肌从上项线切断，翻向下外侧。多普勒可反复用于定位动脉。动脉路径可追溯到二腹肌，并向前探至筋膜进入点。较大的分支可以结扎，较小的分支可以凝结并切断，并在动脉周围留有一层筋膜袖套。动脉从乳突尖起始到穿入肌肉筋膜这段长度能够满足大多数的后循环搭桥。

开颅范围取决于病变位置，但最常用的是远外侧或极外侧经髁入路。游离PICA在小脑扁桃体处的绕环，或AICA在CNs Ⅷ后的分支。吻合常选用端－端或端－侧方式。首先适当提升血压，再用临时夹阻断供体和受体血管。在受体血管上做3mm的直线切口，供体血管必要时可做鱼口状修剪。使用肝素水冲洗血管后，现在受体血管"脚跟"处使用10-0尼龙线缝一针，再在对侧"脚趾"处缝针做锚定。背侧可用连续缝合，开始缝线松弛，最后再收紧。之后血管翻转，正面间断缝合，完成后统一打结。打最后一个结前，管腔使用肝素水冲洗，并松开远端

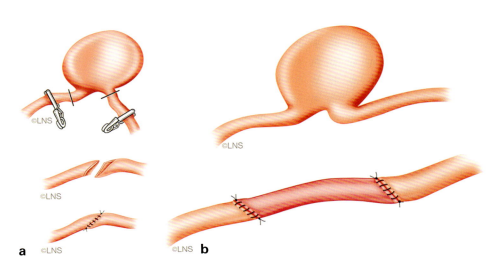

图31.4　常用的直接吻合方式。（a）端－端吻合用于管径匹配的血管，且长度足够。（b）血管移植用于长度不够的吻合

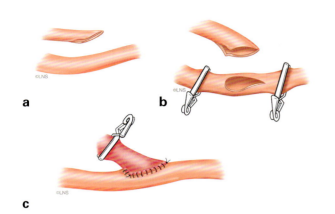

图 31.5 端 – 侧吻合中的鱼口状修剪技巧。(a)供体血管侧壁鱼口状修剪,可以使得血管尺寸匹配。(b)受体血管切开后,使用临时夹阻断鱼口的近端和远端。(c)供受体血管完成吻合

夹子使 PICA 回血。小的漏口可以明胶压迫,或间断补针。水密缝合硬膜一般比较困难,但应将硬膜四周固定妥当,视情况贴合人工硬膜并用纤维蛋白胶加固。肌肉和皮肤层紧密缝合以防止脑脊液漏,并且要注意不能影响搭桥血管。

枕动脉 – 椎动脉颅外段搭桥术

如果硬膜外椎动脉病变需要增加血流量,并且 OA 具有足够大的口径,则可以直接对椎动脉(VA)进行端 – 侧吻合。搭桥部位通常在硬膜外 V2 或 V3 段。当 V2 段狭窄且 V3 段通畅时,常使用此类搭桥。对于椎动脉起始狭窄(V1 段),可用的方法包括 VA 到颈总动脉转位[10] 或颈外动脉到 VA 高流量搭桥,这将在后面介绍。

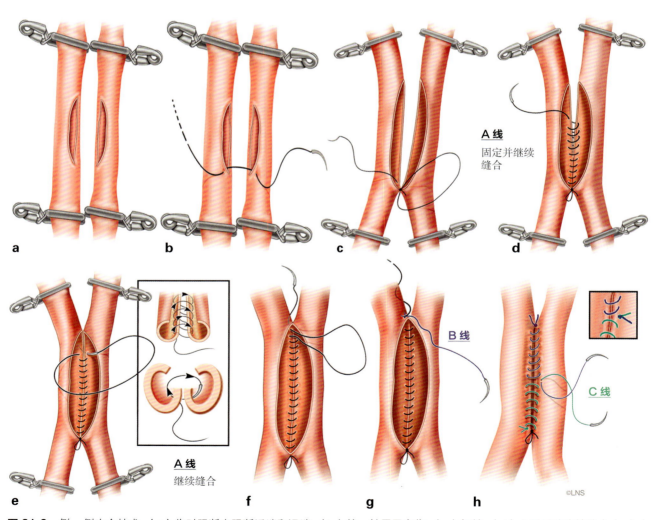

图 31.6 侧 – 侧吻合技术。(a)临时阻断夹阻断近端和远端。(b)第一针用于定位。(c)打结。(d)之后后壁连续缝合(e)末端打结。嵌图用于说明行针方向。(f)第一列缝合打结完毕。(g)之后紧接着一列前壁缝合。(h)第三列缝合从另一端开始,最终与第二列缝合末端打结,完成缝合

颞浅动脉－小脑上动脉搭桥术

在极少数情况下，基底动脉上段病变合并胚胎型 PCA 或 P1 发育不良，可以使用 STA-SCA 搭桥进行血流重建。较粗的 STA 顶支是此类手术的理想供体。用多普勒标记 STA，并尽可能长地游离，以获得所需的长度。使用颞下或经岩骨入路，切开天幕的位置位于外展神经进入海绵窦处的后方。之后在中脑和小脑外侧游离 SCA 以备搭桥。吻合方式类似于上述 OA-PICA 的端－侧吻合。该技术的主要限制是完成搭桥所需的 STA 长度。

■ 中高流量搭桥

椎动脉－大脑后动脉或小脑上动脉搭桥术

当因处理病变，需要闭塞基底动脉或近端 PCA 时，中高流量搭桥可弥补灌注不足。这常是通过使用颈外动脉（或枕动脉）或椎动脉近端（V2/V3）作为供体，PCA 的 P2 段作为受体的血管移植来完成。选择 P2 作为受体是因为这段缺乏穿支。手术入路视病变位置而定，但通常是经岩骨入路。开放外侧桥小脑池以释放脑脊液，使得颞叶松弛，更易于接近 PCA 的环池段。游离 1.5cm 长的 P2 段，下方置橡胶垫。适当提升血压后，临时夹阻断受体血管。一般此时会使用 3000U 负荷剂量的肝素。受体血管壁上做 3~4mm 的直或卵圆切口。移植血管做鱼口状修剪，8-0 或 9-0 缝线锚定。吻合口上部使用连续缝合，之后翻转移植血管，下部使用间断或"8"字缝合。在完成最后打结前，肝素水冲洗管腔，回血排出空气。此类缝合因深部操作而显得困难，但一般可在半小时内结束。接下来将移植血管置于椎动脉颅外 V3 段。椎动脉一般切开 4~5mm 后，使移植血管口径使用 7-0 或 8-0 缝线吻合。移植血管（RAG 或 SVG）的选择通常取决于供体和受体血管的口径，以及所需的流量。后循环搭桥一般为中流量，因此 RAG 比 SVG 更合适。如果 PCA 存在动脉粥样硬化、闭塞或位置较高，在 SCA 的口径足够大（至少 1.5mm）时可以将其用作受体血管。当病变位于 PICA 近端时（如巨大椎动脉瘤或枕大孔区肿瘤），且口径足够大（至少 1.5mm）时可使用原位移植。这是替代更远端搭桥的一个方法，不会在临时阻断期间让较多血管流域处于缺血风险中。

椎动脉－椎动脉或小脑后下动脉搭桥术

当存在动脉瘤或夹层，且缺乏足够的对侧血流

时，可以在 VA 的 V3 和 V4 段之间原位移植血管。手术入路通常是极外侧髁后或经髁入路，以充分暴露动脉的硬膜内外部分。如果需要，可以通过切除颈静脉结节来扩大操作空间。移植血管一般使用粗大的 RAG 或 SVG。远端搭桥部位的选择，无论是在 PICA 的近端还是远端，都取决于病变的特点。如果病变在 PICA 近端，则可以直接进行血管移植。近端的吻合以端－端或端－侧的方式在 C1~C2（V3 段）的水平上进行。

颈外动脉－硬膜外椎动脉搭桥术

如果发生椎动脉近端近端病变，例如椎动脉起始段狭窄，则可以通过 EC 到 V2 或 V3 段的血管移植做高流量搭桥。血管吻合技巧与前述类似。根据所需的流量，可以使用 RAG 或 SVG。

■ 后循环搭桥相关结果与病例展示

后循环缺血

后循环卒中占所有卒中的 25%~30%[11]，可能是由慢性血管闭塞性疾病、急性血栓栓塞或外伤性动脉夹层引发。慢性缺血通常需要时间进行脑血流的自身生理调节，从而增加侧支血流。急性阻塞由于缺乏代偿时间，通常会造成灾难性后果。椎基底动脉供血不足，轻则可表现为头晕，重则出现闭锁综合征甚至永久性昏迷。内科治疗包括抗血小板或抗凝治疗，以及全身性血压和血糖控制。急性栓塞可以通过静脉内溶栓，和介入动脉内溶栓或机械取栓[12]。尽管有少数病例或系列报告了外科血流重建治疗[13]，但绝大多数急性闭塞均是通过药物或介入方法进行治疗。

慢性病变可能适合于血管内支架置入术。但是对血管内治疗的荟萃分析显示，根据所用治疗的类型，再狭窄率在 11%~30% 之间[14]。虽然药物洗脱支架的再狭窄率明显降低，并且可用于不满足手术条件的患者，但目前支架置入尚不能带来长期疗效。近端（V1）椎动脉狭窄是后循环卒中的重要原因，有证据表明仅 30% 的狭窄会显著增加致死性梗死的风险[15]。双侧 VA 闭塞也是椎基底动脉供血不足的重要原因，并有机会通过血流重建获益。通常 VA 血流重建位置为 V3 段。

如果进行了最大限度的药物治疗和／或在介入治疗后仍继续出现卒中症状，可以考虑对后循环进行血流重建。尽管一些关于血流重建治疗前循环缺血的随机对照研究存在争议[16]，但目前尚无对后循环

血管闭塞类似治疗的结论性研究。此外，考虑到后循环卒中的高致死率，如果可以在相对较低的手术并发症下进行血流重建，则手术改善预后的潜力巨大。

椎动脉近端（V1）搭桥术包括血栓动脉内膜切除术或椎动脉到颈总动脉（CCA）转位。Rangel-Castilla 等研究了 20 例难治性近端 VA 狭窄患者的 CCA-VA 转位术[10]。他们发现短期并发症的发生率为 45.5%，但除一项并发症外，其他并发症均通过平均在 8.8 个月的随访期内缓解。长期并发症发生率为 4.5%。他们还报道了一例需要血管成形术和支架置入术后再狭窄。最终所有患者的术前症状均得到缓解。作者得出结论，对于难治性近端 VA 狭窄患者应考虑 CCA-VA 转位。

本章的资深作者（L.N.S.）在 2007 年至 2015 年间共进行了 8 例后循环缺血的搭桥手术。其中 6 例为有症状的椎动脉狭窄，2 例为有症状的椎动脉夹层。长期移植血管通畅性为 7/8（87.5%），并且所有搭桥均采取 EC-EC 方式。闭塞的病例是主要是由于移植的桡动脉发生了严重血管痉挛，其次是原动脉的狭窄。此后的移植血管改为大隐静脉，从而获得了良好的预后和长期的血管通畅性。与先前描述的 CCA-VA 转位术不同，在我们的报道中，EC-EC 搭桥在 6 例病例中的 4 例中采用的是血管原位移植，而不是直接做 EC-VA 吻合。另外 2 例采用的是 OA-VA 低流量搭桥。EC-EC 搭桥手术中唯一的并发症是一例移植血管的轻度狭窄，目前仍在密切随访中，但患者的症状得到缓解。其余患者均无手术并发症，并且术前卒中症状均有改善。

病例 1

一位 64 岁的患者，因双侧椎动脉进行性闭塞保守治疗 3 年，门诊随访诉开始出现头晕和行走不稳。脑血管造影提示双侧椎动脉起始段闭塞。右椎动脉非常细，通过颈外通道发生重构（图 31.7a~c）。左椎动脉要大得多，并通过锁骨下动脉发出的侧支通道在 C2 水平发生重构。另外还存在左颈内动脉狭窄，但已通过扩大的后交通动脉向基底动脉上部供血（图 31.8a~b）。他接受了 SPECT 放射核素扫描，经乙酰唑胺负荷试验后，结果显示后颅窝血管舒缩及血流储备功能减退（图 31.9）。患者手术采用了远侧入路，暴露了椎动脉的 V2~V3（颅外）段，截取了左侧桡动脉做颈外动脉到椎动脉的 EC-IC 搭桥（图 31.10）。1 周后，患者出院回家，目前无神经功能障碍（图 31.11a~c）。

病例 2

一位 48 岁的高血压和慢性肾病患者，因出现椎

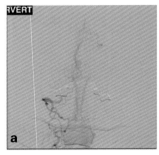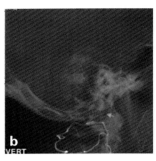
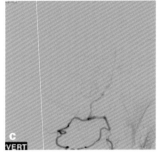

图 31.7 术前右椎动脉血管造影。（a）正位。（b）侧位未减影。（c）侧位显示右椎动脉严重狭窄（a 和 b 中的蓝色箭头），对基底循环的血流贡献最小（c 中的蓝色箭头）

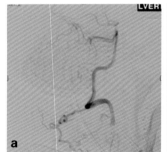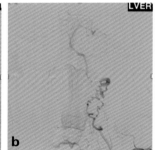

图 31.8 术前左椎动脉血管造影。（a）侧位。（b）正位显示左椎动脉对基底循环有一定血供（a 和 b 中的蓝色箭头）

基底动脉供血不足和脑干卒中先兆症状而就诊。他的主诉是头晕和眩晕，尤其是抬头和转动头时，会有症状加重。他首先行计算机断层血管造影（CTA）和磁共振成像（MRI）检查，发现了陈旧性的脑干腔隙梗死（图 31.12a，b），可能是由颅内椎动脉远端闭塞，以及基底动脉的血流不足造成的。所以他被建议使用利索普利，阿司匹林和氯吡格雷。主动脉内数字减影血管造影（IADSA）显示，在汇入基底动脉之前的双侧椎动脉都均闭塞，并且两侧 PICA 都通过侧支循环供应 SCA（图 31.13a，b 和图 31.14a，b）。而 PCA 则是由颈内动脉供血的。我们决定施行血流重建手术，以改善后颅窝的循环。患者进行了右颞和乙状窦后开颅和去骨瓣术，经岩骨入路，随后进行了从右 OA 到右 SCA 的桡动脉移植搭桥（图 31.15）。一个星期后，他平稳度过了观察期后出院了。在最

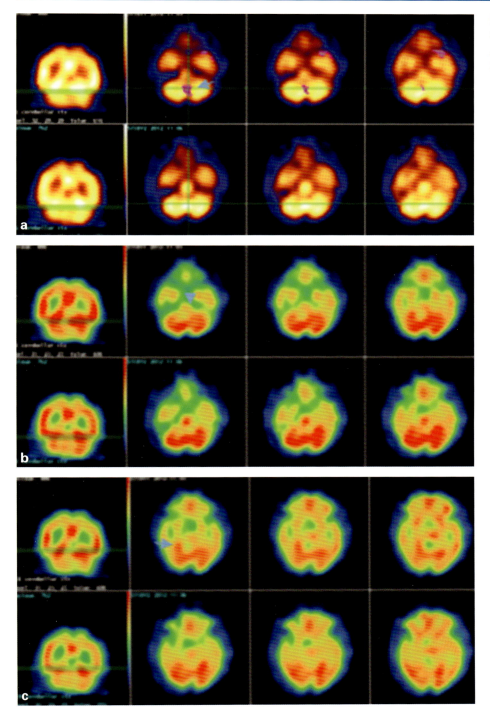

图 31.9　术前 SPECT 放射核素扫描。乙酰唑胺负荷后（a）小脑蚓部和（b，c）右小脑的灌注减少

近的随访中，除了在坐位和站位切换之间有轻微眩晕外，其余所有症状都得到了缓解（图 31.16a，b）。

以上病例都显示了在后循环缺血时，选择外科搭桥的优势。如果患者对最大的药物治疗没有反应并继续出现症状，则可考虑由经验丰富的外科医生进行手术，并发症率低，且能够获益。对进行性缺血的病例做脑灌注研究，通过客观证据来增强决策，可能有助于证明直接血运重建的价值，正类似于既往前循环的研究[17]。无论如何，我们都需要更加深入的队列研究，来明确在后循环闭塞性疾病中，脑干血流重建让哪些患者的获益最大。

颅底肿瘤

颅底肿瘤占后循搭桥适应证的少数。且随着时间推移，需要血流重建的病例也有所减少。这主要

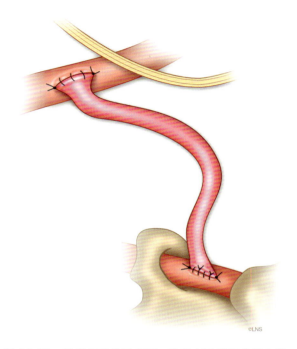

图 31.10 搭桥病例的示意图。该患者采用远外侧入路，暴露了椎动脉的 V2~V3（颅外）节段，颅内外搭桥，从颈外动脉到椎动脉做左桡动脉移植

是得益于放疗的进步，在许多情况下无须进行根治性切除。在当前，大多数涉及后循环主要血管的肿瘤可以做次全切除或近全切除，然后再对邻近血管的残留肿瘤进行放射治疗。但在某些情况下，仍需要使用血流重建技术。在肿瘤手术期间进行搭桥的原因包括：动脉不可挽救的意外损伤，动脉浸润引发缺血，恶性肿瘤需全切，或怀疑血管壁会因复发或放疗而受损。

关于前循环肿瘤搭桥的文献较多，但后循环相关的却很少。本章的资深作者（L.N.S.）曾发表过他的颅底肿瘤搭桥手术系列，包括 18 例患者。其中 4 例后颅窝病变进行了后循环搭桥[18]。这 4 例患者的病理包括 2 例脑膜瘤（1 例原发，1 例复发），1 例骨肉瘤和 1 例巨细胞瘤。所有 4 例均使用血管移植，重建了切除的部分动脉（通常为 V3 或 V4 段），其中 1 例还涉及 PICA-PICA 的侧 – 侧吻合。搭桥病例的指征包括脑膜瘤包绕血管，骨肉瘤的全切要求，以及巨细胞瘤的意外动脉损伤。除因全身性疾病死亡的恶性骨肉瘤患者外，其余患者的术后预后均为良好（3 个月及后续随访的改良 Rankin 评分 < 2 分）。

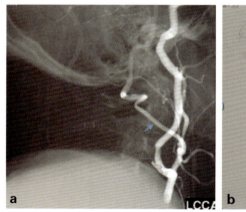 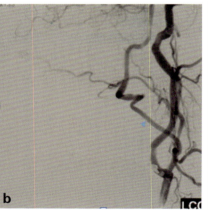 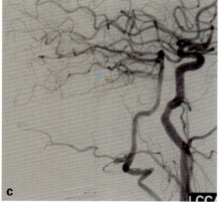

图 31.11 术后左椎动脉造影。（a）侧位未减影和（b，c）侧位减影显示桥血管通畅性（a 和 b 中的蓝色箭头），以及 SCA 分支的充盈（c 中的蓝色箭头）

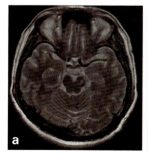 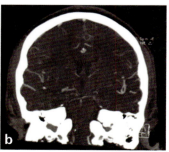

图 31.12 水平位（a）T2 加权 MRI 和（b）冠状位 CTA，显示出陈旧性脑干腔隙性梗死

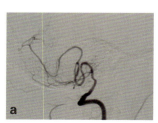 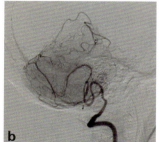

图 31.13 术前右椎动脉造影检查。（a）侧位动脉期和（b）毛细血管期显示，基底动脉闭塞，吻合支供应小脑区域

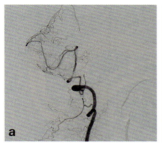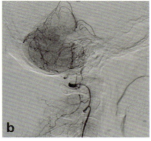

图 31.14　术前左椎动脉造影。（a）侧位动脉期和（b）毛细血管期显示基底动脉闭塞

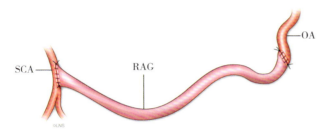

图 31.15　使用移植血管（RAG）进行的枕动脉（OA）到小脑上动脉（SCA）搭桥的示意图

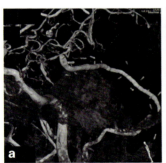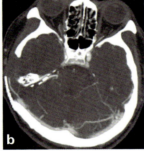

图 31.16　术后（a）三维磁共振血管造影重建和（b）水平位 CTA 证实了搭桥通畅

病例 3

　　一位 15 岁男孩因残余巨细胞瘤就诊，病变累及左侧颞骨，枕骨至左髁，以及颅内枕大孔区。他最初由另一位外科医生进行了肿瘤部分切除，但肿瘤复发相当迅速（图 31.17a，b）。血管造影显示左侧椎动脉分出多个肿瘤分支（图 31.18a，b），且左侧椎动脉是非主侧，右椎才是基底动脉的主要血流来源。我们采用了左远外侧经髁入路，使用大隐静脉移植，直接替换了受累血管，即颅内外椎动脉搭桥手术（图 31.19a~c），最终肿瘤全切。肿瘤累及了后组脑神经，因此他术后存在左侧后组脑神经症状，随后患者转入了五官科做进一步治疗。4 个月后，患者接受了枕骨到 C3 的融合固定来矫正畸形。3 年后，由于

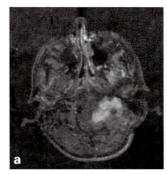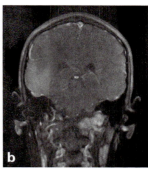

图 31.17　术前（a）水平位 MRI 和（b）冠状位显示巨细胞瘤累及左侧颞骨，并侵入枕骨，累及左髁和硬膜下枕大孔区

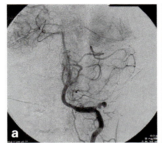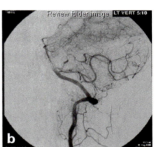

图 31.18　术前左椎动脉造影。（a）正位和（b）侧位

持续的声音嘶哑，他又接受了左声带内移术。在最后一次随访中，患者的发音和吞咽功能均恢复良好。

后循环动脉瘤

　　复杂的脑动脉瘤是脑血流重建的最常见适应证。尽管搭桥仍是治疗颅底肿瘤和缺血性疾病的关键技术，但在本中心，动脉瘤却是占后循环搭桥的 85%。后循环搭桥是脑血管外科医生应具备的重要技能。由于血流导向支架的普及，需要搭桥的前循环动脉瘤比例有所降低。但考虑到后循环动脉瘤中血流导向支架相关风险报道不断增多，后循环搭桥的需求仍未改变。文献中总结几个搭桥治疗复杂后循环动脉瘤的小样本队列[19]。

　　基底动脉延长扩张症是神经外科手术中最困难的病种之一。Lawton 及其同事发表过治疗 37 例此类动脉瘤的系列报道[20]。尽管他们对搭桥入路进行了优化，对穿支尽可能保留，且规范抗血栓治疗，但他们的死亡率仍高达 50%。从中他们得出结论，此类动脉瘤的最佳手术策略为大脑中动脉 – 后动脉搭桥，同时行动脉瘤远端阻断。他们发现近端阻断后，依靠搭桥的逆向血流极易发生血栓，致死致残率很高。而若减少血流量为目标的搭桥也不足以稳定动脉瘤。他们还指出，有 64% 的保守观察患者无动脉

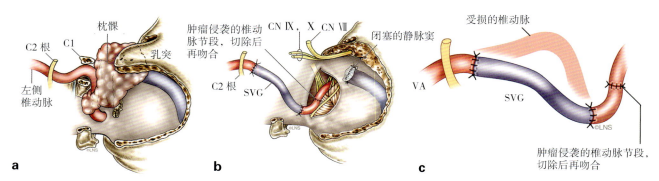

图 31.19 搭桥手术步骤示意图。（a）注意到该肿瘤累及枕骨髁并侵蚀了左椎动脉（VA）。（b）术中发现肿瘤侵犯了椎动脉，需要切除和重新吻合血管并牺牲静脉窦（c）使用大隐静脉（SVG）移植修复椎动脉

瘤进展或死于其他原因，这表明对于没有明显症状的患者，应强烈建议保守观察。

Kalani 等在 11 例搭桥治疗的基底动脉瘤患者中报道了相似的结果 [21]。包括有 5 个囊状动脉瘤和 7 个梭形动脉瘤，分布在不同的位置，包括基底动脉顶端，基底干和椎基底动脉交界处。短期手术死亡率为 18%。尽管长期桥血管通畅率极高（92.3%），但 11 例患者中却有 5 例病情进展，并于再次治疗后死亡。这两份报道都揭示了基底动脉瘤治疗的艰难，特别是基底干的梭型动脉瘤和延长扩张症。介入治疗同样导致不良预后，治愈率仅 31%，致死致残率 40%~50% [20]。因此，这类疾病过程演变的复杂性使我们所有的治疗方式都无效或风险极高。观察随访目前应该是基本准则，只有在动脉瘤发生不稳定，或有症状进展时才应尝试干预。

相反，使用显微外科手术治疗 PICA 动脉瘤是安全的。此时搭桥技术可以很好地用于防止阻断或重塑 PICA 后，引起的缺血相关并发症。Abla 及其同事报道过 129 例 PICA 动脉瘤，其中 35 例需要 IC-IC 搭桥术 [22]。其中 PICA-PICA 原位搭桥，占 31%，血管移植占 26%，再吻合占 40%，还有 1 例行 VA-PICA 血管移植。所有动脉瘤均被完全或接近完全治愈，搭桥通畅率为 94%，76% 的患者改良的 Rankin 评分 < 2 分。他们得出的结论是，无论需要通过显微外科手术或介入来闭塞 PICA 时，均可考虑做 PICA 搭桥手术。

从 2005 年到 2015 年，资深作者（L.N.S.）对脑动脉瘤进行了 130 例搭桥手术，其中 29 例（22%）为后循环搭桥。最常见的类型是中流量（例如 V3-P2-RAG）和低流量（例如 OA-PICA、PICA-PICA）。62% 为未破裂的动脉瘤，而 38% 为伴有蛛网膜下腔出血的破裂动脉瘤。Hunt-Hess 1~2 级的占 36%，Hunt-Hess 3~5 级的占 64%。31% 的患者曾接受过先前的治疗尝试（33% 夹闭，56% 弹簧圈栓塞，11% 血

流导向支架）。PCA（55%）和 PICA（41%）为大多数搭桥受体，还包括 3% 的 SCA，而 AICA 未被作为受体血管。当即搭桥通畅率为 100%。在侧支循环重新建立后，3 个月的通畅率为 88%。后循环搭桥术的功能预后如图 31.20 所示。

病例 4

一位患有 Pierre-Robin 综合征的 17 岁女孩从阿拉斯加转到西雅图进行诊治。她表现有 3 个月的剧烈头痛病史，伴有左眼局部视觉改变。此外，她还有间歇性左手麻木。MRI 和 CT 血管造影（图 31.21a，b）显示，梭形血栓性动脉瘤累及右 PCA 远端（从 P2 后段到 P3 段）长达 5cm。她接受了右颞和乙状窦后开颅手术，乳突切除术，经岩骨入路包裹并切除动脉瘤，并从右枕动脉到 P3 分支之间做桡动脉搭桥（图 31.22a 和 c，图 31.23a 和 c）。术中 CT 发现有丘脑出血，因此我们决定去骨瓣。因患者恢复良好，在搭桥术后 2 周，我们便实施了颅骨修补。6 周后患者出院，左偏瘫和左同向偏盲得到部分缓解。在最近的随访中，她的左侧偏瘫已经完全康复，但左同向偏盲和偏身感觉障碍仍然存在。

后循环动脉瘤血流重建后的功能预后

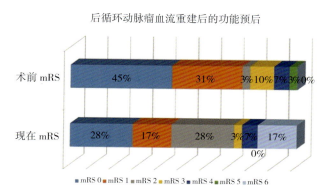

图 31.20 后循环搭桥术的功能预后。缩写：mRS. 改良的 Rankin 量表

病例 5

一位 45 岁的男性出现急性视力改变和严重头痛。MRI，CTA 和 IADSA 显示左 P1/P2 连接处有 15mm×15mm 的血栓性动脉瘤并引起严重的脑干压迫（图 31.24a，b，图 31.25a，b）。动脉瘤呈梭形，不可能进行介入治疗。患者接受了左颞和乙状窦后开颅手术，经颞后岩骨入路，将近端动脉瘤夹闭，并使用左桡动脉进行枕动脉至大脑后动脉的搭桥手术（图 31.26）。患者 10 天后出院，伴有右偏瘫和右面瘫。5 天后患者因瞳孔不等大，失语和情绪障碍，再次要求入院。头部 CT 扫描显示轻度脑水肿，CTA 和 IADSA 提示动脉瘤未显影（图 31.27a，b）。经过 1 个月的脱水治疗后患者顺利出院。

■ 结论

由于脑干组成结构的重要性，以及对局部缺血的敏感性，使得脑干相关手术十分复杂。我们在本章回顾了脑干血流重建手术的主要指征，包括局部缺血，颅底肿瘤和动脉瘤。后循环缺血的搭桥研究远少于前循环缺血。脑干卒中是灾难性的，即使通过最大限度的药物治疗也是如此，而搭桥手术却能为改善预后提供契机。面对复杂的颅底肿瘤（累血管及）或恶性肿瘤（全切为标准治疗方案）时，可考虑使用后循环搭桥。更重要的是，在术中意外血管损伤的情况下，血流重建术可以作为脑干功能的挽救手段。最后，绝大多数需要脑干血流重建的病例都是椎动脉或基底动脉的复杂动脉瘤。血流导向

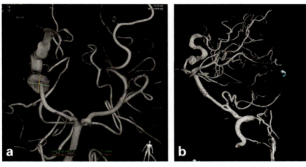

图 31.21 磁共振血管造影的三维重建（a）正位（b）侧位显示了梭形血栓性动脉瘤，累及右 PCA 远端（从 P2 后段到 P3 段）长达 5cm

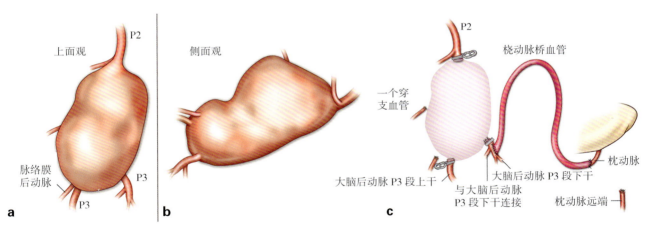

图 31.22 手术策略示意图。（a，b）动脉瘤累及整个 PCA，且瘤壁分布有进出的血管分支。（c）搭桥和阻断的手术策略图示

上面观　P2　侧面观　桡动脉桥血管

脉络膜后动脉　P3　一个穿支血管　大脑后动脉 P3 段上干　与大脑后动脉 P3 段下干连接　大脑后动脉 P3 段下干　枕动脉　枕动脉远端

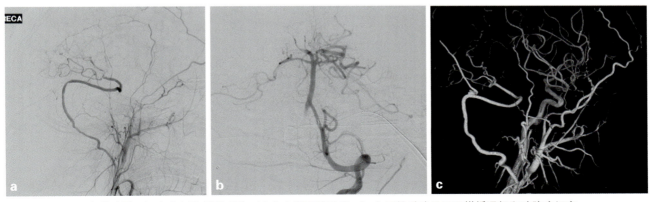

图 31.23 术后血管造影。（a）右侧外侧颈动脉。（b）右侧面椎动脉。（c）三维重建显示了搭桥通畅和动脉瘤闭塞

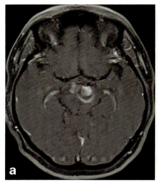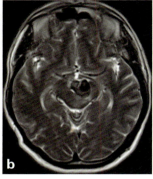

图 31.24 术前（a）水平位 T1 和（b）T2 加权 MRI，提示脑干收巨大动脉瘤压迫

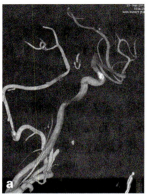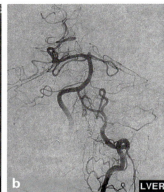

图 31.27 术后（a）三维血管造影重建和（b）左椎动脉正位造影显示动脉瘤闭塞

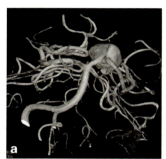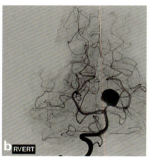

图 31.25 术前（a）三维血管造影重建和（b）汤氏位右椎动脉造影显示左大脑后动脉巨大动脉瘤

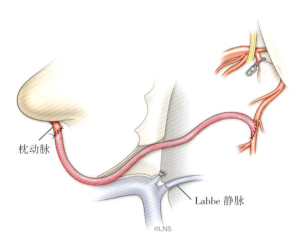

图 31.26 使用左桡动脉进行枕动脉（OA）至大脑后动脉搭桥的示意图

装置在后循环中尚未被证明是有效和安全的，因此显微外科手术和搭桥技术仍然是长期和基本的治疗手段。其他治疗方式的进步，例如用于动脉瘤和缺血的介入治疗，以及用于肿瘤的放射治疗，在今后都可能成为后循环搭桥的替代方案。如此一来，需要血流重建的病例将会越来越少。但对于无法通过其他方式治疗的病例，神经外科医生仍需保留有血流重建的技术能力，以便应对脑干病变的全部困境。

参考文献

[1] Fine AD, Cardoso A, Rhoton AL, Jr. Microsurgical anatomy of the extracranial-extradural origin of the posterior inferior cerebellar artery. J Neurosurg 1999;91(4):645–652.
[2] van Raamt AF, Mali WP, van Laar PJ, van der Graaf Y. The fetal variant of the circle of Willis and its influence on the cerebral collateral circulation. Cerebrovasc Dis 2006;22(4):217–224.
[3] Chuang YM, Liu CY, Pan PJ, Lin CP. Posterior communicating artery hypoplasia as a risk factor for acute ischemic stroke in the absence of carotid artery occlusion. J Clin Neurosci 2008;15(12):1376–1381.
[4] Drake CG, Peerless SJ. Giant fusiform intracranial aneurysms: review of 120 patients treated surgically from 1965 to 1992. J Neurosurg 1997; 87(2):141–162.
[5] Marinković SV, Gibo H. The surgical anatomy of the perforating branches of the basilar artery. Neurosurgery 1993;33(1):80–87.
[6] Kawashima M, Rhoton AL, Jr, Tanriover N, Ulm AJ, Yasuda A, Fujii K. Microsurgical anatomy of cerebral revascularization. Part II: posterior circulation. J Neurosurg 2005;102(1):132–147.
[7] Morton RP, Moore AE, Barber J, et al. Monitoring flow in extracranial-intracranial bypass grafts using duplex ultrasonography: a single-center experience in 80 grafts over 8 years. Neurosurgery 2014; 74(1):62–70.
[8] Amin-Hanjani S, Alaraj A, Charbel FT. Flow replacement bypass for aneurysms: decision-making using intraoperative blood flow measurements. Acta Neurochir (Wien) 2010;152(6):1021–1032, discussion 1032.
[9] Sekhar LN, Duff JM, Kalavakonda C, Olding M. Cerebral revascularization using radial artery grafts for the treatment of complex intracranial aneurysms: techniques and outcomes for 17 patients. Neurosurgery 2001;49(3):646–658, discussion 658–659.
[10] Rangel-Castilla L, Kalani MY, Cronk K, Zabramski JM, Russin JJ, Spetzler RF. Vertebral artery transposition for revascularization of the posterior circulation: a critical assessment of temporary and permanent complications and outcomes. J Neurosurg 2015;122(3):671–677.
[11] Bogousslavsky J, Van Melle G, Regli F. The Lausanne Stroke Registry: analysis of 1,000 consecutive patients with first stroke. Stroke 1988; 19(9):1083–1092.
[12] Nouh A, Remke J, Ruland S. Ischemic posterior circulation stroke: a review of anatomy, clinical presentations, diagnosis, and current management. Front Neurol 2014;5:30.
[13] Inoue T, Tamura A, Tsutsumi K, Saito I, Saito N. Acute to subacute surgical revascularization for progressing stroke in atherosclerotic vertebrobasilar occlusion. Acta Neurochir (Wien) 2012;154(8):1455–1461, discussion 1461.
[14] Stayman AN, Nogueira RG, Gupta R. A systematic review of stenting and angioplasty of symptomatic extracranial vertebral artery stenosis. Stroke 2011;42(8):2212–2216.
[15] Mazighi M, Labreuche J, Gongora-Rivera F, Duyckaerts C, Hauw JJ, Amarenco P. Autopsy prevalence of proximal extracranial atherosclerosis in patients with fatal stroke. Stroke

2009;40(3):713–718.

[16] Amin-Hanjani S, Barker FG, II, Charbel FT, Connolly ES, Jr, Morcos JJ, Thompson BG; Cerebrovascular Section of the American Association of Neurological Surgeons. Congress of Neurological Surgeons. -intracranial bypass for stroke-is this the end of the line or a bump in the road? Neurosurgery 2012;71(3):557–561.

[17] Garrett MC, Komotar RJ, Starke RM, et al. The efficacy of direct extracranial-intracranial bypass in the treatment of symptomatic hemodynamic failure secondary to athero-occlusive disease: a systematic review. Clin Neurol Neurosurg 2009;111(4):319–326.

[18] Yang T, Tariq F, Chabot J, Madhok R, Sekhar LN. Cerebral revascularization for difficult skull base tumors: a contemporary series of 18 patients. World Neurosurg 2014;82(5):660–671.

[19] Pisapia JM, Walcott BP, Nahed BV, Kahle KT, Ogilvy CS. Cerebral revascularization for the treatment of complex intracranial aneurysms of the posterior circulation: microsurgical anatomy, techniques and outcomes. J Neurointerv Surg 2011;3(3):249–254.

[20] Lawton MT, Abla AA, Rutledge WC, et al. Bypass surgery for the treatment of dolichoectatic basilar trunk aneurysms: a work in progress. Neurosurgery 2016;79(1):83–99.

[21] Kalani MY, Zabramski JM, Nakaji P, Spetzler RF. Bypass and flow reduction for complex basilar and vertebrobasilar junction aneurysms. Neurosurgery 2013;72(5):763–775, discussion 775–776.

[22] Abla AA, McDougall CM, Breshears JD, Lawton MT. Intracranial-to-intracranial bypass for posterior inferior cerebellar artery aneurysms: options, technical challenges, and results in 35 patients. J Neurosurg 2016;124(5):1275–1286.

第三十二章 基底节、丘脑和脑干动静脉畸形的立体定向放射外科治疗

Or Cohen-Inbar, Jason P. Sheehan

摘要

针对基底神经节、丘脑和脑干动静脉畸形（Arteriovenous Malformations，AVM）的治疗是一个十分严峻的挑战。其一是因为与其他位置的 AVM 相比，位于这些部位的病变发生破裂和出血的风险更高，并且此类破裂具有较高的发病率和死亡率。另一个挑战则是任何可用的治疗方式都可能导致患者神经功能的恶化。在针对手术切除有着巨大风险的基底神经节、丘脑和脑干的 AVM 的治疗中，立体定向放射外科（Stereotactic Radiosurgery，SRS）起着重要作用。AVM，尤其是在腹侧中脑，脑桥和延髓以及手术难以完全切除的外侧丘脑中的 AVM，是 SRS 的优秀适应证。SRS 提供了可接受的闭塞率，且在潜伏期内出血的风险更低。复杂的病变及病灶需要复杂的多学科治疗。部分累及间脑、背侧中脑或小脑脑桥角软膜上下区域的巨大 AVM 或病变应当考虑血管内栓塞、显微外科手术切除和 SRS 相结合的治疗方案。未完全闭塞的病变可能导致致命性出血，因此可能需要进行补充性治疗（例如重复进行 SRS 和外科切除）。即使在 SRS 后血管造影已确认闭塞，也必须进行连续的临床和放射学观察及随访。

关键词：基底神经节，脑干，闭塞，基于放射外科的 AVM 量表，立体定向放射外科，丘脑，Virginia 放射外科 AVM 量表

■ 介绍

动静脉畸形（AVM）是罕见的先天性血管疾病，男女发病率相等，通常诊断于成人早期（生命的第三个 10 年）[1]。通过基于人群的研究确定，AVM 的发病率大约为 1：100 000[1, 2]。这些血管畸形的典型特征是直接的动脉 – 静脉连接而没有介于两者之间的毛细血管网[3]。这种从高压肌性动脉系统到低压静脉系统的突然转变引起脑内静脉扩张、充血和血管壁动脉化，刺激周围脑组织导致水肿。这些过程和压力的挑战使患者易发生病灶的实质性出血或相关动脉和静脉的动脉瘤样改变 [1-6]。

所有部位 AVM 的年出血风险为 2%~4% [1-6]。相对较早的发病年龄和非同寻常的年出血风险共同导致了未治疗的 AVM 的高死亡率 [1, 4]。在一份报告中，低风险患者（定义为既往无出血性 AVM 表现，AVM 位置较深或深静脉引流的患者）的年出血率低至 0.9%。对于具有这 3 个危险因素的高危患者，这一比例高达 34.4% [5]。基底神经节、丘脑和脑干中的深部 AVM 被认为具有更激进的自然病史 [6] 且出血相关的死亡率高达 62.5% [7]。虽然最常见的 AVM 表现仍是脑内出血（特别是对于没有癫痫表现的深部病变患者），但大多数 AVM 都是偶然发现的。这种趋势主要归因于神经影像学的广泛应用 [8]。患者在出现癫痫发作，头痛或局灶性神经功能缺损后也确诊了 AVM。几项观察性研究表明，与未破裂 AVM 相关的未来发病风险（其自然病史）可能与有破裂病史的 AVM 相关的风险有所不同 [5]。关于未破裂的 AVM 的治疗仍存在许多争议，一些医生指出保守内科治疗可能优于介入手术 [9]。未破裂颅内动静脉畸形随机临床试验（A Randomized Trial of Unruptured Brain Arteriovenous Malformations, ARUBA）进一步支持了这一观点 [10]。该试验旨在比较药物治疗和介入手术对未破裂的脑 AVM 的治疗效果。不幸的是，由于研究设计和人数存在些许问题，我们对研究结论应持谨慎态度 [11]。

用立体定向放射外科（SRS）治疗 AVM 的目的是闭塞病灶，从而消除任何未来出血的风险。不管使用哪种 SRS 工具［伽马刀（Elekta）、射波刀（Accuray）或其他基于直线加速器（LINAC）的系统］，放射外科手术后 AVM 闭塞的机制都包括进行性内膜增厚，放射血管血栓形成，以及最终血管管腔的闭塞 [12]。SRS 闭塞 AVM 病灶取决于多种因素，包括病灶大小（及其致密度）和邻近组织可耐受的最大安全剂量 [1]。已报道的在 3 年中对最大直径小于 3cm 的病变，使用 SRS 完全消除 AVM 的成功率高达 80% [1, 13]。即使是直径更大的 AVM，SRS 也确实可以减少病变并且在绝大多数情况下进行有效的补充治疗 [13]。Karlsson 等 [14] 报告，在 Karolinska 学院接受治疗的 1319 例患者中，总的病灶闭塞率达到 80%。对于给定边缘剂量分别为 20Gy、18Gy 和 16Gy 的 AVM，闭塞的可能性经计算分别约为 90%、80% 和 70%。

应当注意的一点是位于不同部位的 AVM 面临着不同的临床挑战，并且其表现可能大相径庭。在潜

伏期，于基底神经节，丘脑和脑干深层 AVM 的 SRS 与严重并发症和高出血率有关[6, 15-17]，并且这些部位的闭塞率也低于其他部位的 AVM[7, 16]。据报道，所有部位的 AVM 3 年闭塞率 57%~81% 不等[15-19]。

脑干 AVM 仅占所有颅内 AVM 的 2%~6%[20-22]。这种未经治疗的血管异常的自然病史表明，因出血而导致高发病率或死亡率的风险很高[1, 2, 19, 23, 24]。AVM 于后颅窝的出血风险要高于其他部位[24, 25]。Kiran 等[16]报道[53]，位于基底神经节、丘脑及脑干的深部 AVM 患者出血率为 81%。该出血风险高于其他位置的 AVM 患者（67%）。此外，由于关键位置靠近重要的神经元通路和细胞核，脑干 AVM 破裂时，存在很高的发病率和死亡率风险。正如本章中详细介绍的那样，没有一个治疗选项能满足所有需求，所以个体化治疗通常是针对特定脑干 AVM 治疗的最佳选择。

丘脑 AVM 代表着脑血管异常中的另一特殊群体，占所有 AVM 的 4.3%~11%[4, 26]。它们的自然病史同样更为激进，每年的出血风险接近 10%[5-7, 27]，而一般 AVM 则为 2%~4%[1, 4]。此外，这些患者的发病年龄似乎比其他位置的 AVM 患者要年轻[7]。伴有深静脉引流的丘脑深部 AVM 以及有出血史的 AVM 更有破裂的可能[5]。大多数（72%~91%）丘脑 AVM 患者表现为出血，相较于所有 AVM 患者来说比例高达 50%[6, 7, 26]。Fleetwood 等报告，进行临床随访 500 患者年的 96 名患者手术治疗前年出血率为 9.8%。Sasaki 等[7]描述了 14 名保守治疗患者的年出血率为 11.4%（总出血率为 71.4%），平均随访 6.6 年的死亡率为 42.9%。丘脑 AVM 不仅会因出血而导致发病和死亡风险增加，还会因这些关键位置的神经元通路和核而导致明显的盗血现象和占位效应。

■ 预测立体定向放射外科治疗的结局

与显微外科不同，放射外科的结果可能在治疗后很多年都不能完全显现。在放射外科治疗和闭塞手术之间的潜伏期（通常为 3 年）内，经 SRS 治疗的 AVM 出血风险在一定程度上持续存在。此外甚至在闭塞后，诸如放射引起的坏死、水肿和囊肿等疾病也可能以延迟的方式发展。鉴于放射外科和显微外科方法之间的根本不同，传统 AVM 分级量表似乎不足以描述预后。因此，放射外科专用的分级量表已创建来预测接受该种治疗的患者的结局[28]。

Spetzler-Martin 分级系统[29]只能根据大小区分深丘脑和脑干 AVM，因为这些 AVM 通常位置深在且在重要的功能区[15]。因此，这些病变在旧系统中至少自动分类为 Ⅲ 级且在新系统中为 B 级[30]。Lawton

等的补充分级系统增加了一个重要的解剖学范畴，即病灶致密度。此功能对于评估中脑或脑干中的 SRS 靶标尤其重要。此外，补充分级有助于对患者进行分类，并根据出血表现和年龄对患者的自然病史风险，神经系统条件和可恢复性进行简要评价。我们先前曾报道 Spetzler-Martin 量表对接受伽马刀放射外科治疗（Gamma Knife Radiosurgery，GKRS）的患者具有良好的预测价值[32]。其优势体现了其固有的简单性和实用性。但是，Spetzler-Martin 量表缺乏放射外科特有的变量，这限制了其对进行 SRS 治疗的患者的预测价值。

多年来，许多分级量表被提出以尝试预测患者放射外科治疗的结局[14, 28, 32-34]。这些量表仅限于预测单一治疗参数（放射剂量）控制的闭塞效果[14, 28]。这些量表中的大多数都无法说明以下事实：较高的放射剂量增加的不仅是闭塞的可能性，还有放射引起的并发症的可能性[33]。因此，量表不能预测所有患者的结局。增加放射剂量（更高的闭塞率）带来的潜在效果必须与随之增高的发病率相比较[35]。Flickinger 等[36]证明了接受 12Gy 的组织体积增加时，放射外科引起的永久性损伤比率将上升。同一组报告的射线照相放射诱发改变（Radiation-Induced Changes，RIC）率较低，但有症状的 RIC 率却相近[35]。

Pollock 和 Flickinger[33]开发了基于放射外科的 AVM 量表（Radiosurgery-Based AVM Scale，RBAS），以期估计病灶闭塞、出血及与放射有关的并发症的发生率（表 32.1）。RBAS 是基于对 356 例患者的结局分析，其中 56%（n=199）的患者在基底神经节、丘脑或脑干中具有深层 AVM。重要的是要注意，此系统的创建是为了预测单次放射外科治疗后的患者结局，而不是放射外科治疗的全部结局。另外，由于血管造影证实闭塞的多年后可能会发生 AVM 放射外科的并发症，例如囊肿的形成，AVM 放射外科治疗的最终结果可能会因此而改变。但这些并发症未在 RBAS 中得到说明。

Starke 等[34]最初描述的 Virginia 放射外科 AVM 量表（Virginia Radiosurgery AVM Scale，V-RAS）（表 32.1）是基于对 1012 例接受 GKRS 治疗的不同位置的 AVM 患者的分析。26.1%（n=264）的患者基底神经节，丘脑和脑干受累。一个良好的结果被定义为 AVM 闭塞，也没有治疗后出血或永久性 GKRS 相关症状。如表 32.1 所示，在 V-RAS 中，位于功能区的最低分数要求为 1 分，表明有 79% 的机会获得良好的预后。V-RAS 是类似于 Spetzler-Martin 量表的评分标准。在最近通过的国际伽马刀研究基金会对 2236 名 AVM 患者进行的多中心研究中，V-RAS 量

表 32.1 动静脉畸形的立体定向放射外科量表 [a]

计分变量	Virginia 放射外科 AVM 量表			基于放射外科的 AVM 量表 [b]
	分数	累积分数	结局良好（%）[c]	计分组成
AVM 体积（cm³）				0.1 × AVM 体积
< 2	0	0	83	
2~4	1	1	79	
> 4	2	2	70	
AVM 位于功能区	1	3	48	0.3 × AVM 位置分数 [d]
额叶，颞叶				位置分数 =0
顶叶，枕叶，脑室内，胼胝体，小脑				位置分数 =1
基底神经节，丘脑，脑干				位置分数 =2
出血史	1	4	39	NA
患者年龄，年	NA	NA	NA	0.02 × 患者年龄

缩写：AVM. 动静脉畸形；NA. 不适用

[a]：Virginia 放射外科 AVM 量表（V-RAS）的数据来自 Starke 等，2013；基于放射外科的 AVM 量表（RBAS）的数据来自 Pollock 和 Flickinger，2002

[b]：RBAS 分数定义为计分组成之和

[c]：在 V-RAS 中将结局良好定义为 AVM 闭塞，且无伽马刀放射治疗引起的治疗后出血或永久性症状

[d]：对于 RBAS，当 AVM 多发时，将根据累及部位数目使用小数值表示（2 个部位为 0.5；3 个部位为 0.33）

表证明了经 SRS 之后 AVM 的最可能的结局。

■ 立体定向放射外科前栓塞术在深层动静脉畸形中的作用

通常在以下情况决定在 SRS 之前部分栓塞 AVM：巨大 AVM（例如，其最大直径大于 3cm 或体积为 15cm³）以至于无法仅进行放射外科完成单次治疗。因此，我们依靠栓塞术将单次 SRS 的 AVM 病灶缩小至目标大小 [38]。在为患者提供咨询时，我们必须记住，AVM 血管内栓塞术具有明确的并发症风险，其可能性超过 10% [39-41]。并发症可能包括氰基丙烯酸酯胶或 Onyx（Medtronic）液体栓塞剂中的微导管截留，微导管引起的动脉穿孔，由于引流静脉过早闭塞引起的 AVM 出血以及继发于栓塞剂回流进入计划外血管的脑卒中。

以前有报道称栓塞术会降低 AVM 的放射手术闭塞率 [13, 17, 33]。虽然有理由认为，需要 SRS 前栓塞的 AVM 平均比不需要栓塞的大，但我们先前曾报道说在多变量分析中发现栓塞是闭塞的独立阴性预测因子（P < 0.001）[34]。对于既往栓塞的 AVM，通常不对栓塞部分进行放射；相反，照射重点放在了其余明显的病灶上。但不幸的是，栓塞术不能保证血流停止，而先前治疗过的动脉供血血管可能会再通 [42]。栓塞术如果不能消除特定区域的病灶，可能进一步加大放射外科的计划难度，即有可能将致密的病灶转变成弥散的多段病灶。

■ 动静脉畸形闭塞的评估

脑血管造影是确认 SRS 后 AVM 完全闭塞的最佳方法。然而，作为一种侵入性手术，血管造影可能难以用作部分 SRS 治疗的患者的常规随访工具。因此，大多数神经外科医生更喜欢使用磁共振成像（Magnetic Resonance Imaging，MRI）或磁共振血管造影（Magnetic Resonance Angiography，MRA）进行随访。Lee 等 [43] 报道了与数字减影血管造影相比，MRI 和 MRA 在评估 AVM 病灶闭塞方面的敏感性和特异性。两名独立观察者的敏感性（经血管造影证实为 MRI 和 MRA 正确显示闭塞的可能性）为 84.9% 和 76.7%。两名独立观察者的特异性为 88.9% 和 95.2%。作者得出的结论是，MRI 和 MRA 可以预测大多数患者 SRS 后 AVM 的闭塞情况，且可用于他们的随访。但是，由于 MRI 和 MRA 的特异性并不完美，在 SRS 后以及怀疑明显残留的情况下，仍应进行数字减影血管造影以确认 AVM 病灶闭塞 [43]。Kano 等 [23] 证实了与数字减影血管造影相比，MRI 和 MRA 明显高估了闭塞率，其 5 年和 10 年闭塞率增加了 5%（从 64% 增至 69%）。作者得出的结论是，对由 MRI 决定的死亡率潜在的过高估计与低估仅基于早期随访检查的长期死亡率的倾向相抵消 [23]。目前，许多作者普遍使用 MRI 的闭塞证据评估 SRS 的结局 [15, 18, 23, 32, 44, 45]。MRA 或使用正确的闭塞方法进行的正式血管造影定义的精算 AVM 闭塞率可为 AVM 闭塞提供最准确的描述。我们研究所使用 MRA 进行

常规随访。SRS 后的前 2 年，除非有临床指征，否则我们建议进行一年两次的临床和放射学随访。部分情况（例如，患者投诉或有症状的 RIC 进展）要求更频繁的随访。在 MRI 证实闭塞后，与 SRS 的合理潜伏期相一致（取决于病灶的大小和治疗参数），再进行确证的 MRA。

■ 脑干动静脉畸形

显微外科

显微外科仍然是大多数 AVM 的一线首选治疗方法。尽管显微外科技术和术中监测技术有所进步，涉及脑干任何部位的病变仍对神经外科医生构成挑战。在过去的 25 年中，旨在根除脑干 AVM 的外科手术试验总体上效果较差。这些报道甚至阻止了在深层 AVM 上具有丰富经验且自信的神经外科医生进行脑干病灶显微外科手术。一个例外是软膜下的病变破裂出血后形成一有利于手术切除的界面，从而降低了术后并发症的发生率[20, 25]。脑干实质内 AVM 的显微外科手术仍然是一项艰巨的挑战[20, 21, 25]。该主题将在后循环动脉瘤的血管内治疗一章中（第二十七章）进行更详细地讨论。

Drake 等[20] 回顾了 15 例患者，其中只有 2 例 AVM 主要病灶位于可以安全切除的硬膜外。4 例患者死于术后出血。Nozaki 等[25] 报告了 25 例脑干 AVM 患者的结局。19 名患者尝试了显微外科切除术，其中 14 例患者的 AVM 全部切除（背侧中脑 6 例，脑桥 2 例，小脑脑桥角 6 例）。研究者报告手术发病率为 25％且无死亡病例。他们指出，主要位于软膜上下的背侧中脑和小脑脑桥角 AVM 适合切除，而且先前的出血有助于显微手术的分离切除。Solomon 和 Stein[21] 报告脑干 AVM 的完全切除率为 75％（12 例中的 9 例），发病率为 22％。相比之下，Lawton 等报告成功切除的 8 例脑干 AVM 患者没有严重的神经功能恶化，这可能表明其有着更严格的病例筛选。

栓塞

脑干 AVM 很少能只凭血管内治疗治愈。相反，它通常是作为手术切除或 SRS 的术前辅助治疗。单独使用栓塞术在各个部位完全闭塞 AVM 的概率只有 10％~14％[44, 47, 48]。于丘脑或脑干中栓塞 AVM 在技术上更加困难，风险也相对较高。栓塞的目的是通过超选实现完全闭塞或减小病灶的尺寸来更好地促进进一步的治疗。这使得随后的显微外科或放射外科治疗更加可行。此外，伴有病灶周围或病灶内动脉瘤的血管内闭塞将降低出血的风险。含高流量动静脉瘘的 AVM 行血管内栓塞是可取的，因为这类 AVM 通常更耐放射[47]。

在 2003 年，Liu 等[48] 报告了 6 例经栓塞治疗的中型至大型（直径 15~30mm）脑干 AVM 患者的结局。1 例 AVM 完全闭塞，5 例 AVM 中病灶大小显著减小（至少 50％）；5 例患者临床改善或保持不变，1 例患者出现轻度神经功能缺损。无患者出现栓塞后出血。该报告的主要不足之处在于其较短的随访时间（范围 0.5~4.5 年，中位数 2.3 年）。2006 年，Nozaki 等[25] 报告了 25 例中的 9 例患者的结局，这些患者接受了术前或 SRS 前栓塞其脑干 AVM。无病灶尺寸减小的报告，但也未观察到栓塞相关并发症。病灶部分血管内治疗对防止病灶破裂是否具有长期的保护作用尚有争议[47, 48]。

立体定向放射外科（SRS）

在过去的 40 年中，SRS（使用 GKRS 或其他平台）已被公认为是治疗伴有致密病灶的中小型和深层 AVM 的有效工具，其有比较理想的机会实现完全闭塞和较低的相关并发症发生率（图 32.1）[17, 22]。SRS 的目标是完全闭塞 AVM 病灶，同时避免术后出现有症状的 RIC。但是，在 SRS 治疗和病灶闭塞之间的潜伏期中，患者仍有出血的风险。数据表明彻底闭塞 AVM 病灶对于完整评估出血和死亡风险是一个必要前提。表 32.2 概述了有关 SRS 治疗脑干 AVM 的文献。

2000 年，Kurita 等[22] 报告了 30 例接受 GKRS 治疗的脑干 AVM 患者的结局。27 例患者进行了 6 个月至 96 个月的血管造影随访。血管造影证实完全闭塞的患者为 12 例（占 44.4％），次全闭塞的确诊率为 3 例（11.1％），部分闭塞的确诊率为 12 例（44.4％）。据报道，精算 3 年闭塞率为 52.2％。作者指出，与接受较低剂量（＜18Gy）的病变相比，接受 18~20Gy 的病变的闭塞率明显更高。接受 18~20Gy 的组 3 年的精算闭塞率为 69.4％，而接受低于 18Gy 的组为 14.3％。经 GKRS 后，高剂量（20Gy）和小 AVM 病灶有很大的机会能完全闭塞。

2004 年，Maruyama 等[49] 报告了 50 例接受 GKRS 治疗的脑干 AVM 患者的结局。45 例患者进行了血管造影随访，为期 5~176 个月（平均 72 个月）。据研究者报告，最后一次随访检查中，经血管造影证实的精算闭塞率为 66％。他们指出，病灶由两个或更少等中心组成的类球形构架，使得 AVM 闭塞更为成

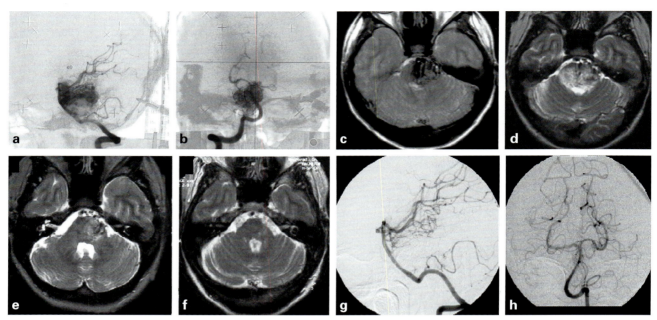

图 32.1　一名 22 岁妇女表现为脑积水，诊断为脑桥动静脉畸形（AVM）。术前（a）外侧和（b）前后（Anteroposterior，AP）投影血管造影显示，病变由小脑上动脉分支和基底动脉发出的脑干穿支供血。（c）术前轴向磁共振图像（MRI）显示脑桥受累。患者接受了边缘剂量 16Gy 的伽马刀放射外科治疗（GKRS）。（d）立体定向放射外科（SRS）后 7 个月的术后轴向 T2 加权 MRI 显示脑桥信号增加［放射诱发改变（RIC）］，尽管临床上该患者未出现任何神经功能缺损。轴向 T2 加权 MRI 在 SRS 后 27 个月（e）和（f）48 个月显示 RIC 持续下降。GKRS 术后 8 年的侧位（g）和 AP 血管造影（h）的随访结果显示病灶完全闭塞

表 32.2　立体定向放射外科治疗脑干动静脉畸形结果的文献汇总

参考	AVM 数量	病灶体积，（cm³）[a]	边缘剂量（Gy）[a]	第一次 SRS 后的闭塞率（%）	第一次 SRS 后出血率（%）	SRS 后的年出血率（%）	永久性有症状的 RIC（%）	随访（月）[a]
Kurita 等，2000	30	1.35（平均）	18.4（平均）	52.2（3 年）69.4[b]	17.2	4.0	0	52（平均）
Massager 等，2000	87	1.3（平均）	21.3	73（3 年）	3.4	NA	5[c]	38（平均）
Maruyama 等，2004	50	1.5	20	66	4	NA	14	72（平均）
Pollock 等，2004	56	3.8	18	40[d]	12	7.0	12	45
Koga 等，2011	44	1.3（平均）	20	48（3 年）57（5 年）	13.6	2.4	5	71（平均）
Yen and Steiner，2011	85	1.4	20	58.8	11.7	3.5	6	102
Kano 等，2012	67	1.4	20	41（3 年）70（4 年）	6	1.9	10	73

缩写：AVM. 动静脉畸形；FU. 随访；NA. 不适用；RIC. 放射诱发改变；SRS. 立体定向放射外科
[a]：除非另有说明，否则数值均为中位数
[b]：用 18~20Gy 治疗的患者 3 年的精算闭塞率
[c]：永久的和暂时的
[d]：基于血管造影或磁共振血管造影证实的闭塞率

功。这一发现由以下原理解释：更多球形病灶为剂量规划提供了更简单的目标，使 GKRS 对 AVM 周边部分进行处理的可能性较小。

2011 年，Koga 等[50] 报告了 44 例接受 SRS 治疗且平均随访 71 个月的脑干 AVM 患者的情况。病灶的平均体积为 1.3cm³，使用的中位边缘剂量为 20Gy。精算闭塞率在 3 年和 5 年时分别为 48% 和 57%。SRS 后的年出血率为 2.4%。有症状的 RIC 造成 5%

的患者永久性缺损。作者指出，与其他外科手术系列中报道的结局不同，脑干内不同部位的 AVM 结局没有显著差异。此外，相关的发病率比手术切除的发病率低 5%~12%[17, 22, 49, 50]。Koga 等[50] 强调了为小型 AVM 提供足够的边缘剂量（理想情况下为18Gy）非常重要，以达到 SRS 完全闭塞病灶的目的。值得注意的是，尽管有可用的分析方法，脑干的放射耐受极限仍存在争议[52]。较高的边缘剂量可能会导致严重的有症状的 RIC，使用更高剂量时应格外小心。在所有情况下都有必要进行长期随访。

2011 年，Yen 和 Steiner[44] 报告了 1989 年至 2007 年间接受 GKRS 治疗的 85 例脑干 AVM 患者的结局。按病灶的位置分为 42 例中脑，31 例脑桥和 12 例延髓。病灶治疗的体积为 0.1~8.9mL（中位数为 1.4mL），处方剂量的范围为 5~32Gy（中位数为 20Gy）。第一次 SRS 手术后，有 18 例（21%）的患者因残留明显的 AVM 第二次进行 SRS，而 2 例（2.3%）的患者进行了第三次 SRS 治疗（1 例患者为 7 岁，1 例患者为 16 岁）。首次 SRS 后的临床随访时间为 24~252 个月（中位数 102 个月）。据报道，有 50 例患者（58.8%）血管造影完全闭塞，有 4 例（4.7%）患者次全闭塞。在 3 年和 5 年时，精算血管造影闭塞率分别为 46.2% 和 61.3%。在 22 名（25.9%）患者中，AVM 仍明显存在。在 9 名（10.6%）患者中，MRI 未观察到任何流空现象，但尚无血管造影证实。对于与病灶闭塞相关的可能因素，单因素分析表明，高处方剂量（$P=0.001$）和病灶小体积（$P=0.03$）与 AVM 闭塞增加有关。在多变量分析中，仅发现高处方剂量（$P=0.01$）会影响闭塞率。与病灶闭塞无关的变量包括性别、年龄、既往栓塞、病灶的位置、RBAS、最大剂量、靶点数目、浅静脉或深静脉引流以及是否存在 RIC。在 34 名（40%）RIC 患者中，有 24 名（70.6%）无症状，9 名（26.4%）有神经功能缺损，而 1 名（2.9%）仅头痛。1 名患者还患有 GKRS 后发展了 6 年的大囊肿。2012 年，Kano 等[23] 报告了 67 例接受 SRS 治疗脑干 AVM 的患者的结局。在他们的队列中，有 76%（$n=51$）的患者曾有过出血。目标病灶体积的中位数为 1.4cm³（范围为 0.1~13.4cm³），中位边缘剂量为 20Gy（范围为 14~25.6Gy）。最终有 52.2%（$n=35$）的患者被记录为 AVM 闭塞，中位随访时间为 73 个月（范围为 6~269 个月）。在 3 年、4 年、5 年和 10 年时，完全闭塞的精算率分别为 41%、70%、70% 和 76%。更高的 AVM 闭塞率仅与更高的边缘剂量相关。值得注意的是，在先前对同一组其他部位的 AVM 结局的分析中，与总闭塞率升高相关的因素

包括等中心点数量较少（$P=0.008$）和病灶直径较小（$P=0.03$）[49]。脑干中尚未显示上述因素与 AVM 的相关性。在 Kano 等的系列文章中，67 例患者中 6%（$n=4$）发生出血，3%（$n=2$）患者死亡。SRS 后 1 年、5 年和 10 年的 AVM 出血率分别为 3.0%、3.0% 和 5.8%。

SRS 后因有症状的 RIC 而出现的永久性神经功能缺损在 7 例（10%）患者中发生，在 2 例（3%）患者中则出现延迟性囊肿。增加的 12Gy 剂量和较高的 Spetzler–Martin AVM 等级与有症状的 RIC 的风险升高相关。据报道，在 22 名有眼功能障碍的患者中，有 3 名 SRS 后发生了 RIC。在因既往出血而导致神经功能缺损的 37 例患者中，有 14 例（38%）有所改善。

重复伽马刀手术治疗残留的动静脉畸形

通常，只要 AVM 残留明显，基于自然病史，出血风险就不会发生改变，所以我们应寻求进一步的治疗。正如 Yen 和 Steiner 在 2011 年所报道的那样[44]，单次 SRS 治疗后脑干 AVM 的闭塞率不如其他部位的 AVM 闭塞率高。这一发现可能与早期 SRS 经验中使用更保守的剂量有关。但是，初次 SRS 手术会减少病灶的体积，从而使第二次 SRS 手术更容易消除病变。当病灶在 SRS 后 3~4 年仍残留明显时，重复 GKRS 似乎是一个合理的替代方案。

立体定向放射治疗后出血发生

位于幕下的 AVM 患者发生出血的可能性是位于幕上患者的两倍[24]。脑干 AVM 发生出血事件的患者多达 70%~90%[21, 22, 49]。在 SRS 和完全闭塞之间的潜伏期间，患者仍然有出血的风险。报告的年出血风险之间存在很大差异（表 32.2）。Pollock 等[17] 报告说，SRS 后出血率为 7%，Kurita 等[22] 报告为 4%，而 Kano 等[23] 报告为 1.9%。SRS 后年出血风险的这种差异可能与作者在队列中使用较低的边缘剂量和较低的总闭塞率有关。Kano 等[23] 指出，他们系列中观察到的出血中有 50% 发生在 SRS 5 年或更长时间之后，他们推测，如果 AVM 在 3~5 年内仍明显残留，则应进行进一步的治疗，包括重复 SRS。

小结

病灶体积小于 10cm³ 的 AVM 是 SRS 的理想适应证[17]。对于较大的 AVM 病灶，应讨论结合 SRS、手术切除和血管内治疗的多模式治疗策略[25, 46, 48]。

目前脑干 AVM 重复 SRS 缺乏相应证据。一些作

者最初主张对 SRS 后的明显病灶患者进行保守观察。但是，即使在 SRS 之后，病灶闭塞之前，脑干 AVM 的激进性质也要求考虑其他治疗方案。目前已确定重复 SRS 的安全性和有效性，或在其他部位通过手术切除不完全闭塞 AVM 的安全性[32]。闭塞通常发生在初次 SRS 后 3~4 年[50]。

■ 基底神经节和丘脑动静脉畸形

显微外科

现代几位作者报道了深层丘脑 AVM 的高手术切除率以及合理的发病率和死亡率。Gross 等[27] 回顾了已发表的基底神经节和丘脑 AVM 显微外科手术系列[7, 26, 45]，报告总体完全切除率为 91%（212 名患者中的 193 名；范围 67%~100%）和总体手术死亡率占 2.4%（212 名患者中的 5 名）。在 4 个最大的系列（15~39 名接受手术治疗的患者）中，术后早期发病率为 13%~33%，永久性长期发病率为 6.3%~33%[7, 19, 25, 43]。值得注意的是，这些手术系列的患者是作者根据几个有利因素精心挑选的。这些参数包括年龄，病灶的大小，病灶接近室管膜表面或岛叶皮质，以及最重要的既往引起术前神经功能缺损的出血史[20]。如前所述，实质血肿可在神经外科医生从周围组织向 AVM 解剖的过程中提供帮助，且急性或亚急性血凝块或由此导致的脑软化通常可作为进入病灶的天然通道，同时防止新的缺陷产生（图 32.2）[7, 26, 27]。

由于术后神经系统缺陷的风险很高，神经外科医生更不愿意对 AVM 未破裂的患者进行手术。1998 年，Sasaki 等[7] 报告在 15 例经颞叶或顶叶入路切除丘脑深部 AVM 的患者中，新发乏力的发生率为 42.8%（7 名患者中的 3 名），新发语音障碍的发生率为 83.3%（6 名患者中的 5 名），新发永久性视野缺损的发生率为 62.5%（8 名患者中的 5 名）。Tew 等[26] 报道声称他们没有为任何神经功能完好的患者提供手术治疗。

栓塞

基底节区和丘脑 AVM 的栓塞效果在很大程度上受限于小的、尖锐角度的供血穿支动脉和它们相对较低的流速。血管内治疗很少被用作单独的治疗方法；相反，它被用作辅助疗法，以减少显微外科手术前 AVM 的血液供应或减小 SRS 之前病灶的大小。一些作者报道，仅通过栓塞治疗的基底神经节和丘脑 AVM，完全闭塞率高达 24%，永久性神经功能缺

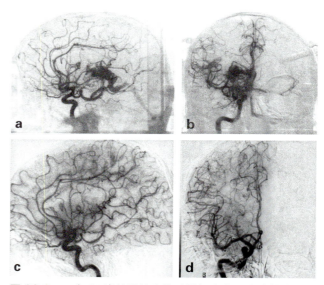

图 32.2 一名 32 岁的男性血管造影证实右丘脑动静脉畸形（AVM）。术前（a）侧位和（a）前后位（AP）血管造影显示出血性 AVM，由后脑动脉（Posterior Cerebral Artery，PCA）和来自 PCA 的穿支供血。该患者接受了边缘剂量 25Gy 的伽马刀立体定向放射外科治疗（SRS）。术后（c）侧位和（d）AP 血管造影显示，SRS 治疗 3 年后 AVM 病灶完全闭塞

损的发生率为 10.5%~60%[7, 45]。新的液体栓塞材料及更精细的新兴血管内技术可能会改善这些结局参数，还可以改善栓塞以减少显微外科手术或 SRS 前的 AVM 大小或血流。

立体定向功能神经外科

放射外科因具有微创性和理想的使用效果，已成为中小型及深层 AVM 的首选治疗方法。几位作者评估了基底神经节和丘脑 AVM 患者的放射手术结果[7, 17, 19, 45]。文献综述见表 32.3[7, 17-19, 45, 53]。1998 年，Sasaki 等[7] 报道了 60 例接受 SRS 治疗的基底神经节和丘脑 AVM 患者 2.5 年的完全闭塞精算率为 85.7%。报告的最终临床结局也令人满意，有 73.3%（n=44）的患者重返工作岗位，有 20%（n=12）的患者能独立生活。相反，Pollock 等[17] 和 Andrade-Souza 等[19] 在他们的研究中引用了较低的闭塞率。2004 年，Pollock 等[17] 报道称，在首次 SRS 后的 56 例患者中，基底神经节（10 例），丘脑（30 例）和脑干（16 例）的 AVM 完全闭塞率为 43%（n=24），中位随访期为 45 个月。一次或多次放射手术后，AVM 闭塞的精算率（经血管造影和 MRI 确认）在放射手术后 3 年和 4 年分别为 47% 和 66%。较不满意的结果归因于更保守的剂量处方（中位剂量 18Gy）。

2005 年，Andrade-Souza 等[19] 报告了他们基于直线加速器的放射外科治疗结果，这些结果用于 42 名

表 32.3 立体定向放射外科治疗基底神经节及丘脑动静脉畸形结局的文献汇总

参考	部位	AVM 数量	体积，（cm³）[a]	边缘剂量（Gy）[a]	总闭塞率（%）		SRS 后出血率（%）	SRS1 年后的年出血率（%）	永久的放射诱发改变缺陷（%）	随访（月）[a]
					第一次SRS后	重复SRS后				
Sasaki 等，1998	基底神经节，丘脑	60	NA	NA	85.7	NA	5	3.3	5	30（NA）
Pollock 等，2004	基底神经节，丘脑，脑干	56	3.8（0.3~40.2）	18（15~25）	40†	55 66（4年）	12	7	12	45（12~121）
Andrade-Souza 等，2005	基底神经节，丘脑	42	4.7（0.2~18.3）	16.2（15~20）[c]	61.9b	NA	14.3	9.5	11.9	39（25~90）
Koga 等，2010	丘脑	48	3.3（0.1~18）	21（16~28）[c]	65	73 82（5年）	2.1	0.36	17	66（6~198）
Cheng 等，2012	基底神经节，脑干，丘脑	182（85脑干，97丘脑）	3.4（0.1~29.4）	21.3（10~28）[c]	57.7b	69.1b	11.5	2.9	4.9	80（24~222）
Kano 等，2012	基底神经节，脑干，丘脑	133（56脑干，77丘脑）	2.7（0.1~20.7）	20（15~25）	72（4年）	NA	11	6.3	4.5	61（2~265）

缩写：AVM. 动静脉畸形；FU. 随访；MRA. 磁共振血管造影；NA. 不适用或不可用；SRS. 立体定向放射外科

[a]：除非另有说明，否则数值均为中位数（范围）

[b]：血管造影或 MRA 证实闭塞率

[c]：数值是平均值（范围）

基底神经节，内囊和丘脑的 AVM 患者。规定的平均边缘剂量为 16.2Gy。通过血管造影或 MRI 证实，总的闭塞率为 61.9%（42 例中的 26 例）。Koga[53] 及其同事报告称，在接受一种 SRS（GKRS）治疗后，闭塞率达到 65%（48 名患者中的 31 名），而在 4 例患者中重复进行 SRS 后闭塞率达到 73%（48 名中的 35 名）。研究中使用的边缘剂量为 21Gy。据报道，丘脑 AVM 的 5 年总闭塞率为 82%。既往有出血的患者的总闭塞率更高。在这些系列中，使用较小剂量治疗较大病灶的 AVM 患者，其结局较差。同样，我们先前也发现这两个因素与不良结局相关[45]。

在 2012 年，Cheng 等[45] 报告了 182 例接受 SRS（GKRS）且随访至少 2 年的深层 AVM 患者的结局。该队列包括 85 名（46.7%）基底神经节 AVM 患者和 97 名（53.3%）丘脑 AVM 患者。病灶的体积范围为 0.1~29.4cm³（平均 3.4cm³）。首次 SRS 的平均边缘剂量为 21.3Gy（范围 10~28Gy）。19.8%（n=36）的患者在首次 SRS 后对残留的 AVM 进行了重复 SRS，中位年 4 年。重复 GKRS 时的平均边缘剂量为 21.1Gy（范围为 7.5~27Gy）。接受单次 GKRS 治疗后，50%（n=91）的患者经血管造影证实病灶完全闭塞，6.6%（n=12）的患者实现了次全闭塞，并且 7.7%（n=14）的患者未在 MRI 上观察到流空现象。单次或重复 GKRS 后，58.2%（n=106）的患者确认了完全闭塞，

4.4%（n=8）的患者实现了次全闭塞，9.9% 的患者 MRI 中未观察到的流空现象（n=18）。一项或多项基于 MRI 或血管造影的放射外科治疗后总闭塞率为 68%（n=124）。病灶小、边缘剂量高，等中心点少及无栓塞史与闭塞率增加显著相关。年出血率 2.9%（21 个患者在 850 个风险年中经历了 25 次出血事件），4.9%（n=9）的患者出现有症状的 RIC 引起的永久性神经功能缺损。

2012 年，Kano 等[18] 报告了 133 例深层 AVM 患者的结局（基底神经节 56 例，丘脑 77 例）。在这个系列中，有 85%（n=113）的患者既往有过出血。中位靶病灶体积为 2.7cm³（范围为 0.1~20.7cm³），中位边缘剂量为 20Gy（范围为 15~25Gy）。在中位随访期为 61 个月（2~265 个月）的患者中，MRI 记录了 58.6%（n=78）的患者病灶闭塞，血管造影确认了 47.4%（n=63）的患者病灶闭塞。

放射外科术后记录 3 年、4 年、5 年和 10 年的完全闭塞精算率分别为 57%、70%、72% 和 72%。

AVM 闭塞率较高的相关因素包括 AVM 位于基底神经节，较小的目标体积和较高的边缘剂量。15 例（11%）患者潜伏期发生出血，其中 7 例死亡。在 1 年、2 年、3 年、5 年和 10 年时，SRS 后 AVM 出血率分别为 4.5%、6.2%、9.0%、11.2% 和 15.4%。总的年出血率为 4.7%（n=17）。SRS 治疗后 56 个月，

4.5%（n=6）的患者出现有症状的 RIC 继发的永久性神经功能缺损，并有 1 例患者出现了延迟性囊肿。研究发现较大的目标体积，较低的边缘剂量和较高的 RBAS 评分与有症状的 RIC 发生风险较高有关。

立体定向放射治疗后出血发生

SRS 能否降低潜伏期的出血率仍存疑虑和争议 [32, 39, 45, 54]。我们先前报道了闭塞前 GKRS 后出血率为 2.9%[45]。虽然这一比率与所有部位 AVM 自然病程中经常引用的 2%~4% 的出血风险相当，但似乎低于丘脑 AVM 自然病程的出血风险。几位作者指出，他们的数据表明，甚至在闭塞之前，SRS 后的出血风险就已降低 [19, 24, 39, 45, 54]。Pollock[54] 和 Andrade-Souza 等 [19] 报告说，SRS 后第一年的出血发生率相对较高。SRS 后第二年，出血率显著下降。Kano 等 [18] 报道，SRS 后第一年，基底神经节和丘脑 AVM 发生出血的年风险高达 9.5%，但第二年降低至 4.7% 或以下。作者注意到他们系列中 25% 的出血发生在 SRS 后 3 年或更长时间之后。研究发现较低的边缘剂量与较低的总闭塞率相关，但与 SRS 术后出血率变化无关。较大体积的 AVM 也显示出较高的出血率。我们先前的研究表明，与 AVM 监测和 SRS 治疗之间的出血率相比，SRS 后的出血比率降低 [55]。在既往出血的患者中，这种影响甚至更加明显。

小结

SRS 是一种针对丘脑深层 AVM 有效且相对安全的治疗手段。既往出血或病灶较小的患者就闭塞方面而言有更好的结果。较高的边缘剂量是完成闭塞的另一个重要因素。当 AVM 病灶更加致密并且具有更易辨明的血管结构时，可以使用更高的剂量治疗。体积较大的 AVM 可能需要涉及血管内栓塞和重复 SRS 的多模式治疗计划。在初次治疗后 3~4 年内仍明显的病变，也应考虑重复 SRS。

■ 放射外科治疗的并发症

概述

AVM 放射外科治疗后，RIC 表现为 MRIT2 信号增加。患有此类 RIC 的患者可能无症状或伴有神经系统疾病。换句话说，RIC 并不一定是不利的。它们可能是与血管淤滞或早期静脉阻塞相关的灌注改变的指标。他们通常预示着病灶减小或闭塞的发生。

有症状的 RIC 的风险与 AVM 的位置，AVM 的体积和放射剂量有关。对于体积较大的 AVM，通常会降低放射剂量，以将有症状的 RIC 的可能性降低到小于 5% 的可接受比率。基底神经节、丘脑和脑干的较深位置以及大剂量的治疗也增加了有症状的 RIC 的风险 [36, 56]。经 SRS 治疗的脑干 AVM 患者的神经系统缺陷和有症状的 RIC 的发生率很高。Yen 和 Steiner 报告了总体不良并发症发生率为 10.6%（85 名患者中的 9 名），4.7%（n=4）发生可逆性并发症，5.9%（n=5）发生不可逆性并发症。Maruyama 等 [49] 报道了 45 例患者中的 12 例（27%）与新的或恶化的神经系统症状相关的有症状的 RIC，其中 7 例（16%）在最后一次随访中出现持续的神经系统症状。

有几个假设被提出来解释放射外科手术后用 RIC 记录到的 T2 信号增加。放射对神经胶质细胞的损害和对局部微脉管系统的损害，以及随后血脑屏障的破坏，都促进了放射诱发改变的发展。许多报告显示，SRS 后血管病变与同一部位的肿瘤相比，RIC 和有症状的 RIC 更为常见 [57]。Yen 和 Steiner 报告脑干 AVM 经 GKRS 后 RIC 的发生率为 40%，高于采用相似剂量治疗的脑干肿瘤。它也高于其他部位 AVM 接受 GKRS 治疗的发生率（34%，未发布的数据）。

丘脑动静脉畸形的并发症

在大多数报道中，SRS 后出现永久性神经功能缺损的风险为 4%~11.9%[16-19, 53]。Kano 等 [18] 确定了与有症状的 RIC 发生率较高相关的几个因素：AVM 位置在丘脑而不是基底神经节（P=0.04），较大的目标体积（P < 0.0005），较大的 12Gy 治疗体积（P=0.001），更大的最大直径（P < 0.0005），更高的边缘剂量（P=0.016）和更高的 RBAS 评分（P=0.008）。SRS 后 AVM 中延迟囊肿形成和扩大的血肿是不常见的，但该现象已得到较好的描述 [15, 18, 19, 32, 39, 44, 45, 58]。Sasaki 等报告了 60 例患者 RIC 发生率为 20%（n=12），其中 13.3%（n=8）有症状，而 5%（n=3）为永久性的。Pollock 等报告在 35 例患者中出现永久性有症状的 RIC 的比率为 20%（n=7）。Andrade-Souza 等 [19] 报告 42 例患者有症状的 RIC 发生率为 19%（n=8），其中永久性的为 11.9%（n=5）。我们先前曾报道 174 例患者中的 62 例（35.6%）MRI 随访结果，182 例患者的中的 9 例（4.9%）为永久性有症状的 RIC[45]。联合运用血管造影和 MRI 以准确描绘出病灶，使用外照射对于使放射效果最大化同时最小化并发症风险来说至关重要。断层摄影可以纳入深层 AVM 的治疗计划中，以最大

限度地减少不良反应[53]。

脑干动静脉畸形的并发症

Flickinger 等[58]在一项多中心回顾性研究中报告称，脑干 AVM 患者有症状的 RIC 风险高于其他部位的 AVM 患者。脑桥 AVM 成为治疗的难题，因为即使是低剂量放射也具有较高的放射性坏死风险，而低剂量放射的闭塞率却比较低。随着脑桥 AVM 大小的增加，AVM 引起神经系统损害的风险增加，这导致病灶闭塞的机会减少，因为脑干不能承受更高剂量的放射。

■ 结论

因为破裂风险高及明显的发病率和死亡率，基底神经节，丘脑和脑干的 AVM 的治疗成为一项艰巨的挑战。另一个挑战则是任何可用的治疗方式都可能导致神经功能的恶化。SRS 在治疗这些手术切除风险巨大的深层 AVM 中起着重要作用。腹侧中脑，脑桥，延髓和侧丘脑的 AVM 很难通过手术完全切除，因此它们是 SRS 的良好适应证。SRS 提供了可接受的闭塞率且在潜伏期内出血的风险更低。

复杂的病变及病灶需要复杂的多学科治疗。部分累及间脑、背侧中脑或小脑脑桥角软膜上下区域的巨大 AVM 应当考虑血管内栓塞、显微外科手术切除和 SRS 相结合的治疗方案。由于未完全清除的病变可能导致致命性出血，所以，当首轮 SRS 不能完全清除病变的情况下，应考虑进行补充治疗，例如重复 SRS 和手术切除。即使在 SRS 后已确认血管造影闭塞，也必须进行连续的临床和放射学观察及随访。

参考文献

[1] Ondra SL, Troupp H, George ED, Schwab K. The natural history of symptomatic arteriovenous malformations of the brain: a 24-year follow-up assessment. J Neurosurg 1990;73(3):387–391.

[2] ApSimon HT, Reef H, Phadke RV, Popovic EA. A population-based study of brain arteriovenous malformation: long-term treatment outcomes. Stroke 2002;33(12):2794–2800.

[3] Doppman JL. The nidus concept of spinal cord arteriovenous malformations: a surgical recommendation based upon angiographic observations. Br J Radiol 1971;44(526):758–763.

[4] Brown RD Jr, Wiebers DO, Forbes G, et al. The natural history of unruptured intracranial arteriovenous malformations. J Neurosurg 1988; 68(3):352–357.

[5] Stapf C, Mast H, Sciacca RR, et al. Predictors of hemorrhage in patients with untreated brain arteriovenous malformation. Neurology 2006; 66(9):1350–1355.

[6] Fleetwood IG, Marcellus ML, Levy RP, Marks MP, Steinberg GK. Deep arteriovenous malformations of the basal ganglia and thalamus: natural history. J Neurosurg 2003;98(4):747–750.

[7] Sasaki T, Kurita H, Saito I, et al. Arteriovenous malformations in the basal ganglia and thalamus: management and results in 101 cases. J Neurosurg 1998;88(2):285–292.

[8] Al-Shahi R, Bhattacharya JJ, Currie DG, et al; Scottish Intracranial Vascular Malformation Study Collaborators. Prospective, population-based detection of intracranial vascular malformations in adults: the Scottish Intracranial Vascular Malformation Study (SIVMS). Stroke 2003;34(5):1163–1169.

[9] Wedderburn CJ, van Beijnum J, Bhattacharya JJ, et al; SIVMS Collaborators. Outcome after interventional or conservative management of unruptured brain arteriovenous malformations: a prospective, population-based cohort study. Lancet Neurol 2008;7(3):223–230.

[10] Mohr JP, Parides MK, Stapf C, et al; international ARUBA investigators. Medical management with or without interventional therapy for unruptured brain arteriovenous malformations (ARUBA): a multicentre, nonblinded, randomised trial. Lancet 2014;383(9917):614–621.

[11] Russin JJ, Spetzler RF. Appendix: A note on the ARUBA trial. In: Spetzler RF, Kondziolka DS, Higashida RT, Kalani MYS, eds. Comprehensive Management of Arteriovenous Malformations of the Brain and Spine. Cambridge, United Kingdom: Cambridge University Press 2015:327–328.

[12] Chang SD, Shuster DL, Steinberg GK, Levy RP, Frankel K. Stereotactic radiosurgery of arteriovenous malformations: pathologic changes in resected tissue. Clin Neuropathol 1997;16(2):111–116.

[13] Pollock BE, Meyer FB. Radiosurgery for arteriovenous malformations. J Neurosurg 2004;101(3):390–392, discussion 392.

[14] Karlsson B, Lindquist C, Steiner L. Prediction of obliteration after Gamma Knife surgery for cerebral arteriovenous malformations. Neurosurgery 1997;40(3):425–430, discussion 430–431.

[15] Potts MB, Jahangiri A, Jen M, et al; UCSF Brain AVM Study Project. Deep arteriovenous malformations in the basal ganglia, thalamus, and insula: multimodality management, patient selection, and results. World Neurosurg 2014;82(3–4):386–394.

[16] Kiran NA, Kale SS, Kasliwal MK, et al. Gamma Knife radiosurgery for arteriovenous malformations of basal ganglia, thalamus and brainstem—a retrospective study comparing the results with that for AVMs at other intracranial locations. Acta Neurochir (Wien) 2009;151(12):1575–1582.

[17] Pollock BE, Gorman DA, Brown PD. Radiosurgery for arteriovenous malformations of the basal ganglia, thalamus, and brainstem. J Neurosurg 2004; 100(2):210–214.

[18] Kano H, Kondziolka D, Flickinger JC, et al. Stereotactic radiosurgery for arteriovenous malformations, Part 4: management of basal ganglia and thalamus arteriovenous malformations. J Neurosurg 2012; 116(1):33–43.

[19] Andrade-Souza YM, Zadeh G, Scora D, Tsao MN, Schwartz ML. Radiosurgery for basal ganglia, internal capsule, and thalamus arteriovenous malformation: clinical outcome. Neurosurgery 2005;56(1):56–63, discussion 63–64.

[20] Drake CG, Friedman AH, Peerless SJ. Posterior fossa arteriovenous malformations. J Neurosurg 1986;64(1):1–10.

[21] Solomon RA, Stein BM. Management of arteriovenous malformations of the brain stem. J Neurosurg 1986;64(6):857–864.

[22] Kurita H, Kawamoto S, Sasaki T, et al. Results of radiosurgery for brain stem arteriovenous malformations. J Neurol Neurosurg Psychiatry 2000; 68(5):563–570.

[23] Kano H, Kondziolka D, Flickinger JC, et al. Stereotactic radiosurgery for arteriovenous malformations, Part 5: management of brainstem arteriovenous malformations. J Neurosurg 2012;116(1):44–53.

[24] Stefani MA, Porter PJ, terBrugge KG, Montanera W, Willinsky RA, Wallace MC. Angioarchitectural factors present in brain arteriovenous malformations associated with hemorrhagic presentation. Stroke 2002; 33(4):920–924.

[25] Nozaki K, Hashimoto N, Kikuta K, Takagi Y, Kikuchi H. Surgical applications to arteriovenous malformations involving the brainstem. Neurosurgery 2006;58(4, Suppl 2):ONS-270–ONS-278, discussion ONS-278–ONS-279.

[26] Tew JM Jr, Lewis AI, Reichert KW. Management strategies and surgical techniques for deep-seated supratentorial arteriovenous malformations. Neurosurgery 1995;36(6):1065–1072.

[27] Gross BA, Duckworth EA, Getch CC, Bendok BR, Batjer HH. Challenging traditional beliefs: microsurgery for arteriovenous malformations of the basal ganglia and thalamus. Neurosurgery 2008;63(3):393–410, discussion 410–411.

[28] Starke RM, Komotar RJ, Hwang BY, et al. A comprehensive review of radiosurgery for cerebral arteriovenous malformations: outcomes, predictive factors, and grading scales. Stereotact Funct Neurosurg 2008; 86(3):191–199.

[29] Spetzler RF, Martin NA. A proposed grading system for arteriovenous malformations. J Neurosurg 1986;65(4):476–483.

[30] Spetzler RF, Ponce FA. A 3-tier classification of cerebral arteriovenous malformations. J Neurosurg 2011;114(3):842–849.

[31] Lawton MT, Kim H, McCulloch CE, Mikhak B, Young WL. A supplementary grading scale for selecting patients with brain arteriovenous malformations for surgery. Neurosurgery 2010;66(4):702–713, discussion 713.

[32] Yen CP, Varady P, Sheehan J, Steiner M, Steiner L. Subtotal obliteration of cerebral arteriovenous malformations after Gamma Knife surgery. J Neurosurg 2007;106(3):361–369.

[33] Pollock BE, Flickinger JC. A proposed radiosurgery-based grading system for arteriovenous malformations. J Neurosurg 2002;96(1): 79–85.

[34] Starke RM, Yen CP, Ding D, Sheehan JP. A practical grading scale for predicting outcome after radiosurgery for arteriovenous malformations: analysis of 1012 treated patients. J Neurosurg 2013;119(4):981–987.

[35] Flickinger JC, Kondziolka D, Pollock BE, Maitz AH, Lunsford LD. Complications from arteriovenous malformation radiosurgery: multivariate analysis and risk modeling. Int J Radiat Oncol Biol Phys 1997;38(3):485–490.

[36] Flickinger JC, Kondziolka D, Lunsford LD, et al; Arteriovenous Malformation Radiosurgery Study Group. Development of a model to predict permanent symptomatic postradiosurgery injury for arteriovenous malformation patients. Int J Radiat Oncol Biol Phys 2000;46(5):1143–1148.

[37] Starke RM, Kano H, Ding D, et al Stereotactic radiosurgery for cerebral arteriovenous malformations: evaluation of long-term outcomes in a multicenter cohort. J Neurosurg 2017;126(1):36–44.

[38] Sirin S, Kondziolka D, Niranjan A, Flickinger JC, Maitz AH, Lunsford LD. Prospective staged volume radiosurgery for large arteriovenous malformations: indications and outcomes in otherwise untreatable patients. Neurosurgery 2006;58(1):17–27, discussion 17–27.

[39] Ding D, Yen CP, Xu Z, Starke RM, Sheehan JP. Radiosurgery for patients with unruptured intracranial arteriovenous malformations. J Neurosurg 2013; 118(5):958–966.

[40] Crowley RW, Ducruet AF, Kalani MY, Kim LJ, Albuquerque FC, McDougall CG. Neurological morbidity and mortality associated with the endovascular treatment of cerebral arteriovenous malformations before and during the Onyx era. J Neurosurg 2015;122(6):1492–1497.

[41] Kalani MY, Albuquerque FC, Fiorella D, McDougall CG. Endovascular treatment of cerebral arteriovenous malformations. Neuroimaging Clin N Am 2013;23(4):605–624.

[42] Saatci I, Geyik S, Yavuz K, Cekirge HS. Endovascular treatment of brain arteriovenous malformations with prolonged intranidal Onyx injection technique: long-term results in 350 consecutive patients with completed endovascular treatment course. J Neurosurg 2011; 115(1):78–88.

[43] Lee CC, Reardon MA, Ball BZ, et al. The predictive value of magnetic resonance imaging in evaluating intracranial arteriovenous malformation obliteration after stereotactic radiosurgery. J Neurosurg 2015;123(1):136–144.

[44] Yen CP, Steiner L. Gamma Knife surgery for brainstem arteriovenous malformations. World Neurosurg 2011;76(1–2):87–95, discussion 57–58.

[45] Cheng CH, Crowley RW, Yen CP, Schlesinger D, Shaffrey ME, Sheehan JP. Gamma Knife surgery for basal ganglia and thalamic arteriovenous malformations. J Neurosurg 2012;116(4):899–908.

[46] Lawton MT, Hamilton MG, Spetzler RF. Multimodality treatment of deep arteriovenous malformations: thalamus, basal ganglia, and brain stem. Neurosurgery 1995;37(1):29–35, discussion 35–36.

[47] Inoue HK, Ohye C. Hemorrhage risks and obliteration rates of arteriovenous malformations after Gamma Knife radiosurgery. J Neurosurg 2002;97(5, Suppl):474–476.

[48] Liu HM, Wang YH, Chen YF, Tu YK, Huang KM. Endovascular treatment of brain-stem arteriovenous malformations: safety and efficacy. Neuroradiology 2003;45(9):644–649.

[49] Maruyama K, Kondziolka D, Niranjan A, Flickinger JC, Lunsford LD. Stereotactic radiosurgery for brainstem arteriovenous malformations: factors affecting outcome. J Neurosurg 2004;100(3):407–413.

[50] Koga T, Shin M, Terahara A, Saito N. Outcomes of radiosurgery for brainstem arteriovenous malformations. Neurosurgery 2011;69(1):45–51, discussion 51–52.

[51] Massager N, Régis J, Kondziolka D, Njee T, Levivier M. Gamma Knife radiosurgery for brainstem arteriovenous malformations: preliminary results. J Neurosurg 2000;93(Suppl 3):102–103.

[52] Sharma MS, Kondziolka D, Khan A, et al. Radiation tolerance limits of the brainstem. Neurosurgery 2008;63(4):728–732, discussion 732–733.

[53] Koga T, Shin M, Maruyama K, Terahara A, Saito N. Long-term outcomes of stereotactic radiosurgery for arteriovenous malformations in the thalamus. Neurosurgery 2010;67(2):398–403.

[54] Pollock BE, Flickinger JC, Lunsford LD, Bissonette DJ, Kondziolka D. Hemorrhage risk after stereotactic radiosurgery of cerebral arteriovenous malformations. Neurosurgery 1996;38(4):652–659, discussion 659–661.

[55] Yen CP, Sheehan JP, Schwyzer L, Schlesinger D. Hemorrhage risk of cerebral arteriovenous malformations before and during the latency period after Gamma Knife radiosurgery. Stroke 2011;42(6): 1691–1696.

[56] Miyawaki L, Dowd C, Wara W, et al. Five year results of LINAC radiosurgery for arteriovenous malformations: outcome for large AVMS. Int J Radiat Oncol Biol Phys 1999;44(5):1089–1106.

[57] Yen CP, Sheehan J, Patterson G, Steiner L. Gamma Knife surgery for metastatic brainstem tumors. J Neurosurg 2006;105(2):213–219.

[58] Flickinger JC, Kondziolka D, Lunsford LD, et al. A multi-institutional analysis of complication outcomes after arteriovenous malformation radiosurgery. Int J Radiat Oncol Biol Phys 1999;44(1):67–74.

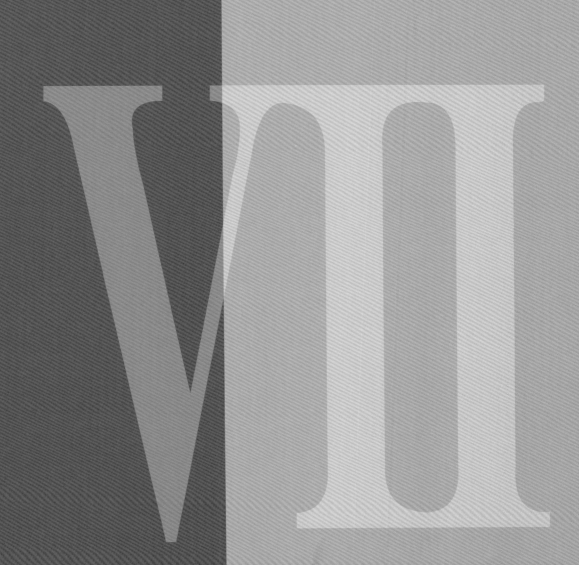

第七部分
脑干植入系统和脑
神经修复

第三十三章　听觉脑干植入

Ksenia A. Aaron, Elina Kari, Rick A. Friedman

摘要

听觉脑干植入可以使一部分有听力障碍的成人和儿童获得有意义的声音识别。在本章中，我们介绍手术候选者的评估，回顾手术方法，并讨论术中和术后可能发生的不良事件。我们还回顾了听觉脑干植入术后患者预后的最新医学文献，并评估了外科和技术发展的前沿领域。

关键词：听觉脑干植入，耳蜗核，2 型神经纤维瘤病，乙状窦后入路开颅术，感音神经性听觉丧失，经迷路入路开颅术

■ 病理生理学、发病率、流行病学和疾病自然史

有听力通常被认为是理所当然的，但是听力损失是人类最常见的缺陷之一，影响了全世界约 11 亿人口[1]。仅在美国，就有将近 3000 万年龄在 12 岁以上的人有不同程度的双侧听力损失[2]。目前，每 20 人中就有 1 人被归类为聋人或听力障碍人群[3]，2015 年有报告近 60 267 例儿童聋人[4]。

听力损失有不同的严重程度。正常听力的人的纯音听阈低于 25dBHL，重度听力障碍的患者的听阈为 70~90dBHL，极重度听力障碍的患者的听阈为 90dBHL 以上。极重度听力障碍的人可能连最大的声音都听不到，如现场摇滚音乐会上的音乐，或喷气式飞机的轰鸣声，他们可能只能感觉到震动。目前，听力障碍依据周围听觉传导通路受损的部位进行分类。听力损失可由传导性障碍引起，如外耳或中耳异常，或感音神经性障碍引起，如耳蜗毛细胞功能丧失，或听神经［前庭蜗神经（CNs Ⅷ）］至大脑传输障碍。传导性障碍能造成的最大听力损失为 60 分贝；更大的听力损失均表明存在感音神经通路障碍。

极重度听力损失的患者仅占听力障碍患者的一小部分，但仍然是重点人群，改善和恢复他们听觉系统的方法有限，因为他们的障碍超出了大多数助听器提供的帮助范围。对于大多数助听器补偿不足的患者，可以从人工耳蜗中受益。但是，这些人有些没有有功能的蜗神经，或者内耳结构畸形，使得植入电子耳蜗的意义不大。对于这类患者来说，听觉脑干植入（ABI）可能是一个可行的解决方案，因为它能绕过故障的内耳和听神经，将听觉信息从外界直接传递到听觉脑干。ABI 通过电刺激脑干的耳蜗核，使聋人能够识别环境和言语声。

1979 年，House 和 Hitselberger 首次给一位成人 2 型神经纤维瘤病（NF2）患者试验性地植入了 ABI。它被设计用于无有功能听神经的患者，刺激其脑干中的耳蜗核。然而，直到 20 年后，美国食品药品监督管理局（FDA）才批准 Nucleus ABI（Cochlear）上市，且只能用于 12 周岁及以上的 NF2 患者。该设备将传入的听觉信息转换到一个带通滤波器，使得不同的语音频率激活不同的电极。撰写本文时，具有 ABI 的最新 FDA 营销许可的设备制造商是 Cochlear Americas（Centennial, CO, USA）。尽管人工耳蜗制造商 MED-EL（奥地利，因斯布鲁克）的 ABI 产品尚未获得 FDA 批准用于成人或儿童，但是在美国境外植入的患者有资格获得"同情豁免"，尤其是他们的植入体能在美国调试。

世界首例 ABI 植入至今已经有接近 40 年了。目前，全球已有超过 2000 人植入 ABI。6 目前，美国约有 2.1% 的小于 18 周岁的人工耳蜗植入候选者达到 ABI 的植入标准[4]。尽管在美国获 FDA 批准的 ABI 的候选者标准多年来一直保持不变，但是欧洲的候选者范围已扩展至包含语前聋和语后聋的患者。电子耳蜗不适用的聋儿对其他助听产品的需求日渐增加，FDA 在 2013 年批准了美国多个医疗中心进行 ABI 的幼儿安全性试验[7-9]。

■ 临床表现

有些造成极重度听力损失的原因使得 ABI 成为获得声音感知的唯一选择，甚至在某些情况下，可使患者获得言语感知和理解。至今为止，NF2 患者仍是临床上 ABI 最常见的候选者。这些患者具有常染色体显性突变，可导致成年后双侧听神经瘤的发展。这些肿瘤进行性生长，经常牵拉和损伤前庭耳蜗神经，需要手术切除，并导致极重度感音神经性听力损失。

对于某些先天性耳蜗异常，例如严重的双侧耳

蜗或前庭蜗神经发育不全的患者，也建议进行 ABI 植入[7]。在这种情况下，患者通常是语前聋，即在 2 岁之前口语发展之前发生的耳聋。ABI 的其他适应证包括脑膜炎后耳蜗骨化和罕见的双侧颞骨外伤所致的耳蜗或前庭蜗神经严重受损的病例，这些患者可能无法植入电子耳蜗电极[4]。目前对于非 NF2 的语前聋儿童仍然存在争议，许多神经外科医生选择在 ABI 之前预先试验性地植入电子耳蜗。据报道，一些 ABI 候选人通过电子耳蜗获得了相似的效果[10-12]。表 33.1[7, 9, 13] 总结了 FDA 推荐的当前明确的 ABI 候选人筛选标准。它还包括欧洲关于成人和儿童 ABI 共识的总结。

当前没有针对 ABI 候选人的听力标准。对于前庭蜗神经异常（细小或不存在）的情况，决定是植入电子耳蜗还是植入 ABI 要根据具体情况进行评估，因为在对具有良好耳蜗解剖结构的患者植入 ABI 之前，通常需要预先试验性地植入电子耳蜗[7, 10]。ABI 在美国尚未获准用于 12 岁以下的儿童，但美国多家机构正在进行 FDA 批准的 ABI 临床试验。然而，世界各地的其他中心目前正在为儿童植入 ABI。目前普遍认为，一些耳蜗畸形的儿童，如严重的分隔不良或共同腔畸形，可通过植入电子耳蜗获益[13]。因此，在收集到足够的 ABI 植入儿童的听力结果数据之前，我们建议如果耳蜗畸形的儿童磁共振成像（MRI）上提示存在耳蜗或前庭蜗神经，则应首先尝试植入电子耳蜗。

■ 围手术期的多学科评估

对 ABI 候选人筛选的评估是全面的，在每一个环节中，需要整个家庭和一个多学科团队的参与。该团队通常由神经病学家、神经外科医生、听力学家、语言病理学家、放射学家、教育专家和神经心理学家组成，所有这些人共同致力于使 ABI 植入者安全康复并为获得有意义的声音识别。团队成员检查患者所有医疗记录和检查报告，以确定患者是否符合 ABI 手术的候选标准。在幼儿中，纳入标准还应确保儿童具有一定的语言能力（通常是基于视觉的语言），以及强大的家庭支持和获得康复资源的能力，这对于 ABI 手术后的孩子至关重要。

在进行初次评估时，全面的身体评估和病史对于确定患者是否有资格接受 ABI 至关重要。询问出生情况、家族史、免疫记录、耳外伤或感染，以及产前耳毒性药物的暴露情况非常重要。对于语前聋儿童，如果可以，有必要做基因检测，并评估是否符合先天性综合征。

由于 ABI 候选者的病理基础是内耳或前庭蜗神经的特殊解剖异常，所以影像学是术前评估的重要工具。颞骨的高分辨率 CT 以及内耳和内听道的 MRI 对外科医生评估前庭蜗神经、内耳和周围脑解剖的完整性具有重要作用。CT 和 MRI 的综合结果将指导外科医生决定植入电子耳蜗还是 ABI[14]。此外，影像学将显示第四脑室侧隐窝的发育情况，目前的建议认为，侧隐窝发育较好的一侧应首先植入 ABI[7]。对于已经有一侧植入电子耳蜗但受益有限的患者，ABI 通常会植入在另一侧。

听力评估提示双侧极重度感音神经性听力损失是前提条件。明确听力损失的存在及严重程度的测试技术有好几种。对幼儿，可以进行客观和行为测听。客观测听的方法包括听性脑干反应（ABR），耳声发射和声阻抗测试。行为测听包括气导和骨导听阈（纯音或噪声）和言语测听（察觉 / 接收 / 识别）。标准的行为测听适用于没有发育迟缓的 6 岁以上儿童。听力专家将在术后对 ABI 设备进行编程，并继续评估患者的听力表现。

对儿童进行言语评估是为了确定其基线的沟通能力。言语病理学家可能会评估患者语言的接受性和表达性，发音和口腔运动功能。在语前聋的儿童中，交流方式通常是某种形式的手语，而进行性听力损失的老年患者可能已经具备了良好的口语能力。因为 ABI 通常是最后的选择，而且往往不能为患者提供足够的听觉信息，无法达到与听力正常人或植入电子耳蜗患者相似的正常口语能力，所以应该考虑其他的交流方式，如手语。言语病理学家可以在术后提有针对性的治疗，以促进听觉学习和支持语言发展。

在评估耳聋和听障患者方面有丰富经验的神经心理学家或心理学家将对患者进行一系列的测试，以发现其发育、社会情感和认知方面的延迟。该评估对年幼患者尤其重要，因为上述情况可能会影响

表 33.1　成人和儿童的听觉脑干植入候选标准[a]

NF2 患者	非 NF2 患者
诊断 NF2 年龄 ≥ 12 岁； 积极性高，坚持康复； 患者和家属的对结局有合理的期望值	导致语前聋的发育不全： 耳蜗； 蜗孔蜗神经（Michel 畸形）
	其他导致语后聋的情况[b]： 脑膜炎或耳硬化症后耳蜗骨化； 双侧颞骨横行骨折伴蜗神经撕裂

缩写：NF2. 神经纤维瘤病 2 型
[a]：数据来自 Sennaroglu 等 2011 和 Buchman 等，2011
[b]：如果发生这些情况，也可能导致患者 2 岁之前出现语前聋

ABI 的预后。约 40％的先天性听力障碍的患儿还有其他特殊需求，因此需要专业技术人员进行适当的评估和支持[15]。心理学家和团队的其他成员帮助设定切合实际的期望，并重申 ABI 术后可能出现的结果。不论是儿童还是成年患者，评估其家庭支持至关重要，因为术后需要长期和大量的随访检查。

手术前，所有患者均应接种适合年龄的多价肺炎球菌疫苗。小于 24 个月龄的患儿应当接种 Prevnar（肺炎球菌 7 价结合疫苗），大于 24 个月龄的患儿应接种 Pneumovax（多价肺炎球菌疫苗）[16]。建议 5 岁以下的所有儿童接种 b 型流感嗜血杆菌疫苗。尽管接种了适当的疫苗，但是 ABI 植入后脑膜炎的病例仍有发生[17]。

术后，患者需要住院，并且初期得在神经外科重症监护室进行监护。随后患者将转移到普通病房，并在术后几天内出院。对于 NF2 患者，同期切除肿瘤往往会延长手术的持续时间和住院天数。

患者还需要进行持续的术后评估，包括临床随访，听力学评估，ABI 设备调试和适当的康复。因此，持续的多学科护理对患者获得最佳的听力，言语和语言效果至关重要。

■ 手术入路

ABI 植入需要做开颅手术。手术入路有两种：迷路入路和乙状窦后枕下入路。对于患有听神经瘤的 NF2 患者，外科医生在 ABI 植入之前将花费大量的时间来清除肿瘤。

过去，大多数成人 ABI 植入患者都是采用经迷路入路开颅手术，以切除肿瘤并同时放置电极。当需要切除较大的小脑脑桥角肿瘤（＞2.0cm）和仔细解剖面神经时，建议首选这种入路，因为它可以同时切除肿瘤和及早识别面神经[18]。此外，该入路时，大的颅血管位于肿瘤后方，且不需要小脑回缩，将术后因小脑水肿引起共济失调的风险降至最低。经迷路入路开颅可直接暴露 Luschka 孔，从而易于放置电极板。与乙状窦后枕下入路相比，迷路入路 ABI 植入的主要缺点是手术时间较长，广泛磨骨和前庭迷路破坏。另一个缺点是，需要切取腹部脂肪来填塞术区大的缺损。

对于仅需植入 ABI 而不需切除肿瘤的患者，则往往首选乙状窦后入路。该手术入路既保留了耳蜗，又保留了前庭迷路。对于年龄较小的患者，乙状窦后入路也是首选，因为该人群的颞骨较小，迷路入路开颅手术更具挑战性。尽管乙状窦后入路在欧洲已经广泛用于有或无肿瘤的 ABI 植入者，但在美国，

随着肿瘤切除和 ABI 植入术后的成功案例的报道，这种手术方式正在慢慢地受到重视[19]。乙状窦后开颅术的缺点是需要相当大的小脑回缩以进入侧隐窝，这将导致 9.2％的小脑水肿和挫伤。

术前给患者应用甘露醇和呋塞米以降低颅内压，以及一定剂量的抗生素和地塞米松。患者插管后，电生理学家会设置电极以在手术过程中监测面神经和更低位的脑神经。电诱发 ABR（EABR）监测使外科医生能够确定 ABI 电极阵列的正确位置。应通知麻醉医生避免使用长效肌松剂，这会干扰面神经和其他脑神经的监测。

一个好的电生理学家在术中的所起的作用不论怎么强调也不过分。ABI 电极板穿过第四脑室插入，定位在耳蜗核的表面。尽管耳蜗核的分布是有规律的，但在手术过程中耳蜗核是看不见的，并且电极的放置以某种"盲"的方式进行，因此术中必须使用 EABR 来确认位置。逐渐增加电流强度，分别单独测试每个电极，这有助于确定最佳的电极位置并利于术后调机。此外，通过电生理检查，外科医生可以监测邻近脑神经［三叉神经（CNs V）、面神经（CNs Ⅶ）、舌咽神经（CNs Ⅸ）、迷走神经（CNs X）和副神经（CNs Ⅺ）］的任何不良刺激，以减少术后副作用的发生。仔细监测舌咽神经对于避免心律不齐至关重要。

经迷路入路

患者采取仰卧位，并将工作台旋转 180 度。转头，术耳朝上。手术部位，包括乳突区域和耳后头皮，均备皮，消毒铺巾。取耳后大"C"形切口，直达筋膜。在乳突骨膜上做切口，使得耳郭向前倒伏。使用 2-0 真丝缝合线和自固定牵开器将耳朵固定到位。

在手术显微镜的直视下，使用大的金刚钻和持续抽吸冲洗来大范围切除乳突皮质。剥除中颅窝和后颅窝硬脑膜表面的骨头，并行乙状窦减压。定位面神经走行后，完成迷路切除术直至内听道。用较小的金刚钻和抽吸冲洗将骨性内听道的上下 270°骨片化（图 33.1a）。颈静脉球和岩上窦分别作为小脑脑桥角减压和充分暴露的下、上标志。现在可以辨认三叉神经、面神经、前庭蜗神经、舌咽神经、迷走神经和副神经、绒球和 Luschka 孔（侧隐窝）的脉络丛。依据术中 EABR 的电生理数据，和脉络丛、CNs Ⅷ，以及舌咽神经起源处等的解剖学标志，将电极片插入耳蜗核所在的第四脑室底侧隐窝（图 33.1b）。带状脉络膜将侧隐窝的顶部一分为二，并有助于腹侧耳蜗核的定位。最好将电极放置在侧隐

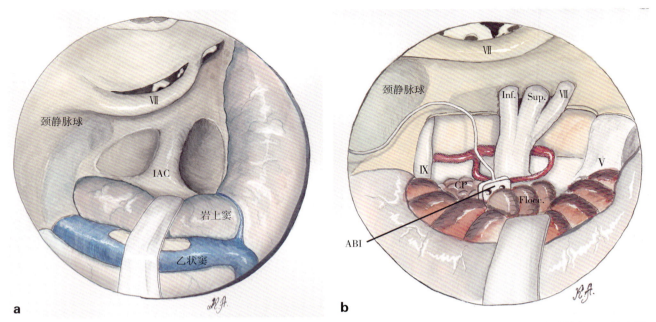

图 33.1 经迷路入路。(a)骨性内听道(IAC)270°骨片化。颈静脉球是最下方的标志,而岩上窦是小脑脑桥角暴露的上界。(b)打开硬脑膜,使小脑回缩,显露三叉神经(CNs Ⅴ)、面神经(CNs Ⅶ)、前庭上(Sup.)和前庭下(Inf.)神经(CNs Ⅷ)、脉络丛(CP)和绒球(Flocc.)。ABI 电极板位于侧隐窝。缩写:Ⅸ. 舌咽神经(CNs Ⅸ);Ⅶ. 面神经(CNs Ⅶ)

窝内以及耳蜗核腹侧上方,因为这样可以产生最少的非听觉副作用和最佳听觉效果。确定最佳位置后,将聚四氟乙烯填充在脉络膜和电极片之间,以将其固定到位。

在这个阶段,从中耳去除砧骨,用一个 2mm 的金刚钻打开面隐窝。脑脊液(CSF)漏的预防方法是:取一块颞肌筋膜,用筋膜、Nu-Knit(Surgicel 止血纱;Ethicon Endo Surgicel;Ethicon Endo Surgicel)可吸收止血剂和骨蜡,然后是肌肉块,堵住咽鼓管腔。同时,用直切口从下腹部切取自体脂肪条,并在缝合硬脑膜后填塞乳突腔。将定制的钛板用钛螺钉固定在脂肪移植物上。ABI 的内部处理器置于皮瓣下方并固定。然后将耳后切口分层缝合。

乙状窦后入路

ABI 植入手术的另一种入路是乙状窦后入路。患者取侧卧位,头部固定在 Mayfield 3 针头固定器中。将患者的乳突和后乳突区域备皮、消毒并无菌巾覆盖。乙状窦后头皮切口,向下直达筋膜。切开,抬高头皮瓣和枕下肌肉组织,并用鱼钩牵开器固定。切除乳突后 3cm×3cm 的颅骨,暴露覆盖小脑的硬脑膜。切开并牵开硬脑膜。打开小脑延髓池和小脑脑桥角池,小脑缩回,露出位于前庭蜗神经和舌咽神经与脉络丛之间的 Luschka 孔(图 33.2a)。

引入 ABI 电极阵列并将其放置在第四脑室侧隐窝中(图 33.2b)。用一块可缝制的硬脑膜替代物(例如 DuraGen;Integra LifeSciences)封闭硬脑膜,并用硬脑膜密封剂(例如 DuraSeal;Integra LifeSciences)覆盖。任何裸露的气房都用骨蜡封闭。将明胶海绵(辉瑞)置入硬膜外腔,用钢板和钛微螺钉封闭颅骨切除缺损。ABI 内部刺激-接收器的固定方式与经迷路入路相似,并且分层缝合切口。

■ 患者结果

术后并发症

关于结局的任何讨论均应提及手术并发症。对于 ABI,据报道一般的术后并发症发生率为 10%,但这一比率因患者人群而异,在 NF2 患者中观察到的百分比更高[20]。

一些报告记录了 ABI 被激活时的不良反应,包括头晕、喉咙刺激、面部和身体抽搐以及刺激非听觉神经元引起的疼痛[20, 21]。对此的解释可能是电极阵列错位。一些作者报告了多达 70% 的患者会刺激非听觉脑神经[21, 22]。术中电生理监测对于优化电极阵列的放置同时最大限度地减少不良事件具有重要的价值[22, 23]。

对不良事件的另一种解释是电流扩散到邻近的

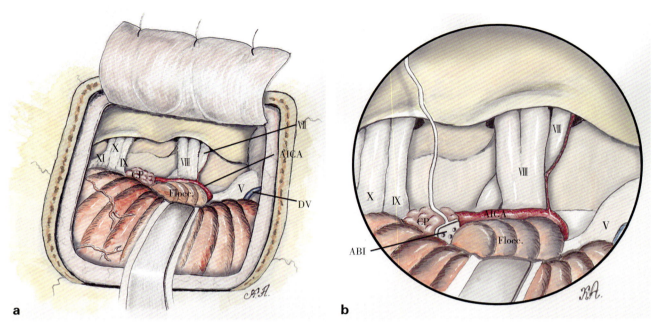

图 33.2 乙状窦后入路。（a）乙状窦后入路开颅手术中，小脑回缩以暴露小脑脑桥角。小脑适当的回缩可以使低位的脑神经（CNs）可视化：舌咽神经（CNs Ⅸ）、迷走神经（CNs Ⅹ）和副神经（CNs Ⅺ）；三叉神经（CNs Ⅴ）、面神经（CNs Ⅶ）和前庭蜗神经（CNs Ⅷ）；以及脉络丛（CP）、绒球（Flocc.）、小脑前下动脉（AICA）和丹迪静脉（DV）。（b）特写视图显示听觉脑干植入（ABI）电极板在侧隐窝的位置

中枢神经，正如在一些人工耳蜗使用者身上观察到的那样[24]。另一个原因可能是电极的移动，这些报告的病例中，NF2 患者多于无肿瘤的儿童患者[25]。无肿瘤的患者没有因占位性病变导致的局部组织结构移位和进一步的术后组织复位，这是电极板放置不正确或迁移的原因。

ABI 植入开颅术后最常见的并发症是脑脊液漏。最近对无肿瘤的小儿 ABI 植入者的系统评价显示，高达 8.5% 的病例发生了脑脊液漏[15]。在肿瘤患者中，报道的发生率为 3.5%~6.7%[26]。

另一个常见的不良反应是平衡障碍或眩晕。在乙状窦后入路行 ABI 植入时，建议谨慎行小脑回缩，因为 9.2% 的 ABI 植入者出现小脑水肿和挫伤[15]。小脑浮肿和挫伤又将导致术后共济失调。术前应用利尿剂和最小限度地回缩小脑必须贯彻执行。在经迷路入路中，眩晕被认为是前庭迷路破坏导致的。这种担忧通常会在术后第一周内解决。高达 30% 的前庭神经鞘瘤患者最终发展为长期的不平衡[27]。所有植入 ABI 的患者都应进行适当的术后医疗管理，以减轻眩晕和呕吐症状。如有必要，理疗师应对患者进行评估并帮助康复。

据报道，术后感染率为 3.4%，其中患脑膜炎的患者为 0.8%~3.1%[20]。术前接种疫苗和围手术期使用抗生素是明智的[15, 26]。

尽管在没有肿瘤的患者中很少见，但在切除肿瘤后的 NF2 患者中已有面神经麻痹的报道。据报道，高达 11% 的经迷路入路植入 ABI 同时切除肿瘤的患者术后 House-Brackmann 评分为 4 分或更差[28]。应该指出的是，这些患者中有许多患有明显的肿瘤负荷，手术切除大型肿瘤会增加面瘫的风险。因此，所有接受开颅手术同时切除肿瘤并植入 ABI 的患者，术后常规应用皮质类固醇治疗数天。尽管直到最近才有报道，但是有一些 ABI 设备已经发生故障，有报告一位患者需要重新植入[29, 30]。

听力结果

与耳蜗的结构不同，位于脑干表面的耳蜗核的音调组织是正交的。因此，它不像耳蜗那样在解剖学和空间上以频率特定的方式分隔。这种差异对 ABI 电极阵列的放置和编程提出了挑战。最终，这种潜在的编程不精确性导致预后的不确定性。Rosahl 和 Rosahl[31] 研究了 ABI 患者预后变化的原因，并指出耳蜗核的最大尺寸小于 1cm，随着其旋转，耳蜗核上的电极接触不良。因此，患者在相似的队列中可表现出高度可变的听力结果[30, 32]。

术后约一个月，将开机和首次调机。早期的 ABI 数据表明，至少 ABI 可以提高患者对环境声的辨别，

并利于唇读。不幸的是，大约有8%的ABI植入者在术后对听觉刺激无反应[23]。使用技术更先进的多通道ABI设备的患者的数据表明，虽然ABI患者的表现不如电子耳蜗的患者，但结果仍是可观的，特别是没有肿瘤的成人和儿童ABI植入者。

至于ABI的听力结果，必须描述两个独立的群体，即语前聋的儿童和语后聋的成人（通常是NF2患者）。

语前聋患者

据统计，全世界有超过200多名儿童植入了ABI[33]。对于没有肿瘤的语前聋患者，研究表明，与NF2的患者相比，他们ABI术后获得较好的甚至和人工耳蜗患者相当的听力和语言结果[8, 22, 23]。小儿的侧隐窝较小，可使ABI电极更紧密地插入隐窝。最近的一项系统评价回顾了43例接受ABI的无NF2的儿童患者的4项临床研究，结果表明47.9%的患者在手术5年内获得了一定程度的言语感知能力[15]。

其他研究者指出，没有肿瘤的ABI植入者中有63%能够以纯听觉方式获得开放式句子识别评分[22]。研究表明，几乎所有的儿童ABI植入者都可以获得基本的听觉感知能力，尽管他们的语言和言语发展结果不尽相同，并受到其他因素的不利影响[34]。

语后聋患者

语后聋的患者可分为NF2和非NF2两类。在NF2患者中，肿瘤的进行性生长会扭曲听神经纤维和周围的脑组织，这可能是ABI植入术后听力下降的原因之一。大多数NF2的ABI植入者都能实现声音感知，其中近90%的人报告了听力测验参数的改善。尽管在大型研究中，每10人ABI接收者中有1~2人获得了开放式语音识别，但有报道显示多达37%的NF2患者实现了开放式句子识别[35]。这些患者中的许多人在言语感知方面具有主观优势，尤其是在带有视觉提示（例如，唇读）的安静的环境中[23, 36]。有关NF2患者的国际多中心数据表明，结果差异的主要原因可能是脑干受到物理压迫和静脉损伤的程度[37]。这些数据表明，即使是大肿瘤患者，也可以获得高水平的开放式语音识别。此外，在植入前单侧或双侧耳聋期短且听觉电极数量多的患者，能最大限度地获得开放式语音识别的效果[38]。

对于那些没有肿瘤但因耳蜗创伤或骨化而耳聋的患者，ABI结果差异很大。2015年的一项病例系列研究对9名有脑膜炎后耳蜗骨化的ABI植入者的结局进行了调查，结果显示部分患者可以获得令人满意的听力结果[39]。在每天使用ABI的5名患者中，有3名能够在安静的环境中进行交谈，但都没有获得开放式的语音识别。此外，该研究中有4名患者没有从ABI获得任何听觉收益并停止使用它，作者将这归因于长期的听觉剥夺和严重的骨化程度影响了人工耳蜗植入后的听觉表现。

目前，许多学者正在研究影响ABI安全性和有效性的诸多因素。然而，由于世界各地的ABI中心没有统一的结果报告，因此ABI团队应该谨慎地制定一套适用于成人和儿童的指南。

■ 最佳证据实践

ABI仅应推荐给那些没有其他听觉感觉装置可选的患者[40]。如果患者可以从电子耳蜗中受益，或者如果他们的耳聋是由中枢性疾病引起的，或者如果他们患有其他疾病可能会使手术带来的风险超过益处，则不建议行ABI植入。当前庭蜗神经有可能保留时，在考虑ABI之前，应尽一切努力推荐人工耳蜗植入术。

患者的选择

肿瘤患者的ABI植入效果不如无肿瘤患者，而且均远不如电子耳蜗植入的患者。以前，ABI仅推荐给NF2患者来重建听力。新的研究表明，在肿瘤切除或放疗后保留前庭蜗神经的患者也可以受益于电子耳蜗植入，高达70%的患者实现了开放式的语音识别[41]。因此，为了更好地选择合适的ABI候选者，最近制定了一个筛选ABI或电子耳蜗候选者的英文共识[42]。该共识指出，一旦NF2患者的听力较好耳的最佳助听言语分辨率低于50%，就应该进行详细的听力学评估。对于双侧前庭神经鞘瘤稳定的患者，或在先前手术中失去对侧前庭蜗神经的单侧稳定肿瘤的患者，应考虑人工耳蜗的植入。如果计划切除肿瘤并且可以保留前庭蜗神经，则应尽可能植入电子耳蜗。否则，植入ABI。该共识还强调，植入电子耳蜗或ABI后应测量EABR或前庭蜗神经动作电位，以确定是否可以检测到听觉波。

有一项测试可能有助于确定哪些患者适合植入电子耳蜗或ABI，这就是鼓岬刺激试验。对于NF2患者，如果在切除肿瘤后测试结果为阳性，则可以认为该患者更适合植入电子耳蜗[41]。对于没有肿瘤的患者，尤其是先天性畸形的儿童，应谨慎选择。Merkus及其同事[40]最近对144例无NF2的ABI患者的数据进行了系统的回顾，并提供证据表明在 ABI 手术之前应尝试电子耳蜗植入。对于前庭蜗神经发育不良的患者，首先应满足筛选标准才能植入 ABI。此外，对于耳蜗畸形的儿童，ABI 适用于严重耳蜗发育不良或未发育的患者。

ABI 植入的时间

对于语前聋的儿童，决定何时植入 ABI 至关重要。不建议在 1 岁之前进行 ABI 手术，因为开颅手术需要全身麻醉。此外，这些年幼患者的血液和脑脊液量也较少，并且由于骨窗较小而难以进入侧隐窝[33]。也不建议延迟植入 ABI，因为超过早期大脑可塑性的机会之窗会对听觉发育产生不利影响。因此，ABI 最好选择在患儿 18 个月至 3 岁时进行，这一敏感时期利于听觉和言语发展。

过去，在第二次肿瘤切除手术中，ABI 会被植入 NF2 患者体内。然而，今天，大多数 NF2 患者，即使对侧耳有实用听力，在最初的肿瘤切除中即同时植入 ABI[25, 28]。这样做可以让患者有更多的时间适应日益加重的耳聋。如果第一次植入不成功，还允许第二次植入。尽管如此，目前的趋势是推迟对 NF2 患者的 ABI 手术，以尽可能地延长听觉持续时间，这对于一些有化疗选择的患者来说已经成为可能，例如贝伐单抗[43]。

ABI 的植入侧别

对于两侧听力结果相似的患者，基于解剖学来决定哪一侧植入。Sennaroglu 等[7] 建议根据影像学选择更容易进入，且发育更好的一侧第四脑室侧隐窝植入 ABI。如果患者已经在一侧植入了人工耳蜗，则将 ABI 植入在对侧。对于没有明显解剖差异的患者，右侧更受青睐，尤其是右利手患者，因为左半球在语言和语言发展能力方面占主导地位。

■ 讨论

近年来，关于潜在 ABI 候选者的管理存在很大争议。如上所述，符合 ABI 条件的成人和儿童，无论是否有肿瘤，都已经应用了电子耳蜗。这一争议在没有 NF2 的语前聋儿童群体中更为强烈，因为目前，只有欧洲有针对儿童 ABI 的具体指导方针，而这一患者队列仍在美国 FDA 的调查中。一些研究表明，在蜗神经缺如（Cochlear Nerve Deficiency, CND）或异常的儿童中，有 19%~47% 可以达到开

放式语音识别分数[10, 12, 13]。然而，Colletti 等[11] 进行了一项近期回顾性研究，比较两组年龄匹配的植入电子耳蜗或 ABI 的 CND 儿童的结果。他们发现，植入电子耳蜗的 CND 患者中没有一个能够获得言语理解能力，但是植入 ABI 的患者却做到了，有些患者甚至获得了开放式的语音识别。但是，这项研究有很大的选择偏倚，因此应谨慎解释这些结果。在类似的队列研究中，ABI 的结果显示 47%~50% 的儿童能够实现一定程度的语音感知[8, 16, 29]。在试验性的植入电子耳蜗但未能获得任何有意义的听觉感知能力的 CND 患者中，ABI 能够改善听觉感知。大多数患者能够识别语音并对其做出反应，其中 41% 的患者实现了开放式语音识别[44]。最终，无论是人工耳蜗植入还是 ABI，听觉和言语结果都是不可预测的，并且对于前庭蜗神经异常的儿童作用都是有限的。一些患者可能不会从任何一种设备中受益，而另一些患者可能会获得开放式语音识别。对于除前庭蜗神经异常以外的其他内耳畸形的儿童群体，人工耳蜗植入对口语的习得更有利[13, 45]。

已经采取了一些策略来改善 ABI 的结果。已经研究了一些外科手术技术来改善电极与耳蜗核的耦合。术中使用 EABR 来确定 ABI 刺激后产生的神经活动仍然是外科医生确定电极板位置是否最佳的主要工具。Mandalà 等[46] 提出了一种通过使用术中电复合神经动作电位来测量神经活动的替代技术。他们对 9 名 NF2 成人进行的研究表明，与更标准的 EABR 技术相比，在 ABI 放置期间使用近场神经电复合动作电位可显著提高开放式语音识别分数。

已经开展了试图控制 ABI 电极选择和编程以改善听觉结果的研究。McKay[47] 及其同事希望通过限制活动电极来减少 5 名成人 NF2 患者 ABI 通道的相互作用。但是，这种尝试未能改善患者的语音感知，可能是因为频谱处理减少了。对语后聋的成年人，对频率图的修改已经得到了广泛的研究。

前庭蜗神经异常的患者能否从电子耳蜗植入或 ABI 中获益的问题一直存在争议；优化两种外科技术候选者的筛选标准仍在研究当中。但有一些报道称，尽管在影像学上证实了 CND，但患儿实际存在前庭蜗神经或其纤维[48]。Noij 等[14] 最近研究了如何使用旁矢状位 T2 加权来改善前庭蜗神经的显像。加权三维涡轮自旋回波 MRI，具有直接驱动的平衡射频复位脉冲，可改善内听道和周围神经解剖结构的可视化。另一项研究使用术前 MRI（检查前庭蜗神经的直径）和术中 EABR（诱发的 V 波的存在及其潜伏期）来预测术后听觉表现[49]。这种方法与仅凭借影像和 ABR 结果相比，似乎更有利于识别电子耳蜗植入效果

良好的 CND 患者。然而，目前还没有研究能够根据影像学特征准确而一致地预测能否通过电子耳蜗或 ABI 获益。

已有研究评估了穿透性 ABI 微电极阵列改善表面电极与耳蜗核的接触[23, 50]。Otto 等[50] 对穿透性 ABI 进行了检查，发现虽然电极的穿透性方面产生了较低的听觉阈值，增加了电极特定的音高范围和最小的跨电极干扰，但即使使用了 3 年以上，它也无法产生实质性的听觉刺激。在他们的研究中，少于 25％ 的穿透电极，超过 60％ 的表面电极，可有效刺激耳蜗核。

提供声音感知和改善言语识别的另一条途径是刺激下丘脑，这已通过听觉中脑植入体进行了尝试[23]。该装置类似于 ABI，它绕过了无功能的听神经，并刺激大脑中的某一结构来产生声音。在其第一次临床试验中，5 名 NF2 成年患者植入了该装置，在所有受试者中，植入物被证明是安全的，并改善了仅听语音情况下的唇读能力[51]。然而，最初的结果不如接受 ABI 的 NF2 患者。最近，对设备和手术技术进行了一些改进，这些改进目前正在进行第二次临床试验，结果仍在研究中。归根结底，严密地筛选合适的 ABI 候选者，是保证良好结果的前提。我们了解到，一些符合 ABI 筛选标准的儿童，可以通过植入电子耳蜗获得成功。识别那些通过电子耳蜗植入几乎无法获得听觉的患者，为下一步植入 ABI 提供重要依据。

■ 结论

对严格选择的患者植入 ABI，有使其恢复听力的潜力，并且异常的概率控制在可接受的范围。ABI 的植入需要一个多学科的团队，其中包括神经病学家、神经外科医生和康复医学专家。植入 ABI 通常是恢复听力的漫长旅程的开始，这需要家人的广泛支持和耐心。

参考文献

[1] Global Burden of Disease Study 2013 Collaborators. Global, regional, and national incidence, prevalence, and years lived with disability for 301 acute and chronic diseases and injuries in 188 countries, 1990–2013: a systematic analysis for the Global Burden of Disease Study 2013. Lancet 2015;386(9995):743–800.

[2] Lin FR, Niparko JK, Ferrucci L. Hearing loss prevalence in the United States. Arch Intern Med 2011;171(20):1851–1852.

[3] Mitchell RE. How many deaf people are there in the United States? Estimates from the Survey of Income and Program Participation. J Deaf Stud Deaf Educ 2006;11(1):112–119.

[4] Kaplan AB, Kozin ED, Puram SV, et al. Auditory brainstem implant candidacy in the United States in children 0–17 years old. Int J Pediatr Otorhinolaryngol 2015;79(3):310–315.

[5] Edgerton BJ, House WF, Hitselberger W. Hearing by cochlear nucleus stimulation in humans. Ann Otol Rhinol Laryngol Suppl 1982;91(2 Pt 3):117–124.

[6] Otto S, Winter M. New pediatric horizons for the ABI—an implant solution for those lacking functioning auditory nerves or cochleae. Hearing Review Products 2013:8.

[7] Sennaroglu L, Colletti V, Manrique M, et al. Auditory brainstem implantation in children and non-neurofibromatosis type 2 patients: a consensus statement. Otol Neurotol 2011;32(2):187–191.

[8] Colletti L, Shannon RV, Colletti V. The development of auditory perception in children after auditory brainstem implantation. Audiol Neurootol 2014;19(6):386–394.

[9] FDA approves clinical trial of auditory brainstem implant procedure for children in U.S. Science Daily. https://www.sciencedaily.com/releases/2013/01/130122101334.htm. January 22, 2013.

[10] Young NM, Kim FM, Ryan ME, Tournis E, Yaras S. Pediatric cochlear implantation of children with eighth nerve deficiency. Int J Pediatr Otorhinolaryngol 2012;76(10):1442–1448.

[11] Colletti L, Colletti G, Mandalà M, Colletti V. The therapeutic dilemma of cochlear nerve deficiency: cochlear or brainstem implantation? Otolaryngol Head Neck Surg 2014;151(2):308–314.

[12] Birman CS, Powell HR, Gibson WP, Elliott EJ. Cochlear implant outcomes in cochlea nerve aplasia and hypoplasia. Otol Neurotol 2016; 37(5):438–445.

[13] Buchman CA, Teagle HF, Roush PA, et al. Cochlear implantation in children with labyrinthine anomalies and cochlear nerve deficiency: implications for auditory brainstem implantation. Laryngoscope 2011;121(9):1979–1988.

[14] Noij KS, Remenschneider AK, Kozin ED, et al. Direct parasagittal magnetic resonance imaging of the internal auditory canal to determine cochlear or auditory brainstem implant candidacy in children. Laryngoscope 2015;125(10):2382–2385.

[15] Noij KS, Kozin ED, Sethi R, et al. Systematic review of nontumor pediatric auditory brainstem implant outcomes. Otolaryngol Head Neck Surg 2015;153(5):739–750.

[16] Centers for Disease Control and Prevention. Use of Vaccines to Prevent Meningitis in Persons with Cochlear Implants. 2017; https://www.cdc.gov/vaccines/vpd/mening/hcp/dis-cochlear-gen.html.

[17] Biernath KR, Reefhuis J, Whitney CG, et al. Bacterial meningitis among children with cochlear implants beyond 24 months after implantation. Pediatrics 2006;117(2):284–289.

[18] Brackmann DE, Cullen RD, Fisher LM. Facial nerve function after translabyrinthine vestibular schwannoma surgery. Otolaryngol Head Neck Surg 2007;136(5):773–777.

[19] Puram SV, Herrmann B, Barker FG, II, Lee DJ. Retrosigmoid craniotomy for auditory brainstem implantation in adult patients with neurofibromatosis type 2. J Neurol Surg B Skull Base 2015;76(6):440–450.

[20] Colletti V, Shannon RV, Carner M, Veronese S, Colletti L. Complications in auditory brainstem implant surgery in adults and children. Otol Neurotol 2010;31(4):558–564.

[21] Bayazit YA, Kosaner J, Cinar BC, et al. Methods and preliminary outcomes of pediatric auditory brainstem implantation. Ann Otol Rhinol Laryngol 2014;123(8):529–536.

[22] Colletti V, Carner M, Miorelli V, Guida M, Colletti L, Fiorino F. Auditory brainstem implant (ABI): new frontiers in adults and children. Otolaryngol Head Neck Surg 2005;133(1):126–138.

[23] Schwartz MS, Otto SR, Shannon RV, Hitselberger WE, Brackmann DE. Auditory brainstem implants. Neurotherapeutics 2008;5(1):128–136.

[24] Venter PJ, Hanekom JJ. Is there a fundamental 300 Hz limit to pulse rate discrimination in cochlear implants? J Assoc Res Otolaryngol 2014; 15(5):849–866.

[25] Sennaroglu L, Ziyal I. Auditory brainstem implantation. Auris Nasus Larynx 2012;39(5):439–450.

[26] Otto SR, Brackmann DE, Hitselberger WE, Shannon RV, Kuchta J. Multichannel auditory brainstem implant: update on performance in 61 patients. J Neurosurg 2002;96(6):1063–1071.

[27] Darrouzet V, Martel J, Enée V, Bébéar JP, Guérin J. Vestibular schwannoma surgery outcomes: our multidisciplinary experience in 400 cases over 17 years. Laryngoscope 2004;114(4):681–688.

[28] Tysome JR, Macfarlane R, Durie-Gair J, et al. Surgical management of vestibular schwannomas and hearing rehabilitation in neurofibromatosis type 2. Otol Neurotol 2012;33(3):466–472.

[29] Lundin K, Stillesjö F, Nyberg G, Rask-Andersen H. Experiences from auditory brainstem implantation (ABIs) in four paediatric patients. Cochlear Implants Int 2016;17(2):109–115.

[30] Puram SV, Barber SR, Kozin ED, et al. Outcomes following pediatric auditory brainstem implant surgery: early experiences

in a North American center. Otolaryngol Head Neck Surg 2016;155(1):133–138.

[31] Rosahl SK, Rosahl S. No easy target: anatomic constraints of electrodes interfacing the human cochlear nucleus. Neurosurgery 2013;72(1, Suppl Operative):58–64, discussion 65.

[32] Colletti L, Shannon R, Colletti V. Auditory brainstem implants for neurofibromatosis type 2. Curr Opin Otolaryngol Head Neck Surg 2012; 20(5):353–357.

[33] Puram SV, Lee DJ. Pediatric auditory brainstem implant surgery. Otolaryngol Clin North Am 2015;48(6):1117–1148.

[34] Yücel E, Aslan F, Özkan HB, Sennaroğlu L. Recent rehabilitation experience with pediatric ABI users. J Int Adv Otol 2015;11(2):110–113.

[35] Matthies C, Brill S, Kaga K, et al. Auditory brainstem implantation improves speech recognition in neurofibromatosis type II patients. ORL J Otorhinolaryngol Relat Spec 2013;75(5):282–295.

[36] McSorley A, Freeman SR, Ramsden RT, et al. Subjective outcomes of auditory brainstem implantation. Otol Neurotol 2015;36(5):873–878.

[37] Behr R, Colletti V, Matthies C, et al. New outcomes with auditory brainstem implants in NF2 patients. Otol Neurotol 2014; 35(10):1844–1851.

[38] Matthies C, Brill S, Varallyay C, et al. Auditory brainstem implants in neurofibromatosis type 2: Is open speech perception feasible? J Neurosurg 2014;120(2):546–558.

[39] Bayazit Y, Kosaner J, Celenk F, et al. Auditory brainstem implant in postlingual postmeningitic patients. Laryngoscope 2016; 126(8):1889–1992.

[40] Merkus P, Di Lella F, Di Trapani G, et al. Indications and contraindications of auditory brainstem implants: systematic review and illustrative cases. Eur Arch Otorhinolaryngol 2014;271(1):3–13.

[41] Carlson ML, Breen JT, Driscoll CL, et al. Cochlear implantation in patients with neurofibromatosis type 2: variables affecting auditory performance. Otol Neurotol 2012;33(5):853–862.

[42] Tysome JR, Axon PR, Donnelly NP, et al. English consensus protocol evaluating candidacy for auditory brainstem and cochlear implantation in neurofibromatosis type 2. Otol Neurotol 2013;34(9):1743–1747.

[43] Plotkin SR, Stemmer-Rachamimov AO, Barker FG, II, et al. Hearing improvement after bevacizumab in patients with neurofibromatosis type 2. N Engl J Med 2009;361(4):358–367.

[44] Colletti L, Wilkinson EP, Colletti V. Auditory brainstem implantation after unsuccessful cochlear implantation of children with clinical diagnosis of cochlear nerve deficiency. Ann Otol Rhinol Laryngol 2013; 122(10):605–612.

[45] Zhou H, Sun X, Chen Z, et al. Evaluation of cochlear implantation in children with inner ear malformation. B-ENT 2014;10(4):265–269.

[46] Mandalà M, Colletti L, Colletti G, Colletti V. Improved outcomes in auditory brainstem implantation with the use of near-field electrical compound action potentials. Otolaryngol Head Neck Surg 2014; 151(6):1008–1013.

[47] McKay CM, Azadpour M, Jayewardene-Aston D, O'Driscoll M, El-Deredy W. Electrode selection and speech understanding in patients with auditory brainstem implants. Ear Hear 2015;36(4):454–463.

[48] Song MH, Kim SC, Kim J, Chang JW, Lee WS, Choi JY. The cochleovestibular nerve identified during auditory brainstem implantation in patients with narrow internal auditory canals: can preoperative evaluation predict cochleovestibular nerve deficiency? Laryngoscope 2011; 121(8):1773–1779.

[49] Yamazaki H, Leigh J, Briggs R, Naito Y. Usefulness of MRI and EABR testing for predicting CI outcomes immediately after cochlear implantation in cases with cochlear nerve deficiency. Otol Neurotol 2015;36(6):977–984.

[50] Otto SR, Shannon RV, Wilkinson EP, et al. Audiologic outcomes with the penetrating electrode auditory brainstem implant. Otol Neurotol 2008; 29(8):1147–1154.

[51] Lim HH, Lenarz T. Auditory midbrain implant: research and development towards a second clinical trial. Hear Res 2015;322:212–223.

索引